# L'ALIMENTATION
## OU LA
## TROISIÈME MÉDECINE

Docteur Jean SEIGNALET

*Préface du Professeur Henri Joyeux*

# L'ALIMENTATION OU LA TROISIÈME MÉDECINE

*Quatrième édition revue et augmentée*

*Il est habituel d'opposer la médecine traditionnelle et les médecines douces. Mais il existe une troisième voie, souvent et profondément efficace, représentée par une alimentation bien choisie.*

François-Xavier de Guibert
3, rue Jean-François-Gerbillon,
75006 Paris

Je tiens à remercier tous ceux qui m'ont aidé à la construction de ce livre, soit en me donnant de précieux renseignements dans leur spécialité, soit en discutant certaines hypothèses ou certains résultats :

- Docteur Bernard ASTRUC ;
- Professeur Jean-Claude AUTRAN ;
- Docteur Jacqueline BAYONOVE ;
- Professeur Marcel BENEVENT ;
- Professeur René CORDESSE ;
- Professeur Jean-Louis CUQ ;
- Docteur Virginie DUCHAN ;
- Docteur Philippe FIEVET ;
- Docteur Hervé JANECEK ,
- Professeur Philippe JOUDRIER ;
- Professeur Henri JOYEUX ;
- Professeur Jacques LAFONT ;
- Docteur Claude LAGARDE ;
- Docteur Raymond LAVIE ;
- Professeur René MARIE ;
- Professeur Michel MASSOL ;
- Docteur Christian PAUTHE ;
- Docteur Pierre TUBÉRY.

© Office d'Édition Impression Librairie (O.E.I.L.)
François-Xavier de Guibert, 2001
ISBN : 286839-702-6

## PRÉFACE

**La première médecine,** c'est celle que nous avons appris et que nous enseignons : la médecine traditionnelle des signes ou symptômes jusqu'aux traitements des maladies les plus complexes. Les excès de cette première médecine sont de plus en plus mal perçus par les malades qui se sentent plus souvent objets que sujets.

**La deuxième médecine** est représentée par les « médecines douces » avec la naturopathie et l'homéopathie *. Celle-ci utilise des médicaments à des doses « très faibles et même extrêmement petites ». L'homéopathie * est opposée à l'allopathie qui est la première et la plus ancienne médecine.

**La troisième, c'est l'alimentation.**

Notre collègue, Jean Seignalet nous fait prendre justement conscience que notre alimentation est une véritable médecine, avec ses bases historiques et scientifiques : anatomiques, physiologiques... N'est-ce pas les calories, l'azote, les minéraux et les vitamines qui nous font vivre autant que le cœur, le cerveau ou les reins !

Pourquoi opposer chacune de ces médecines par ses spécialistes et défenseurs ? Serait-il impossible à tout médecin d'avoir les compétences nécessaires à l'exercice de ces trois médecines ? Certainement pas !

A notre avis, **ces trois médecines ne s'opposent pas,** elles sont essentiellement complémentaires.

La preuve nous en est donnée par l'auteur qui a acquis les plus hautes connaissances au cours de 41 années de formation médicale comme clinicien et biologiste.

Mon ami Jean Seignalet possède les titres les plus prestigieux : interne des hôpitaux de Montpellier, chef de clinique-assistant, hématologue et immunologue, puis biologiste des hôpitaux de haut niveau, spécialiste de transplantation, enfin universitaire de la plus ancienne école de médecine d'Europe.

Son immense expérience lui a permis de remettre en cause les faux acquis, de pénétrer les nombreux « non-dits » de la médecine moderne.

Qui oserait dire que les cancérologues sont nombreux parce qu'il y a de plus en plus de cancers et que les espoirs de guérir un cancer du sein ou du cerveau aujourd'hui ne sont pas tellement meilleurs qu'il y a vingt ans !

---

* S. HAHNEMAN, *Exposition de la doctrine homéopathique ou Organon de l'art de guérir,* éditions O.E.I.L., Paris, 1986.

*Ce livre très documenté, réellement scientifique, est à la portée de tous ceux qui réfléchissent à la médecine du troisième millénaire, sans avoir « le nez collé sur la vitre » de leur spécialiste ou sur le dernier magazine grand public qui cherche à racoler des lecteurs en leur faisant croire que demain la science résoudra tous les problèmes.*

*Jean Seignalet démontre avec la logique du bon sens et au fil de chapitres très bien structurés que l'alimentation peut être la meilleure ou la pire des choses.*

*Le lecteur pressé se reportera à la fin de chaque rubrique ou chapitre à un résumé très clair intitulé « Les points importants ». Les illustrations très détaillées qui accompagnent et aèrent le texte sont bienvenues et très démonstratives.*

***Tous les étudiants, tous les médecins qui aiment leur métier, tous les malades qui veulent comprendre la ou les causes de leurs maux auront ce livre et pourront s'y référer pour mieux soigner ou se soigner, mieux prévenir simplement par une alimentation saine qui consiste à « manger mieux et meilleur ».***

*Les rhumatologues, gastro-entérologues, nutritionnistes, immunologistes, allergologues, dermatologues... cancérologues et même ceux qui s'occupent du Sida ne sont pas si éloignés qu'ils le pensent. Ne soignent-ils pas souvent le même patient ? C'est la nutrition qui fait l'unité du corps humain cohérent. Tous les conseils nutritionnels vont dans le même sens.*

*Le jour où les responsables des grands organismes de recherche, INSERM, CNRS, INRA... comprendront l'importance de mettre en priorité les recherches en nutrition, ils feront faire des bonds en avant énormes à la médecine, rejoignant Hippocrate qui voyait juste 500 ans avant Jésus-Christ. « Que ton aliment soit ton médicament », et la Sécurité Sociale se portera mieux.*

*Si l'on veut éviter l'essoufflement de la recherche fondamentale, si l'on veut donner du tonus aux chercheurs qui veulent être plus proches des préoccupations des humains qui souffrent, il faut étudier autant la nutrition des cellules saines ou malades que celle de l'organisme tout entier.*

*Ce livre est plus que d'actualité, il ouvre des perspectives nouvelles qu'il est urgent de prendre en considération. L'avenir de la médecine et plus encore de nos patients en dépend.*

*Merci au docteur Jean Seignalet pour ce livre exceptionnel, fruit d'une grande expérience et de réflexions scientifiques aussi audacieuses que cohérentes.*

Henri JOYEUX,
Professeur de cancérologie et de chirurgie digestive
de la Faculté de Médecine de Montpellier.

---

\* H. JOYEUX (Professeur), *Changer d'alimentation. Manger mieux et meilleur. Prévention des cancers*, éditions F.-X. de Guibert (O.E.I.L.), Paris, 1994.

# SOMMAIRE

| | |
|---|---|
| *Préface* ............................................................................................ | I |
| *Avant-propos de la première édition* ........................................... | III |
| *Avant-propos de la quatrième édition* ......................................... | 21 |

### Chapitre 1
### Une enquête spécifique : Pourquoi ? Comment ?

| | |
|---|---|
| A. Les motifs de la quête ................................................................ | 25 |
|    1. Ma conviction de l'extrême importance de la nutrition ........ | 25 |
|    2. Les travaux de Kousmine, de Burger et de Fradin ................ | 26 |
|    3. Les irritants mystères de la médecine ................................... | 27 |
|    4. Ma double culture médicale et biologique ............................ | 28 |
| B. La conduite de la quête ............................................................... | 29 |
|    1. Les premiers pas .................................................................... | 29 |
|    2. Les recherches théoriques ..................................................... | 29 |
|    3. Les applications pratiques ..................................................... | 30 |

### Chapitre 2
### Composition de l'ouvrage

| | |
|---|---|
| A. Contenu des divers chapitres ..................................................... | 33 |
| B. Commentaires ............................................................................. | 38 |

### Chapitre 3
### L'intestin grêle

| | |
|---|---|
| A. Architecture du grêle .................................................................. | 39 |
|    1. Anatomie ............................................................................... | 39 |
|    2. Structure ................................................................................ | 40 |
|    3. Vascularisation ...................................................................... | 39 |
| B. La muqueuse du grêle ................................................................. | 41 |
|    1. Les entérocytes ou cellules absorbantes ............................... | 41 |
|    2. Les cellules à mucus .............................................................. | 41 |
|    3. Les cellules de Paneth ........................................................... | 42 |
|    4. Les cellules endocrines .......................................................... | 42 |
|    5. Les cellules M ....................................................................... | 42 |

| | | |
|---|---|---|
| C. | Rôle du grêle | 42 |
| | 1. Il participe à la digestion des aliments | 42 |
| | 2. Il assure une absorption sélective des substances digérées | 43 |
| | 3. Il permet la progression du chyle | 43 |
| D. | La flore bactérienne du grêle | 43 |
| E. | Les défenses du grêle | 45 |
| | 1. Défenses non immunes | 46 |
| | 2. Défenses immunes | 46 |
| F. | La tolérance orale | 48 |
| | 1. Nécessité de la tolérance orale | 48 |
| | 2. Démonstration de la tolérance orale | 48 |
| | 3. Mécanismes de la tolérance orale | 49 |
| G. | L'hyperméabilité du grêle | 49 |
| | 1. À l'état physiologique | 49 |
| | 2. À l'état pathologique | 49 |
| | 3. Méthodes de mesure de la perméabilité du grêle | 49 |
| | 4. Causes de l'hyperperméabilité | 50 |
| | 5. Conséquences de l'hyperperméabilité | 51 |
| | 6. Quelques mots sur le colon droit | 51 |

### Chapitre 4
**Alimentation ancienne et alimentation moderne**

| | | |
|---|---|---|
| A. | Variations de l'alimentation au cours des âges | 53 |
| | 1. La préhistoire | 53 |
| | 2. La période néolithique | 54 |
| | 3. L'époque moderne | 55 |
| | 4. Les six différences majeures | 56 |
| | 5. Alimentation et évolution | 56 |
| B. | Le problème des céréales domestiques | 57 |
| | 1. Définition des céréales | 57 |
| | 2. Importance des céréales dans l'alimentation | 57 |
| | 3. Des céréales préhistoriques aux céréales modernes | 57 |
| | 4. Le blé | 60 |
| | 5. Le riz | 61 |
| | 6. Le maïs | 61 |
| | 7. Les effets nocifs des céréales | 61 |
| C. | Le problème des laits animaux | 63 |
| | 1. Historique des laits animaux | 63 |
| | 2. Le lait de femme | 63 |
| | 3. Comparaison entre lait de femme et lait de vache | 63 |
| | 4. Les laits maternisés | 68 |
| | 5. Quelques réflexions de bon sens | 68 |
| | 6. Les effets nocifs du lait de vache | 69 |
| D. | Le problème de la cuisson | 70 |
| | 1. Buts et méthodes de la cuisson | 70 |
| | 2. Conséquences visibles de la cuisson | 70 |
| | 3. Conséquences chimiques de la cuisson | 70 |

|     |                                                                |    |
| --- | -------------------------------------------------------------- | -- |
|     | 4. Actions de la cuisson sur les protéines                     | 71 |
|     | 5. Les effets nocifs de la cuisson                             | 72 |
|     | 6. Conséquences pratiques                                      | 74 |
| E.  | La préparation des huiles                                      | 75 |
| F.  | La pollution alimentaire                                       | 76 |
|     | 1. Les additifs alimentaires                                   | 76 |
|     | 2. Les produits administrés aux animaux et aux végétaux        | 77 |
|     | 3. La pollution des sols                                       | 78 |
|     | 4. Le recours aux aliments biologiques                         | 79 |
| G.  | Les carences en vitamines et en minéraux                       | 80 |
| H.  | Autres erreurs dans le domaine alimentaire                     | 81 |
|     | 1. La maladie de la vache folle                                | 81 |
|     | 2. Les excès de la pêche en mer                                | 82 |
| I.  | Conclusion                                                     | 83 |

## Chapitre 5
### Les principes du régime alimentaire

|     |                                         |    |
| --- | --------------------------------------- | -- |
| A.  | La méthode Kousmine                     | 85 |
|     | 1. Les bases                            | 85 |
|     | 2. Les règles à suivre                  | 86 |
|     | 3. Les résultats                        | 86 |
|     | 4. Commentaires                         | 87 |
| B.  | La méthode Burger                       | 88 |
|     | 1. Les bases                            | 88 |
|     | 2. Les règles à suivre                  | 88 |
|     | 3. Les résultats                        | 89 |
|     | 4. Commentaires sur la théorie          | 89 |
|     | 5. Commentaires sur la pratique         | 90 |
| C.  | La méthode Fradin                       | 90 |
|     | 1. Les idées principales                | 90 |
|     | 2. Commentaires                         | 91 |
| D.  | Les bases de mon régime                 | 92 |
| E.  | Analyse aliment par aliment             | 92 |
|     | 1. Les céréales                         | 92 |
|     | 2. Les laits animaux                    | 93 |
|     | 3. Les viandes                          | 93 |
|     | 4. Les charcuteries                     | 94 |
|     | 5. Les œufs                             | 94 |
|     | 6. Les poissons                         | 94 |
|     | 7. Les autres produits de mer           | 94 |
|     | 8. Les légumes verts                    | 95 |
|     | 9. Les légumes secs ou légumineuses     | 95 |
|     | 10. Les crudités                        | 95 |
|     | 11. Les fruits frais                    | 95 |
|     | 12. Les fruits secs ou conservés        | 95 |
|     | 13. Aliments divers                     | 95 |
|     | 14. Les huiles                          | 95 |

|     |     |     |
| --- | --- | --- |
|     | 15. Les condiments | 96 |
|     | 16. Les boissons | 96 |
| F. | Autres recommandations diététiques | 98 |
|     | 1. Éviter au maximum le cuit | 98 |
|     | 2. Existe-t-il des dangers à manger cru ? | 98 |
|     | 3. L'équilibre entre alcalins et acides | 99 |
|     | 4. Autres conseils | 99 |
|     | 5. Composition des repas | 100 |
|     | 6. Quantité de victuailles | 101 |
| G. | Mesures complémentaires du régime | 101 |
|     | 1. Supprimer le tabac | 101 |
|     | 2. Avoir une activité physique suffisante | 101 |
|     | 3. Éviter au maximum l'impact des stress | 102 |
|     | 4. Prendre des ferments lactiques | 102 |
|     | 5. Supplémenter en vitamines, en magnésium et en oligo-éléments | 102 |
| H. | Conclusion | 103 |

## Chapitre 6
### Notions essentielles de génétique

|     |     |     |
| --- | --- | --- |
| A. | Les chromosomes | 105 |
| B. | Les acides nucléiques | 105 |
| C. | Les gènes de structure | 109 |
| D. | Du gène à la protéine | 111 |
| E. | Les gènes de régulation | 116 |
| F. | Progrès récents en génétique | 116 |
| G. | Modifications possibles des gènes | 117 |

## Chapitre 7
### L'environnement

|     |     |     |
| --- | --- | --- |
| A. | Liste des principaux facteurs de l'environnement | 119 |
|     | 1. Radiations | 119 |
|     | 2. Agents climatiques et physiques | 120 |
|     | 3. Polluants de l'air | 120 |
|     | 4. Polluants de l'eau | 121 |
|     | 5. Polluants du sol | 122 |
|     | 6. Tabac | 122 |
|     | 7. Alcool | 122 |
|     | 8. Médicaments | 122 |
|     | 9. Allergènes | 123 |
|     | 10. Parasitoses | 124 |
|     | 11. Champignons | 125 |
|     | 12. Bactéries | 125 |
|     | 13. Virus | 126 |
|     | 14. Aliments | 126 |
|     | 15. Stress | 127 |
| B. | Hiérarchie des facteurs de l'environnement | 127 |

## Chapitre 8
### Notions essentielles d'immunologie

| | | |
|---|---|---:|
| A. | La réponse immunitaire | 129 |
| | 1. Notions d'antigène et de réponse immunitaire | 129 |
| | 2. Les cellules présentant les antigènes (CPA) | 130 |
| | 3. Les cellules répondant aux antigènes | 130 |
| | 4. La reconnaissance de l'antigène | 132 |
| | 5. L'activation des cellules et la coopération cellulaire | 135 |
| | 6. L'action effectrice | 137 |
| | 7. L'arrêt de la réponse immunitaire | 138 |
| | 8. Caractères principaux de la réponse immunitaire | 140 |
| | 9. Interactions entre système immunitaire, système nerveux et système endocrinien | 140 |
| B. | La réaction inflammatoire | 141 |
| | 1. Définition | 141 |
| | 2. La réaction inflammatoire aiguë | 141 |
| | 3. La réaction inflammatoire chronique | 143 |
| | 4. Inflammation et immunité | 143 |
| | 5. Les radicaux libres | 144 |
| C. | Tolérance et autoimmunité | 147 |
| | 1. La tolérance | 147 |
| | 2. L'auto-immunité | 148 |
| D. | Le système HLA | 151 |
| | 1. Les gènes HLA | 152 |
| | 2. Les molécules HLA | 154 |
| | 3. Rôle des molécules HLA dans la réponse immunitaire | 155 |
| | 4. HLA et auto-immunité | 157 |

## Chapitre 9
### La polyarthrite rhumatoïde

| | | |
|---|---|---:|
| A. | Présentation de la maladie | 161 |
| | 1. Circonstances de survenue | 161 |
| | 2. Symptomatologie et diagnostic | 161 |
| | 3. Les lésions engendrées par la PR | 162 |
| | 4. Mécanisme | 162 |
| | 5. Évolution | 163 |
| | 6. Traitement | 163 |
| B. | Les étapes du raisonnement | 165 |
| | 1. La PR est une maladie polyfactorielle | 165 |
| | 2. Le premier gène de susceptibilité est HLA-DR | 165 |
| | 3. Un peptide a un rôle causal dans la PR | 166 |
| | 4. Il pourrait s'agir d'un peptide non soi venu de l'intestin | 166 |
| | 5. Le premier facteur de l'environnement est l'alimentation | 167 |
| | 6. Le deuxième facteur de l'environnement est une bactérie intestinable | 169 |
| | 7. L'hyperperméabilité du grêle dans la PR et ses causes | 171 |

12  *L'Alimentation ou la troisième médecine*

|  |  |  |
|---|---|---|
|  | 8. Le troisième facteur de l'environnement est le stress | 173 |
|  | 9. Le second gène de susceptibilité est lié au sexe féminin | 173 |
|  | 10. Le troisème gène de susceptibilité pourrait contrôler les enzymes ou les mucines intestinales | 173 |
| C. | Une théorie sur la pathogène de la PR | 174 |
| D. | Variantes de la théorie pathogénique | 175 |
|  | 1. L'hypothèse de la réaction croisée | 177 |
|  | 2. L'hypothèse du superantigène | 177 |
|  | 3. L'hypothèse de substances bactériennes | 179 |
| E. | Conséquences pratiques de cette théorie | 179 |
|  | 1. Le danger vient de l'intestin | 179 |
|  | 2. Les médicaments classiques s'adressent à un stade trop tardif | 179 |
|  | 3. Il est logique de modifier l'alimentation | 179 |
| F. | La diététique et ses résultats | 180 |
|  | Le régime alimentaire | 180 |
|  | Surveillance des malades | 180 |
|  | Durée du régime | 181 |
|  | Résultats sur le rhumatisme inflammatoire | 181 |
|  | Authenticité des résultats | 182 |
|  | Modes d'action du régime | 183 |
|  | Comment expliquer les échecs | 183 |
| G. | Observations de malades | 183 |
|  | 1. Observation PR 26 | 183 |
|  | 2. Observation PR 15 | 184 |
|  | 3. Observation PR 91 | 186 |
| H. | Conclusion | 188 |

Chapitre 10
**La spondylarthrite ankylosante**

|  |  |  |
|---|---|---|
| A. | Présentation de la maladie | 191 |
|  | 1. Circonstances de survenue | 191 |
|  | 2. Symptomatologie et diagnostic | 191 |
|  | 3. Évolution et traitement | 192 |
|  | 4. Le concept de spondylarthropathies | 192 |
|  | 5. Les problèmes à résoudre | 193 |
| B. | Les étapes du raisonnement | 193 |
|  | 1. La SPA est une maladie polyfactorielle | 193 |
|  | 2. Le premier gène est HLA-B27 | 194 |
|  | 3. Un peptide apparaît comme responsable de la SPA | 194 |
|  | 4. Le premier facteur de l'environnement est une bactérie | 195 |
|  | 5. Le deuxième facteur de l'environnement est l'alimentation moderne | 195 |
|  | 6. Une hyperperméabilité et/ou des lésions de l'intestin sont souvent démontrées dans la SPA | 196 |
|  | 7. Le second gène est lié au sexe masculin | 196 |
|  | 8. Le troisième gène gouverne la production des enzymes et/ou des mucines des entérocytes | 196 |

- C. Une théorie sur la pathogénie de la SPA .................................. 196
- D. Discussion, variantes et conséquences pratiques de la théorie .... 197
  - 1. Un point à discuter .............................................................. 197
  - 2. Variantes de la théorie ........................................................ 199
  - 3. Conséquences pratiques de cette théorie ............................ 199
- E. La diététique et ses résultats .................................................... 200
  - 1. Le régime alimentaire ......................................................... 200
  - 2. Les malades traités ............................................................. 200
  - 3. Surveillance des malades ................................................... 200
  - 4. Durée du régime ................................................................. 201
  - 5. Résultats ............................................................................. 201
  - 6. Authenticité des résultats ................................................... 202
  - 7. Mode d'action du régime ................................................... 202
- F. Observations de malades ......................................................... 202
  - 1. Observation SPA 3 ............................................................. 202
  - 2. Observation SPA 16 ........................................................... 204
- G. Conclusion .............................................................................. 205

## Chapitre 11
## Les autres maladies auto-immunes de la sphère rhumatologique

- A. Rhumatismes inflammatoires .................................................. 207
  - 1. Le rhumatisme psoriasique (RP) ........................................ 207
  - 2. La pseudopolyarthrite rhizomélique (PPR) ........................ 208
  - 3. L'arthrite chronique juvénile (ACJ) ................................... 209
  - 4. Le rhumatisme palindromique ........................................... 215
  - 5. Les rhumatismes inflammatoires non étiquetés ................. 215
- B. Syndrome de Gougerot-Sjögren .............................................. 215
  - 1. Présentation de la maladie ................................................. 215
  - 2. Une théorie sur le mécanisme du GS ................................. 216
  - 3. Résultats ............................................................................. 217
- C. Lupus érythémateux disséminé ............................................... 217
  - 1. Présentation de la maladie ................................................. 217
  - 2. Réflexions sur le mécanisme du LED ................................ 219
  - 3. Les résultats ....................................................................... 219
- D. Sclérodermie ........................................................................... 222
  - 1. Présentation de la maladie ................................................. 222
  - 2. Réflexions sur le mécanisme de la SD ............................... 223
  - 3. Les résultats ....................................................................... 226
- E. Autres connectivites ................................................................ 226

## Chapitre 12
## Les maladies auto-immunes thyroïdiennes

- A. Maladie de Basedow ............................................................... 229
  - 1. Présentation de la maladie ................................................. 229
  - 2. Hypothèse sur la pathogénie du Basedow ......................... 230
  - 3. Les résultats ....................................................................... 234

B. Thyroïdite de Hashimoto .................................................................. 236
   1. Présentation de la maladie ........................................................ 236
   2. Hypothèse sur la pathogénie du Hashimoto ......................... 237
   3. Les résultats ................................................................................ 237

## Chapitre 13
### Sclérose en plaques

1. Présentation de la maladie ............................................................ 239
2. Une hypothèse sur la pathogénie de la SEP ............................... 241
3. Régimes alimentaires et SEP ........................................................ 246
4. Résultats personnels ..................................................................... 247
5. Conclusion ..................................................................................... 250

## Chapitre 14
### Autres maladies auto-immunes et hétéro-immunes

A. Maladies où la diététique a été essayée ..................................... 251
   1. Maladie cœliaque (MC) ............................................................. 251
   2. Dermatite herpétiforme (DH) ................................................... 253
   3. Myasthénie .................................................................................. 253
   4. Pemphigus ................................................................................... 254
   5. Purpura thrombocytopénique idiopathique (PTI) ................. 255
   6. Hépatite chronique active (HCA) ............................................ 255
   7. Cirrhose biliaire primitive (CBP) ............................................. 256
   8. Uvéite antérieure aiguë (UAA) ................................................. 259
   9. Syndrome de Guillain-Barré ..................................................... 260
   10. Vascularites avec ANCA ......................................................... 261
   11. Neuropathies périphériques idiopathiques ......................... 262
   12. Néphropathie à IgA .................................................................. 262
   13. Maladie de La Peyronie .......................................................... 267
B. Maladies où la diététique mériterait d'être essayée à titre curatif 267
C. Maladies où la diététique mériterait d'être essayée à titre préventif 268
D. Conclusion ...................................................................................... 274

## Chapitre 15
### Notions essentielles de chimie

A. Les matériaux de l'organisme ....................................................... 277
   1. L'eau .............................................................................................. 277
   2. Les minéraux ............................................................................... 277
   3. Les vitamines .............................................................................. 278
   4. Les glucides ou sucres .............................................................. 278
   5. Les lipides ou corps gras .......................................................... 280
   6. Les protéines .............................................................................. 283
   7. Les nucléotides .......................................................................... 287
B. Catabolisme et anabolisme ........................................................... 287
   1. Le métabolisme énergétique .................................................... 288
   2. Le métabolisme de synthèse .................................................... 292

## Chapitre 16
### Notions essentielles de physiologie cellulaire

| | | |
|---|---|---|
| A. | Quelques définitions | 295 |
| B. | Structure des cellules humaines | 295 |
| C. | Communications des cellules avec le milieu extérieur | 299 |
| D. | Communications des cellules entre elles | 300 |
| E. | La mitose | 305 |
| F. | L'apoptose | 307 |
| G. | Organes, tissus, appareils et systèmes | 309 |

## Chapitre 17
### La théorie de l'encrassage

| | | |
|---|---|---|
| A. | Le fonctionnement des cellules | 313 |
| B. | Les déchets venus de l'intestin | 314 |
| C. | La notion d'encrassage | 315 |
| D. | Le devenir des cellules encrassées | 316 |
| D. | Comment prévenir ou traiter l'encrassage ? | 319 |

## Chapitre 18
### La pathologie d'encrassage en rhumatologie

| | | |
|---|---|---|
| A. | Fibromyalgie (FM) | 321 |
| B. | Tendinites | 326 |
| | 1. Les tendinites inflammatoires | 326 |
| | 2. Les tendinites mécaniques | 326 |
| | 3. Les tendinites par encrassage | 326 |
| C. | Arthrose | 328 |
| D. | Ostéoporose | 335 |
| E. | Goutte | 338 |
| F. | Autres maladies | 341 |

## Chapitre 19
### La pathologie d'encrassage en neuropsychiatrie

| | | |
|---|---|---|
| A. | Céphalées | 343 |
| B. | Psychose maniacodépressive | 346 |
| C. | Dépression nerveuse endogène | 347 |
| D. | Schizophrénie | 352 |
| E. | Maladie d'Alzheimer | 353 |
| F. | Maladie de Parkinson | 357 |
| G. | Dystonie | 360 |
| H. | Sclérose latérale amyotrophique (SLA) | 362 |

## Chapitre 20
## Autres maladies d'encrassage non malignes

| | | |
|---|---|---|
| A. | Diabète sucré de type 2 (DS2) | 363 |
| B. | Autres troubles métaboliques | 377 |
| | 1. Hypoglycémie | 377 |
| | 2. Hypercholestérolémie | 378 |
| | 3. Spasmophilie | 378 |
| | 4. Surpoids et obésité | 379 |
| C. | Athérosclérose | 380 |
| D. | Hémopathies non malignes | 387 |
| E. | Maladies diverses | 389 |
| F. | Vieillissement prématuré | 389 |

## Chapitre 21
## Cancers et leucémies

| | | |
|---|---|---|
| A. | Définition | 393 |
| B. | Les gènes du cancer | 394 |
| | 1. Les gènes directement responsables | 394 |
| | 2. Les gènes intervenant indirectement | 395 |
| C. | Les anomalies génétiques conduisant à la transformation maligne d'une cellule | 396 |
| | 1. Analyse des modifications génétiques | 396 |
| | 2. Conséquences des modifications génétiques | 397 |
| D. | Cancers héréditaires et cancers acquis | 397 |
| | 1. Lers cancers héréditaires | 397 |
| | 2. Les cancers acquis | 398 |
| E. | Constitution d'un cancer | 398 |
| | 1. Formation de la cellule maligne initiale | 398 |
| | 2. Formation de la tumeur maligne | 399 |
| | 3. Métastases | 399 |
| F. | Facteurs de l'environnement et cancers | 401 |
| | 1. Les radiations | 402 |
| | 2. Les produits chimiques | 402 |
| | 3. Les virus | 402 |
| | 4. Les bactéries non intestinales | 403 |
| G. | Traitement des cancers | 403 |
| | 1. Les moyens thérapeutiques classiques | 403 |
| | 2. Les résultats | 404 |
| | 3. Commentaires | 404 |
| | 4. Existe-t-il d'autres voies thérapeutiques ? | 406 |
| H. | Comment l'encrassage peut-il conduire au cancer ? | 406 |
| | 1. Quelles sont les substances encrassantes ? | 406 |
| | 2. L'encrassage extracellulaire | 406 |
| | 3. L'encrassage intracellulaire | 407 |
| | 4. L'encrassage des cellules immunes | 408 |

| | | |
|---|---|---|
| I. | Alimentation et cancer | 408 |
| | 1. Corrélations entre certains aliments et certains cancers | 408 |
| | 2. L'exemple du cancer du sein | 409 |
| | 3. Aliments dangereux et aliments protecteurs | 411 |
| J. | Régime hypotoxique et prévention du cancer | 411 |
| | 1. La logique du régime hypotoxique | 411 |
| | 2. Les résultats | 413 |
| K. | Régime hypotoxique et traitement du cancer | 414 |
| | 1. Que peut-on attendre du changement nutritionnel ? | 414 |
| | 2. Les résultats | 415 |
| L. | Conclusion | 419 |
| | 1. Le point sur le cancer | 419 |
| | 2. Le point sur le régime | 419 |

## Chapitre 22
### La théorie de l'élimination

| | | |
|---|---|---|
| A. | Existence d'une élimination | 421 |
| B. | Les voies de l'élimination | 422 |
| C. | Les mécanismes de l'élimination | 423 |
| | 1. Molécules accessibles à l'action des enzymes | 423 |
| | 2. Molécules inaccessibles à l'action des enzymes | 423 |
| D. | L'élimination physiologique et sa valeur thérapeutique | 424 |
| E. | L'élimination pathologique | 424 |
| F. | Comment prévenir ou traiter la pathologie d'élimination ? | 425 |

## Chapitre 23
### La pathologie d'élimination colique

| | | |
|---|---|---|
| A. | Colopathie fonctionnelle | 427 |
| B. | Colites microscopiques | 430 |
| C. | Rectocolite hémorragique | 431 |
| D. | Maladie de Crohn | 434 |

## Chapitre 24
### La pathologie d'élimination cutanée

| | | |
|---|---|---|
| A. | Acné | 443 |
| B. | Eczéma | 444 |
| C. | Urticaire | 445 |
| D. | Psoriaris vulgaire | 447 |
| E. | Autres affections dermatologiques | 450 |

## Chapitre 25
### La pathologie d'élimination bronchique

| | | |
|---|---|---|
| A. | Bronchite chronique | 453 |
| B. | Asthme | 455 |

## Chapitre 26
## Autres pathologies d'élimination

- A. Maladies des muqueuses de la sphère ORL et des conjonctives ... 463
  - 1. Infections à répétition ............................................................. 463
  - 2. Allergies ................................................................................. 464
  - 3. Polypes nasaux ...................................................................... 464
  - 4. Aphtes .................................................................................... 464
- B. Maladies caractérisées par l'activation de certaines variétés de leucocytes ........................................................................................... 465

## Chapitre 27
## Maladies de mécanismes complexes

- A. Maladie de Behçet .......................................................................... 469
- B. Sapho ............................................................................................... 479
- C. Sarcoïdose ....................................................................................... 482
- D. Sensibilité biochimique environnementale (SBE) ....................... 483
- E. Fatigue chronique ........................................................................... 483

## Chapitre 28
## Synthèse de la théorie et des résultats

- A. Conception d'ensemble de la théorie ........................................... 487
- B. Les résultats complets .................................................................... 489
  - 1. Les succès ............................................................................... 489
  - 2. Les échecs .............................................................................. 494
  - 3. Les cas intermédiaires .......................................................... 499
  - 4. Les limites de la méthode .................................................... 499
  - 5. Transposition aux animaux ................................................. 500
  - 6. Authenticité des résultats .................................................... 500

## Chapitre 29
## Pratique du régime alimentaire

- A. Conduite du régime alimentaire ................................................... 503
  - 1. Proportion de sujets appliquant les prescriptions ............ 503
  - 2. Manière de suivre le régime ................................................ 504
  - 3. Prix de revient du régime .................................................... 504
  - 4. Facilité à suivre le régime .................................................... 504
  - 5. Les délais à respecter ........................................................... 505
  - 6. Nécessité du long terme ...................................................... 505
- B. Autres problèmes liés au régime ................................................... 505
  - 1. Les médicaments .................................................................. 505
  - 2. Les variations de poids ........................................................ 506
  - 3. Les épurations ....................................................................... 506

*L'Alimentation ou la troisième médecine*      19

    4. Les carences éventuelles .................................................. 506
    5. Les infections bactériennes et les parasitoses ................... 507
C.  Conclusion ................................................................................. 508

## Chapitre 30
## La micronutrition

A.  La réaction enzymatique ............................................................ 510
    I – Les oligo-éléments, catalyseurs enzymatiques ................ 510
        1. Définition ...................................................................... 510
        2. L'action catalytique ...................................................... 511
        3. Statut actuel en oligo-éléments .................................... 511
        4. Conséquence d'une subcarence en oligo-éléments ...... 513
        5. Une solution physiologique : l'oligothérapie bionutritionnelle ................................................................... 514
    II – Les vitamines du Groupe B, cofacteurs enzymatiques .... 515
    III – Perte d'activité enzymatique et excès de radicaux libres .. 515
        1. Définition, structures altérées ...................................... 517
        2. Accumulation des radicaux libres ................................ 517
    IV – Les acides gras polyinsaturés : substrat essentiel ............ 518
        1. Définition ...................................................................... 518
        2. Actions physiologiques des acides gras et des prostaglandines ...................................................................... 519
        3. Métabolisation des acides gras .................................... 520
B.  Conséquences cliniques ............................................................ 520
    I – Le terrain de carence en AGPI ........................................... 521
    II – Le terrain hypoglycémique ................................................ 523
    III – Le terrain acide ................................................................. 525
        1. Définition – Présentation ............................................. 525
        2. Circonstances d'apparition d'une acidose tissulaire .... 526
        3. Conséquences de l'acidose tissulaire .......................... 527
        4. Identifier une acidose .................................................. 529
        5. Approche bionutritionnelle .......................................... 529
    IV – Le terrain neurodystonique ............................................... 529
        1. Micronutriments et santé mentale ............................... 529
        2. Le stress ....................................................................... 530
        3. Approche bionutritionnelle .......................................... 532
    V – Le terrain baso colitique ................................................... 533
        1. La microflore intestinale ............................................. 533
        2. Les probiotiques et les prébiotiques pour l'équilibre intestinal ....................................................................... 533
        3. Approche bionutritionnelle .......................................... 536
    VI – Le terrain intoxique .......................................................... 536
        1. Définition – Présentation ............................................. 536
        2. Une source d'intoxication fréquente : les problèmes dentaires ....................................................................... 537
        3. Approche bionutrionnelle ............................................ 538

|     | VII – Le terrain dégénératif | 538 |
|-----|------------------------------|-----|
| C.  | Conclusion                    | 540 |

## Chapitre 31
## Conclusion

| A. | Sur le plan médical | 543 |
|----|---------------------|-----|
| B. | Au-delà de la médecine | 546 |
|    | 1. Les principales erreurs | 546 |
|    | 2. Les dangers nous guettent | 549 |
|    | 3. Les mesures à prendre | 551 |
| C. | Quelques mots pour finir | 554 |

*Bibliographie* .................................................................. 555

# AVANT-PROPOS DE LA QUATRIÈME ÉDITION

Deux ans seulement se sont écoulés entre la troisième et la quatrième édition de cet ouvrage. Mais durant ce laps de temps, mes recherches ont continué à progresser, aussi bien sur le plan théorique que sur le plan pratique. Étant donné que le régime alimentaire ancestral est capable d'améliorer grandement ou de guérir de nombreux patients considérés comme mal curables ou incurables, il convient que le grand public soit informé des découvertes récentes. Cette quatrième édition était donc nécessaire.

Les principales modifications par rapport à la version précédente sont les suivantes :

1) Une simplification dans les chapitres les plus difficiles :
Les bases scientifiques, qui constituent la partie la plus ardue du livre, restent dissociées en trois endroits :
* L'intestin grêle, placé au début de l'ouvrage.
* La génétique, l'environnement et l'immunologie, servant d'introduction à la pathologie auto-immune.
* La chimie et la physiologie cellulaire, précédant la pathologie d'encrassage.
Cette dispersion devrait aider le lecteur non scientifique, car trois petits obstacles sont plus faciles à franchir qu'un grand.

Surtout les bases ont été nettement simplifiées. J'ai enlevé du texte tous les éléments qui ne m'ont pas parus absolument essentiels. Ces chapitres sont devenus plus courts et plus accessibles. L'immunologie en particulier a été grandement élaguée. Le résumé des points importants, qui clôturait chacun de ces chapitres, n'avait plus de justification et a été supprimé.

2) La création de quelques subdivisions nouvelles :
On passe de 27 à 31 chapitres, car :
* La pathologie d'encrassage non maligne a été divisée en trois sections : la rhumatologie, la neuropsychiatrie et les autres maladies.
* Certaines affections aux mécanismes particulièrement complexes ont été réunies dans une rubrique spéciale.
* Un chapitre sur la micronutrition, rédigé par le Docteur Claude LAGARDE a été ajouté. Ce texte traite principalement des vitamines, des minéraux, des

oligo-éléments, des acides gras polyinsaturés, des enzymes et des radicaux libres.

3) Une extension à de nouvelles maladies :
Elles sont au nombre de 15 :
* Pour la pathologie auto-immune : l'uvéite antérieure aiguë, la cirrhose biliaire primitive, le syndrome de Guillain-Barré, certaines neuropathies périphériques, la granulomatose de Wegener et la maladie de Churg-Strauss.
* Pour la pathologie d'encrassage : certaines tendinites, la dystonie et l'hypoglycémie.
* Pour la pathologie d'élimination : la rhinite chronique, l'histiocytose langerhansienne et la mastocytose cutanée.
* Pour la pathologie complexe : le SAPHO, la fatigue chronique et la sensibilité biochimique environnementale.

Ce sont donc au total 75 affections dans lesquelles la nutrithérapie a été essayée.

4) Un approfondissement de certains sujets :
Certaines questions, que je trouve importantes, ont été développées plus longuement que dans la troisième édition. Il s'agit surtout des problèmes d'écologie, en particulier les excès de la pêche en mer, l'effet de serre et les choix à faire en matière d'énergie. Il s'agit aussi de certains problèmes médicaux, comme l'usage abusif des antibiotiques et le mécanisme compliqué de certaines maladies : Behçet, SAPHO, fatigue chronique et sensibilité biochimique environnementale.

5) Des résultats plus précis :
À l'heure actuelle, plus de 1 500 patients appliquent ma méthode nutritionnelle, la plupart avec un recul de plusieurs années. Ceci autorise des conclusions de plus en plus fermes :
* Sur les 75 maladies considérées, deux apparaissent comme de probables échecs du régime hypotoxique : le purpura thrombocytopénique idiopathique et la rectocolite hémorragique. Pour quatre autres affections, un sérieux doute demeure. Enfin, il faut ajouter à la liste des états rebelles au régime un petit nombre de troubles non envisagés dans cet ouvrage comme le vitiligo et les tumeurs bénignes.
* Il reste que, dans 69 maladies, la fréquence élevée et l'intensité des succès démontrent l'intérêt thérapeutique majeur d'une diététique bien choisie.
* Sur le plan préventif, il faut souligner une efficacité remarquable sur le cancer, l'athérosclérose et très probablement la maladie d'Alzheimer.
* Sur le plan curatif, le bilan est extrêmement positif dans la sclérose en plaques, la néphropathie à IgA, la dépression nerveuse endogène, la fibromyalgie, la maladie de Crohn, l'asthme, la maladie de Behçet, le SAPHO et certains cancers, alors que l'évolution de l'ostéoporose est bloquée une fois sur deux.

Cette nouvelle édition me semble donc très utile. Puisse-t-elle persuader mes lecteurs que l'alimentation d'hier doit prendre une grande place dans la médecine de demain, aussi bien dans la prévention que dans le traitement de la plupart des maladies.

Docteur Jean Seignalet

## AVANT-PROPOS DE LA PREMIÈRE ÉDITION

En écrivant ce livre je voulais atteindre deux objectifs difficiles à concilier :
1) Présenter aux médecins et, d'une façon plus générale aux personnes dotées d'une culture scientifique, une conception nouvelle sur le mécanisme de certaines maladies.
2) Intéresser les autres lecteurs, ceux qui constituent le « grand public ».

Ma vision de la pathologie paraîtra certainement surprenante à beaucoup de mes confrères. Il était donc nécessaire d'analyser de façon détaillée toutes les étapes de mon raisonnement et d'étayer mes hypothèses par de solides arguments scientifiques. Je crois avoir rempli ces critères et avoir ainsi atteint mon premier but.

Le principal danger de cette option était de réaliser un ouvrage compliqué, hors de portée de beaucoup de gens. Or tous, malades comme bien portants, doivent pouvoir comprendre mes théories, d'autant que celles-ci débouchent en pratique sur un régime alimentaire, capable très souvent de prévenir, d'améliorer ou de guérir des affections graves.

Évidemment, les choses ne sont pas simples. Sinon on connaîtrait depuis longtemps le mécanisme de la spondylarthrite ankylosante, de la fibromyalgie primitive, du psoriasis ou des tumeurs malignes et on saurait comment les traiter efficacement.

La vérité est donc relativement complexe. Même si certains amendements, certaines corrections, certains perfectionnements sont à apporter à mes propositions, j'ai la conviction d'avoir approché cette vérité. Il restait à la rendre accessible aux non spécialistes. Pour cela, j'ai utilisé plusieurs moyens :

\* Exposer longuement les bases de chimie, de physiologie, de génétique, d'immunologie et d'anthropogenèse nécessaires à la compréhension de la suite de l'ouvrage.

\* Rappeler les principaux caractères de chaque maladie : circonstances de survenue, signes cliniques, résultats des examens complémentaires, évolution, etc.

\* Employer chaque fois que possible le langage de tous les jours à la place du jargon médical : fatigue au lieu d'asthénie, manque d'appétit au lieu d'anorexie, etc. Lorsqu'un terme scientifique est irremplaçable, sa signification est expliquée.

\* Accompagner le texte de nombreuses figures et tableaux, car un bon schéma est parfois plus clair qu'une longue tirade.

Ai-je réussi dans ma seconde entreprise ? Je l'espère sans en être certain. Les lecteurs en jugeront et je tiendrai compte de leur avis, si l'occasion m'est offerte de rédiger une nouvelle version de ce livre.

CHAPITRE 1

# UNE ENQUÊTE SCIENTIFIQUE : POURQUOI ? COMMENT ?

> « *Pour atteindre à la vérité, il faut, une fois dans sa vie, se défaire de toutes les opinions que l'on a reçues et reconstruire de nouveau et dès le fondement tout le système de ses connaissances.* »
>
> René DESCARTES.

> « *Cherchez la cause des causes.* »
> HIPPOCRATE.

C'est au cours de l'**année 1988** que j'ai commencé mes recherches sur le mécanisme de certaines maladies. La **théorie** que j'ai d'abord édifiée, puis complétée, m'a conduit à proposer, comme traitement principal de ces affections, **un simple régime alimentaire**. De nettes améliorations ou des rémissions complètes ont souvent été obtenues dans des états pathologiques apparemment éloignés les uns des autres, considérés comme mystérieux sur le plan causal et comme peu ou pas curables sur le plan thérapeutique. Ces **fréquents succès**, sans doute surprenants, sont pourtant logiques et constituent l'aboutissant pratique de la théorie.

## A. LES MOTIFS DE LA QUÊTE

En cette année 1988, plusieurs éléments étaient réunis pour me diriger vers une voie nouvelle, assez éloignée de mes travaux antérieurs.

**1. Ma conviction de l'extrême importance de la nutrition**
Cette conviction était déjà celle d'Hippocrate, dont l'œuvre contient de nombreux plaidoyers en faveur d'une nourriture saine et qui allait jusqu'à dire : « Que ton aliment soit ton seul médicament. » Le message devait être négligé par la plupart de ses successeurs et, à **l'heure actuelle, la diététique n'a qu'un rôle insuffisant en thérapeutique** :
\* D'abord parce que ses **indications sont limitées** à un nombre restreint de situations.
\* Ensuite parce que cette **diététique demeure relativement simpliste** :

réduction du sel dans l'hypertension artérielle et l'insuffisance cardiaque, réduction des protéines dans l'insuffisance rénale chronique, réduction des glucides dans le diabète sucré, réduction des lipides dans l'hypercholestérolémie, réduction des calories dans l'obésité.

\* Enfin parce que ces diverses mesures visent à **traiter les symptômes**, autrement dit les conséquences de la maladie, **et non les causes**. Le cas de la maladie coëliaque que l'on guérit par suppression de l'agent responsable, le gluten, fait partie des exceptions.

Les conceptions actuelles de la diététique sont surtout fondées sur le nombre de calories, sur l'équilibre glucides/lipides/protides et sur un apport suffisant de vitamines et de calcium. Quelques précurseurs, comme MENETRIER (1958) et KOUSMINE (1980) ont souligné l'importance des oligo-éléments.

Or il est bien établi que les divers constituants de notre corps se renouvellent progressivement au fil des ans et que les substances nécessaires à ce **renouvellement** sont puisées dans notre nourriture. D'autre part, nos cellules tirent l'**énergie indispensable** à leur fonctionnement de l'alimentation. Encore faut-il que celle-ci ne soit pas génératrice de trop de déchets qui vont entraver le déroulement normal de nos métabolismes.

**La vision quantitative de la nutrition doit être remplacée par une vision qualitative**. Dans une voiture construite pour utiliser du super, nul n'aurait l'idée de faire le plein avec du gazole. La bonne santé de notre organisme étant plus importante que celle de notre automobile, il me paraît primordial de déterminer quels sont les aliments qui nous conviennent et ceux que nous devons éviter.

### 2. Les travaux de KOUSMINE, de BURGER et de FRADIN

Depuis des temps immémoriaux, des médecins et des non médecins ont préconisé de **nombreuses variétés de régimes alimentaires**. Chaque chercheur attribue de grandes vertus à la diététique qu'il a mise au point et prétend qu'elle a des effets favorables sur la santé des humains. Dans un ouvrage récent, JOYEUX (1994) a passé en revue les principaux régimes proposés à notre époque. Dans la plupart des cas, les résultats avancés par les auteurs sont très contestables et les raisons scientifiques présentées pour adopter tel ou tel mode nutritionnel ne semblent pas fondées.

**De cette cohorte de pseudo chercheurs où voisinent les illuminés et les escrocs se détachent certains précurseurs** :

\* **Edward BACH** qui a souligné le rôle majeur de l'intestin dans la bonne et la mauvaise santé, le danger des aliments cuits et les relations entre certaines bactéries de la flore intestinale et les maladies chroniques.

\* **Paul CARTON** qui a proposé la première approche des processus d'encrassage et d'élimination.

\* Au cours des dernières décennies, il faut surtout citer **KOUSMINE, BURGER et FRADIN**. Tous trois ont construit une théorie logique. Tous trois ont obtenu des succès nets.

KOUSMINE et BURGER ont établi **un lien entre deux faits** :

\* L'homme moderne ne mange pas de la même manière qu'autrefois.

\* Certaines maladies rares aux temps anciens sont devenues fréquentes aujourd'hui.

Il est donc logique de revenir à **une nourriture de type ancestral pour prévenir ou guérir ces affections**. La différence entre les deux auteurs est dans la date où s'est produit le changement d'alimentation :

\* Pour Kousmine, c'est au début de l'ère industrielle, c'est-à-dire dans les premières années du XIX$^e$ siècle.

\* Pour Burger, c'est au début de la période néolithique, il y a 5 000 ans.

**Les succès** obtenus par Kousmine ont été authentifiés par un nombre important de médecins. Ceux de Burger ont été vérifiés par quelques médecins et par d'autres témoins dignes de foi.

Fradin dénonce **les dangers de l'alimentation occidentale**, responsables d'une forte augmentation des pathologies dites dégénératives : athérosclérose, cancers, affections auto-immunes, diabète gras entre autres. Il a mis au point un régime hypotoxique souvent fort bénéfique pour ses patients.

Je reviendrai plus en détail au cours de cet ouvrage sur les méthodes de Kousmine, de Burger et de Fradin. En effet, j'ai apporté de nombreux compléments à leurs théories. D'autre part, la diététique que je propose a des points communs avec celles de ces trois auteurs et aussi certaines différences. Tous ces points seront développés ultérieurement.

## 3. Les irritants mystères de la médecine

**Pendant de longs siècles, la médecine est restée ignorante et inefficace**. Avant 1940, on avait tôt fait de recenser les quelques médicaments vraiment utiles : aspirine, héparine, insuline et digitaline. Ce n'est que depuis cette époque qu'ont été faites de **nombreuses découvertes**. Les examens biologiques se sont multipliés, l'imagerie médicale s'est considérablement diversifiée, les greffes d'organes et de tissus sont devenus banales, l'arsenal médicamenteux s'est considérablement étoffé avec les antibiotiques, les corticoïdes, les immunosuppresseurs, les anti-inflammatoires, etc., la biologie moléculaire localise les gènes et détermine leur structure.

Les revues spécialisées, mais aussi les journaux et la télévision, ont largement parlé de ces importants progrès. Les commentateurs sont très admiratifs et souvent trop optimistes. Des travaux encore préliminaires, des médicaments encore à l'essai, sont présentés comme des solutions définitives. Que de fois on nous a annoncé la guérison de tous les cancers ou la vaccination contre le SIDA, sans que les promesses soient suivies d'effets.

Ayant commencé mes études médicales en 1953, j'ai vécu cette épopée scientifique, en particulier dans le domaine des greffes d'organes dont je suis un des pionniers à Montpellier. J'enregistre avec satisfaction les avancées de la médecine, de la chirurgie et de la biologie, mais je considère que **les acquis sont encore bien faibles par rapport à tout ce qui reste à trouver**.

**La pathogénie** (mécanisme du développement) **de nombreuses maladies demeure inconnue ou très mal connue**. Citons dans ce cadre l'asthme, la rhinite chronique, les allergies, les nombreux états auto-immuns recensés sur le tableau VI, l'acné, le psoriasis, l'aphtose de Behçet, la colite, la maladie de Crohn, la rectocolite hémorragique, la néphropathie à IgA, la fibromyalgie primitive, le diabète sucré de type 2, la goutte, la dépression nerveuse endogène, la schizophrénie, la maladie d'Alzheimer, l'aplasie médullaire, les hémopathies malignes, les cancers, et cette liste n'est pas exhaustive.

Notre ignorance des processus conduisant à la genèse de ces diverses affections a de fâcheuses répercussions sur le plan pratique. **Nous ne savons pas prévenir ces maladies et, quand elles sont déclarées, nos thérapeutiques sont inefficaces ou insuffisamment efficaces ou trop rarement efficaces.** L'idéal serait de s'attaquer aux causes (**traitement étiologique**), ce qui serait très bénéfique, alors que nous soignons seulement les conséquences (**traitement symptomatique**) avec des résultats inconstants ou limités.

Cette carence pathogénique conduisant à une insatisfaction thérapeutique est fort irritante pour le médecin. Cette irritation chronique m'a conduit un jour à me poser **la question clef** : « Comment se fait-il, avec les importants progrès réalisés dans de nombreuses sciences, que nous soyons encore incapables d'élucider le mécanisme de tant de maladies ? » Et **une réponse plausible** était la suivante : « La complexité croissante de la médecine a conduit la plupart des cliniciens et des chercheurs de haut niveau à une **spécialisation de plus en plus étroite**. Dès lors ils ne connaissent que quelques facettes d'un état pathologique et non les autres. Cette **vision partielle** leur interdit d'aboutir à une conception globale du problème. »

### 4. Ma double culture médicale et biologique

Bien qu'il soit aujourd'hui impossible d'être omniscient, j'ai du moins acquis une culture relativement étendue puisque j'ai travaillé dans deux domaines différents : la médecine et la biologie.

**À 9 ans de médecine**, parfois spécialisée et souvent générale, accomplis pendant l'externat, l'internat et le service militaire, ont succédé **30 ans de biologie**, consacrés essentiellement au système HLA. Ce système, découvert en 1965 par DAUSSET, a suscité, en raison de sa grande importance théorique et pratique, de très nombreux travaux dans le monde entier. Il se rattache à la fois à l'immunologie et à la génétique.

Au cours de la seconde partie de ma carrière, **je n'ai jamais abandonné la clinique** qui conservait pour moi au moins trois pôles d'intérêt :

\* La transplantation d'organes et de tissus, où j'étais chargé de la sélection immunologique des donneurs et des receveurs. Désireux d'appréhender cette branche dans son ensemble, j'ai longtemps assuré la consultation clinique des receveurs de rein, avant et après la greffe.

\* Les maladies hématologiques, car elles ont souvent constitué le sujet de mon enseignement aux étudiants.

\* Les maladies auto-immunes, car elles sont intimement liées au système HLA.

Enfin, depuis douze ans, tout en continuant d'exercer mes fonctions d'**immunologiste**, j'ai repris une véritable activité de clinicien, en consacrant une grande partie de mes moments de loisir à la médecine générale.

**Cette double culture, autrefois envisageable, est devenue aujourd'hui presque impossible.** En effet, dès le début de leur internat, les étudiants doivent choisir entre la clinique et la biologie. Il est même question d'interdire aux biologistes de rédiger une ordonnance et de prescrire des médicaments. À mon avis, cette évolution est regrettable. La double formation dont j'ai bénéficié m'a fourni une base solide, à partir de laquelle ont pu se développer mes recherches actuelles.

## B. LA CONDUITE DE LA QUÊTE

### 1. Les premiers pas

Je souhaitais **comprendre le mécanisme** de certaines maladies, à la fois pour ma satisfaction intellectuelle et pour **améliorer le traitement** des patients.

**Ma première cible a été un rhumatisme inflammatoire, la polyarthrite rhumatoïde**. Ce choix était guidé par plusieurs motifs :

* La grande fréquence de ce rhumatisme.
* La gravité des lésions qu'il entraîne : les articulations sont rongées par un processus destructif qui est fort douloureux et peut aboutir à des déformations osseuses très invalidantes.
* L'évolution souvent rebelle aux médicaments classiques
* La nette association entre polyarthrite rhumatoïde et gènes HLA.
* Le fait qu'il s'écoule souvent plusieurs années entre les premières douleurs et la constitution des déformations articulaires. Un traitement précoce, s'il est efficace, peut donc faire espérer un retour à la normale. Ce qui n'est pas le cas dans d'autres affections, par exemple le diabète juvénile. Lorsque celui-ci est diagnostiqué, il est déjà trop tard, car le pancréas endocrine est alors pratiquement détruit.

Pour toutes ces raisons, j'ai choisi la polyarthrite rhumatoïde. À partir de mes connaissances cliniques et biologiques, j'ai pu édifier assez vite une **théorie sur la pathogénie** de ce rhumatisme. Cette hypothèse conduisait clairement à la conclusion qu'un **régime alimentaire**, et plus précisément un régime de type ancestral inspiré de celui de BURGER, devait être un traitement valable. Les **premiers essais** sur des volontaires ont confirmé qu'il en était bien ainsi.

Dès lors, j'ai continué mes recherches sur deux plans : théorique et pratique.

### 2. Les recherches théoriques

Je me suis astreint, pendant plusieurs heures chaque semaine, à la **lecture de nombreux articles médicaux**, fournis par l'excellente bibliothèque du Centre Hospitalier de Montpellier. Je ne me suis pas limité comme par le passé aux publications portant sur ma spécialité ou sur quelques questions cliniques limitées. Mes lectures ont englobé :

* **La plupart des secteurs de la médecine** et principalement : rhumatologie, gastro-entérologie, endocrinologie, neurologie, psychiatrie, dermatologie, ophtalmologie, pneumologie, cancérologie et bien entendu diététique.
* **Plusieurs secteurs de la biologie** et notamment : immunologie, génétique, anthropologie, bactériologie, biologie moléculaire, biologie du vieillissement et physiologie, avec dans cette dernière branche une attention

particulière pour la physiologie cellulaire et pour l'intestin grêle, ce dernier étant intéressant à un double titre : par sa paroi et par sa flore bactérienne.

Ces séances de bibliographie sont assez comparables à des parties de pêche. Il arrive de rentrer bredouille ou de ramener seulement quelques petites pièces. Mais quelquefois on capture un gros poisson. Il s'agit **d'un article qui va, soit renforcer, soit amplifier, soit contredire une hypothèse**. J'ai par exemple souvenance d'une publication qui démontrait que l'interféron gamma peut se fixer sur les cellules de la muqueuse du grêle et abaisser fortement la résistance électrique de la barrière intestinale. Ce jour-là, j'ai compris pourquoi les agressions psychologiques provoquent souvent de petites poussées dans les rhumatismes inflammatoires. La relation sera expliquée plus loin.

L'auteur de la publication se cantonnait à la physiologie digestive et n'imaginait pas que sa découverte pouvait avoir une importance dans les rhumatismes inflammatoires. D'autre part, il serait étonnant qu'un rhumatologue ait lu cet article, à première vue fort éloigné de sa spécialité. Ainsi un maillon dans la chaîne des événements qui conduit à une polyarthrite rhumatoïde ou à une spondylarthrite ankylosante peut passer inaperçu, alors qu'il va apparaître clairement dans une **vision plus globale**.

Ces **lectures instructives** alternant avec des **périodes de réflexion** m'ont permis :

\* D'abord de consolider et de peaufiner ma conception de la **polyarthrite rhumatoïde**.

\* Ensuite d'élargir la théorie avec certaines variantes à **d'autres désordres auto-immuns**.

\* Enfin d'échafauder deux autres hypothèses, celle de **l'encrassage** et celle de **l'élimination** qui fournissent une explication logique sur le mécanisme de nombreuses affections.

Dans ma façon de raisonner, j'ai toujours tenté de privilégier les **questions majeures** et de prendre les **chemins les plus courts**. D'énormes efforts sont gaspillés par beaucoup de chercheurs sur des points de détail, souvent sans intérêt pratique, à court comme à long terme. J'ai essayé d'éviter cet écueil. Ainsi par exemple, j'attribue le diabète sucré de la maturité à un encrassage du pancréas et des muscles. Parmi les nombreuses enzymes qui interviennent dans les cellules ß du pancréas et les cellules musculaires, j'ignore lesquelles sont bloquées par l'encrassage. L'avenir éclairera ce point, intéressant mais pas essentiel. L'important est qu'un régime alimentaire bien choisi décrasse les tissus malades et normalise la glycémie. C'est pour moi le principal.

### 3. Les applications pratiques

Chaque fois qu'une maladie m'a semblé pouvoir bénéficier de la diététique, je me suis attaché à **recruter des volontaires** désireux d'essayer ma méthode. Nombreux sont les patients souffrant de maux pénibles qui ont résisté en partie ou en totalité aux divers traitements déjà appliqués.

Ces sujets sont convoqués à une **consultation initiale** qui permet de vérifier le diagnostic et d'établir un **bilan clinique et biologique**. Quand le malade prend des médicaments, deux cas se présentent :

\* Ou bien il s'agit de médicaments consommés depuis longtemps sans entraîner de bénéfice et je les supprime.

\* Ou bien il s'agit de médicaments anciens qui ont une efficacité partielle ou des médicaments récents qui auront peut-être un effet favorable et je les conserve.

Lors de cette première entrevue, **je considère comme essentiel d'exposer de façon détaillée mon opinion sur le mécanisme de l'affection et de faire comprendre pourquoi un changement nutritionnel peut transformer profondément la situation**. Un régime alimentaire ne doit pas être adopté comme une religion. Je ne demande pas au patient une foi aveugle, mais plutôt un **effort intellectuel** afin qu'il saisisse clairement les motifs de ce nouveau traitement.

Malgré ces précautions, **50 % des sujets abandonnent** au bout de quelques jours ou quelques semaines la diététique. **Les 50 % restants persévèrent**, soit en raison d'une volonté plus ferme, soit à cause d'une meilleure compréhension du message.

**Des contrôles ont lieu tous les trois mois**, au cours de la première année. Lorsqu'un bénéfice évident est constaté, il est instructif d'arrêter les médicaments ou le régime pour déterminer lequel des deux facteurs est responsable de l'amélioration. Dans certains cas, les deux éléments ont apporté chacun leur contribution et méritent d'être continués ensemble.

**À la fin de la première année**, un nouveau **bilan clinique et biologique** est effectué et comparé avec le bilan de départ :

\* **En cas d'échec**, le régime ancestral est arrêté, encore que certains volontaires qui ont souhaité le continuer aient parfois obtenu un effet favorable tardif.

\* **En cas de succès**, le régime ancestral doit être poursuivi pendant toute la vie, sous peine de rechute.

CHAPITRE 2

# COMPOSITION DE L'OUVRAGE

> « *D'excellentes méthodes pour venir en aide aux malades existent et ne sont pas appliquées.* »
> Docteur Catherine KOUSMINE.

> « *Savoir tout sur une chose est moins important que de savoir un peu de chose sur tout.* »
> PASCAL.

## A. CONTENU DES DIVERS CHAPITRES

Ce livre se compose de 31 chapitres :

**Chapitre 3. L'intestin grêle**
L'intestin grêle constitue pour moi un **premier élément clef** dans le maintien de la santé ou dans la naissance et l'entretien d'un état pathologique. **La muqueuse intestinale est la seule barrière** entre notre sang et notre lymphe et de dangereux agents de l'environnement : bactéries et aliments. L'état de cette barrière dépend beaucoup de deux facteurs : les cellules épithéliales de la muqueuse et la flore bactérienne du grêle.

**Chapitre 4. Alimentation ancienne et alimentation moderne**
La nutrition actuelle est le **second élément clef**, car elle me paraît responsable, de façon directe ou indirecte, de nombreuses affections. Si l'on compare l'alimentation ancienne et l'alimentation moderne, on constate que les **principales différences** se situent au niveau des laits animaux, des céréales, de la cuisson, de la préparation des huiles, de la pollution et de la teneur en vitamines et minéraux.

**Chapitre 5. Les principes du régime alimentaire**
Après avoir rappelé les travaux de KOUSMINE, de BURGER et de FRADIN, **le régime alimentaire** que je propose sera exposé de manière détaillée. Les points communs et les différences entre cette diététique et celles de KOUSMINE, BURGER et FRADIN seront précisés. **Certaines mesures viennent compléter** le régime de type ancestral : supplémentation en minéraux, oligo-éléments, vitamines, ferments lactiques et bonne hygiène de vie.

### Chapitre 6. Notions de base en génétique

Dans la plupart des maladies, et de façon systématique dans les maladies auto-immunes, il existe un **terrain héréditaire favorisant**. Avant d'aborder l'étude de l'auto-immunité, il est donc nécessaire de connaître les principaux éléments de la génétique. Cette branche a fait de nombreux progrès au cours des dernières années, grâce à l'apport de la biologie moléculaire. Les principales données acquises dans le domaine de la génétique sont rappelées dans ce chapitre.

### Chapitre 7. L'environnement

Dans l'immense majorité des maladies, un terrain héréditaire favorisant ne suffit pas. Il faut aussi l'intervention de certains **facteurs extérieurs**, ayant pénétré dans l'organisme humain. Les quinze principaux facteurs environnementaux susceptibles d'influencer notre santé sont étudiés ici. La valeur respective, autrement dit la **hiérarchie**, accordée à ces divers éléments extérieurs a une grande importance dans notre conception de la médecine. Comme on le verra, ma hiérarchie est quelque peu différente de celle qui est habituellement proposée.

### Chapitre 8. Notions de base en immunologie

Les maladies auto-immunes ont besoin pour se développer de gènes de susceptibilité, de facteurs environnementaux, mais aussi d'une **réponse immunitaire** et d'une **réponse inflammatoire** dirigées contre les propres constituants de l'organisme. Il est donc essentiel de faire le point sur les connaissances actuelles en immunologie. Ce chapitre est assez ardu, en raison des immenses progrès récents.

### Chapitre 9. La polyarthrite rhumatoïde

Une **théorie sur la pathogénie** de ce rhumatisme inflammatoire, classiquement d'origine auto-immune, est édifiée. Chaque étape du raisonnement est longuement expliquée. Cette conception logique indique que le meilleur traitement de la polyarthrite rhumatoïde doit être un **retour à une nutrition de type originel**. Effectivement cette méthode obtient des succès nets et durables dans 80 % des cas.

### Chapitre 10. La spondylarthrite ankylosante

Je considère ce rhumatisme, à la différence de la plupart des auteurs, comme un état auto-immun. La **théorie** construite pour la polyarthrite rhumatoïde est adaptable, avec quelques changements : rôle causal de bactéries différentes (Klebsiella au lieu de Proteus), intervention de molécules HLA différentes (B27 de classe I au lieu de DR4 de classe II). Le **changement nutritionnel** est encore plus souvent efficace que dans la polyarthrite rhumatoïde.

### Chapitre 11. Autres maladies auto-immunes de la sphère rhumatologique

Seront envisagés ici le **rhumatisme psoriasique**, la **pseudo polyarthrite rhizomélique**, l'**arthrite chronique juvénile**, le **syndrome de Gougerot-Sjögren**, le **lupus érythémateux disséminé**, la **sclérodermie**, la dermatomyosite, la fasciite de Shulman, le rhumatisme palindromique et les rhumatismes inflammatoires non étiquetés.

### Chapitre 12. Les maladies auto-immunes thyroïdiennes

La **maladie de Basedow**, même si elle bénéficie de certains médicaments modernes comme les antithyroïdiens de synthèse, demeure redoutable par ses complications oculaires. La **thyroïdite de Hashimoto**, très répandue, reste mystérieuse et son traitement est seulement palliatif. J'exposerai ma conception sur le mécanisme de ces deux états, ainsi que les résultats souvent positifs de la diététique.

### Chapitre 13. La sclérose en plaques

Cette atteinte neurologique relativement fréquente est redoutable par son évolution plus ou moins rapide vers l'aggravation. Sa cause demeure inconnue et son traitement est fort limité. Il est donc intéressant de proposer une théorie explicative de son développement. Le régime ancestral est un aboutissant logique de cette théorie. Les résultats sont effectivement très souvent positifs. **Le changement nutritionnel parvient à éteindre la sclérose en plaques chez la plupart des patients**. Une intervention précoce, avant l'installation de séquelles irréductibles, permet donc souvent le retour à l'état normal.

### Chapitre 14. Les autres maladies auto-immunes et hétéroimmunes

Seront envisagés ici la **maladie coëliaque**, la dermatite herpétiforme, la **maladie de La Peyronie**, la **néphropathie à IgA**, la dermatomyosite, la myasthénie, le purpura thrombocytopénique idiopathique, l'**hépatite chronique active**, la **cirrhose biliaire primitive**, l'**uvéite antérieure aiguë**, le syndrome de Guillain-Barré, les vascularites avec ANCA, les **neuropathies périphériques idiopathiques**, le pemphigus, la narcolepsie et le **diabète sucré insulinodépendant**.

### Chapitre 15. Notions de base en chimie

Voilà certainement une des parties les plus indigestes de ce livre. Mais pour comprendre le mécanisme de l'encrassage, il faut se placer à **l'échelon microscopique et parfois même moléculaire**. Il importe donc de connaître les principaux **constituants de l'organisme**, en particulier les protéines, les enzymes, ainsi que les principales **réactions métaboliques**.

### Chapitre 16. Notions de base en physiologie cellulaire

L'encrassage porte sur le milieu extracellulaire et sur l'intérieur même des cellules. Il faut donc comprendre la **structure** et le **fonctionnement** des cellules et les moyens de communication par lesquels elles sont liées.

### Chapitre 17. La théorie de l'encrassage

En 1991, une réflexion sur les déchets d'origine intestinale que j'incrimine dans le développement de nombreuses affections m'a conduit à distinguer les peptides et les protéines pouvant générer un désordre auto-immun et **les autres substances, incapables de provoquer une réponse immunitaire et pourtant nocives lorsqu'elles se déposent dans les tissus**.

L'encombrement progressif du milieu extracellulaire, des membranes plasmatiques et du milieu intracellulaire finit par perturber le fonctionnement de certaines cellules. Ainsi se dégagea le concept d'une pathologie d'encrassage où je classais d'abord de nombreuses maladies non malignes et, à partir de 1994, la majorité des leucémies et des cancers.

**Chapitre 18. La pathologie d'encrassage en rhumatologie**
L'encrassage fournit une explication plausible pour le mécanisme de plusieurs affections rhumatologiques, parmi lesquelles la **fibromyalgie**, certaines **tendinites**, l'**arthrose**, l'**ostéoporose** spontanée, la **goutte**, la chondrocalcinose articulaire et certaines polyarthralgies d'origine inconnue.

**Chapitre 19. La pathologie d'encrassage en neuropsychiatrie**
La neurologie et la psychiatrie sont deux domaines où l'on peut souvent évoquer le dépôt de molécules exogènes venant fausser le fonctionnement de certaines cellules, parvenant même à les tuer. Il sera ici question des **céphalées**, aussi bien migraines que céphalées de tension, de la **dépression nerveuse endogène**, de la schizophrénie, de la **maladie d'Alzheimer**, de la **maladie de Parkinson** et de la dystonie. Le régime ancestral exerce souvent sur ces divers troubles des effets bénéfiques, préventifs ou curatifs selon les cas. Le problème de la sclérose latérale amyotrophique est également discuté.

**Chapitre 20. Autres maladies d'encrassage non malignes**
L'encrassage est à mon avis impliqué dans des affections aussi variées que le **diabète sucré de type 2**, l'**hypoglycémie**, l'**hypercholestérolémie**, la **spasmophilie**, le surpoids et l'obésité, l'**athérosclérose**, l'aplasie médullaire, les **troubles dyspeptiques**, la lithiase vésiculaire, les pancréatites aiguës et chroniques, les caries dentaires, la menace de glaucome et le **vieillissement prématuré**.

**Chapitre 21. La pathologie d'encrassage maligne**
Dans l'immense majorité des **cancers** et des **leucémies** interviennent des facteurs de l'environnement. Ceux-ci sont connus dans environ un tiers des cas : tabac, virus, radiations, etc... Dans les deux tiers restants, j'accuse des macromolécules bactériennes et alimentaires venues de l'intestin grêle. On trouvera dans ce chapitre une explication plausible du mécanisme de développement des cancers. On verra combien la façon de se nourrir est importante dans la **prévention** et même dans le **traitement** des affections malignes.

**Chapitre 22. La théorie de l'élimination**
En 1992, un autre pas en avant fut effectué lorsque j'évoquais le sort ultérieur des déchets. Il me parut évident que l'organisme cherchait à s'en débarrasser. Ces molécules incassables par nos enzymes doivent être transportées par des globules blancs à travers les divers émonctoires, ce qui peut provoquer **une inflammation de ces émonctoires avec des conséquences néfastes**. Ainsi naquit le concept d'une pathologie d'élimination, avec de

nouvelles indications pour le régime hypotoxique qui fait souvent merveille dans ce type de situation.

### Chapitre 23. La pathologie d'élimination colique
La muqueuse colique est un émonctoire important. Lorsqu'un grand nombre de macromolécules sont expulsées à travers la paroi du gros intestin, ceci se traduit par divers tableaux : **colopathie fonctionnelle**, colite microscopique, **maladie de Crohn**, en allant du plus bénin au plus grave. Les succès extraordinaires obtenus par le changement nutritionnel dans cette terrible maladie que constitue le Crohn doivent être soulignés.

### Chapitre 24. La pathologie d'élimination cutanée
Chez certains individus, les déchets sont rejetés préférentiellement à travers la peau. L'épuration peut emprunter plusieurs voies : sécrétion des glandes sébacées se traduisant par une **acné**, desquamation de l'épiderme caractéristique du **psoriasis**, inflammation avec suintement observée dans l'**eczéma**.

### Chapitre 25. La pathologie d'élimination bronchique
Chez d'autres sujets, les substances nocives sont surtout excrétées au niveau des bronches. L'inflammation chronique de la paroi bronchique favorise les infections récidivantes et la contraction spasmodique de la musculature. On aura donc selon les cas une **bronchite chronique** ou un **asthme**. L'asthme, qu'il soit allergique ou non, est une des meilleures indications du régime ancestral.

### Chapitre 26. Autres pathologies d'élimination
Je range dans ce cadre les **infections ORL à répétition** chez les enfants, la **rhinite chronique**, la sinusite chronique, le **rhume des foins**, l'œdème de Quincke, les conjonctivites allergiques, les **aphtes**, l'histiocytose langheransienne, la mastocytose et le syndrome d'activation des macrophages.

### Chapitre 27. Maladies de mécanismes complexes
Ont été regroupés ici la **maladie de Behçet**, le **SAPHO**, la sarcoïdose, la sensibilité biochimique environnementale et la **fatigue chronique**. Leur pathogénie et la place du régime hypotoxique sont discutées.

### Chapitre 28. Synthèse de la théorie et des résultats
La conception d'ensemble de la théorie est rassemblée sur **une seule figure**. Au début de la longue chaîne d'événements qui conduisent aux diverses maladies se situe l'**alimentation moderne**. Il n'est donc pas surprenant qu'un **régime de type ancestral** obtienne très souvent **d'excellents résultats** dans les diverses pathologies : auto-immunité, encrassage et élimination. Il existe aussi **des échecs** dont les causes sont discutées.

### Chapitre 29. Pratique du régime alimentaire
L'application de la diététique pose de nombreux problèmes pratiques : contraintes à assumer, prix, délai d'action sur les maladies, nécessité du

long terme, effets divers sur l'organisme, compatibilité avec d'autres traitements, risques éventuels. Il n'existe **aucun obstacle majeur**, mais il est nécessaire que le malade ait une **participation active** et non un rôle passif.

### Chapitre 30. La micronutrition

La méthode thérapeutique que je préconise a pour but principal de permettre aux **enzymes** de l'organisme humain de fonctionner dans les meilleures conditions. Un premier moyen consiste à pratiquer un régime alimentaire bien choisi. C'est la **macronutrition**. Un second moyen est d'apporter au patient les vitamines, les minéraux, les acides gras et autres éléments qui sont les collaborateurs des enzymes. C'est la **micronutrition**, une branche qui a connu d'énormes progrès au cours des vingt dernières années.

Le Docteur Claude LAGARDE, pharmacien biologiste, est un des meilleurs spécialistes mondiaux dans ce domaine. Il a accepté de rédiger cet intéressant chapitre.

### Chapitre 31. Conclusion

Sur le plan médical, il apparaît clairement qu'**il est aujourd'hui possible de comprendre le mécanisme de nombreuses maladies considérées comme mystérieuses et qu'il est possible d'améliorer ou de guérir la plupart des individus atteints par un régime alimentaire bien choisi**. Cependant l'alimentation moderne n'est qu'une erreur par les nombreuses fautes commises par l'homme. Les modifications profondes et aberrantes de notre environnement menacent dans un avenir proche la santé de nos descendants. Certaines mesures à prendre sont suggérées. Elles peuvent apparaître comme de la Science Fiction, mais constituent à mon avis des solutions valables à ces graves problèmes.

## B. COMMENTAIRES

Cet ouvrage comporte deux sortes d'éléments : des **données médicales** et des **notions de base** nécessaires pour comprendre le mécanisme des diverses maladies. Ces notions de base sont rassemblées dans les chapitres 3, 4, 5, 6, 7, 8, 15 et 16.

Les informations qui sont présentées dans ces huit chapitres paraîtront sans doute incomplètes ou simplifiées à certains spécialistes. C'est volontairement que je me suis limité aux **faits principaux**, ceux qui sont vraiment importants pour comprendre les problèmes médicaux, développés dans les autres parties de ce livre.

À l'inverse, certains profanes trouveront ces chapitres longs et parfois difficiles. Mais de même qu'une maison ne se bâtit pas sans de solides fondations, la construction d'**une médecine qui a l'ambition d'être globale** n'est pas réalisable sans de bonnes connaissances dans des domaines apparemment disparates, mais en fait liés. J'invite donc les lecteurs qui ne sont, ni médecins, ni biologistes, c'est-à-dire la majorité, à faire un effort pour assimiler **des notions que je crois nécessaires** à toute tentative pour élucider le mécanisme de certaines maladies et qui sont également enrichissantes sur le plan culturel.

CHAPITRE 3

# L'INTESTIN GRÊLE

> « *Classiquement, l'intestin est imperméable aux macromolécules. En fait on a de plus en plus de preuves que, même chez l'adulte normal, des macromolécules traversent la barrière intestinale, en quantité insuffisante pour avoir une importance nutritive, mais suffisante pour avoir une activité antigénique ou biologique.* »
> W.A. WALKER et K.J. ISSELBAKER.

> « *L'intestin, exposé à de multiples stimulations antigéniques, contient 70 à 80 % des cellules productrices d'anticorps de l'organisme humain.* »
> Waleed S.W. SHALABY.

L'intestin grêle mérite d'être étudié de façon détaillée, car il constitue à mon avis un **organe clef**. La muqueuse du grêle sert de **barrière entre le milieu intérieur** de l'organisme humain et **de dangereux facteurs de l'environnement : bactéries, aliments**. Chez certains individus, sans doute la plupart, la barrière joue mal son rôle et se laisse traverser par trop de macromolécules. Certaines de ces substances sont nocives et leur accumulation, en conjonction avec des facteurs héréditaires favorisants, va aboutir à de nombreuses maladies.

## A. ARCHITECTURE DU GRÊLE

### 1. Anatomie
L'intestin grêle va de l'estomac au colon, et plus précisément du pylore au sphincter iléocæcal. Il mesure 5 à 6 mètres et comporte trois parties (figure 1) :
\* Le **duodénum**, formant un cadre dans lequel vient se placer la tête du pancréas.
\* Le **jéjunum**, constitué d'anses horizontales.
\* L'**iléon** constitué d'anses verticales.
Les voies biliaires et pancréatiques s'abouchent dans le duodénum.

**Figure 1 – L'INTESTIN GRÊLE**

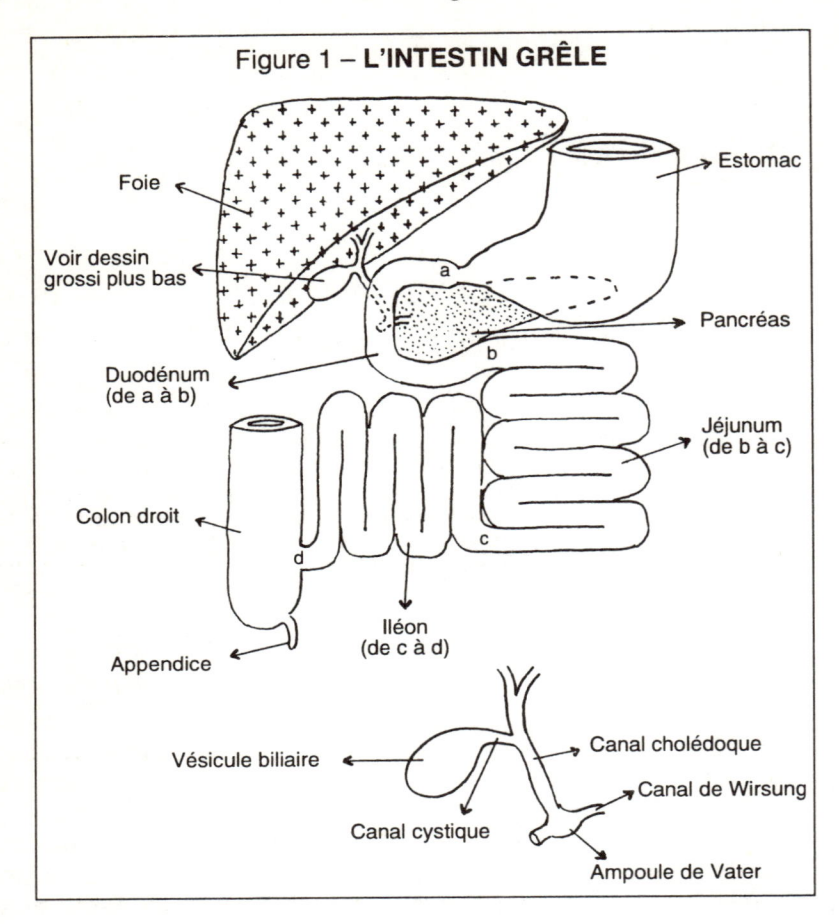

- Foie
- Voir dessin grossi plus bas
- Duodénum (de a à b)
- Colon droit
- Appendice
- Estomac
- Pancréas
- Jéjunum (de b à c)
- Iléon (de c à d)
- Vésicule biliaire
- Canal cystique
- Canal cholédoque
- Canal de Wirsung
- Ampoule de Vater

## 2. Structure

La paroi intestinale est formée de plusieurs couches qui sont, en partant de la lumière digestive : la muqueuse, la musculeuse, la sous-muqueuse et la séreuse (figure 2).

Seule sera décrite ici la muqueuse, qui joue un **rôle capital** dans la construction de mes théories.

La **muqueuse** est un **épithélium** avec une seule épaisseur de cellules reposant sur un chorion conjonctif appelé **lamina propria**. La muqueuse présente de très nombreuses excroissances de 0,1 à 0,8 millimètre de haut, nommées **villosités**, séparées par des parties plus creuses, nommées **cryptes**. Cette disposition accroît considérablement la **surface** fonctionnelle de l'intestin, **qui dépasse 100 mètres carrés** (MINAIRE et coll. 1990). Si l'on tient compte de la bordure en brosse des entérocytes, cette surface atteint même 600 mètres carrés.

Chaque villosité contient une artériole, un réseau capillaire, une veinule et de petits vaisseaux lymphatiques drainés par un chylifère central (figure 3). On rencontre aussi dans la muqueuse des follicules lymphoïdes et des plaques de Peyer, dont nous parlerons plus loin avec les défenses du grêle.

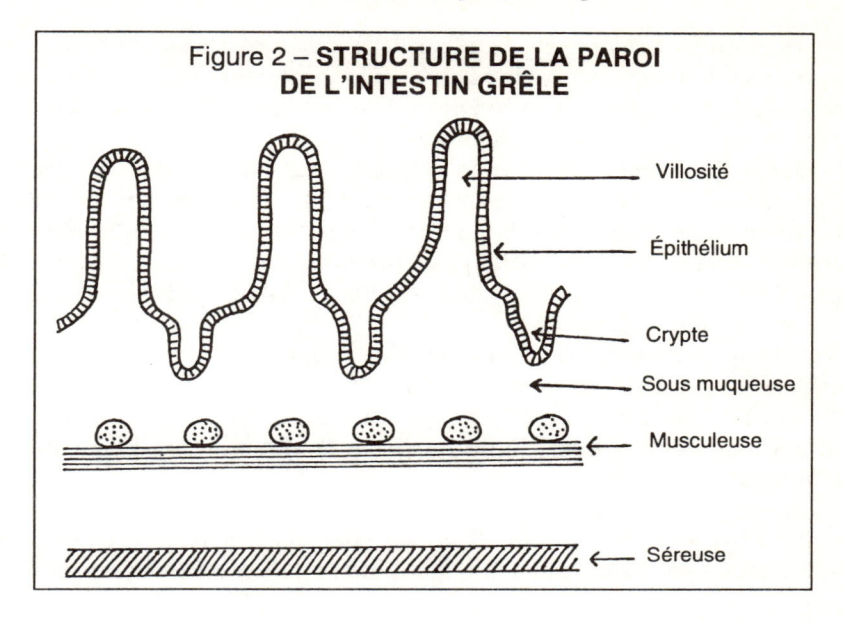

**Figure 2 – STRUCTURE DE LA PAROI DE L'INTESTIN GRÊLE**

- Villosité
- Épithélium
- Crypte
- Sous muqueuse
- Musculeuse
- Séreuse

## B. LES CELLULES DE LA MUQUEUSE DU GRÊLE

L'épithélium est constitué par plusieurs variétés de cellules qui proviennent toutes **d'une cellule souche pluripotente, située dans les cryptes** (HAFFEN et coll. 1990). Le renouvellement des cellules des villosités se fait donc depuis la base jusqu'au sommet. Cinq variétés de cellules sont à étudier.

### 1. Les entérocytes ou cellules absorbantes

De beaucoup les plus nombreux, ils sont hauts, étroits, formant une palissade (**épithélium cylindrique**) interrompue par endroits par une cellule à mucus et au niveau des plaques de Peyer par les cellules M. Au pôle apical, les entérocytes portent une **bordure en brosse.**

La **durée de vie** moyenne des entérocytes est **courte**, de sept jours dans le duodénum et le jéjunum, de trois jours dans l'iléon. Les agressions par des éléments intraintestinaux abrègent leur vie, mais le **renouvellement** est **rapide** à partir des cellules souches.

Les entérocytes sont soudés les uns aux autres par **trois types de jonctions** (MINAIRE et coll. 1990) :
* Jonctions serrées.
* Jonctions intermédiaires.
* Desmosomes.

La barrière constituée par les liaisons serrées est appréciée par la mesure de la **résistance électrique transépithéliale**.

### 2. Les cellules à mucus

Ces cellules sécrètent les peptides trifoliés et le mucus.

Les **peptides trifoliés** ont une structure particulière, avec trois ponts disulfures tendus entre six cystéines, ce qui leur confère un aspect en feuille de trèfle. Leur structure compacte leur permet de résister aux enzymes protéolytiques. Ils jouent probablement un rôle important dans le maintien de l'intégrité de la muqueuse intestinale et dans la cicatrisation de ses blessures (SANDS et PODOLSKY 1996) (AMIRANOFF 1996).

Chaque jour sont produits trois litres de mucus, dont le pH est alcalin et qui est chargé de protéger la muqueuse intestinale contre divers agresseurs : pH extrêmes des sucs digestifs, enzymes digestives, bactéries et aliments. Le **mucus** correspond à un mélange de **mucines**. Les mucines sont des glycoprotéines où les glucides (glycannes) sont beaucoup plus abondants que les peptides : 85 % contre 15 %.

Ce sont pourtant les **peptides** qui constituent la fraction la plus intéressante, car ils sont **extrêmement variables**. Il existe des centaines de mucines différentes. GUM et coll. (1989) ont montré que les gènes des mucines sont regroupés sur deux régions, l'une située sur le chromosome 11, l'autre sur le chromosome 7.

Le remarquable polymorphisme des mucines a certainement une signification biologique. PORCHET et coll. (1991) ont émis l'hypothèse que **chaque mucine était spécialisée dans la neutralisation d'un agresseur précis**.

### 3. Les cellules de Paneth

Elles sont situées au fond des cryptes. Elles sécrètent des **lysozymes** et des **défensines** (GANZ 2000).

### 4. Les cellules endocrines

Elles sont localisées principalement au fond des cryptes. Elles sécrètent plusieurs **peptides** dont les principaux sont le GIP (gastric inhibitory peptide), la sécrétine, la cholecystokinine, le peptide YY, le GLP-1 (glucagon like peptide 1) et l'entéroglucagon.

### 5. Les cellules M

Elles représentent 5 à 10 % du total des cellules ; Nous les étudierons avec les défenses immunitaires du grêle.

## C. RÔLE DU GRÊLE

En dehors de sa responsabilité dans des réactions d'immunité et de tolérance que nous envisagerons plus loin, le grêle exerce trois fonctions.

### 1. Il participe à la digestion des aliments

La digestion est la **dégradation des grosses molécules complexes en petites molécules simples**. Dans l'idéal :
* Les polysaccharides sont dégradés en sucres simples.
* Les lipides sont dégradés en corps gras simples.
* Les protéines sont dégradées en acides aminés.

La digestion est effectuée par des **enzymes glycolytiques, lipolytiques et protéolytiques** présentes dans les diverses sécrétions qui se déversent dans le tube digestif : salive, suc gastrique, bile et surtout **suc pancréatique** et **suc intestinal**.

La digestion se déroule essentiellement dans le duodénum et se termine dans le jéjunum et l'iléon.

## 2. Il assure une absorption sélective des substances digérées

Cette absorption se déroule **au niveau des villosités**, alors qu'à l'inverse une sécrétion a lieu au niveau des cryptes. Les produits de la digestion peuvent franchir la barrière intestinale par **deux voies** (MINAIRE et coll. 1990) :

a) En passant **entre les entérocytes**, selon un transport passif, l'obstacle principal étant constitué par les jonctions serrées.

b) En passant **par les entérocytes**, avec traversée de la membrane apicale, puis de la membrane basolatérale. Il s'agit d'un transport actif avec pinocytose ou endocytose par récepteur, l'énergie étant fournie par l'ATP.

L'absorption des diverses substances est régulée. Ainsi les quantités de fer doivent être suffisantes, mais pas trop élevées, sous peine de conduire à une maladie grave : l'hémochromatose.

Les produits de la digestion des **glucides** et des **protides**, ainsi que les **triglycérides** à chaîne moyenne sont drainés par le sang et passent donc par le **foie**. Les produits de la digestion des **lipides** sont drainés par la **lymphe**.

## 3. Il permet la progression du chyle

Les substances en cours de digestion dans la lumière intestinale constituent le **chyle**. Elles cheminent à l'intérieur du grêle et passent dans le colon. Ce transit est provoqué par les contractions des muscles lisses de la paroi du grêle. C'est le **péristaltisme** qui fait progresser le bol alimentaire.

## D. LA FLORE BACTÉRIENNE DU GRÊLE

Le tractus digestif de l'homme contient **environ $10^{14}$ bactéries**, soit à peu près dix fois le nombre total des cellules de l'organisme (CERF 1991). Dès la naissance, les bactéries apportées par l'air et par les aliments envahissent le tube digestif.

La flore varie en quantité selon les étages :

\* D'abondance moyenne dans la bouche.

\* Raréfiée dans l'estomac, car l'acidité gastrique détruit 99 % des germes.

\* Plus nombreuse dans le grêle supérieur où le nombre de bactéries par millilitre est estimé entre $10^3$ et $10^6$ selon les auteurs.

\* Plus forte encore dans le grêle inférieur.

\* Extrêmement abondante dans le colon, si bien que les bactéries représentent plus de 50 % du poids des selles.

**La flore varie dans sa composition selon les niveaux.** Les **germes aérobies** seuls présents dans la partie supérieure du tube digestif sont progressivement supplantés par les **germes anaérobies** qui constituent 99 % du total dans le colon. **Le grêle se trouve au confluent des deux variétés de flore** :

\* Dans le duodénum et le jéjunum, on trouve essentiellement des aérobies, en particulier colibacilles, entérocoques, streptocoques, staphylocoques,

Pseudomonas, Enterobacter, Citrobacter, Klebsiella (Cerf 1991). Il n'y a pas d'anaérobies stricts et peu de lactobacilles.

\* Dans l'iléon au contraire, les anaérobies prédominent.

Au total, environ 500 espèces bactériennes cohabitent dans le grêle (Floch et Moussa 1998). On distingue une flore de passage, incapable de se développer, et une flore résidante, capable de se multiplier et de s'implanter. Cette dernière siège essentiellement dans le grêle terminal et surtout dans le colon.

La flore intestinale est influencée par **plusieurs facteurs** :

1) **L'acidité gastrique** : en cas d'achlorhydrie ou d'hypochlorhydrie, le nombre des bactéries se multiplie par 10 000 dans le grêle supérieur, avec augmentation des lactobacilles et apparition d'anaérobies.

2) **Le péristaltisme**, surtout actif dans le grêle supérieur, qui a tendance à pousser les germes vers l'extrémité inférieure du tube digestif.

3) **Les interactions entre bactéries** : certaines espèces inhibent ou facilitent le développement d'autres espèces (Ducluzeau 1993).

4) **L'alimentation** : il est admis que le régime carné favorise le développement d'une flore de « putréfaction », alors que le régime végétarien induit la constitution d'une flore de « macération ». Nous verrons plus loin que la diététique que je préconise modifie nettement la flore intestinale.

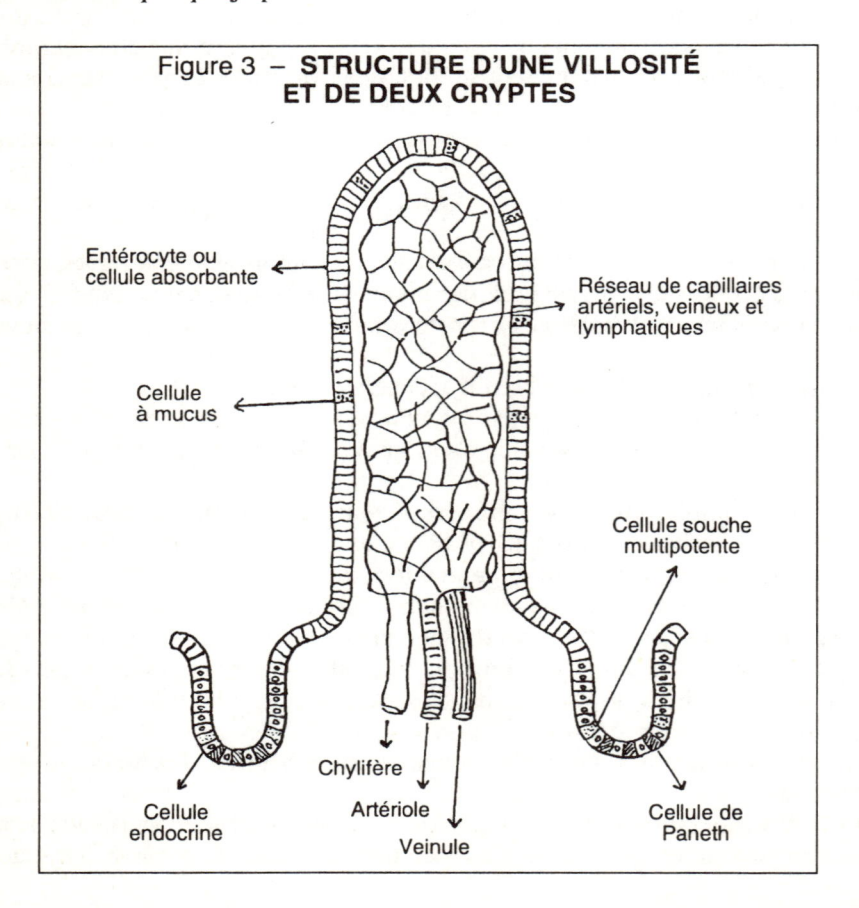

Figure 3 – **STRUCTURE D'UNE VILLOSITÉ ET DE DEUX CRYPTES**

5) **Les anticorps** sécrétés par les plasmocytes de la paroi intestinale. Les plus importants sont les IgA sécrétoires qui inhibent la prolifération microbienne et empêchent l'adhérence des bactéries à l'épithélium de la muqueuse.

6) **Le mucus** qui entrave l'action de certaines bactéries et qui, à l'inverse, en protège d'autres contre les effets destructeurs de l'acide chlorhydrique, des anticorps et des enzymes digestives.

7) **La capacité de certaines bactéries à adhérer** à des récepteurs spécifiques des cellules épithéliales. Ceci peut altérer la morphologie et les fonctions des villosités.

Il est curieux de constater que peu de chercheurs se sont intéressés à cette immense population bactérienne qui habite notre intestin. Aussi nos connaissances sont-elles limitées sur ce sujet. Il est classique de distinguer deux états :

\* Un état physiologique où **la flore est saprophyte**, vivant dans la lumière digestive sans nuire à l'homme et même en lui rendant service. Une symbiose s'établit entre les germes et leur hôte humain. Les bactéries se nourrissent de nutriments, c'est-à-dire des produits résultant de la digestion des aliments. Elles vivent donc « aux crochets « de leur hôte, mais exercent en revanche certaines actions bénéfiques. Elles complètent la digestion de certains aliments, dégradent les pigments biliaires, participent à la fabrication de la vitamine K, freinent le développement des levures et des champignons (BESSON 1994b) et libèrent des polyamines qui, à doses physiologiques, sont nutritives pour les entérocytes (LOSER et coll. 1999).

\* Un état pathologique où **la flore devient pathogène**. Une bactérie dangereuse prolifère à l'excès et va provoquer une maladie, soit en libérant une toxine (colibacilles, staphylocoques), soit en lésant, voire en traversant l'épithélium de la muqueuse (Shigella, Salmonella) (CERF 1993).

**À mon avis, les bactéries intestinales et plus spécialement les aérobies du grêle supérieur sont responsables de bien d'autres maladies que ces accidents brutaux.** Nous verrons qu'on peut incriminer Klebsiella dans la spondylarthrite ankylosante, Proteus mirabilis dans la polyarthrite rhumatoïde, Yersinia enterocolitica dans l'hyperthyroïdie de Basedow, etc...

La plupart des bactéries trouvées dans le grêle sont **mortes**, ce qui facilite leur **décomposition** en peptides, lipopolysaccharides et autres substances plus ou moins dangereuses.

Il serait donc très utile que des investigations plus poussées soit effectuées sur les relations entre les bactéries intestinales et pathologie. Elles pourraient s'inspirer de travaux récents (MEGRAUD 1993) qui ont clairement démontré qu'Helicobacter pylori, une bactérie du mucus gastrique, était l'agent causal majeur de l'ulcère gastroduodénal et de certains cancers gastriques.

## E. LES DÉFENSES DU GRÊLE

**La muqueuse du grêle est un immense filtre dont la surface fonctionnelle atteint 100 mètres carrés, voire 600 mètres carrés en tenant compte des bordures en brosse, et dont l'épaisseur est très faible, 1/40 de millimètre, car les entérocytes sont disposés en une seule couche.** Ce mince épithélium est cependant la seule barrière qui sépare notre milieu intérieur de certains agents nocifs de l'environnement : parasites, bactéries, virus, aliments incomplètement digérés. La muqueuse du grêle est protégée par deux modes de défenses : non immunes et immunes.

## 1. Défenses non immunes

Elles interviennent en première ligne et comprennent (SARKER et GYR 1992) :
   * Le suc gastrique qui, par son acidité, a des propriétés bactéricides.
   * Le suc pancréatique et la bile qui fractionnent les macromolécules alimentaires et forment un courant liquidien emportant de nombreux germes.
   * La motricité de l'intestin consécutive au péristaltisme.
   * Le renouvellement rapide des cellules épithéliales de la muqueuse.
   * La flore intestinale, car les germes saprophytes s'opposent à la multiplication des germes pathogènes.
   * Les sécrétions intestinales émises au niveau des cryptes.
   * Le mucus, avec les peptides trifoliés et de très nombreuses variétés de mucines, chacune d'elles étant peut être spécialisée dans la neutralisation d'un agresseur (PORCHET et coll. 1991).
   * Le lysozyme, une enzyme qui dissout les parois de beaucoup de bactéries (GANZ 2000).
   * Les défensines, peptides antimicrobiens, qui sont fabriquées à une cadence beaucoup plus rapide que la vitesse de multiplication des bactéries (NICOLAS et coll. 1992).

## 2. Défenses immunes

Elles sont aujourd'hui assez bien connues (CERF-BENSUSSAN et coll. 1991) et s'appuient sur deux types de structures :

a) *Des cellules disséminées dans la muqueuse.*

   1) Les **lymphocytes B** et les **plasmocytes** sécrètent beaucoup plus d'**IgA** que d'IgM et IgG. La situation est donc très différente de celle du sang où les proportions sont inversées : IgG, puis IgM et enfin IgA. D'autre part, alors que les IgA sanguins sont des monomères, les IgA intestinales sont des **dimères**, les deux éléments étant unis par la chaîne J et par la pièce sécrétoire (figure 4).

   2) Les **lymphocytes T** sont les uns auxiliaires, de type CD4, les autres cytotoxiques de type CD8.

   3) Les **macrophages** sont nombreux, les mastocytes, les polynucléaires neutrophiles, les polynucléaires éosinophiles sont rares.

b) *Les follicules lymphoïdes et les **plaques de Peyer**.*

   Ce sont des formations plus complexes. Les plaques de Peyer sont recouvertes par un épithélium de surface spécialisé. Celui-ci dépourvu de villosités contient des cellules particulières, les cellules M, intercalés entre les entérocytes (OWEN 1994) (figure 5).

   Les cellules M sont très pauvres en lysosomes, sont dépourvues de bordure en brosse, émettent de longs pseudopodes et ne synthétisent pas d'IgA.

## Figure 4 – STRUCTURE D'UNE IgA SÉCRÉTOIRE

Pièce sécrétoire

Chaîne J

## Figure 5 – LA CELLULE M

Lumière intestinale

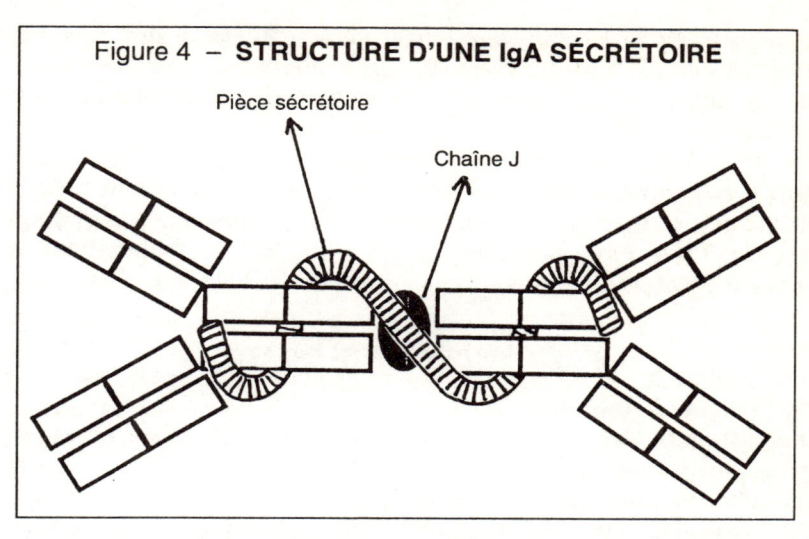

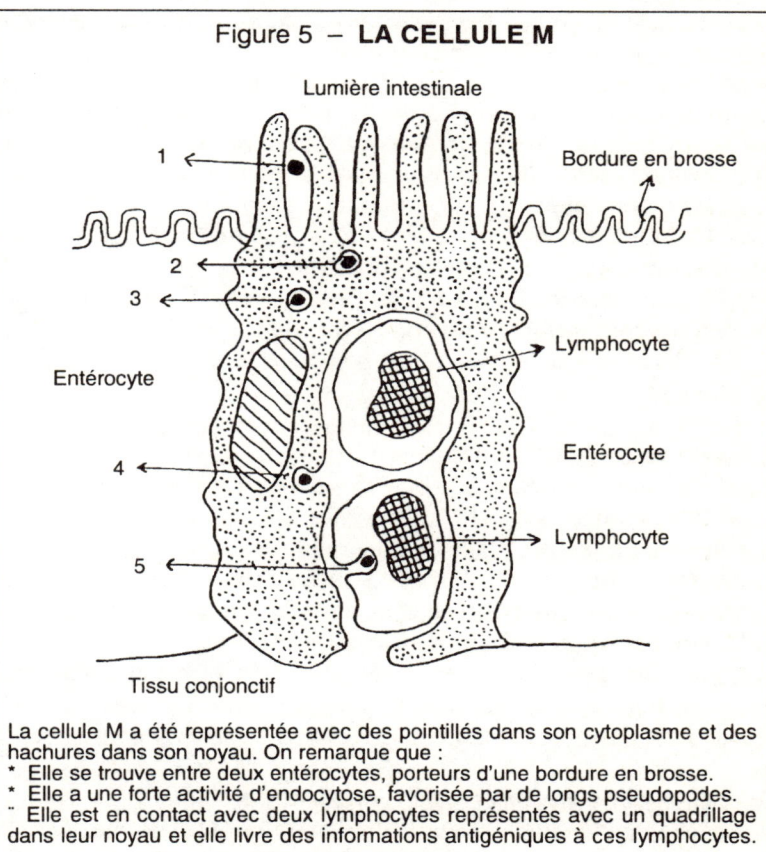

1
Bordure en brosse
2
3
Lymphocyte
Entérocyte
Entérocyte
4
Lymphocyte
5

Tissu conjonctif

La cellule M a été représentée avec des pointillés dans son cytoplasme et des hachures dans son noyau. On remarque que :
* Elle se trouve entre deux entérocytes, porteurs d'une bordure en brosse.
* Elle a une forte activité d'endocytose, favorisée par de longs pseudopodes.
¨ Elle est en contact avec deux lymphocytes représentés avec un quadrillage dans leur noyau et elle livre des informations antigéniques à ces lymphocytes.

1 = Captation de l'antigène
2 = Endocytose de l'antigène
3 = Cheminement de l'antigène
4 = Exocytose de l'antigène
5 = Information du lymphocyte intraépithélial

Ces quatre propriétés, ajoutées à l'absence de cellules à mucus au niveau des plaques de Peyer, expliquent pourquoi la plupart des antigènes venus de la lumière intestinale pénètrent dans les cellules M plutôt que dans les entérocytes.

Le cytoplasme des **cellules M** forme des replis où viennent se loger T, B, plasmocytes et macrophages. D'autant plus facilement que la membrane basale est discontinue au niveau des cellules M. Celles-ci apparaissent donc comme **des CPA, captant les antigènes issus de l'environnement et les présentant aux lymphocytes**.

### F. LA TOLÉRANCE ORALE

**1. Nécessité de la tolérance orale**

La muqueuse du grêle constitue une barrière protectrice contre les hétéroantigènes, mais cette barrière n'est pas parfaite. **Chez le sujet normal, des macromolécules** (lipopolysaccharides, peptides et même protéines) **traversent la paroi intestinale** (TOME 1990). Les quantités sont relativement faibles, mais largement suffisantes pour déclencher une réponse immunitaire.

Chez le jeune enfant, on observe d'ailleurs assez souvent des réponses de cet ordre, comme l'intolérance au lait de vache ou la présence systématique d'anticorps anti albumine bovine en cas de diabète juvénile récent (KARJALAINEN et coll. 1992). On peut attribuer ces phénomènes à une perméabilité excessive de l'intestin immature, si bien que certains hétéroantigènes arrivent directement dans la circulation sanguine.

Chez l'adulte en bonne santé, il n'en est pas de même et il est rare de détecter des anticorps anti bactéries intestinales ou anti protéines alimentaires, d'observer des accidents d'allergie digestive. Il faut donc admettre que **l'intestin grêle induit une réponse de tolérance à l'égard des hétéroantigènes** avec lesquels il entre en contact. Ce processus a été nommé tolérance orale.

**2. Démonstration de la tolérance orale**

Plusieurs travaux publiés au cours des dernières années ont confirmé la réalité de la tolérance orale (MARX 1991). Les divers auteurs ont utilisé des modèles animaux expérimentaux de maladies auto-immunes. Ils constatent qu'**un même antigène a des effets différents selon sa voie d'entrée** :

 \* Administré **par injection** dans un vaisseau sanguin, l'antigène entraîne le développement d'**une affection auto-immune**.

 \* Administré **par la bouche**, l'antigène peut prévenir l'apparition de l'état auto-immun ou bloquer son évolution s'il s'est déjà installé. Cet **effet bénéfique** n'est pas obtenu chez tous les animaux, mais seulement chez une fraction.

Ce phénomène a été observé dans **plusieurs modèles** :

 \* L'encéphalomyélite allergique expérimentale (EAE) chez le rat, équivalent de la sclérose en plaques humaine, avec pour antigène responsable la protéine basique de la myéline.

 \* L'uvéite du rat, inflammation oculaire, avec pour antigène la substance rétinienne S.

* L'arthrite au collagène chez plusieurs animaux, plus ou moins apparentée à la polyarthrite rhumatoïde humaine, où l'antigène causal est le collagène de type II.

### 3. Mécanismes de la tolérance orale

Ils sont encore imparfaitement connus, mais il est fort probable qu'ils font intervenir certaines particularités des CPA et des lymphocytes T, propres à la paroi du grêle.

## G. L'HYPERMÉABILITÉ DU GRÊLE

### 1. À l'état physiologique

Il y a quelques dizaines d'années, on pensait que l'absorption sélective du grêle était parfaitement efficace et qu'elle ne laissait filtrer que l'eau, les ions, les vitamines, les sucres simples, les graisses simples et les acides aminés.

On sait aujourd'hui que, **même chez un sujet normal**, **l'étanchéité du grêle est imparfaite**. FAIRCLOUGH et coll. (1980) ont démontré que les petits peptides franchissent la barrière intestinale aussi aisément que les acides aminés. Des molécules plus volumineuses, en particulier des peptides plus grands et des protéines, traversent la muqueuse (TOME 1990) en quantité faible, mais non négligeable. Chez des individus sains, des protéines de l'œuf et du lait de vache ont été détectées quelques heures après les repas dans le sang (FOUCARD et coll. 1975) (HUSBY et coll. 1985). WALKER et ISSELBAKER (1974) estiment qu'environ 1/1000 des protéines intactes parviennent dans le sang portal.

La perméabilité du grêle est en partie contrôlée par des peptides régulateurs, les uns synthétisés par le système nerveux central ou périphérique, les autres issus de cellules endocrines disséminées dans le tube digestif et le pancréas (BROWN 1993).

### 2. À l'état pathologique

**Un passage exagéré de protéines alimentaires** est nécessaire pour expliquer :

* Les accidents d'atopie après consommation de lait ou d'œufs (PAGANELL et coll. 1979).
* L'intolérance au lait de vache chez l'adulte.
* L'intolérance au gluten chez l'adulte.
* Les migraines dues au lait, au blé, aux œufs, qui guérissent par suppression de l'aliment responsable.

Dans **beaucoup de maladies** étudiées dans cet ouvrage, une **augmentation de la perméabilité du grêle a été prouvée** chez la plupart ou la totalité des patients. Je développerai cette notion pour la polyarthrite rhumatoïde, la spondylarthrite ankylosante, le diabète sucré insulino-dépendant, la néphropathie à IgA et la maladie de Crohn entre autres.

### 3. Méthodes de mesure de la perméabilité du grêle

On utilise des substances inertes, qui franchissent sans transformation et sans aide la muqueuse, puis sont éliminées dans les urines où l'on mesure leur débit, après charge orale (HERESBACH et coll. 1994) (BJARNASON et coll. 1995).

Les principaux produits utilisés sont :
* Lactulose/mannitol.
* Chrome 51/EDTA.
* L Rhamnose.
* Polyéthylène glycol.
* Technetium 99/EDTA.

### 4. Causes de l'hyperperméabilité

La voie transcellulaire est solide et rarement perturbée. Toutefois une **agression des entérocytes** peut provoquer la mort de certaines cellules, le raccourcissement et l'atrophie des villosités. Certes l'épithélium se reconstitue à partir des cryptes, mais les entérocytes jeunes sont pauvres en enzymes et moins efficaces.

La voie intercellulaire est beaucoup plus fragile. Le « talon d'Achille » de la muqueuse est constitué par **les jonctions reliant les entérocytes qui peuvent se distendre**.

Chez des sujets prédisposés par certains facteurs génétiques (enzymes, mucines), divers éléments peuvent déterminer une augmentation de la perméabilité :

a) *Certaines bactéries.*

Certains germes peuvent se multiplier excessivement, adhérer aux cellules épithéliales, léser plus ou moins gravement ces cellules, libérer des toxines, provoquer des lésions inflammatoires plus ou moins importantes (CERF 1993).

Parmi les **bactéries dangereuses**, citons staphylocoques, streptocoques, colibacilles, Klebsiella, Shigella, Yersinia, Salmonella, Campylobacter, Aeromonas, Clostridium. Deux bactéries vivant dans le mucus intestinal ont été découvertes : Helicobacter cinaëdi et Helicobacter fenneliae. Elles mériteraient des investigations plus poussées.

b) *Certains aliments.*

L'impact redoutable de **l'alimentation moderne** sera envisagé au chapitre suivant.

c) *Certains médicaments.*

**Les antiinflammatoires non stéroïdiens** (AINS), les **salicylés** et les **corticoïdes** ont des effets nocifs sur la paroi du grêle. Ils agissent par plusieurs voies (GARGOT et CHAUSSADE 1993) (SCHEIMAN 1996) :

* Ils écartent les entérocytes, ce qui augmente la perméabilité intestinale.

* Ils diminuent localement la production de prostaglandines, ce qui entraîne une diminution de la mucine, des phospholipides de surface et des bicarbonates, et donc une baisse des moyens de défense de la muqueuse.

* Ils induisent souvent une inflammation, démontrée par la présence de nombreux granulocytes dans les selles et par l'aspect de la muqueuse constaté

au cours des examens endoscopiques. Cette inflammation lèse quelquefois les petits vaisseaux, aboutissant à une ulcération.

\* Ils inhibent les mitochondries et la cyclooxygénase, freinant ainsi les divisions des entérocytes.

Ces médicaments apparaissent comme des **armes à double tranchant**, lorsqu'ils sont employés dans les maladies inflammatoires liées au passage de macromolécules bactériennes ou alimentaires à travers la barrière intestinale. D'une part, ils calment momentanément l'inflammation, soulageant les douleurs des malades. D'autre part, ils augmentent la perméabilité du grêle, permettant la traversée de nouvelles macromolécules qui pérennisent la maladie.

d) *L'interféron γ*

ADAMS et coll. (1993) ont bien mis en évidence les effets de cette cytokine. La perméabilité intestinale normale se traduit par une résistance électrique transépithéliale supérieure à 1000 ohms par centimètre carré. Cette résistance est nettement abaissée après exposition à l'interféron γ.

L'interféron γ **se fixe sur des récepteurs membranaires au pôle basal des entérocytes**. Une exposition d'un jour à la cytokine entraîne une diminution de la résistance électrique pendant cinq jours, suivie d'un retour à la normale. L'interféron γ n'altère pas les entérocytes et ne modifie pas les passages transcellulaires. **Il distend les jonctions entre entérocytes**, ce qui augmente les passages intercellulaires.

Une autre cytokine, l'**interleukine 4** provoque les mêmes effets que l'interféron γ (COLGAN et coll. 1994).

## 5. Conséquences de l'hyperperméabilité

**Des déchets bactériens et alimentaires en quantité excessive vont franchir la paroi du grêle et pénétrer dans la circulation générale**. Ces macromolécules, en conjonction avec des facteurs génétiques de susceptibilité, vont être, à mon point de vue, responsables de nombreuses maladies.

## 6. Quelques mots sur le colon droit

Le colon droit est la partie initiale du colon qui va du sphincter iléocaecal à l'angle colique droit, où il se continue par le colon transverse.

Le colon droit abrite une flore bactérienne abondante et variée. Il s'agit classiquement de **bactéries anaérobies**, mais des **débris de bactéries aérobies**, en particulier des peptides, peuvent parvenir jusqu'au colon. Or il est aujourd'hui prouvé que la paroi du colon absorbe certaines substances issues du métabolisme de ces bactéries.

D'autre part, certains aliments échappent à la digestion par le grêle : amidon, polysaccharides, protéines. Ils peuvent être digérés dans le colon par les bactéries anaérobies. 5 à 10 % des **nutriments** seraient absorbés au niveau du colon.

Une hyperperméabilité au niveau du colon droit a donc probablement des conséquences fâcheuses.

CHAPITRE 4

# ALIMENTATION ANCIENNE ET ALIMENTATION MODERNE

> « L'homme préhistorique cuisant ses aliments est un mythe. »
>
> Bruno COMBY.

> « Sous prétexte de survie, on détruit l'humus, source irremplaçable de toute vie végétale et animale. »
>
> Guy-Claude BURGER.

> « L'humanité entrera dans l'ère biologique ou elle cessera d'être. »
>
> H.P. RUSCH.

## A. VARIATIONS DE L'ALIMENTATION AU COURS DES ÂGES

### 1. La préhistoire

Depuis que notre espèce s'est séparée des singes anthropoïdes, il y a environ cinq millions d'années, les précurseurs de l'homme (homo habilis, homo erectus) et l'homo sapiens lui-même ont consommé **le même type de nourriture**. Nos ancêtres étaient des **nomades, cueilleurs/chasseurs** (MENOZZI et coll. 1978), ce qui signifie qu'ils mangeaient de la viande, du poisson, des œufs, du miel, des céréales sauvages, des légumes sauvages et des fruits. Le seul lait qu'ils ingurgitaient était celui de leur mère et seulement pendant la petite enfance.

Le feu a été inventé, il y a environ 400 000 ans. Cependant, il n'existe aucune preuve que le feu ait servi à la cuisson des aliments avant une période récente qui remonte à 10 000 ans (BURGER 1988). Mieux même, l'analyse des matières fécales fossiles montre qu'au cours de l'ère mésolithique les humains mangeaient cru (COMBY 1989). On peut donc admettre que **la cuisson était peu ou pas utilisée**.

La répartition des calories était bien différente de celle observée de nos jours (EATON et KONNER 1985) :

\* 33 % de protéines dont 75 % d'origine animale contre 11 % de protéines dont 62 % d'origine animale.

* 22 % de lipides dont 41 % d'origine animale contre 37 % de lipides dont 75 % d'origine animale.
* 45 % de glucides avec pratiquement pas de saccharose et de lactose contre 52 % de glucides dont 27 % de saccharose et 5 % de lactose.

En somme, les premiers hommes consommaient **trois fois plus de protéines** que nous, avec une plus forte proportion de protéines animales. Ils prenaient **nettement moins de lipides et surtout moins de graisses animales**, si bien que le rapport acides gras polyinsaturés/acides gras saturés se situait à 1,4 contre 0,25 actuellement. **La quantité de glucides était presque équivalente**, mais dépourvue des sucres industriels fournis par la canne à sucre, la betterave et les produits laitiers.

Ajoutons enfin que la nutrition originelle était riche en **calcium**, en **potassium**, mais pauvre en **sodium**. L'alcool était inconnu. **Les fibres** étaient copieuses, trois fois plus qu'aujourd'hui. Les vitamines étaient abondantes, en particulier la **vitamine C** en quantité quatre fois plus forte qu'au XX$^e$ siècle.

**2. La période néolithique**

Le passage de la préhistoire à l'histoire, du mésolithique au néolithique, de l'état « sauvage » à la « civilisation » se caractérise essentiellement par un changement d'alimentation. Des **sédentaires agriculteurs-éleveurs** vont supplanter les nomades cueilleurs-chasseurs. Le phénomène a commencé, pour l'Ancien Monde il y a environ 9 000 ans en Asie Mineure (DENNELL 1986), pour le Nouveau Monde il y a environ 7 000 ans dans la région de Mexico (GAY 1987).

Prenons l'exemple de l'Europe et plus précisément de la **France**. Les **premiers humains** qui ont occupé le territoire venaient d'Afrique. Quelques poignées d'homo erectus, puis sapiens ont formé des tribus ayant sans doute peu de communications entre elles, constituant des isolats, selon le langage des généticiens. En effet, les ressources nutritives relativement faibles dans le système cueillette/chasse avaient plusieurs conséquences :
* Limitation de la taille des populations.
* Nécessité d'une vaste surface pour la survie de chaque tribu.
* Grandes distances entre les divers isolats.

**Il y a 9 000 ans, en Asie Mineure**, des hommes se sont sédentarisés, car trois grands changements se sont produits :
1) La **domestication des céréales**, principalement le blé et l'orge.
2) L'élevage des vaches et des chèvres, fournissant des **laits animaux**.
3) La **cuisson** de nombreux aliments.

Ces agriculteurs/éleveurs disposaient de quantités de nourriture beaucoup plus importantes que les cueilleurs/chasseurs. Ceci leur a permis d'augmenter rapidement et fortement leur population. Dès lors, par la seule force du nombre, ces Caucasoïdes ont progressé en moyenne d'un kilomètre par an (MENOZZI et coll. 1978) dans diverses directions, en particulier l'Europe. Ils ont ainsi **atteint la France, il y a 5 000 ans**. La première population a été refoulée dans les régions les plus inhospitalières : Pyrénées,

Alpes, Cévennes, Bretagne (figure 6) avant d'adopter à son tour le mode de vie des envahisseurs. Les groupages HLA, effectués au cours de l'enquête « Provinces Françaises » distinguent nettement les **deux populations européennes successives** (CAMBON-THOMSEN et OHAYON 1986).

Figure 6 – **PEUPLEMENT DE L'EUROPE, DE L'ASIE MINEURE ET DE L'AFRIQUE DU NORD AU DÉBUT DU NÉOLITHIQUE**

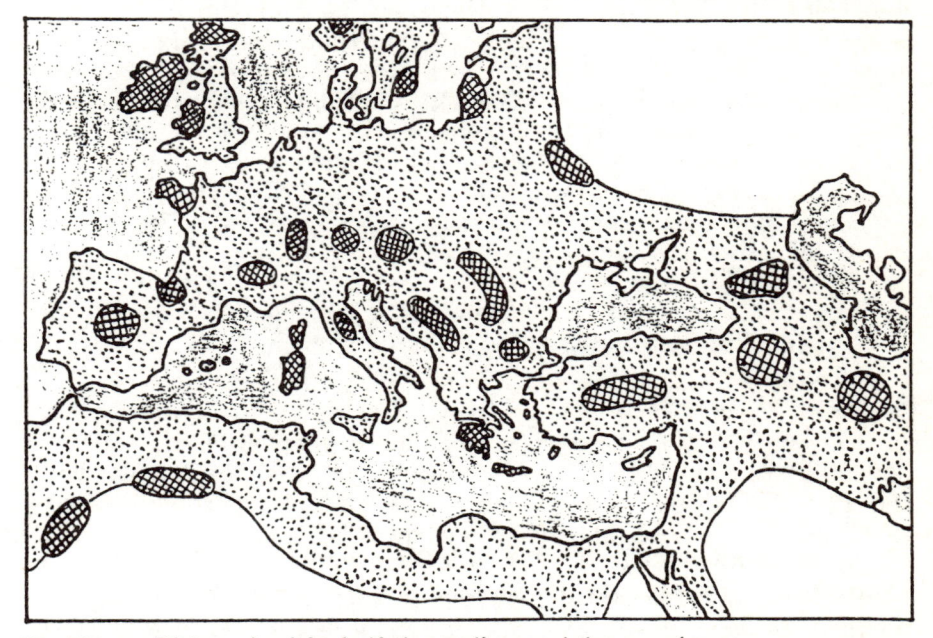

Quadrillés = Régions où a été refoulée la première population européenne.
Pointillés = Régions occupées par la seconde population européenne.
Ce schéma est très approximatif.

### 3. L'époque moderne

Si l'on continue d'envisager le peuplement de la France, on peut séparer trois phases :

1) **Une période d'invasions successives** avec principalement les Romains, puis les Francs et les Burgondes, enfin les Vikings dans le Nord-Ouest du pays.

2) **Une période de stabilité** d'un millier d'années, du début du $X^e$ siècle au début du $XX^e$ siècle, avec peu d'immigration et même très peu de mélanges entre les régions françaises. L'étude des registres paroissiaux montre que la plupart des gens se mariaient sur place ou dans un proche voisinage (BIRABEN 1986).

3) **Une période beaucoup plus mouvementée** depuis la Première Guerre mondiale et surtout la Seconde Guerre mondiale. Les Français voyagent souvent à l'intérieur comme à l'extérieur de leur pays. De nombreux immigrants d'origines variées pénètrent en France.

Les deux premières phases ne se sont pas accompagnées de modifications majeures sur le plan nutritionnel. Par contre **le $XX^e$ siècle a vu se déve-**

**lopper l'industrie agroalimentaire** qu'a entraîné plusieurs changements. Les plus importants concernent :
* La préparation des **huiles**.
* L'introduction de divers produits dans l'organisme des animaux d'élevage et des plantes cultivées, constituant une véritable **pollution alimentaire**.
* L'emploi de méthodes pour accélérer et intensifier l'élevage et l'agriculture, débouchant souvent sur une **carence en vitamines et surtout en minéraux**.

### 4. Les six différences majeures

Si l'on récapitule **les grands changements** qui distinguent l'alimentation moderne de l'alimentation ancienne, ils sont **au nombre de six** :
1) La consommation de céréales domestiques.
2) La consommation de laits animaux et de leurs dérivés.
3) La cuisson de nombreuses substances.
4) La préparation des huiles.
5) La pollution alimentaire.
6) Le risque de carence en vitamines et en minéraux.

Nous envisagerons successivement ces six problèmes.

### 5. Alimentation et évolution

Pendant des millions d'années, les hommes ont consommé une nourriture naturelle, analogue à celle des animaux sauvages. D'après les **lois de Darwin**, les enzymes et les mucines digestives, les enzymes cellulaires étaient adaptées aux diverses substances ingérées.

**L'alimentation moderne est riche en macromolécules nouvelles, pour lesquelles enzymes et mucines ne sont souvent pas adaptées**. Nous verrons au chapitre 15 que les enzymes ont une spécificité étroite, semblable à celle d'une clef qui n'entre que dans une seule serrure. Ces enzymes s'avéreront donc souvent incapables de métaboliser correctement beaucoup de molécules nouvelles. On peut distinguer deux types de situations :
* Pour certaines molécules, des enzymes nouvelles, créées par mutations génétiques seront un jour adaptées, après un temps variable souvent fort long, de l'ordre de plusieurs milliers d'années.
* Pour d'autres molécules, trop éloignées des molécules naturelles, il est vain d'espérer disposer un jour d'enzymes convenables. Je pense en particulier à certains isomères générés par la cuisson, comme les glucides L, correspondant à l'image en miroir des glucides D naturels.

**La situation s'est aggravée au XX$^e$ siècle**. Autrefois chaque région avait une nourriture spéciale et les produits importés étaient rares. Une adaptation partielle s'était probablement créée. Aujourd'hui on assiste à une véritable **mondialisation du mode nutritionnel**, ce qui aggrave les inadaptations. Ceci explique peut-être que certaines maladies exceptionnelles au XIX$^e$ siècle soient devenues fréquentes au XX$^e$ siècle, par exemple les allergies et le Crohn.

Il est faux de croire que l'organisme humain est capable d'assimiler sans dangers n'importe quelle variété de nourriture. **L'adaptation sera très longue dans certains cas, impossible dans d'autres**. Il est donc logique de revenir à une nutrition originelle, la seule convenable pour nos enzymes et nos mucines.

## B. LE PROBLÈME DES CÉRÉALES DOMESTIQUES

### 1. Définition des céréales

Le terme de « céréale » vient de Cérès, déesse romaine des moissons. On appelle céréales **les espèces végétales dont les grains servent, soit en entier, soit réduits en farine, à la nourriture des hommes et des animaux domestiques** (BONJEAN et PICARD 1990).

Sont considérés comme des céréales :

* Le blé et l'orge, originaires d'Europe, du Bassin Méditerranéen et du Moyen-Orient.
* Le seigle, l'avoine et le sarrasin.
* Le riz apparu en Asie et dans certaines régions d'Afrique.
* Le mil, le millet et le sorgho, venus d'Afrique.
* Le maïs, issu d'Amérique.

La plupart des céréales sont des **graminées**. Cependant le sarrasin ou blé noir n'est pas une graminée.

### 2. Importance des céréales dans l'alimentation

Les céréales contiennent en moyenne 10 % de protéines, peu de lipides, beaucoup de glucides, des sels minéraux et des vitamines (BONJEAN et PICARD 1990). Pendant la préhistoire, les cueilleurs/chasseurs consommaient déjà en fortes quantités des graines de graminées sauvages.

À l'heure actuelle, les céréales représentent **les deux tiers des calories et la moitié des protéines absorbées par les humains** (OLSON et FREY 1987). C'est dire l'énorme place qu'elles occupent. Il existe cependant des variations :

* Dans le type de céréales d'un pays à un autre. **En France, le blé vient en tête, suivi du riz, puis du maïs.** L'orge, le seigle, l'avoine n'ont qu'un rôle mineur.
* Dans la quantité de céréales par habitant d'un pays à un autre. La proportion de céréales dans la ration quotidienne est beaucoup plus importante dans les pays pauvres que dans les pays riches (DUPIN et LEYNAUD-ROUAUD 1992).
* Dans le temps pour un même pays. En France, en 1880, le pain constituait l'essentiel de l'apport calorique avec 600 grammes par jour et par personne. Aujourd'hui le Français mange seulement 144 grammes de pain par jour (DUPIN et LEYNAUD-ROUAUD 1992).

### 3. Des céréales préhistoriques aux céréales modernes

*Changements de structure des céréales*

Depuis les débuts de l'agriculture, les céréales ont subi de nombreuses modifications dues à plusieurs causes :

a) *Une sélection initiale*.

Parmi les populations sauvages de graminées, l'homme a choisi pour les domestiquer des formes adaptées à la culture. C'est le cas en particulier des épis solides n'égrenant pas (BONJEAN et PICARD 1990).

b) *La sélection massale*.

Elle consiste à semer uniquement pour l'année suivante les grains provenant des plus beaux épis portés par les plus belles plantes. Or ces grains plus volumineux traduisent souvent la survenue de mutations génétiques, si bien que leurs protéines diffèrent de celles des grains ancestraux.

c) *Les hybridations*.

Elles sont largement utilisées, car elles engendrent souvent des plantes très vigoureuses et très productives.

d) *La transplantation dans un nouveau milieu*.

Une céréale venue d'Asie ou d'Amérique et cultivée en France va être confrontée à un environnement différent (sol, climat). Les pressions exercées par le milieu naturel vont sélectionner les variants les mieux adaptés.

e) *Les méthodes scientifiques modernes et le problème des OGM*.

L'évolution des cultures, longtemps menée par les **paysans**, est aujourd'hui dirigée par des **professionnels**. Les techniques anciennes de sélection, d'hybridation, de transplantation ont été perfectionnées. De plus, les spécialistes n'hésitent pas à modifier les gènes des plantes. Aux grossiers essais initiaux où l'on tentait d'induire des mutations par les rayons X ou les alkylants ont succédé des techniques modernes de biologie moléculaire, avec **suppression ou introduction de certains gènes** (SIMMONDS 1988). Ainsi sont apparus les **organismes génétiquement modifiés**, en abrégé **OGM**.

KAHN (1998) explique clairement les buts recherchés grâce à la création d'OGM :

\* Augmenter le rendement des produits agricoles.

\* Obtenir des plantes plus précoces, plus fertiles et plus robustes.

\* Conférer à un végétal la résistance à divers agresseurs : herbicides, virus, bactéries, champignons, insectes.

Les manipulations génétiques ont commencé en 1983. À l'heure actuelle, **une centaine d'espèces ont fait l'objet de transfert génique** (KAHN 1998). Ce sont surtout les céréales : blé, riz, maïs. Mais aussi diverses plantes non céréalières : oléagineux, betterave, pomme de terre, tomate, courge, coton, soja.

Les OGM ont suscité **de vives controverses** et ont fait couler beaucoup d'encre. Certains auteurs sont fortement pour les OGM, comme KAHN (1998) ou MANN (1999). D'autres sont fortement contre, comme MIKKELSEN et coll. (1998) ou l'Association Greenpeace (1997). Quelques-uns ont des positions plus nuancées, comme AMMANN (1999).

Il serait utile pour déterminer les effets à long terme des OGM de les cultiver isolément, sans qu'ils puissent se mélanger à d'autres végétaux.

Ainsi au cas où l'OGM s'avérerait dangereux, il serait facile de le détruire. Malheureusement, étant donné le mode de reproduction de la plupart des plantes, **les caractères transgéniques peuvent être disséminés à distance** par croisement de l'OGM avec une espèce proche. L'Association Greenpeace (1997) a insisté sur ce danger : si on utilise des OGM, la contamination à d'autres organismes peut interdire tout retour en arrière.

Mon opinion actuelle sur les OGM est la suivante :

\* Les détracteurs des OGM ne leur reprochent finalement que de petites choses, telles que des risques d'allergie ou l'impact sur quelques variétés d'insectes. Les partisans des OGM ont donc beau jeu de les taxer de frilosité, d'ignorance ou de fanatisme.

\* De plus les supporters des OGM font remarquer à juste titre que, bien avant le transgénique, les paysans, par les techniques exposées dans les paragraphes précédents, ont déjà pratiqué de nombreuses manipulations génétiques. Donc, si les aliments actuels sont bons pour la santé, il devrait en être de même pour les aliments de demain.

\* Mais c'est ici que le raisonnement pêche. Car contrairement à l'opinion de la plupart des consommateurs et de la plupart des scientifiques, **beaucoup des aliments actuels sont dangereux**. Je démontrerai, tout au long de cet ouvrage que le blé, le maïs, les laits animaux et quelques autres substances sont les responsables premiers de nombreuses maladies. Alors que les produits originels étaient inoffensifs, certains produits modernes ayant subi certaines modifications génétiques sont devenus nocifs.

\* **La création d'OGM devrait aggraver la situation**. Je suis persuadé que les biologistes parviendront à obtenir des plantes plus résistantes à la sécheresse ou plus riches en une vitamine choisie ou d'un meilleur rendement à l'hectare. Mais en même temps, ils feront apparaître des protéines nouvelles et, de temps en temps, nos enzymes et nos mucines s'avéreront inadaptées à ces molécules inconnues d'elles, soit sous leur forme première, soit sous leur forme altérée par la cuisson. Je me range donc parmi les ennemis des OGM.

Alors que l'on prend mille précautions avant de lancer un **nouveau médicament** que l'on prend généralement rarement et à petites doses, que n'en fait-on autant avant de créer un **nouvel aliment** que l'on risque de consommer souvent et à fortes doses !

### *Différences dans le mode de consommation*

Le **grain** de céréale est entouré d'une enveloppe appelée **son**. Le son comprend une pellicule externe, le **péricarpe**, et une pellicule interne, la **couche haleurone**. Cette dernière contient des protéines peu différentes dans leur structure des protéines animales. Par contre les protéines trouvées dans le grain sont très différentes des protéines animales.

Les hommes préhistoriques mangeaient les **céréales sauvages crues et entières**. Ces céréales sauvages avaient une enveloppe extérieure supplémentaire, donc encore plus de cellulose. Aujourd'hui, le son est détaché du grain et donné aux animaux. L'homme ne consomme que le grain, ce qui signifie :

\* Beaucoup plus d'amidon.

* Beaucoup moins de cellulose, avec perte de 90 % des fibres.
* Beaucoup moins de protéines utiles.
* Beaucoup moins de vitamines.
* Beaucoup moins de phosphore et de magnésium.
* 50 % en moins de calcium et de fer.

De plus le grain est **cuit**, ce qui change grandement la structure de ses constituants.

## 4. Le blé

Le blé est apparu, il y a environ **10 000 ans**, dans le **croissant fertile** qui va de la Mésopotamie à l'Égypte en passant par la Palestine. **L'évolution phylogénique** qui a conduit au blé s'est déroulée de la façon suivante (JOUDRIER 1983) :

* L'ancêtre du blé est **Triticum monococcum (petit épeautre ou engrain)** qui possède le génome AA avec 7 paires de chromosomes.
* **Aegylops speltoïdes (herbe folle)** possède le génome BB avec 7 paires de chromosomes.
* L'hybridation entre ces deux espèces donne presque toujours un hybride stérile AB diploïde. Mais dans de rares cas se forme **Triticum dicoccoïdes** AABB tétraploïde.
* Des mutations et des recombinaisons ont conduit à **Triticum dicoccum ou amidonnier**. Puis des sélections ont abouti à **Triticum turgidum** d'où sont tirés les **blés durs** cultivés, et principalement **Triticum durum** qui est donc tétraploïde, avec 14 paires de chromosomes. Le blé Kamut, que l'on fait souvent passer pour ancestral, est lui aussi transformé puisqu'il possède 14 paires de chromosomes.
* **Aegylops squarrosa** possède le génome DD avec 7 paires de chromosomes.
* L'hybridation entre Triticum dicoccum et Aegylops squarrosa donne presque toujours un hybride stérile ABD triploïde. Mais dans de rares cas se forme **Triticum spelta** AABBDD hexaploïde.
* De Triticum spelta dérive **Triticum aestivum, le blé tendre ou froment**, qui est donc hexaploïde, avec 21 paires de chromosomes.

Les génomes AA, BB et DD ont de nombreuses ressemblances qui montrent qu'ils descendent d'un ancêtre commun. Les protéines codées par A, B et D offrent de nombreuses homologies. Cependant nous ignorons les conséquences totales de la **polyploïdie**. L'orge et le seigle ont 7 paires de chromosomes et sont diploïdes, ce qui suggère des ancêtres communs avec le blé. Le blé est très proche de l'orge, un peu moins du seigle, un peu moins encore de l'avoine. Il est très éloigné du riz, du maïs et des céréales africaines.

Le **blé dur** sert à la fabrication des pâtes et de la semoule. **Le blé tendre ou froment** sert à la fabrication du pain, des pizzas, des croissants, des gâteaux, des biscuits, des biscottes et de la farine de blé.

Le blé est **la céréale la plus cultivée dans le monde**. L'Europe et les États-Unis sont de grands producteurs, mais la Chine et l'Inde viennent en bon rang. Dans les pays consommateurs de riz ou de maïs, le blé a fait son entrée, essentiellement chez les habitants les plus riches.

## 5. Le riz

Le riz a une **double origine**, asiatique et africaine (Angladette 1966) :

\* Le **riz asiatique** est apparu probablement en Inde. Il s'agit d'**Oryza sativa** (riz des marais) dont dérivent **Oryza montana** (riz des montagnes) et **Oryza glutinosa** (riz glutineux).

\* Le **riz africain** provient du delta central du Niger. Il s'agit d'**Oryza glaberrima STEUD**. Il est progressivement supplanté par le riz asiatique.

Le riz possède 12 paires de chromosomes. Il offre une particularité qui le distingue des autres céréales. Lorsqu'il est soumis à diverses manipulations par les agriculteurs, il se transforme pendant quelques générations, mais **a toujours tendance à revenir à son état sauvage initial** (Higham 1989). Le riz moderne est donc à peu près semblable à son ancêtre préhistorique.

Le riz est **la céréale la plus cultivée dans le monde, après le blé**. Introduit en Occident par les armées d'Alexandre le Grand, puis par les Arabes et les Portugais, il a été transplanté dans certaines régions au climat tempéré chaud comme la vallée du Pô, la Camargue et une partie de l'Espagne. Nourriture de base des Asiatiques, le riz occupe une place de plus en plus importante dans nos pays.

## 6. Le maïs

Le maïs (Zea mays) est d'**origine américaine**. Les premiers maïs ont été plantés, il y a **7 000 ans** dans la région de **Mexico**. Plus tard, le maïs est retrouvé aux États-Unis, au Guatemala, au Pérou et en Bolivie (Hall et coll. 1979).

L'origine du maïs a été longtemps controversée. On sait aujourd'hui qu'il descend de la téosinte (Martienssen 1997), dont il se différencie par cinq mutations majeures et plusieurs mutations mineures. Il n'existe plus aujourd'hui de maïs sauvage. Les maïs modernes dérivent de **quatre variétés anciennes** :

\* Amylacaeca (Pérou et Bolivie).
\* Indurata (Guatemala).
\* Indentata (Mexico).
\* Everta (Mexico).

**Il y a 7 000 ans, le maïs était une petite plante** avec des épis longs de 2,5 cm et des grains de la dimension d'un grain de riz. À la suite de multiples sélections et hybridations, **le maïs actuel mesure 2 à 6 mètres**, a des épis longs de 7 cm et des grains de la grosseur d'un petit pois (Gay 1987).

Le maïs est surtout employé pour nourrir certains **animaux** d'élevage. Mais il est aussi consommé par **l'homme**, sous plusieurs formes : farine, flocons (corn flakes), grains expansés (pop corn), grains de maïs doux.

**Le maïs est récolté en grandes quantités, presque autant que le riz**. Initialement aliment de base des Amérindiens, il est devenu une céréale mondiale, car il pousse sur tous les continents, à toutes les altitudes, sous des climats extrêmement variés.

## 7. Les effets nocifs des céréales

Alors que **le riz semble peu ou pas dangereux**, **le blé** et à un degré moindre **le maïs** ont été mis en cause dans plusieurs maladies.

1) Dans la **polyarthrite rhumatoïde**, au cours d'une rémission obtenue par une période de jeune, la réintroduction du blé réveille les arthrites dans 54 % des cas. Le maïs a le même effet dans 56 % des cas (DARLINGTON 1986).

2) La **sclérose en plaques** est plus fréquente chez les Anglo-Saxons et les Scandinaves qui sont de grands consommateurs de céréales (BESSON 1994a).

3) La **maladie coëliaque** et la **dermatite herpétiforme** sont la conséquence d'une réponse immunitaire contre un peptide de la gliadine (GJERTSEN et coll. 1994), protéine du blé, de l'orge et du seigle. L'exclusion de ces trois céréales permet la guérison.

4) Certaines **migraines** sont clairement liées à la prise d'aliments contenant du blé et disparaissent avec l'arrêt de ces produits (MONRO et coll. 1984).

5) Dans le **diabète sucré juvénile**, KOSTRABA et coll. (1993) attribuent une grande importance aux farines de céréales.

6) Dans les **dépressions nerveuses**, BURGER (1988) a maintes fois observé un rôle causal du blé.

7) Une étude conduite sur 45 populations a révélé une corrélation frappante entre la fréquence de la **schizophrénie** et la quantité de blé, d'orge et de seigle consommée par habitant (LORENTZ 1990).

8) La **maladie de Crohn** est souvent mise en rémission par la nutrition artificielle. La réintroduction de certains aliments peut déclencher une rechute. Parmi les substances les plus redoutables figurent le blé et le maïs (RIORDAN et coll. 1993).

9) **Le déclin des Amérindiens** au début du XVI$^e$ siècle est classiquement attribué à plusieurs actions exercées par les envahisseurs venus d'Europe : massacres, transmission de l'alcoolisme et surtout transmission de maladies infectieuses. Mais pour LARSEN (2000), les Aztèques, les Mayas et les Incas ont été préalablement affaiblis par la consommation exagérée de maïs. Il a été démontré que ces Amérindiens sont passés, peu avant l'arrivée des Blancs, d'un régime alimentaire varié à une nourriture constituée à 90 % de maïs, ce qui a entraîné l'apparition d'arthrose, de caries dentaires et d'une moindre résistance aux infections.

**Le danger provient de la structure de certaines protéines du blé et du maïs** :

\* Ou bien ces protéines ont connu tant de changements depuis la préhistoire que **les enzymes et les mucines** de certains humains **n'y sont pas adaptées**.

\* Ou bien ces protéines modifiées deviennent nuisibles après avoir subi de **nouvelles transformations dues à la cuisson**. Il faut en effet noter que **tous les produits céréaliers sont cuits** ou obtenus par des techniques se déroulant à température élevée.

Les protéines du riz, même altérées par la cuisson, sont beaucoup mieux tolérées.

## C. LE PROBLÈME DES LAITS ANIMAUX

### 1. Historique des laits animaux

Pendant plusieurs millions d'années, les précurseurs de l'homme, puis l'homo sapiens lui-même ont absorbé un seul lait, celui de leur mère, et seulement pendant la petite enfance. **La domestication des espèces laitières a commencé, il y a environ 9 000 ans**. Les peuples pasteurs ont donc consommé le lait et ses dérivés (beurre, fromage, crème, yaourt) fournis par des **animaux variables selon les régions** : vache, chèvre, brebis, ânesse, jument, chamelle, dromadaire, bufflesse, yack, lama, renne (BOUDET 1993b).

En France, l'élevage remonte à 5 000 ans, mais le lait de vache a longtemps servi essentiellement à nourrir les jeunes veaux. Les enfants humains tétaient leur mère ou une nourrice. S'ils buvaient un lait animal, c'était surtout celui de chèvre ou celui de brebis. **La sélection des vaches laitières est relativement récente** et c'est seulement à partir du XIX$^e$ siècle, et surtout **au cours des cinquante dernières années**, que le lait de vache a pris la place prépondérante qu'il occupe aujourd'hui dans la nutrition des enfants, mais aussi des adultes.

Les produits laitiers les plus répandus en France ont pour origine d'abord la vache, ensuite la chèvre, enfin la brebis. La production totale de lait de vache était en 1989 de 315 millions d'hectolitres pour la France, avec 8,6 % pour le lait, 45,3 % pour le beurre, 28,9 % pour les fromages et 8,6 % pour les crèmes et les autres dérivés. Le lait de chèvre et le lait de brebis se situaient respectivement à 2,2 millions et 1,4 million d'hectolitres, essentiellement convertis en fromages (VEYSSEIRE et LENOIR 1992).

### 2. Le lait de femme

**Le lait de femme est le seul aliment réellement adapté aux besoins du nouveau-né et du jeune enfant**. Ceci est une conséquence logique des lois de Darwin et des pressions de sélection exercées pendant des millions d'années.

Les besoins de l'enfant variant avec l'âge, il est remarquable de noter que **la composition du lait maternel se modifie dans le temps**. On distingue successivement :
* Le colostrum, durant les cinq premiers jours du post-partum.
* Le lait de transition, du 6$^e$ au 15$^e$ jour.
* Le lait mature, du 16$^e$ jour ou 15$^e$ mois.

Ces trois variétés de lait offrent des différences au niveau des glucides, des lipides, des protéines, des minéraux, des oligo-éléments et des vitamines (ANDRÉ 1983).

Au cours de la tétée, la composition du lait évolue. En particulier, la teneur en lipides augmente afin de provoquer la satiété.

### 3. Comparaison entre lait de femme et lait de vache

Elle fait l'objet d'excellentes revues générales de BOUDET (1993a) (1993b) et d'ANDRÉ (1983). **Les deux types de lait présentent de nettes différences** qui sont détaillées sur le tableau I et que je vais analyser en détail.

| Éléments spécifiques | Éléments plus abondants | Éléments plus rares |
|---|---|---|
| | **Tableau I – CARACTÈRE DU LAIT DE FEMME PAR RAPPORT AU LAIT DE VACHE** | |
| Gynolactoses | Lactose x 2 | |
| | Lipides + 25 % | |
| | Acide palmitique | |
| | Acide oléïque | |
| | | Acide stéarique |
| | Acide linoléïque | |
| | Acide alphalinolénique x 8 | |
| Ac gamma linolénique | | |
| | Protéines du lactosérum | Caséines |
| | Alphalactoglobuline | |
| | | Betalactoglobuline |
| | Lactotransferrine | |
| | Lysozyme | |
| | IgA | |
| | | IgG |
| **Les protéines humaines ont une structure différente des protéines bovines. Les laits maternisés ne sont pas la solution.** | Acides aminés libres | |
| | Certaines enzymes | |
| | | Sodium 1/3 |
| | Absorption optimale en particulier du fer et du calcium | Calcium 1/3 |
| | | Phosphore 1/5 |
| | | Magnésium 1/35 |
| | | Manganèse 1/100 |
| | Vitamine A x 5 | |
| | Vitamine C x 5 | |
| | Vitamine E x 5 | |
| | | Vitamine D 1/20 |
| | | Acide folique 1/4 |
| | | Vitamine K 1/2 |

a) *Glucides*

**Le lait humain contient 7 % de lactose**, quantité la plus forte observée chez les mammifères, deux fois plus élevée que dans le lait de vache. Le lactose est formé par l'union d'une molécule de galactose à une molécule de glucose. Il possède plusieurs propriétés :

1) Son pouvoir sucrant est six fois moins élevé que celui du saccharose.

2) En tant que disaccharide, **il favorise l'assimilation du magnésium, du manganèse, du zinc et surtout du calcium**, aidant ainsi à la prévention du rachitisme.

3) Sa décomposition libère du galactose, un sucre indispensable pour le développement du système nerveux central et la fabrication de la **myéline** chargée de recouvrir les fibres nerveuses en cours de développement.

4) Il favorise la **prolifération de lactobacilles bénéfiques**. Sous leur action, le lactose est transformé dans la lumière intestinale en acide lactique et acétique qui confèrent aux selles un pH acide, compris entre 5 et 6. L'acidification du grêle terminal a trois conséquences :

\* Une accélération du transit intestinal.

\* Une protection contre le développement de germes pathogènes.

\* La présentation des minéraux sous une forme chlorure assimilable.

L'hydrolyse du lactose est effectuée par la lactase, enzyme située dans la bordure en brosse des entérocytes. La lactase se raréfie à mesure que les sujets avancent en âge et disparaît même complètement chez certains adultes. Ceci montre bien qu'au-delà de la phase de croissance, la lactase et par suite le lait ne sont pas physiologiques.

Le lait humain contient, à côté du lactose, plus de cinquante autres variétés de glucides, en particulier les **gynolactoses**, absents du lait de vache. Le rôle de ces divers sucres est encore mal connu, mais est probablement important.

b) *Lipides*

Le lait humain apporte des lipides qui sont constitués pour leur grande majorité de triglycérides, accompagnés d'acides gras et de cholestérol. Ces corps gras ont une double utilité :

1) Ils participent grandement à la **valeur calorique** du lait, qui doit être assez élevée pour qu'une tétée rassasie le bébé pendant 3 à 4 heures.

2) Les acides gras essentiels sont des précurseurs des prostaglandines. Ils accélèrent et rendent optimales **la croissance et la myélinisation du système nerveux central**.

Par rapport au lait de vache, le lait de femme est :

1) Plus riche en graisses : 45 grammes par litre contre 36.

2) Un peu plus riche en cholestérol.

3) Beaucoup mieux nanti pour certains acides gras essentiels, libres ou inclus dans les triglycérides :

\* Parmi les acides gras saturés et monoinsaturés, **l'acide palmitique** (C16) et **l'acide oléique** (C18) sont largement représentés et constituent une source d'énergie, alors que dans le lait de vache on trouve surtout l'acide stéarique (C18) moins bien absorbé par l'intestin de l'enfant.

\* Parmi les acides gras polyinsaturés, **l'acide linoléique** et **l'acide alpha linolénique**, fort importants pour l'homme, sont abondants. Le premier est huit fois plus élevé que dans le lait de vache.

\* **L'acide gammalinolénique**, autre composé précieux, est l'apanage du lait de femme.

c) *Protéines*

Les protéines du lait de femme se présentent sous deux formes :

1) Une forme micellaire correspondant aux **caséines** qui forment 20 % des protides totaux. Ces caséines sont de trois types : alpha, béta et kappa. Elles sont cimentées entre elles par de **précieux complexes minéraux** : phosphate-citrate-calcium-magnésium.

2) Une forme soluble correspondant aux **protéines du lactosérum** qui forment 65 % des protides totaux. Elles incluent :

\* **L'alphalactalbumine**, qui joue un rôle important dans la synthèse du lactose.

\* **La lactotransferrine** qui sert au transport du fer et du zinc dans l'intestin et exerce une action antibactérienne.

* Le sérum albumine.
* Des immunoglobulines, avec peu d'IgG et d'IgM, mais **beaucoup d'IgA munies de leur pièce sécrétoire**. Ces IgA vont tapisser la muqueuse intestinale du nourrisson et s'opposer à la pénétration dans la circulation générale des protéines étrangères, bactériennes ou virales.
* Du lysozyme, actif contre certaines bactéries.

Toutes ces protéines, en plus de leurs propriétés spécifiques, apportent à l'enfant les divers acides aminés essentiels qui lui sont nécessaires.

**Sur le plan des protéines, le lait de vache apparaît bien divergent** :
* Quantité de protéines trois fois plus forte.
* Prédominance nette des caséines, constituant 80 % des protéines.
* Présence de bétalactoglobuline totalement absente dans le lait de femme.
* Beaucoup moins d'alphalactoglobuline et presque pas de lactotransferrine et de lysozyme.
* Beaucoup plus d'IgG et beaucoup moins d'IgA.

Et surtout les **protéines bovines ont une structure primaire différente des protéines humaines**, avec des régions où les acides aminés ne sont pas les mêmes. Aussi certaines protéines bovines résistent-elles, au moins en partie, à la digestion par des enzymes et une flore bactérienne, toutes deux mal adaptées. Des macromolécules vont traverser la muqueuse du grêle, mal protégée par un mucus quantitativement insuffisant et non adéquat. C'est pourquoi on observe souvent chez le jeune enfant :
* Des signes cliniques d'intolérance au lait de vache.
* Des anticorps dirigés contre diverses protéines bovines.

d) *Autres protides*

1) Le lait humain est plus riche que le lait de vache, en **acides aminés libres**. De plus, la répartition des acides aminés est différente. On trouve dans le lait maternel :
* Plus de cystéine.
* Moins de méthionine, de phénylalanine et de tyrosine.

2) Le lait humain contient de **petits peptides**, aux fonctions utiles :
* Le ligand de la vitamine B12.
* Le ligand de l'acide folique.
* Le ligand spécifique du zinc.
* La spermine et la spermidine qui assurent probablement une bonne trophicité à l'épithélium digestif.

3) Le lait humain amène des **enzymes** : phosphatase alcaline, enzymes protéolytiques et surtout lipase. La lipase maternelle permet l'hydrolyse des triglycérides a un moment où la lipase pancréatique infantile est peu efficace.

e) *Minéraux et oligo-éléments*

Le lait humain inclue trois fois moins de sodium, trois fois moins de calcium, cinq fois moins de phosphore, 35 fois moins de magnésium, 100 fois moins de manganèse que le lait de vache, alors que les quantités de fer et de zinc sont analogues dans les deux laits.

Malgré les **doses relativement faibles** de minéraux et d'oligo-éléments dans le lait maternel, le bébé ne souffre d'aucune carence, car les liaisons entre ces minéraux et d'autres substances autorisent une **absorption optimale**.

Il n'en est pas de même pour le lait de vache avec lequel :

\* Le fer est dix fois moins absorbé, avec du fer restant dans l'intestin où il favorise la prolifération de germes pathogènes.

\* Le calcium est beaucoup moins absorbé, en raison de l'excès de phosphates, ce qui aboutit parfois à une hypocalcémie à priori paradoxale. Le calcium du lait de vache est peu accessible (LAROCHE-WALTER 1997).

f) *Vitamines*

Le lait de femme apporte **les diverses vitamines nécessaires à l'enfant** :
\* Vitamines liposolubles : A, D, E, K.
\* Vitamines hydrosolubles : B, C, PP, acide folique.

L'afflux vitaminique dépend beaucoup de la façon dont s'alimente la mère.

Même en tenant compte de ces variations, on constate que le lait de vache a d'autres caractéristiques : 20 fois plus de vitamine D, quatre fois plus d'acide folique, deux fois plus de vitamine K, mais cinq fois moins de vitamines A, E et C.

g) *Leucocytes*

Le lait humain contient :
\* Des macrophages qui synthétisent, entre autres éléments utiles, les facteurs C3 et C4 du complément.
\* Des lymphocytes T et B qui synthétisent les interférons.
\* Des polynucléaires neutrophiles.

Ces cellules joignent leur action à celles des IgA sécrétoires, du lysozyme, de la fermentation acide du lactose et de l'absence de fer résiduel **pour renforcer les défenses immunitaires** du bébé. Il est bien connu qu'un nourrisson élevé au sein est beaucoup plus résistant aux infections digestives et générales qu'un nourrisson élevé avec un lait animal.

h) *Autres facteurs*

On trouve encore dans le lait de femme de nombreux **nucléotides** et des **hormones** : insuline, facteur de croissance épithéliale, facteur de croissance nerveuse, prostaglandines, sans compter bien d'autres éléments non identifiés. Enfin n'oublions pas que le lait amène beaucoup d'**eau**, celle-ci représentent 87 % de son poids.

Les hormones et les facteurs de croissance du lait de vache sont destinés à faire prendre au veau plus de cent kilogs en un an. **Ces informations sont donc inadaptées pour l'homme** (LAROCHE-WALTER 1997). Même si nous ne recevons pas ces informations en entier, elles sont probablement perturbatrices. Entre 1950 et 2000, **chez les Français, la taille moyenne s'est élevée d'environ 10 cm et le poids moyen s'est accru d'environ 10 kg**. La forte augmentation de la consommation des produits laitiers n'est sans doute pas étrangère à ce phénomène.

### 4. Les laits maternisés

Le lait de vache, de par sa composition fort éloignée de celle du lait de femme, ne constitue certainement pas un aliment idéal pour le jeune enfant. Aussi certains spécialistes ont proposé d'apporter des **modifications au lait de vache**, afin qu'il ressemble davantage au lait humain. Ainsi ont été préparés des **laits dits « diététiques » ou « infantiles »**, les plus proches du lait maternel étant les laits maternisés, que l'on préconise pour la période du premier âge, de la naissance à 4 mois, lorsque l'allaitement au sein est impossible.

Les **principaux caractères des laits maternisés** sont les suivants (ANDRÉ 1983) :

* Diminution de près de 50 % des protides totaux.
* Abaissement du taux de caséine.
* Suppression des glucides remplacés par du lactose, à la concentration de 7 %.
* Addition de certains acides gras essentiels : acide linoléique, acide alpha linolénique.
* Appauvrissement en minéraux, sauf pour le fer laissé volontairement à un taux élevé, en espérant qu'une quantité suffisante sera absorbée (mais ceci est-il possible sans lactotransferrine ?).
* Ajustement des taux de vitamines à ceux du lait humain, et donc supplémentation en vitamines C, E et acide folique.

Ces laits maternisés se rapprochent donc par la proportion de leurs constituants du lait humain. Mais **il persiste des différences majeures** :

1) Certaines substances propres au lait humain manquent, comme par exemple les gynolactoses, les IgA, la lipase.

2) La bétalactoglobuline n'est pas supprimée.

3) Surtout le principal problème demeure : des protéines bovines sont introduites dans un tube digestif programmé pour traiter des protéines humaines.

Comme je l'écrivais, au début de cet ouvrage, les diététiciens ont une vision essentiellement quantitative. Ils se préoccupent des calories, de l'équilibre glucides/lipides/protides, des doses de minéraux et de vitamines. Ils supposent que les protéines du lait de vache sont aussi profitables et aussi peu dangereuses pour le nourrisson que les protéines du lait humain. Ce n'est pas mon avis et je considère que **la structure des molécules est l'élément capital**. Il faut adopter en diététique une vision qualitative. Par suite, les laits maternisés, malgré l'effort sympathique qu'ils représentent, ne me semblent pas valables.

### 5. Quelques réflexions de bon sens

À l'heure actuelle, de nombreux humains et parmi eux la plupart des Français consomment, non seulement pendant leur enfance, mais aussi à l'âge adulte, du lait de vache et des produits laitiers d'origine animale. Je viens d'énumérer les différences nombreuses et profondes qui séparent lait de femme et lait de vache. Certaines notions fondées sur le bon sens doivent être méditées :

* **Aucun animal sauvage ne se nourrit du lait d'un autre animal.**

**Aucun animal sauvage ne continue à boire du lait après son sevrage.** Ces deux règles sont allégrement transgressées par l'homme et certains animaux domestiques.

\* Les lois de Darwin nous indiquent que **le lait maternel** est un aliment fort bien adapté aux besoins du **jeune enfant**, alors que **le lait de vache**, fort bien adapté aux besoins du **jeune veau**, ne convient pas pour l'homme.

\* Comme le dit BURGER (1988), le lait de vache permet au veau de construire rapidement beaucoup d'os, mais peu de cervelle. L'homme au contraire peut se contenter d'une croissance osseuse lente et souhaite développer beaucoup de cervelle. Il n'est donc pas tellement surprenant que LUCAS et coll. (1992) aient trouvé, chez des enfants de huit ans, un QI en moyenne plus élevé chez ceux nourris au lait maternel par rapport à ceux nourris au lait de vache. Il sera intéressant de savoir si d'autres enquêtes infirmeront ou confirmeront cette donnée.

## 6. Les effets nocifs du lait de vache

Certains enfants et certains adultes développent une **intolérance au lait de vache**, marquée par des troubles digestifs aigus à chaque ingestion du produit. De tels individus peuvent être considérés comme chanceux, car ils s'arrêtent de consommer un aliment dont la prise chronique peut avoir des conséquences néfastes.

Si l'on explore la littérature, on constate que le lait de vache et ses dérivés ont été incriminés dans diverses maladies :

1) Dans la **polyarthrite rhumatoïde**, l'arrêt des produits laitiers provoque une rémission des arthrites, leur réintroduction est suivie d'une reprise des arthrites, chez un pourcentage non négligeable de patients (DARLINGTON 1986).

2) Dans le **diabète sucré juvénile** d'installation récente, KARJALAINEN et coll. (1992) observent constamment un titre élevé d'anticorps anti-albumine bovine et attribuent à ces anticorps un rôle dans la genèse des lésions du pancréas endocrine.

3) Dans la **sclérose en plaques**, KOUSMINE (1980) et SWANK (1991) ont obtenu de remarquables blocages de l'évolution en demandant à ses malades de supprimer de leur alimentation les graisses saturées d'origine animale, parmi lesquelles lait et dérivés, et de les remplacer par des graisses insaturées d'origine végétale.

4) Au cours de la **néphropathie à IgA**, SATO et coll. (1988) ont mis en évidence des molécules antigéniques issues du lait dans les complexes immuns déposés au niveau des glomérules rénaux.

5) Certaines **migraines** sont clairement provoquées par la prise de produits laitiers et cessent lorsque ceux-ci sont exclus (MONRO et coll. 1984).

6) La **maladie de Crohn** est nettement plus répandue chez les Anglo-Saxons et les Scandinaves que chez les Latins. Ceci a été rapproché de la consommation de lait bien plus grande chez les premiers que chez les seconds.

7) En France, les accidents cardio-vasculaires sont plus fréquents, la **durée moyenne de vie** est plus courte chez les **Nordistes** que chez les **Sudistes**.

Ceci est attribué en grande partie à l'emploi du beurre pour les premiers et à l'emploi de l'huile, en particulier l'huile d'olive pour les seconds.

## D. LE PROBLÈME DE LA CUISSON

### 1. Buts et méthodes de la cuisson

**La cuisson est le traitement des aliments par la chaleur.**

Le chauffage des aliments est mis en œuvre pour **plusieurs buts** dont les principaux sont :
* Donner une texture, un goût, un arôme appréciés des consommateurs.
* Assurer la conservation.
* Favoriser la digestibilité.
* Détruire les micro-organismes.

**Diverses méthodes de cuisson** sont possibles (JOYEUX 1994) :
* Blanchiment.
* Pasteurisation.
* Stérilisation.
* Dans l'eau avec une casserole (bouillie).
* Dans l'huile avec une poêle (friture).
* Sur un feu de bois ou de charbon avec une broche ou un gril (grillade).
* Dans un four classique.
* Dans un four à micro-ondes.
* Au contact d'une surface chaude.
* À la vapeur dans une cocotte minute.
* À la vapeur douce dans un autocuiseur ne dépassant pas 100 °C.
* À l'étouffée, sans liquide, au-dessous de 100 °C, dans un récipient fermé par un couvercle.

Dans tous les cas, l'élévation thermique est obtenue par **agitation des molécules** de l'aliment, du milieu qui l'entoure et de l'ustensile qui le contient.

### 2. Conséquences visibles de la cuisson

La cuisson **transforme de façon évidente l'aspect** des aliments et les changements sont d'autant plus nets que la hausse de température est élevée et prolongée. Ainsi :
* Les légumes et les fruits sont considérablement ramollis.
* L'œuf qui était liquide devient solide.
* Le maigre du bifteck initialement rouge tend à noircir et le gras initialement blanc tend à jaunir.
* Une dessication progressive se produit.

Le **goût** de l'aliment est plus ou moins modifié, ainsi que son **odeur**, avec parfois l'arôme caractéristique du grillé. Le simple témoignage de nos sens montre bien que le produit cuit diffère beaucoup du produit cru. Cette impression est largement confirmée par les analyses chimiques.

### 3. Conséquences chimiques de la cuisson

Lors de la cuisson, sous l'effet de l'agitation thermique, **les molécules se choquent, se cassent et s'accrochent au hasard à d'autres structures pour former de nouvelles combinaisons très complexes dont certaines**

**n'existent pas dans la nature**. Ce point essentiel a été souligné à juste titre par BURGER (1988) et par COMBY (1989).

Les sucres se polymérisent, les huiles s'oxydent, se polymérisent, se cyclisent d'autant plus aisément qu'elles sont insaturées. C'est pourquoi il vaut **mieux éviter de chauffer les huiles** de tournesol, de maïs, de colza **riches en acides gras insaturés**. Les dégâts sont moins graves avec l'huile d'arachide, qui ne contient que 30 % d'acides gras insaturés (MENDY 1986).

Des **isomères** peuvent se former :
* Oses de type L à partir des oses de type D.
* Acides aminés de type D à partir des acides aminés de type L.
* Acides gras trans à partir des acides gras cis.

Or comme nous l'expliquerons au chapitre 15, **nos enzymes n'agissent que sur la substance originelle, naturelle, et non sur l'isomère**. Le devenir des isomères, lorsqu'ils ont franchi la barrière intestinale, reste inconnu. Au mieux, ils sont inutilisables. Au pis, ils sont dangereux et c'est probablement parfois le cas. Au chapitre sur le problème des huiles, nous reviendrons sur la nocivité des acides gras trans.

Comme l'observe BURGER (1988), **il suffit souvent d'une petite différence par rapport à la molécule normale pour obtenir une molécule que l'organisme est incapable de traiter**. Ainsi, le 2-désoxyglucose est très proche du glucose, mais il lui manque un atome d'hydrogène lié au deuxième carbone. Le 2-désoxyglucose est transporté et absorbé par les mêmes systèmes que le glucose, mais arrivé dans les cellules il ne peut être transformé et va s'accumuler.

La chaleur a un impact particulièrement net sur les protéines, qui mérite d'être décrit dans un chapitre spécial.

## 4. Actions de la cuisson sur les protéines

Elles ont été fort bien analysées par CUQ et LORIENT (1992). La cuisson a de multiples conséquences :

1) *Modification de la structure spatiale*

Aucune liaison covalente n'est rompue et **la structure primaire n'est pas affectée**. Mais des liaisons hydrogènes sont rompues et des liaisons hydrophobes intramoléculaires sont renforcées, ce qui entraîne un **changement de la structure spatiale**.

2) *Modification des chaînes latérales des résidus d'acides aminés*
* La glutamine et l'asparagine subissent une désamidation.
* La cystéine et la cystine sont soumises à une désulfuration.
* La phosphothréonine et la phosphosérine connaissent une déphosphorylation.
* L'arginine fournit des résidus de citrulline ou d'ornithine, avec libération d'urée.
* **Le tryptophane** engendre des **dérivés carboliniques**, les carbolines $\alpha$, $\beta$ et $\gamma$. Or la $\gamma$ carboline, potentialisée par la $\beta$ carboline est un **puissant agent cancérigène potentiel**. Le pouvoir mutagène de Trp-P1 et Trp-P2, contenus dans la $\gamma$ carboline, mesuré par le test Ames-Salmonella est très

élevé : 104 000 et 39 000 révertants par microgramme. Ce sont des chiffres record, bien supérieurs à ceux enregistrés avec les autres substances cancérigènes connues.

* **L'acide glutamique** donne lui aussi naissance à des **dérivés cancérigènes potentiels**. Les carbolines Glu-P1 et Glu-P2 ont un pouvoir mutagène de 49 000 et 1 900 révertants par microgramme.

* La lysine, l'ornithine, la phénylalanine génèrent aussi des carbolines, respectivement Lys-P1, Orn-P1 et Phe-P1.

3) *Interactions entre plusieurs protéines*
    * Formation de ponts covalents isopeptidiques.
    * Formation de ponts covalents du type lysino/alanine ou ornitho/alanine ou lysino/méthylalanine.

4) *Interactions entre protéines et glucides réducteurs*

Ce sont les fameuses **réactions de Maillard**, mises en évidence par ce chimiste dès 1916 et qui ont donné lieu à de nombreux travaux. Elles se produisent **entre le groupement amine des protéines et le groupement carbonyle des sucres**. Elles se déroulent en trois étapes, aboutissant à la formation de substances de plus en plus complexes :

* Lors de la première étape se forment des **aldosamines** (réarrangement de Heyns) et des **cétosamines** (réarrangement d'Amadori). Ces produits sont peu ou pas colorés. Le dérivé d'Amadori obtenu à partir de la lysine et du lactose représente plus de 70 % des molécules de Maillard présentes dans le lait chauffé.

* Lors de la seconde étape, les composés de Heyns et d'Amadori se transforment en **prémélanoïdines**, dont les couleurs et les arômes sont variés et souvent appréciés des consommateurs. Les prémélanoïdines sont à l'origine de l'odeur de « grillé » des aliments chauffés.

* Lors de la troisième étape se constituent des polymères bruns qui sont les **mélanoïdines**.

Les composés apparus au cours des deux premières étapes sont en partie absorbés par l'intestin, puis métabolisés. Les mélanoïdines qui ont un poids moléculaire élevé ne franchiraient pas la muqueuse du grêle. Il pourrait bien en être autrement en cas d'hyperperméabilité par disjonction des entérocytes, si souvent observée dans diverses maladies.

Au cours des réactions de Maillard se créent des substances à faible effet mutagène. Surtout on peut se demander **quel est le devenir de ces grosses molécules**, lorsqu'elles ont traversé la barrière intestinale. Certains composés de Maillard sont **insolubles dans l'eau et résistants aux enzymes protéolytiques**. Même l'eau de Javel ou les détergents ne peuvent les casser. Rien ne s'oppose à l'accumulation de ces substances, sans modification de leur structure, sinon dans les cellules, du moins dans le milieu extracellulaire.

**5. Les effets nocifs de la cuisson**

Que faut-il retenir en pratique de l'énumération un peu fastidieuse des modifications de la structure des aliments provoquées par le chauffage ?

Essentiellement que **la cuisson engendre un grand nombre de molécules complexes, n'existant pas à l'état naturel, dont les propriétés et le destin sont inconnus**. BURGER (1988) a raison d'insister sur cette notion capitale.

Il a été démontré que **certaines substances issues de la cuisson sont toxiques ou cancérigènes**. Alors que les pesticides et les colorants préoccupent beaucoup les consommateurs, DANG (1990) estime à juste titre qu'ils contiennent beaucoup moins de composés mutagènes que les aliments cuits. Les transformations de deux acides aminés essentiels, comme le tryptophane et l'acide glutamique, en sont des exemples édifiants.

Les effets dangereux de la cuisson peuvent être mis en évidence, soit directement, soit indirectement en constatant les actions bénéfiques de certains aliments crus.

a) *Arguments directs*

J'en citerai quatre :

1) Au cours de la phase de **digestion** d'un repas contenant des **produits cuits**, on observe une **leucocytose**, qui n'apparaît pas après la prise de produits crus. Ceci suggère que des macromolécules ont traversé la paroi intestinale et ont suscité une réponse immunitaire.

2) Les **graisses animales cuites**, essentiellement viandes et produits laitiers, favorisent la survenue du **cancer du sein** et du **cancer du colon**. Je reviendrai sur ce point au chapitre des maladies malignes.

3) Certaines populations anglo-saxonnes et scandinaves, grandes consommatrices de certains aliments cuits : blé, maïs, lait et graisses animales paient aussi un lourd tribut à l'**obésité**, au **diabète de la maturité** et aux **maladies cardio-vasculaires**.

4) Certaines **molécules de Maillard**, incassables par nos enzymes, sont absentes chez le nourrisson et présentes en quantité relativement abondantes chez le vieillard. Elles pourraient participer au **vieillissement vasculaire et cérébral prématuré**, aux **démences séniles**, souvent observées à notre époque.

b) *Arguments indirects*

Je les puiserai chez les mammifères et chez les hommes.

1) Les expériences réalisées par POTTENGER (décrites en détail par COMBY 1989) sur 900 chats étudiés pendant 10 ans sont très instructives. Ce médecin pratiquait des surrénalectomies, suivies d'administration d'hormones surrénaliennes. Ayant été amené accidentellement à nourrir certains animaux de viande crue, alors que les autres chats étaient nourris de viande cuite, il a fait plusieurs constatations, vérifiées ensuite à plusieurs reprises. **Les chats qui mangent la viande crue** :

\* Résistent mieux à l'intervention chirurgicale.

\* Ont beaucoup moins de maladies infectieuses, inflammatoires et allergiques.

\* Sont beaucoup moins irritables.

\* Engendrent des chatons plus vigoureux que leurs mères allaitent sans difficulté.

De plus, la dégénérescence des chats qui mangent la viande cuite s'aggrave au fil des générations.

2) Le **chimpanzé**, est très proche de l'homme sur le plan de l'évolution phylogénique et possède 99,3 % de gènes analogues aux nôtres. Pourtant ce primate ne **mange à l'état sauvage que des aliments crus**. Lorsqu'il est captif dans un laboratoire ou dans un zoo, il **tolère fort mal des produits cuits** et reçoit de façon exclusive ou quasi exclusive des produits crus (COMBY 1989).

3) Bien que nous soyons au XXᵉ siècle, certaines populations vivent encore ou vivaient tout récemment comme à l'âge de pierre. Elles constituent donc des modèles intéressants :

\* Les **Esquimaux**, ne disposant pas de bois pour faire du feu, ont longtemps tiré leurs principales ressources du poisson et du renne sous forme crue. Malgré les fortes doses de graisses animales amenées par ce régime, ils sont dix fois moins souvent que les Européens et les Américains atteints de maladies cardio-vasculaires.

\* Les **Pygmées** ingurgitent quotidiennement, sans inconvénients pour leur santé, des quantités de viande effarantes aux yeux des Occidentaux. Toutefois cette viande est quasiment crue.

## 6. Conséquences pratiques

Il est toujours préférable de manger des aliments crus plutôt que cuits. Si cependant, on souhaite utiliser la cuisson, il faut tenir compte d'un fait essentiel. **Les modifications induites par la chaleur sont d'autant plus importantes que la température est haute et que le temps d'exposition est long**. La frontière au-dessus de laquelle les aliments subissent des transformations importantes se situe autour de 110 °C.

Les céréales et les viandes sont cuites à température élevée. Les légumes verts et les légumes secs sont souvent cuits à température modérée. C'est une des raisons principales pour lesquelles les premières sont plus néfastes que les secondes.

Pour choisir une méthode de cuisson, mon avis rejoint ceux de l'école de KOUSMINE (1989) et de JOYEUX (1994) :

\* Il faut éviter les grillades et les fritures qui se situent entre 300 et 700 °C.

\* Il faut éviter le four classique qui atteint 300 °C.

\* Il faut éviter la cocotte minute qui parvient jusqu'à 140 °C.

\* Il convient d'**opter pour la cuisson à l'étouffée ou la cuisson à la vapeur douce**.

**Le four à micro-ondes** élève la température pendant un temps très court autour de 75 °C, bien au-dessous de la frontière des 110 °C. À priori, il semble donc inoffensif. Cependant cet appareil possède plusieurs propriétés inquiétantes (DEBRY 1992) :

\* Il provoque un changement d'orientation des molécules d'eau, 2,45 milliards de fois par seconde. Nul ne connaît les conséquences de ce phénomène.

\* En cas de fuite, il émet des radiations non ionisantes aux effets délétères pour l'organisme humain.

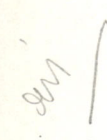

*La préparation des huiles*

\* Il transforme certains acides aminés L en acides aminés D. C'est le cas de la proline et de l'hydroxyproline qui échappent alors à l'action de nos enzymes.

\* Il induit dans plus de 90 % des aliments de fortes perturbations détectées par la méthode des cristallisations sensibles.

Les produits chauffés au four à micro-ondes subissent donc des modifications de structure subtiles, mais probablement redoutables.

Une expérience menée par Henri JOYEUX est en faveur de cette hypothèse. Trois lots de souris sont nourris avec les mêmes aliments préparés de façon différente :

\* Pour le premier lot, chauffage au four à micro-ondes,
\* Pour le second lot, cuisson à la cocotte minute.
\* Pour le troisième lot, état cru ou cuisson à la vapeur douce.

Les souris du premier lot ont refusé la nourriture pendant plusieurs jours puis, poussées par la faim, ont fini par manger. Des cellules cancéreuses ont alors été inoculées à tous les rongeurs. Le pourcentage d'animaux développant le cancer a été de 100 % pour le premier lot, 50 % pour le second lot et 0 % pour le troisième lot. **Mieux vaut donc ne pas se servir du four à micro-ondes.**

### E. LA PRÉPARATION DES HUILES

Les dangers liés aux méthodes actuelles utilisées pour la préparation industrielle des huiles végétales ont été depuis longtemps dénoncés par KOUSMINE (1980) et par son élève BONDIL (1989).

**Autrefois les huiles étaient extraites des plantes par première pression à froid**, à une température le plus souvent voisine de 30 °C. Ces huiles contenaient les acides gras essentiels, en particulier l'acide linoléique et l'acide alpha linolénique que l'on réunit parfois sous le nom de vitamine F, sous leur forme normale cis. Cependant le rendement n'était que de 30 %.

**Depuis la Seconde Guerre mondiale, de nombreuses huiles sont extraites à chaud**, sur de la vapeur d'eau entre 160 et 200°C. Ce procédé porte le rendement à 70 %. On y ajoute souvent un pressage à froid, après **mélange de la graine avec un solvant**, **l'hexane**, ce qui permet de recueillir 100 % des corps gras. Les huiles ainsi obtenues sont colorées et malodorantes, parce qu'elles véhiculent de l'hexane et certains constituants de la plante que ne détachait pas la technique ancestrale de première pression à froid. Ceci oblige à de **multiples raffinages** dont l'efficacité n'est d'ailleurs que partielle.

Ce mode de préparation entraîne **trois inconvénients** :

1) **Persistance de certains produits nocifs**, comme l'hexane fortement intégré aux corps gras et impossible à éliminer totalement.

2) **La saturation d'une partie des acides gras insaturés**, c'est-à-dire la disparition des doubles liaisons, aboutissant à la création d'acides gras saturés non souhaités et d'espèces chimiques nouvelles plus ou moins dangereuses.

3) **La transformation d'une fraction plus ou moins importante des**

**acides gras insaturés cis en forme trans**, que notre organisme est incapable de métaboliser.

La production industrielle des huiles se présente comme **une cuisson, assaisonnée de quelques substances toxiques**. L'acide linoléïque et l'acide alpha linolénique cis sont fortement diminués. Des molécules, les unes inutilisables, les autres redoutables les accompagnent. La préparation des **margarines**, fort bien expliquée par BONDIL (1989), est tout aussi critiquable.

MANN (1994) a récemment redécouvert **les effets néfastes des acides gras polyinsaturés trans**. Il les incrimine dans certaines affections fréquentes chez les Américains : l'hypercholestérolémie, l'athérosclérose, l'obésité et la résistance à l'insuline au cours du diabète. MANN n'a sans doute jamais entendu parler des travaux de KOUSMINE, qu'il ne cite pas. Il est cependant intéressant de noter que deux chercheurs, travaillant indépendamment, parviennent aux mêmes conclusions. Plusieurs équipes ont confirmé en 1995 que les acides gras trans favorisaient les accidents coronariens.

**Le déficit en acides gras polyinsaturés cis** est également grave de conséquences. Le rôle de ces lipides sera défini au chapitre 15. Leur carence va affecter le fonctionnement des membranes cellulaires et déséquilibrer le métabolisme des prostaglandines, ce qui retentit sur les réponses inflammatoire et immunitaire.

Ces considérations ont conduit KOUSMINE (1983) à proposer **le remplacement des huiles industrielles par des huiles de première pression à froid dans le traitement des maladies auto-immunes**, en particulier la sclérose en plaques. SWANK (1991) en appliquant un protocole analogue a rapporté de remarquables résultats dans la sclérose en plaques. Nous y reviendrons au chapitre des maladies auto-immunes.

### F. LA POLLUTION ALIMENTAIRE

Depuis quelques décennies, la plupart des aliments que nous consommons ne se présentent plus sous leur aspect naturel. **De nombreuses substances leur ont été incorporées**. Elles se divisent en deux catégories : les additifs alimentaires et les produits administrés aux animaux et aux végétaux. Le tableau II en fournit la liste détaillée.

#### 1. Les additifs alimentaires

Ils ont été recensés par CHAMBOLLE (1992) et sont **extrêmement variés**. Les plus employés sont les **colorants**, les **conservateurs** et les **antioxygènes**, en second lieu les émulsifiants, les épaississants, les gélifiants et les stabilisants.

Ces additifs sont souvent accusés de tous les maux et il est vrai qu'**on ne connaît pas complètement leur action à long terme**. Cependant ils sont probablement beaucoup moins dangereux que certaines espèces chimiques nouvelles créées par la cuisson, sur le plan cancérigène comme l'a constaté DANG (1990) et sur bien d'autres plans également.

En effet, les additifs, même s'ils sont fort nombreux, sont **bien répertoriés**. Des expériences ont été mises en évidence en laboratoire et sur les animaux pour **vérifier leur inocuité**. Des lois ont été promulguées pour **limiter**

> **Tableau II – LA POLLUTION ALIMENTAIRE**
>
> **1. Additifs alimentaires**
> (Chambolle, 1992)
>
> | | |
> |---|---|
> | Colorants | Édulcorants |
> | Conservateurs | Poudres à laver |
> | Antioxygènes | Antimoussants |
> | Émulsifiants | Agents d'enrobage |
> | Sels de fonte | Traitement de la farine |
> | Épaississants | Affermissants |
> | Gélifiants | Humectants |
> | Stabilisants | Séquestrants |
> | Exhausteurs de goût | Enzymes |
> | Acidifiants | Agent de charge |
> | Correcteurs d'acidité | Gaz propulseurs |
> | Antiagglomérants | Gaz d'emballage |
> | Amidon modifié | |
>
> **2. Produits administrés aux animaux et aux végétaux**
>
> | | |
> |---|---|
> | Hormones | Médicaments divers |
> | Antibiotiques | Pesticides |
> | Tranquillisants | Engrais |

**leur utilisation** aux cas où ils sont « nécessaires » et pour **limiter la dose** au minimum.

## 2. Les produits administrés aux animaux et aux végétaux

L'élevage et l'agriculture sont dominés à notre époque par la notion de **rendement**, que l'on justifie par la nécessité de nourrir une population sans cesse croissante. Le nombre d'humains qui était de 2 milliards, il y a 70 ans, a franchi aujourd'hui la barre des 6 milliards. Il serait plus logique de diminuer le nombre des naissances et de conserver une alimentation de qualité. Malheureusement c'est l'inverse qui se passe.

Au nom du sacro-saint rendement, les volailles et les animaux de boucherie reçoivent des hormones, des antibiotiques, des tranquillisants et des médicaments dont certains sont des molécules de synthèse n'existant pas dans la nature. Les végétaux sont traités par les pesticides et les engrais, les mauvaises herbes sont éliminées par les herbicides. Ces mesures ont quintuplé la production des céréales qui est passée de 16 quintaux par hectare en 1985 à 80 quintaux par hectare en 1994. Mais l'on ne s'est guère préoccupé du devenir des diverses substances utilisées.

Ces **pratiques néfastes** sont théoriquement limitées par des lois. Mais celles-ci sont-elles vraiment applicables ?

\* Il est plus malaisé de contrôler les actes de certains éleveurs et de certains agriculteurs que de doser un colorant ou un conservateur dans un aliment donné.

\* Les produits employés sont extrêmement variés. Les médicaments et les pesticides se comptent par milliers. Les quantités de pesticides répandus un peu partout dans le monde sont colossales (BOUGUERRA 1995).

D'autres effets défavorables ont été constatés (BONDIL 1989), tels que **la chélation de certaines vitamines et oligo-éléments** dont le taux diminue dans les légumes et dans les fruits. **La pollution des eaux par les nitrates** est fréquemment constatée. Je reviendrai sur ce problème au chapitre 7.

### 3. La pollution des sols

Elle est la conséquence directe des méthodes actuelles d'**agriculture** et d'**élevage** (MOLINA 1997) (PIESEN 1997) (ROBERT 1997) (MOFFAT 1998). De **nombreux produits indésirables** s'accumulent dans les terres : déchets azotés, déchets phosphatés, nitrates, pesticides, engrais, certaines déjections animales, cuivre, effluents d'élevage (boues, composts, purins, lisiers), micro-organismes et parasites.

Les sols servent également de réceptacle à **d'autres substances nocives** issues de :

* La **pollution de l'air** : pluies acides, gaz d'échappement des véhicules.
* L'**urbanisation** : déchets ménagers.
* L'**industrie** : métaux (plomb, zinc, cadmium, nickel), dioxine, composés organiques.

RUSH (1972), dans un remarquable ouvrage sur l'agriculture a rappelé certaines notions essentielles que chacun devrait méditer :

* Il existe une **étroite interdépendance de tous les êtres vivants** : bactéries, plantes, animaux et hommes. L'atteinte d'un des maillons de la chaîne retentit sur tous les autres.
* Les **engrais chimiques** ne constituent qu'une **approximation grossière**. Ils sont incapables de respecter le véritable équilibre des minéraux. Ils ne tiennent pas compte des molécules organiques qui ont un rôle essentiel dans la nutrition des végétaux.
* L'emploi de **poisons contre les parasites** sélectionne les parasites résistants et nuit à la santé des plantes.
* Pesticides et engrais perturbent les **bactéries symbiotiques des plantes**. Or celles-ci ont une importance majeure dans la transformation des déchets organiques en molécules métabolisables par les végétaux.
* Les méthodes modernes augmentent le rendement à court terme, mais entraînent **à long terme la mort des sols**, et par suite celle des animaux et des hommes.

On pourrait longuement disserter sur les **risques générés** par les nombreuses substances utilisées dans l'agriculture et l'élevage. Je parlerai seulement des antibiotiques et d'un insecticide, le DDT :

* Les **antibiotiques** administrés systématiquement aux animaux ajoutent leurs effets aux antibiotiques prescrits trop facilement aux humains pour des infections virales où ils sont inutiles. Ils provoquent la **sélection de bactéries de plus en plus résistantes**, particulièrement abondantes en milieu hospitalier et responsables des **infections nosocomiales**, une des causes de mort les plus répandues à notre époque.
* Le **DDT**, au même titre que d'autres insecticides et les tranquillisants, fait partie des **toxiques lipophiles** que notre tissu adipeux « adore » stocker (FRADIN 1991b). Les graisses de l'homme et des animaux en contiennent des quantités élevées. Son relargage, lors d'un amaigrissement rapide, peut pro-

voquer une **intoxication aiguë**. Ainsi meurent certains oiseaux migrateurs. Ainsi se déclenchent peut être certaines dépressions nerveuses endogènes.

### 4. Le recours aux aliments biologiques

Ayant pris conscience de la dérive de plus en plus accentuée de l'élevage et de l'agriculture, de nombreuses personnes se tournent vers les aliments biologiques. Ott et coll. (1990) constatent que l'agriculture biologique n'est encore pratiquée que par moins de 1 % des paysans de la Communauté Européenne. Cependant, ils lui prédisent un **bel avenir**, car la demande pour les produits naturels est de plus en plus forte. En France, l'agriculture biologique occupe seulement 0,3 % des terres arables contre 11,2 % en Autriche, leader européen. Elle devrait multiplier son territoire par 6 d'ici 2005, selon les prévisions des experts.

L'agriculture biologique a été **officialisée en France** par une loi en 1980, complétée par une loi en 1988, **et en Europe** par un règlement en 1991. Le terme agriculture biologique inclue agriculture + élevage. Des **cahiers de charges** très précis doivent être respectés. Le label AB (agriculture biologique) n'est accordé qu'après des **contrôles très stricts** effectués au moins une fois par an par un organisme agréé. Les principales exigences sont :

a) *Pour l'agriculture* :
 \* L'interdiction des désherbants, pesticides, insecticides remplacés par des moyens naturels comme les insectes prédateurs.
 \* L'interdiction des produits chimiques de synthèse, sauf dans des cas très particuliers et très précis, remplacés par des engrais verts ou du fumier de ferme.
 \* La rotation des cultures avec changement de la plante cultivée tous les deux ans.

b) *Pour l'élevage* :
 \* L'interdiction de la claustration des animaux.
 \* Une nourriture majoritairement biologique.
 \* Une limitation stricte des antibiotiques.

**De nombreuses variétés d'aliments peuvent aujourd'hui être produits de façon biologique** : fruits, légumes, œufs, viandes, vins, céréales et laits animaux. Les poissons issus de l'aquaculture restent encore en dehors du circuit, ce qui est regrettable car ils reçoivent souvent des farines et des antibiotiques à fortes doses.

Les aliments biologiques ne sont pas parfaits, car la pollution a envahi toute la planète. Des composés organochlorés provenant de polluants et de pesticides se volatilisent et sont emportés par les vents dans des régions très éloignées (Blais et coll. 1998). Cependant la production biologique a **deux grands avantages** :
 \* Fournir des **aliments corrects pour la santé**, souvent savoureux et dépourvus ou presque d'OGM (taux inférieur à 1 %).
 \* **Respecter l'environnement**, seul moyen de préserver l'avenir des générations futures.

**Les produits biologiques coûtent en moyenne 40 % plus chers que les produits classiques.**

Le terme « **biologique** » doit cependant susciter des réflexions, car il signifie simplement « **élevé ou cultivé dans des conditions naturelles** ». Nous avons vu que le blé, le maïs, les laits animaux, même obtenus de cette façon restent dangereux, en raison de leur structure. D'autre part, peut-on considérer comme valables les animaux qui ont absorbé ces aliments nocifs, tels les poulets nourris au maïs ?

C'est pourquoi BURGER (1988) a écarté le concept de « biologique » ou « naturel » au profit du concept « **originel** ». Pour lui, seules conviennent les substances originelles, identiques à celles que mangeaient nos ancêtres préhistoriques. Par exemple, la viande de taureau provenant des pâturages de Camargue est un aliment originel.

RUSCH (1972) préconise une agriculture biologique très pure où les seuls éléments que l'on peut ajouter au sol sont :

* Les **poudres de roches primitives** qui apportent dans leur équilibre naturel tous les minéraux nécessaires aux plantes.

* La **fumure organique** constituée par les déchets d'êtres vivants : restes d'abattoirs, composts urbains.

* L'inoculation de **bactéries symbiotiques** autour des racines.

Comme le prévoit cet auteur : « **L'humanité entrera dans l'ère biologique ou elle cessera d'être.** » La méthode de RUSCH correspond à cette **agriculture durable**, **viable**, **soutenable**, réclamée par SAVARY et TENG (1994) pour remplacer l'agriculture actuelle qui déséquilibre, dévaste et stérilise les sols.

## G. LES CARENCES EN VITAMINES ET EN MINÉRAUX

À notre époque, beaucoup d'**animaux d'élevage** (agneaux, broutards, veaux, porcs, poulets, lapins) **ne sortent pas de leur local** et sont nourris avec des **batteries** comportant 10 à 15 aliments de base : luzerne déshydratée, céréales séchées, plantes séchées, produits fermentés par ensilage, tourteaux qui correspondent aux résidus des graines après l'extraction de l'huile, résidus de plusieurs industries (huilerie, meunerie, amidonnerie, brasserie), farines de viandes, déchets de poissons (CORDESSE 1994).

La composition des batteries varie selon l'espèce, l'âge et le régime herbivore ou omnivore. Ces animaux sont **abattus à un âge plus jeune** qu'on ne le faisait autrefois. Le mouton, le bœuf et le cheval vont dans les prés et bénéficient d'une alimentation plus naturelle, bien qu'ils absorbent aussi des produits de batterie.

Beaucoup de **légumes** et de **fruits** poussent dans des **serres** et sont **récoltés après une vie plus courte** que les légumes et les fruits traditionnels.

Tous ces animaux et ces végétaux « poussés trop vite » sont **artificiellement bourrés de minéraux et de vitamines** ajoutés dans les batteries et les engrais. Théoriquement, les consommateurs devraient être à l'abri des carences minérales et vitaminiques. L'expérience montre qu'il n'en est rien et l'on rencontre souvent des individus **déficitaires en magnésium, en fer ou en divers oligo-éléments**. Les collaborateurs de KOUSMINE (Association

Médicale KOUSMINE 1989) DUPIN et HERCBERG (1992) ont souligné la fréquence des **déficits vitaminiques**. On ne voit plus comme au Moyen Âge des avitaminoses profondes comme le scorbut, mais des hypovitaminoses plus modérées qui peuvent à long terme favoriser l'éclosion de certaines maladies.

Comment expliquer ces carences, malgré les précautions prises par les éleveurs et les agriculteurs ? Sans doute par plusieurs raisons :

* Il est probable que **l'animal ou la plante** dont la croissance est accélérée **ne fixent pas** une partie des minéraux et des vitamines.

* Surtout **notre organisme est mal adapté à ces aliments artificiels, cuits, où la proportion des divers minéraux et vitamines est mal équilibrée**. On retrouve une situation analogue à celle rencontrée pour le lait de vache et le lait de femme. Le calcium est trois fois plus abondant dans le premier que dans le second. Pourtant les hypocalcémies sont seulement observées chez les enfants nourris au lait de vache.

* **Certains produits** couramment consommés aujourd'hui **ont perdu une grande partie de leurs minéraux et/ou de leurs vitamines** : conserves, aliments cuits, sel raffiné, sucre raffiné.

La **diététique** ne doit pas être fondée sur des notions quantitatives, mais sur des notions **qualitatives**. Un **retour à des aliments naturels et crus** serait un grand pas dans cette direction.

## H. AUTRES ERREURS DANS LE DOMAINE ALIMENTAIRE

Si les modifications illogiques de notre mode nutritionnel constituent le danger principal pour notre santé, bien d'autres erreurs ont été commises par les humains. Je parlerai seulement de deux d'entre elles.

### 1. La maladie de la vache folle

L'**encéphalopathie spongiforme bovine** (**ESB**) tire son nom de l'aspect en éponge du cerveau des bovins atteints. Il s'agit d'une **destruction cérébrale progressive**, se traduisant par des manifestations neurologiques et des troubles du comportement, avec une évolution rapide vers la mort.

L'**épidémie** a commencé en Grande-Bretagne en 1986, a été détectée en 1988 et a atteint son **maximum en 1992** (ANDERSON et coll. 1996). Plus de 158 000 cas ont été recensés au Royaume-Uni et quelques centaines sur le continent, sans parler des cas non déclarés (BUTLER 1996). La contamination des bovins est due à la **consommation de farines à base de viandes et d'os**, contaminées par des tissus nerveux d'animaux malades (DORMONT et BURSAUX 1996).

Le **mécanisme** de l'ESB est discuté (LAPLANCHE 1997). PRUSINER (1995) attribue la responsabilité à un **prion**, c'est-à-dire à une protéine modifiée, dérivant d'une protéine normale présente dans le cerveau. Le prion serait capable de se multiplier. Si cette conception se vérifie, elle constituera une **véritable révolution**. En effet, un des dogmes de la biologie est que l'ADN et l'ARN sont les seules molécules à se dupliquer, les protéines en étant incapables. Cependant d'autres théories ont été proposées où l'agent causal serait un **virus** ou une **molécule chaperon** ou un **virino**, formé par le prion encapsidant un acide nucléique de petite taille (BEAUVAIS 1997).

**Chez l'homme**, l'encéphalopathie spongiforme est rare et correspond le plus souvent à la **maladie de Creutzfeldt-Jacob**. Or au cours des dernières années, en Grande-Bretagne, quelques dizaines de personnes ont présenté une **encéphalopathie spongiforme nouvelle**, distincte de la maladie de Creutzfeldt-Jacob par plusieurs points (DORMONT et BURSAUX 1996) :
* Jeune âge des patients.
* Prédominance initiale des signes psychiatriques.
* Tracés encéphalographiques différents.
* Survie moyenne trois fois plus longue.
* Aspect particulier du cerveau à l'autopsie.

**Il n'est pas certain, mais fort probable, qu'il s'agit de l'ESB transmise à l'homme**. Celui-ci se contaminerait en mangeant la **cervelle** et peut être **certains abats** (ris de veau, tripes) de bovins malades. Le muscle, c'est-à-dire le beefsteak, semble inoffensif (HOPE 1995). Les Britanniques atteints ne consommaient pas la viande pure, mais des hamburgers qui contenaient de la cervelle.

À partir de 1988, **des mesures ont été prises pour lutter contre l'ESB**. Les principales ont été :
* L'interdiction à la Grande-Bretagne d'exporter ses produits bovins.
* L'abattage systématique des troupeaux contenant un ou plusieurs animaux malades.
* L'exclusion de la vente de la cervelle, la moelle épinière et toute partie du bœuf en contact avec le système nerveux.
* La proscription définitive des farines contenant des substances d'origine animale.

**Ces mesures ont été efficaces**. Chez les bovins, la transmission par l'alimentation a disparu depuis la fin 1994. En 1996, les cas nouveaux d'ESB étaient neuf fois moins nombreux qu'en 1992. On prévoit une éradication de l'ESB en 2001 (ANDERSON et coll. 1996).

**Chez l'homme**, l'incidence de l'encéphalopathie spongiforme nouvelle n'a pas augmenté, ce qui est plutôt rassurant. L'agent causal de l'ESB semble avoir du mal à franchir la barrière des espèces séparant la vache de l'homme. Toutefois, étant donné la longueur de l'incubation, **il faut attendre encore une dizaine d'années** pour porter un jugement plus ferme.

La maladie de la vache folle est **un bon exemple de l'absurdité humaine**, ici celle des éleveurs obsédés par le rendement. On administre à des herbivores une nourriture qui en fait à la fois des carnivores et des cannibales. **En bafouant par trop les lois de la nature, l'espèce humaine s'expose à certains dangers.**

## 2. Les excès de la pêche en mer

Ils ont été fort bien décrits par SAFINA (1996). Les pêcheurs ont leur tâche facilitée par **diverses techniques modernes** :
* Les longs filets dérivants.
* Le chalutage à deux bateaux.
* Les lignes flottantes mesurant jusqu'à 150 kilomètres et équipées de très nombreux hameçons.

* Le radar permettant aux navires de naviguer et de pêcher par temps de brume.

* Le sonar qui détecte les bancs de poissons, d'après la forme caractéristique de leur écho.

* Les avions qui guident les bateaux dans la quête des thons rouges.

* Le positionnement par satellite qui oriente les navires vers les zones riches en poissons.

Ces procédés sont si efficaces que **chaque année 90 % des poissons existant dans les mers et les océans sont capturés**, aussi bien les espèces autorisées que les espèces interdites. Certaines techniques, théoriquement proscrites par la loi, sont en fait utilisées. **Les poissons ne parviennent plus à se reproduire en quantité suffisante** et leur nombre diminue d'année en année, depuis 1989.

Les pays où la pêche est la plus importante sont dans l'ordre : 1) Japon, 2) Russie, 3) Chine, 4) États-Unis, 5) Chili, 6) Pérou, qui réunissent à eux six 51 % des captures mondiales (PICLET 1992). L'aveuglement des professionnels de la pêche a provoqué la **raréfaction de nombreuses espèces**. Cette vision à court terme menace les ressources alimentaires pour l'avenir.

En compensation, l'élevage des poissons en eau douce et en eau salée, dit aquaculture, prend de plus en plus d'importance. Il a plus que doublé en dix ans et fournit un quart des poissons et des crustacés actuellement consommés (NAYLOR et coll. 1998). Mais l'**aquaculture a aussi ses inconvénients** (FOSTER 1999) :

* Destruction des mangroves, forêts bordant les côtes où se développent les alevins.

* Larges apports de poissons sauvages pour nourrir les espèces carnivores.

* Pollution et salinisation des eaux et des sols.

L'aquaculture entrave donc en partie la reproduction des espèces marines, de surcroît gênée par les substances toxiques générées par les activités humaines, qui polluent les fleuves, les mers et les océans.

Comme l'ont montré certains économistes, l'excès d'impôt tue l'impôt. On peut dire de la même manière que **l'excès de pêche tue la pêche**. Les chasseurs, qui se sont heurtés à un problème analogue il y a quelques années, ont compris la nécessité de limiter les périodes de chasse et de protéger certaines espèces. Les pêcheurs doivent effectuer la même démarche.

## I. CONCLUSION

Sur le plan nutritionnel, **l'homme moderne s'est complètement écarté des lois naturelles**. **Aucun animal** sauvage ne consomme :

* Des céréales domestiques.
* Du lait à l'âge adulte.
* Le lait d'un autre animal.
* Des aliments cuits.
* Des huiles frelatées.

Ces **erreurs** sont fréquemment **responsables de nombreuses maladies**, comme nous le verrons plus loin. Le meilleur **traitement** et la meilleure **prévention** de ces troubles est la pratique d'une **alimentation proche de celle des temps préhistoriques**, à laquelle l'homme est beaucoup mieux adapté.

*[annotation manuscrite : il exagère !!]*

Chapitre 5

# LES PRINCIPES DU RÉGIME ALIMENTAIRE

> « L'écologie alimentaire est une nécessité. »
> Professeur Henri Joyeux.

> « La prescription diététique est un acte thérapeutique médical au même titre que la prescription médicamenteuse. »
> Professeur Louis Monnier.

Avant d'exposer mes idées, je parlerai des travaux de **deux de mes prédécesseurs : Kousmine et Burger** et d'un contemporain **Fradin**. J'éprouve beaucoup de respect pour ces trois chercheurs qui ont développé un raisonnement logique et qui ont souvent obtenu de bons ou d'excellents résultats chez les malades. J'indiquerai les convergences et les divergences entre ces trois méthodes et la mienne.

## A. LA MÉTHODE KOUSMINE

Elle a été présentée de façon détaillée dans **plusieurs ouvrages** (Kousmine 1980) (Kousmine 1983) (Kousmine 1987) (Association Médicale Kousmine 1989).

### 1. Les bases

Le Docteur Catherine Kousmine, récemment décédée à un âge avancé, était d'origine russe et vivait en Suisse. Elle avait été frappée par la **conjonction de deux faits** :

\* **L'augmentation de fréquence des cancers, des maladies auto-immunes, des affections psychiatriques, des viroses**, depuis le début de l'ère industrielle au XIX$^e$ siècle et surtout dans la seconde moitié du XX$^e$ siècle.

\* **L'utilisation croissante de techniques industrielles pour la production alimentaire**, ce qui a modifié les habitudes nutritionnelles et la structure des produits.

Kousmine préconise donc le **retour à une alimentation naturelle** constituée de produits « vivants » non traités et de produits crus. Cette diététique est **complétée par d'autres mesures** que nous allons envisager.

## 2. Les règles à suivre

Elles sont au nombre de quatre :

1) *Une alimentation saine*
Ses principes sont les suivants (DENJEAN 1989) :
* **Exclusion** des conserves, du sucre blanc et des produits qui en contiennent, des farines blanches, des semoules, des flocons de céréales, du pain blanc, du sel blanc, des huiles du commerce, des margarines, de l'alcool, du café, du thé. Le tabac est également interdit.
* **Diminution** du lait et des produits laitiers, avec en particulier restriction du beurre.
* **Consommation** de légumes frais biologiques, de crudités, de fruits frais et de fruits séchés naturellement, d'oléagineux, de pollens, de miel, de viandes, de poissons, d'œufs, de légumineuses, de sucre intégral, de sel complet, de farines complètes biologiques fraîchement moulues, de pain complet réalisé avec ces farines, d'huiles crues obtenues par première pression à froid.
* **Ne prendre qu'une fois par jour** viande ou poisson ou œuf ou légumineuse.
* Proscrire les fritures et le four à micro-ondes, ne pas faire bouillir, **peu cuire les aliments et le faire à la vapeur douce**.

2) *Une complémentation en nutriments*
Une nourriture non appropriée pendant des années a provoqué des carences. Il convient donc d'administrer des **vitamines** et des **oligo-éléments**. La vitamine C est donnée à fortes doses, KOUSMINE ayant adopté à ce sujet les thèses de PAULING.

3) *Une hygiène intestinale*
La nourriture malsaine entraîne la stagnation des matières fécales et transforme la flore intestinale, entraînant le développement d'une flore de putréfaction aux effets nocifs. Pour accélérer le retour à la normale seront effectués des **lavements** par voie rectale, suivis d'**instillations d'huile vierge**.

4) *Une correction de l'acidification anormale de l'organisme*
Une alimentation erronée, un déficit de certaines vitamines et certains oligo-éléments, provoquent à la longue une acidification de l'organisme dont les conséquences sont néfastes. Ce déséquilibre sera corrigé par la prise quotidienne de **citrates alcalins**.

## 3. Les résultats

KOUSMINE a obtenu de **fréquents succès dans des états pathologiques divers**, en particulier les maladies auto-immunes et les cancers. Sa méthode arrête l'évolution dans certains cas, améliore ou guérit dans d'autres. Elle est parfaitement compatible avec les traitements allopathiques classiques auxquels elle peut être associée.

Les résultats de KOUSMINE ont pu être **constatés par bon nombre de ses confrères**. Elle a en effet pris, les uns après les autres, 87 jeunes médecins dans son cabinet. Elle leur a montré des cas de maladies considérées comme chroniques et incurables en médecine classique, stabilisées ou guéries par sa technique.

Les remarquables travaux de KOUSMINE sont restés inconnus de la plupart des médecins et du grand public, car ils ont été rejetés sans étude scientifique réelle par les tenants de la médecine classique et n'ont donc pas été publiés dans la presse et les revues spécialisées. Néanmoins **KOUSMINE a fait école et ses élèves ont formé une association** pour échanger leurs expériences et propager sa méthode.

## 4. Commentaires

**Je ne puis qu'approuver la plupart des recommandations édictées par KOUSMINE** :

\* L'exclusion des conserves, des huiles du commerce et des margarines, du sucre raffiné et du sel raffiné.

\* L'encouragement à manger des aliments biologiques et surtout des légumes frais, des fruits, des oléagineux, du miel.

\* La limitation à une fois par jour des viandes ou poissons ou œufs ou légumineuses.

\* L'importance des huiles de première pression à froid.

\* L'encouragement à consommer des aliments crus ou à défaut cuits le moins longtemps possible, à température peu élevée.

\* La supplémentation en vitamines et en oligo-éléments

\* L'importance accordée à l'épuration colique.

**Mon attitude diverge sur quelques points accessoires et sur deux points principaux** :

\* **Je supprime totalement le lait et les produits laitiers**, car l'expérience m'a montré que, même à petite dose, ils constituent un danger et peuvent empêcher la guérison de certaines affections.

\* **Je supprime totalement les céréales (sauf le riz et le sarrasin)** qui me paraissent nocives dans certaines maladies et chez certains sujets.

On me rétorquera que la simple restriction des laitages et le maintien des céréales n'ont pas empêché KOUSMINE et ses collaborateurs d'enregistrer maints succès. Il est probable que l'équipement enzymatique et mucinique de certains sujets leur permet de tolérer les céréales et de petites quantités de lait. Mais il n'en est pas de même chez d'autres individus. La suppression du blé, du maïs et du lait est parfois l'élément déterminant pour obtenir une guérison. On verra dans les chapitres suivants la forte proportion de bons résultats acquis par ce procédé.

Je citerai seulement un exemple, celui de la **colopathie fonctionnelle** qui guérit à tout coup par ma diététique. Si le malade reprend un produit céréalier ou un produit laitier, il présente dès le lendemain une rechute, dont l'intensité est proportionnelle à la quantité d'aliment interdit absorbée.

## B. LA MÉTHODE BURGER

Elle a été développée dans plusieurs livres (BURGER 1985) (BURGER 1988) (COMBY 1989). Les deux éditions de BURGER sont rédigés sur un mode humoristique, alors que l'ouvrage de son élève COMBY est plus classique.

### 1. Les bases

Guy-Claude BURGER est un physicien suisse qui réside actuellement en France. Il a échafaudé **une théorie fort intéressante** qui débouche sur une manière particulière de se nourrir, appelée « **instinctothérapie** ». Les idées principales de BURGER sont les suivantes :

1) **L'homme était fort bien adapté à l'alimentation préhistorique dite « originelle »**, parce que celle-ci est restée à peu près identique pendant plusieurs millions d'années.

2) **Certains hommes, sans doute la plupart, ne sont pas adaptés à la nourriture moderne**, car celle-ci diffère beaucoup de la nourriture ancestrale et n'est pratiquée que depuis quelques milliers d'années, 5 000 ans dans le cas de la France.

3) L'adaptation ou l'inadaptation dépendent du terrain génétique de chaque individu, et plus précisément du **polymorphisme des gènes qui gouvernent la fabrication des enzymes**. La digestion et le catabolisme des aliments sont en effet sous la dépendance de certaines enzymes.

4) L'inadaptation enzymatique se traduit par le **passage à travers la barrière intestinale** de fragments alimentaires plus ou moins complexes, nommés **molécules non originelles (MNO)**, que l'organisme ne peut intégrer dans son métabolisme normal. Lorsque les apports en MNO dépassent les capacités d'élimination de l'organisme, les MNO vont s'accumuler dans divers tissus et diverses cellules. Ceci conduit au **développement de nombreuses maladies**.

5) **Un retour à l'alimentation originelle renverse la situation**. Les apports en MNO étant supprimés, l'organisme va progressivement éliminer la plupart des MNO qu'il contient. Cette épuration peut améliorer ou guérir certaines affections.

### 2. Les règles à suivre

Plusieurs recommandations sont faites par BURGER :

* Ne consommer que des **aliments originels**, c'est-à-dire analogues à ceux que prenait l'homme à l'époque préhistorique. Le critère « originel » est beaucoup plus exigeant que le critère « biologique ». Ainsi un poulet élevé essentiellement au maïs peut être considéré comme biologique, si le cahier des charges correspondant au label biologique a été respecté. Mais ce poulet n'est pas originel, car le maïs moderne diffère notablement des maïs sauvages. Le corps de l'animal contient donc des MNO apportées par le maïs.

* **Les céréales modernes et les laits animaux sont prohibés** car ils ne sont pas originels.

* **Le crudivorisme doit être intégral**, ce qui exclue les produits cuits, conservés ou surgelés.

*  Chaque aliment est absorbé **isolément**, non mélangé à d'autres substances, non additionné de condiments.
*  La prise d'un produit parmi un choix abondant est guidé uniquement par **l'instinct**, c'est-à-dire par les sensations olfactives et gustatives.
*  Le produit choisi est consommé jusqu'à ce qu'apparaisse une **répulsion**, qui est considérée comme une indication d'arrêt.
*  L'**eau** est la seule boisson autorisée.
*  La prise de **graines germées** (légumineuses ou céréales ancestrales) est encouragée.
*  La prise de **casse** est conseillée, car ce fruit tropical facilite l'épuration des MNO en augmentant les éliminations biliaires et intestinales.

### 3. Les résultats

BURGER a d'abord expérimenté sa méthode sur lui-même et il lui attribue la guérison d'un sarcome lymphoblastique du pharynx. Il a étendu ensuite l'instinctothérapie à ses proches, puis à quelques disciples et à des malades de plus en plus nombreux.

BURGER a fait état de **résultats souvent excellents dans des pathologies très diverses** : cancers, maladies auto-immunes, troubles psychiatriques. Mais n'étant pas médecin, il s'est heurté à des difficultés encore plus grandes que KOUSMINE pour transmettre son message. Ajoutons que l'instinctothérapie est parfaitement compatible avec les divers traitements médicamenteux.

### 4. Commentaires sur la théorie

**Les deux premières propositions de BURGER sont fort logiques**. Elles correspondent aux **lois de DARWIN**. **L'alimentation** peut être considérée comme une **pression de sélection** :

*  La nutrition ancestrale a été pratiquée sous une forme à peu près constante pendant plusieurs millions d'années. Ceci a permis une sélection aboutissant à la survie des individus les mieux adaptés.
*  La nutrition moderne a souvent varié et n'est suivie que depuis quelques milliers d'années, ce qui semble beaucoup à l'échelle de la vie humaine, mais représente bien peu à l'échelle de la vie sur la Terre. Ceci suggère que de nombreux humains ne sont pas adaptés.

J'ajouterai que si l'on est en droit d'espérer une adaptation future aux protéines nouvelles du blé, du maïs ou du lait de vache, il n'en est pas de même dans le cadre des **aliments cuits**. Certaines espèces chimiques nouvelles, comme les isomères, diffèrent trop des molécules naturelles sur lesquelles sont actives nos enzymes.

**La cinquième proposition de BURGER est valable**. Le régime alimentaire que je prescris est proche dans ses grandes lignes de celui du physicien suisse. Or il s'avère, comme nous le verrons plus loin, très souvent et très profondément bénéfique dans de nombreuses maladies.

**La troisième proposition de BURGER est partielle et mérite d'être complétée**. Si le rôle des **enzymes** est fort probable, d'autres éléments polymorphes interviennent. Je pense en particulier aux **mucines intestinales** dont le polymorphisme a été décrit au chapitre 3 et dont la participation dans le développement de la polyarthrite rhumatoïde sera évoqué au chapitre 9.

**La quatrième hypothèse de BURGER me paraît trop simple.** Le marquage des cellules par les **MNO** ne permet pas d'expliquer le mécanisme de certaines affections. Il faut faire appel à d'autres **molécules issues de bactéries intestinales**. De plus, les molécules dangereuses peuvent avoir **trois destins différents, induisant trois variétés de pathologies** :

\* Pathologie auto-immune provoquée par des peptides et des protéines.

\* Pathologie d'encrassage provoquée par des molécules non immunogènes.

\* Pathologie d'élimination liée à l'expulsion des molécules à travers les émonctoires.

Toutes ces notions seront expliquées dans les chapitres suivants.

Au total, **la théorie de BURGER me semble inébranlable**. Le concept de l'inadaptation génétique à l'alimentation moderne est séduisant. Il constitue une base solide à laquelle j'ai apporté divers approfondissements et compléments. **La théorie ainsi modifiée permet de déterminer les étapes successives qui aboutissent au développement de nombreuses maladies.**

### 5. Commentaires sur la pratique

L'instinctothérapie est certainement une **méthode très performante** pour améliorer ou guérir de nombreux maux. Mais son application est grevée de **plusieurs inconvénients** :

1) Elle est d'**organisation difficile**, car il faut disposer d'un choix abondant d'aliments originels. BURGER a certes créé un réseau de distribution, mais il est parfois malaisé de se procurer certaines catégories de produits.

2) Elle est **relativement onéreuse**, car certains aliments originels sont chers, soit parce qu'ils sont rares, soit parce qu'ils viennent de très loin.

3) Elle est **très exigeante** pour ses adeptes qui doivent assumer un crudivorisme intégral et se passer de condiments, de café, de thé et de boissons alcoolisées.

4) Elle est **asociale**, interdisant la fréquentation des restaurants ou les invitations chez des amis qui ne suivent pas le même régime. L'obligation de flairer successivement les divers aliments interdit tout contact avec des non initiés. Les disciples de BURGER qui ne veulent pas rester seuls ont parfois tendance à se réunir entre eux au moment des repas, chacun apportant les produits originels qu'il a pu acquérir, ce qui représente une certaine économie. De telles réunions prennent un peu une allure de secte.

## C. LA MÉTHODE FRADIN

Le Docteur Jacques FRADIN dirige à Paris l'Institut de Médecine Environnementale. Ses conceptions sont expliquées dans deux articles (FRADIN 1991 a) (FRADIN 1991 b).

### 1. Les idées principales

\* Dans 90 % des maladies, il existe des gènes prédisposants, mais **les facteurs environnementaux sont dominants**. Ceci est démontré par le fait suivant : lorsqu'un individu venu d'un pays où l'incidence d'une affection est x émigre dans un pays où cette incidence est y, le risque pour les descendants de cet individu sera y, tout comme les autochtones.

\* **Une population qui s'occidentalise** voit augmenter la fréquence des pathologies dégénératives, causes de presque tous les décès : athérosclérose, troubles métaboliques, auto-immunité, cancers, ostéoporose, etc.

\* **L'alimentation moderne** est le responsable majeur de ces problèmes. Elle contient de nombreux toxiques et la muqueuse du grêle est perméable pour la plupart d'entre eux.

\* Les principaux dangers du mode nutritionnel actuel sont :

1) **La carence en acides gras oméga 3**. Ces acides, abondants dans les viandes et poissons sauvages, sont raréfiés chez les animaux domestiques, par inhibition toxique de certaines enzymes, les élongases et les désaturases, nécessaires à leur fabrication.

2) **La cuisson** qui, surtout au-dessus de 110 °C, génère de nombreuses espèces chimiques nouvelles, dont certaines sont toxiques ou cancérigènes.

3) **Les laits animaux** et leurs dérivés.

4) **Les céréales cuites** qui ont remplacé les graines non germées.

\* FRADIN propose un régime hypotoxique, **applicable par étapes**. Le premier stade consiste à limiter à 100 °C la température de cuisson des aliments. Le second stade est l'exclusion des laits animaux, sans se préoccuper de la carence en calcium qui ne se produit pas, contrairement à une opinion trop souvent répandue. Le troisième stade, réservé aux cas plus graves, est la suppression des céréales et des produits animaux.

\* Les **toxiques lipophiles** traversent aisément la barrière intestinale et ont une affinité pour le tissu adipeux où ils sont stockés. Les principaux toxiques lipophiles sont les pesticides, certains solvants, certaines molécules créées par la cuisson, de nombreux médicaments psychotropes et certains additifs alimentaires.

\* Les toxiques lipophiles **inhibent le fonctionnement de certaines enzymes, élongases et désaturases**, qui permettent la synthèse des acides gras oméga 3, protecteurs contre l'athérosclérose et les infections.

\* Le passage brutal de la nutrition actuelle au régime hypotoxique entraîne, chez de rares sujets, une **aggravation de leur maladie**. Ceci est ordinairement dû à un **amaigrissement trop rapide**, libérant dans la circulation sanguine de fortes quantités de toxiques lipophiles. Chez de tels individus, le régime hypotoxique doit être installé progressivement, par étapes, afin de **permettre au foie d'éliminer les molécules nocives**, ce qui n'est pas facile et nécessite un couplage avec d'autres substances afin d'obtenir un produit hydrosoluble.

\* Un amaigrissement est dangereux lorsqu'il est rapide. Il est bénéfique lorsqu'il est très lent.

\* Une amélioration du fonctionnement des émonctoires, se traduit par des urines et des selles plus foncées.

## 2. Commentaires

Lorsque la première édition de cet ouvrage a été publiée, je ne mentionnais pas les travaux de FRADIN, car je ne les avais jamais lus. **Il est intéres-**

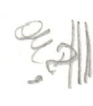

sant de constater que, sans nous être jamais consultés, nous aboutissons à des opinions très proches.

Je suis en effet en parfait accord avec la plupart des propositions de FRADIN. Sa diététique est logique et n'est pas trop draconienne. Elle est aisément applicable par toute personne suffisamment intelligente et motivée.

FRADIN souligne à juste titre le danger majeur constitué par les **toxiques lipophiles**. BURGER avait déjà souligné des « crises d'épuration », survenant chez certaines personnes au début du régime, que l'on peut fort bien attribuer à l'élimination laborieuse de ces toxiques.

Sur le plan pratique, je ne diffère que sur un point. Je ne suis pas hostile aux **produits d'origine animale**. Certes la viande crue n'est plus l'aliment idéal qu'elle était pour nos ancêtres, car sa graisse contient trop de toxines lipophiles. Mais on peut consommer sans grand problème une **viande biologique** ou mieux encore **originelle** et manger le **maigre** d'une viande banale, provenant d'un bon boucher.

Sur le plan théorique, je crois que, comme pour BURGER, les excellentes idées de FRADIN méritent d'être complétées :

1) À côté des molécules d'origine alimentaire, il ne faut pas négliger le danger des **molécules d'origine bactérienne**. Elles peuvent, elles aussi, franchir la muqueuse du grêle et intervenir dans de nombreuses pathologies, en particulier auto-immunes.

2) FRADIN observe, comme KOUSMINE et BURGER, qu'une mauvaise nourriture favorise beaucoup de maladies et qu'une nourriture correcte est remarquablement préventive ou curative. **Il reste à comprendre par quelles étapes et par quels mécanismes l'alimentation moderne conduit aux divers états pathologiques.** Je m'efforcerai de répondre à cette question dans plusieurs chapitres de ce livre.

## D. LES BASES DE MON RÉGIME

Mon but est de proposer **un régime apportant 95 % des avantages de la méthode BURGER, mais aussi aisé à pratiquer que la méthode KOUSMINE ou la méthode FRADIN**. Ce régime sera désigné indifféremment comme **de type originel, de type ancestral ou hypotoxique**.

Les principaux fondements en sont les suivants :
1) **Exclusion des céréales**, à l'exception du riz et du sarrasin.
2) **Exclusion des laits animaux** et de leurs dérivés.
3) Consommation de **beaucoup de produits crus**.
4) Utilisation d'**huiles vierges**, obtenues par première pression à froid.
5) Préférence chaque fois que possible pour les **produits biologiques**.

## E. ANALYSE ALIMENT PAR ALIMENT

### 1. Les céréales

On regroupe sous ce terme plusieurs catégories de plantes :

\* **Le blé est dangereux**, en raison de la structure de ses protéines et du fait qu'il est toujours cuit. Il faut donc supprimer le pain, les croissants, les gâteaux, les pizzas, les biscuits, les biscottes, les galettes de blé, la farine de blé, les pâtes et les semoules. **Le pain complet est pire encore que le pain classique**, car il est plus cuit et plus riche en molécules de Maillard.

\* **Le maïs est dangereux** pour les mêmes raisons que le blé. Il faut donc supprimer les corn flakes, le pop corn, les grains de maïs doux et la farine de maïs.

\* L'orge, le seigle et l'avoine font partie de la famille du blé et sont aussi abolis.

\* **Le riz** est resté semblable à sa forme sauvage préhistorique. L'expérience clinique montre qu'il **est rarement nocif**. Aussi est-il autorisé, aussi bien le riz blanc que le riz complet.

\* Sur les céréales africaines (mil, millet, sorgho), je n'ai pas d'opinion.

\* Le sarrasin est fort bien toléré par les patients et est donc largement autorisé. Le sésame est probablement très bon aussi, mais mon expérience est moins étendue que pour le sarrasin.

\* Le kamut n'est pas un blé ancestral, car il a doublé ses chromosomes. Il est donc à exclure.

\* L'épeautre n'est tolérable que sous forme de petit épeautre authentique cru. Il faut se **méfier du pain d'épeautre** car, lorsqu'il a cuit à 300 °C, il est aussi dangereux que le pain de blé.

\* En somme, **les céréales modernes, mutées, cuites, incomplètes, vieillies sont à proscrire**. Les céréales anciennes, sauvages, crues ou cuites au-dessous de 110 °C, complètes, rapidement consommées peuvent être bénéfiques, au moins chez certains individus.

## 2. Les laits animaux

**Le lait de vache présente de nombreux inconvénients** pour l'homme. Il est donc interdit, ainsi que ses dérivés : beurre, fromages, crème, glaces, yaourt. Certains de mes malades ont essayé de remplacer le lait de vache par un autre lait animal et n'en ont tiré aucun profit. **Il faut proscrire les laits animaux**, quel que soit leur origine : chèvre, brebis, jument, etc.

Contrairement à une croyance très répandue, **la suppression des produits laitiers n'entraîne pas une carence en calcium**, et ceci pour deux raisons :

\* Les laits animaux, surtout le lait de vache, sont certes fort riches en calcium, mais seule une petite fraction de celui-ci est absorbé par l'intestin grêle humain. L'immense majorité du calcium est précipitée sous forme de phosphate de calcium insoluble et éliminé dans les selles. Ce phénomène est bienvenu, car les quantités de calcium contenu dans le lait de vache sont beaucoup trop fortes pour les besoins de l'homme.

\* Le calcium est très abondant dans le sol et sera donc fourni en quantité largement suffisante par les légumes, les légumineuses, les crudités et les fruits.

## 3. Les viandes

Je les considère comme **mauvaises quand elles sont cuites** et comme **bonnes quand elles sont crues**. Mais certains individus sont totalement incapables, en raison le plus souvent d'un obstacle psychique, de manger leur viande crue. On tolérera pour eux une cuisson la plus brève et la moins forte possible. Comme je le disais plus haut, il faut, dans une viande non biologique, **préférer le maigre au gras**, souvent bourré de déchets lipophiles.

Les viandes doivent être de **qualité irréprochable**, achetées chez un commerçant de confiance. Le bœuf, le veau, le mouton, le cheval seront privilégiés, car assez faciles à absorber crus, soit tels quels, soit sous forme de tartare ou de carpaccio. J'éprouve une certaine méfiance envers l'agneau et le porc, souvent nourris de façon très artificielle. Il en est de même pour les volailles et le lapin, de surcroît peu appétissants à l'état cru.

Les gibiers sont malaisés à ingurgiter crus. À titre exceptionnel sera permis un gibier peu cuit, saignant, comme par exemple le lièvre ou le sanglier. Les abats posent le même problème. À titre exceptionnel, on pourra admettre le foie ou les rognons saignants ou bleus.

### 4. Les charcuteries

**Sont autorisées les charcuteries crues** : jambon cru, saucisson, saucisse, chorizo, salami. Il faut sélectionner des produits de qualité, faisant augurer une nourriture plus soignée des porcs. **Sont exclues les charcuteries cuites** : jambon cuit, pâté, rillette, boudin, andouillette, etc.

La seule exception est constituée par les foies gras, car la graisse d'oie et la graisse de canard ont la réputation justifiée d'être plutôt bonnes pour la santé. C'est dans le Gers qu'on compte le plus de femmes centenaires.

### 5. Les œufs

Comme la viande, l'œuf est **nocif quand il est cuit, valable quand il est cru**. L'idéal est de se procurer des œufs biologiques. Le blanc, uniquement formé d'albumine et peu ragoûtant, peut être écarté, alors que le jaune sera gobé. Pour les sujets qui ne souhaitent pas manger d'œufs crus, les préparer à la coque à température peu élevée.

### 6. Les poissons

Le poisson cuit est moins redoutable que la viande cuite. Cependant, **mieux vaut opter pour le poisson cru**. Sans préparation, celui-ci est peu appétissant, mais il peut devenir succulent lorsqu'il est accommodé à la Japonaise ou à la Tahitienne. Une recette simple consiste à faire mariner de fines tranches de poisson, du saumon par exemple, dans du jus de citron additionné d'un peu d'huile d'olive et aromatisé par de fortes quantités de coriandre, d'aneth et de basilic. Ce plat est conservable une semaine au réfrigérateur. Bien entendu, le poisson doit être **très frais**, acheté chez un commerçant fiable.

Bien qu'il soit illusoire d'espérer trouver des poissons non pollués par l'industrie humaine, on choisira ceux qui se rapprochent le plus du critère originel : poissons de mer plutôt que de rivière, poissons sauvages plutôt que d'élevage.

### 7. Les autres produits de mer

Les crustacés, les mollusques et les coquillages sont permis. Les **coquillages crus** (huître, moule, palourde, etc...) sont même conseillés.

## 8. Les légumes verts

**Ils sont tous autorisés** : asperge, artichaut, aubergine, betterave, champignons, chou, courgette, fenouil, épinard, haricot vert, navet, poireau, salsifis et légumes exotiques. Trop durs pour être consommés crus, ils sont cuits à la vapeur à l'aide d'une cocotte minute ou mieux encore à l'étouffée ou à la vapeur douce.

## 9. Les légumes secs ou légumineuses

Rentrent dans cette catégorie : pois, haricot blanc ou rouge, lentilles, pois chiche, fève, pomme de terre, quinoa, tapioca et soja. **Ils sont autorisés**, après cuisson analogue à celle des légumes verts. Le lait de soja et les yaourts de soja sont de bons substituts du lait de vache et des yaourts classiques.

## 10. Les crudités

**On usera largement des aliments appartenant à ce groupe** : carotte, céleri, champignons, concombre, cresson, endive, mâche, melon, poivron, radis, salades vertes, tomate.

## 11. Les fruits frais

**Il est fait grandement appel à ces fruits** : abricot, ananas, banane, cerise, fraise, framboise, mandarine, orange, pamplemousse, pêche, poire, pomme, prune, raisin, fruits exotiques, pour ne citer que les principaux. La châtaigne, qui est consommée cuite, et la farine de châtaigne sont également admises.

## 12. Les fruits secs ou conservés

**Ils sont largement représentés dans le régime** : datte, figue, amande, arachide, noisette, noix, olive. Ils doivent être mangés **crus**. Ainsi l'arachide grillée sera écartée au profit de l'arachide crue.

## 13. Aliments divers

Sont conseillés le **miel** et les **pollens**, produits naturels par excellence, et aussi les **graines germées** de légumineuses ou de céréales ancestrales ou peu manipulées par l'homme : soja, lentilles, pois chiche, haricot, riz, sarrasin, petit épeautre, mil, luzerne. Attention cependant : si les graines d'épeautre crues sont permises, il n'en est pas de même pour le pain d'épeautre cuit à plus de 300 degrés.

**Le chocolat**, qui est cuit et contient du sucre raffiné, **est à limiter**. On choisira du chocolat noir, biologique contenant du sucre complet. Les confitures qui sont cuites et bourrées de sucre blanc sont à proscrire. Le sucre blanc doit être écarté au profit du **sucre complet**, beaucoup plus riche en potassium, en magnésium, en calcium, en phosphore, en fer et en vitamines (DENJEAN 1989).

## 14. Les huiles

Toutes les huiles apportent l'acide linoléique. Je conseille souvent les huiles suivantes :

* Olive qui apporte des acides gras monoinsaturés.

* Noix, soja et colza qui apportent l'acide α linolénique.
* Onagre et bourrache qui apportent l'acide β linolénique.

Mais d'autres huiles sont intéressantes, pourvu qu'elles soient **vierges et extraites par première pression à froid**. C'est la technique habituelle pour l'huile d'olive. Pour les autres huiles, il faut s'adresser à des magasins spécialisés dans les denrées biologiques. Le label vierge signifie que l'huile a été extraite de la plante uniquement par des procédés physiques ou mécaniques et n'a été soumise à aucun traitement chimique.

### 15. Les condiments

Ils sont **tous autorisés** : sel, poivre, vinaigre, citron, oignon, ail, moutarde, persil, câpre, cornichon, curry, plantes aromatiques. **La quantité de sel doit être limitée**, les Français en absorbant quatre fois trop. Le sel blanc raffiné sera écarté au profit du sel complet, beaucoup plus riche en certains minéraux.

### 16. Les boissons

Il faut exclure les boissons riches en sucre blanc (sodas, jus de fruits du commerce) et la bière qui est assimilable à une céréale, car elle contient des protéines de l'orge. Les autres boissons sont permises :

* **L'eau du robinet et des eaux minérales diverses** fournissent d'utiles minéraux et oligo-éléments.
* **Le café et le thé sont tolérés en quantité raisonnable**. Certes ils contiennent des molécules torréfiées et excitantes, mais les quantités ingérées de substances nocives sont petites. Certains sujets aiment beaucoup le café ou le thé, et ceci les aide à mieux supporter les impératifs du régime.
* **La chicorée est encouragée** en vertu de ses propriétés cholérétiques et dépuratives.
* **Les boissons alcoolisées autres que la bière sont autorisées à dose modérée**. Ma position sur ce sujet s'appuie sur plusieurs arguments :

1) L'alcool est une **molécule simple** qui ne peut entraîner ni une réponse auto-immune, ni un encrassage, ni une élimination difficile.

2) Les boissons alcoolisées préparées à partir de céréales ne contiennent pourtant aucune **protéine céréalière**, lorsqu'elles sont obtenues par distillation. Ainsi la distillation de l'orge aboutit au whisky qui ne recueille que les arômes, alors que la fermentation de l'orge aboutit à la bière qui garde les protéines.

3) L'alcool a un effet antiagrégant sur les plaquettes et **fluidifie le sang**, ce qui protège contre les maladies cardio-vasculaires. Il a été récemment démontré que le vin, surtout le vin rouge, contient une quantité non négligeable d'acide acétylsalicylique, anticoagulant modéré très utilisé dans la prévention et le traitement des accidents vasculaires.

4) Le vin est un **piégeur de radicaux libres**, action qui n'est pas due à l'alcool, mais aux flavonoïdes.

Les Français ont moins souvent des accidents cardio-vasculaires que la plupart des Européens, bien qu'ils mangent autant de corps gras. Ce phénomène, appelé « **paradoxe français** », est attribué à la consommation d'huile d'olive et de vin (Renaud et de Lorgeril 1992).

*Analyse aliment par aliment* 97

**Au total**

La liste des aliments interdits et la liste des aliments autorisés sont récapitulés sur le tableau III.

Tableau III – **ALIMENTS INTERDITS**

Blé dur et blé tendre (froment) : pâtes, semoule, pain, farine, pizzas, croissants, brioches, gâteaux, galettes, biscuits, biscottes, son.
La plupart des céréales : seigle, orge, maïs, avoine, pain d'épeautre.
Laits animaux et leurs dérivés : beurre, fromages, crème, yaourts, glaces.
Sel blanc raffiné.
Sucre blanc raffiné
Chocolat au lait.
Confitures.
Huiles raffinées.
Margarines.
Bière.
Conserves.

**ALIMENTS DÉCONSEILLÉS**

Tous les aliments cuits au-dessus de 110 °C, et en particulier :
Charcuteries cuites.
Viandes cuites.
Foie.
Rognons.
Œufs trop cuits.
Poissons cuits.
Huiles cuites.
Oléagineux cuits.
Si on souhaite cuire certains produits, le faire soit très brièvement, soit à l'étouffée ou à la vapeur douce.

**ALIMENTS AUTORISÉS**

Viandes crues.
Charcuteries crues.
Œufs crus ou cuits modérément.
Poissons crus ou cuits modérément.
Crustacés.
Fruits de mer.
Produits fumés (modérément).
Légumes verts (cuits si possible à l'étouffée ou à la vapeur douce).
Légumes secs (cuits si possible à l'étouffée ou à la vapeur douce).
Soja (lait de soja, yaourts au soja).
Crudités.
Fruits frais.
Fruits secs.
Oléagineux crus.
Miel.
Pollens.
Riz, sarrasin et sésame.
Chocolat noir (modérément).
Graines germées de céréales ancestrales et de légumineuses.
Huiles obtenues par première pression à froid.
Sel complet.
Sucre complet.
Eau du robinet et eaux minérales.
Chicorée, infusions, café (modérément), thé (modérément).
Toutes les boissons alcoolisées (modérément) sauf la bière.

## F. AUTRES RECOMMANDATIONS DIÉTÉTIQUES

### 1. Éviter au maximum le cuit

**L'idéal est de manger un maximum d'aliments crus.** Cependant le crudivorisme intégral est difficile à réaliser, car :

\* Les légumes verts et les légumes secs sont durs et beaucoup plus faciles à ingérer, une fois ramollis par la cuisson.

\* D'assez nombreux individus sont incapables d'avaler de la viande ou du poisson cru.

**Les dangers de la cuisson augmentent en fonction de la durée et surtout de la température** (ROBBANA-BARNAT et coll. 1994) :

\* Jusqu'à 100 °C et même 110 °C, il se forme très peu de mutagènes, de molécules de Maillard et d'isomères. C'est dire **l'intérêt de la cuisson à la vapeur douce ou à l'étouffée. On peut aussi pocher ou braiser**.

\* Au-dessus de 110 °C et surtout de 200 °C sont générés de nombreux mutagènes, molécules de Maillard et isomères. Il faut donc **éviter les fours à température élevée et surtout les grillades et les fritures** qui peuvent atteindre de 300 à 700 °C.

Une étude approfondie des divers modes de cuisson, avec leurs avantages et leurs inconvénients, a été conduite par JOYEUX (1994). L'auteur conclue à la **supériorité de la cuisson à la vapeur douce** en autocuiseur, qui ne dépasse pas 95 °C.

Les **aliments protidiques** produisent beaucoup plus de substances cancérigènes que les aliments glucidiques. Sont donc redoutables viandes, poissons, certaines sauces et bouillons. L'adjonction de **matières grasses** accroît encore cette production.

### 2. Existe-t-il des dangers à manger cru ?

Depuis les travaux de Pasteur, les humains ont peur de se contaminer avec des bactéries et des parasites. C'est une des raisons pour lesquelles les aliments sont souvent cuits fortement et longuement. Le fait de manger cru fait-il courir des risques dans ce domaine ?

**Les chances de contracter des bactéries dangereuses sont extrêmement faibles**. Je n'en ai jamais vu un seul cas. Nous vivons dans un univers bactériel (MARGULIS et SAGAN 1989) et notre organisme sait se défendre contre les bactéries présentes dans les aliments, mais aussi dans l'air et sur tous les objets que nous touchons. Notre appareil digestif contient $10^{14}$ bactéries, alors que notre corps ne comporte que $10^{13}$ cellules. Les bactéries que nous avalons sont pour la plupart tuées dans l'estomac par l'acide chlorhydrique et les survivantes viennent remplacer dans le tube digestif celles que nous éliminons par les selles.

Il faut seulement éviter les produits avariés et les coquillages douteux. Les grandes toxinfections alimentaires, survenant dans les collectivités, sont secondaires à l'ingestion de plats cuits contaminés par des staphylocoques ou des salmonellas provenant du cuisinier.

**Les chances de contracter des parasites sont également réduites**. Je n'en ai pas encore observé un seul cas. Cependant, **il faut rester vigilant** et je recommande à mes patients les précautions suivantes :

1) N'acheter que des aliments frais et de bonne qualité, chez des commerçants honnêtes et compétents. Dans les produits de premier choix, les parasites sont rares.

2) À la différence de certains pays tropicaux, les parasites mortels sont rares en France. Il en existe cependant deux :

\* La **douve du foie**, trouvée dans certains cressons, pissenlits et mâches sauvages.

\* La **trichine**, ver nématode pouvant infester le porc et le cheval.

Il faut donc vérifier, autant que faire se peut, la provenance de certaines salades et la qualité de certaines viandes.

La meilleure protection contre les parasites est la récupération, grâce au régime de type originel, d'un **appareil digestif en bon état**, dans lequel les parasites ont bien du mal à s'installer. Jusqu'à présent, j'ai rencontré des parasitoses à entrée digestive seulement chez des mangeurs de « cuit », jamais chez un mangeur de « cru ».

Même si un petit danger de parasitose existe, il faut prendre un **risque calculé**. En mangeant cru, j'ai une chance sur 5 000 d'attraper un parasite, mais j'ai dix fois moins de chances de développer un cancer ou une maladie cardio-vasculaire. Je choisis donc de manger cru.

### 3. L'équilibre entre alcalins et acides

**Le pH de nos cellules est à 7,4, donc légèrement alcalin**. Si un être humain ingère trop d'aliments acides, l'excès d'ions acides doit être neutralisé par des substances tampons, afin de maintenir le pH à 7,4, ce qui est une nécessité vitale. **Le rétablissement de l'équilibre acidobasique consomme de l'énergie** et peut entraîner une fatigue et une fragilisation de l'organisme.

Pour résoudre ce problème, les tenants de la méthode Kousmine vérifient le **pH des urines** et administrent des **substances tampons**, bicarbonates et surtout citrates (LABLANCHY et PAILLARD 1989).

Considérons à présent les caractères des différents aliments. Sont classés comme acidifiants : viandes, poissons, œufs, sucre raffiné, alcool, thé, café, chocolat, légumineuses, huiles raffinées, oléagineux (sauf amandes), céréales et produits laitiers. Sont classés comme alcalinisants : légumes verts, légumes secs, crudités (la plupart), fruits mûrs, lait et amandes. **Dans le régime de type ancestral, les aliments acidifiants sont en quantité réduite**. En effet, céréales et produits laitiers sont supprimés, viandes ou poissons ou œufs sont pris au maximum une fois par jour. Au contraire, presque tous les aliments alcalinisants sont richement représentés. Ce mode nutritionnel favorise donc le maintien du pH à 7,4. Rien n'empêche, en cas de pH urinaire acide, de lui adjoindre des bicarbonates ou des citrates.

### 4. Autres conseils

1) **Les conserves sont à éliminer**, car elles contiennent en général des aliments cuits à l'aide d'huiles du commerce ou de graisses animales.

2) **Les aliments fumés**, viandes ou poissons, **sont à consommer avec modération**. En effet, le fumage fait apparaître des substances cancérigènes : benzopyrène, benzofluorène, benzanthracène. Le pouvoir mutagène de ces

molécules reste toutefois bien inférieur à celui de certaines carbolines engendrées par la cuisson.

3) **Le surgelé n'est pas dangereux**. En effet, la préservation à une température inférieure à – 18 °C ne modifie aucunement la structure de l'aliment, contrairement à la cuisson. J'ai conservé depuis 1969, soit depuis 31 ans, des sérums contenant des anticorps dans un congélateur à – 25 °C. Ces anticorps, qui sont des molécules fragiles et complexes, ont gardé intactes toutes leurs propriétés. C'est dire l'efficacité du procédé.

Encore faut-il que le produit surgelé ait été initialement compatible avec le régime hypotoxique.

4) **Les aliments biologiques sont à privilégier**, chaque fois que possible.

5) Pour ne pas commettre d'erreurs, **il faut savoir déjouer certains pièges** :

* Les figues sèches sont conseillées, mais il convient d'éviter celles qui sont enrobées de farine.

* Les galettes de riz sont tolérées, mais on doit toujours vérifier attentivement leur composition, car elles peuvent contenir une forte proportion de blé.

## 5. Composition des repas

Ma position sur ce sujet est présentée sur le tableau IV. J'y ajouterai quelques commentaires :

* Il n'est pas obligatoire de consommer tous les aliments proposés. Les personnes dont l'appétit est plus faible peuvent retrancher un ou plusieurs produits.

---

**Tableau IV – COMPOSITION DES MENUS**

**Petit déjeuner**
  Chocolat noir (Ne pas abuser).
  Miel
  1 fruit de saison
  1 fruit sec
  1 bol de café ou de thé ou mieux de chicorée.

**Déjeuner**
  1 crudité.
  1 légume vert.
  Oléagineux.
  2 variétés de fruits.

**Dîner**
  1 crudité
  1 légume sec
  1 viande ou 1 charcuterie crue ou 2 œufs crus ou 1 poisson ou 1 produit de mer.
  2 variétés de fruits.

Ceci n'est qu'une suggestion. De nombreux autres menus sont possibles, à condition de respecter les impératifs du régime.

* **La prise de protéines animales est limitée à une fois par jour**. Ceci prévient un apport excessif d'acides.

* Ce tableau n'est qu'une suggestion. De nombreux autres menus sont envisageables, à condition de respecter les impératifs du régime.

### 6. Quantité de victuailles

L'objectif premier du changement nutritionnel est **la qualité**. Il vise à introduire dans l'organisme humain des molécules qui lui conviennent et à exclure des molécules qui ne lui conviennent pas.

Le **problème quantitatif** est moins important. Cependant, il est toujours préférable de manger peu plutôt que de manger trop. Les repas excessifs entraînent plus de travail pour les enzymes, les mucines, les entérocytes, les cellules hépatiques et augmentent le nombre de déchets d'origine alimentaire ou bactérienne. La meilleure des diététiques n'apporte pas une sécurité parfaite, en raison de la pollution de l'immense majorité des aliments.

Une certaine **frugalité** est donc recommandable. Des expériences effectuées sur les rats (WEINDRUCH 1996) et sur les singes Rhésus (COUZIN 1998) sont fort instructives à cet égard. Les animaux nourris avec parcimonie vivent en moyenne deux fois plus longtemps que ceux mangeant à satiété.

## G. MESURES COMPLÉMENTAIRES DU RÉGIME

Cinq mesures de bon sens constituent un complément utile de la diététique :

### 1. Supprimer le tabac

**Les conséquences désastreuses du tabagisme sont surabondamment prouvées**. Le tabac est non seulement dangereux par lui-même, mais potentialise les effets d'autres polluants. Le fumeur court trois risques principaux (BURSAUX 1994) :
* Le cancer des bronches, du tube digestif ou d'un autre organe.
* La bronchite chronique et l'insuffisance respiratoire.
* Les maladies cardio-vasculaires.

Le tabagisme raccourcit souvent la vie d'un bon nombre d'années. 80 % des non fumeurs dépassent l'âge de 70 ans contre seulement 50 % des fumeurs. Il faut donc proscrire totalement le tabac.

### 2. Avoir une activité physique suffisante

À l'exception de certains malades affligés de douleurs ou d'autres handicaps, les humains ont tout avantage à **réaliser quotidiennement divers exercices physiques** : gymnastique et marche pendant une heure. La pratique de certains sports est aussi une bonne chose.

L'exercice physique est profitable, car il entraîne une hyperoxygénation et permet de métaboliser plus intensément les molécules alimentaires. Mais il ne peut rien sur certaines macromolécules résistantes aux enzymes. C'est pourquoi le régime de type original, accompagné de vitamines et de minéraux est irremplaçable.

La diététique actuellement proposée aux sportifs parvient à améliorer leurs performances à court terme. Mais elle ne ralentit pas le vieillissement et, dès la trentaine, les capacités baissent. Le régime ancestral, remarquable dans la prévention de l'athérosclérose et de bien d'autres facteurs de vieillissement, permet de maintenir beaucoup plus longtemps les performances maximales. Je l'ai constaté maintes fois et il serait certainement intéressant de **tester ma méthode chez les sportifs de haut niveau.**

### 3. Éviter au maximum l'impact des stress

Nous sommes tous soumis à des stress plus ou moins importants : familiaux, sentimentaux, professionnels, financiers, liés à un excès de travail ou à des problèmes de santé. Nous verrons, au cours des chapitres qui suivent, que ces agressions, sans être la cause première, peuvent être souvent le facteur déclenchant de nombreuses maladies.

Aussi faut-il **organiser sa vie** pour supprimer ou limiter certains stress et **se forger une philosophie** pour mieux tolérer ceux qui sont inévitables. Ce programme n'est pas impossible, si l'on consent à lui accorder quelque réflexion.

### 4. Prendre des ferments lactiques

Les bacilles lactiques sont des germes normaux de l'intestin sain. Leur apport quotidien répété modifie progressivement la composition de la flore intestinale. L'alimentation moderne induit très souvent la formation d'une flore de putréfaction, riche en bactéries dangereuses. **Les bacilles lactiques favorisent le passage vers une flore de macération, beaucoup plus physiologique.**

Je prescris généralement 2 gélules d'Ergyphilus par jour pour une période d'au moins trois mois. Les **gélules** protègent les bacilles de l'action destructrice du suc gastrique et libèrent leur contenu dans l'intestin grêle. On peut aussi prendre un flacon de Nutrabase ou un sachet de Lactibiane par jour où les germes ne sont pas protégés, mais sont **si abondants** qu'ils parviennent en quantité suffisante dans le duodénum.

Une autre technique intéressante consiste à administrer L Base, à la dose de 3 gélules par jour, par cures de 10 jours. Il s'agit de lactosérum fermenté, qui est un **excellent nutriment pour les bactéries** dominantes saprophytes de la flore intestinale et qui a une **action vitalisante sur les entérocytes.**

La suppression des céréales et des produits laitiers, l'ingestion de beaucoup d'aliments crus, l'absorption de ferments lactiques ont toujours une **action très favorable sur le fonctionnement intestinal.** Une colite éventuelle disparaît, le transit intestinal se normalise. Il ne me semble pas utile de recourir aux lavements préconisés par KOUSMINE.

### 5. Supplémenter en vitamines, en magnésium et en oligo-éléments

*Vitamines*

Il est utile d'apporter les **vitamines liposolubles** A, D, E, K et les **vitamines hydrosolubles** B1, B2, B5, B6, B12, C. Cette mesure ne comporte aucun danger, sauf pour les vitamines A et D où il faut éviter un surdosage.

Je donne la **vitamine C à doses modérées** et non aux doses énormes recommandées par PAULING. Je ne crois pas en effet que le fonctionnement si complexe de l'organisme humain, avec ses milliers de réactions enzymatiques, soit à ce point dépendant d'une seule molécule. D'ailleurs la vitamine C qui est antioxydante à dose physiologique devient au contraire prooxydante à dose élevée.

J'utilise souvent Biocébé (vitamines A, C, E et plusieurs B) ou Actypral (Vitamines C et E naturelles) ou Anti Ox 200 (Vitamines A, C et E naturelles). D'autres préparations de vitamines sont possibles (MASSOL 1995).

*Magnésium*
**L'alimentation moderne est en règle trop riche en sodium et en calcium, trop pauvre en potassium et en magnésium**. La diminution du sel et l'exclusion des produits laitiers normalisent les apports de sodium et de calcium. La consommation de nombreux fruits et légumes augmente les apports de potassium.

Pour le magnésium, essentiel au fonctionnement de beaucoup d'enzymes, je prescris Mag 2 (pidolate de magnésium) ou du chlorure de magnésium qui sont fort bien absorbés par la muqueuse intestinale. En dehors d'une insuffisance rénale, il n'existe aucun risque de surdosage.

*Oligo-éléments*
Citons parmi les principaux le **zinc, le cuivre, le manganèse, le silicium, le sélénium**, le cobalt, le chrome, le rubidium. Bien d'autres éléments sont présents à l'état de traces dans certains produits naturels, comme l'eau de mer et les algues marines.

Parmi les diverses spécialités commercialisées en France, j'ai une préférence pour Ergybiol qui a l'avantage de rassembler 29 oligo-éléments dans une solution unique. Cependant il existe d'autres possibilités pour composer un **cocktail d'oligo-éléments** (MASSOL 1995).

*Remarque*
Mag 2 figure dans le dictionnaire Vidal. Ergyphilus, Biocébé et Ergybiol sont fabriqués par le laboratoire Nutergia, 12700, Capdenac. Lactibiane est fourni par le laboratoire PiLeJe, 4927, Saint-Laurent des Autels. Nutrabase est à commander au laboratoire Filorga, 18, rue Manin, 75019 Paris. Actypral est produit par le laboratoire Codifra, 105, boulevard Haussmann, 75008 Paris. Anti Ox 200 provient du laboratoire Synergia, BP 354, 42015 Saint-Étienne Cedex 2. L Base est commercialisé par le laboratoire pariNat, 4 bis, allée Charles V, 94300 Vincennes.

## H. CONCLUSION

Le régime que je propose est certainement **moins parfait que celui de** BURGER. Mais il est **beaucoup plus aisé à pratiquer** et reste compatible avec une vie sociale normale et même une gastronomie de haut niveau.

Le régime est **plus exigeant que celui de** KOUSMINE, puisqu'il supprime les laits animaux et les céréales. **La tolérance pour le café, le thé, les boissons alcoolisées, le chocolat noir biologique peu sucré**, à des doses raisonnables, aide bien les volontaires à supporter ces privations.

La plupart des malades prennent des **médicaments**. Ceux-ci sont compatibles avec la diététique et peuvent être continués. Les médicaments les plus ennuyeux sont ceux qui agressent la muqueuse intestinale, comme les anti-inflammatoires et la cortisone. Ils n'empêchent pas généralement l'efficacité du changement nutritionnel.

L'individu qui absorbe des médicaments se contente d'appliquer, souvent sans comprendre, les ordres du médecin. **La personne qui s'engage dans le régime de type originel a au contraire un rôle actif** :

\* **Elle doit avoir bien saisi tous les motifs de la diététique** qui ne sera pas suivie comme une religion, mais comme un moyen précis de prévenir ou de guérir une maladie, en s'attaquant à sa cause.

\* Elle est obligée de faire appel à son intelligence et à sa volonté pour **appliquer correctement la méthode**, sans faire d'erreurs ou d'entorses.

Chapitre 6

# NOTIONS ESSENTIELLES DE GÉNÉTIQUE

> « C'est cette préservation des variations favorables et le rejet des variations néfastes que je nomme sélection naturelle »
> Charles Darwin.

> « Il est grand temps que la médecine tienne compte du facteur alimentaire, en s'interrogeant sur les conséquences de l'inadaptation génétique à l'alimentation traditionnelle. »
> Guy-Claude Burger.

## A. LES CHROMOSOMES

Les chromosomes sont des filaments très longs et très fins, constitués d'**ADN** et de **protéines**, la principale protéine étant l'**histone**. **Chez l'homme, le noyau des cellules contient 23 paires de chromosomes** (figures 7 et 8).

L'œuf initial et les cellules qui en descendent contiennent 23 chromosomes fournis par le spermatozoïde paternel et 23 chromosomes fournis par l'ovule maternel. **Le spermatozoïde et l'ovule sont les seules cellules qui n'ont que 23 chromosomes,** alors que les autres cellules en ont 46. Cette réduction de nombre a lieu après que les deux chromosomes de chaque paire se soient enroulés l'un autour de l'autre, se soient interpénétrés et aient échangé des segments. Ce processus, représenté sur la figure 9 crée deux chromosomes nouveaux dont un seul sera conservé dans le spermatozoïde ou dans l'ovule.

Ainsi les parents transmettent aux enfants des chromosomes qui n'existaient pas chez eux. Les chromosomes ainsi formés sont si variés qu'**on estime qu'aucun être humain, ayant existé ou existant, n'a les mêmes chromosomes qu'un autre individu.** La seule exception à cette règle est celle des **vrais jumeaux**, c'est-à-dire les germains issus du même œuf, nommés jumeaux monozygotes.

## B. LES ACIDES NUCLÉIQUES

Les acides nucléiques sont **l'acide ribonucléïque (ARN)** et **l'acide désoxyribonucléïque (ADN)**. Les acides nucléiques résultent de la combinaison :

106  *Notions essentielles de génétique*

Figure 7 – **CARYOTYPE CHROMOSOMIQUE**

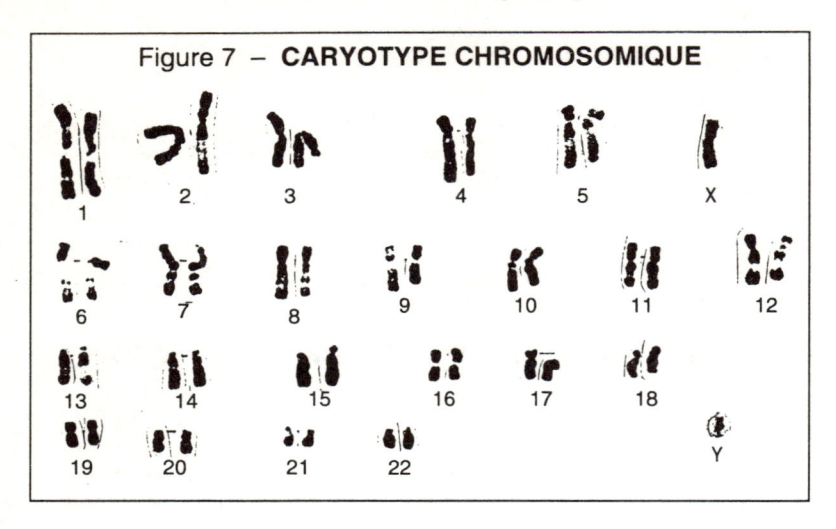

Figure 8 – **UNE PAIRE DE CHROMOSOMES**

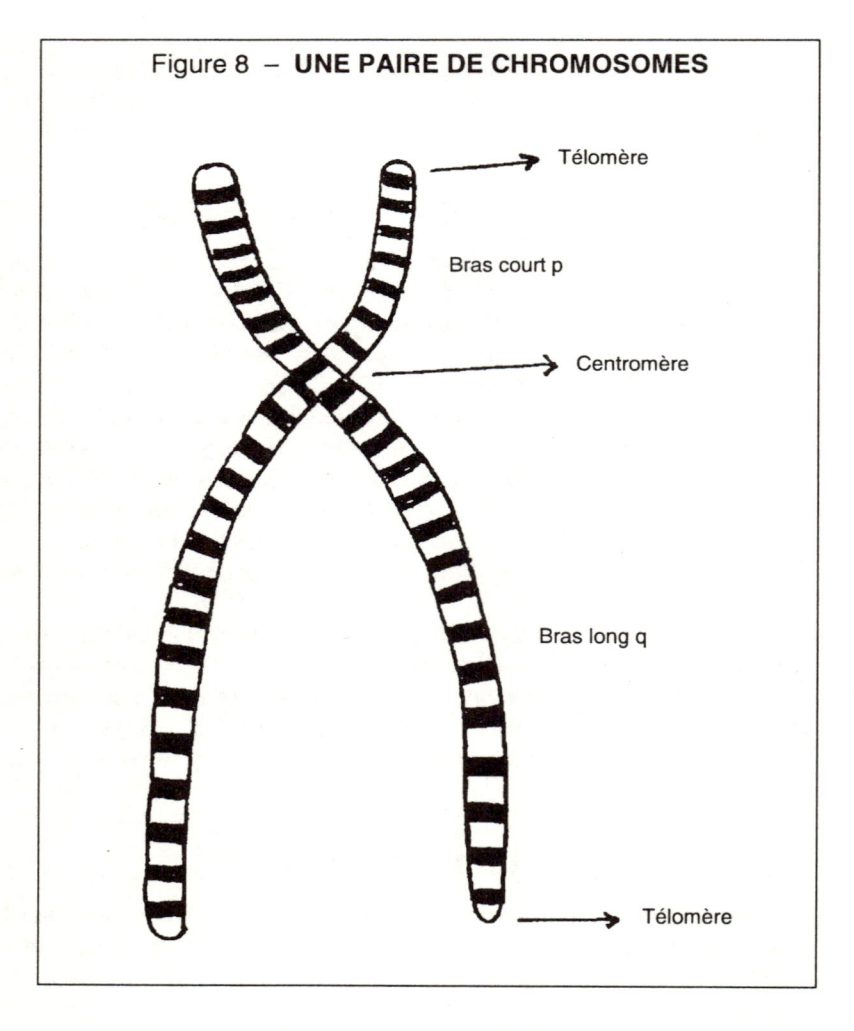

Télomère

Bras court p

Centromère

Bras long q

Télomère

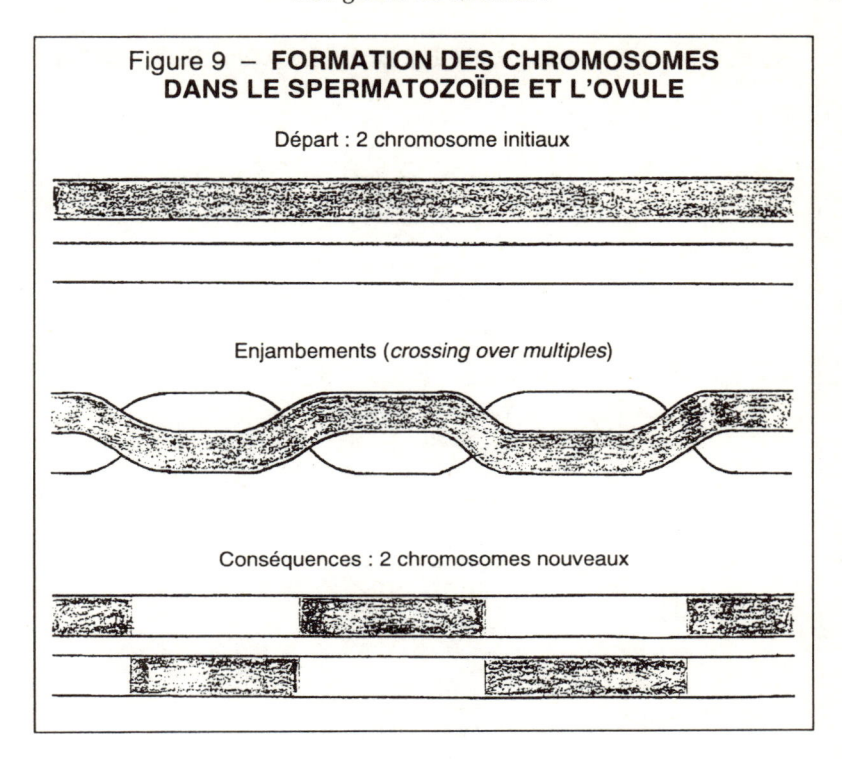

**Figure 9 – FORMATION DES CHROMOSOMES DANS LE SPERMATOZOÏDE ET L'OVULE**

Départ : 2 chromosome initiaux

Enjambements (*crossing over multiples*)

Conséquences : 2 chromosomes nouveaux

\* D'une ose : ribose pour l'ARN, désoxyribose pour l'ADN.
\* De bases puriques et pyrimidiques, avec deux bases puriques, adénine et guanine, et deux bases pyrimidiques, cytosine et uracile (ARN) ou thymine (ADN).
\* De l'acide phosphorique.

On appelle **nucléoside** la réunion d'un ose avec une base purique ou pyrimidique. On appelle **nucléotide** la réunion du nucléoside avec l'acide phosphorique. En somme, **chaque acide nucléique est formé d'une succession de nucléotides**.

L'ADN siège seulement dans le **noyau** et les **mitochondries**. La structure de l'ADN a été élucidée par WATSON et CRICK (1953). Cette découverte est capitale, car elle a permis de comprendre les mécanismes de base de la vie et de l'hérédité. De plus, elle a autorisé le développement ultérieur d'une branche scientifique nouvelle dont la place est aujourd'hui majeure : la biologie moléculaire.

L'ADN est constitué de deux chaînes s'enroulant l'une autour de l'autre pour réaliser une **double hélice**. L'ADN est comparable à une **échelle** dont les montants sont faits de désoxyribose et d'acide phosphorique alterné, alors que les barreaux sont formés par des paires de bases puriques et pyrimidiques. L'adénine est toujours couplée à la thymine, la guanine est toujours couplée à la cytosine. La structure de l'ADN est représentée sur les figures 10 et 11.

**L'ADN est le support des caractères héréditaires ou gènes**.

## Figure 10 – **LA STRUCTURE EN DOUBLE HÉLICE DE L'ADN**

Dessin original de Watson et Crick

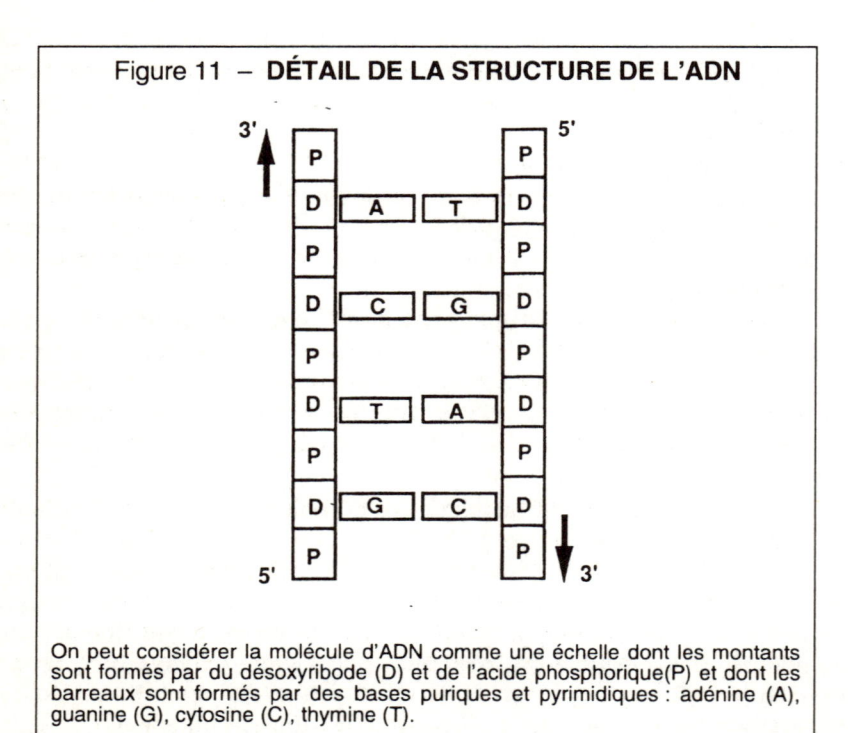

## Figure 11 – **DÉTAIL DE LA STRUCTURE DE L'ADN**

On peut considérer la molécule d'ADN comme une échelle dont les montants sont formés par du désoxyribode (D) et de l'acide phosphorique(P) et dont les barreaux sont formés par des bases puriques et pyrimidiques : adénine (A), guanine (G), cytosine (C), thymine (T).

L'ARN a un aspect analogue à celui de l'ADN, le désoxyribose étant remplacé par le ribose et la thymine par l'uracile. La cellule contient **trois variétés principales d'ARN** :
* L'ARN messager ou ARNm.
* L'ARN ribosomal ou ARNr.
* L'ARN de transfert ou ARNt.

### C. LES GÈNES DE STRUCTURE

Les gènes sont portés par les chromosomes. **Chaque gène est un segment d'ADN constituant une unité fonctionnelle**. On distingue les gènes de structure et les gènes de régulation.

Les gènes ne représentent que **5 % de la totalité de l'ADN**. Une autre petite partie de l'ADN est impliquée dans la synthèse des trois ARN : messager, ribosomal et de transfert. Plus de 90 % de l'ADN n'a pas de rôle démontré, en l'état actuel de nos connaissances.

Chaque gène de structure est formé de portions actives codantes, nommées **exons**, alternant avec des portions inactives, de rôle nul ou inconnu, nommées **introns**.

**La fonction du gène de structure est de commander la fabrication par la cellule d'une protéine précise** qui va, selon le cas, rester intracellulaire, gagner la membrane cellulaire ou passer dans le milieu extracellulaire. On dit que le gène code pour cette protéine.

Chaque être humain possède environ **50 000 gènes de structure**. Parmi ces gènes, **environ 85 % sont monomorphes**, identiques chez tous les sujets, et **environ 15 % sont polymorphes**, variables d'un sujet à l'autre. C'est pourquoi les yeux peuvent être marron, noirs, gris, verts ou bleus. C'est pourquoi les cheveux peuvent être bruns, roux, châtains ou blonds.

Chacun des 50 000 gènes a une place définie, toujours le même chez tous les individus, sur un chromosome précis. Cette place est nommée **locus**. Les gènes polymorphes pouvant occuper ce locus sont appelés **gènes allèles**. Par exemple, les gènes des groupes sanguins ABO sont situés sur un seul locus sur le chromosome 9. Ce locus est occupé par un des quatre allèles A1, A, B ou O et par un seul (figure 12).

**Les gènes s'expriment par l'intermédiaire des protéines qu'ils codent**. Sachant qu'environ 7 500 gènes sont polymorphes, la plupart modérément comme les gènes ABO, quelques-uns intensément comme les gènes HLA ou les gènes des mucines intestinales, il en résulte un polymorphisme analogue au niveau des protéines. Si 7 500 protéines présentent deux, trois, quatre et parfois dix ou cinquante variants, on conçoit aisément qu'on ne rencontre jamais deux individus possédant en totalité les mêmes protéines, à l'exception des jumeaux monozygotes.

Parmi les gènes polymorphes se placent les gènes qui codent pour certaines enzymes et certaines mucines intestinales, ce qui se traduit au niveau de la protéine par des **alloenzymes** et des **allomucines**. Les différences de structure induisent fréquemment des différences dans l'efficacité. L'aloenzyme A (ou l'allomucine A) présente chez un individu sera plus efficace dans sa fonction spécifique que l'aloenzyme B (ou l'allomucine B) présente

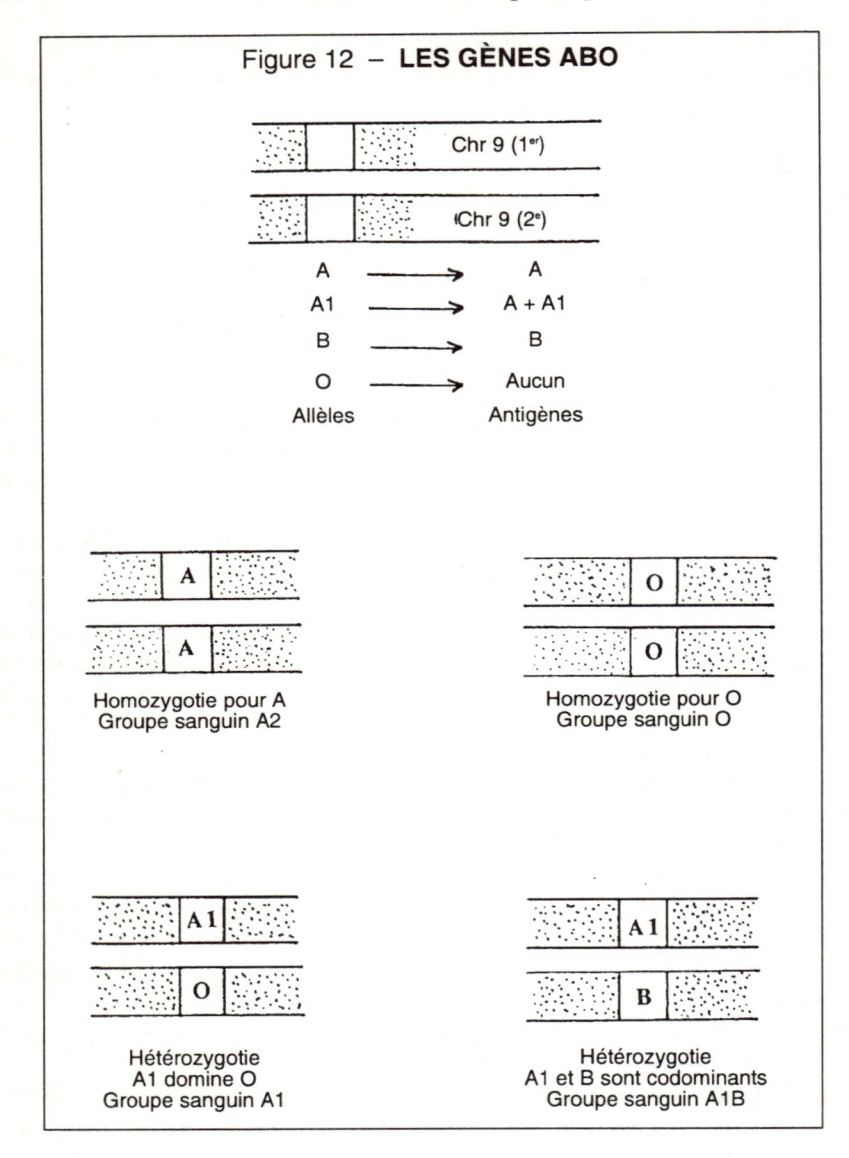

```
                    Figure 12  —  LES GÈNES ABO

                         ┌────┬─┬────┐
                         │░░░░│ │░░░░│  Chr 9 (1er)
                         └────┴─┴────┘

                         ┌────┬─┬────┐
                         │░░░░│ │░░░░│  Chr 9 (2e)
                         └────┴─┴────┘

                          A    ──→    A
                          A1   ──→    A + A1
                          B    ──→    B
                          O    ──→    Aucun
                        Allèles      Antigènes
```

| | |
|---|---|
| Homozygotie pour A<br>Groupe sanguin A2 | Homozygotie pour O<br>Groupe sanguin O |
| Hétérozygotie<br>A1 domine O<br>Groupe sanguin A1 | Hétérozygotie<br>A1 et B sont codominants<br>Groupe sanguin A1B |

chez un autre individu. Chacun de nous dispose ainsi d'un « **bagage génétique** » avec des points forts et des points faibles.

Les gènes vont toujours par paire, chaque locus étant représenté deux fois, avec un locus sur le chromosome d'origine paternelle et un locus sur le chromosome d'origine maternelle. Certains gènes s'expriment toujours, même lorsqu'ils sont en simple exemplaire. Ce sont les **gènes dominants**. D'autres gènes ont leur expression masquée par celle d'un gène dominant et ne s'expriment que s'ils sont en double exemplaire. Ce sont les **gènes récessifs**. Si l'on reprend l'exemple du système ABO :

 * A1, A et B dominent O.
 * A1 et B, A et B sont codominants.

* A1 domine A.

Les groupes sanguins ABO d'un individu dépendent de cette dominance et de cette récessivité, comme le montre la figure 12.

Un caractère héréditaire peut rester non exprimé pendant plusieurs générations lorsqu'il est gouverné par un gène récessif. Ainsi une personne peut avoir des yeux bleus, alors que son père et sa mère ont les yeux marron. Ceci indique la présence chez le père et chez la mère d'un gène récessif « bleu » dominé par le gène « marron ». L'enfant a hérité de deux gènes « bleus », qui peuvent ainsi s'exprimer.

Lorsqu'un individu possède sur les deux chromosomes homologues le même allèle, on dit qu'il est **homozygote**. Lorsqu'il possède deux allèles différents, on dit qu'il est **hétérozygote**.

## D. DU GÈNE À LA PROTÉINE.

L'ADN du gène de structure fournit une information génétique qui doit être utilisée pour aboutir à la synthèse d'une protéine. Il faut passer du langage nucléique au langage protidique :

* Le **langage nucléique** est formé de mots de trois lettres appelés nucléotides ou triplets. Les lettres sont formées par les bases : adénine = A, thymine = T, cytosine = C, guanine = G. Le **nombre de triplets possibles** est égal à $4^3$, soit **64**.

* Le **langage protéique** est constitué par les acides aminés, au nombre de **20 possibles**.

* Un triplet correspond à un acide aminé. Certains acides aminés correspondent à un seul triplet. Par exemple : Méthionine = TAC. D'autres acides aminés correspondent à plusieurs triplets. Par exemple : Arginine = CCA, GCG, GCT, GCC, TCT, TCC. Le **code** qui établit la correspondance entre triplets et acides aminés est présenté sur le tableau V. Ce code est **universel**. Il est le même pour toutes les espèces animales et végétales connues.

Le processus qui permet le passage du gène à la protéine comporte **plusieurs étapes**.

1) *La transcription*

L'**ADN** est une molécule très lourde qui ne peut quitter le noyau. Le message correspondant à un gène va être recueilli par une molécule plus légère, l'**ARN prémessager** (**pm**). Celui-ci est synthétisé dans le noyau. Il va se mettre au contact d'une séquence d'ADN sur une des deux chaînes ou brins d'ADN. Seul ce brin est copié. C'est la transcription.

Le message reçu par l'ARNpm est **complémentaire** de la séquence d'ADN copiée. A, T, C ou G sur l'ADN sont respectivement transcrits par U, A, G et C. Ce phénomène est illustré sur la figure 13. À chaque **triplet sur l'ADN** répond un **codon sur l'ARNpm**. La transcription se déroule jusqu'à ce qu'un **signal de terminaison** ATT, ATC ou ACT vienne l'arrêter.

2) *La maturation*

L'ARNpm contient des régions utiles, codantes, appelées **exons** et des régions inutiles, non codantes, appelées **introns**, auxquelles il faut ajouter

## Tableau V – LE CODE GÉNÉTIQUE

Correspondance entre les codons de l'ARN et les acides aminés :
U = Uracile   C = Cytosine   A = Adénine   G = Guanine
La signification des abréviations pour les divers acides aminés est présentée sur le tableau XVIII.

| | | | |
|---|---|---|---|
| UUU | = Phe | AUU | = Ile |
| UUC | = Phe | AUC | = Ile |
| UCU | = Ser | ACU | = Thr |
| UCC | = Ser | ACC | = Thr |
| UAU | = Tyr | AAU | = Asn |
| UAC | = Tyr | AAC | = Asn |
| UGU | = Cys | AGU | = Ser |
| UGC | = Cys | AGC | = Ser |
| UUA | = Leu | AUA | = Ile |
| UUG | = Leu | AUG | = Met ou arrêt |
| UCA | = Ser | ACA | = Thr |
| UCG | = Ser | ACG | = Thr |
| UAA | = Arrêt | AAA | = Lys |
| UAG | = Arrêt | AAG | = Lys |
| UGA | = Arrêt | AGA | = Arg |
| UGG | = Trp | AGG | = Arg |
| CUU | = Leu | GUU | = Val |
| CUC | = Leu | GUC | = Val |
| CCU | = Pro | GCU | = Ala |
| CCC | = Pro | GCC | = Ala |
| CAU | = His | GAU | = Asp |
| CAC | = His | GAC | = Asp |
| CGU | = Arg | GGU | = Gly |
| CGC | = Arg | GGC | = Gly |
| CUA | = Leu | GUA | = Val |
| CUG | = Leu | GUG | = Val ou arrêt |
| CCA | = Pro | GCA | = Ala |
| CCG | = Pro | GCG | = Ala |
| CAA | = Gln | GAA | = Glu |
| CAG | = Gln | GAG | = Glu |
| CGA | = Arg | GGA | = Gly |
| CGG | = Arg | GGG | = Gly |

ses deux extrémités. Sous l'action d'enzymes, les parties inutiles sont excisées et les parties utiles sont soudées les unes aux autres. Cette **excision/épissage** transforme l'ARNpm en ARNm. C'est la maturation. L'**ARNm quitte le noyau** en traversant les pores de la membrane nucléaire et passe dans le cytoplasme.

3) *La traduction*

À ce stade interviennent les ribosomes et l'ARN de transfert (ARNt). Les **ribosomes** sont constitués par des protéines et de l'ARN ribosomal (ARNr). Chaque ribosome est formé de deux sous-unités nommées 30 S et 50 S. L'**ARNt** est une structure en forme de feuille de trèfle (figure 14). Il présente au sommet de la foliole centrale une séquence de trois bases appelée anticodon.

L'ARNm se fixe sur les sous-unités 30 S de quatre ou cinq ribosomes

## Figure 13 – LA TRANSCRIPTION

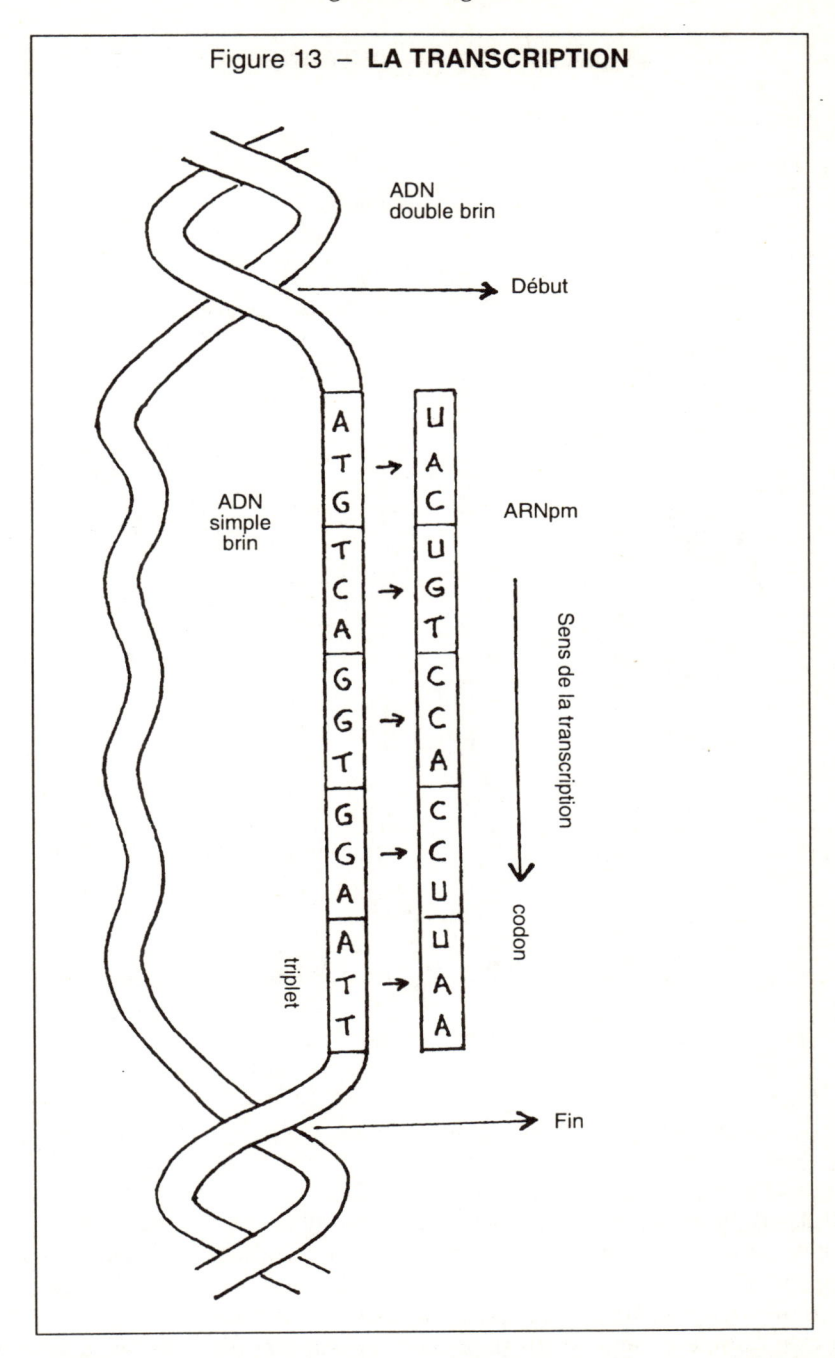

ADN double brin

Début

ADN simple brin

ARNpm

| triplet | | codon |
|---|---|---|
| A | → | U |
| T | | A |
| G | | C |
| T | → | U |
| C | | G |
| A | | T |
| G | → | C |
| G | | C |
| T | | A |
| G | → | C |
| G | | C |
| A | | U |
| A | → | U |
| T | | A |
| T | | A |

Sens de la transcription

Fin

disposés en chaîne. Chaque **codon de l'ARNm** va mobiliser un **anticodon qui en est complémentaire**. Ainsi le codon GCU va mobiliser un anticodon CGA. **L'ARNt vient accrocher un acide aminé correspondant à son anticodon à la sous-unité 50 S du ribosome**. C'est la traduction.

Les ribosomes se succèdent pour aller au contact de l'ARNm, lire

**Figure 14 — L'ARN DE TRANSFERT**

Acide aminé

Extrémité 3'

Extrémité 5'

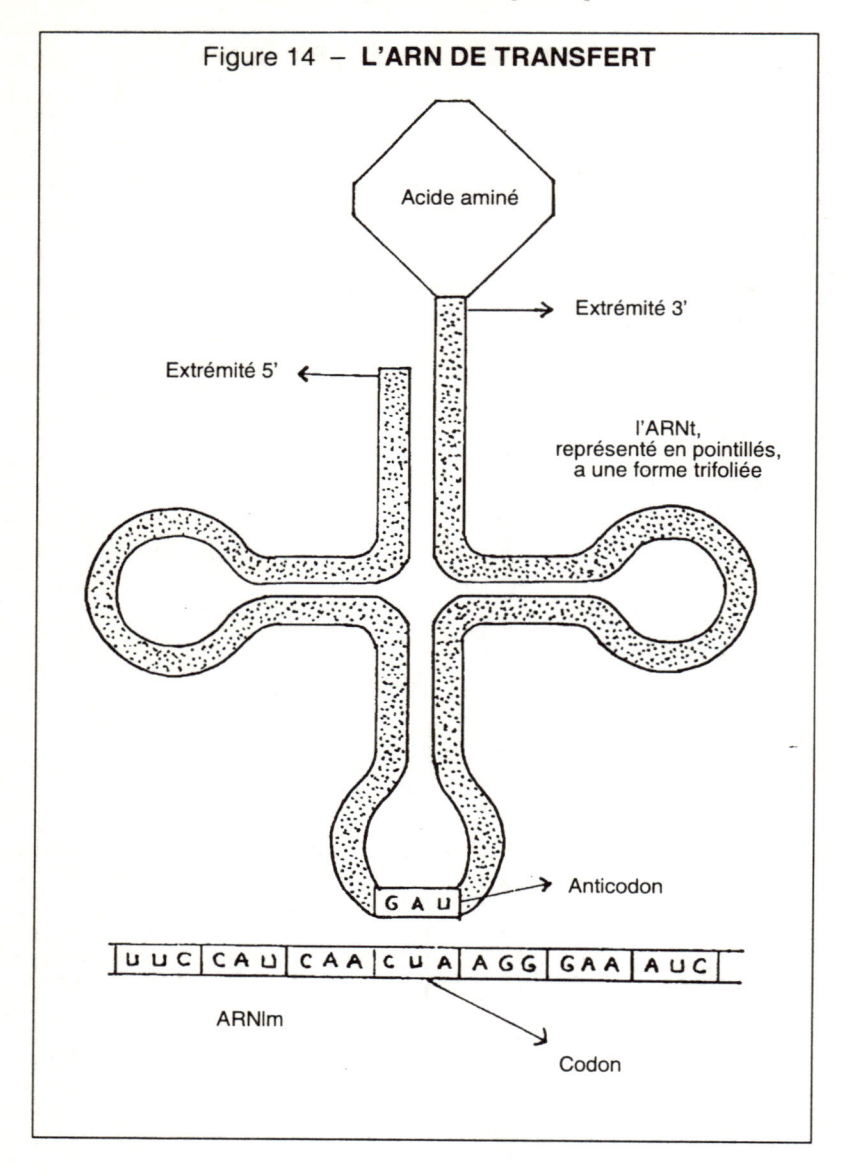

l'ARNt, représenté en pointillés, a une forme trifoliée

G A U → Anticodon

| U U C | C A U | C A A | C U A | A G G | G A A | A U C |

ARNm → Codon

l'information et se détacher pour céder la place à d'autres ribosomes. Quand survient sur la molécule d'ARNm les **codons terminaux** UAA, UAG ou UGA, la **lecture** s'achève et le ribosome se scinde en ses deux sous-unités 30 S et 50 S, libres pour de nouvelles lectures.

Une minute et demi suffit pour traduire une séquence de 140 codons et obtenir une protéine de 140 acides aminés. L'ensemble des phénomènes est synthétisé sur la figure 15, que nous avons empruntée comme certaines précédentes à un excellent ouvrage de ROBERT (1983) que le lecteur pourra consulter, s'il désire des connaissances plus approfondies.

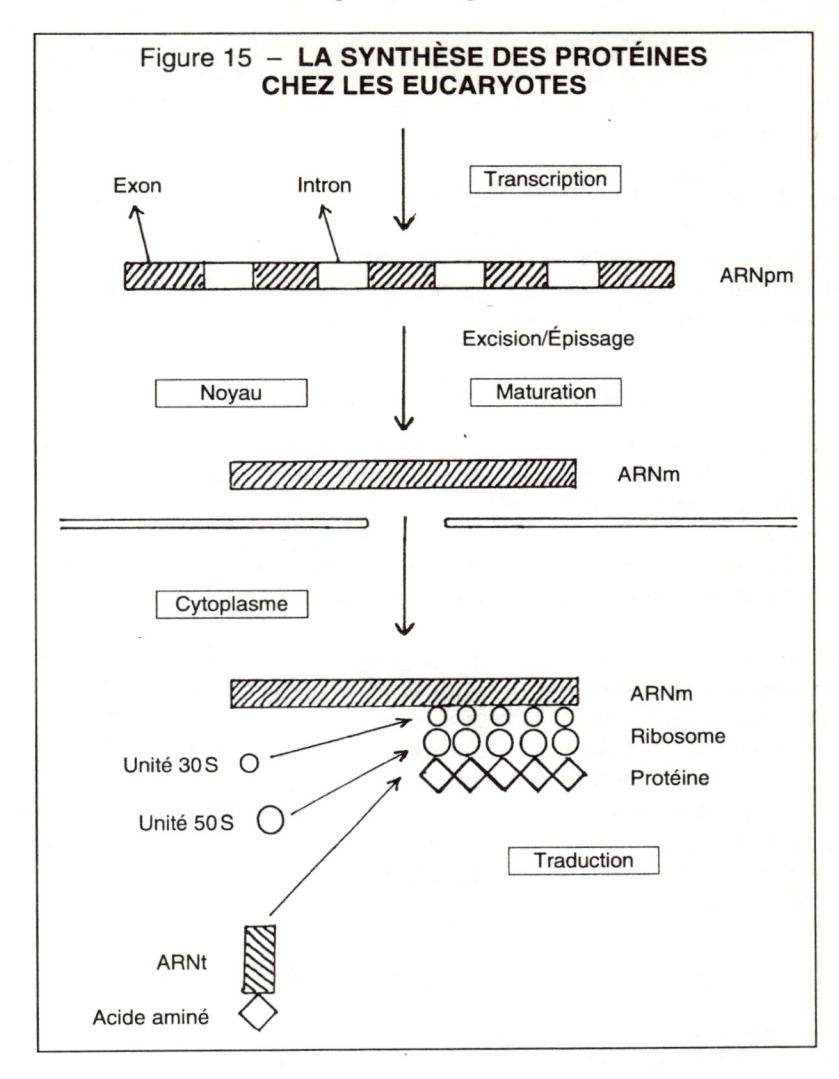

**Figure 15 – LA SYNTHÈSE DES PROTÉINES CHEZ LES EUCARYOTES**

*[Schéma illustrant : Transcription de l'ADN en ARNpm (avec Exons et Introns) dans le Noyau, puis Excision/Épissage lors de la Maturation donnant l'ARNm ; passage dans le Cytoplasme où s'effectue la Traduction avec Ribosome (Unité 30S et Unité 50S), ARNt portant un Acide aminé, produisant la Protéine.]*

## En somme

Pour aller du gène à la protéine, le cheminement est le suivant :

$$\text{ADN} \longrightarrow \text{ARN} \longrightarrow \text{Protéine}$$

Cette notion a été érigée en **véritable dogme par les biologistes**. Elle s'est avérée utilisable en pratique dans la plupart des cas. Cependant certains travaux ont montré que ce dogme n'est pas infaillible :

\* Dans le cas des **rétrovirus ARN**, l'ARN peut être transcrite en ADN qui sera exprimé dans les cellules infectées, sous l'action d'une enzyme, la transcriptase inverse (TEMIN 1984). D'autre part BELJANSKI (in NORDAU et BELJANSKI 1996) a montré que ce phénomène **n'est pas limité aux rétrovirus**. De petits ARN peuvent être transcrits en ADN par la transcriptase inverse chez les virus, les bactéries, les cellules végétales, les cellules animales et les cellules humaines.

\* Certaines protéines, les **prions**, seraient capables dans certaines conditions de se dupliquer par elles-mêmes, sans avoir besoin de l'ADN et de l'ARN. Ces prions paraissent responsables de certaines maladies du système nerveux, animales et humaines (DORMONT 1994).

\* D'autre part, le clonage qui a donné naissance à la célèbre brebis Dolly est au départ basé sur l'introduction d'un noyau de cellules âgées dans un cytoplasme de cellule jeune. Cette manœuvre rajeunit le noyau qui devient capable de faire multiplier la cellule initiale jusqu'à la formation d'un animal complet. Cette expérience indique que les **protéines du cytoplasme peuvent agir sur l'ADN du noyau** (JANECEK 1997).

## E. LES GÈNES DE RÉGULATION

L'expression des gènes de structure est augmentée ou diminuée par des gènes régulateurs. JACOB et MONOD ont les premiers postulé l'existence de tels gènes et leur hypothèse a été confirmée. Les principales régions régulatrices sont :
   \* Le **promoteur** situé au voisinage immédiat du gène de structure.
   \* Le **modulateur** situé à distance du gène de structure.

L'activation ou l'inhibition du gène de structure dépend de **certaines protéines qui se fixent ou se détachent, au niveau de certaines zones précises du promoteur et du régulateur.**

**La spécialisation des cellules** dans l'organisme humain explique pourquoi seuls **certains gènes sont exprimés**, alors que **d'autres sont complètement réprimés et muets**. Il est évident que l'hépatocyte (cellule du foie) et le neurone (cellule du système nerveux) ont des fonctions très éloignées. Les gènes fonctionnels et les gènes réprimés seront différents dans ces deux types de cellules.

## F. PROGRÈS RÉCENTS EN GÉNÉTIQUE

Le **génome** (ensemble des gènes humains) est longtemps resté bien mal connu. La **génétique classique** ne disposait que de moyens limités, comme les enquêtes familiales et l'examen de certains cas particuliers, par exemple la perte d'une partie d'un chromosome (délétion).

Depuis quelques années, les techniques de **biologie moléculaire** ont entraîné des progrès rapides et importants :

1) On connaît de mieux en mieux la **localisation des gènes**. Il s'agit de savoir sur quel chromosome se trouve un gène et dans quel ordre sont placés les divers gènes du chromosome. Grâce aux travaux de quelques équipes de pointe, la cartographie du génome avance à vive allure et devrait être totalement établie en 2003.

2) On est capable de **séquencer un gène**, c'est-à-dire d'établir l'ordre exact des nucléotides qui le composent. Ce séquençage se déroule en plusieurs étapes :
   \* Isolement du gène à partir de l'ADN total.
   \* Amplification du gène, dont on multiplie par milliards les exemplaires.

\* Séquençage proprement dit.

Autrefois, pour connaître la structure d'une protéine, on séquençait ses acides aminés, ce qui demandait plusieurs années. Aujourd'hui, on déduit la séquence des acides aminés à partir de la séquence des nucléotides du gène correspondant. Et ceci ne prend que quelques heures.

## G. MODIFICATIONS POSSIBLES DES GÈNES

**La structure des chromosomes et des gènes n'est pas immuable**. Des changements sont possibles. Ce sont ces changements qui ont permis **l'évolution des espèces** sur la Terre. Les chromosomes et les gènes sont particulièrement exposés au moment de la **division cellulaire ou mitose**.

Dans la plupart des cellules du corps (**cellules somatiques**), la mitose est caractérisée par le dédoublement de chaque chromosome, de manière à ce que chaque cellule fille conserve 46 chromosomes. Dans le spermatozoïde et l'ovule (**cellules germinales**), la mitose est caractérisée par la séparation des chromosomes de chaque paire, de manière à ce que chaque cellule fille n'ait plus que 23 chromosomes. Le déroulement de la mitose est schématisée sur la figure 54.

Des erreurs peuvent se produire au moment de la mitose, affectant un ou plusieurs gènes, parfois un fragment de chromosome, voire même un chromosome entier. Il existe des **mécanismes correcteurs**, comme les systèmes réparateurs de l'ADN et les systèmes d'apoptose forçant une cellule anormale à se suicider. Nous les étudierons de façon plus détaillée au chapitre des cancers. Mais ces systèmes ne sont pas parfaits et des anomalies peuvent persister.

En dehors de la mitose, les chromosomes et les gènes peuvent être modifiés par **certains facteurs de l'environnement** : radiations, substances cancérigènes et, à mon avis, molécules bactériennes ou alimentaires venues de l'intestin grêle.

Les principales modifications sont les suivantes :

1) *Mutations*

Ce sont souvent des mutations **ponctuelles**, où une base est remplacée par une autre. Ainsi T peut être remplacé par C. Ceci se traduit par une substitution d'un nucléotide à un autre, donc d'un acide aminé à un autre, ce qui peut affecter plus ou moins gravement la structure d'une protéine. Une mutation peut être défavorable, neutre ou favorable.

2) *Délétions*

Il s'agit de la **disparition** d'un gène ou d'un fragment de chromosome plus ou moins étendu. C'est presque toujours un processus néfaste.

3) *Translocations*

Un fragment chromosomique se détache et va se fixer **sur un autre chromosome**. Ce phénomène peut avoir des conséquences redoutables :

\* Un gène de structure peut être séparé de son promoteur et soumis à l'influence d'un autre gène régulateur.

* Un gène issu du premier chromosome peut se fusionner à un gène porté par le second chromosome, pour constituer un gène nouveau codant pour une protéine nouvelle.

Les conséquences de ces diverses modifications sont différentes, selon qu'elles se produisent dans une cellule germinale ou dans une cellule somatique :

1) *Dans une cellule germinale*
\* Si les changements sont trop importants, l'œuf ne sera pas viable. Un **avortement** survient, empêchant la transmission des anomalies à la descendance.

\* Si les changements sont compatibles avec la vie, les modifications souvent néfastes seront **transmises à la descendance**. Il en est ainsi pour de nombreuses tares : gène de l'hémophilie, gène de la mucoviscidose, etc...

2) *Dans une cellule somatique*
\* L'atteinte de certains gènes affectera certaines fonctions de la cellule, sans que celle-ci devienne dangereuse pour le reste de l'organisme.

\* L'atteinte de certains gènes dangereux peut par contre rendre la cellule maligne et être à la base du développement d'un **cancer**.

Chapitre 7

# L'ENVIRONNEMENT

> « *Les mitochondries des cellules animales et les chloroplastes des cellules végétales seraient des bactéries ayant pénétré et survécu dans ces cellules.* »
> Professeur Lynn MARGULIS.

> « *Toute notre vie, nous devons défendre l'intégrité de notre organisme contre les influences délétères de notre environnement. Il est fondamental de comprendre que le contenu de notre tube digestif fait encore partie de ce milieu ambiant. C'est à ce niveau que nous sommes le plus fragiles, le moins bien protégés.* »
> Docteur Catherine KOUSMINE.

## A. LISTE DES PRINCIPAUX FACTEURS DE L'ENVIRONNEMENT

Les éléments de notre environnement sont extrêmement nombreux. C'est pourquoi cette liste n'est pas exhaustive, mais limitée aux facteurs principaux, ceux qui paraissent les plus susceptibles d'agir sur la santé des humains.

### 1. Radiations

1) Les **rayons solaires** ont des effets bénéfiques pour l'homme qui recherche instinctivement à s'exposer au soleil. Celui-ci a aussi des effets dangereux, plus importants depuis que certains produits chimiques engendrés par certaines industries ont détruit une partie de la couche d'ozone. Les rayons ultra violets B et probablement A favorisent le développement de cancers de la peau : épithélioma basocellulaire, épithélioma spinocellulaire et surtout **mélanome**.

2) Les **rayons X** sont redoutables pour l'homme qui s'y expose trop souvent. Ils peuvent détruire ou modifier certaines cellules. Ils ont souvent provoqué des **leucémies** chez les premiers radiologues, qui ne disposaient pas de moyens de protection suffisants. L'agressivité des rayons X peut être utilisée en thérapeutique, soit pour essayer de tuer des cellules malignes (radiothérapie des cancers), soit pour supprimer les cellules responsables de la réponse immunitaire (irradiation corporelle totale avant une allogreffe de moelle osseuse pour éviter son rejet).

3) Les **radiations atomiques** peuvent tuer les humains, soit rapidement lorsqu'elles sont très abondantes, soit à retardement lorsqu'elles sont moins intenses, par le biais d'**aplasies médullaires**, de **leucémies** et de **cancers**. Les bombes atomiques d'Hiroshima et de Nagasaki, l'accident de la centrale de Tchernobyl l'ont largement démontré. Cependant l'énergie nucléaire est très probablement la principale solution de l'avenir, car elle est intarissable, à la différence du charbon ou du pétrole, en voie d'épuisement. S'opposer à la construction de centrales nucléaires, comme le font certains écologistes, ne me paraît pas la bonne solution. Il faut plutôt améliorer la sécurité de ces centrales pour la rendre quasi parfaite et mettre au point des méthodes valables pour traiter les déchets radioactifs. Quant à la radioactivité naturelle, très faible, elle est inoffensive.

4) Les **radiations électromagnétiques** proviennent de **sources très variées** (PLATT 1999) :
* Satellites de télécommunication.
* Émetteurs de télévision.
* Téléphones cellulaires.
* Téléphones mobiles.
* Ondes radio de fréquences diverses.
* Récepteurs de télévision.
* Appareils électroménagers.
* Fours à micro-ondes.
* Réseaux électriques.
* Lignes à haute tension.
* Lignes de transport à traction électrique.
* Écrans cathodiques d'ordinateur.

**Les effets sur notre santé de ces diverses radiations sont très mal connus**. Les lignes électriques à haute tension ont été accusées de favoriser certaines leucémies. Des enquêtes épidémiologiques devront être menées pour confirmer ou infirmer cette notion. Les radiations électromagnétiques de plus faible intensité, émises par les télévisions ou les ordinateurs, exercent à courte distance une action nocive sur les êtres vivants, comme l'ont prouvé YOUBICIER-SIMO et coll. (1996) avec des embryons de poulets.

## 2. Agents climatiques et physiques

Sans parler d'accidents brutaux comme la foudre ou l'électrocution, ces agents ont un impact sur l'organisme humain. Le froid révèle une maladie de Raynaud, spasme paroxystique des petits vaisseaux des doigts. Un séjour à haute altitude induit une polyglobulie, fabrication d'un nombre plus grand de globules rouges. L'humidité réveille les douleurs rhumatismales. La chaleur, la pluie, le vent, la neige entraînent aussi des modifications. Celles-ci restent cependant relativement mineures.

## 3. Polluants de l'air

L'activité humaine a introduit dans l'air bien des constituants anormaux :
Certains demeurent localisés à des **sites limités** :
* Les poussières, libérées dans certaines carrières et certaines mines. Les mineurs extrayant le charbon peuvent inhaler des particules de **charbon**

et de **silice**, pouvant provoquer une anthracose ou une silicose, aboutissant à une insuffisance respiratoire mortelle.

\* L'**amiante**, utilisée dans la construction de certains bâtiments est responsable de certains cancers du poumon et de la plèvre.

D'autres substances se répandent **plus largement dans l'atmosphère**. Elles proviennent essentiellement de l'**industrie** et de la **circulation automobile** (BOISSAVY-VINAU 1995). Les polluants les plus importants sont les suivants (AUBIER et MARTHAN 1997) :

\* Dioxyde de soufre = $SO_2$.
\* Oxydes d'azote = $NO$, $NO_2$, Nox.
\* Monoxyde de carbone = CO.
\* Ozone = $O_3$.
\* Composés organiques volatils, dont les plus redoutables sont les particules Diesel.
\* Aérosols qui correspondent à des particules très fines.
\* Métaux lourds : plomb, cuivre.

**Les glaces polaires constituent d'extraordinaires archives de l'histoire de l'atmosphère** (BOUTRON 1996). On peut, grâce à des carottes glaciaires prélevées plus ou moins profondément, reconstituer la composition de l'air à différentes époques. Ainsi l'on a appris que la pollution par le plomb date de 3 000 ans et celle par le cuivre de 2 500 ans.

Sur le plan pratique, BIGNON (1997) sépare :

\* Les **grosses particules**, générées par la combustion incomplète des charbons.

\* Les **fines particules**, générées par les centrales électriques non nucléaires, certaines industries et les gaz d'échappement des voitures, surtout à moteur diesel.

Les polluants de l'air sont accusés de favoriser l'asthme (à tort comme nous le verrons au chapitre 25), la bronchite, la rhinite, la conjonctivite, le cancer du poumon et d'aggraver l'insuffisance respiratoire, l'insuffisance cardiaque.

La retombée de certains de ces produits sur le sol (sulfates, nitrates) se traduit par des **pluies acides** qui détruisent certains arbres. De plus la pollution atmosphérique a deux autres conséquences graves : la **destruction de la couche d'ozone** et l'**effet de serre**. Je parlerai de façon détaillée de ces deux phénomènes au chapitre 31.

### 4. Polluants de l'eau

L'eau, tout comme l'air, contient bien des produits issus de la civilisation industrielle :

\* Les déchets provenant de certaines usines.
\* Les eaux usées amenées par les égouts.
\* Les **phosphates** ont été utilisés comme adoucisseurs dans les lessives, car ils neutralisent fort bien le calcium. Certains industriels, soutenus par des scientifiques peu scrupuleux ont longtemps fait croire que les phosphates étaient inoffensifs (BARROIN 1995). En réalité, ils modifient la qualité des eaux, entraînant une **prolifération excessive de certains végétaux** : phytoplancton, cyanobactéries, algues, herbes.

\* Le plomb qui peut contaminer l'eau de boisson, lorsque les canalisations qui amènent cette eau au robinet sont faites de plomb. Heureusement, les canalisations de ce type sont envoie de disparition.

\* Le mercure qui est présent sous sa forme méthylée dangereuse dans certaines zones des lacs, des mers et des océans où l'eau est acidifiée et pauvre en oxygène (COSSA 1995). Les **poissons** qui absorbent ce mercure en accumulent de plus en plus à mesure qu'ils avancent en âge.

\* Les nitrates, venus de certains engrais et parfois retrouvés dans les nappes phréatiques, sont par contre totalement inoffensifs, contrairement à une opinion très répandue. Ce point a été parfaitement démontré par L'HIRONDEL et L'HIRONDEL (1996). D'ailleurs, nous tolérons fort bien certains légumes comme les épinards, beaucoup plus riches en nitrates que n'importe quelle eau. Toutefois les nitrates peuvent être transformés par des bactéries en **nitrites** qui eux sont nocifs.

### 5. Polluants du sol

Ce sujet, indissociable des aberrations de l'agriculture et de l'élevage a déjà été traité de façon détaillée au chapitre 4, section F.

### 6. Tabac

L'habitude de fumer s'est largement répandue au début du $XX^e$ siècle, alors qu'on ignorait les méfaits de l'herbe de Nicot. Depuis une trentaine d'années, les conséquences de la cigarette sont devenues certaines et bien précises. Mais, malgré une importante contre publicité, le nombre de fumeurs ne décroît que très lentement dans les pays occidentaux. Il est difficile de s'arrêter de fumer, car la **nicotine** se comporte comme une drogue, stimulant les mêmes régions cérébrales que la cocaïne, l'héroïne ou les amphétamines.

Le tabac contient d'autres substances redoutables, comme les **goudrons** qui sont des hydrocarbures cancérigènes, les **nitrosamines** également cancérigènes, de petites quantités de cyanure. La combustion du tabac est productrice d'oxyde de carbone. J'ai déjà évoqué les risques du tabac au chapitre 5, section G.

### 7. Alcool

L'**alcoolisme aigu** provoque l'ivresse, qui peut avoir de graves effets lorsque le buveur conduit un véhicule, risquant sa vie, celle de ses passagers et celle des malchanceux avec lesquels il entre en collision.

L'**alcoolisme chronique** a d'autres inconvénients :

\* Il favorise, en association avec le tabac, les cancers des voies aériennes et de la partie supérieure du tube digestif.

\* Il aboutit parfois à une cirrhose, transformation fibreuse du foie, toujours mortelle.

### 8. Médicaments

Les Français passent pour de grands consommateurs de médicaments. Ceux-ci sont parfois nécessaires au rétablissement de notre santé. C'est leur côté bénéfique. Mais ils ne sont **presque jamais totalement anodins**. Il suffit de consulter le dictionnaire « Vidal » pour découvrir que chaque médicament présente des contre indications, pouvant entraîner des incidents et des accidents.

Il convient donc d'adopter certains principes de bon sens :

\* Pour le malade, éviter l'automédication et prendre conseil auprès d'un médecin compétent.

\* Pour le médecin, comparer systématiquement les dangers de la maladie avec ceux du médicament. La thérapeutique moderne est souvent un risque calculé.

\* Autant que possible éviter les traitements au long cours avec un même produit.

**La consommation des médicaments s'est progressivement et grandement développée dans les pays occidentaux** après la Seconde Guerre mondiale. Il est frappant de constater que c'est depuis cette époque que certaines maladies exceptionnelles sont devenues de plus en plus répandues. Par exemple l'**asthme** et la **maladie de Crohn** qui ont multiplié leur fréquence par 100, alors que **certains cancers** (sein, prostate, colon/rectum) sont de plus en plus nombreux. Il est tentant d'y voir une relation de cause à effet.

Dans l'immense liste des médicaments commercialisés en France, les **antibiotiques** viennent pour moi au premier rang des suspects. La quasi totalité des Français en ont reçu à un moment ou à un autre. Actuellement, les enfants de moins de six ans, infectés presque en permanence au niveau des bronches ou de la sphère ORL, contaminés dans les crèches et les écoles, sont traités de façon répétée par les antibiotiques.

J'ai bien peur que tous ces antibiotiques, non contents d'altérer de façon durable la flore bactérienne du tube digestif et de sélectionner des bactéries résistantes (BOYE 2000), soient agressifs pour la muqueuse du grêle et la rendent trop perméable. Or j'estime que cette hyperperméabilité est un élément capital, nécessaire au développement de nombreuses maladies. **L'usage abusif des antibiotiques peut engendrer certains cercles vicieux**, comme ceux illustrés par la figure 16.

Je ne suis pas contre l'emploi des antibiotiques qui sont des médicaments irremplaçables dans le traitement des infections bactériennes. Malheureusement, ils sont trop souvent prescrits dans de nombreuses situations où ils sont inutiles, en particulier dans les infections virales, beaucoup plus répandues que les infections bactériennes. Soit parce que le médecin veut prévenir une éventuelle surinfection bactérienne, soit parce qu'il hésite entre les deux diagnostics.

### 9. Allergènes

**Les maladies allergiques, autrefois relativement rares, sont très répandues à notre époque**. On appelle allergène toute substance antigénique capable de déclencher des manifestations allergiques. Les principaux allergènes sont les suivants :

\* Poussière de maison.
\* Moisissures.
\* Acariens.

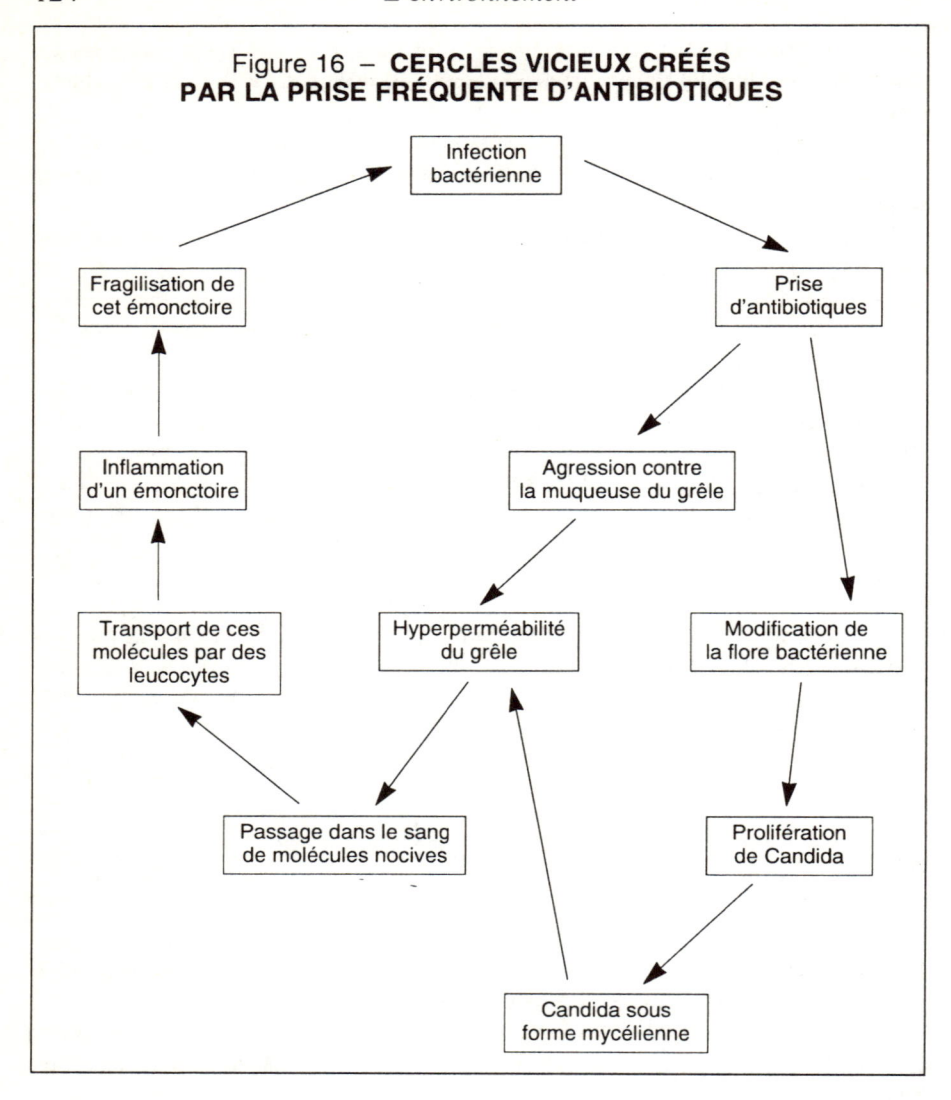

**Figure 16 – CERCLES VICIEUX CRÉÉS PAR LA PRISE FRÉQUENTE D'ANTIBIOTIQUES**

- Infection bactérienne
- Prise d'antibiotiques
- Agression contre la muqueuse du grêle
- Modification de la flore bactérienne
- Hyperperméabilité du grêle
- Prolifération de Candida
- Passage dans le sang de molécules nocives
- Candida sous forme mycélienne
- Transport de ces molécules par des leucocytes
- Inflammation d'un émonctoire
- Fragilisation de cet émonctoire

\* Squames et poils animaux, surtout chat, chien, cheval et rongeurs.
\* Insectes, surtout cafard.
\* Pollens des arbres (fin janvier à fin avril), des graminées (mi-mai à mi-juillet), des herbacées (début juin à fin novembre).
\* Venins d'hyménoptères (abeille, guêpe).
\* Certains aliments et additifs alimentaires.
\* De nombreux médicaments.
\* Certains produits utilisés dans certaines professions.

## 10. Parasitoses

Nombreuses et redoutables dans les pays tropicaux, elles sont plus rares et généralement bénignes dans nos régions. Les parasites principaux en France sont :

* La **trichine**, petit ver nématode dont les larves enkystées sont transmises par la viande crue ou insuffisamment cuite de porc ou de cheval infestés.

* Le taenia dont les larves ou cysticerques sont transmises par la viande crue ou insuffisamment cuite de porc (taenia solium) ou de cheval (taenia saginata).

* L'anasakis, souvent présent dans le poisson cru, mais s'implantant rarement chez l'homme.

* La **douve du foie**, dont les larves enkystées sont portées par le cresson, le pissenlit et la mâche, dans certaines zones géographiques.

* Le botriocéphale, amené par le poisson cru.

Il faut surtout se méfier de la trichine et de la douve du foie, parce qu'elles peuvent être mortelles dans une petite minorité des cas.

## 11. Champignons

Si les espèces de champignons microscopiques sont légions dans la nature, peu d'entre elles agressent l'organisme humain. Je n'en citerai que deux :

* Aspergillus, qui est saprophyte chez le sujet normal et devient pathogène pour les individus atteints de déficits immunitaires graves (SIDA, radiothérapie intensive, chimiothérapie intensive).

* **Candida albicans**, classiquement considéré comme négligeable, mais dont le rôle a probablement été sous-estimé. BESSON (1994) accuse la candidose chronique de provoquer une fatigue permanente, une surcharge pondérale, des troubles digestifs et bien d'autres symptômes. Candida albicans, lorsqu'il adopte une forme mycélienne, peut pousser des prolongements entre les cellules de la muqueuse du grêle, augmentant la perméabilité de la barrière intestinale (figure 16).

## 12. Bactéries

Elles intéressent moins les savants depuis la découverte des antibiotiques. On a l'impression que l'on parviendra toujours à vaincre une bactérie par un antibiotique nouveau. Cependant, l'**usage abusif des antibiotiques** a eu deux conséquences ennuyeuses :

* Sélection de souches bactériennes résistantes, particulièrement abondantes en milieu hospitalier (lire sur ce sujet l'excellente revue générale de BOYE 2000).

* Bouleversement de la flore intestinale des patients, favorisant la prolifération de Candida albicans.

À mon avis, l'erreur est de s'occuper seulement des infections générées par les bactéries entières et leurs toxines. **Il faut aussi tenir compte des macromolécules issues des bactéries**, peptides et lipopolysaccharides en particulier. Notre flore intestinale représente une source considérable de ces macromolécules. J'essaierai de démontrer qu'elles sont impliquées dans les trois grandes variétés de pathologie : autoimmunité, encrassage et élimination.

## 13. Virus

Ils constituent un sujet d'actualité, car beaucoup de virus sont pathogènes pour l'homme et qu'**ils ont jusqu'à présent résisté à tous les essais thérapeutiques**. On peut se vacciner contre certains virus, mais on est incapable de détruire un virus, une fois qu'il a contaminé l'homme.

Il est vrai que le problème est difficile. Comment atteindre le virus à l'intérieur d'une cellule ? Comment tuer le virus sans abîmer la cellule ? L'expansion récente et mondiale du SIDA a encore accru l'intensité des recherches. La découverte de médications efficaces contre le virus du SIDA, engendrera probablement des progrès dans le traitement des autres virus. Rappelons qu'une trithérapie associant deux inhibiteurs de la reverse transcriptase et un inhibiteur des protéases a pour la première fois renversé l'évolution fatale du SIDA chez bon nombre de sujets (COREY et HOLMES 1996).

En plus de certaines **infections aiguës** où ils sont clairement responsables, les virus ont été souvent incriminés dans d'autres pathologies :

\* La plupart des cancers et des leucémies, lorsque leur origine est inconnue.

\* Les encéphalopathies spongiformes transmissibles, dont un exemple est la maladie de la vache folle.

\* Les désordres auto-immuns.

Une virose aiguë cadrant mal avec ces états chroniques, on a proposé l'existence de virus « lents », capables de résider dans l'organisme humain pendant plusieurs années ou même toute la vie. De tels virus ont été démontrés dans certaines situations, mais dans la plupart des cas cette conception est difficile à soutenir, lorsqu'on ne détecte ni ADN viral ni ARN viral, ni anticorps anti virus.

Finalement, le rôle des virus a été prouvé seulement dans la plupart des cancers du col utérin et de rares cancers anorectaux (Papilloma virus), dans le lymphome de Burkitt (virus Epstein-Barr), dans certains cancers du foie (virus des hépatites B et C) et quelques affections malignes plus rares. Pour les encéphalopathies spongiformes, on hésite encore entre la théorie de la protéine prion pathogène (PRUSINER 1995) et d'autres théories (molécule chaperon, virus, virino). Pour les maladies auto-immunes, je proposerai plus loin un mécanisme différent et à mon avis plus fondé.

## 14. Aliments

**Leur importance est à l'heure actuelle grandement sous-estimée** par la grande majorité des médecins, à l'exception de quelques pionniers. Alors que pour commercialiser un nouveau médicament, on exige à juste titre qu'il remplisse de nombreux critères d'efficacité et d'innocuité relative, on prend bien moins de précautions en matière nutritionnelle. Si bien que l'alimentation des hommes a beaucoup changé au cours des siècles. A l'heure actuelle, elle offre deux caractères inquiétants :

\* La consommation en grande quantité de **produits nouveaux**, auxquels ne touchaient pas nos ancêtres préhistoriques.

\* Les **modifications nuisibles** imposées par les techniques modernes d'agriculture, d'élevage et d'industrie.

Nous verrons tout au long de cet ouvrage, les extraordinaires conséquences, fastes ou néfastes, qui découlent de notre façon de nous nourrir.

## 15. Stress

Le stress est la réponse de l'organisme à une stimulation. Mais dans le langage courant, le stress a été assimilé à cette stimulation et en pratique aux diverses agressions auxquelles nous sommes confrontés. Les agressions étant particulièrement fréquentes et intenses dans la vie de la plupart des Occidentaux, au XX$^e$ siècle, de nombreux auteurs croient à une relation entre le stress et le développement de certaines **maladies**, qui sont nommées **psychosomatiques**.

Je crois que le rôle du stress a été exagéré. Certes les émotions que nous éprouvons peuvent intervenir dans **le déclenchement ou l'accélération d'un processus pathologique**, mais elles ne peuvent pas à elle seules engendrer une maladie. Ceci est heureux d'ailleurs car, vu le nombre de stress que nous affrontons, presque tous les humains souffriraient précocement d'affections multiples. J'expliquerai les raisons de mon opinion dans certains chapitres ultérieurs.

## B. HIÉRARCHIE DES FACTEURS DE L'ENVIRONNEMENT

Les quinze facteurs de l'environnement que je viens d'analyser ont tous un impact sur l'organisme humain, mais celui-ci est variable d'un facteur à l'autre. Évaluer l'importance respective de ces quinze paramètres est essentiel, car **cette évaluation influence grandement notre vision de la médecine**.

Lorsqu'on lit les journaux médicaux, et même la presse non médicale, on constate que les six éléments considérés actuellement comme les plus dangereux pour l'homme sont les virus, les polluants, le tabac, l'alcool, les allergènes et les stress. Les principaux efforts de recherche et de thérapeutique sont donc effectués dans ces domaines.

Mon classement personnel est quelque peu différent. Les quatre facteurs principaux sont pour moi **les aliments, les bactéries, les polluants et le tabac** :

\* Je ne méconnais pas le danger des infections virales, qu'elles soient aiguës (grippe, hépatite A) ou chroniques (hépatite B, hépatite C, SIDA), mais j'estime que le territoire des viroses a été hypertrophié.

\* L'alcoolisme chronique est moins redoutable qu'on ne le croit. Il ne favorise le cancer qu'en association avec le tabac. Il n'aboutit à la cirrhose du foie que 9 fois sur 100. Bien sûr, je n'encourage personne à boire exagérément. Les conséquences sociales de l'éthylisme sont très rudes pour l'entourage de l'intoxiqué. Simplement, je pense que les conséquences pathologiques de l'alcoolisme chronique ont été surestimées. Il faut donc combattre ce fléau, mais savoir qu'il existe d'autres menaces encore plus graves.

\* Les allergènes comme les stress ne sont pour moi que des éléments révélateurs de certaines maladies, dont les causes majeures sont autres.

Je reconnais par contre volontiers la nocivité des polluants et du tabac. Surtout j'accorde la première place aux aliments et aux bactéries. Les bactéries et les aliments sont constamment présents dans le tube digestif. Ils expliquent beaucoup mieux les **pathologies chroniques** que les virus, hôtes passagers de l'organisme. **Les très nombreuses molécules alimentaires et bactériennes contenues dans l'intestin grêle sont, à mon avis, les premiers responsables de 90 % des maladies**, qui ont en commun d'avoir un mécanisme mystérieux et d'être peu ou pas curables par les méthodes classiques. Cette conception originale permet de proposer :

\* Un mécanisme plausible pour le développement de ces maladies.
\* Un traitement causal souvent et profondément efficace.

La liste des aliments interdits et la liste des aliments autorisés sont récapitulés sur le tableau VIII.

CHAPITRE 8

# NOTIONS ESSENTIELLES D'IMMUNOLOGIE

> « L'antigène reconnu par les lymphocytes T est un peptide. »
> Professeur Jean-Michel CLAVERIE.

> « Il est remarquable qu'on ait prêté aussi peu d'attention aux fragments de protéines résultant une digestion incomplète.
> Le nombre d'activités potentiel de ces molécules est colossal. »
> Michaël L.G. GARDNER.

## A. LA RÉPONSE IMMUNITAIRE

### 1. Notions d'antigène et de réponse immunitaire

Un **antigène** est une substance qui, introduite dans un organisme qui ne la possède pas, est capable de déclencher une réponse dite immunitaire, spécifiquement dirigée contre l'antigène et aboutissant dans la plupart des cas à la neutralisation de ce dernier. **Les antigènes sont presque toujours des protéines**.

Pour décrire la réponse immunitaire, je ferai de larges emprunts au classique ouvrage de BACH (1993) et à d'excellentes revues générales de MALE et coll. (1988), CLAVERIE (1990), LEVY (1994).

Il convient d'abord d'étudier **les cellules** participant à la réponse immunitaire. Ces cellules se séparent en deux groupes :
* Celles qui présentent les antigènes.
* Celles qui répondent aux antigènes.

On envisagera ensuite **les stades successifs** de la réponse immunitaire :
* La reconnaissance de l'antigène.
* L'activation des cellules et la coopération cellulaire.
* L'action effectrice.
* L'arrêt de la réponse immune.

## 2. Les cellules présentant les antigènes (CPA)

### Cellules présentant passivement les antigènes
On range dans cette catégorie :
* Les cellules infectées par des virus (antigènes viraux).
* Les cellules transfusées ou greffées (antigènes du donneur).
* Les cellules cancéreuses (antigènes tumoraux).

Une réponse immunitaire normale est capable de détruire toutes ces cellules dangereuses, que l'on peut regrouper sous le nom de **cellules cibles**.

### Cellules présentant activement les antigènes
Ces cellules ne se contentent pas de présenter passivement les antigènes qu'elles contiennent. Elles vont **capter des antigènes extérieurs à elles**. Certaines peuvent même capter des structures volumineuses, par exemple des bactéries, et **en extraire des informations antigéniques sous forme de peptides**. Appartiennent à ce groupe :
* Les **lymphocytes B** (voir figure 17).
* Les **cellules de Langherans** de la peau.
* Les **cellules endothéliales** des vaisseaux.
* Les **cellules folliculaires interdigitantes** dans le thymus.
* Les **cellules dendritiques** aux longs prolongements caractéristiques, siégeant en particulier dans les ganglions lymphatiques et la membrane synoviale des articulations.
* Les **monocytes/macrophages** et les nombreuses variétés de cellules qui en dérivent.

## 3. Les cellules répondant aux antigènes
Elles appartiennent à plusieurs catégories :

### a) Lymphocytes B
Ils sont produits par la **moelle osseuse** (B = bone marrow) et ne font **pas de stage dans le thymus**. Ils gagnent le sang, puis les organes lymphoïdes périphériques. Ils constituent 18 % des lymphocytes du sang. Ils peuvent se différencier en **plasmocytes**, cellules qui produisent de fortes quantités d'anticorps ou immunoglobulines (Ig).

### b) Lymphocytes T
Ils sont produits par la **moelle osseuse** et font ensuite un **séjour dans le thymus** (T = thymus). Puis ils gagnent le sang et les organes lymphoïdes périphériques. Ils constituent 80 % des lymphocytes du sang.

Les T se divisent en deux populations principales :
* Les **T avec marqueur CD4**, qui sont classiquement des **T auxiliaires (TA)** ou T amplificateurs de la réponse immune ou T helper des Anglo-Saxons.
* Les **T avec marqueur CD8**, qui sont classiquement des **T tueurs ou cytotoxiques (TC)**.

Cependant, certains T, les uns CD4, les autres CD8, peuvent freiner la réponse immunitaire et se comportent comme des **T suppresseurs (TS)**.

*La réponse immunitaire*

**Figure 17 – RECONNAISSANCE DE L'ANTIGÈNE PAR LE LYMPHOCYTE B**
D'après Van Noesel et coll. (1993)

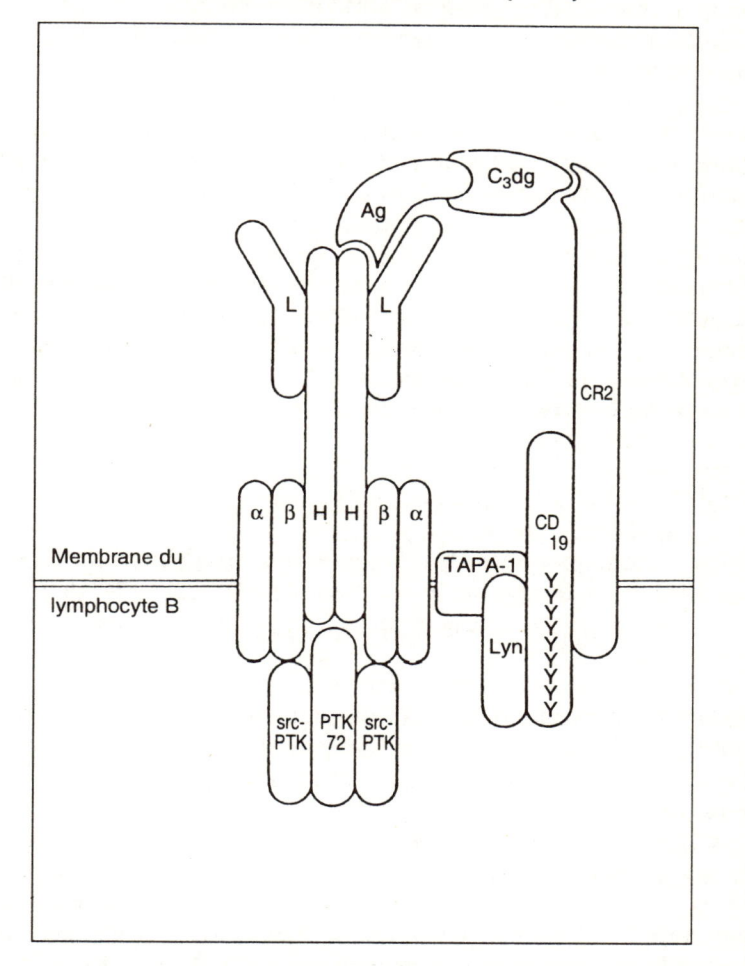

Le BCR est constitué par une mIG, formée de deux chaînes lourdes (H) et de deux chaînes légères (L), associée à deux structures Igα/Igβ.
La liaison de l'antigène au site récepteur du BCR et la liaison de C3 avec CR2, entraînent une multimérisation du BCR et du complexe CR2/CD19/TAPA-1.
Ce processus déclenche la phosphorylation des résidus tyrosine (Y) situés sur la partie cytoplasmiue des Igα, Igβ et CD19.
Il s'ensuit une activation de certaines enzymes, les protéines tyrosine kinases (PTK), src, 72 et Lun, avec mise en action d'un second messager qui va activer certains gènes du lymphocyte B.

*c) Cellules NK*

NK est l'abréviation de **natural killer** (tueuses naturelles). Ce sont des lymphocytes à grosses granulations. Ils forment 2 % des lymphocytes du sang, mais sont beaucoup plus abondants au niveau des régions en contact avec l'extérieur : épiderme et muqueuse intestinale.

### Notions de clone

On appelle clone une famille de lymphocytes analogues, descendant de la même cellule mère et reconnaissant le ou les mêmes antigènes. Chaque être humain dispose d'environ **un million de clones de lymphocytes B** et **un million de clones de lymphocytes T**. Les cellules NK offrent de moins grandes variations.

### 4. La reconnaissance de l'antigène

La reconnaissance de l'antigène par les lymphocytes se fait grâce à des **récepteurs membranaires** qui diffèrent selon le type de lymphocytes :

*a) Pour les lymphocytes B*

Le **BCR** (B cell receptor) est constitué par une **immunoglobuline de membrane** (mIG), associée à deux structures Igα/Igβ. La structure et le fonctionnement du BCR sont précisés sur la figure 17. Chaque immunoglobuline est formée de **deux chaînes**, l'une lourde, l'autre légère. Ces chaînes sont codées par **quatre variétés de gènes** :
  C = Constant.
  J = Jonction.
  D = Diversité.
  V = Variable.

**Dans chaque clone de B, ces gènes se recombinent de façon particulière**. Le nombre de combinaisons possibles est égal au produit :

Allèles C x Allèles J x Allèles D x Allèles V.

Ce nombre est largement supérieur à un million, autorisant l'extrême polymorphisme des anticorps. Les mIG se lient à une portion assez étendue de la protéine antigénique, appelée haptène. Cette liaison est spécifique et chaque anticorps reconnaît donc un seul haptène, celui-ci pouvant cependant être commun à plusieurs antigènes.

Les lymphocytes B sont capables, en effectuant une endocytose des récepteurs, d'intérioriser la protéine antigénique et d'en extraire les peptides. Ces peptides couplés à des molécules HLA de classe II peuvent ensuite être présentés aux lymphocytes T. Les **B sont donc**, non seulement des cellules répondantes aux antigènes, mais aussi des **CPA pour les T**.

*b) Pour les lymphocytes T*

Le récepteur antigénique comporte trois parties :
  \* Une partie constante **CD3**.
  \* Une partie constante **CD4 ou CD8**, la première rencontrée généralement sur les TA, la seconde rencontrée généralement sur les TC.
  \* Une partie variable **TCR** (T cell receptor), spécifique de chaque clone de T et **spécialisée dans la reconnaissance d'un certain nombre de peptides antigéniques**.

**La grande majorité des lymphocytes T ont un TCR de type $\alpha\beta$**. Ceci signifie que le TCR est formé de deux chaînes $\alpha$ et $\beta$ qui sont des protéines transmembranaires. La partie extracellulaire de ces chaînes se subdivise en plusieurs domaines : C, J et V pour la chaîne $\alpha$, C, J, D et V pour la chaîne β, codés par des gènes du même nom. C'est la réunion d'une partie des domaines variables de α et β qui constitue le **site récepteur du TCR**. Il existe dans ce site trois régions hypervariables. La structure du TCR est représentée sur la figure 18.

Le polymorphisme important des gènes J et V débouche sur un

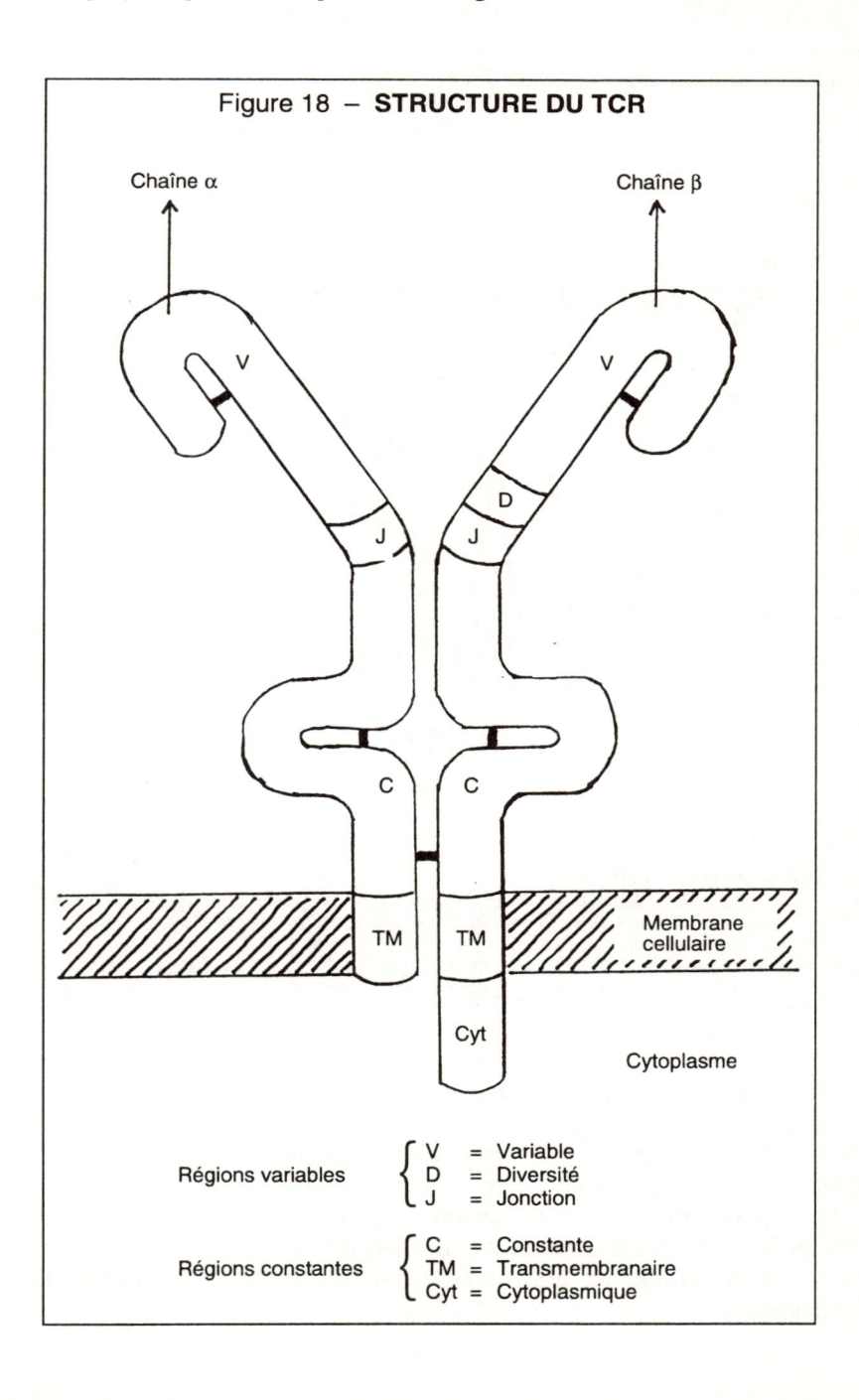

**Figure 18 – STRUCTURE DU TCR**

Régions variables
- V = Variable
- D = Diversité
- J = Jonction

Régions constantes
- C = Constante
- TM = Transmembranaire
- Cyt = Cytoplasmique

extrême polymorphisme des **TCRαβ**, largement supérieur à un million. Il faut souligner ici deux notions essentielles en immunologie :

\* Le TCRαβ est trop petit pour reconnaître un agresseur tel qu'une bactérie ou même une protéine. **Il reconnaît une information antigénique constituée par un peptide.**

\* **Le TCRαβ ne reconnaît jamais un peptide isolé, mais seulement un peptide couplé avec une molécule HLA.** Cette reconnaissance en association est illustrée par la figure 19.

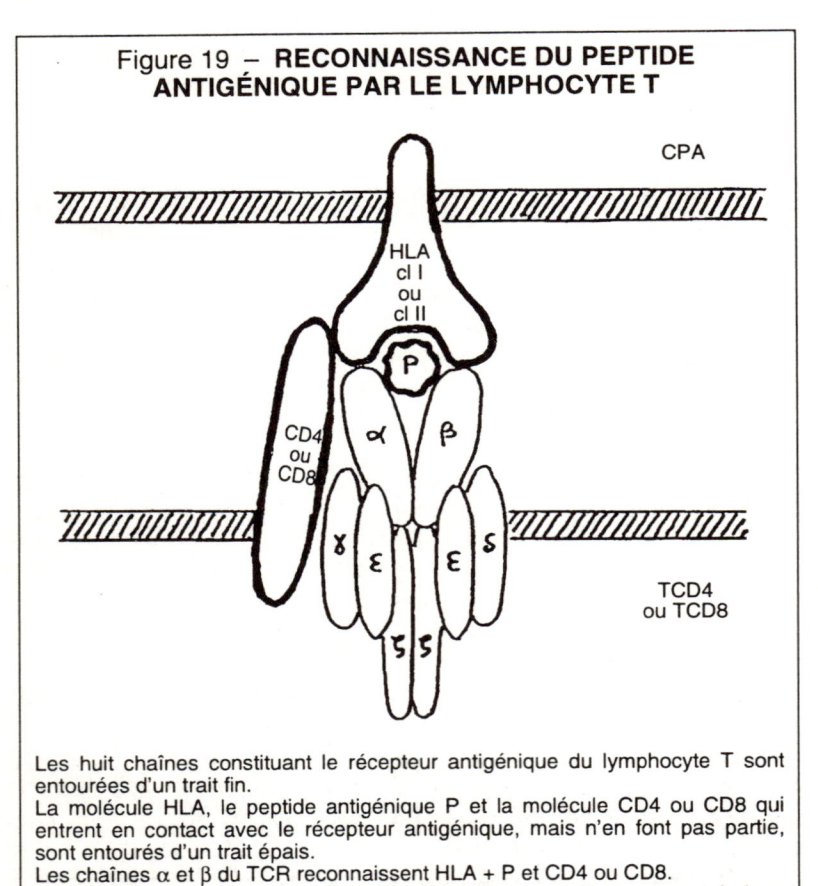

---

**Figure 19 – RECONNAISSANCE DU PEPTIDE ANTIGÉNIQUE PAR LE LYMPHOCYTE T**

Les huit chaînes constituant le récepteur antigénique du lymphocyte T sont entourées d'un trait fin.
La molécule HLA, le peptide antigénique P et la molécule CD4 ou CD8 qui entrent en contact avec le récepteur antigénique, mais n'en font pas partie, sont entourés d'un trait épais.
Les chaînes α et β du TCR reconnaissent HLA + P et CD4 ou CD8.
Les chaînes α, δ, ε et surtout ζ envoient des signaux activateurs pour le lymphocyte T.

---

**Un TCR peut reconnaître plusieurs peptides** (JANEWAY 1998). Le dogme d'un seul antigène pour chaque clone de lymphocytes est erroné. Cette polyspécificité des TCR est d'ailleurs une nécessité car, comme le fait remarquer MASON (1998), le nombre de peptides antigéniques qui peuvent avoir à reconnaître les T CD4 est colossal, sachant qu'il s'agit de peptides formés de 13 à 25 acides aminés et qu'il existe 20 variétés d'acides aminés. MASON estime donc que chaque TCR doit reconnaître **environ un million de peptides.**

Ces nombreux peptides ont sans doute en commun certains caractères dans leur configuration spatiale qui leur permettent de s'adapter au même TCR. Mais ils peuvent différer considérablement dans leur structure primaire, c'est-à-dire dans les acides aminés qui les constituent.

**Une faible minorité de lymphocytes T ont un TCR de type γδ.** Les chaînes γ et δ sont polymorphes, mais nettement moins que α et β. **Le TCR gd reconnaît des lipides et des glycolipides qui lui sont présentés par des molécules CD1**, différentes des molécules HLA qui, nous l'avons vu, présentent des peptides (PORCELLI et MODLIN 1999).

*c) Pour les cellules NK*
Plus de 80 % possèdent un TCR de type γδ.

## 5. L'activation des cellules et la coopération cellulaire

La réponse immunitaire est caractérisée par l'activation de cellules spécialisées qui coopèrent entre elles. L'activation du lymphocyte T est présenté sur la figure 52. Des **signaux** vont permettre d'activer une cellule. Ces signaux partent de la membrane vers le noyau et sont provoqués par la fixation sur certains **récepteurs de surface** de certaines molécules adaptées appelées **ligands**. Plusieurs processus sont capables d'engendrer des signaux :
* La reconnaissance de l'antigène, déjà décrite.
* L'accolement de molécules d'adhésion.
* L'action de cytokines.

Les molécules d'adhésion **portées par la membrane** d'une cellule vont se lier à des molécules complémentaires portées par la membrane d'une autre cellule. Cet accolement va favoriser un meilleur contact entre les cellules, facilitant la reconnaissance antigénique et engendrant dans certains cas des signaux d'activation. Les principales molécules d'adhésion sont rassemblées sur la figure 20. Je ne développerai pas ce sujet qui n'intéresse que les immunologues.

Les cytokines sont des **médiateurs sécrétés par certaines cellules** et qui transmettent des signaux à d'autres cellules au cours de la réponse immunitaire. Il existe un grand nombre de cytokines, parmi lesquelles les **interleukines (IL)**, les **facteurs de nécrose tumorale (TNF)** et les **interférons (IFN)**. Là encore, je n'entrerai pas dans les détails d'un domaine réservé à des biologistes de pointe.

Le déroulement de la réponse immunitaire nécessite impérativement une **coopération entre macrophages, TA, TC, TS, B et NK**. Dans cette coopération, **le rôle majeur revient aux TA** qui sont de véritables chefs d'orchestre.

Les relations entre T CD4, T CD8 et fonctions auxiliaire, cytotoxique et suppressive sont mieux comprises depuis qu'on a séparé deux populations de T CD4 :
* Les **TH1** qui sécrètent TNFβ, IL-2 et IFNγ et amplifient la réponse cytotoxique, la réponse IgM et IgG et la production de cytokines inflammatoires.
* Les **TH2** qui sécrètent IL-4, IL-5 et IL-10 et amplifient la réponse IgE et IgA. Ces TH2 ont aussi une action inhibitrice de l'IL-2 (grâce à l'IL-4) et des TH1 (grâce à l'IL-10).

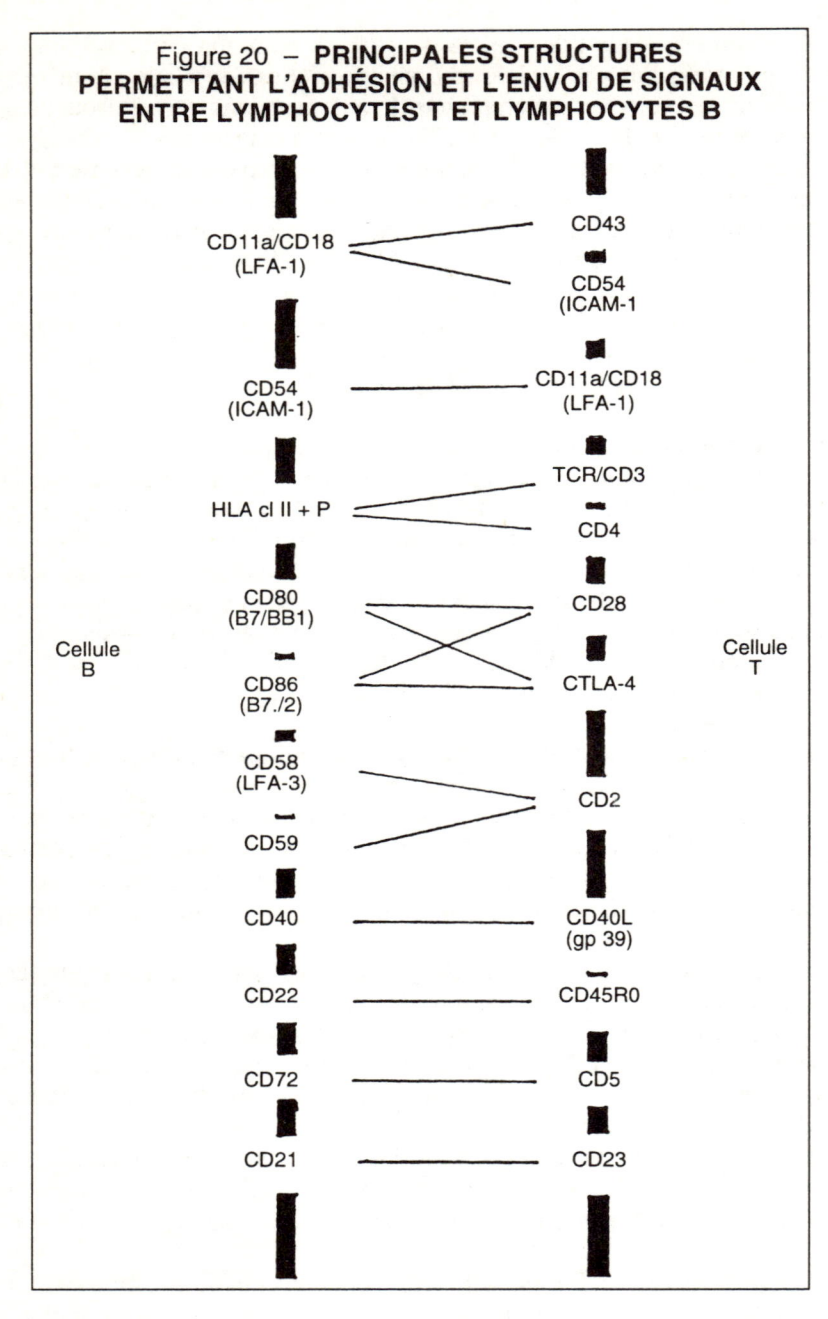

**Figure 20 – PRINCIPALES STRUCTURES PERMETTANT L'ADHÉSION ET L'ENVOI DE SIGNAUX ENTRE LYMPHOCYTES T ET LYMPHOCYTES B**

Cellule B — Cellule T

- CD11a/CD18 (LFA-1) — CD43
- CD11a/CD18 (LFA-1) — CD54 (ICAM-1)
- CD54 (ICAM-1) — CD11a/CD18 (LFA-1)
- HLA cl II + P — TCR/CD3
- HLA cl II + P — CD4
- CD80 (B7/BB1) — CD28
- CD80 (B7/BB1) — CTLA-4
- CD86 (B7./2) — CD28
- CD86 (B7./2) — CTLA-4
- CD58 (LFA-3) — CD2
- CD59 — CD2
- CD40 — CD40L (gp 39)
- CD22 — CD45R0
- CD72 — CD5
- CD21 — CD23

Et de même, il existe deux populations de T CD8 :
* Les **T CD8 type 1** qui inhibent les TH2 et les B.
* Les **T CD8 type 2** qui inhibent les TH1.

**La fonction suppressive** est finalement assurée par les TH2 et les TCD8 des deux types. Il apparaît donc qu'**un même lymphocyte T peut, selon les circonstances, activer ou inhiber une réponse immune.**

## 6. L'action effectrice

L'activation des cellules se traduit par la sécrétion de certaines **cytokines**, l'apparition sur la membrane de certains récepteurs et souvent par une **prolifération** consécutive à des divisions répétées. La coopération des cellules spécialisées va aboutir à une **action effectrice, destinée à neutraliser l'agresseur**. Cette action effectrice emprunte deux voies, l'une humorale, l'autre cellulaire.

### a) La voie humorale

Elle fait intervenir les **anticorps ou immunoglobulines (Ig)**. On distingue **cinq classes d'Ig : IgG, IgA, IgM, IgD et IgE**.

Les Ig sont sécrétées par les **lymphocytes B** et surtout les **plasmocytes** qui en dérivent. **Chaque cellule sécrète un anticorps de spécificité unique**. Il faut distinguer les **Ig transmembranaires** (essentiellement IgM et IgD) et les **Ig circulantes** (essentiellement IgM, IgG, IgA et IgE). Les IgM, d'affinité assez faible pour l'antigène, sont fabriquées lors de la réponse immunitaire initiale. Elles sont progressivement remplacées par les IgG, d'affinité forte pour l'antigène. Les IgA sont surtout abondantes au niveau des muqueuses respiratoires et digestives. Les IgE sont élaborées en grande quantité au cours des allergies.

Le clivage d'une IgG par une enzyme, la papaïne, sépare deux fragments : **Fab qui se lie à l'antigène** (antigen binding) et **Fc** (cristallisable). Les anticorps ne détruisent pas directement l'agresseur. Mais **grâce à leur fragment Fc, ils vont entraîner l'accrochage de divers éléments** qui vont ainsi s'accoler à l'agresseur et le détruire. Ces éléments sont :

 * Les différents facteurs du complément étiquetés C1, C2, C3, etc... Il s'agit de protéines plasmatiques qui se fixent les unes après les autres sur le complexe anticorps-antigène. Elles provoquent la lyse de la cellule cible par perforation de la membrane, due en particulier à l'action de C9 (PELTIER 1980).

 * Les **polynucléaires** et les **macrophages activés**, pouvant effectuer une phagocytose.

 * Les **cellules NK** capables de lyser les cellules cibles.

### b) La voie cellulaire

Elle fait appel à plusieurs variétés de cellules.

#### 1) *Action des TC*

Ils sont spécialisés dans la **destruction des cellules infectées par les virus et des cellules cancéreuses**. Ils reconnaissent les peptides viraux ou les peptides tumoraux couplés avec les molécules HLA classe I sur la membrane des cellules cibles. La lyse est obtenue :

 * Soit par injection à travers la membrane de **perforine**, dont la structure se rapproche du constituant C9 du complément.

 * Soit par induction de signaux qui conduisent la cellule à un suicide. Ce phénomène est nommé **apoptose**.

### 2) *Action des cellules NK*

Elles sont spécialisées dans la **destruction des cellules cancéreuses** ayant perdu l'expression des molécules HLA classe I. En effet, les cellules NK peuvent, soit s'accrocher au fragment Fc des anticorps, soit reconnaître les peptides antigéniques tumoraux isolés.

### 3) *Action des macrophages activés*

Les macrophages activés par diverses cytokines sécrétées par les TA vont augmenter leur capacité de **phagocytose** et de **bactéricidie**. Alors que dans les macrophages au repos, les bactéries peuvent survivre et même parfois de multiplier, il n'en est plus de même après activation et les bactéries sont détruites.

### 4) *Action de certains T CD4*

Au cours de cette phase effectrice, ces T CD4 **sécrètent de nombreuses cytokines** qui ont des effets divers :
* Augmentation de la perméabilité vasculaire.
* Attraction pour les polynucléaires.
* Attraction et activation pour les macrophages.

Ces T CD4 sont responsables des **réponses immunes de type hypersensibilité retardée**, survenant 48 heures après l'introduction de l'antigène. Un bon exemple en est l'intradermoréaction à la tuberculine qui, chez le sujet sensibilisé au bacille de Koch, provoque autour du point d'injection un œdème entouré d'une zone rouge, avec infiltrat de lymphocytes, de macrophages et de polynucléaires.

Un schéma général du déroulement de la réponse immunitaire est présenté sur la figure 21.

## 7. L'arrêt de la réponse immunitaire

Lorsque la réponse immunitaire a atteint son but, c'est-à-dire **la destruction ou la neutralisation de l'agresseur**, elle est freinée et arrêtée par deux processus :

### *Les anticorps antiidiotypes et anticlonotypes*

Tout anticorps (Ac) arbore dans sa région variable des antigènes qui sont appelés idiotypes (Id). Ces idiotypes peuvent entraîner la production d'**anticorps antiidiotypes** qui neutralisent l'anticorps initial. Ainsi se constitue une cascade immune :

Ac 1 → Ac 2 anti Id d'Ac 1 → Ac 3 anti Id d'Ac 2 → Ac 4 anti Id d'Ac 3, etc., et ce jusqu'à l'apparition d'Ac X inoffensif. C'est la théorie du **réseau idiotypique** émise en 1974 par JERNE et dont la validité est aujourd'hui démontrée. Elle est illustrée par la figure 22.

De la même façon, **tout TCR arbore dans sa région variable des antigènes qui sont appelés clonotypes**. Des **anticorps anticlonotypes** peuvent se fixer sur ce TCR, bloquant la reconnaissance du peptide antigénique et par là la réponse immune.

*La réponse immunitaire* 139

### Figure 21 – DÉROULEMENT DE LA RÉPONSE IMMUNITAIRE

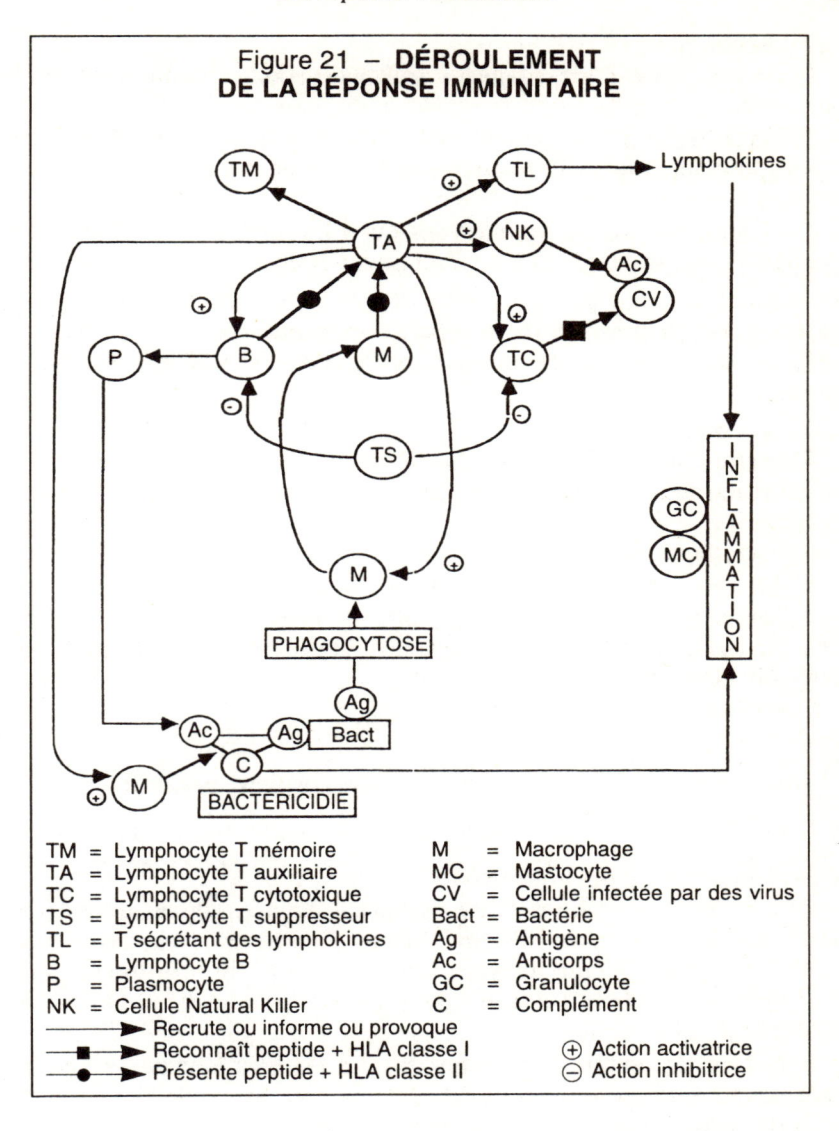

TM = Lymphocyte T mémoire
TA = Lymphocyte T auxiliaire
TC = Lymphocyte T cytotoxique
TS = Lymphocyte T suppresseur
TL = T sécrétant des lymphokines
B = Lymphocyte B
P = Plasmocyte
NK = Cellule Natural Killer
M = Macrophage
MC = Mastocyte
CV = Cellule infectée par des virus
Bact = Bactérie
Ag = Antigène
Ac = Anticorps
GC = Granulocyte
C = Complément

──▶ Recrute ou informe ou provoque
■▶ Reconnaît peptide + HLA classe I
●▶ Présente peptide + HLA classe II
⊕ Action activatrice
⊖ Action inhibitrice

### Figure 22 – NOTION D'IDIOTYPES ET D'ANTI IDIOTYPES

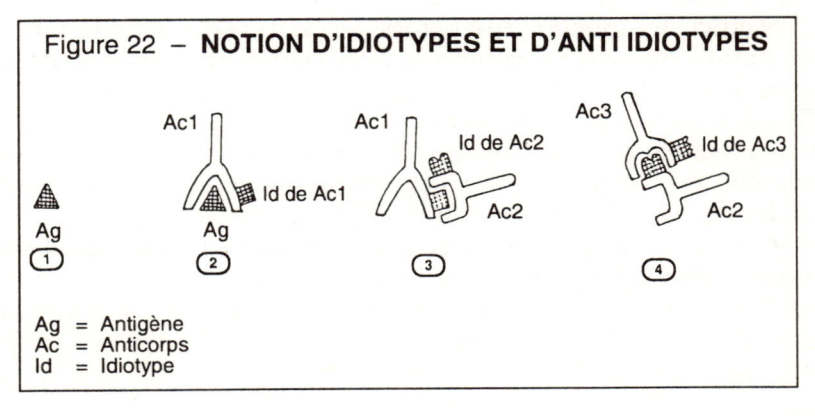

Ag = Antigène
Ac = Anticorps
Id = Idiotype

*L'action des TS*

Cette variété de T est capable d'arrêter la réponse immunitaire par plusieurs voies :

\* L'activation de **TS spécifiques de l'antigène** qui vont inhiber les TA et les B du clone concerné. Nous avons vu plus haut qu'il s'agit de certains T CD4 (TH2) et de certains T CD8.

\* L'activation de **TS spécifiques des idiotypes des Ig et des clonotypes du TCR** qui viennent secondairement ajouter leurs effets inhibiteurs.

## 8. Caractères principaux de la réponse immunitaire

La réponse immunitaire possède deux caractères majeurs :

*1) Elle est spécifique*

Une structure précise appelée antigène est captée, présentée, reconnue et suscite une action effectrice dirigée précisément contre elle.

*2) Elle est dotée d'une mémoire*

L'activation de lymphocytes T et B mémoire explique qu'à chaque nouveau contact avec l'antigène, la réponse immunitaire augmente. Ceci est parfois dangereux, comme dans certaines allergies. Ceci est plus souvent bénéfique, permettant la destruction des agresseurs bactériens ou viraux et les vaccinations.

## 9. Interactions entre système immunitaire, système nerveux et système endocrinien

*Mise en évidence de ces interactions*

On sait depuis longtemps qu'il existe des **influences réciproques entre les cellules immunes, nerveuses et endocrines**. J'en citerai quelques exemples :

\* **Action du système nerveux sur la réponse immunitaire** : certains neuropeptides libérés au niveau des terminaisons nerveuses stimulent ou inhibent la réponse immune.

\* **Action des cellules immunes sur les cellules nerveuses** : certaines cytokines produites au cours d'une infection provoquent la fièvre, la diminution de l'appétit, des troubles du sommeil.

\* **Action des glandes endocrines sur la réponse immunitaire** : la TSH (Thyroid Stimulating Hormone = hormone stimulant la thyroïde) et la prolactine stimulent la production d'anticorps, les glucocorticoïdes inhibent tous les composants de la réponse immune.

\* **Action des cellules immunes sur les glandes endocrines** : les interférons $\alpha$, $\beta$ et $\gamma$ augmentent la production de glucocorticoïdes et d'androgènes par les corticosurrénales, l'IL-2 et l'IL-6 augmentent la sécrétion de CRF (Corticotropin Releasing Factor = facteur libérant la corticostimuline hypophysaire) par l'hypothalamus.

Et on pourrait aussi trouver des exemples d'action des cellules nerveuses sur les glandes endocrines, et vice-versa. Le lecteur désireux de connaître les forts nombreuses interactions entre les trois systèmes qui sont aujourd'hui connues, peut consulter les revues générales très documentées de REICHLIN (1993) et BLALOCK (1994).

*Mécanismes de ces interactions*

La **commande exercée par le système nerveux central sur les glandes endocrines** est expliquée depuis longtemps. Le cerveau agit sur l'hypothalamus, l'hypothalamus agit sur l'hypophyse, l'hypophyse agit sur les glandes endocrines : thyroïde, surrénales, testicules et ovaires.

Les interactions entre les trois systèmes sont réalisées par des **contacts directs** entre cellules immunes d'une part, cellules nerveuses ou endocrines d'autre part, contacts rendus possibles par des molécules d'adhésion. Cependant le principal moyen de communication est constitué par des **messagers qui vont se fixer sur des récepteurs membranaires** :

**Certains médiateurs fabriqués par l'un des systèmes** (neuropeptides pour le système nerveux, cytokines pour le système immunitaire et hormones pour le système endocrinien) **rencontrent des récepteurs sur les cellules des deux autres systèmes**.

## B. LA RÉACTION INFLAMMATOIRE

### 1. Définition

L'inflammation est un **mécanisme de défense contre certaines agressions**, d'origine infectieuse ou non infectieuse. L'inflammation est une réaction des tissus vascularisés, permettant l'accumulation de plasma et de cellules spécialisées au site de l'agression. Dans ce processus, interviennent principalement les polynucléaires neutrophiles, les monocytes/macrophages et de nombreux médiateurs.

L'inflammation **n'est pas spécifiquement dirigée contre un antigène et ne possède pas de mémoire**. Elle n'augmente pas d'intensité en cas de nouveau contact avec l'agresseur.

### 2. La réaction inflammatoire aiguë

Elle a été fort bien décrite par RUSSO-MARIE (1989) :

\* Dans la zone agressée, **les vaisseaux se dilatent**, permettant un apport en forte quantité de plasma et de cellules spécialisées.

\* **La perméabilité** des capillaires et des veinules **augmente**, autorisant la sortie de plasma générateur d'œdème et de leucocytes, d'abord des **polynucléaires neutrophiles**, plus tard des **macrophages**.

\* Les leucocytes, attirés par des substances chimiques, **migrent** vers l'agresseur et le **phagocytent**, ce qui signifie qu'ils le captent, l'ingèrent et le détruisent.

Les phénomènes successifs de l'inflammation aiguë sont représentés sur la figure 23. La phagocytose est fatale aux neutrophiles qui meurent en même temps que les bactéries, pour prendre l'exemple d'agresseurs fréquents, l'ensemble constituant le pus. Par contre, les macrophages survivent en règle générale à la phagocytose.

De **nombreux médiateurs** participent à l'inflammation aiguë. Certains sont d'**origine plasmatique** :

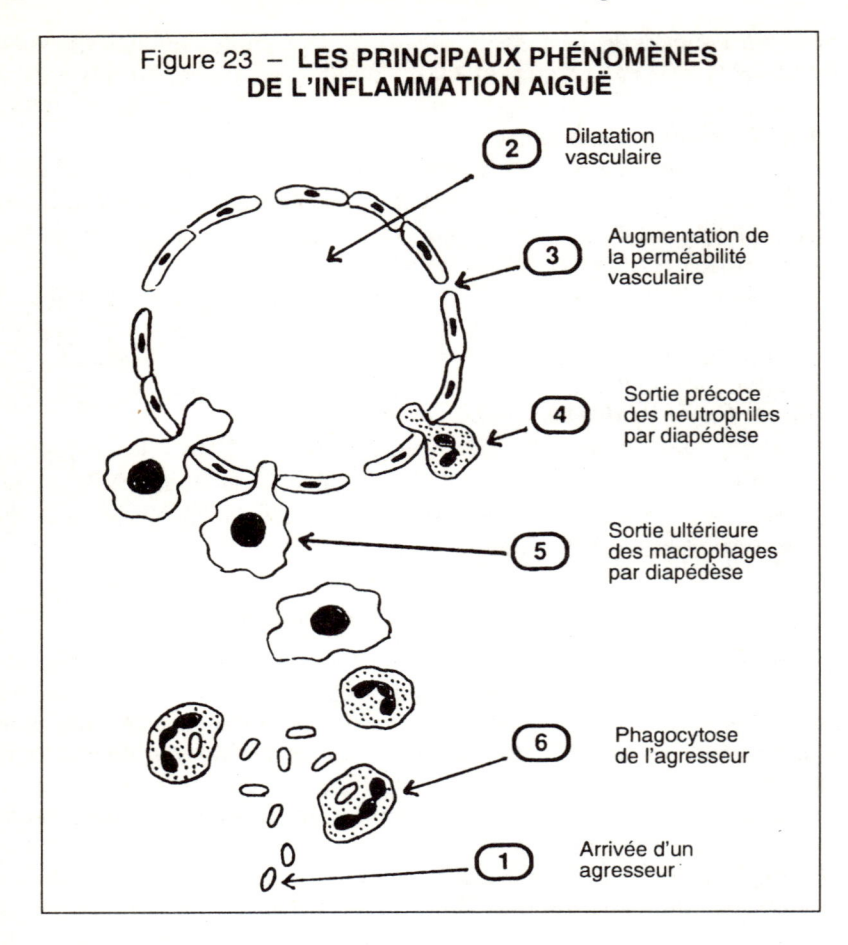

**Figure 23 – LES PRINCIPAUX PHÉNOMÈNES DE L'INFLAMMATION AIGUË**

2. Dilatation vasculaire
3. Augmentation de la perméabilité vasculaire
4. Sortie précoce des neutrophiles par diapédèse
5. Sortie ultérieure des macrophages par diapédèse
6. Phagocytose de l'agresseur
1. Arrivée d'un agresseur

* Système des kinines.
* Système du complément.
* Système de la coagulation.
* Glycoprotéines d'origine hépatique, comme la protéine C réactive.

D'autres médiateurs sont d'**origine cellulaire**. Les uns sont déjà présents dans certaines cellules et sont libérés au cours du processus inflammatoire :

* Histamine.
* Sérotonine.
* Protéines cationiques.
* Défensines.
* Protéases.

Les autres sont fabriqués au moment de l'inflammation, à partir de phospholipides membranaires, sous l'influence d'une enzyme, la phospholipase A :

* Prostaglandines (PG).
* Leucotriènes (LT).
* PAF acéther.

Je me contente de citer ces médiateurs, sans énumérer leurs diverses actions, qui n'ont pas une importance majeure pour la plupart des lecteurs de cet ouvrage. Enfin **plusieurs cytokines** participent à l'inflammation aiguë, surtout l'IL-1 et les TNF.

### 3. La réaction inflammatoire chronique

Bien étudiée par RUSSO-MARIE (1989), l'inflammation chronique peut s'installer de deux manières :

1) **Elle peut succéder à une inflammation aiguë**, par exemple lorsque l'organisme ne parvient pas à éliminer un agent infectieux. Les neutrophiles ne jouent plus aucun rôle et laissent la place aux monocytes/ macrophages et aux lymphocytes. Le tissu conjonctif prolifère autour du site infecté pour s'opposer à la dissémination du germe.

2) **Elle peut être d'emblée chronique**, par exemple en cas d'infection par le bacille de Koch ou de présence de graisses ou de corps étrangers stériles. Les **macrophages** et les **lymphocytes** prédominent, avec formation d'un **tissu granulomateux, puis fibreux**.

### 4. Inflammation et immunité

**Il est classique d'opposer la réaction inflammatoire et la réponse immunitaire** :

\* La première, non spécifique et dépourvue de mémoire, est considérée comme un mode de défense précoce, rapidement mobilisable contre toutes agressions.

\* La seconde, spécifiquement dirigée contre un antigène et pourvue d'une mémoire, est considérée comme un mode de défense plus tardif, mais aussi mieux adapté à l'agresseur.

Sur le plan des **différences**, on peut ajouter que :

\* La réaction inflammatoire a des **cellules** qui lui sont propres, les polynucléaires neutrophiles. Elle dispose aussi de **médiateurs** particuliers : kinines, système de la coagulation et de la fibrinolyse, glycoprotéines d'origine hépatique, histamine, sérotonine, composants lysosomiaux et granulaires, prostaglandines, leucotriènes, PAF acéther.

\* La réponse immunitaire a aussi ses **cellules** propres : les lymphocytes T, les lymphocytes B et les cellules NK. Ses **voies effectrices** sont spéciales avec action cytotoxique de la perforine des TC et du constituant C9 du complément, guidé vers sa cible par la fixation de l'anticorps sur l'antigène. Enfin une **cytokine**, l'IL-2 est uniquement impliquée dans la réponse immune.

Mais on relève aussi de **nombreux points communs** entre l'inflammation et l'immunité :

\* Les **monocytes/macrophages** jouent un rôle essentiel dans les deux phénomènes. Par la phagocytose, l'émission de cytokines, la transformation en cellules opposant un barrage à une agression chronique, ils participent à la réaction inflammatoire. Par la présentation de peptides aux TA, l'émission de cytokines, l'activation qui les transforme en cellules effectrices, ils participent à la réponse immunitaire.

\* Les **anticorps** et le **complément** ne sont pas seulement les moyens d'action utilisés par la réponse immunitaire humorale. Ils interviennent aussi dans l'inflammation, car :

a) Le fragment Fc de certains anticorps (IgG1 et IgG3) et le facteur C3 du complément permettent l'accrochage à l'agresseur des polynucléaires neutrophiles et des macrophages.

b) Les IgE sont les principaux responsables de la dégranulation massive des polynucléaires basophiles et des mastocytes.

\* La **grande majorité des cytokines** ont un impact à la fois sur l'inflammation et sur l'immunité.

Il ne faut donc pas s'étonner si **les deux processus sont très souvent intriqués** :

\* Tantôt l'inflammation précède l'immunité, selon un schéma classique.

\* Tantôt l'immunité précède l'inflammation, comme dans certaines maladies auto-immunes, en particulier la polyarthrite rhumatoïde.

## 5. Les radicaux libres

Beaucoup des notions qui vont être exposées ont été tirées des articles de Borel et coll. (1988), Fulbert et Cals (1992).

### Définition

Les radicaux libres (RL) sont des atomes ou des molécules présentant **un électron célibataire sur leur orbite externe**. Ces RL ont une **durée de vie très brève** : 1/1000 à 1/10 000 de seconde. Ils sont dotés d'une **hyperréactivité**, car l'électron célibataire recherche avidement à s'intégrer dans une structure qui lui confère une stabilité.

### Principaux radicaux libres

Ce sont les **formes activées de l'oxygène**. Cheeseman et Slater (1993) en citent quatre :

\* L'anion superoxyde $O_2$.
\* L'eau oxygénée $H_2O_2$.
\* Le radical hydroxyle $HO$.
\* L'oxygène singulet $1/2\ O_2$.

Winrow et coll. (1993) en ajoutent un cinquième :

\* L'oxyde nitrique $NO$.

### Production physiologique des radicaux libres

Les RL sont produits dans trois cas :

\* Lors des **transferts d'électrons**, au niveau de la chaîne respiratoire dans les mitochondries.
\* Au cours de la **phagocytose**.
\* En cas d'exposition au soleil, par action des **rayons UV**.

### Action des radicaux libres

Ce sont des **agents oxydants très agressifs**. Ils ont, selon les circonstances, des effets favorables ou des effets nocifs.

a) *Effets favorables*
   * Les RL interviennent dans la **destruction des bactéries**, dans les vésicules de phagocytose.
   * L'oxyde nitrique a une **action cytotoxique** sur les cellules malignes, les champignons, les protozoaires, les helminthes, les mycobactéries, mais non les bactéries extracellulaires (WINROW et coll. 1993).
   * Certains RL sont des **seconds messagers** activant la transcription de certains gènes, ce qui entraîne la prolifération de certaines cellules au cours de l'inflammation, avec production de cytokines et expression de récepteurs membranaires. L'oxyde nitrique est une molécule signal dans les cellules endothéliales et nerveuses (ANGGARD 1994).

b) *Effets nocifs destructeurs*
   Les RL peuvent orienter leur action oxydante agressive contre les constituants de l'organisme. Ils s'attaquent à plusieurs cibles, potentiellement donneuses d'électrons qui stabiliseraient les électrons célibataires :
   * Certaines **enzymes**, ce qui peut retentir sur une cascade de réactions enzymatiques.
   * Les **anticorps**.
   * Les **acides nucléiques**, ce qui va gêner la synthèse des protéines.
   * Certains éléments du **tissu conjonctif** (collagène, élastine, acide hyaluronique), ce qui aboutit à la sclérose et à la fibrose, indices du vieillissement.
   * Les acides gras polyinsaturés des phospholipides des **membranes** plasmique et intracellulaire, avec lésions du cytoplasme, du noyau et d'autres organites, avec risque de mort cellulaire.

c) *Effets nocifs métaboliques*
   La destruction préférentielle des acides gras polyinsaturés au niveau des membranes cellulaires peut **déséquilibrer la synthèse des prostaglandines** (figure 24) :
   * Diminution des PGE1 qui dérivent de l'acide linoléique, via l'acide γ linolénique.
   * Diminution des PGE3 qui dérivent de l'acide α linolénique.
   * Augmentation des PGE2 qui dérivent de l'acide arachidonique.
   **L'excès de PGE2 et le déficit de PGE1** ont été accusés de favoriser la réaction inflammatoire chronique, donc de pérenniser certaines maladies comme la polyarthrite rhumatoïde.

### Protections contre les radicaux libres
Elles sont de deux ordres : endogènes et exogènes :

a) *Protections endogènes*
   **Plusieurs enzymes** éliminent les RL avant qu'ils aient pu détruire les éléments cellulaires. Ce sont :
   * La superoxyde dismutase cytoplasmique (Cu, Zn).
   * La superoxyde dismutase mitochondriale (Mn).
   * La catalase (Fe).
   * La gluthation péroxydase (Se).

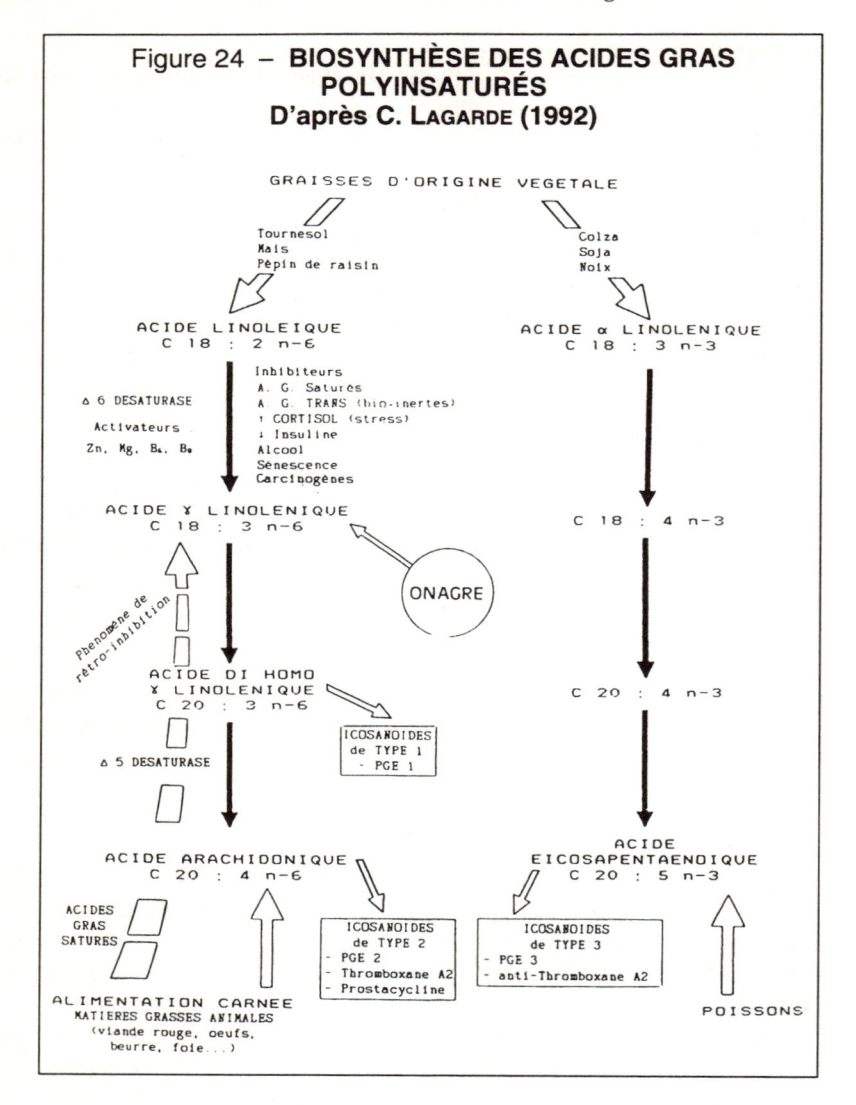

**Figure 24 – BIOSYNTHÈSE DES ACIDES GRAS POLYINSATURÉS**
D'après C. LAGARDE (1992)

```
                    GRAISSES D'ORIGINE VEGETALE

              Tournesol                    Colza
              Maïs                         Soja
              Pépin de raisin              Noix

         ACIDE LINOLEIQUE            ACIDE α LINOLENIQUE
           C 18 : 2 n-6                  C 18 : 3 n-3

                         Inhibiteurs
  Δ 6 DESATURASE         A. G. Saturés
                         A. G. TRANS (bio-inertes)
  Activateurs            ↑ CORTISOL (stress)
  Zn, Mg, B4, B6         ↓ Insuline
                         Alcool
                         Sénescence
                         Carcinogènes

         ACIDE γ LINOLENIQUE            C 18 : 4 n-3
           C 18 : 3 n-6

  Phénomène de                        ONAGRE
  rétro-inhibition

         ACIDE DI HOMO
         γ LINOLENIQUE                 C 20 : 4 n-3
           C 20 : 3 n-6
                              ICOSANOIDES
                              de TYPE 1
  Δ 5 DESATURASE              - PGE 1

                                                 ACIDE
         ACIDE ARACHIDONIQUE             EICOSAPENTAENOIQUE
           C 20 : 4 n-6                    C 20 : 5 n-3

  ACIDES              ICOSANOIDES      ICOSANOIDES
  GRAS                de TYPE 2        de TYPE 3
  SATURES             - PGE 2          - PGE 3
                      - Thromboxane A2 - anti-Thromboxane A2
  ALIMENTATION CARNEE - Prostacycline                POISSONS
  MATIERES GRASSES ANIMALES
  (viande rouge, oeufs,
   beurre, foie...)
```

b) *Protections exogènes*

\* Certains facteurs s'opposent à la production de RL. Ce sont les **vitamines E, A, C** et les **flavonoïdes**, apportés par les aliments végétaux.

\* D'autres facteurs fixent les RL. Ce sont les diverses substances qui leur servent de cible. Leur introduction dans l'alimentation permet d'introduire des **leurres** qui détournent les RL avant qu'ils aient attaqué les cellules. Ce sont les **piégeurs de RL**.

### L'excès de radicaux libres

La production de RL est un phénomène physiologique. Ce qui est dangereux, c'est l'accumulation de RL en excès. Celle-ci peut être due à plusieurs causes :

a) *Excès de production de RL*

Secondaire à la pénétration dans l'organisme de certaines molécules étrangères, nommées **xénobiotiques** : tétrachlorure de carbone, éthanol, alloxane, anthracyclines, nitrofurantoïne, phénols, nitrates, ozone, insecticides.

b) *Déficit des protections endogènes*

Il est rarement dû à un **déficit enzymatique** :
* Carence quantitative.
* Carence qualitative : alloenzyme peu efficace.
* Destruction exagérée de l'enzyme par les RL.

Il est généralement dû à un **déficit d'un ou plusieurs métaux** servant de cofacteurs aux enzymes : Cu, Zn, Mn, Fe, Se. Ce déficit peut avoir plusieurs origines, la principale étant une alimentation mal composée. Signalons aussi que les stress favorisent la fuite urinaire de divers métaux.

c) *Déficit des protections exogènes*

**Apport insuffisant par l'alimentation** de vitamines, de flavonoïdes et de substances leurres.

## C. TOLÉRANCE ET AUTOIMMUNITÉ

Pour que l'organisme humain fonctionne normalement, les lymphocytes doivent tolérer les cellules normales, éliminer les cellules altérées et les agresseurs venus de l'environnement.

### 1. La tolérance

Les antigènes se distinguent en trois catégories :
* Les antigènes normaux appartenant à l'individu, qui sont les **antigènes « soi »** ou **autoantigènes**.
* Les antigènes anormaux appartenant à l'individu, qui sont les **antigènes « soi altéré »**, correspondant aux antigènes tumoraux exprimés par les cellules cancéreuses.
* Les antigènes n'appartenant pas à l'individu, qui sont les **antigènes « non soi »**. Ils se subdivisent en **alloantigènes** présents chez d'autres individus de la même espèce (sang transfusé ou organe greffé provenant d'un autre homme) en **hétéroantigènes** ou **xénoantigènes** présents, soit chez des individus d'une autre espèce (chimpanzé, souris, bactéries, virus, etc...), soit sur des molécules venues de l'environnement (aliments, médicaments, etc...).

Et l'on parle de la même manière d'**autoanticorps**, d'**alloanticorps** et d'**hétéroanticorps** ou **xénoanticorps**, selon le type d'antigène vers lequel ils sont dirigés.

**Un organisme normal doit tolérer les autoantigènes**. Or, il existe au départ des clones lymphocytaires correspondant à ces autoantigènes. La tolérance est obtenue par plusieurs moyens s'adressant essentiellement aux lymphocytes T :
* **La délétion clonale**.

Les lymphocytes T effectuent au cours de la vie foëtale un stage dans le thymus. Ils entrent en contact avec les cellules épithéliales thymiques. Celles-ci vont séparer les lymphocytes T en deux groupes : ceux spécifiques des antigènes extérieurs qui sont conservés et ceux spécifiques des autoantigènes qui sont supprimés.

* **L'anergie clonale**.

Une minorité des lymphocytes T autoréactifs échappent à la délétion clonale. Ils reçoivent alors des signaux qui les rendent non réactifs aux autoantigènes. Ces lymphocytes T deviennent endormis ou quiescents.

* **La suppression**.

Certains lymphocytes T dits suppresseurs sont capables en cas de besoin, d'inhiber la réponse d'autres lymphocytes T aux autoantigènes.

Quant aux lymphocytes B, leur tolérance est obtenue essentiellement par anergie clonale et action des TS.

## 2. L'auto-immunité

### L'auto-immunité physiologique

Chez l'individu normal, la tolérance pour les autoantigènes n'est pas absolue. Elle est complète au niveau des lymphocytes T, mais non des lymphocytes B. **10 à 30 % des B fabriquent des auto-anticorps**. La plupart de ces auto-anticorps sont des IgM polyspécifiques, n'ayant qu'une faible affinité pour les autoantigènes. Ils sont donc **inoffensifs**.

### La maladie auto-immune

Si l'auto-immunité est physiologique, la maladie auto-immune est pathologique. Elle est caractérisée par une réponse immunitaire cellulaire et/ou humorale dirigée contre diverses cellules ou constituants de l'individu. **Cette réponse est agressive, susceptible de créer des lésions ou des anomalies de fonctionnement de divers organe**s, ce qui se traduit par des anomalies cliniques et biologiques permettant le diagnostic de la maladie auto-immune.

Les auto-anticorps mis en évidence dans les maladies auto-immunes sont initialement des IgM, ensuite des IgG, ayant une spécificité précise et une forte affinité pour les autoantigènes.

### Critères définissant les maladies auto-immunes

Pour affirmer le caractère auto-immun, il faut théoriquement :
* Avoir identifié l'autoantigène et l'auto-anticorps.
* Avoir prouvé que la maladie peut être transmise par les lymphocytes et/ou par les auto-anticorps.

Ces critères me semblent trop restrictifs. Ils manquent dans de nombreux états pathologiques pourtant estimés comme auto-immuns. Pour ma part, **je considère comme auto-immune toute maladie où existe une réponse immunitaire qui ne peut s'expliquer par la présence de microorganismes entiers ou de tumeurs et qui entraîne des lésions ou un dysfonctionnement de certaines cellules ou de certains tissus**.

Parmi les arguments en faveur d'une origine auto-immune, je retiens particulièrement :
* La présence d'un infiltrat lymphocytaire dans l'organe cible.
* L'association de la maladie avec certains gènes HLA-DR ou même HLA-B (voir « Le système HLA »).

\* L'expression aberrante des molécules HLA de classe II sur les cellules de l'organe cible (voir « Le système HLA »).
\* Une réponse favorable aux immunosuppresseurs.

Certaines affections auto-immunes **touchent électivement un organe**, alors que d'autres **ont des cibles multiples**, des formes intermédiaires existant entre ces deux extrêmes. Le lecteur trouvera sur le tableau VI la liste des maladies auto-immunes, en allant de celles qui sont le plus spécifiques d'organes à celles qui le sont le moins.

---

### Tableau VI – LISTE DES MALADIES AUTO-IMMUNES

Cette liste est établie en allant des maladies les plus spécifiques d'organes à celles qui en sont le moins spécifiques.

| Maladies | Antigènes cibles |
|---|---|
| Thyroïdite de Hashimoto | Thyroglobuline, microsomes |
| Maladie de Basedow | Récepteur de la TSH (5) |
| Maladie d'Addison (1) | Cortico surrénale |
| Insuffisance hypophysaire | Hypophyse |
| Anémie de Biermer | Muqueuse gastrique, facteur intrinsèque |
| Spondylarthrite ankylosante | Enthèses |
| Arthrites réactionnelles | Enthèses |
| Rhumatisme psoriasique | Enthèses, cartilage, synoviale |
| Uvéite antérieure aiguë | Chambre antérieure de l'œil |
| Rétinochoroïdopathie Birdshot | Choroïde, rétine |
| Polychondrite atrophiante | Cartilage |
| Certaines stérilités | Spermatozoïdes, ovaires |
| Diabète sucré juvénile | Ilots de Langherans, insuline |
| Syndrome de Goodpasture | Membrane basale glomérulaire |
| Myasthénie | Muscle strié, récepteur de l'Ach (6) |
| Polymyosite | Muscle strié |
| Rhumatisme articulaire aigu | Myocarde, streptocoques |
| Pemphigus | Ponts intercellulaires de l'épiderme |
| Pemphigoïde bulleuse | Membrane basale de l'épiderme |
| Épidermolyse bulleuse acquise | Fibroblastes, kératinocytes |
| Dermatite herpétiforme | Gliadine, réticuline |
| Maladie coeliaque | Gliadine, réticuline |
| Pelade | Follicule pileux |
| Néphropathie membraneuse idiopathique | Glomérules rénaux |
| Néphrose lipoïdique de l'enfant | Glomérules rénaux |
| Néphropathie à IgA | Glomérules rénaux |
| Sclérose en plaques | Oligodendrocytes, myéline |
| Narcolepsie | Certaines cellules cérébrales |
| Certaines anémies hémolytiques | Hématies |
| Certaines granulopénies | Granulocytes |
| Purpura thrombocytopénique idiopathique | Plaquettes |
| Cirrhose biliaire primitive | Mitochondries |
| Hépatite chronique active (2) | Muscles lisses, noyaux, mitochondries, microsomes |
| Syndrome de Gougerot-Sjögren | Glandes lacrymales, salivaires, noyaux, SSA, SSB |
| Maladie de Horton (3) et PPR | Artère temporale, muscles des ceintures |
| Vascularite avec ANCA | Vaisseaux, myéloperoxydase, protéinase 3 |
| Arthrite chronique juvénile (4) | Cartilage, synoviale, œil, noyaux |
| Polyarthrite rhumatoïde | Cartilage, synoviale, IgG, noyaux |
| Dermatomyosite | Noyaux, Jo1, muscles |
| Sclérodermie | Tissu conjonctif, noyaux, Sc170 |
| Connectivite mixte | Noyaux, RNP |
| Lupus érythémateux discoïde | Noyaux |
| Lupus érythémateux disséminé | Noyaux, ADN, Sm, cardiolipine |

(1) Il s'agit de la maladie d'Addison idiopathique, non tuberculeuse.
(2) Il s'agit de la forme auto-immune, non due à un virus.
(3) La maladie de Horton et la pseudopolyarthrite rhizomélique sont considérées comme deux aspects de la même affection.
(4) Il s'agit de la forme à début oligoarticulaire.
(5) TSH = Thyroid Stimulating Hormone ou hormone stimulant la thyroïde.
(6) Ach = Acetyl choline.
Ce tableau est inspiré de celui de ROITT (1985), mais avec de nombreuses modifications. J'ai ajouté certaines maladies que je considère auto-immunes et enlevé d'autres états que j'exclus de ce cadre. J'ai aussi ajouté certains antigènes cibles.

Les maladies auto-immunes touchent **environ 7 % des individus**. Leur fréquence, leur chronicité, la gravité des lésions qu'elles entraînent, leur résistance fréquente aux médicaments font de ces affections un véritable fléau.

### *Rôle des auto-anticorps*

Comme l'observent NAPARSTEK et PLOTZ (1993), les auto-anticorps ont une signification variable selon les cas :

a) *Certains auto-anticorps ne sont pas nocifs*

Ils ne sont pas la cause de la maladie, mais sa conséquence. La destruction de cellules par le processus auto-immun libère des autoantigènes qui induisent la production d'auto-anticorps. Comme exemple de ces **anticorps « témoins »**, citons la plupart des nombreuses variétés d'auto-anticorps identifiés dans le diabète sucré juvénile.

b) *D'autres auto-anticorps ont un rôle pathogène*

Ils peuvent s'avérer dangereux de trois manières :
1) Certains auto-anticorps vont se **lier à des récepteurs** :
* Récepteur de la TSH dans les maladies de Basedow et de Hashimoto.
* Récepteur de l'acétylcholine (Ach) dans la myasthénie.
* Récepteur de l'insuline dans le diabète sucré de type I.

L'occupation du récepteur par l'anticorps **empêche l'action normale du ligand**.

2) Certains auto-anticorps sont **opsonisants** :
* Soit directement, lorsqu'il s'agit d'IgG1 ou d'IgG3.
* Soit indirectement, lorsqu'ils fixent le complément.

Ceci permet la fixation des macrophages qui ont des récepteurs pour le fragment Fc des IgG et pour C3, et par suite la **phagocytose**. Ce mécanisme explique la destruction des hématies dans les anémies hémolytiques auto-immunes et des plaquettes dans le purpura thrombocytopénique idiopathique.

3) Certains auto-anticorps forment avec les antigènes des **complexes immuns (CI)**. Ces CI peuvent avoir des effets néfastes, lorsqu'ils sont de grande taille, avec une excès d'antigène, un anticorps de faible affinité et une aptitude à fixer le complément. **Ces CI vont se déposer** préférentiellement dans certains endroits : synoviale au cours de la polyarthrite rhumatoïde, capillaires des glomérules rénaux au cours du lupus érythémateux disséminé.

**Sur les CI viennent se fixer des plaquettes, des polynucléaires neutrophiles, des macrophages avec libération de nombreux médiateurs de l'inflammation.**

### *Rôle des lymphocytes T*

Les lymphocytes T sont **plus souvent** que les auto-anticorps **responsables de la réponse auto-immune pathogène** (YEATMAN et coll. 1992). C'est le cas par exemple dans la polyarthrite rhumatoïde, la sclérose en plaques et le diabète sucré insulinodépendant.

L'implication des lymphocytes T est démontrée par plusieurs éléments :

* **Présence d'infiltrats de T** au niveau des lésions de l'organe cible.

* **Association fréquente des maladies auto-immunes avec certaines molécules HLA-DR et HLA-B** (voir au chapitre : « Le système HLA »). Sachant que la fonction des molécules HLA-DR est de présenter des peptides aux T CD4 et que la fonction des molécules HLA-B est de présenter des peptides aux T CD8, ces associations suggèrent évidemment une importance cruciale des lymphocytes T.

* **Amélioration de la maladie par toutes les méthodes qui diminuent l'action des cellules T** : immunosuppresseurs ou déplétion des T au niveau du canal thoracique.

Les lymphocytes T exercent leur effet pathogène par **plusieurs moyens** : cytotoxicité, libération de cytokines, activation des macrophages (BACH 1993).

*Conséquences de la réponse auto-immune pathologique*

Le processus auto-immun a des répercussions **variables au niveau des organes**. BOTTAZZO et coll. (1986) distinguent plusieurs aspects :

1) La **destruction lente** provoquée, soit par des infiltrats de lymphocytes T, soit par certains auto-anticorps. Les cellules normales sont remplacées par du tissu conjonctif. Exemples : diabète sucré juvénile, Gougerot-Sjögren.

2) La **stimulation**, lorsque certains auto-anticorps se fixent sur des récepteurs à la place du ligand normal dont ils reprennent le rôle. Exemple : Basedow.

3) Le **blocage**, lorsque certains auto-anticorps se fixent sur des récepteurs et empêchent la stimulation des cellules par le ligand normal. Exemple : myasthénie.

*Origine des maladies auto-immunes*

Les maladies auto-immunes sont toujours **polyfactorielles**. Pour se développer, elles nécessitent la réunion de plusieurs facteurs : **génétiques, immunologiques, environnementaux, hormonaux et psychologiques**. Cependant, le mode d'intervention de ces divers facteurs demeure mystérieux. J'essaierai de démontrer plus loin qu'il est actuellement possible d'édifier une théorie globale sur le mécanisme des affections auto-immunes.

Quant au rôle respectif des autoantigènes et des hétéroantigènes dans la genèse du processus auto-immun, j'en débattrai ultérieurement dans les chapitres traitant de la polyarthrite rhumatoïde et des autres désordres auto-immuns.

## D. LE SYSTÈME HLA

Ce système découvert en 1965 est aujourd'hui bien connu, car il a inspiré des milliers de travaux. Quelques revues générales sur ce système ont été rédigées en français : DAUSSET et PLA (1985), SEIGNALET (1986), COLOMBANI (1993).

Les gènes HLA codent pour des molécules HLA qui sont des glycoprotéines transmembranaires, porteuses des antigènes HLA. Ces molécules HLA ont un rôle clef dans le déroulement de la réponse immunitaire et dans le développement des maladies auto-immunes.

152    Notions essentielles d'immunologie

## 1. Les gènes HLA

Les gènes HLA sont rassemblés sur une **région unique**, située sur le bras court du chromosome 6. Cette région comporte de **nombreux locus** représentés sur la figure 25. Je limiterai mon étude aux gènes principaux :

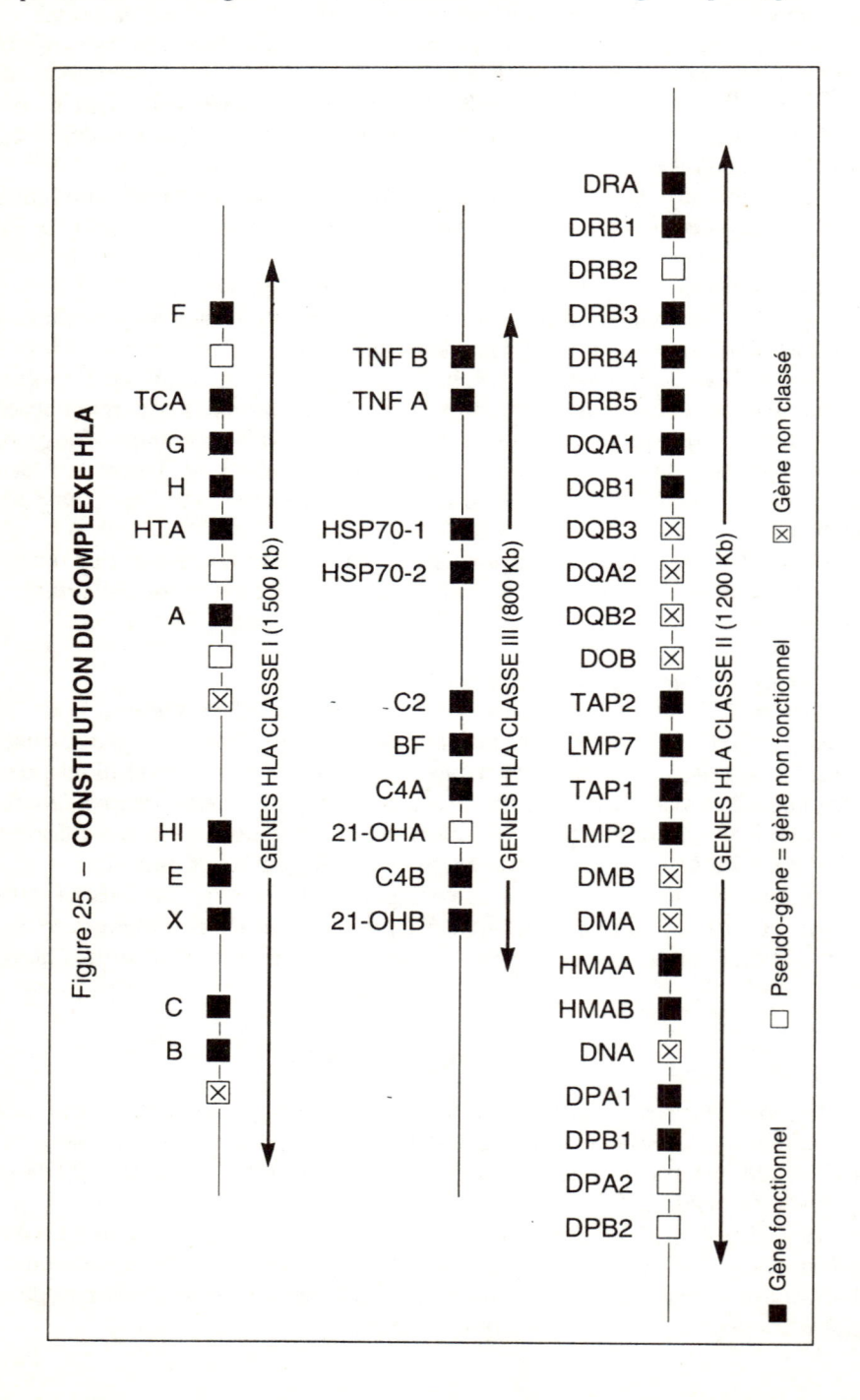

Figure 25 – **CONSTITUTION DU COMPLEXE HLA**

* **Gènes HLA de classe I** : HLA-A, HLA-B et HLA-C.
* **Gènes HLA de classe II** : HLA-DR, HLA-DQ et HLA-DP.

Chaque être humain disposant de deux chromosomes 6, possède donc deux régions HLA, également nommées **haplotypes HLA**. L'un des haplotypes HLA provient du père et l'autre de la mère.

L'expression des gènes HLA est augmentée ou diminuée par des mécanismes régulateurs précis. Parmi les substances participant à la régulation des gènes HLA, il faut citer les **interférons**. Les interférons α, β et γ augmentent l'expression des gènes HLA de classe I, mais seul l'**interféron γ** est capable d'augmenter l'expression des gènes HLA de classe II. Ce médiateur peut même faire apparaître les molécules HLA de classe II sur les cellules qui normalement ne les expriment pas.

Chaque être humain possède deux allèles à chacun des six locus HLA principaux, ces deux allèles étant puisés dans une longue liste, car **les gènes HLA sont extrêmement polymorphes**. Par exemple :

A1, A2, Cw7, C inconnu, B7, B51, DR13, DR13, DQ6, DQ7, DP4 et DP inconnu.

La liste des allèles détectés par les techniques sérologiques est dressée sur le tableau VII. À chaque locus HLA se rattache une longue série d'allèles. Toutefois des techniques non sérologiques, basées sur la biochimie, la culture mixte de lymphocytes et la génétique moléculaire, permettent d'identifier un nombre bien plus important encore d'allèles. Ainsi B27 se subdivise en huit variants et DR4 en cinq variants, sans compter les variants rares.

On conçoit l'immense variété des groupes HLA possibles. Le polymorphisme HLA est presque aussi discriminant que les empreintes digitales. Le polymorphisme HLA est aussi poussé que celui des anticorps (Ig) et celui

### Tableau VII – LISTE DES GÈNES HLA

| A | Cw | B | B | B | DR | DR | DQ | DQ | DP |
|---|---|---|---|---|---|---|---|---|---|
| A1 | Cw1 | B7 | B51 ⎫ | | DR1 | | DQ5 ⎫ | | DP1 |
| A2 | Cw2 | B81 | B52 ⎬ B5 | | DR15 ⎫ DR2 | | DQ6 ⎬ DQ1 | | DP2 |
| A3 | Cw9 ⎫ | B8 | B78 ⎭ | | DR16 ⎭ | | DQ2 | | DP3 |
| A23 ⎫ | Cw10 ⎬ Cw3 | B13 | B53 | | DR17 ⎫ DR3 | | DQ7 | | DP4 |
| A24 ⎬ A9 | Cw4 | B18 | B54 | | DR18 ⎭ | | DQ8 ⎬ DQ3 | | DP5 |
| A25 ⎫ | Cw5 | B27 | B55 ⎬ B22 | | DR4 | | DQ9 | | DP6 |
| A26 ⎬ A10 | Cw6 | B35 | B56 ⎭ | | DR11 ⎫ DR5 | | DQ4 | | |
| A34 ⎭ | Cw7 | B37 | B57 ⎬ B17 | | DR12 ⎭ | | | | |
| A66 | Cw8 | B38 ⎬ B16 | B58 ⎭ | | DR13 ⎫ DR6 | | | | |
| A11 | Cw11 | B39 ⎭ | B59 | | DR14 ⎭ | | | | |
| A68 ⎬ A28 | | B41 | B62 | | DR7 | | | | |
| A69 ⎭ | | B42 | B63 | | DR8 | | | | |
| A29 | | B44 ⎬ B12 | B75 ⎫ B15 | | DR9 | | | | |
| A30 | | B45 ⎭ | B76 ⎬ | | DR10 | | | | |
| A31 ⎫ | | B46 | B77 ⎭ | | DRBON | | | | |
| A32 ⎬ A19 | | B47 | B64 ⎬ B14 | | DR51 | | | | |
| A33 ⎭ | | B48 | B65 ⎭ | | DR52 | | | | |
| A74 | | B60 ⎬ B40 | B67 | | DR53 | | | | |
| A36 | | B61 ⎭ | B71 ⎫ B70 | | | | | | |
| A43 | | B49 ⎬ B21 | B72 ⎭ | | | | | | |
| A80 | | B50 ⎭ | B73 | | | | | | |

Seuls sont mentionnés sur ce tableau les allèles identifiés par les méthodes sérologiques. Si l'on considère les techniques cellulaires, l'électrophorèse et la génétique moléculaire, il faut ajouter de nombreux allèles à chaque locus.

du récepteur antigénique des lymphocytes T (TCR). Ces trois polymorphismes sont de loin les plus importants de l'organisme humain.

## 2. Les molécules HLA

Les molécules HLA sont des **glycoprotéines**, implantées dans la membrane des cellules où elles peuvent se déplacer.

Les molécules HLA de **classe I** sont **ubiquitaires**. Elles sont présentes sur presque toutes les cellules de l'organisme.

Les molécules HLA de **classe II** ont une distribution plus restreinte. Elles sont rencontrées essentiellement sur les CPA, principalement les monocytes/macrophages, sur les lymphocytes B et sur les lymphocytes T activés. En somme **sur les cellules qui participent à la réponse immunitaire**.

Des techniques de **cristallographie** ont permis d'établir la **structure tridimensionnelle** des molécules HLA de classe I (BJORKMAN et coll. 1987) (figure 26) et de classe II (BROWN et coll. 1993). Les parties polymorphes des molécules HLA se situent au pôle apical, le plus éloigné de la membrane cellulaire. On trouve dans cette région une cavité appelée site fixateur (figure 27), car elle **a pour fonction de se lier à un peptide, et à un seul à la fois** (KAHN 1989).

Les molécules HLA de **classe I** ont un site fixateur bloqué à chaque extrémité. Aussi ne peuvent elles se lier qu'à de petits peptides formés de **8 à 11 acides aminés**, et dans la plupart des cas 9 acides aminés. Les molé-

Figure 26 – **STRUCTURE SPATIALE DE HLA-A2 (MOLÉCULE HLA DE CLASSE I)**
D'après BJORKMAN et coll. (1987)

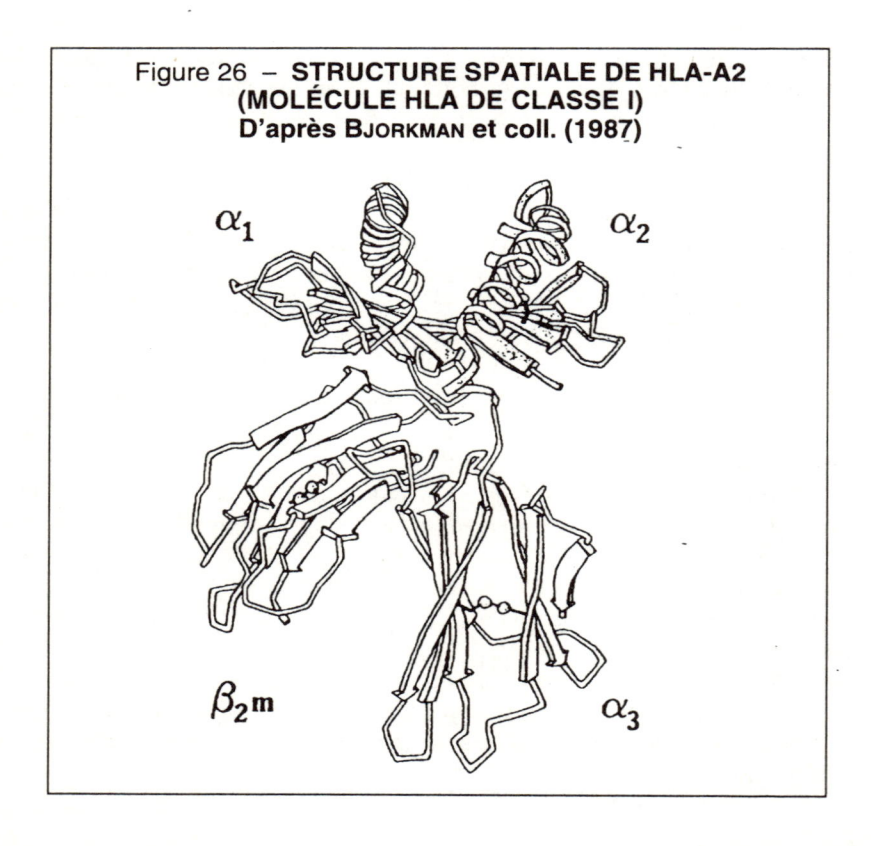

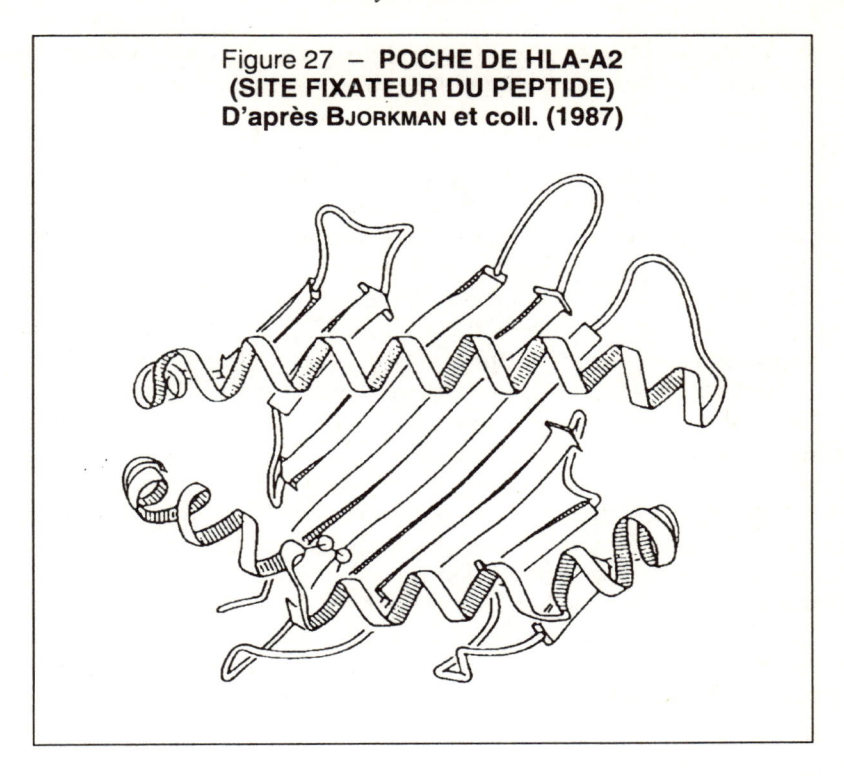

**Figure 27 – POCHE DE HLA-A2 (SITE FIXATEUR DU PEPTIDE)**
D'après BJORKMAN et coll. (1987)

cules HLA de **classe II** ont un site fixateur ouvert à chaque extrémité. Ceci les autorise à se lier à des peptides plus longs, comptant **13 à 25 acides aminés** en général.

Le site fixateur change dans sa structure et dans sa forme d'une molécule HLA à une autre. C'est pourquoi **l'affinité pour un même peptide peut varier considérablement selon les molécules HLA**. Ainsi pour un peptide de 9 acides aminés X, l'affinité sera nulle pour HLA-B51, faible pour HLA-B13, moyenne pour HLA-B60 et très forte pour HLA-B8. Mais pour un peptide Y, le classement peut être tout différent.

### 3. Rôle des molécules HLA dans la réponse immunitaire

*Rôle des molécules HLA de classe I*

Les molécules HLA de classe I se lient, à l'intérieur des cellules, essentiellement à des **peptides endogènes**, provenant de protéines du soi ou de protéines virales. Le déroulement des phénomènes est le suivant (figure 28) :

\* **Les protéines sont dégradées** dans le **cytosol** en peptides de 8 à 10 acides aminés. Cette dégradation est effectuée par un groupe d'enzymes appelé **protéasome**, qui constitue une véritable **pompe à peptides**. Les produits **LMP** codés par les gènes LMP2 et LMP7, situés dans la région HLA (figure 25) participent à l'action du protéasome. Ils confèrent aux peptides une structure spéciale favorisant leur future liaison avec les molécules HLA de classe I.

**Figure 28 – RÔLE BIOLOGIQUE DES MOLÉCULES HLA, DES PRODUITS LMP ET TAP**

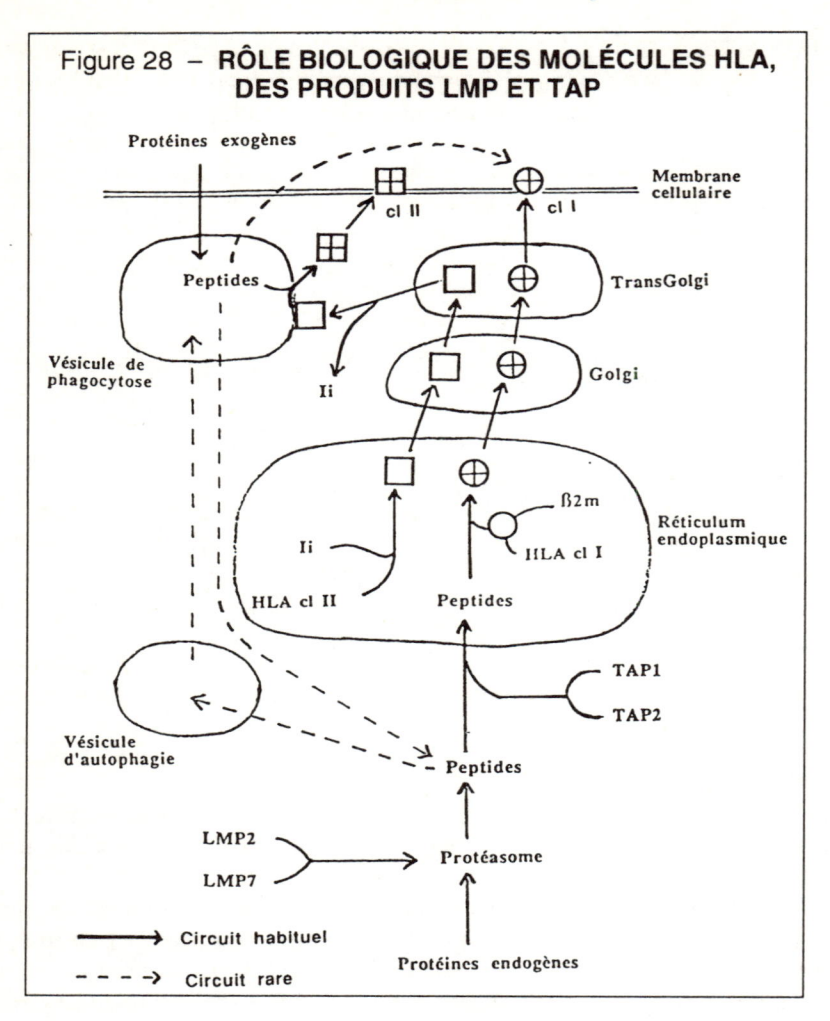

\* **Les peptides sont transportés** par les molécules **TAP**, codées par les gènes TAP1 et TAP2 de la région HLA (figure 25), jusqu'au réticulum endoplasmique dont ils franchissent la membrane.

\* Dans le **réticulum endoplasmique** vont se réunir des **trios : molécule HLA de classe I + β2-microglobuline + peptide**. Une protéine dite « chaperon », la calnexine, retient les molécules HLA dans la lumière du réticulum endoplasmique jusqu'à leur assemblage avec la β2-microglobuline et le peptide.

\* Les trios constitués, qui sont fort stables, sont ensuite **acheminés jusqu'à la surface cellulaire** avec les étapes suivantes : réticulum endoplasmique, Golgi, transGolgi, membrane plasmique. 45 à 90 minutes se déroulent entre le début de la synthèse des molécules HLA et leur apparition sur la membrane. Le couplage avec la β2-microglobuline est nécessaire pour cette expression membranaire.

\* La β2-microglobuline ne sert qu'à assurer la stabilité des **couples** peptide + HLA classe I. Ces couples sont **reconnus par le récepteur antigénique des lymphocytes T CD8**, soit essentiellement les T cytotoxiques, selon un processus décrit plus haut (figure 19).

Beaucoup plus rarement, des molécules de classe I peuvent se lier à des peptides exogènes : peptides bactériens ou peptides alimentaires. Ces peptides peuvent provenir de la circulation générale après avoir franchi la barrière intestinale ou avoir été régurgités, soit dans le milieu extracellulaire, soit dans le cytosol par des vésicules de phagocytose (figure 28).

*Rôle des molécules HLA de classe II*

Les molécules de classe II se lient, à l'intérieur des cellules, essentiellement à des **peptides exogènes** et donc non soi (bactéries, aliments, médicaments, pollens, etc...). Le déroulement des phénomènes est le suivant (figure 28) :

* **Endocytose** d'un agresseur ou d'une protéine.
* Dans une vésicule intracellulaire ou endosome, **dégradation** en milieu acide, par les péroxydases et les estérases contenues dans les lysosomes, engendrant des peptides de 13 à 25 acides aminés.
* Dans le **réticulum endoplasmique, synthèse** et assemblage des chaînes α, β et γ constituant les **molécules HLA de classe II**.
* **Transport** des molécules de classe II jusqu'aux **vésicules endosomiques**, en empruntant le parcours suivant : réticulum endoplasmique, Golgi, transGolgi, vésicule d'endocytose.
* **Clivage de la chaîne invariante** γ sous l'action d'une enzyme à pH5 et de molécules spécialisées appelées HLA-DM. Le site fixateur, qui était oblitéré par la chaîne γ, devient disponible pour accueillir un peptide de 13 à 25 acides aminés. La **fixation du peptide** confère la stabilité au dimère αβ.
* Neutralisation du pH et **transport des couples peptide + HLA classe II à la surface cellulaire**. Un délai de 3 heures s'écoule entre le début de la synthèse des molécules de classe II et leur expression sur la membrane plasmique.
* **Reconnaissance des couples peptide + HLA classe II par le récepteur antigénique des lymphocytes T CD4**, essentiellement les T auxiliaires, selon un processus décrit plus haut (figure 19).

Pour que cette présentation du peptide antigénique soit efficace, c'est-à-dire aboutisse à l'activation du TA, il faut un certain nombre de couples peptides + HLA classe II, **au moins 300 par cellule**, selon HARDING et UNANUE (1990), DEMOTZ et coll. (1990).

Plus rarement, les molécules de classe II se lient à des peptides endogènes (cellulaires, viraux). Les vésicules d'autophagie contenant des peptides endogènes peuvent fusionner avec les vésicules d'endocytose contenant des peptides exogènes. Ceci permet aux molécules de classe II de fixer des peptides des deux catégories.

### 4. HLA et auto-immunité

De fortes relations ont été mises en évidence entre le système HLA et les maladies auto-immunes. Ces relations sont de deux ordres : associations et expression HLA aberrante.

*Associations entre HLA et maladies auto-immunes*

Depuis 1972, des **associations certaines** ont été démontrées entre HLA et la grande majorité des états auto-immuns. Association signifie que la fréquence d'un ou plusieurs antigènes HLA est nettement plus élevée chez les malades que chez les sujets normaux. La **liste des associations** est recensée sur le tableau VIII. Le lecteur désireux de disposer de données plus approfondies peut se reporter aux revues générales de TIWARI et TERASAKI (1985), SEIGNALET (1989b).

Certaines de ces associations sont intenses. Ainsi DR15 est détecté 98 fois sur 100 dans la narcolepsie et B27 90 fois sur 100 dans la spondylarthrite ankylosante. D'autres sont plus modérées. Le **risque relatif** exprime les chances pour un individu porteur de l'antigène HLA favorisant de développer la maladie au cours de son existence, en comparaison avec un individu dépourvu de cet antigène. Le risque relatif est parfois très augmenté. Ainsi un sujet possédant B27 a 141 fois plus de chances de contracter une spondylarthrite ankylosante qu'un sujet n'ayant pas B27.

*Expression aberrante des molécules HLA de classe II*

À l'état physiologique, comme nous l'avons dit plus haut, les molécules HLA de classe II sont présentes seulement sur la membrane des cellules participant à la réponse immunitaire : lymphocytes B, lymphocytes T activés, monocytes/macrophages et autres CPA.

**En cas d'affection auto-immune, ces molécules apparaissent en fortes quantités sur les cellules de l'organe cible de la réponse auto-immune**. Ce phénomène a été découvert par BOTTAZZO et coll. (1983) sur les thyrocytes au cours des maladies de Basedow et de Hashimoto. Il a été retrouvé pour :

* Les cellules β des îlots de Langherans du pancréas dans le diabète sucré juvénile.
* Les canalicules biliaires dans la cirrhose biliaire primitive.
* Les entérocytes des villosités intestinales dans la maladie coéliaque.
* Les glandes salivaires dans le syndrome de Gougerot-Sjögren.
* Les synoviocytes et les chondrocytes dans la polyarthrite rhumatoïde.

Le seul médiateur capable à notre connaissance de faire apparaître les molécules HLA de classe II sur des cellules qui ne les possèdent pas est l'**interféron** γ. Cette notion a été largement prouvée in vitro. Elle a été confirmée in vivo par HAMILTON et coll. (1991), au niveau de la thyroïde dans le Basedow et le Hashimoto. Les thyrocytes exprimant HLA-DR sont au voisinage immédiat de lymphocytes T en train de produire l'interféron γ.

Comme nous l'expliquerons plus loin, les relations entre HLA et auto-immunité ont une **importance cruciale** dans la compréhension du mécanisme des maladies auto-immunes.

## Tableau VIII – ASSOCIATIONS DÉMONTRÉES ENTRE HLA ET MALADIES AUTO-IMMUNES

| | Antigènes HLA | % chez malades | % chez témoins | Risque relatif |
|---|---|---|---|---|
| Rétinochoroïdopathie birdshot | A29 | 90 | 6 | 141 |
| Spondylarthrite ankylosante | B27 | 90 | 6 | 141 |
| Fiessinger-Leroy-Reiter | B27 | 79 | 6 | 58,9 |
| Spondylarthrite des inflammations intestinales | B27 | 77* | 6 | 52,4 |
| Arthrites réactionnelles | B27 | 71* | 6 | 38,4 |
| Arthropathies du psoriasis postuleux | B27 | 78* | 6 | 55,5 |
| Arthrite chronique juvénile (type spondylarthrite) | B27 | 90* | 6 | 141 |
| Uvéite antérieure aiguë | B27 | 55 | 6 | 19,1 |
| Rhumatisme psoriasique central | B27 | 50 | 6 | 15,7 |
| | B38 | 21 | 4 | 6,4 |
| | B13 | 23 | 5 | 5,7 |
| Rhumatisme psoriasique périphérique | B38 | 17 | 4 | 4,9 |
| | Cw6 | 75 | 16 | 15,7 |
| Maladie de Behçet | B51 | 65 | 13 | 12,4 |
| Thyroïdite subaiguë de De Quervain | B35 | 75* | 15 | 17 |
| Sclérose en plaques | DR15 | 70* | 22 | 8,3 |
| Syndrome de Goodpasture | DR2 | 70* | 22 | 8,3 |
| Narcolepsie | DR15 | 98 | 22 | 318,5 |
| Épidermolyse bulleuse acquise + | DR2 | 80 | 22 | 14,2 |
| Maladie cœliaque | DQ2(a) | 95 | 22 | 173,7 |
| Dermatite herpétiforme | DR3 | 72* | 16 | 13,5 |
| Myasthénie de type II | DR3 | 55*** | 16 | 6,4 |
| Hépatite chronique active de type A (non HBs) | DR3 | 32 | 16 | 2,5 |
| Maladie de Basedow | DR3 | 48 | 16 | 4,9 |
| Thyroïdite de Hashimoto atrophique | DR3 | 50* | 16 | 5,2 |
| Maladie d'Addison auto-immune | DR3 | 50* | 16 | 5,2 |
| Déficit polyglandulaire auto-immun de type II | DR3 | 60* | 16 | 7,9 |
| Néphropathie membraneuse idiopathique | DR3 | 60 | 16 | 7,9 |
| Lupus érythémateux disséminé | DR3 | 38* | 20 | 2,5 |
| | DR2 | 35* | 22 | 1,9 |
| Maladie de Gougerot-Sjögren isolée | DR3 | 65* | 16 | 9,8 |
| Polymyosite de l'adulte | DR3 | 50* | 16 | 5,2 |
| Dermatomyosite juvénile | DR3 | 40* | 16 | 3,5 |
| Pemphigus vulgaris (chez les Juifs) | DR4(b) | 90 | 38 | 14,7 |
| | DR4(c) | 60 | 20 | 6 |
| Polyarthrite rhumatoïde | DR1 | 38 | 20 | 2,5 |
| | DR10 | 6 | 2 | 3,1 |
| Polychondrite atrophiante | DR4 | 60* | 20 | 6 |
| Maladie de Horton | DR4 | 45 | 20 | 3,3 |
| Myasthénie de type I | DR5 | 60 | 30 | 3,5 |
| Thyroïdite de Hashimoto hypertrophique | DR5 | 60* | 30 | 3,5 |
| Pemphigoïde bulleuse + | DR5 | 52 | 30 | 3,5 |
| Arthrite chronique juvénile (type oligoarticulaire) | DR5 | 50* | 30 | 2,5 |
| | DR8 | 28* | 5 | 7,4 |
| Néphrose lipoïdique de l'enfant | DR7 | 70 | 28 | 6 |
| Cirrhose biliaire primitive | DR8 | 36* | 5 | 10 |
| Diabète sucré juvénile | DR3 | 70 | 20 | 9,3 |
| | DR4 | 60 | 16 | 7,9 |
| | DQβ57 | Asp - homozygote | | |
| | DQα52 | Arg + homozygote | | |

Les fréquences antigéniques chez les malades et les témoins correspondent aux chiffres observés en France.

Les chiffres suivis de * sont approximatifs. Ils n'ont pas été mesurés sur un échantillon de malades français mais sont adaptés d'après les chiffres observés sur d'autres populations de malades Caucasoïdes.

+ Association probable mais non certaine.
(a) Tous les patients qui n'ont pas DQ2 ont DR53.
(b) Il s'agit du 2ᵉ variant de DR4 (DRB1*04.02).
(c) Il s'agit des 1ᵉʳ, 4ᵉ et 5ᵉ variants de DR4 (DRB1*04.01, 04.04 et 04.05).

Chapitre 9

# LA POLYARTHRITE RHUMATOÏDE

> « Tant que nous n'aurons pas compris la pathogénie de la destruction articulaire, nous ne pourrons pas modifier l'évolution de la maladie dans un sens favorable. »
> Professeur Gunnar R. Kraag.

> « Bien que de nombreuses questions restent sans réponse, les microbes sont toujours le facteur déclenchant le plus vraisemblable de la polyarthrite rhumatoïde. »
> Docteur Michèle Dessureault
> et Professeur Simon Carette.

## A. PRÉSENTATION DE LA MALADIE

### 1. Circonstances de survenue

La polyarthrite rhumatoïde (PR) est le **rhumatisme inflammatoire le plus répandu**. Sa fréquence est de 1 % en France. Elle touche **3 femmes pour 1 homme**. Elle peut survenir à tout âge, mais avec une prédominance pour la troisième et la cinquième décennies de la vie. La PR offre des associations avec plusieurs antigènes HLA : DR4, DR1, DR10 et DR14.

### 2. Symptomatologie et diagnostic

Le diagnostic de la PR est évident dans les formes typiques. Il est beaucoup plus délicat dans les formes modérées ou frustes. **Les critères actuels retenus pour porter le diagnostic sont ceux de l'American College of Rheumatology** qui sont exposés sur le tableau IX. Les **arthrites** se caractérisent par des articulations gonflées, douloureuses, rouges, chaudes et impotentes.

**Certains signes biologiques** sont également utiles pour affirmer l'existence d'une PR. Ce sont :
 \* L'accélération de la vitesse de sédimentation ;
 \* L'anémie de type sidéropénique, correspondant à une carence en fer dans les hématies ;
 \* La présence du facteur rhumatoïde qui est un autoanticorps anti-IgG détecté par la réaction de Waaler-Rose, la réaction du latex et la néphélométrie laser ;

> **Tableau IX – CRITÈRES ACTUELS DE L'ACR POUR LE DIAGNOSTIC DE POLYARTHRITE RHUMATOÏDE**
>
> 1. Raideur matinale articulaire et périarticulaire, pendant plus d'une heure.
> 2. Gonflement d'au moins trois groupes articulaires.
> 3. Arthrite des articulations des mains.
> 4. Disposition symétrique des arthrites.
> 5. Présence de nodules rhumatoïdes.
> 6. Présence du facteur rhumatoïde : réaction du latex positive avec un taux au moins égal à 1/80, réaction de Waaler-Rose positive avec un taux au moins égal à 1/32.
> 7. Images radiologiques caractéristiques sur les mains et les poignets.
>
> Au moins 4 de ces 7 critères sont exigés.
> Les critères 1, 2, 3 et 4 doivent être présents depuis au moins six semaines.

\* Les anticorps antinucléaires (fréquence 30 %) non accompagnés d'anticorps anti-ADN natif ;

\* Certains anticorps assez souvent présents précocement et très spécifiques de la PR : anticorps anti stratum cornéum, anticorps anti périnucléaires, anticorps anti RA33, anticorps anti-Sa, IgG agalactosylées.

\* Les données du groupage HLA.

### 3. Les lésions engendrées par la PR

Ces lésions sont aujourd'hui bien connues (MIOSSEC 1987). Elles affectent essentiellement le cartilage et la synoviale.

Au niveau du **cartilage**, on observe une destruction progressive des chondrocytes (cellules cartilagineuses) qui sont remplacés par du tissu fibreux.

La **synoviale** est la membrane qui tapisse les surfaces articulaires. Elle devient hypervascularisée et subit deux types d'agressions :

\* Une **réponse immunitaire** avec des infiltrats de macrophages, de lymphocytes T, de lymphocytes B et les médiateurs sécrétés par ces cellules : interleukine 1, interleukine 6, interféron $\gamma$, etc...

\* Une **réponse inflammatoire** avec des infiltrats de polynucléaires, mastocytes, ostéoclastes et les médiateurs sécrétés par ces cellules : histamine, kinines, sérotonine, prostaglandines, leucotriènes, etc...

Sous cette double agression, la synoviale formée normalement d'une seule couche de cellules (les synoviocytes), prolifère, constituant 6 à 10 couches, et s'étend comme une tumeur. C'est le **pannus** qui détruit au cours de son expansion capsule articulaire, ligaments, tendons, os et cartilages.

### 4. Mécanisme

Le mécanisme de la PR reste mystérieux. Elle est généralement considérée comme une affection **auto-immune**. Deux points seulement sont certains :

\* Le phénomène initial est la **réponse immunitaire** qui précède la réponse inflammatoire ;

\* Dans cette réaction immunitaire, les **lymphocytes T** jouent un rôle majeur.

## 5. Évolution

La PR se présente sous **trois aspects principaux** :
* Les formes progressives sans rémissions nettes (70 %) ;
* Les formes intermittentes avec poussées et rémissions (25 %) ;
* Les formes malignes avec rhumatisme sévère et manifestations extra-articulaires, principalement atteinte vasculaire, nodules sous-cutanés, pleurésie, péricardite, syndrome de Gougerot-Sjögren (5 %).

**Le pronostic est toujours très réservé sur le plan articulaire,** bien qu'il existe des formes modérées et des formes sévères. Les destructions osseuses et articulaires aboutissent souvent à des **déformations importantes**, en particulier au niveau des mains et des pieds.

## 6. Traitement

La cause de la PR étant inconnue, **il n'existe pas de traitement étiologique**. Les médicaments que l'on administre visent généralement à diminuer l'immunité ou l'inflammation ou les deux à la fois. Ces médicaments ont plusieurs inconvénients :
* À court terme, leur efficacité est inconstante et partielle. Ils soulagent parfois, mais ne guérissent pas.
* À long terme, leur action n'a pas été prouvée et ils n'empêchent pas l'évolution destructrice du rhumatisme (SANY 1990) (PINCUS et CALLAHAN 1993).
* Ils ne sont pas anodins et peuvent provoquer des accidents parfois graves. Les principales complications liées aux médicaments sont recensées sur le tableau X.

Une statistique de SCOTT et coll. (1987), rassemblant 112 PR traitées pendant 20 ans par les médications classiques, montre que **le pronostic à distance de la PR n'est pas bon**, tant sur le plan vital (mortalité augmentée) que sur le plan fonctionnel (invalidité fréquente). De plus, si l'on compare les sujets traités et les sujets non traités, on ne trouve aucune différence au niveau des lésions articulaires. Les souffrances ont été atténuées chez les sujets traités, mais le pourcentage de décès est plus élevé.

Il est certain que **la gravité de l'évolution articulaire a été mésestimée**. Il faut aussi savoir que **la mortalité est augmentée** dans la PR WOLFE et coll. (1994) ont suivi l'évolution de plusieurs milliers de malades pendant 35 ans. Ils constatent que pendant cette période le nombre de décès est multiplié par 2,26 par rapport à la population témoin. Les principales causes de mort sont :
* Les unes découlant clairement de la PR : complications viscérales ou accidents médicamenteux ;
* Les autres d'origine moins évidente : accidents cardio-vasculaires, accidents cérébraux, infections et cancers. Ces deux derniers accidents sont en partie liés aux médications immunosuppressives.

**Il est donc essentiel d'essayer d'élucider le mécanisme de la PR, ce qui peut déboucher sur un traitement spécifique (causal) et efficace**. En 1988, j'ai construit une théorie sur la pathogénie de la PR. Depuis lors, mes hypothèses ont été partiellement modifiées et certains détails ont été approfondis et peaufinés. Je présente ici la dernière version de cette théorie. Cette

## Tableau X – ACCIDENTS POSSIBLES AVEC LES PRINCIPAUX MÉDICAMENTS UTILISÉS POUR LE TRAITEMENT DE LA POLYARTHRITE RHUMATOÏDE

| MÉDICAMENTS \ ACCIDENTS | Digestifs | Cutanés | Rénaux | Hématologiques | Hépatiques | Musculaires | Pulmonaires | Oculaires | Allergiques | Métaboliques | Neurologiques | Hypertension artérielle | Hypogammaglobulinémie | Infectieux | Endocriniens | Osseux | Psychiques |
|---|---|---|---|---|---|---|---|---|---|---|---|---|---|---|---|---|---|
| Antalgiques | ++ | | | | | | | | | | | | | | | | |
| AINS | ++ | | | | | | | | | | | | | | | | |
| Sels d'Or | + | + | ++ | ++ | + | | + | | + | | | | | | | | |
| D Pénicillamine | + | + | ++ | + | | ++ | | | + | | | | | | | | |
| Tiopronine | + | + | ++ | + | + | | | | + | | | | | | | | |
| Pyritinol | + | + | ++ | + | | ++ | | | + | | | | | | | | |
| Sulfasalazine | + | + | | ++ | | | | | ++ | | | | + | | | | |
| Hydroxychloroquine | | | | + | + | + | | ++ | | | | | | | | | + |
| Ciclosporine | + | | ++ | | + | | | | | + | + | + | | | | | |
| Methotrexate | + | + | + | ++ | ++ | | ++ | | + | | + | | | + | | | |
| Corticoïdes | ++ | ++ | | | | + | | | | ++ | + | + | | + | ++ | ++ | + |
| Minocycline | ++ | + | | | | | | | | | + | | | | | | |

+ Accident rare ou bénin    ++ Accident fréquent ou grave

conception de la PR débouche en pratique sur son traitement par un régime alimentaire dont les remarquables résultats seront ensuite exposés.

## B. LES ÉTAPES DU RAISONNEMENT

### 1. La PR est une maladie polyfactorielle

Son développement nécessite la réunion de plusieurs facteurs, les uns héréditaires, les autres venus du milieu extérieur. Cette notion est aisée à démontrer. Lorsqu'un malade a un **jumeau vrai**, issu du même œuf et possédant les mêmes gènes que lui, on sait que le jumeau a 30 % de chances de contracter la PR au cours de sa vie :

\* Ce chiffre est bien supérieur à 1 %, fréquence de la PR dans la population. Il existe donc des gènes prédisposants pour ce rhumatisme.

\* Cependant, dans 70 % des cas, le jumeau échappe à la PR. Ceci prouve que l'identité des gènes ne suffit pas et que d'autres éléments interviennent. Ceux-ci n'étant pas génétiques doivent venir de l'environnement.

Mon enquête a eu pour but d'identifier les **facteurs génétiques** et les **facteurs de l'environnement**.

### 2. Le premier gène de susceptibilité est HLA-DR

Cette assertion est clairement prouvée par plusieurs arguments :

1) **Les maladies auto-immunes sont presque toutes associées aux gènes HLA et le plus souvent HLA-DR**. Ceci signifie que, chez les malades, un ou plusieurs gènes HLA sont nettement plus répandus que chez les témoins normaux. La liste des associations est dressée sur le tableau V. **La PR est clairement associée aux gènes DR4, DR1, DR10 et DR14** (voir revue générale par SEIGNALET et ASSENS 1989).

2) Le rôle biologique des protéines ou molécules **HLA-DR** est aujourd'hui connu (BABBITT et coll. 1985) (GUILLET et coll. 1986) (BUUS et coll. 1987). **Ces molécules se lient à des peptides** à l'intérieur des macrophages. Elles disposent d'une poche où peut se loger un peptide de 13 à 25 acides aminés (BROWN et coll. 1993). **L'affinité des molécules HLA-DR pour les peptides est très variable**. Ainsi pour un peptide X, DR1 aura une affinité dix fois plus forte que DR2 et cent fois plus forte que DR3. Mais les résultats sont tout différents avec un peptide Y.

**Les couples HLA-DR/peptide** sont transportés à la surface des macrophages et présentés aux lymphocytes T auxiliaires qui les reconnaissent grâce à un récepteur antigénique appelé **TCR**. Ces phénomènes sont schématisés sur les figures 28 et 19. Cette reconnaissance peut activer les T auxiliaires. C'est le point de départ de la réponse immunitaire.

3) Chez le sujet normal, les molécules HLA-DR sont présentes uniquement sur la membrane des cellules participant à la réponse immunitaire : macrophages, lymphocytes T activés et lymphocytes B.

Il n'en est plus ainsi au cours des maladies auto-immunes. Les molécules HLA-DR apparaissent en grand nombre sur les cellules qui servent de cibles à la réaction auto-immune (BOTTAZZO et coll. 1983). Cette **expression aberrante** a été constatée dans la PR, où les molécules HLA-DR sont exprimées sur les cellules de la synoviale (**synoviocytes**) (POULTER et coll. 1982) et du cartilage (**chondrocytes**) (JAHN et coll. 1987).

Un seul médiateur est capable de faire apparaître les molécules HLA-DR sur des cellules qui en étaient dépourvues. C'est l'**interféron γ** (BOTTAZZO et coll. 1986) (HAMILTON et coll. 1991). L'interféron γ est sécrété essentiellement par les lymphocytes TH1 sous l'influence de divers stimulants : viroses, lipopolysaccharides bactériens, stress, hormones féminines.

### 3. Un peptide a un rôle causal dans la PR

Les données que je viens d'exposer conduisent à une première conclusion. **La réponse immunitaire dirigée contre les articulations est induite par un peptide présenté aux T auxiliaires par les molécules HLA-DR arborées par les synoviocytes et les chondrocytes.** YOUINOU (1992) a bien mis en évidence la présence en grand nombre de T CD4, avec un TCR αβ, dans la synoviale de PR.

Le problème majeur est donc de rechercher d'où provient le peptide causal.

### 4. Il pourrait s'agir d'un peptide non soi venu de l'intestin

Des facteurs environnementaux participent obligatoirement à la genèse de la PR. Pour pénétrer dans l'organisme, ils ne peuvent traverser la peau qui est trop épaisse et la plupart des muqueuses qui sont trop étanches. Toutefois, deux muqueuses sont amincies et perméables, car leur fonction nécessite une communication entre le milieu extérieur et la circulation générale :

* Les alvéoles pulmonaires où l'oxygène est absorbé et le gaz carbonique rejeté.

* L'intestin grêle spécialisé dans l'absorption des produits de la digestion.

Le poumon est à écarter, car il est difficile d'incriminer dans la PR l'air que nous respirons. Il peut amener des virus, mais **je ne crois pas à la responsabilité des virus dans les désordres auto-immuns**. De nombreux auteurs ont recherché des virus dans la PR, le diabète sucré juvénile et la sclérose en plaques, mais ils n'ont jamais pu prouver leur présence.

**L'intestin grêle** est le suspect numéro un, et ceci pour deux raisons :

* Les facteurs de l'environnement y sont abondants : **aliments** en cours de digestion, nombreuses **bactéries** appartenant à plus de 400 espèces, aérobies ou anaérobies.

* La **muqueuse du grêle** constitue un filtre à la fois très étendu (100 et peut être 600 mètres carrés de surface) et très mince (1/40 de millimètre d'épaisseur). Elle est formée par une seule couche de cellules, les **entérocytes**, bien soudés les uns aux autres chez le sujet normal. Dans ces conditions, la barrière intestinale ne laisse passer que des acides aminés et très peu de peptides ou de protéines. Il n'en est plus ainsi dans la PR où l'on observe souvent des lésions de la muqueuse avec une atrophie de ses villosités et une augmentation de la perméabilité du grêle (GENDRE et coll. 1982) (O'FARRELLY et coll. 1988).

Dès lors un peptide non soi peut traverser la paroi intestinale et parvenir dans le sang. Si ce peptide n'est pas viral, force est d'admettre qu'il est alimentaire ou bactérien.

## 5. Le premier facteur de l'environnement est l'alimentation

L'influence de l'alimentation sur la PR est démontrée par deux arguments :

*1° Le jeûne améliore souvent la PR*

Skoldstam et coll. (1979) ont soumis à un jeûne presque complet 16 malades et concluent à l'efficacité fréquente de cette mesure, au bout de 7 à 10 jours. Kroker et coll. (1984), Beri et coll. (1988), Palmblad et coll. (1991), Kjeldsen-Kragh et coll. (1991) ont rapporté des résultats du même ordre.

*2° L'exclusion de certains aliments améliore souvent la PR*

**Certains patients pratiquent spontanément un régime de restriction**, notamment du lait, ayant constaté que la consommation de lait exacerbait leur symptomatologie.

Parkes et Hugues (1981) relatent le cas d'une femme atteinte de PR très évolutive et résistant aux traitements classiques, rapidement soulagée par la réduction des produits laitiers. La réintroduction à fortes doses de ceux-ci a entraîné une prompte réactivation du rhumatisme.

Deux observations similaires ont été publiées, l'une de PR liée au lait, par Panush et coll. (1986), l'autre de PR liée au blé, par Williams (1981).

**Quelques auteurs ont essayé, sans succès, des « manipulations » diététiques dans la PR** :

\* Régime lactovégétarien par Skoldstam (1989) ce qui n'est pas surprenant, le lait ayant selon moi une probable responsabilité dans la P.R.

\* Régime de Dong excluant additifs, conservateurs, fruits, viandes rouges, légumes, produits laitiers par Panush et coll. (1983). Notons que le blé n'a pas été écarté.

\* Régimes d'exclusion dans l'hypothèse d'une allergie alimentaire, par Denman et coll. (1983). Là encore, les produits contenant du blé n'ont pas été supprimés.

**Trois équipes ont, par contre, obtenu des résultats intéressants, en appliquant un protocole analogue**. Évoquant une intolérance alimentaire, elles donnent à leurs malades une nourriture dont ont été exclus tous les aliments présumés à risque. Ceux-ci sont ensuite réintroduits un par un, en commençant par les moins suspects et en finissant par les plus dangereux. Dans les cas favorables, le régime privatif améliore la symptomatologie qui est réveillée par l'introduction de l'aliment dangereux. La suppression de ce dernier entraîne une rémission de la PR.

Ce procédé appliqué pendant quelques semaines a été suivi d'une forte proportion de succès :

\* 20 sur 22 pour Hicklin et coll. (1980).

\* 33 sur 44 pour Darlington et coll. (1986).

\* 10 sur 14 pour Beri et coll. (1986).

**Le bénéfice obtenu persiste à distance**. BERI rapporte que trois de ses patients poursuivent depuis dix mois leur régime excluant les aliments qui ne leur conviennent pas et sont toujours en rémission sans prendre de médicaments. Bien plus instructif encore est le bilan publié par DARLINGTON et RAMSEY (1991) car il porte sur 100 malades, dont les plus anciens remontent à 7 ans. 75 % des PR demeurent nettement améliorés et 33 % sont considérés comme guéries par le seul changement nutritionnel.

DARLINGTON (1991) a dressé une **liste des aliments dangereux** que j'ai reproduite sur le tableau XI. Bien que les produits nocifs varient d'un individu à un autre, **les céréales, les laits animaux et les aliments cuits** sont très fréquemment en cause.

Tableau XI – **LISTE DES ALIMENTS LES PLUS SOUVENT DANGEREUX DANS LA POLYARTHRITE RHUMATOÏDE**

| | Aliments | % de sujets sensibles * |
|---|---|---|
| 1 | Maïs | 56 |
| 1 | Blé | 54 |
| 3 | Bacon/Porc | 39 |
| 3 | Orange ** | 39 |
| 2 | Lait | 37 |
| 1 | Avoine | 37 |
| 1 | Seigle | 34 |
| 3 | Œuf | 32 |
| 3 | Bœuf | 32 |
| 3 | Café | 32 |
| 1 | Orge | 27 |
| 2 | Fromage | 24 |
|   | Pamplemousse | 24 |
|   | Tomate | 24 |
|   | Noix | 20 |
|   | Sucre de canne | 20 |
| 2 | Beurre | 17 |
| 3 | Agneau | 17 |
|   | Citron | 17 |
|   | Soja | 17 |

\* Un sujet est considéré comme sensible lorsque l'arrêt de l'aliment améliore la PR et lorsque sa réintroduction aggrave la PR.
La somme des pourcentages dépasse 100 % parce qu'un individu peut être sensible à plusieurs aliments.
Si on désigne par 1 les céréales, 2 les produits laitiers et 3 les aliments cuits, on constate clairement que ces trois variétés de produits sont le plus souvent en cause.
\*\* DARLINGTON a testé une population anglaise et on peut considérer qu'il ne s'agit pas des oranges crues mais de la confiture d'oranges.

*Un rôle direct de l'alimentation paraît peu probable*

La fréquente efficacité de la diététique dans la PR suggère qu'un peptide alimentaire est l'agent causal du rhumatisme. C'est la première idée qui vient logiquement à l'esprit. C'est sur elle que j'avais construit ma théorie initiale (Seignalet 1989a). Pourtant, **il paraît impossible d'incriminer un peptide alimentaire unique dans la genèse de toutes les PR**, et ceci pour plusieurs raisons :

\* Environ un quart des malades ne répondent pas aux manipulations diététiques (HICKLIN et coll. 1980) (DARLINGTON et coll. 1986) (BERI et coll. 1988).

\* Le blé et le lait ne semblent pas posséder un peptide commun. De plus, d'autres aliments peuvent être dangereux, comme l'ont constaté HICKLIN et coll. (1980), DARLINGTON et coll. (1986), BERI et coll. (1988) et moi-même.

\* Dans certains pays d'Afrique et d'Asie, le blé et le lait de vache sont peu ou pas consommés. Cependant la PR existe, même si la fréquence est en moyenne deux fois plus faible que chez nous (HOCHBERG 1981).

\* **La P.R. est un rhumatisme relativement récent en Europe**. La première thèse portant sur ce rhumatisme est celle de LANDRE-BEAUVAIS et date de 1800. KAHN (1993), en étudiant les descriptions de la littérature et les tableaux des peintres, ne trouve aucun indice certain de l'existence de la PR avant cette époque. **La PR proviendrait du nouveau Monde**, si l'on en croit les solides arguments avancés par ROTSCHILD et WOODS (1990). Des **squelettes d'Amérindiens** atteints de PR ont été authentifiés, datant de 3 000 à 5 000 ans, alors que le rhumatisme n'est détectable sur l'ancien Monde qu'à partir de 1785.

Or, les Amérindiens ne cultivaient pas de blé et n'élevaient pas de bovins. En somme, ils ne consommaient ni lait, ni blé, et pourtant ils étaient atteints de PR avec une fréquence identique à celle observée actuellement en Europe. Les principaux aliments venus d'Amérique sont la pomme de terre, le haricot, la tomate, le maïs, le chocolat et la dinde. Ils sont aussi innocents, puisqu'aucun d'eux n'est supprimé dans mon régime sauf le maïs, facteur négligeable dans la nourriture européenne.

Et pourtant l'intervention d'un facteur de l'environnement dans la PR est démontrée par le fait suivant. La PR sévissait uniquement dans une région, véritable croissant fertile, couvrant le Yucatan, une partie du Mexique et le Sud des États-Unis (figure 29). Lorsqu'une tribu d'Amérindiens se divisait en deux groupes, l'un allant habiter la zone dangereuse, l'autre restant en dehors, seul le premier groupe était touché par la PR.

Finalement, le rôle direct d'un peptide alimentaire paraît improbable. Il faut donc penser plutôt à un peptide provenant d'un germe (SEIGNALET 1992 b).

*Une action indirecte de l'alimentation paraît plus plausible*

L'alimentation moderne pourrait agir par deux mécanismes associés :

\* **Modification de la flore bactérienne du grêle** avec prolifération d'une bactérie dangereuse, agent causal de la PR.

\* **Agression de la muqueuse du grêle** entraînant des lésions des entérocytes et une perméabilité excessive de la paroi intestinale.

**6. Le deuxième facteur de l'environnement est une bactérie intestinale**

Plusieurs auteurs ont proposé une responsabilité des bactéries intestinales dans la PR. Citons parmi eux GULLBERG (1978), BENNETT (1978), INMAN (1987), MIDTVEDT (1987) et PHILLIPS (1989). Plusieurs fait sont en faveur de cette conception :

**Figure 29 – ORIGINE AMÉRICAINE DE LA PR**

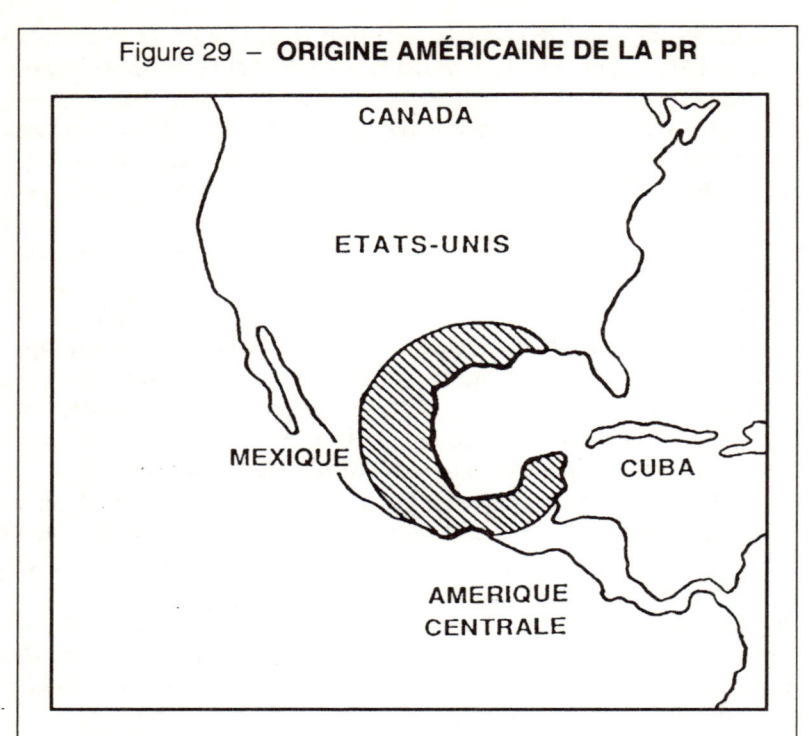

La partie hachurée correspond à la région où Rotschild et Woods (1990) ont découvert 35 squelettes d'Amérindiens présentant des lésions semblables à celles de la PR.

*a) L'effet favorable possible d'une antibiothérapie*

Caperton et coll. (1990) ont nettement amélioré pendant plusieurs mois 5 PR sur 12 en leur administrant un antibiotique : la ceftriaxone. Kloppenburg et coll. (1994), Tilley et coll. (1995) ont administré pendant un an une tétracycline, la minocycline respectivement à 35 et à 109 malades et ont obtenu un bénéfice significatif chez certains d'entre eux, après comparaison avec un placebo. Les antibiotiques ont peut-être raréfié ou fait disparaître une bactérie intestinale.

*b) La fréquence des arthrites au cours des affections intestinales chroniques*

Qu'il s'agisse de l'iléite terminale de Crohn, de la rectocolite ulcérohémorragique ou de la constitution postchirurgicale d'une anse borgne où pullule une flore microbienne anormale.

*c) La présence possible d'antigènes bactériens au niveau de la synoviale*

L'arrivée d'antigènes d'origine microbienne jusqu'au niveau de la synoviale a été **démontrée dans les arthrites réactionnelles à Yersinia et à Salmonella** par Granfors et coll. (1989) (1990). Le germe est absent de l'articulation, comme l'atteste la négativité des cultures. Mais un peptide issu de ce germe a franchi la barrière intestinale pour venir jusqu'à l'articulation. Un tel phénomène pourrait exister aussi dans la PR.

*d) L'origine américaine de la PR*

Une bactérie présente chez les Amérindiens a pu être transférée en Europe, à la faveur des **premiers échanges intensifs entre le nouveau et l'ancien continent, qui se situent justement en 1785** (ROTSCHILD et WOODS 1990). C'est à cette époque qu'ont lieu les premières exportations de produits d'origine américaine vers l'Europe. C'est aussi à ce moment que s'achève la guerre d'Indépendance et que les soldats anglais et français regagnent leurs pays.

*e) Les arthrites expérimentales induites par des débris bactériens*

Chez le rat, l'injection intrapéritonéale de débris membranaires de streptocoques (WILDE et coll. 1982) ou de germes anaérobies (SEVERIJNEN et coll. 1980) induit une arthrite sévère, proche de la PR humaine.

*f) L'intervention possible d'un superantigène dans la PR*

Je développerai plus loin cette hypothèse, mais on peut d'emblée souligner que la plupart des superantigènes connus sont portés par des bactéries intestinales : streptocoques, staphylocoques et yersinia.

*g) L'aspect particulier de la flore fécale*

De nettes différences sont observées dans la flore fécale, lorsqu'on compare les PR en poussée et les PR en rémission (KJELDSEN-KRAGH et coll. 1994).

*h) Le rôle protecteur de la flore intestinale normale*

Dans plusieurs modèles animaux, VAN DEN BROEK et coll. (1992) ont constaté que des arthrites qui se développent aisément chez les sujets élevés en milieu stérile, n'ayant aucune bactérie dans l'intestin, n'apparaissent pas chez les sujets possédant une flore intestinale normale et bien développée.

Plusieurs bactéries ont été accusées de jouer un rôle causal dans la PR : mycobactéries, Escherichia coli, Clostridium perfringens, streptocoques, anaérobies. Mais la plus suspecte est à mon avis **Proteus mirabilis**. En effet, quatre équipes indépendantes (ERINGER et coll. 1985) (ROGERS et coll. 1988) (MURPHY et coll. 1991) (DEIGHTON et coll. 1992b) ont fait les mêmes constatations :

\* Le titre des anticorps anti Proteus mirabilis est nettement plus élevé dans la PR que dans d'autres rhumatismes inflammatoires ou chez des témoins normaux.

\* Le titre des anticorps augmente lors des poussées de PR et diminue lors des remissions.

\* Ces phénomènes n'existent que pour Proteus mirabilis. Ils ne sont pas observés pour les anticorps dirigés contre d'autres bactéries, des virus ou des autoanti-gènes.

## 7. L'hyperperméabilité du grêle dans la PR et ses causes

*a) Démonstration de l'hyperperméabilité du grêle*

Dans la PR, on constate dans environ 50 % des cas :

\* Une traversée accélérée du polyéthylène glycol (SKOLDSTAM et MAGNUSSON 1991).

\* Un passage exagéré d'une protéine du lait de vache, la bétalactoglobuline (FAGIOLO et coll. 1989).

\* **Des anticorps contre les protéines du blé et/ou du lait** (O'FARRELLY et coll. 1988).

\* **Une activation des lymphocytes T contre les protéines du blé et/ou du lait** (SEIGNALET et RENARD, travail non publié).

En somme, un passage exagéré de grosses molécules est mis en évidence chez 50 % des patients. Pour un peptide de 13 à 25 acides aminés, nettement plus petit, il est possible que la proportion soit nettement plus élevée que 50 %.

De plus on a l'habitude d'explorer l'intestin grêle chez des sujets à jeun. Or il est possible que la muqueuse étanche au repos devienne trop perméable à l'effort, c'est-à-dire en période digestive. Pour prendre une comparaison, un insuffisant cardiaque peut ne pas être essoufflé au repos et devenir essoufflé à l'effort. Il est donc possible que la barrière intestinale soit affectée chez tous les patients souffrant de PR.

*b) Rôle de l'alimentation moderne*

**Le mode actuel de nutrition des humains me paraît constituer la cause majeure de l'hyperperméabilité du grêle et de la formation de déchets alimentaires et bactériens dangereux qui franchissent les « mailles élargies » de la muqueuse intestinale.**

Sans entrer dans des détails largement développés au chapitre 4, je rappelle les principaux problèmes posés par l'alimentation actuelle :
\* La consommation des laits animaux et de leurs dérivés.
\* La consommation de céréales domestiquées.
\* La cuisson de la plupart des produits.
\* L'extraction des huiles à température élevée.
\* La pollution par les additifs et autres substances.
\* Les carences assez fréquentes en minéraux et en vitamines.

Pour exercer sa fonction qui est la digestion des aliments, l'intestin grêle dispose :
\* D'enzymes chargées de scinder les protéines en acides aminés.
\* De mucus chargés de protéger les entérocytes contre les agents agresseurs présents dans la lumière intestinale.

Or, il est fort possible que les enzymes (BURGER 1988) et les mucus (SEIGNALET 1994) soient adaptés à la nutrition ancestrale et non à la nutrition actuelle.

L'**inadaptation enzymatique** aura pour conséquence une insuffisance digestive avec surcharge des entérocytes par un excès de peptides, protéines et autres déchets nutritionnels. L'**inadaptation des mucines** permettra à un aliment dangereux d'agresser la muqueuse intestinale et de la léser.

**Ces lésions de la muqueuse intestinale ont été objectivées chez 50 % des sujets souffrant de PR**, avant toute administration de médicaments anti-inflammatoires par GENDRE et coll (1982), O'FARRELLY et coll (1988). L'atteinte principale est constituée par une **atrophie des villosités**.

Il n'est pas nécessaire que la muqueuse intestinale présente de graves lésions pour devenir trop perméable. Une distension des lésions serrées suffit pour qu'un peptide pas trop volumineux se faufile entre les entérocytes.

*c) Rôle de l'interféron γ*

Un autre facteur capable d'amoindrir l'étanchéité intestinale est l'interféron γ. Ce médiateur peut se lier à des récepteurs au pôle basal des entérocytes (ADAMS et coll. 1993). Cette fixation provoque une **disjonction des liaisons entre les entérocytes**. Il s'ensuit un passage exagéré de macromolécules entre les entérocytes, sans que ceux-ci soient nécrosés ou abîmés.

## 8. Le troisième facteur de l'environnement est le stress

La poussée initiale et les poussées ultérieures de la PR sont souvent déclenchées par des stress. Les stress agissent sur les neurones et entraînent une libération de **neuropeptides**, dont certains influencent les réponses immunitaires (REICHLIN 1993) (KRONFOL 1993). Les stress induisent probablement une libération d'interféron γ.

## 9. Le second gène de susceptibilité est lié au sexe féminin

Les calculs effectués par DEIGHTON et coll. (1989) montrent que les gènes HLA-DR représentent 37 % des facteurs héréditaires. Un second gène de susceptibilité doit être lié au sexe féminin, puisque la PR est trois ou quatre fois plus fréquente chez la femme que chez l'homme. On peut suspecter le rôle favorisant des **œstrogènes** à doses moyenne. On sait en effet que la PR :

* Est rare avant la puberté et après la ménopause (faibles doses d'œstrogènes).
* Est fréquente chez la femme en période d'activité génitale (doses moyennes d'œstrogènes).
* Connaît souvent une rémission au cours d'une grossesse (très fortes doses d'œstrogènes).
* Est plutôt améliorée par la pilule (œstrogènes artificiels inhibant la production des œstrogènes naturels).

Les œstrogènes pourraient agir **en augmentant la production d'interféron** γ par les lymphocytes T (GRASSO et MUSCETTOLA 1990). À l'inverse, la dihydrotestostérone diminuerait la production d'interféron γ par les lymphocytes T (ARANEO et coll. 1991). DA SILVA et coll. (1993) ont rapporté une fréquente diminution du taux de dihydrotestostérone chez les hommes atteints de PR. On sait aussi que l'administration d'androgènes améliore le rhumatisme.

## 10. Le troisième gène de susceptibilité pourrait contrôler les enzymes ou les mucines intestinales

Cependant des calculs récents de DEIGHTON et coll. (1992a) concluent que les gènes HLA et le sexe féminin représentent seulement les deux tiers du terrain héréditaire. Il faut donc admettre un troisième gène de susceptibilité.

Ce gène pourrait coder pour un alloenzyme des entérocytes. On appelle alloenzymes les formes variables que peut adopter un enzyme selon les individus. Chez les sujets prédisposés, un **alloenzyme peu efficace** couperait mal certaines protéines et laisserait persister un excès de peptides dans la lumière intestinale.

Il est plus vraisemblable que ce gène code pour une mucine intestinale. Le polymorphisme des mucines débouche probablement sur une inégalité entre les humains face à l'agression constituée par l'alimentation moderne. Il existe des centaines de mucines (PORCHET et coll. 1991), chacune d'elles semblant spécialisée dans la neutralisation d'un agresseur. On conçoit qu'un **trou dans le répertoire des mucines** permette à un aliment moderne ou à une bactérie d'attaquer la muqueuse du grêle.

### C. UNE THÉORIE SUR LA PATHOGÉNIE DE LA PR

Les divers éléments que nous venons d'envisager permettent d'édifier une théorie sur le mécanisme du développement de la PR. Les **étapes** seraient les suivantes :

\* **L'alimentation moderne** favorise la prolifération d'une flore intestinale de putréfaction dans laquelle est présente une importante population de **Proteus mirabilis**.

\* La **dégradation** des Protéus mirabilis, spontanée ou provoquée par une réponse immunitaire des lymphocytes de la paroi du grêle, libère un peptide dangereux X.

\* Certains aliments dangereux et certaines bactéries dangereuses **agressent la muqueuse de l'intestin grêle**.

\* Chez les individus dont les enzymes, les peptides trifoliés, les mucines et les défensines n'assurent pas une protection suffisante, des entérocytes sont tués ou disjoints. Il se constitue une **hyperperméabilité de la paroi du grêle**.

\* **Le peptide bactérien X traverse la barrière intestinale**.

\* La structure de X induit une affinité de ce peptide pour les synoviocytes et les chondrocytes. X va donc s'accumuler préférentiellement dans ces cellules. Cette phase peut durer plusieurs années.

\* Un **stress** ou des **œstrogènes** suscitent une **libération d'interféron** $\gamma$ au voisinage des articulations. L'interféron $\gamma$ fait apparaître les **molécules HLA-DR** sur les synoviocytes et les chondrocytes. Ces molécules se lient au peptide X et le transportent à la surface cellulaire. DR4, DR1, DR10 et DR14 qui ont une grande affinité pour X le fixent plus aisément que les autres molécules DR.

\* Les **couples HLA-DR + X** sont reconnus par les **T auxiliaires** qui développent une **réponse immunitaire** contre X, ce qui entraîne la **destruction de synoviocytes et de chrondrocytes**. Cette destruction libère des substances qui provoquent une **réponse inflammatoire**. La synovite se constitue.

\* L'alimentation moderne favorise la prolifération de la bactérie dangereuse et l'augmentation de la perméabilité intestinale. **Le rhumatisme passe à la chronicité**. Cette pérennisation de la PR est favorisée par l'abondance des **dendrocytes** au niveau de la synoviale. Ces cellules sont capables de récupérer de nombreux antigènes libérés par la lyse des cellules et de les présenter pendant de longues périodes aux T auxiliaires.

Dans ce modèle, **une hétéro-immunisation contre un peptide étranger X aboutit à la destruction d'autocellules**. Jusqu'ici, l'événement est assez banal. De la même façon, une hétéro-immunisation contre un virus aboutit à la destruction des autocellules infectées, dans le modèle de ZINKERNAGEL et DOHERTY (1974). Dans les deux cas, il s'agit de **l'élimination du « soi altéré »**.

La différence entre la réponse antivirale et la réponse anti X est que la première est aiguë, de durée limitée alors que la seconde passe à la chronicité. Ceci me paraît logique car, une fois les virus tués, la stimulation antigénique disparaît et la réaction immunologique s'arrête. Par contre, dans la PR, l'agression répétée du grêle par l'alimentation moderne se traduit par de nouvelles arrivées de X au niveau des chondrocytes, des synoviocytes et des CPA. **La stimulation antigénique est maintenue**. De plus, l'interféron γ libéré par les lymphocytes T activés maintient l'expression des produits de classe II sur les cellules cartilagineuses et synoviales.

Dès lors, des couples X + HLA classe II continuent d'être présentés par les chondrocytes et les synoviocytes aux TA, ce qui a plusieurs retentissements :

 \* **Persistance de la réponse immunitaire**, avec nouvelles destructions cellulaires ;

 \* **Persistance de la réaction inflammatoire** satellite, avec libération d'enzymes lysosomiaux, de LTB4, de PGE2 et de nombreux radicaux libres qui aggravent la lyse cellulaire ;

 \* **Forte production de facteurs rhumatoïdes**, incapables d'arrêter la réponse immunitaire emballée ;

 \* **Formation de nombreux complexes immuns**, dont certains fixent le complément. Beaucoup de ces complexes se déposent dans les articulations, car les synoviocytes possèdent des récepteurs pour le fragment Fc des IgG, pour C4b et C3b (PELTIER 1980). Ceci contribue à entretenir la synovite.

 \* **Cicatrisation « vicieuse » de la synoviale** qui, sous l'impact des médiateurs libérés par les cellules lysées, les lymphocytes, les macrophages, les polynucléaires et les fibres nerveuses sensitives des régions articulaires (LOTZ et coll. 1987), prolifère pour former le pannus.

C'est **l'extension du pannus**, augmentant à chaque poussée, qui envahit l'articulation de la périphérie vers le centre, déborde sur les tissus périarticulaires et entraîne les lésions irréversibles des cartilages, des os, de la capsule articulaire, des ligaments et des tendons (SANY 1980).

L'ensemble de la théorie est schématisé sur la figure 30.

## D. VARIANTES DE LA THÉORIE PATHOGÉNIQUE

Il n'est pas certain qu'un xénoantigène soit le responsable premier de la PR. On peut aussi accuser un **autoantigène**.

À l'état normal, l'organisme humain tolère ses propres antigènes. Mais, comme nous l'avons vu au chapitre 8, il persiste des clones de lymphocytes T

176  La polyarthrite rhumatoïde

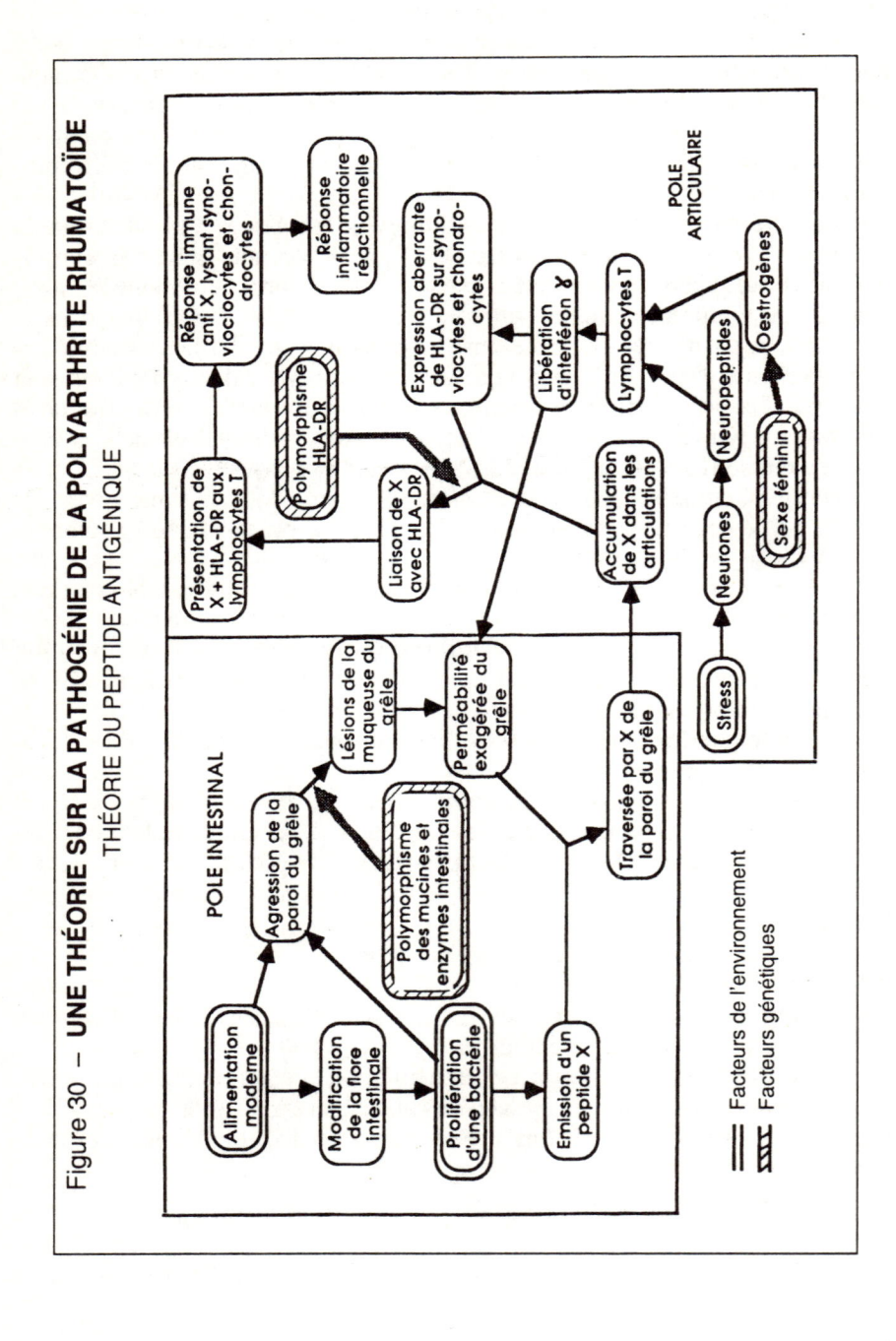

Figure 30 – **UNE THÉORIE SUR LA PATHOGÉNIE DE LA POLYARTHRITE RHUMATOÏDE**
THÉORIE DU PEPTIDE ANTIGÉNIQUE

= Facteurs de l'environnement
≋ Facteurs génétiques

spécifiques des autoantigènes. Heureusement, ces lymphocytes T ont reçu un message qui les rend inactifs. La réactivation d'un de ces clones pourrait expliquer la PR. Une telle **réactivation** pourrait être induite par plusieurs mécanismes : une réaction croisée, un superantigène ou certaines substances d'origine bactérienne.

### 1. L'hypothèse de la réaction croisée

Il est possible que le peptide bactérien X n'aille pas se déposer dans les articulations. X arrivé dans le sang induit une réponse immunitaire anti X. S'il existe sur les articulations un peptide du soi W de structure voisine de X (**similitude**), la réaction dirigée contre X pourrait aussi atteindre W. C'est ce qu'on nomme une **réaction croisée**.

Des travaux récents (SLOAN-LANCASTER et ALLEN 1996) (IGNATOWICZ et coll. 1997) (SOUTHWOO et coll. 1998) ont montré qu'une même molécule HLA de classe II, tout comme un même TCR, pourraient se lier avec plus ou moins d'affinité à de nombreux peptides, dont certains fort différents. Il n'est dès lors plus obligatoire que X et W soient de structure voisine. **X et W peuvent avoir une structure assez éloignée.**

### 2. L'hypothèse du superantigène

Une autre conception consiste à attribuer la responsabilité de la PR, non plus à un peptide, mais à une protéine **superantigène** comme en possèdent plusieurs bactéries intestinales (MARRACK et KAPPLER 1990). Le superantigène peut se fixer, d'une part sur la chaîne a de la molécule HLA-DR, d'autre part sur la partie variable V de la chaîne β du TCR. Ce phénomène ne fait pas intervenir les sites fixateurs du peptide de HLA-DR et TCR, comme le montre la figure 31.

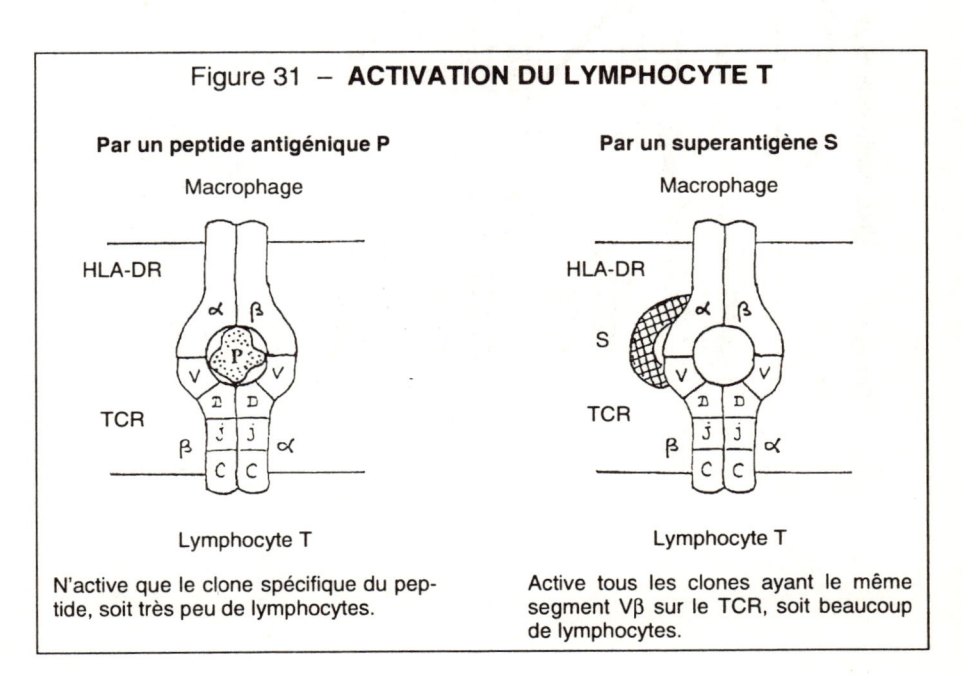

Figure 31 – **ACTIVATION DU LYMPHOCYTE T**

**Par un peptide antigénique P**
Macrophage
HLA-DR
TCR
Lymphocyte T
N'active que le clone spécifique du peptide, soit très peu de lymphocytes.

**Par un superantigène S**
Macrophage
HLA-DR
TCR
Lymphocyte T
Active tous les clones ayant le même segment Vβ sur le TCR, soit beaucoup de lymphocytes.

178  La polyarthrite rhumatoïde

Figure 32 – **UNE THÉORIE SUR LA PATHOGÉNIE DE LA POLYARTHRITE RHUMATOÏDE**
THÉORIE DE LA PROTÉINE SUPERANTIGÈNE

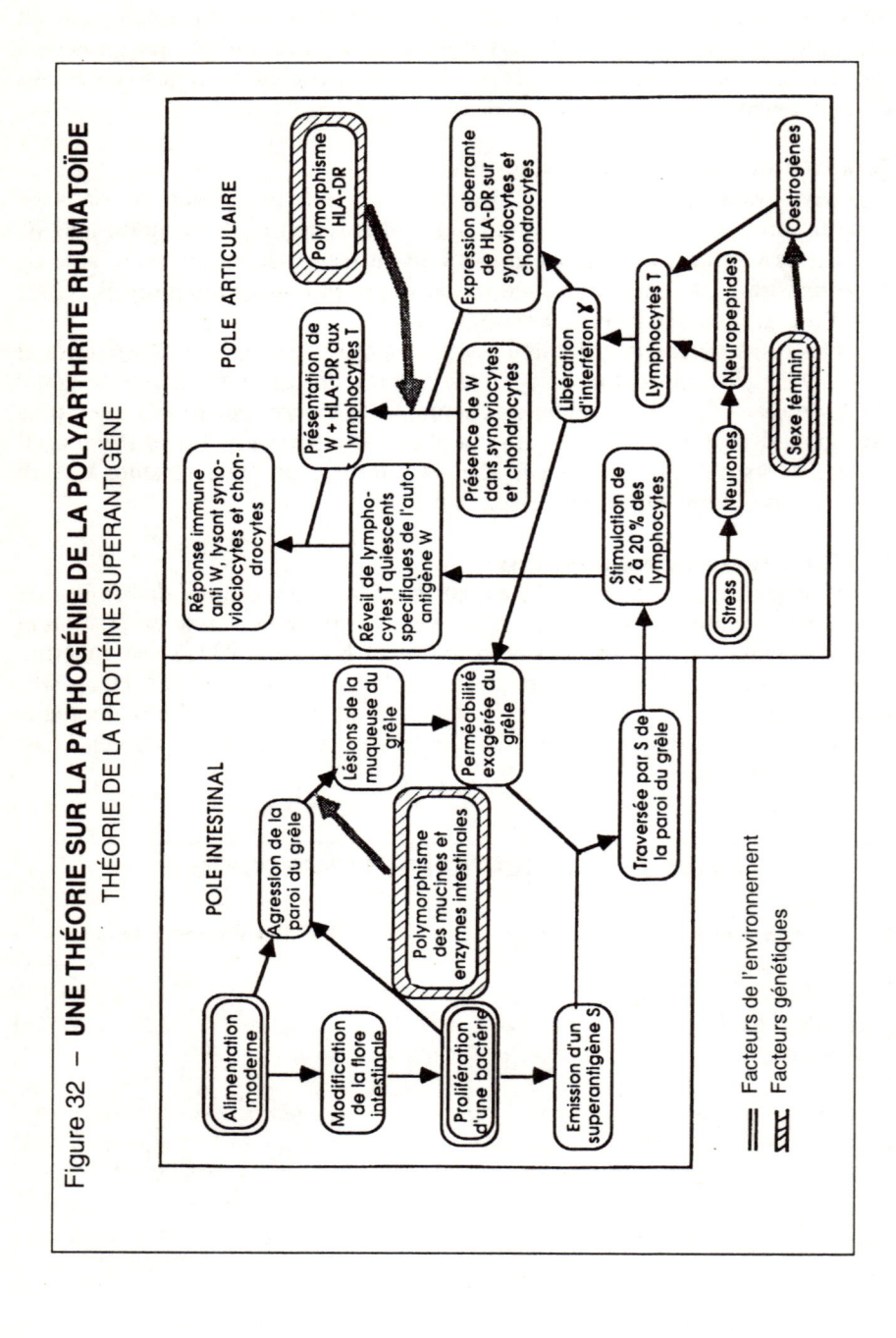

La liaison du superantigène avec le TCR active tous les lymphocytes T possédant le même segment V sur la chaîne ß, soit un nombre très élevé. Le nombre de T activés est considérablement plus important que pour un peptide antigénique : 2 à 20 % des T contre 1 T sur 100 000 à un million. Parmi les cellules activées peut se trouver un clone spécifique d'un autoantigène W porté par les cellules articulaires. **Ce clone quiescent, endormi, énergique va se réveiller** et déclencher une réponse immunitaire contre les articulations (figure 32).

Le rôle causal d'un superantigène S provenant d'une bactérie intestinale est tout à fait plausible dans la PR. En effet :

\* **Plusieurs bactéries intestinales peuvent libérer des superantigènes** : staphylocoque, streptocoque, Yersinia et d'autres à découvrir.

\* La protéine superantigène peut traverser la paroi du grêle souvent trop perméable dans la PR.

Si l'activation des T par le superantigène n'est pas restreinte par HLA-DR, par contre la présentation d'un autopeptide W aux T autoréactifs activés par le superantigène est restreinte par HLA-DR, et surtout par DR4, DR1, DR10 ou DR14.

### 3. L'hypothèse de substances bactériennes

Des lymphocytes T de souris spécifiques d'un autoantigène, mises en présence de **lipopolysaccharides** bactériens ou d'**ADN** bactérien, passent du stade quiescent au stade actif TH1, par un processus dépendant de l'IL-12 (SEGAL et coll. 1997). Un tel mécanisme est concevable pour la PR.

## E. CONSÉQUENCES PRATIQUES DE CETTE THÉORIE

L'examen des figures 30 et 32 amène quelques réflexions :

### 1. Le danger vient de l'intestin

Qu'on admette une **action directe** du xénoantigène (dépôt de peptides bactériens dans les articulations), ou une **action indirecte** du xénoantigène entraînant une réponse immunitaire contre un autoantigène (réaction croisée, superantigène ou substances bactériennes), **dans tous les cas l'agent causal provient de l'intestin grêle**. La phase intestinale précède la phase articulaire. C'est à ce stade précoce qu'il faut agir.

### 2. Les médicaments classiques s'adressent à un stade trop tardif

Outre qu'ils ne sont pas dirigés contre la cause, les médicaments (sels d'or, D pénicillamine, méthotrexate, antimalariques, sulfasalazine, corticoïdes, antiinflammatoires non stéroïdiens, etc...) s'attaquent à la réaction immunitaire et à la réaction inflammatoire qui se situent aux stades ultimes de la phase articulaire. Il n'est pas surprenant qu'ils soient peu efficaces.

### 3. Il est logique de modifier l'alimentation

Parmi les six facteurs impliqués dans la constitution de la PR, trois sont génétiques et ne peuvent être changés. Restent les trois facteurs de l'environnement. Il convient que les malades se mettent, dans la mesure du possible,

à l'abri des stress. Mais **l'élément premier auquel il faut s'attaquer est l'alimentation moderne**, car :
* Elle est placée au départ de la phase intestinale.
* Elle influence la flore bactérienne du grêle.
* Elle agresse la muqueuse du grêle.

## F. LA DIÉTÉTIQUE ET SES RÉSULTATS

### Le régime alimentaire
Il convient de se rapprocher le plus possible du mode nutritionnel ancestral, sans imposer de restrictions trop draconiennes qui rebuteraient le malade. Le régime comporte **six directives essentielles** (chapitre 5) :
* Supprimer toutes les céréales, à l'exception du riz et du sarrasin.
* Supprimer tous les laits animaux et leurs dérivés.
* Manger un maximum d'aliments crus ou cuits à une température inférieure à 110 °C.
* Choisir si possible des aliments « biologiques » proches des produits originels.
* Consommer des huiles de première pression à froid.
* Prendre des sels magnésiens, des oligo-éléments, des vitamines à doses physiologiques et des ferments lactiques.

### Les malades traités par cette méthode
Actuellement plus de 300 PR suivent les prescriptions diététiques, mais je retiendrai seulement les **200 patients** les plus anciens qui appliquent de façon correcte le régime alimentaire depuis au moins un an.

Ces 200 sujets étaient tous des **adultes,** dont 23 hommes et 177 femmes. Toutes les PR étaient d'**authenticité certaine**, selon les critères diagnostiques classiques de l'ACR. Certaines étaient anciennes, d'autres étaient récentes, la durée moyenne du rhumatisme étant de 9 ans et 7 mois. Toutes les PR étaient **évolutives**, rebelles en partie ou en totalité aux médicaments traditionnels. La gravité de la PR était variable : modérée dans 16 cas, moyenne dans 88 cas et sévère dans 96 cas. L'âge moyen des malades était de 52 ans et 5 mois.

### Surveillance des malades
Chaque volontaire s'est engagé à obéir aux prescriptions diététiques **pendant au moins un an**. Certains sujets ont été traités par le seul régime. D'autres prenaient des médicaments, d'efficacité partielle ou nulle selon les cas. Lorsque l'évolution s'est avérée favorable, mon attitude a varié selon la position du médecin traitant :
* Quand celui-ci a donné son accord, j'ai diminué peu à peu, puis supprimé le traitement de fond.
* Quand le médecin n'a pas souhaité modifier ses prescriptions initiales, le traitement de fond a été maintenu.

Le **bilan initial** effectué avant le début du régime alimentaire comportait les éléments suivants :
* Appréciation de la fréquence et de l'intensité des poussées d'arthrite.

*La diététique et ses résultats* 181

* Nombre d'articulations gonflées.
* Nombre d'articulations douloureuses.
* Appréciation de l'importance des douleurs diurnes et nocturnes selon leur durée et leur intensité (indice de Huskisson).
* Nombre de réveils nocturnes.
* Durée du dérouillage matinal.
* Sensibilité à la pression des articulations (indice de Ritchie).
* Capacité fonctionnelle globale (indice de Lee).
* Estimation de la force du serrement des mains.
* Mesure du périmètre de marche.
* Présence ou absence d'un syndrome sec.
* Médicaments consommés, avec leur posologie.
* Vitesse de sédimentation (VS).
* Numération des hématies.
* Taux d'hémoglobine.
* Numération des polynucléaires neutrophiles.

**Ce bilan a été répété tous les trois mois**.

**Durée du régime**

**La durée minimale a été fixée à un an**. En cas d'échec à ce stade, la diététique est abandonnée, sauf si le sujet souhaite la prolonger. **En cas de succès, la diététique est continuée toute la vie**, sous peine de rechute du rhumatisme. Finalement le régime a été suivi :

* Plus de 11 ans pour une PR.
* Plus de 10 ans pour une PR.
* Plus de 9 ans pour 9 PR.
* Plus de 8 ans pour 9 PR.
* Plus de 7 ans pour 13 PR.
* Plus de 6 ans pour 27 PR.
* Plus de 5 ans pour 20 PR.
* Plus de 4 ans pour 20 PR.
* Plus de 3 ans pour 20 PR.
* Plus de 2 ans pour 39 PR.
* Plus d'un an pour 41 PR.

**Résultats sur le rhumatisme inflammatoire**

40 sujets, soit **20 %**, **n'ont pas répondu au régime**. Aucune modification clinique ou biologique de la PR n'a été observée. 160 sujets, soit **80 %**, **ont répondu au régime**. Répondeurs et non répondeurs se séparent nettement. DARLINGTON (1986) l'avait aussi constaté.

On ne peut prévoir qui bénéficiera ou non de la diététique. En effet, la PR a un aspect identique chez les répondeurs et les non répondeurs sur le plan des signes cliniques, des signes radiologiques, de la fréquence du facteur rhumatoïde, de l'accélération de la VS, de la distribution des gènes HLA et de l'allure évolutive. Toutefois **les échecs paraissent plus fréquents chez les hommes** : 47,8 % contre 16,4 % chez les femmes.

Quant le changement nutritionnel a des effets favorables, ceux-ci apparaissent **dans 90 % des cas assez précocement, au cours des trois premiers** mois, ce qui rejoint les données recueillies par d'autres auteurs (HICKLIN 1980) (DARLINGTON 1986, BERI 1988). Quelquefois le bénéfice est plus tardif, survenant seulement au bout de deux ans chez un de mes malades. L'amélioration est progressive, parfois assez rapide. La VS ne se corrige que plusieurs mois après les signes cliniques.

**Quand le bénéfice est obtenu, il est durable.** La PR ne rechute pas, sauf si le malade interrompt son régime pour reprendre son alimentation ancienne. 14 de mes patients, qui avaient adopté cette attitude, ont présenté une poussée d'arthrite au cours des trois mois suivants et ont vu le rhumatisme inflammatoire réapparaître sous sa forme initiale. 2 de ces sujets, qui ont renoncé à corriger leur diététique, sont retombés dans la PR évolutive dont ils souffraient autrefois. Les 12 autres sont revenus au régime riche en produits crus, excluant lait et blé, et ont à nouveau enregistré en quelques semaines une évolution favorable.

Les 160 répondeurs se séparent en trois lots :

\* **Pour 11 d'entre eux, l'amélioration est nette, mais limitée aux alentours de 50 %.** Elle est seulement clinique. La VS reste inchangée.

\* **Pour 66 autres, l'amélioration est forte autour de 90 %.** Les arthrites se limitent à de petites poussées brèves, souvent consécutives à des stress, touchant très peu d'articulations. Les autres signes cliniques sont très atténués. La VS, beaucoup moins élevée qu'autrefois, demeure cependant augmentée.

\* **Pour les 83 autres, on peut parler de rémission complète**, avec une extinction totale du rhumatisme inflammatoire et une VS normale. Aucune rechute n'a été observée depuis un an, pour le cas le plus récent, jusqu'à onze ans, pour le cas le plus ancien. Dans les PR anciennes, les seules douleurs qui persistent sont d'origine mécanique, séquellaires des destructions osseuses, articulaires et tendineuses. Dans les PR récentes, on obtient un retour complet à la normale. Il ne s'agit toutefois pas d'une guérison vraie, puisque **l'abandon du régime est suivi au bout d'un temps variable d'une rechute.**

### Authenticité des résultats

**Les effets bénéfiques** du régime alimentaire sur la PR **ne sont pas dus** à une action sur le psychisme du malade, **à un effet placebo** comme disent les médecins, car :

\* La **proportion de succès (80 %)** dépasse largement celle envisageable pour une action placebo.

\* Il ne s'agit pas de sédations passagères de la PR, mais d'**améliorations durables** ou de **remissions complètes prolongées.**

\* **L'arrêt de la diététique** a pour conséquence une **rechute** du rhumatisme inflammatoire, alors que sa reprise entraîne à nouveau la rémission.

\* **Quand le régime est pratiqué de manière erronée, il s'avère inefficace.** Ainsi une de mes malades consommait d'assez grandes quantités de froment, ignorant que le froment est l'autre nom du blé tendre, et son état restait inchangé. La suppression réelle du blé a été suivie en quelques semaines d'un net bénéfice.

\* Je n'ai pas constitué deux séries de patients, les uns suivant le vrai régime, les autres suivant un faux régime. La comparaison des deux séries dans ce type d'étude dite en double aveugle élimine l'influence de l'effet placebo. Mais il aurait fallu laisser souffrir pendant un an des sujets que je pouvais soulager dans la plupart des cas, pour la seule satisfaction de disposer d'une série témoin. D'ailleurs, DARLINGTON (1986) a déjà conduit une **enquête en double aveugle** qui a clairement prouvé la valeur du régime d'exclusion et l'inefficacité du régime placebo.

### Modes d'action du régime

Il agit probablement de trois façons :

1) **Modification de la flore intestinale** avec éradication ou au moins raréfaction d'une bactérie dangereuse. BRESSY (1993) a comparé la flore fécale chez 10 PR non soumises au régime et 8 PR guéries par le changement nutritionnel. Il constate dans le second groupe une grande raréfaction des entérocoques et des protéus.

2) **Correction des altérations de la muqueuse intestinale** grâce à une nourriture à laquelle enzymes et mucus sont adaptés. Il s'ensuit :

\* Une meilleure digestion des protéines ne laissant persister que peu de peptides.

\* Une restauration de l'étanchéité du grêle réduisant encore la quantité de peptides franchissant la barrière intestinale.

3) **Rétablissement de la tolérance orale**, car alors que dans un intestin abîmé, les antigènes bactériens passent entre les entérocytes pour gagner la circulation générale, dans un intestin normal, ces antigènes sont captés par les cellules M. Dans le premier cas, l'antigène déclenche une réponse d'immunité, dans le second cas une réponse de tolérance.

### Comment expliquer les échecs ?

Au moins douze causes d'échec sont possibles. Ces causes pouvant intervenir, non seulement pour la PR, mais pour les autres maladies envisagées dans cet ouvrage, l'ensemble de la question sera discuté au chapitre 28.

## G. OBSERVATIONS DE MALADES

J'ai sélectionné trois dossiers qui illustrent bien les effets possibles du régime : échec, succès à 90 % et succès complet.

### 1. Observation PR 26

Mme T..., âgée de 56 ans, est enseignante. Elle souffre depuis **7 ans** d'une PR.

Chez cette personne, on ne retrouve aucun antécédent familial de PR et aucun antécédent personnel important. Le rhumatisme a débuté en 1982, à la suite d'un **stress professionnel** (soucis importants et surmenage). Des **arthrites typiques**, avec douleur, chaleur, rougeur, gonflement et impotence fonctionnelle, ont d'emblée touché presque toutes les articulations des membres supérieurs et inférieurs. **Les algies étaient intenses**, estimées à 9 sur 10 à l'échelle de Huskisson, survenant le jour comme la nuit. **Le dérouillage matinal** durait 90 minutes. On notait aussi une sécheresse de la peau et surtout des yeux, évoquant un **syndrome de Gougerot-Sjögren**. Il n'existait pas d'autres manifestations extraarticulaires.

**La VS était fortement accélérée**, avec un maximum à 80/110. L'hémogramme révélait une **anémie sidéropénique** : diminution du nombre d'hématies, baisse du taux d'hémoglobine, baisse du fer sérique. **Le facteur rhumatoïde était présent**, les anticorps antinucléaires étaient absents. Le groupage HLA identifiait les gènes DR15 et DR9.

L'évolution s'est faite par **poussées** séparées par des **rémissions** plus ou moins complètes. La PR plutôt modérée entre 1982 et 1985, s'est franchement aggravée de 1985 à 1989. Les mains commencent à se déformer et les radiographies du squelette montrent des érosions osseuses et une déminéralisation, prédominant au niveau des mains et des poignets. Les traitements successifs ont consisté en AINS, sels d'or, D pénicillamine, corticoïdes et sulfasalazine, sans résultats appréciables.

C'est en mars 1989 que je vois pour la première fois Mme T... L'examen clinique permet de dresser le bilan suivant :
* État général assez satisfaisant.
* Une taille de 170 cm pour un poids de 64 kilos.
* Périmètre de marche limité à 15 minutes lors des poussées.
* Force des mains diminuée des 2/3.
* Indice de Lee égal à 18.
* Indice de Ritchie égal à 22.

Il s'agit donc d'une **PR assez sévère, résistante à plusieurs traitements de fond**. Le régime hypotoxique est prescrit et il est décidé que la malade conservera son **traitement médical** constitué de 15 mg de déxaméthasone (corticoïde) et de 2 g de sulfasalazine par jour.

Mme T... applique de façon correcte ces prescriptions. Si elle ne parvient pas à manger la viande et le poisson crus, du moins évite-t-elle totalement blé, maïs et laits animaux. **Au bout d'un an, la situation n'a guère varié**. Plusieurs poussées de PR ont eu lieu, la première en mai 1989, la seconde en août 1989, la troisième en novembre 1989. La VS oscille entre 16/32 et 42/80. Les seuls avantages du changement nutritionnel ont été une perte de 7 kilos, amenant à un poids idéal de 57 kilos pour 170 cm et une amélioration à 50 % de la sécheresse des yeux.

*Commentaires*

1) Les échecs de la diététique s'observent **plus souvent chez les hommes (1 sur 2) que chez les femmes (1 sur 6)**.

2) **Les répondeurs et les non répondeurs se distinguent nettement**, comme l'ont constaté DARLINGTON (1986) et moi-même.

3) **Aucun élément** clinique, biologique ou évolutif **ne permet de prévoir** quels malades tireront ou non bénéfice du régime.

4) **Les causes des échecs demeurent mystérieuses**. Les principales hypothèses seront discutées plus loin.

### 2. Observation PR 15

Mme G..., âgée de 46 ans, est commerçante. Elle présente depuis l'enfance des **bronchites hivernales** avec **dilatation des bronches (DDB) modérée** et une **sinusite chronique**. Depuis 8 ans, elle est atteinte de PR.

Son frère, un peu plus jeune qu'elle, est affecté des mêmes troubles : DDB mineure + PR.

Le rhumatisme inflammatoire s'est installé en 1980, peu de jours après un **stress** (importante fatigue physique et soucis occasionnés par un déménagement). Des **arthrites typiques** ont frappé surtout les mains et les pieds, plus légèrement les poignets, les épaules, les chevilles et les genoux. Les **douleurs** demeurent **supportables**, avec un indice de Huskisson à 5 sur 10, et rarement responsables de réveils nocturnes. La durée du **dérouillage matinal** est de 45 minutes. Il n'y a jamais eu de manifestations extraarticulaires.

**La VS était accélérée**, autour de 45/70. L'anémie sidéropénique était mineure, sans leucocytose associée. **Le facteur rhumatoïde était présent**, les anticorps antinucléaires étaient absents. Le groupage HLA révélait les gènes **DR4** et DR7.

L'évolution s'est faite sur le **mode continu**, d'un seul tenant. La gravité du rhumatisme inflammatoire est restée moyenne. Les mains et les pieds ne sont que légèrement déformés. Les images radiographiques sont caractéristiques de la PR, au niveau des mains et des pieds, mais relativement peu intenses. Les sels d'or ont été efficaces pendant les deux premières années, puis ont perdu leur pouvoir bénéfique. L'homéopathie a échoué. L'acupuncture atténue les algies pendant quelques jours.

Mme G... vient me consulter en septembre 1998, soit après **8 ans** d'évolution de la PR. L'examen clinique apporte les renseignements suivants :

\* Un état général satisfaisant sur le plan physique, médiocre sur le plan moral. Bien qu'il n'existe pas de mésentente conjugale, la malade est soumise à des stress fréquents dus à l'opposition entre son caractère calme et le grand dynamisme de son époux.

\* Une taille de 169 cm pour un poids de 57 kilos.

\* Un périmètre de marche d'environ une heure.

\* La force des mains diminuée d'un tiers.

\* Un indice de Lee égal à 3.

\* Un indice de Ritchie égal à 8.

On est donc en présence d'une **PR incontestable, de sévérité moyenne**. **Le régime d'exclusion** est proposé comme **seul traitement**, et est appliqué de manière remarquable. Non seulement les céréales et les produits laitiers sont écartés, mais encore la quasi totalité des aliments sont consommés crus. **Les résultats sont spectaculaires**, avec un changement évident de l'état articulaire. Le bénéfice apparaît au bout de 4 semaines et se complète progressivement au cours des 3 mois suivants. Les gonflements disparaissent, les douleurs s'atténuent, les mouvements se libèrent, la gymnastique et le footing sont progressivement repris, les indices de Lee et de Ritchie tombent à zéro. La sinusite et la bronchite sont améliorées à 80 %. La VS a diminué, mais reste accélérée autour de 25/50. Elle est ici peu utile pour juger de l'évolution, car elle est modifiée par l'état infectieux des sinus et des bronches.

Cependant **la PR n'est pas éteinte**. À l'occasion de **stress** (décès du père, problèmes conjugaux), surviennent de petites poussées d'arthrites avec douleurs modérées sans gonflement d'un petit nombre d'articulations :

doigts, orteils ou poignets. Ces crises discrètes ne durent que quelques jours et les périodes de sédation sont de loin prédominantes. Avec un recul supérieur à 6 ans, on peut parler d'un **succès à 90 %**.

## *Commentaires*

1) **L'association entre bronchite chronique ou DDB et PR** est plus fréquente que ne le voudrait le hasard. En général, l'atteinte bronchique précède largement la PR. On peut se demander si le passage d'une partie des sécrétions bronchiques plus ou moins infectées dans le tube digestif ne constitue pas un facteur favorisant le développement de la PR, par l'intermédiaire d'une modification de la flore intestinale.

2) **La diététique a souvent une action favorable remarquable sur les sinusites et les bronchites chroniques. Elle est par contre incapable de guérir la DDB**, ce qui est d'ailleurs logique car la distension du tissu élastique des bronches est irréversible. Le changement nutritionnel peut toutefois fluidifier nettement les sécrétions bronchiques, rendant l'expectoration plus facile.

3) Les **stress** ont souvent un rôle évident dans le déclenchement de la poussée initiale de PR et aussi des petites poussées observées chez certains sujets qui ont bien répondu au régime. Il ne s'agit pas toujours de grands stress (décès dans la famille, chagrin sentimental, difficultés financières, chômage ou retraite mal supportés). Il faut savoir rechercher les petites agressions quotidiennes qui engendrent une pression chronique, mal supportée par certaines personnes.

### 3. Observation PR 91

Mme B..., âgée de 61 ans, sans profession, vient me consulter en décembre 1992 pour une PR datant de **3 ans**. L'interrogatoire ne révèle aucun antécédent familial ou personnel.

La PR est apparue à la suite d'un **stress** (importantes difficultés conjugales). Le premier signe a consisté en douleurs des mains. Des **arthrites caractéristiques** ont rapidement touché de nombreuses articulations : mains, poignets, épaules, pieds, hanches, rachis cervical. **Les douleurs sont très vives**, avec un indice de Huskisson à 10 sur 10, aussi bien diurnes que nocturnes. **Le dérouillage matinal** se prolonge 60 minutes. L'impotence fonctionnelle est très marquée pendant certaines périodes.

Des signes extraarticulaires viennent aggraver le tableau :
* Une **sécheresse** oculaire, buccale, nasale et cutanée très gênante,
* Une **péricardite** aiguë avec épanchement liquidien assez important, survenue en mai 1990 et passée à la chronicité.

**La VS était nettement augmentée** à 50/78. L'hémogramme détectait une anémie sidéropénique et une leucocytose avec polynucléose. **Le facteur rhumatoïde** était positif. Les anticorps antinucléaires étaient présents à titre faible, sans anticorps anti-ADN natif, ce qui autorisait à écarter un lupus érythémateux disséminé. Le groupage HLA identifiait les gènes **DR1** et DR9.

L'évolution s'est déroulée sur le **mode continu**. De nombreux médicaments ont été essayés et ont tous échoué : aspirine, AINS, sels d'or, tiopronine, méthotrexate. Certains ont aussi été mal tolérés. Les AINS ont provoqué des gastralgies, les sels d'or une aphtose et une neutropénie, la tiopronine une hépatite et le méthotrexate des troubles digestifs. Les injections locales de corticoïdes n'ont guère freiné les arthrites et les corticoïdes par voie buccale n'ont pas empêché la péricardite de devenir chronique. Il a fallu se résoudre à de multiples **synoviorthèses** (destruction de la membrane synoviale) pour enrayer les douleurs les plus importantes.

L'examen clinique fournit les données suivantes :
* Altération de l'état général liée à l'intensité des arthralgies, aux troubles du sommeil et au découragement devant l'échec des médicaments.
* Une taille de 160 cm pour un poids de 59 kilos, avec une **surcharge hydrique** provoquée par les corticoïdes.
* **Dyspnée d'effort** induite par la péricardite chronique, avec un épanchement péricardique assez abondant élargissant nettement l'ombre cardiaque sur les radiographies du thorax.
* Périmètre de marche limité à 10 minutes.
* Force des mains abaissée de moitié.
* Indice de Lee égal à 5.
* Indice de Ritchie égal à 5.

Ces deux indices ont été artificiellement abaissés par plusieurs synoviorthèses récentes. Deux mois auparavant, ils étaient tous deux égaux à 20.
* Déformations débutantes des mains et des poignets.

On peut donc porter le diagnostic de **PR relativement récente, mais sévère** en raison de l'importance des douleurs, du syndrome sec et de la péricardite, de surcroît **rebelle à de nombreuses médications**.

**Le régime de type originel** a été conseillé comme **seul traitement. Les résultats ont été extraordinaires**. En 6 semaines, les douleurs et les gonflements articulaires ont disparu, le sommeil normal s'est rétabli, le dérouillage matinal a cessé, les indices de Lee et de Ritchie sont tombés à zéro. À la fin du troisième mois, un amaigrissement de 2 kilos avait gommé la surcharge hydrique due aux corticoïdes, la dyspnée d'effort n'existait plus et il ne restait plus qu'un petit épanchement péricardique non compressif et non restrictif. La VS était à 10/19. Le syndrome sec plus résistant a fini par s'améliorer à 70 %.

Cet excellent bilan s'est maintenu depuis deux ans. La VS s'est corrigée. Mme B... est en **rémission complète**. Deux points sont à signaler :
* La diététique a été dans l'ensemble pratiquée correctement. Cependant, au cours de deux périodes de quelques jours, la malade a commis des **entorses** à la règle. Elle s'est sentie moins bien, sans pourtant rechuter franchement et a repris assez vite ses bonnes habitudes nutritionnelles.
* Des épisodes de **débâcle intestinale** avec selles liquides brutales ont été fréquents au cours des premières semaines du régime et surviennent encore de temps en temps.

*Commentaires*

1) **La rémission complète peut être espérée dans toutes les formes de PR**, modérées ou graves. Les premiers effets bénéfiques sont perceptibles dans 90 % des cas avant la fin du troisième mois. La disparition progressive

des signes cliniques précède de quelques semaines à quelques mois la normalisation des signes biologiques. L'action favorable du régime porte aussi bien sur les **arthrites** que sur les **manifestations extraarticulaires**.

2) Les **erreurs** et les **entorses** dans la conduite de la diététique, si elles sont trop répétées pendant un délai suffisant, sont sanctionnées par des **récidives** de la PR. Rémission complète ne signifie pas guérison.

3) **L'épuration des déchets** sortant des articulations se fait souvent par voie biliaire ou à travers la paroi colique, entraînant des **troubles intestinaux**. De tels phénomènes avaient déjà été constatés par BURGER (1988).

## H. CONCLUSION

**En France**, aucune équipe à l'exception de L'HIRONDEL et coll. (1991) à Caen n'a, jusqu'à présent, essayé l'approche nutritionnelle dans la PR. Les revues générales de ROUSSAT et coll. (1987), PRIER (1988) ne marquent guère d'enthousiasme pour cette méthode. Peut être parce qu'on a voulu apprécier globalement les effets de régimes alimentaires différents. C'est un peu comme si l'on concluait à l'inefficacité de l'antibiothérapie sur une infection parce que les résultats confondus de six antibiotiques s'avèrent peu probants. En réalité, cinq antibiotiques ne marchent pas et seul le sixième est efficace. Il convient donc, en matière de diététique, d'apprécier de façon séparée les divers modes nutritionnels.

À la différence des Français, les **Anglo-Saxons** sont beaucoup plus orientés vers ce type de thérapeutique. Un livre de 456 pages intitulé : « Nutrition and rheumatic diseases » (1991) est entièrement consacré à ce sujet.

J'ai proposé (SEIGNALET 1989a, 1992b) une théorie sur la pathogénie de la PR accordant une grande importance à l'intestin et aux facteurs nutritionnels. Cette théorie m'a conduit à essayer un régime alimentaire particulier comme traitement de la PR. Ce travail (SEIGNALET et coll. 1989) (SEIGNALET 1992a) est **le premier où un échantillon assez important de PR a été traité au long cours par un changement nutritionnel**.

D'autres auteurs (HICKLIN et coll. 1980) (DARLINGTON et coll. 1986) (BERI et coll. 1988) avaient obtenu un succès à court terme grâce aux manipulations diététiques, mais laissaient les lecteurs dans l'ignorance quant au pronostic à long terme. Toutefois, une publication ultérieure de DARLINGTON et RAMSEY (1991) est venue confirmer mon opinion, à savoir que les améliorations obtenues par la diététique se prolongent à longue distance.

**Un régime riche en aliments crus, excluant céréales et produits laitiers, m'a permis d'obtenir 80 % de succès francs et durables et 20 % d'échecs non moins francs.**

**Sur le plan pratique, les prescriptions diététiques doivent être réservées à certains malades**, capables des actes suivants :

\* Comprendre les raisons de ce mode de nutrition.

\* Écarter des aliments considérés traditionnellement comme bons, tels le lait et le blé.

\* Suivre les prescriptions sans erreurs et sans entorses.

\* En cas de succès, continuer le régime toute leur vie.

Chez de tels sujets, le régime alimentaire me paraît être un **traitement à essayer d'emblée**, parce qu'il est souvent efficace et toujours anodin. Il doit être prolongé au moins un an. Je ne suis pas contre les médicaments qui restent utiles dans les PR sévères, en particulier les antiinflammatoires non stéroïdiens relativement peu dangereux. Ils aident à soulager les douleurs sachant que la diététique, lorsqu'elle est bénéfique, n'exerce pleinement ses effets qu'au bout de quelques mois. Les médicaments constituent le seul recours pour le malade en cas d'échec du régime.

Comme le soulignait à juste titre DARLINGTON (1991), la diététique s'avère **infiniment moins coûteuse** que les traitements de fond. À l'heure où l'on cherche absolument à restreindre les dépenses de santé, ce point n'est pas négligeable.

Chapitre 10

# LA SPONDYLARTHRITE ANKYLOSANTE

> « La médecine actuelle améliore quelque peu les maladies chroniques, mais ne les guérit pas. »
> Docteur Catherine KOUSMINE.

> « Certains bacilles Gram négatif, considérés comme non pathogènes peuvent induire à long terme des maladies chroniques. »
> Docteur Edward BACH.

## A. PRÉSENTATION DE LA MALADIE

### 1. Circonstances de survenue

La spondylarthrite ankylosante (SPA) est un rhumatisme inflammatoire qui a été longtemps considéré comme assez rare, car on ne le connaissait que sous sa forme grave. On sait aujourd'hui que le rhumatisme se présente bien plus souvent sous un aspect modéré ou fruste, si bien que **la fréquence réelle de la SPA se situe à 1,2 % en France**, ce qui est proche des chiffres relevés pour la polyarthrite rhumatoïde (PR).

La SPA frappe surtout **l'adolescent et l'adulte jeune**. Elle atteint **7 hommes pour 3 femmes**. Elle est **fortement associée à l'antigène HLA-B27** qui est présent chez 90 % des malades contre 6 % seulement des témoins.

### 2. Symptomatologie et diagnostic

Classiquement, le diagnostic de SPA est fondé sur les **critères de Rome**, qui ont été reproduits sur le tableau XII. Cependant **d'autres éléments sont souvent utiles au diagnostic** :

* Une atteinte des articulations périphériques, de type mono, oligo ou polyarthrite.
* L'aspect en saucisse des doigts et des orteils.
* Les douleurs fessières, alternativement à droite et à gauche.
* Les douleurs des talons.
* Le caractère inflammatoire des douleurs qui réveillent le malade pendant la seconde moitié de la nuit et provoquent un enraidissement matinal plus ou moins prolongé.

> **Tableau XII – CRITÈRES DE ROME POUR LE DIAGNOSTIC DE SPONDYLARTHRITE ANKYLOSANTE**
>
> 1. Douleur et raideur lombaires pendant plus de trois mois, non soulagées par le repos.
> 2. Douleur et raideur de la région thoracique.
> 3. Diminution de la mobilité lombaire.
> 4. Diminution de l'expansion thoracique.
> 5. Antécédents, présence ou constatation de séquelles d'iritis.
> 6. Signes radiologiques d'arthrite sacroiliaque bilatérale.
>
> Le diagnostic est considéré comme certain si 4 des 5 critères cliniques sont présents ou si le critère n° 6 est présent, associé à au moins un des critères cliniques.

* La découverte de syndesmophytes, c'est-à-dire d'ossifications sous les ligaments intervertébraux, lors des radiographies du rachis.
* La présence de HLA-B27.
* La fixation exagérée du pyrophosphate de calcium marqué par le technetium 99 au niveau des régions enflammées, en scintigraphie osseuse.
* L'amélioration rapide des douleurs par les anti-inflammatoires non stéroïdiens (AINS) et la rechute rapide des douleurs à l'arrêt des médicaments.

### 3. Évolution et traitement

Les **formes modérées** qui sont la grande majorité ne nécessitent que quelques antalgiques à la demande. Les **formes graves** caractérisées par l'ossification excessive de tissus mous évoluaient autrefois de façon progressive vers **l'ankylose rachidienne et thoracique**, avec des déformations de type cyphose ou scoliose, entraînant un handicap considérable.

À l'heure actuelle, les AINS complétés par la kinésithérapie, la gymnastique de rééducation, le thermalisme, ont amélioré le pronostic. **La SPA apparaît en général comme moins redoutable que la PR**. Toutefois on rencontre encore **une minorité de cas rebelles** aux diverses thérapeutiques qui aboutissent à l'ankylose et aux déformations du squelette.

### 4. Le concept de spondylarthropathies

**Plusieurs affections sont proches de la SPA** avec laquelle elles présentent des caractères communs :
* Nette association avec HLA-B27.
* Prédominance masculine.
* Début fréquent par une infection digestive ou urogénitale.
* Arthrite sacro-iliaque souvent observée.

Ainsi s'est constituée la notion de spondylarthropathies, où l'on range les maladies suivantes :
* La SPA, probablement induite par certaines souches de Klebsiella.
* Les arthrites réactionnelles (AR) à plusieurs germes : Yersinia, Shigella, Salmonella, Campylobacter, Chlamydia.
* Les SPA secondaires aux inflammations intestinales chroniques : recto-colite hémorragique et maladie de Crohn.

* Les arthropathies du psoriasis pustuleux.
* Les arthrites juvéniles de type SPA.
* La majorité des uvéites antérieures aiguës (UAA) qui sont des inflammations de la chambre intérieure de l'œil (iritis), souvent précédées ou suivies d'une SPA ou d'une AR.

Le tableau XIII fournit les fréquences de l'antigène HLA-B27 dans ces divers états pathologiques.

| Tableau XIII – FRÉQUENCE DE L'ANTIGÈNE HLA-B27 DANS LES SPONDYLARTHROPATHIES | |
|---|---|
| Spondylarthrite ankylosante | 90 % |
| Arthrites réactionnelles | 75 % |
| SPA des inflammations intestinales chroniques | 77 % |
| Arthropathies du psoriasis pustuleux | 78 % |
| Arthrite juvénile de type SPA | 90 % |
| Uvéite antérieure aiguë | 55 % |
| Témoins normaux | 6 % |
| Ces pourcentages ont été établis chez des sujets de race blanche. | |

Comme l'a bien montré FOURNIE (1993), la SPA et les rhumatismes qui en sont proches se distinguent bien de la PR par la topographie des lésions :
* **La PR touche le cartilage et surtout la synoviale**, bien développée au niveau des articulations des membres,
* **La SPA touche les enthèses**, c'est-à-dire l'insertion dans l'os des fibres tendineuses, ligamentaires et capsulaires. Les enthèses sont abondantes au niveau des doigts, des orteils, du rachis, des hanches et des sternocostales.

### 5. Les problèmes à résoudre

**Le mécanisme de la SPA demeure mystérieux.** Aussi **les traitements sont**-ils seulement **symptomatiques**, comme les AINS. Certes ces médications atténuent souvent les douleurs, mais elles ne guérissent pas le rhumatisme. De plus elles n'empêchent pas une évolution sévère dans certains cas. Enfin, elles comportent un risque de gastroduodénite ou d'ulcère gastroduodénal.

Le problème est donc le même que pour la PR. **Il faut élucider la pathogénie de la SPA afin de proposer un traitement de sa cause**, plus efficace que les mesures employées jusqu'à présent.

## B. LES ÉTAPES DU RAISONNEMENT

### 1. La SPA est une maladie polyfactorielle

L'existence d'un terrain héréditaire dans la SPA est une évidence. Chez les malades porteurs de HLA-B27, on retrouve souvent des antécédents familiaux de SPA. Lorsque le sujet atteint a un **jumeau monozygote**, celui-ci a 50 chances sur 100 de développer le rhumatisme au cours de sa vie. Ce chiffre est très instructif, car :

* 50 % est bien supérieur à 1,2 %, fréquence de la SPA dans la population générale, ce qui confirme l'existence de **gènes de susceptibilité**,
* 50 % demeure inférieur à 100 %, ce qui montre qu'avoir les mêmes gènes qu'un malade ne suffit pas pour contracter la SPA. Il faut aussi des **facteurs** non génétiques, **issus de l'environnement**.

Essayons à présent d'identifier ces différents facteurs.

## 2. Le premier gène est HLA-B27

**L'association entre HLA-B27 et SPA est intense**. En France, HLA-B27 est détecté chez 90 % des individus souffrant de SPA contre 6 % chez les témoins normaux. L'association a été retrouvée **dans toutes les races** et il existe même un parallélisme entre la fréquence de B27 et celle de la SPA dans les diverses populations (voir revue générale par SEIGNALET 1986).

Onze variants de B27 ont été individualisés. Certains sont associés à la SPA : le second, le quatrième, le cinquième et le septième. D'autres ne sont pas associés : le troisième, le sixième et le neuvième. Le troisième variant de B27 est le seul qu'on rencontre chez les Noirs, ce qui a pour corollaire l'absence totale de la SPA chez les Noirs Africains. Quant aux variants n° 1, n° 8, n° 10, n° 11, ils sont trop rares pour qu'une conclusion soit portée (GALOCHA et coll. 1996) (GONZALES-ROCES et coll. 1997).

Si presque tout le monde est d'accord sur un **rôle direct de B27** dans la genèse de la SPA, **plusieurs hypothèses** ont été proposées pour expliquer le mode d'intervention de B27 :

* EBRINGER (1983) suggère une réaction croisée entre une bactérie d'origine intestinale, Klebsiella pneumoniae, et la molécule B27. Une réponse immunitaire, primitivement dirigée contre Klebsiella, irait frapper les cellules articulaires exprimant B27.
* GECZY et coll. (1983) estiment que la molécule B27 est altérée au cours de la SPA par un petit parasite (plasmide) issu d'une bactérie intestinale. Alors que B27 normal est toléré, B27 altéré devient autoantigénique et suscite une réponse immunitaire contre lui, et par suite contre les cellules articulaires.
* KAPASI et INMAN (1994) pensent que B27 agit en modifiant la pénétration des antigènes bactériens dans les cellules.

Aucune de ces hypothèses n'a été prouvée. Il est par contre certain que la fonction des molécules HLA de classe I, dont fait partie B27, est de se lier à des peptides de 8 à 11 acides aminés et de les présenter aux lymphocytes T CD8 cytotoxiques (voir chapitre sur le système HLA). En accord avec de nombreux auteurs, je considère que c'est une quatrième théorie qui est la plus plausible, celle d'un **peptide causal de la SPA, dit arthritogène, présent au niveau des cellules articulaires et ayant une forte affinité pour la molécule B27**.

## 3. Un peptide apparaît comme responsable de la SPA

Cette conception a été confortée par un travail récent d'HERMANN et coll. (1993). Ces auteurs ont mis en évidence **dans le liquide synovial** chez des sujets atteints de SPA, **des clones de T CD8** qui lysent, les uns les cellules infectées par Yersinia ou Salmonella, les autres des auto-cellules non infectées. Dans tous les cas, **la réponse de ces T CD8 est dirigée contre un peptide couplé à B27**.

Sachant que des facteurs de l'environnement interviennent dans la SPA et que la principale voie de pénétration dans l'organisme est l'**intestin grêle**, il convient de discuter le rôle des bactéries et de l'alimentation moderne.

### 4. Le premier facteur de l'environnement est une bactérie

Depuis une quinzaine d'années, **plusieurs bactéries** ont été clairement incriminées dans la genèse des spondylarthropathies :

\* Dans le syndrome de Fiessinger-Leroy-Reiter, variété particulière d'AR où les arthrites sont précédées par une infection de l'urètre et accompagnées d'une inflammation de la chambre antérieure de l'œil, l'agent pathogène est souvent **Chlamydia trachomatis**, une petite bactérie siégeant dans l'urètre dans les deux sexes et dans l'appareil génital chez la femme.

\* Dans les AR, les coupables sont des **bactéries intestinales Gram négatives** (non colorées par la méthode de Gram) : **Yersinia enterocolitica, Yersinia pseudotuberculosis, Salmonella de plusieurs variétés, Shigella flexneri et Campylobacter jejuni**. Elles provoquent l'épisode initial de diarrhée aiguë qui précède de quelques semaines les manifestations articulaires.

\* Dans la SPA, l'accusé est **Klebsiella pneumoniae**, autre bactérie intestinale Gram négative. En effet, ce germe est trouvé dans les selles chez 54 % des SPA en activité contre 12 % des SPA en rémission et des témoins normaux (ERINGER 1982). De plus, le titre des IgA anti Klebsiella est augmenté de façon significative chez les SPA (TRULL et coll. 1984).

Les articulations sont stériles dans la SPA, ce qui signifie qu'on n'y détecte jamais des bactéries entières. Par contre, **il est fort possible que des peptides bactériens, venus de l'urètre ou de l'intestin grêle, aient gagné par la circulation générale les articulations**. De fait, GRANFORS et coll. (1989) (1990), ont mis en évidence des antigènes de Yersinia, Salmonella et Chlamydia dans le liquide synovial et les synoviocytes d'individus souffrant de spondylarthropathie.

### 5. Le second facteur de l'environnement est l'alimentation moderne

Dans les SPA dues à Chlamydia, la nutrition ne joue pas de rôle car elle ne paraît pas capable d'influencer un germe siégeant dans l'appareil urogénital. Par contre, dans les SPA dues à des bactéries intestinales, qui sont la grande majorité, l'alimentation actuelle peut constituer **un important facteur agissant de façon indirecte**. La situation est en effet analogue à celle observée dans la PR :

\* Rôle direct d'un peptide bactérien.

\* Perméabilité exagérée de la muqueuse du grêle, comme nous en parlerons plus loin.

Mais, alors que dans la PR, des **régimes d'exclusion** ont été mis en œuvre, avec des fortunes diverses, par plusieurs auteurs, cette méthode n'a guère été utilisée dans la SPA. Une revue de la littérature ne révèle qu'**un seul travail**, celui d'APPELBOOM et DUREZ (1994) qui ont administré un régime sans lait et produits laitiers à 25 SPA et en ont amélioré 13. Une diététique mieux conçue débouche sur des résultats encore bien meilleurs, comme nous le verrons ultérieurement.

## 6. Une hyperperméabilité et/ou des lésions de l'intestin sont souvent démontrées dans la SPA

Cette notion s'appuie sur plusieurs arguments :

\* La traversée de la paroi du grêle est accélérée pour les **sondes EDTA-Cr51** (WENDLING et coll. 1990, MIELANTS et coll. 1991) et PEG 400 (LAHESMAA-RANTALA et coll. 1991).

\* Une **augmentation du taux des IgA** a été constatée dans la SPA par 11 équipes. Ceci suggère une stimulation chronique des lymphocytes intraépithéliaux de l'intestin par des agresseurs bactériens ou alimentaires.

\* **La fréquence de la SPA est accrue dans les inflammations chroniques de l'intestin**. Elle atteint 13,6 % dans le Crohn et 8,3 % dans la recto-colite hémorragique.

\* L'endoscopie complétée par des biopsies révèle souvent des **lésions du grêle** au cours de la SPA. VEYS et MIELANTS (1993) le constatent chez 209 malades sur 354.

## 7. Le second gène est lié au sexe masculin

La prédominance masculine de la SPA implique qu'un des gènes de susceptibilité est lié au sexe. Ce gène n'est pas identifié. Peut être les **hormones mâles** favorisent-elles l'émission de certaines cytokines qui provoquent une hyperexpression de B27 ou un excès de molécules B27 vides à la surface des cellules articulaires. ABI-HANNA et WAKEFIELD (1990) ont observé que les interférons augmentent beaucoup plus l'expression de B27 que celle d'autres molécules HLA de classe I.

## 8. Le troisième gène gouverne la production des enzymes et/ou des mucines des entérocytes

Le concept d'**alloenzymes** et d'**allomucines**, déjà exposé lors du chapitre sur la PR, a pour conséquence une inégalité entre les humains face à l'agression de certaines bactéries et de certains aliments, dirigée vers la muqueuse intestinale.

**Une mauvaise adaptation des enzymes, un trou dans le répertoire des mucines** peuvent fort bien expliquer l'hyperperméabilité et les lésions du grêle, si souvent observées au cours de la SPA.

### C. UNE THÉORIE SUR LA PATHOGÉNIE DE LA SPA

Tous les éléments que je viens d'exposer peuvent être réunis pour construire une théorie sur le mécanisme de la SPA :

\* L'**alimentation moderne** induit le développement d'une flore intestinale de putréfaction où prolifèrent **certaines bactéries dangereuses** : Klebsiella, Yersinia, Salmonella, Shigella et Campylobacter.

\* Certains aliments et certaines bactéries agressent la muqueuse intestinale.

* Si la protection exercée par les enzymes et les mucines est insuffisante, il s'ensuit une lyse et/ou une disjonction des entérocytes avec pour conséquence une **exagération de la perméabilité du grêle**.

* **Des déchets bactériens franchissent la barrière intestinale**. Parmi eux se trouvent des **lipopolysaccharides** et le **peptide causal Y**. Il est également possible que Y ait été extrait d'une protéine bactérienne par un macrophage et ait été régurgité dans le milieu extracellulaire ou dans le cytosol par la vésicule de phagocytose (figure 28). Y est probablement constitué de 8 à 11 acides aminés.

* Les lipopolysaccharides et le peptide Y gagnent les articulations. Les lipopolysaccharides et un médiateur inconnu associé au sexe masculin induisent une augmentation d'expression des molécules HLA de classe I. **Le peptide Y va se lier aux molécules HLA de classe I**, soit dans le réticulum endoplasmique, soit à la surface des cellules articulaires. Y a une grande affinité pour la molécule B27. Plus rarement Y peut être fixé par d'autres molécules de classe I pour lesquelles il a une affinité moindre.

* **Les couples Y + B27 sont présentés aux lymphocytes T CD8 cytotoxiques**. Si le nombre de couples Y + B27 est suffisamment élevé, Y est reconnu comme un peptide non soi et active les T CD8. Ceci déclenche une **réponse cytotoxique** qui lèse les cellules articulaires.

* La réponse immunitaire s'accompagne d'une libération de cytokines qui déclenchent une **réponse inflammatoire**. Ainsi apparaissent les douleurs articulaires de la SPA.

* Si les arrivées depuis le grêle du peptide Y se tarissent rapidement, on aura une **AR transitoire**. Si les arrivées du peptide Y se reproduisent fréquemment, on aura une **SPA chronique**. Si certains peptides Y gagnent la chambre antérieure de l'œil, on aura une **UAA**.

L'ensemble de la théorie est schématisée sur la figure 33.

## D. DISCUSSION, VARIANTES ET CONSÉQUENCES PRATIQUES DE LA THÉORIE

### 1. Un point à discuter

**On peut se demander si B27 est capable de se lier à un peptide bactérien**. Il est classiquement admis que les peptides exogènes se lient aux molécules HLA de classe II et que les peptides endogènes se lient aux molécules HLA de classe I.

En fait, cette règle n'est pas absolue (voir chapitre sur le système HLA). PFEIFER et coll. (1993) ont montré que les molécules de classe I exprimées sur la membrane cellulaire pouvaient capter des peptides d'entérobactéries régurgités par les vésicules de phagocytose des macrophages. B27 serait particulièrement apte à cette fonction, selon BENJAMIN et PARHAM (1991).

Ceci suppose que le site fixateur de certaines molécules B27 est vide. Pour monter à la surface cellulaire, B27 doit être uni à la β2 microglobuline et à un peptide pour former un trimère. Mais peut être observe-t-on des exceptions à ce principe en cas de fabrication exagérée de B27 et de β2m. Certains dimères B27/β2m pourraient gagner la membrane cellulaire sans avoir fixé de peptide. D'autre part, le peptide peut se dissocier du site fixateur de

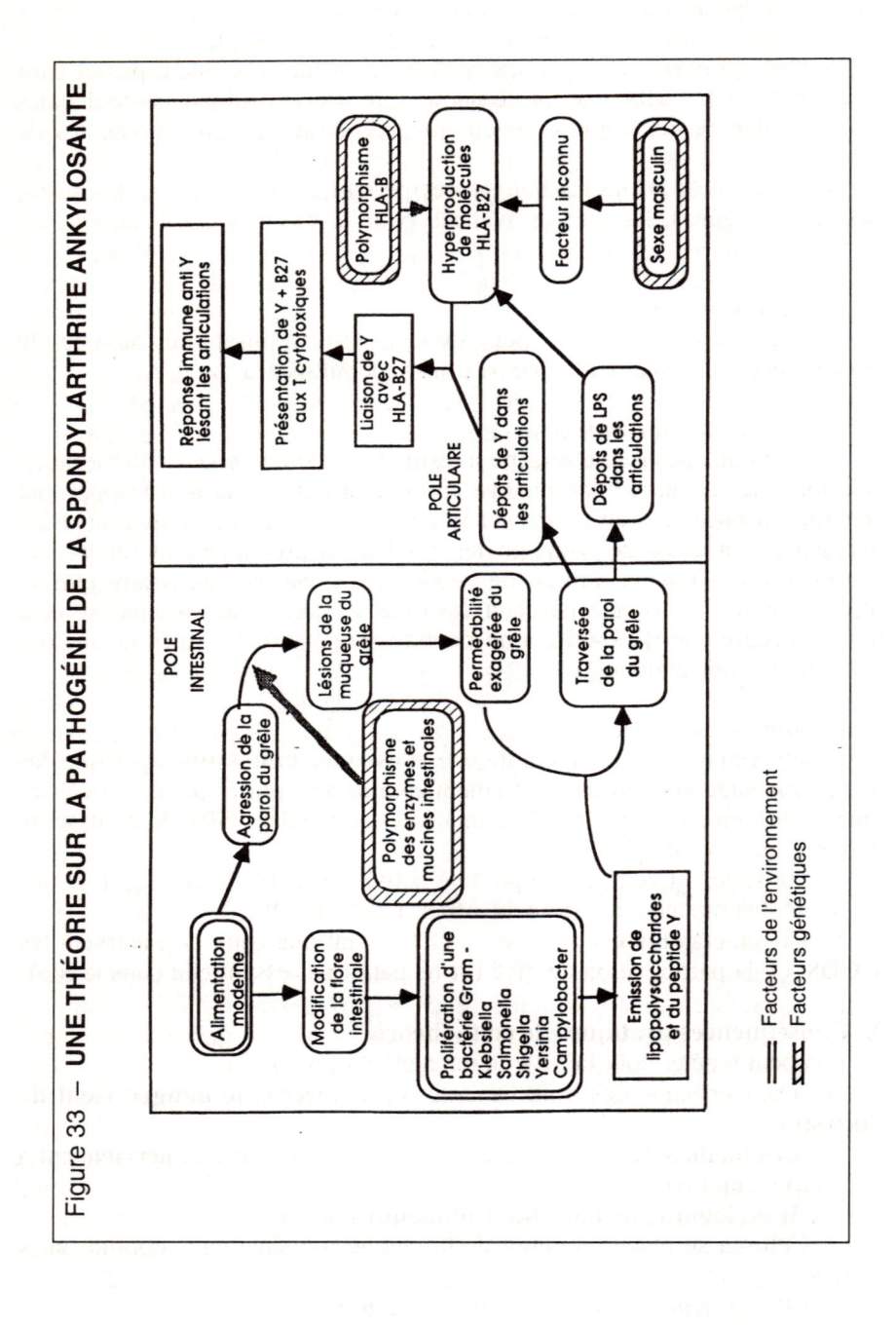

Figure 33 – **UNE THÉORIE SUR LA PATHOGÉNIE DE LA SPONDYLARTHRITE ANKYLOSANTE**

═ Facteurs de l'environnement
▨ Facteurs génétiques

B27, une fois les trimères parvenus à la surface cellulaire. Le départ de l'autopeptide laisse la place libre pour le xénopeptide.

Un second mécanisme est envisageable. KOVACSOVICS-BANKOWSKI et ROCK (1995) ont observé que des peptides exogènes pouvaient passer dans le cytosol, subir l'action du protéasome, être transportés par les molécules TAP et aller se lier dans le réticulum endoplasmique aux molécules de classe I.

Il existe ainsi au moins deux voies permettant à B27 de se lier à des peptides exogènes. La théorie avancée pour le mécanisme de la SPA est donc plausible.

## 2. Variantes de la théorie

Comme pour la PR, on peut évoquer la responsabilité, au lieu du xénoantigène, d'un autoantigène ou d'un superantigène.

*a) Hypothèse de l'autoantigène*

Le peptide bactérien d'origine intestinale, qu'il atteigne ou non les articulations, déclencherait une réponse immunitaire. Celle-ci irait frapper, par **réaction croisée**, un peptide du soi W doté d'une grande affinité pour B27. Sachant qu'un clone de lymphocytes T CD8 est probablement capable de reconnaître environ un million de peptides, il n'est pas nécessaire que W offre de nettes homologies structurales avec Y. Dans cette variante, il n'est pas nécessaire que B27 se lie à un peptide exogène. Il lui suffit de se coupler à un peptide endogène.

*b) Hypothèse du superantigène*

L'intervention d'un superantigène n'est **pas impossible**, puisque les principaux superantigènes actuellement connus sont portés par des bactéries intestinales, en particulier par Yersinia. Il est cependant difficile d'admettre le rôle d'un superantigène, car :

\* Un superantigène provoque une activation polyclonale des T et des B. Or ce phénomène n'a jamais été observé dans la SPA.

\* Un superantigène active les T CD4 avant que ceux-ci n'activent les T CD8. Or la participation des T CD4 ne paraît pas essentielle dans la SPA.

## 3. Conséquences pratiques de cette théorie

On peut répéter pour la SPA ce qui a été dit pour la PR :

1) Dans chacune des trois variantes de la théorie, **le danger vient de l'intestin**.

2) Les **médicaments** administrés contre l'inflammation interviennent à une **étape trop tardive**.

3) **Il est logique de modifier l'alimentation**, car :

\* Celle-ci se place au début de la chaîne d'événements conduisant à la SPA.

\* Elle influence la flore bactérienne du grêle.

\* Elle a un impact sur la perméabilité du grêle.

## E. LA DIÉTÉTIQUE ET SES RÉSULTATS

### 1. Le régime alimentaire
Les directives sont analogues à celles établies pour la PR :
* Suppression des céréales, à l'exception du riz et du sarrasin.
* Suppression des laits animaux.
* Consommation d'un maximum d'aliments crus.
* Consommation d'un maximum de produits biologiques.
* Prise d'huiles de première pression à froid.
* Supplémentation en minéraux et en vitamines.

### 2. Les malades traités
**Les spondylarthropathies dues à Chlamydia trachomatis ont été écartées**. En effet la diététique ne peut agir sur un germe siégeant dans les voies urogénitales. À la moindre suspicion clinique, il convient de rechercher les anticorps anti Chlamydia. Lorsqu'on découvre un taux pathologique de ces anticorps, il faut ordonner une cure de tétracycline, pendant 20 jours, chez le malade et son ou ses partenaires.
**Seules ont été retenues les SPA indemnes d'infection par Chlamydia**.

Actuellement 125 SPA suivent les prescriptions diététiques, mais je retiendrai seulement les **100 patients** les plus anciens qui appliquent de façon correcte le régime alimentaire depuis au moins un an.

Ces 100 sujets étaient tous des adultes, dont 62 hommes et 38 femmes. Toutes les SPA étaient d'authenticité certaine, selon les critères diagnostiques classiques. Certaines étaient anciennes, d'autres étaient récentes, la durée moyenne du rhumatisme étant de 11 ans et 2 mois. Toutes les SPA étaient évolutives, rebelles en partie ou en totalité aux médicaments traditionnels. La gravité de la SPA était variable : modérée dans 26 cas, moyenne dans 56 cas et sévère dans 16 cas. L'âge moyen des malades était de 42 ans et 6 mois. 87 possédaient B27 et 13 ne le possédaient pas.

### 3. Surveillance des malades
Chaque volontaire s'est engagé à obéir aux prescriptions diététiques pendant au moins un an. Certains sujets ont été traités par le seul régime. D'autres prenaient des médicaments, essentiellement des AINS, d'efficacité limitée. En cas d'évolution favorable, ces médicaments ont été progressivement diminués, puis supprimés.

Le **bilan initial**, effectué avant le début du régime alimentaire, comportait les éléments suivants :
* Nombre d'articulations gonflées.
* Nombre d'articulations et d'enthèses douloureuses.
* Appréciation de l'importance des douleurs diurnes et nocturnes selon leur durée et leur intensité.
* Nombre de réveils nocturnes.
* Durée du dérouillage matinal.
* Importance de l'ankylose rachidienne et thoracique.
* Vitesse de sédimentation (VS).

* Médicaments consommés, avec leur posologie.

Ce bilan a été **répété tous les trois mois**.

### 4. Durée du régime

**La période d'essai a été fixée à un an**. En cas d'échec après ce laps de temps, il avait été décidé d'arrêter la diététique, sauf lorsque le patient souhaitait la prolonger. **En cas de succès, la diététique devait être continuée toute la vie**, de crainte de rechute du rhumatisme. Finalement, le régime a été suivi :

* Plus de 8 ans pour une SPA.
* Plus de 7 ans pour 5 SPA.
* Plus de 6 ans pour 7 SPA.
* Plus de 5 ans pour 12 SPA.
* Plus de 4 ans pour 7 SPA.
* Plus de 3 ans pour 20 SPA.
* Plus de 2 ans pour 23 SPA.
* Plus d'un an pour 25 SPA.

### 5. Résultats

**96 malades sur 100 ont répondu favorablement au régime** :

* Aussi bien les hommes que les femmes.
* Aussi bien les formes mineures que les formes sévères.
* Aussi bien les porteurs de B27 que les non porteurs.

Les succès ont été francs. Les quatre échecs se subdivisent ainsi :

* Deux patients améliorés seulement de 30 %.
* Un patient qui, après une rémission complète de plusieurs mois, est actuellement en rechute. Il semble se produire un « échappement » à l'action du régime.
* Un patient pour lequel aucun effet positif n'a jamais été obtenu.

Les bénéfices du changement nutritionnel se font sentir **assez rapidement**, en quelques semaines. **L'amélioration est progressive**, parfois lente et plus souvent assez rapide. Les signes cliniques s'amendent avant la VS. **Le succès obtenu est durable**. Toutefois les **entorses à la diététique** et plus rarement les **stress** sont suivis de petites poussées douloureuses. Un des malades a interrompu son régime, avec mon accord, pour voir ce qui se passerait. Au bout d'un mois est survenue une rechute de la SPA. La reprise de la nutrition de type ancestral a ramené la rémission.

À l'heure actuelle, 33 des volontaires estiment leur **amélioration supérieure à 90 %** et ne prennent plus que de très faibles doses d'AINS. 63 autres sont en **rémission** complète et ont arrêté toute prise médicamenteuse. J'ai parlé plus haut des quatre derniers cas.

Il sera intéressant d'apprécier, une fois les douleurs disparues, jusqu'à quel point la récupération de la souplesse rachidienne et thoracique est possible dans les SPA graves. La kinésithérapie et la gymnastique peuvent être ici d'une aide précieuse. Les calcifications des ligaments intervertébraux sont-elles définitives ou peuvent-elles régresser, au moins en partie ? L'avenir répondra à ces questions.

### 6. Authenticité des résultats

**Les effets bénéfiques** du changement nutritionnel sur la SPA **ne sont pas dus à une action placebo**, car :

\* La proportion de succès (96 %) dépasse largement celle envisageable pour un placebo.

\* Le mieux être ne se produit pas aussitôt après l'entrevue avec le médecin, mais quelques semaines plus tard.

\* Il ne s'agit pas de sédations passagères de la SPA, mais d'améliorations durables ou de rémissions complètes prolongées.

\* L'arrêt de la diététique est sanctionnée par une rechute du rhumatisme inflammatoire, alors que sa reprise entraîne à nouveau la rémission.

\* Quand le régime est pratiqué de manière erronée, il s'avère inefficace.

Il serait certainement possible d'effectuer une étude en double aveugle avec deux échantillons de patients, les uns suivant le vrai régime, les autres suivant un faux régime. Pour les mêmes raisons que dans la PR, je n'ai pas souhaité réaliser ce mode d'enquête.

### 7. Mode d'action du régime

On peut évoquer les **trois mécanismes** déjà présentés pour la PR :

\* **Modification de la flore intestinale** avec éradication ou au moins raréfaction d'un germe dangereux. Les bactéries Gram négatives incriminées dans la SPA paraissent plus facilement éliminées par la diététique que Protéus mirabilis dans la PR.

\* **Correction des altérations de la muqueuse intestinale**, grâce à une nourriture à laquelle enzymes et mucus sont adaptés.

\* **Rétablissement de la tolérance orale**.

## F. OBSERVATIONS DE MALADES

Pour illustrer les résultats obtenus, j'ai sélectionné deux cas de SPA, l'un où le succès a été relativement long à obtenir, l'autre où il a été plus rapide.

### 1. Observation SPA 3

Mr L..., âgé de 19 ans, est étudiant. Il vient me consulter en décembre 1991 pour une SPA apparue 16 mois auparavant.

L'interrogatoire ne révèle aucun antécédent familial de SPA, ni aucun antécédent personnel important. En septembre 1990 s'est installée une arthrite du pied gauche, qui est devenue chronique malgré la prise d'AINS. En septembre 1991, les arthrites se sont étendues au pied droit et aux deux genoux, avec des douleurs particulièrement vives. Des algies plus modérées siègent à la hanche gauche, à l'épaule droite et à la sternoclaviculaire droite.

Le diagnostic de SPA a été porté à cette époque par un professeur parisien, spécialiste de rhumatologie. Ce diagnostic reposait sur les éléments suivants :

\* **Le caractère inflammatoire des douleurs** qui prédominent le soir à la fatigue et pendant la seconde moitié de la nuit, entraînant de fréquents réveils et un dérouillage matinal.

* Une VS modérément accélérée à 10/35.
* L'absence du facteur rhumatoïde.
* **La présence d'HLA-B27**.
* **Une sacroiliite bilatérale débutante**, au stade 1 sur les clichés radiographiques.

L'examen clinique de ce jeune homme me montre **des arthrites**, avec des douleurs spontanées et provoquées par la palpation, un gonflement plus ou moins important **au niveau de 9 articulations** : les deux médiotarsiennes, les deux chevilles, les deux genoux, la hanche gauche, la scapulo-humérale droite et la sternoclaviculaire droite. Les arthrites ont été constamment présentes depuis le début du rhumatisme.

Il s'agit donc d'une **SPA assez récente, d'intensité assez forte, ayant l'aspect d'une polyarthrite périphérique avec sacroiliite, sans atteinte rachidienne**. Le malade prend quotidiennement 30 mg d'un AINS, le pyroxicam, qui soulage partiellement ses maux.

Le **régime alimentaire** de type ancestral est prescrit et appliqué de façon correcte. Aucun effet n'est observé pendant les trois premiers mois. Puis une amélioration apparaît, marquée par une diminution de l'intensité des douleurs et une libération progressive des articulations :

* À la fin du quatrième mois, les arthrites se limitent aux deux chevilles, aux deux genoux et à l'épaule droite.
* À la fin du huitième mois, seules sont touchées les deux chevilles. L'atteinte est modérée et n'empêche pas des marches de plusieurs heures en montagne. La dose de pyroxicam a été abaissée à 10 mg par jour.

L'atteinte des chevilles va toutefois s'avérer tenace, avec des signes mineurs d'arthrite apparaissant après les efforts prolongés et disparaissant au repos, accompagnée de quelques épisodes de talalgies. **Ce n'est qu'au bout de 18 mois qu'est obtenue la rémission complète** qui persiste à l'heure actuelle. L'activité physique et sportive est redevenue normale. La VS est tombée à 5/13. L'AINS a été totalement supprimé.

Le jeune étudiant m'a rapporté quelques points instructifs :

* En 1992, après huit mois de diététique, au cours d'un voyage en Italie, il a mangé des pâtes à quatre reprises et de la pizza une fois. **Ces entorses ont été suivies d'une petite poussée de SPA.**
* Au début de 1994, alors qu'il était en rémission complète, il a souhaité avec mon accord expérimenter **l'arrêt du régime. Au bout d'un mois, la SPA a récidivé**. La reprise de la nutrition de type originel a permis le retour à la rémission.

*Commentaires*

1) Le **bénéfice** amené par le changement nutritionnel débute après un **délai variable** et se complète après un laps de temps plus ou moins étendu. Ici il a fallu trois mois pour enregistrer les premiers effets et 18 mois pour parvenir à la sédation totale. Il convient donc que les malades soient patients et appliquent les prescriptions diététiques de façon prolongée, sans céder au découragement. Les succès sont acquis en moyenne plus vite dans la SPA que dans la PR.

2) La **diététique n'a de valeur que si elle est correctement appliquée**.

Les entorses sont suivies de douleurs modérées, l'interruption est sanctionnée par la récidive de la SPA. On ne peut donc par parler de guérison, mais seulement de rémission complète.

### 2. Observation SPA 16

M. M..., âgé de 36 ans, est curé. Il vient me voir en octobre 1993 pour une SPA qui dure depuis 13 ans.

Il n'existe aucun antécédent familial de SPA. Par contre, on note **d'importants antécédents sur le plan intestinal**. En 1960, une péritonite a entraîné la formation d'adhérences multiples, responsables d'occlusions intestinales répétées. **Huit interventions chirurgicales** ont été nécessaires entre 1960 et 1983 pour régler ces problèmes. Il y a donc eu souffrance au niveau du grêle et j'ai déjà montré l'importance de ce facteur dans le développement de la SPA.

Le rhumatisme a débuté en 1980 par des douleurs de la plante des pieds. Rapidement **le processus inflammatoire a touché de nombreuses articulations** : sacro-iliaques, rachis lombaire, dorsal et cervical, chondro-costales, toutes les articulations des membres supérieurs et inférieurs. Des algies fessières à type de sciatique tronquée et des talalgies complétaient le tableau. **Les douleurs avaient un caractère inflammatoire**, provoquant des réveils au cours de la seconde moitié de la nuit et un dérouillage matinal prolongé.

**La VS était très accélérée**, autour de 80/110. L'hémogramme était normal. **HLA-B27 était présent**. Les autres examens biologiques ne révélaient pas d'anomalies. **Les radiographies du rachis et des sacro-iliaques** mettaient en évidence des images évocatrices de SPA. Le diagnostic de SPA a été rapidement porté par le médecin généraliste.

La phénylbutazone, les AINS, la kinésithérapie, la gymnastique n'ont eu que des effets très limités. Les AINS ont été responsables d'un ulcère gastrique perforé. Le rhumatisme a évolué par poussées séparées par des rémissions incomplètes. Au fil des ans, les poussées sont devenues de plus en plus longues et les rémissions de plus en plus courtes. **L'état général a décliné** avec un amaigrissement progressif. Le malade a eu de plus en plus de difficultés à exercer tant bien que mal son ministère. Depuis 1991, il a souffert de surcroît de **fortes bronchites hivernales**.

Lorsque j'examine M. M..., je constate sa maigreur : 46 kilos pour 174 cm. **Le rachis est très ankylosé, avec une cyphose, une scoliose et une rectitude dorsolombaire. Le thorax est aussi très ankylosé**, avec une nette diminution de l'amplitude respiratoire. Les articulations du coude gauche, du talon droit et du pouce droit sont **déformées**. Le **sommeil** est interrompu plusieurs dizaines de fois par nuit par d'importantes douleurs.

Les **radiographies** confirment les déformations du rachis et montrent une ossification des ligaments vertébraux, des érosions vertébrales, des pincements discaux et une arthrite sacro-iliaque bilatérale au stade 2.

Il s'agit donc d'une **SPA ancienne (13 ans), très sévère, évolutive, rebelle aux divers traitements**. C'est ce que l'on appelle une **forme historique**, car des cas aussi graves sont rares de nos jours. Le patient prend tous les jours sans grand résultat 20 mg d'un AINS, le ténoxicam.

Le changement nutritionnel est mis en œuvre et poursuivi sans erreurs et sans entorses. Il entraîne un **bénéfice rapide et spectaculaire**. Au bout d'une semaine, les douleurs articulaires diminuent, au bout de trois semaines, elles disparaissent. Le sommeil redevient normal et l'état général se redresse. L'AINS est supprimé. Le malade reprend peu à peu ses activités physiques et fait face sans problème à son travail. Grâce à la kinésithérapie et à la gymnastique, il récupère progressivement une partie de sa souplesse rachidienne et thoracique.

Après deux ans de diététique, M. M..., est resté maigre, avec un poids inchangé, mais en bon état général. **Son intestin fonctionne parfaitement, aucune bronchite n'est survenue** pendant l'hiver. La VS a diminué, mais reste encore élevée à 55/88.

*Commentaires*

1) **Le régime d'exclusion est aussi efficace dans les formes sévères de SPA que dans les formes mineures**. Dans le cas de M. M..., l'action favorable a même été remarquablement rapide et remarquablement poussée.

2) L'ankylose rachidienne et thoracique était particulièrement importante chez ce patient. Il pratique actuellement une réadaptation fonctionnelle sous le contrôle d'un bon médecin. Il conviendra d'effectuer un bilan clinique et radiologique après quelques années de diététique pour **estimer jusqu'où peut aller la récupération**, et pour savoir si certaines lésions provoquées par la SPA sont réversibles.

## G. CONCLUSION

Les connaissances actuelles puisées dans divers domaines de la médecine et de la biologie permettent d'édifier **une théorie plausible sur la pathogénie de la SPA**. Cette conception conduit à proposer **un régime alimentaire particulier comme traitement de la SPA** (SEIGNALET 1995a et 1995b).

Alors que dans la PR quelques équipes avaient tenté l'approche nutritionnelle, pour la SPA cette méthode a été totalement négligée, à l'exception de l'essai de suppression des laits animaux par APPELBOOM et DUREZ (1994).

Ce travail est donc le premier où un échantillon de SPA a été traité au long cours par un changement nutritionnel. **Un régime riche en aliments crus, excluant céréales et produits laitiers, s'est avéré remarquablement bénéfique chez 96 % des malades traités**.

Tous les gens ne sont pas capables d'appliquer un régime. Celui-ci doit être réservé à des sujets à la fois intelligents et volontaires. Chez de tels individus, **le régime est à essayer d'emblée**, en raison de son **extraordinaire efficacité** et de sa **totale bénignité**. Il doit être prolongé au moins un an et continué à vie en cas de succès. Les AINS aident à soulager les douleurs en attendant l'apparition des premiers effets de la diététique. Les AINS constituent cependant une arme à double tranchant, car s'ils diminuent l'inflammation articulaire, ils agressent la muqueuse intestinale. Or nous avons vu l'importance d'avoir un grêle en bon état, si l'on veut guérir la SPA.

CHAPITRE 11

# LES AUTRES MALADIES AUTO-IMMUNES DE LA SPHÈRE RHUMATOLOGIQUE

> « Les recherches au sujet du régime alimentaire sont un des objets les plus beaux et les plus dignes de retenir toute notre attention. »
>
> HIPPOCRATE.

> « Tout doit tendre au bon sens, mais pour y parvenir
> Le chemin est glissant et pénible à tenir.
> Pour peu qu'on s'en écarte, aussitôt l'on se noie.
> La raison, pour marcher, n'a souvent qu'une voie. »
>
> BOILEAU, L'art poétique.

La théorie que j'ai exposée pour la polyarthrite rhumatoïde et la spondylarthrite ankylosante peut aussi expliquer, avec quelques modifications adaptées à chaque état, le mécanisme des autres maladies auto-immunes. La démonstration pourrait en être faite dans tous les cas. Toutefois pour éviter des répétitions fastidieuses, je ne développerai mes conceptions pathogéniques que pour certaines affections particulièrement intéressantes.

Incriminer l'alimentation moderne comme un facteur causal majeur, qu'il soit direct ou indirect, a pour conséquence pratique de conseiller un régime de type originel comme traitement des divers désordres auto-immuns. La diététique a été essayée dans certaines maladies, avec de fréquents succès que je rapporterai.

## A. RHUMATISMES INFLAMMATOIRES

La PR et la SPA ne sont pas les seuls rhumatismes inflammatoires. Cinq autres variétés sont à citer.

### 1. Le rhumatisme psoriasique (RP)

*La maladie*

Le RP peut revêtir deux formes : Le **RP axial** qui ressemble à la SPA et le **RP périphérique** qui ressemble à la PR. Certaines nuances cliniques aident à distinguer le RP de la SPA et de la PR. Le psoriasis cutané précède généralement l'atteinte articulaire, mais peut aussi lui succéder.

Le **RP est associé à certains gènes HLA** : B27 et B38 pour le RP axial, B38 pour le RP périphérique. Le psoriasis cutané est corrélé à d'autres gènes HLA : Cw6, B13, B57, B37 et DR7.

### Les résultats

Sur 25 RP ayant appliqué le changement nutritionnel pendant au moins un an, on enregistre 10 succès complets, 8 améliorations d'environ 75 %, 6 améliorations d'environ 50 % et 1 échec. Les résultats sont donc **moins tranchés** que dans la PR et la SPA. Le psoriasis diminue souvent et peut même disparaître. Mais **il n'y a pas de parallélisme obligatoire entre l'évolution du rhumatisme et celle de la dermatose**. L'un peut être amélioré, alors que l'autre n'est pas modifié. Une explication possible de cette dissociation sera envisagée au chapitre sur la pathologie d'élimination.

## 2. La pseudopolyarthrite rhizomélique (PPR)

### La maladie

La PPR est un rhumatisme inflammatoire touchant des **sujets âgés de plus de 50 ans** et deux femmes pour un homme. Le tableau clinique est d'installation rapide. **Des douleurs très vives frappent les racines des membres**, aussi bien les articulations (épaules, hanches) que les muscles voisins, entraînant une limitation des mouvements, un dérouillage matinal et une grande impotence fonctionnelle. Les articulations périphériques sont par contre indemnes. Des **signes généraux** associés donnent une impression de gravité : fatigue intense, perte de l'appétit, amaigrissement rapide, fièvre autour de 38°, pâleur, tristesse, anxiété.

Les examens sanguins révèlent une **vitesse de sédimentation très accélérée**, dépassant 100 millimètres à la première heure. Les autres explorations sont négatives : absence du facteur rhumatoïde, absence d'anticorps antinoyaux, aspect normal des muscles sur divers plans : électromyogramme, biopsie et dosage des enzymes.

Malgré son allure sévère, la PPR évolue favorablement sous traitement médicamenteux constitué principalement par les AINS, les sels d'or et parfois les corticoïdes locaux ou généraux. Il faut cependant **plusieurs années pour obtenir la guérison**.

La PPR a des relations étroites avec **l'artérite temporale ou maladie de Horton**, à laquelle elle est fréquemment associée. Dans le Horton, les douleurs articulaires et les signes généraux sont accompagnés de maux de têtes très forts et d'une inflammation de l'artère temporale superficielle, sinueuse et très sensible à la palpation. Le diagnostic est confirmé par la **biopsie de l'artère temporale** qui montre une inflammation de toute la paroi du vaisseau avec présence de cellules géantes. **Le risque majeur du Horton est la cécité brutale**, par atteinte de l'artère centrale de la rétine. **Les corticoïdes par voie générale sont ici indiqués en urgence**.

La plupart des auteurs considèrent que PPR et Horton constituent deux aspects de la même maladie. Dans les deux cas, on trouve une **corrélation avec le gène HLA-DR4**.

## Les résultats

Le régime d'exclusion a été pratiqué par **treize personnes atteintes de PPR sans Horton** et le recul dans les deux plus anciennes observations dépasse huit ans. La guérison a été constatée en quelques mois pour six des malades, en quelques semaines pour les sept autres. Ces sept derniers succès offrent un contraste saisissant avec l'évolution habituelle de la PPR, où les poussées douloureuses ne s'éteignent qu'au bout de plusieurs années.

Les deux femmes venues me consulter les premières, présentaient pourtant un tableau particulièrement aigu. L'une est venue à ma consultation poussée dans un chariot, l'autre portée dans les bras par son mari. Ces deux femmes ne pouvaient même plus se lever ou faire leur toilette. Elles n'osaient plus bouger de crainte de réveiller leurs douleurs et leur état général était particulièrement altéré.

**Le bénéfice de la diététique s'est fait sentir très vite**, en quelques jours, et s'est complété en quelques semaines. Tous les signes cliniques ont progressivement disparu et la VS s'est normalisée. Le régime a été maintenu et, six ans plus tard, aucune rechute n'a été observée.

Le changement nutritionnel trouve donc une excellente indication dans la PPR. **Il est évident qu'à la moindre suspicion d'artérite gigantocellulaire, il faut administrer conjointement de fortes doses de corticoïdes** afin de se prémunir au maximum contre le risque de cécité brutale.

### 3. L'arthrite chronique juvénile (ACJ)

*La maladie*

Le cadre des ACJ a été récemment précisé par les critères de Durban (PRIEUR et JOB-DESLANDRE 2000). Il s'agit de rhumatismes inflammatoires survenant chez des sujets ayant moins de 16 ans et évoluant depuis au moins trois mois. On exclut du cadre des ACJ la maladie de Behçet, le rhumatisme articulaire aigu, les connectivites, les vascularités, la maladie périodique, la sarcoïdose, les arthrites secondaires à des affections hématologiques, les arthrites d'origine infectieuse.

Sont considérées comme des ACJ :
* L'arthrite systémique ou maladie de Still.
* La polyarthrite avec absence du facteur rhumatoïde.
* La polyarthrite avec présence du facteur rhumatoïde (équivalente à la PR).
* L'oligoarthrite.
* L'arthrite psoriasique (équivalente au RP).
* L'enthésite en rapport avec une arthrite (équivalente à la SPA).

Je ne parlerai ici que des quatre premières variétés.

1) *La forme systémique ou maladie de Still*

Le tableau clinique réunit les symptômes suivants : **fièvre** importante, prolongée, dépassant parfois 40°C, **rougeurs cutanées** localisées et fugaces, **altération fréquente de l'état général, douleurs musculaires, douleurs articulaires** et plus tardivement arthrites. D'autres signes sont plus inconstants : grosse rate, ganglions hypertrophiés, péricardite, pleurésie.

Les examens biologiques révèlent une **très forte accélération de la VS**, une anémie, une nette augmentation des leucocytes due à l'accroissement du nombre de polynucléaires neutrophiles, une augmentation des plaquettes. Il n'y a pas d'association avec le système HLA.

**L'évolution s'étend généralement sur plusieurs années et est très variable**, avec plusieurs possibilités :
* Guérison totale.
* Guérison avec séquelles articulaires.
* Complications graves, spontanées ou médicamenteuses.
* Rhumatisme inflammatoire chronique.

2) *La polyarthrite avec absence du facteur rhumatoïde*

Elle se définit par **l'atteinte d'au moins cinq articulations au cours des trois premiers mois**. L'aspect clinique rappelle la PR de l'adulte, avec quelques différences dans la localisation des arthrites. Il existe un syndrome biologique inflammatoire proche de celui de la PR.

Ces formes séronégatives sont indépendantes de HLA. L'évolution est variable, mais **le pronostic articulaire reste réservé**.

3) *La polyarthrite avec présence du facteur rhumatoïde*

Beaucoup plus rare que la précédente, elle se définit par l'atteinte d'au moins cinq articulations au cours des trois premiers mois, mais avec présence du facteur rhumatoïde. Ces formes séropositives offrent une association avec HL-DR4 et sont considérées comme **de véritables PR à début infantile. Le pronostic articulaire est encore plus réservé** que dans les formes séronégatives.

4) *L'oligoarthrite*

Elle se définit par **l'atteinte de quatre articulations au maximum au cours des trois premiers mois**. Elle touche trois filles pour un garçon. L'arthrite, pas très douloureuse, est localisée à une ou plusieurs grosses articulations. **Le pronostic est généralement bon sur le plan rhumatologique**.

Dans un tiers des cas coexiste **une atteinte oculaire qui constitue le danger majeur**. Il s'agit d'une uvéite antérieure chronique qui peut entraîner plusieurs variétés de complications menant à la cécité.

Les examens biologiques mettent en évidence les signes habituels d'une inflammation. Le facteur rhumatoïde est absent. Dans 30 % des cas, sont détectés des **anticorps antinucléaires**. Ceux-ci sont fortement corrélés avec l'inflammation de la chambre antérieure de l'œil. **Les ACJ oligoarticulaires sont liées à HLA-DR5 et HLA-DR8**.

*Les résultats*

1) *La forme systémique*

Les maladies de Still que j'ai eues à traiter étaient **cinq cas de l'adulte et deux cas de l'enfant** :

* Chez les adultes, quatre succès francs et rapides ont été enregistrés, ainsi qu'un échec complet. Chez ce dernier patient, le tableau était assez

atypique et je ne suis pas certain qu'il s'agissait d'un Still ou d'un autre rhumatisme inflammatoire.

\* Chez les enfants ont été obtenues une guérison et une amélioration à 70 %.

Je rapporte ici un résultat positif chez un adulte.

Observation RHU. 1

Mme S... ne présente aucun antécédent pathologique, en dehors d'angines à répétition. À l'âge de 24 ans, à la suite de multiples stress, elle se plaint de fatigue, de myalgies et d'arthralgies. Trois semaines plus tard, la symptomatologie s'aggrave :
   \* Arthrite du genou gauche.
   \* Douleurs de la cheville gauche et de l'épaule droite.
   \* Fièvre oscillant entre 38 °C et 40 °C.
   \* Leucocytose (17 600 globules blancs) avec polynucléose (76 % de polynucléaires neutrophiles).
   \* VS nettement accélérée à 50/65.

Les hémocultures sont négatives. La notion de deux angines peu avant les épisodes articulaires et la découverte d'anticorps antistreptocoques à titre assez élevé (antistreptolysines à 400 unités, puis à 600 unités) a fait d'abord porter le diagnostic de rhumatisme articulaire aigu. Des corticoïdes ont été administrés qui ont entraîné la régression de la symptomatologie.

Mais de nouvelles poussées sont ensuite survenues, avec fièvre, arthrites et arthralgies. Les principales articulations touchées ont été les poignets, les genoux, les coudes et les mâchoires. Les douleurs sont vives, aussi bien diurnes que nocturnes. Le dérouillage matinal dure trois heures. La VS est accélérée. Un rhumatologue de haut niveau réfute alors le diagnostic de rhumatisme articulaire aigu et affirme une maladie de Still de l'adulte. De fait, **à part l'éruption cutanée, tous les signes sont présents**.

Les traitements successifs ont consisté en corticoïdes généraux, corticoïdes intra-articulaires, AINS, méthotrexate et synoviorthèse (destruction de la synoviale) au genou droit. Ils n'ont eu qu'une efficacité partielle. Quand Mme S... vient me consulter, au bout de quatre ans, la maladie est toujours évolutive. Je constate des arthrites du poignet droit et des deux genoux. L'indice de Huskisson est égal à 6, l'indice de Lee à 9 et l'indice de Ritchie à 5.

Le régime de type ancestral est prescrit et assez bien appliqué, avec cependant de rares entorses pour le pain et un excès d'aliments cuits. Aucune poussée du Still n'a été observée depuis. Les signes cliniques ont régressé progressivement. La fièvre et l'asthénie ont disparu. L'état général est excellent. Aucune articulation n'est gonflée. On ne retrouve aucune douleur nocturne et aucun dérouillage matinal. Il ne persiste que de discrètes arthralgies des genoux, après les marches prolongées. La malade a malheureusement omis de vérifier sa VS. Les corticoïdes ont été arrêtés et le seul médicament consommé est un AINS, le kétoprofène, à la posologie de 300 mg par jour.

Avec un recul de 4 ans, on peut considérer que **la diététique a amélioré à 95 % cette maladie de Still de l'adulte**.

212   *Les autres maladies auto-immunes de la sphère rhumatologique*

2) *La polyarthrite avec absence de facteur rhumatoïde*

Je n'ai soigné qu'un seul patient dans ce groupe. Je le considère comme un échec de ma méthode, avec cependant certaines nuances.

Observation ACJ 2

Le cas de Mlle P... est fort intéressant. Cette jeune fille a une vocation pour la danse classique. A 14 ans, en 1992, elle présente le concours du Conservatoire, ce qui l'angoisse beaucoup. Huit jours après ce **stress** se déclarent des **arthrites** des deux genoux. Une semaine plus tard s'installe une fièvre à 40 °C qui va durer huit jours. Aussitôt après, les arthrites se généralisent touchant toutes les articulations des membres et le rachis cervical. On ne relève aucun épisode infectieux intestinal ou urinaire, aucune atteinte oculaire, aucun signe de psoriasis.

Les examens biologiques fournissent plusieurs renseignements. **La VS est très accélérée** à 70/109, la protéine C réactive est très élevée à 82, l'hémogramme met en évidence une **anémie marquée** avec un taux d'hémoglobine abaissé à 8,5 g et un fer sérique effondré. Le facteur rhumatoïde est absent. Il n'y a pas d'anticorps antinucléaires. Le groupage HLA ne détecte aucun des gènes B27, B38, DR4, DR1, DR10, DR14, DR5, DR8.

Cette **ACJ polyarticulaire sévère, analogue à une PR juvénile**, a été traitée en vain par le méthotrexate. Seuls les **corticoïdes** parviennent à atténuer les douleurs et il s'avère impossible de diminuer les doses de prednisone au-dessous de 12 mg par jour.

Mlle P... se présente à ma consultation, deux ans après le début de l'ACJ. Elle a maigri de 10 kilos et ne pèse plus que 35 kilos pour une taille de 161 cm. Elle est fatiguée, sans appétit et **très démoralisée**, car elle craint de ne plus jamais pouvoir danser. Lors des poussées les plus vives, elle doit se déplacer en **fauteuil roulant**. Des douleurs nocturnes gênent le sommeil. Le dérouillage matinal se prolonge 4 heures. Le périmètre de marche est au maximum de 15 minutes.

Le régime hypotoxique est mis en œuvre, associé à 12 mg de prednisone par jour. Il semble d'abord couronné de succès. Un bénéfice d'environ 80 % est obtenu sur le plan clinique. La VS est abaissée à 14/34. Mais il s'avère impossible de diminuer la prednisone. Et six mois plus tard survient une nouvelle poussée, probablement provoquée par un stress (maladie grave d'un membre de la famille + décès de deux animaux familiers).

Le rhumatisme inflammatoire va continuer son évolution, avec des poussées nettes séparées par des rémissions incomplètes. **L'ACJ paraît insensible au régime ancestral tout comme d'ailleurs aux médicaments**, essentiellement Méthotrexate et corticoïdes.

Un point particulier à cette jeune fille est la présence de **troubles psychiques importants** :

\* Déception de ne pas pouvoir pratiquer la danse classique.

\* Très peu de contacts avec les adolescents de son âge, car son handicap a nécessité une scolarisation à domicile.

\* Grandes difficultés de communication avec ses parents, pourtant remarquables de compréhension et de dévouement.

\* Développement progressif d'une « fixation » sur le régime de type originel, conduisant à une anorexie et obligeant à interrompre la diététique en juillet 1995.

En 1996, **après quatre ans de stagnation**, les parents, inquiets du comportement mental de leur fille, décident de changer son environnement. Ils la sortent du milieu familial et lui font entamer des études en Faculté, avec un **mode de vie indépendant**. Après quelques mois difficiles, l'équilibre psychique est retrouvé. La maigreur s'atténue, avec une prise de poids de 9 kilogs. Les manifestations articulaires s'estompent progressivement, se limitant à quelques raideurs. Une activité physique quasi normale est récupérée.

Commentaires

Si les stress déclenchent fréquemment les poussées dans les maladies auto-immunes, leur rôle est généralement mineur. Mais **chez une faible proportion de sujets, la part du psychisme est prépondérante**.

Bien qu'on ne connaisse pas tous les circuits par lesquels le cerveau peut influencer la réponse immunitaire, je crois qu'un des mécanismes primordiaux est la stimulation par certains neuropeptides des cellules qui produisent l'interféron $\gamma$, en particulier les lymphocytes TH1. **L'interféron $\gamma$ a trois effets dangereux** :

\* Il se fixe sur des récepteurs membranaires au pole basal des entérocytes et induit un écartement entre les entérocytes, permettant un passage en quantité beaucoup plus forte des peptides responsables de l'ACJ.

\* Il entraîne une expression aberrante des molécules HLA de classe II sur les cellules articulaires, avec formation de couples HLA classe II + peptide qui vont stimuler les lymphocytes T auxiliaires.

\* Il active directement ces lymphocytes T.

On ne peut cependant parler de maladie psychosomatique, car le psychisme n'est pas seul en cause. Il faut aussi la participation du peptide antigénique.

3) *La polyarthrite avec présence du facteur rhumatoïde*

Mon expérience se limite à **trois malades**. Le premier n'a obtenu aucun bénéfique. Les deux autres n'ont pas été guéris par le changement nutritionnel, mais cependant nettement améliorés. Je résume ici une de mes observations positives.

Observation ACJ 1

La jeune N... est âgée de 8 ans, lorsque je la vois pour la première fois. Elle avait 13 mois quand a commencé son rhumatisme inflammatoire. Après une chute est apparue une arthrite du poignet droit. Au cours des mois suivants, des arthrites typiques ont touché les pieds, les chevilles, les genoux, la hanche gauche, les mains, les poignets, les coudes, l'épaule droite et le rachis cervical. Les douleurs assez intenses étaient ressenties de jour comme de nuit. Le dérouillage matinal durait 15 minutes. L'absence de fièvre, de signes oculaires, de manifestations extraarticulaires, de psoriasis, orientait vers le diagnostic d'ACJ polyarticulaire.

Les examens complémentaires confirmaient cette suspicion. La VS était accélérée à 35/70 et la protéine C réactive élevée à 36. L'hémogramme révélait une anémie modérée avec diminution du taux d'hémoglobine et un nombre accrue de plaquettes (550 000). Le facteur rhumatoïde était présent, tout comme l'antigène HLA-B27.

Deux excellents rhumatologues, l'un à Montpellier, l'autre à Toulouse, ont été d'accord pour affirmer une ACJ polyarticulaire, et même une **véritable PR juvénile**. De nombreux médicaments ont été essayés : sels d'or, corticoïdes, hydroxychloroquine (antimalarique de synthèse), diclofénac (AINS). Ils ont en partie soulagé les douleurs sans empêcher une **évolution de plus en plus invalidante**.

L'examen clinique me montre une enfant dans **un état assez pitoyable**. Elle est très maigre : 17 kilos pour 120 cm. **Une ankylose prononcée des coudes et des genoux** gène la plupart des mouvements. La marche, laborieuse, se fait à petits pas. Les mains et les poignets sont déformés. La force des mains est très diminuée. **L'indice de Lee est égal à 21, l'indice de Ritchie à 10**.

Il s'agit donc d'une ACJ polyarticulaire, analogue probable d'une PR juvénile, sévère, déformante et invalidante.

Le régime original a été assez bien suivi, avec de rares entorses pour le pain et une trop forte proportion d'aliments cuits. Les médicaments ont été conservés, à savoir hydroxycloroquine 100 mg par jour et diclofénac 25 mg par jour. Le changement nutritionnel a entraîné des effets favorables progressifs. Avec un recul de 15 mois, on constate une **rémission clinique presque complète** :

\* L'état général est bien meilleur, avec une taille augmentée et un poids toujours faible de 18 kilos.
\* Les poussées d'arthrite ont disparu.
\* Le sommeil s'est normalisé, en l'absence de douleurs nocturnes.
\* La force des mains a nettement augmenté.
\* La marche est beaucoup plus aisée et l'enfant court pendant les récréations.
\* Les quelques douleurs qui persistent, réveillées par l'humidité, sont d'origine mécanique et séquellaires des destructions et des déformations ostéoarticulaires.

**Les signes biologiques restent perturbés**, avec une VS à 25/60, une CRP à 34 et 53 000 plaquettes. La kinésithérapie et la gymnastique devraient apporter de nouveaux progrès.

4) *L'oligoarthrite*

Mon expérience se limite à un seul cas, qui s'est avéré être un échec de ma méthode.

L'enfant G..., âgée de 11 ans, souffre depuis deux ans d'un rhumatisme inflammatoire. Plusieurs poussées d'arthrite ont frappé les deux genoux. La douleur, la rougeur, la chaleur, le gonflement et l'impotence fonctionnelle restent modérés. On n'a pas noté d'iritis (inflammation oculaire). La VS est moyennement accélérée à 30/60. Elle s'accompagne d'une leucocytose sanguine discrète. Des anticorps antinoyaux sont détectés, au titre de 1/160, ce qui n'est pas très élevé. Ces anticorps donnent un aspect moucheté aux noyaux, dans la technique d'immunofluorescence. Le groupage HLA identifie DR1 et DR15. Les poussées sont séparées par des rémissions cliniques et biologiques complètes.

Cette ACJ pauciarticulaire a été soumise au régime d'exclusion lors de sa troisième poussée. Les parents de l'enfant, intelligents et organisés, estiment que la diététique a été bien suivie pendant cinq mois. Après ce délai, elle n'avait donné aucun résultat. Les causes d'échec peuvent être celles qui seront évoquées au chapitre 28. De plus, la malade avait un déficit en IgA. Celui-ci a-t-il favorisé le maintien d'une bactérie dangereuse dans la flore intestinale ?

<u>Autres réflexions sur les ACJ</u>
J'ai parcouru la littérature médicale pour savoir si certains auteurs avaient des conceptions proches des miennes sur le mécanisme et le traitement des ACJ. Je n'ai trouvé que deux articles allant dans ce sens :

\* SIEPER et coll. (1992) suspectent une responsabilité de certaines bactéries, surtout Chlamydia trachomatis et Yersinia enterocolitica, dans les ACJ oligoarticulaires.

\* HENDERSON et LOVELL (1991) rapportent une observation d'ACJ mise en rémission par la suppression du lait de vache et rechutant à la réintroduction de cette substance.

Le traitement des ACJ par un régime alimentaire constitue donc une voie nouvelle et prometteuse.

## 4. Le rhumatisme palindromique

Rare, il affecte l'adulte jeune. Il est caractérisé par des **arthrites brutales et brèves**, ne durant pas plus de trois jours et frappant une ou plusieurs articulations. Le rhumatisme **récidive à intervalles réguliers** de quelques jours ou quelques semaines, sur les mêmes jointures ou sur d'autres.

Sur quatre cas qui m'ont été soumis, trois ont été rapidement et totalement améliorés par le régime d'exclusion, alors que le quatrième s'est avéré totalement résistant.

## 5. Les rhumatismes inflammatoires non étiquetés

Une proportion non négligeable de rhumatismes inflammatoires ne correspond à aucune maladie classique. Ils évoluent quelquefois à long terme vers une PR, une SPA ou un RP. Parfois ils restent inclassables.

Huit patients appartenant à cette catégorie ont pratiqué ma méthode nutritionnelle, avec pour conséquences **six succès francs** et **deux améliorations** autour de 50 %.

## B. SYNDROME DE GOUGEROT-SJÖGREN

### 1. Présentation de la maladie

Le syndrome de Gougerot-Sjögren (GS), également appelé **syndrome sec est une affection auto-immune assez répandue**, touchant environ un sujet sur cent, dont 90 % de femmes.

Les deux signes majeurs du GS sont la xérophtalmie et la xérostomie :

\* La **xérophtalmie** est la sécheresse des yeux. Elle se traduit par des brûlures oculaires, une impression de corps étrangers, des paupières collées au réveil, des conjonctivites récidivantes. Elle est due à **une diminution de la sécrétion lacrymale** que l'on met en évidence par le **test de Schirmer** qui consiste à mesurer la quantité de larmes recueillies, au bout de cinq minutes, sur un papier buvard de dimensions précises.

\* La **xérostomie** est la sécheresse de la bouche. Elle est due à une **diminution de la sécrétion salivaire.**

**La biopsie d'une glande salivaire accessoire affirme le diagnostic** en révélant un **infiltrat cellulaire** comportant une minorité de macrophages et une majorité de lymphocytes, les uns de type T avec surtout des TA, les autres de type B avec de nombreux plasmocytes. L'épithélium glandulaire qui sécrète la salive est détruit en partie ou en totalité par un **processus de fibrose.**

La sécheresse s'étend parfois à la muqueuse nasale, aux bronches, à la muqueuse vaginale et à la peau.

Des manifestations extraglandulaires sont possibles :
\* Articulaires dans 75 % des cas, avec le plus souvent des polyarthralgies et rarement une polyarthrite.
\* Pleuropulmonaires.
\* Rénales.
\* Vasculaires.
\* Neurologiques.

Les principales anomalies biologiques sont **l'accélération de la VS**, la présence dans 90 % des cas du **facteur rhumatoïde** et la présence inconstante, mais très évocatrice d'un GS, **d'anticorps dirigés contre des antigènes nucléaires solubles SS-A et SS-B.**

On distingue le **GS primitif, isolé**, correspondant à 40 % des GS, et le **GS secondaire, associé à une autre maladie,** le plus souvent PR, parfois lupus érythémateux disséminé ou sclérodermie et plus rarement un autre état auto-immun. Les GS secondaires couvrent 60 % des GS. **La forme primitive est liée à HLA-DR3, la forme secondaire accompagnée d'une PR est liée à HLA-DR4.**

Le traitement du GS est surtout symptomatique : boissons fréquentes, larmes artificielles, obstruction des canaux lacrymaux pour empêcher l'écoulement des larmes. **Corticoïdes et immunosuppresseurs** sont parfois employés. Ces mesures sont **peu efficaces** et n'empêchent ni la chronicité, ni l'aggravation progressive. De plus, le GS favorise l'apparition de **proliférations lymphoïdes malignes** qui sont 40 à 50 fois plus fréquentes que chez les témoins normaux.

## 2. Une théorie sur le mécanisme du GS

On peut proposer pour le GS le mécanisme suivant :
1) Hyperperméabilité intestinale provoquée par certains aliments et/ou certaines bactéries.
2) Passage de **peptides bactériens et/ou alimentaires** qui vont s'accumuler dans les cellules épithéliales des glandes lacrymales et salivaires.
3) À la suite d'une sécrétion exagérée d'**interféron** γ, expression aber-

rante des molécules HLA-DR sur les cellules glandulaires. Ces deux phénomènes ont été observés par LINDAHL et coll. (1985).

4) La présentation des couples peptide + HLA-DR aux lymphocytes T auxiliaires déclenche une **réponse immune** qui détruit les cellules glandulaires.

5) Une **réponse inflammatoire** secondaire aboutit à une **fibrose progressive** qui complète la destruction des structures sécrétoires.

Une alternative à cette théorie est que l'immunisation provoquée par le peptide exogène aille attaquer par réaction croisée un **peptide endogène** exprimé sur les cellules des glandes exocrines. De toute façon, **le danger vient de l'intestin** et il est logique de modifier la manière de se nourrir des malades.

### 3. Résultats

Les GS que j'ai eu à traiter se répartissaient en **40 GS secondaires**, presque toujours associés à une PR et **25 GS primitifs**.

Les 40 GS secondaires comprenaient 14 cas modérés, 13 moyens et 13 sévères. Les résultats globaux du régime ont été les suivants : **13 échecs, 13 améliorations et 14 succès francs**.

Les 25 GS primitifs se répartissaient en 6 cas modérés, 14 cas moyens et 5 cas sévères. Le changement nutritionnel a obtenu **7 améliorations fortes** (entre 75 et 100 %) et **15 améliorations partielles** (entre 50 et 75 %), avec cependant 3 échecs.

En fait, **l'efficacité de la diététique dépend en grande partie de la gravité du GS**. Si l'on considère les formes modérées, les formes moyennes et les formes sévères, on constate que les succès sont plus fréquents dans les premières que dans les secondes, dans les secondes que dans les troisièmes.

Les répondeurs au régime sont rencontrés dans les mêmes proportions dans les trois catégories de GS, mais le bénéfice est différent. Dans une **forme mineure**, soit parce qu'elle est récente, soit parce qu'elle évolue lentement, l'extinction des réponses immunitaire et inflammatoire permet de récupérer toutes les régions des glandes lacrymales et salivaires qui n'ont pas encore été détruites. Les cellules glandulaires indemnes, n'étant plus agressées, vont sécréter suffisamment de larmes et de salive pour atténuer le syndrome sec.

Dans une **forme majeure**, soit parce qu'elle est ancienne, soit parce qu'elle a brûlé les étapes, les glandes sont presque complètement ou complètement fibrosées. La suppression du processus auto-immun arrive trop tard et le syndrome sec est définitif. Dans le GS, **il est donc très important d'essayer le régime de type originel le plus précocement possible**.

## C. LUPUS ÉRYTHÉMATEUX DISSÉMINÉ

### 1. Présentation de la maladie

Le lupus érythémateux disséminé (LED) est **relativement rare**. Il frappe environ un individu sur 2 000, avec une nette prédominance féminine. Il débute le plus souvent chez l'adulte jeune. Il est corrélé aux gènes **HLA-DR3 et HLA-DR2**.

Les signes cliniques sont pour la plupart **inconstants et très polymorphes**. J'indiquerai ici les principaux symptômes, avec leur fréquence d'après MEYER (1994) :

* Les signes généraux (100 %) : fatigue, manque d'appétit, amaigrissement, fièvre.

* L'atteinte articulaire (90 %) : soit douleurs articulaires et musculaires, soit polyarthrite sans érosions osseuses sur les radiographies, à la différence de la PR.

* Les manifestations cutanées (71 %) : éruption locale du visage en forme d'ailes de papillon (56 %), sensibilité à la lumière solaire, lupus discoïde.

* L'atteinte rénale (50 %) qui est une glomérulonéphrite, d'intensité variable, allant de la protéinurie et l'hématurie microscopique jusqu'à l'insuffisance rénale chronique.

* L'atteinte neurologique (40 %) : soit convulsions, soit troubles psychiques, soit autre symptôme neurologique.

* Les troubles cardio-vasculaires : hypertension artérielle, péricardite (30 %), myocardite, endocardite, artérite.

* Les infections, favorisées par la diminution des leucocytes sanguins.

* L'anémie hémolytique, due à la destruction exagérée des globules rouges par des auto-anticorps.

* Le purpura (hémorragies du tissu sous-cutané), dû à la destruction exagérée des plaquettes sanguines par des auto-anticorps.

* La pleurésie.

Les examens biologiques mettent en évidence une **VS accélérée** et surtout une **floraison extraordinaire d'auto-anticorps** :

* Anticorps antinoyaux entiers (99 %), à titre élevé en immunofluorescence.

* **Anticorps anti-ADN natif (95 %), très spécifiques de la maladie lupique**. L'ADN natif est l'ADN à double brin, par opposition à l'ADN dénaturé, à simple brin.

* Anticorps anti désoxyribonucléoprotéines insolubles (80 %).

* Anticorps anti antigènes nucléaires solubles : Sm (30 %), RNP (25 %), SS-A (30 %), SS-B (10 %).

* Anticorps antiérythrocytes.

* Anticorps antilymphocytes froids.

* Anticorps antiplaquettes.

* Anticorps anti IgG (facteur rhumatoïde) (40 %).

* Anticorps antiphospholipides, favorisant les thromboses vasculaires.

* Complexes immuns circulants sur lesquels se fixent le complément, d'où la diminution des facteurs du complément C3 et C4 lors des poussées de LED.

* Cryoglobulines (63 %), anticorps qui précipitent à froid, expliquant le syndrome de Raynaud dont je parlerai plus longuement au chapitre de la sclérodermie.

**L'évolution du LED est très variable** selon les individus. Il existe des formes modérées et des formes sévères. Les principaux traitements sont **les corticoïdes et les immunosuppresseurs**. Ils ont amélioré le pronostic. La mortalité à 10 ans est passée de 50 % à 25 %. Les principales causes de décès sont les infections, l'insuffisance rénale, l'atteinte neurologique, l'atteinte cardiaque et les accidents médicamenteux.

### 2. Réflexions sur le mécanisme du LED

Le LED est une **maladie polyfactorielle** (MEYER 1994). Son développement nécessite la réunion de plusieurs facteurs génétiques et environnementaux. On constate **plusieurs points communs avec la PR** :
* L'association avec HLA-DR (DR3 et DR2).
* La nette prédominance féminine, avec un effet souvent aggravant de l'excès d'œstrogènes (grossesse, traitement par œstrogènes).
* La fréquence du stress déclenchant.
* L'intervention certaine de facteurs de l'environnement, dont l'identité reste à préciser : bactéries ? virus ? aliments ?

**D'autres éléments sont particuliers au LED** :
* L'association fréquente avec un **déficit héréditaire de certains facteurs du système complément** : C2, C4, récepteur de C3b et C4b.
* **Un déficit de la fonction suppressive des lymphocytes T**.

Le phénomène dominant dans le LED me paraît être l'**activation polyclonale des lymphocytes B**, responsable de la production d'un véritable bouquet d'auto-anticorps. Si je recherche un agent causal d'origine intestinale, plutôt qu'un peptide xéno antigène déclenchant une réponse immunitaire monoclonale, je penche bien davantage pour une **protéine superantigène** provoquant une réponse immunitaire polyclonale. Cette propriété du superantigène a été analysée au chapitre 9. Ceci suggère que l'agent causal est à rechercher parmi les **bactéries intestinales**, principaux porteurs des superantigènes.

Le déficit en facteurs du complément, le déficit de la fonction suppressive des T, pourraient favoriser l'amplification de la réponse immunitaire polyclonale. **Parmi les nombreux auto-anticorps sécrétés, certains s'avèrent pathogènes** :
* **Soit par eux-mêmes** : anticorps antiérythrocytes, antilymphocytes et antiplaquettes, responsables respectivement de l'anémie hémolytique, de la lymphopénie et du purpura par manque de plaquettes.
* **Soit en formant avec l'antigène cible des complexes immuns**, qui vont circuler dans le sang et se fixer dans certains tissus : glomérules rénaux, vaisseaux, peau, système nerveux central. Ceci explique les atteintes rénale, vasculaire, cutanée et neurologique.

Ma conception sur la pathogénie du LED est résumée sur la figure 34. L'alimentation moderne se trouvant au début de la chaîne des événements pathologiques paraît l'élément à corriger en priorité.

### 3. Les résultats

**Le régime de type originel** a été pratiqué pendant au moins un an chez **13 patients** souffrant de LED, soit 12 femmes et un homme. Les médicaments (corticoïdes et/ou hydroxycloroquine) ont été maintenus chez 9 sujets, à des doses plus faibles qu'avant régime et ont pu être supprimés chez les 4 autres.

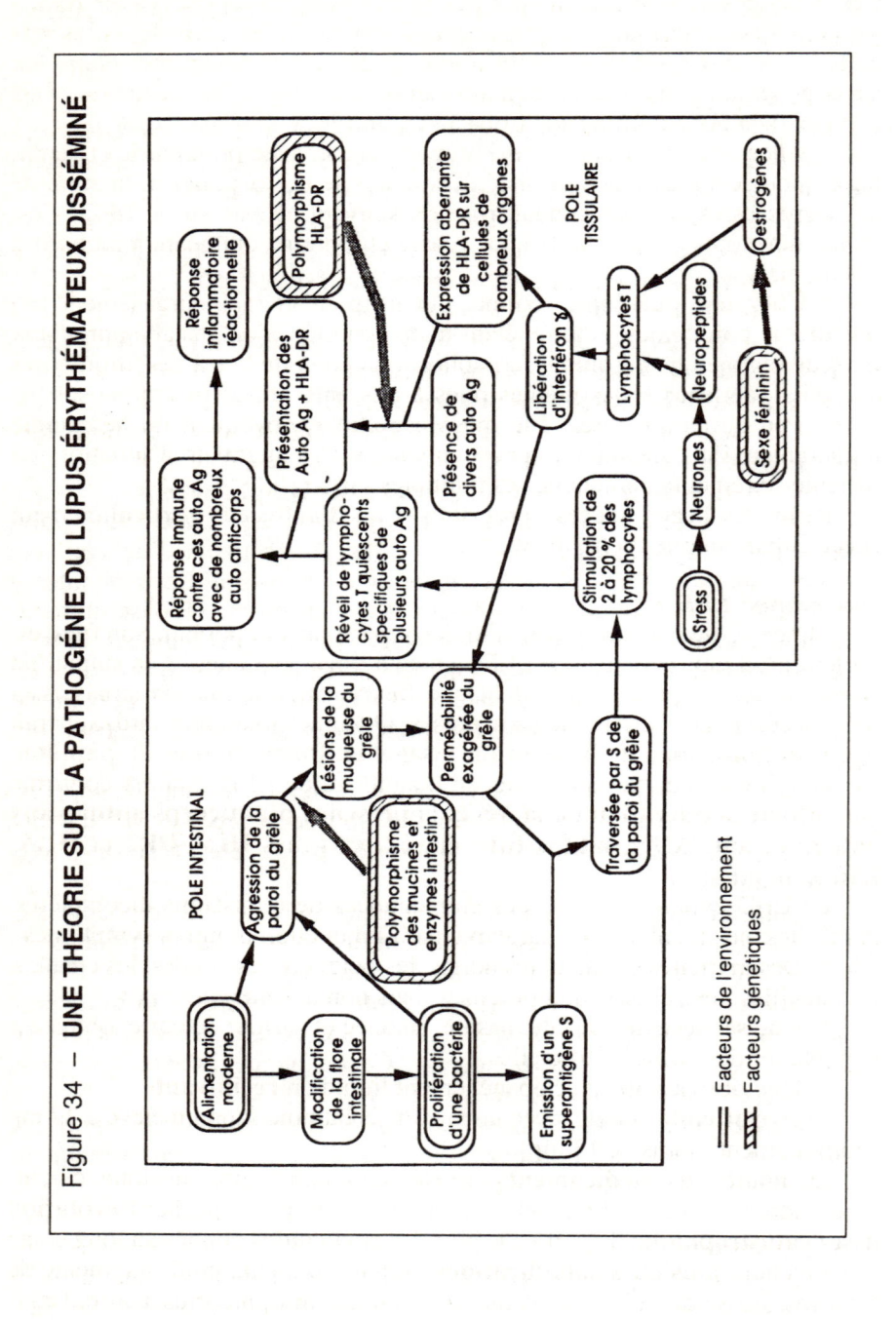

Figure 34 – **UNE THÉORIE SUR LA PATHOGÉNIE DU LUPUS ÉRYTHÉMATEUX DISSÉMINÉ**

= Facteurs de l'environnement
▓ Facteurs génétiques

**La diététique a obtenu des bénéfices chez toutes les personnes traitées.** Ces bénéfices se sont traduits par des succès nets à 9 reprises, avec rémission clinique et nette atténuation des signes biologiques. Dans les 4 cas restants, le changement nutritionnel a exercé des effets favorables clairs sur l'état général, les douleurs articulaires et les manifestations cutanées. Mais certains facteurs ont limité son impact :

* Chez 3 femmes existait une atteinte rénale, avec protéinurie et hématurie microscopique qui a persisté. Chez une de ces malades, à la suite de deux grossesses dont on connaît l'action souvent néfaste sur le LED, s'est même développée une insuffisance rénale chronique, obligeant à recourir à l'hémodialyse.

* Chez une quatrième femme, qui ne pouvait malheureusement pas prendre de corticoïdes, ceux-ci étant mal supportés, s'est installé après sept mois de régime un neurolupus, complication cérébrale liée à des thromboses de petits vaisseaux, elles-mêmes dues à des auto-anticorps antiphospholipides. Peu de temps après, une mauvaise chute provoquait un hématome intracranien. Puis une infection nosocomiale venait aggraver la situation. La patiente se remet lentement de ses multiples avatars.

Parmi les beaux succès enregistrés, l'un d'entre eux particulièrement spectaculaire mérite d'être relaté.

### *Observation LED 1*

Mme G... ne possède aucun antécédent personnel important. Son frère est porteur d'un lupus cutané. Le LED débute à l'âge de 33 ans. À la suite d'un **stress** (décès du père), s'installent une **fièvre**, une fatigue, un amaigrissement accompagnés de fréquents malaises. Quelques jours plus tard, apparaît une **éruption rouge de la peau du visage, en forme d'ailes de papillon**. Ce signe évocateur fait suspecter un diagnostic de LED, qui est confirmé par la **forte accélération de la VS** et la **présence d'anticorps antinoyaux entiers et anti ADN natif à titre élevé**. Les gènes **HLA-DR2** et **HLA-DR3** sont présents.

Le LED évolue par poussées entrecoupées de rémissions incomplètes. Au fil des ans, le tableau est **aggravé** par l'adjonction d'autres symptômes :

* Des **arthrites** touchant les doigts, les poignets, les coudes, les épaules, les chevilles, les genoux, douloureuses mais non déformantes.

* Une **sécheresse** buccale, nasale, cutanée et surtout oculaire, obligeant à employer des larmes artificielles.

* Une **péricardite** avec épanchement liquidien **récidivante**.

* Une **atteinte rénale**, avec un taux de créatinine sanguin élevé à 27 mg (normalement moins de 13 mg).

De **nombreux médicaments** ont été administrés : prednisolone, colchicine, indométacine, hydroxychloroquine. Ils n'ont pu empêcher **l'évolution assez catastrophique** du LED. De plus, les **corticoïdes** donnés au long cours ont engendré **plusieurs complications** : rétention d'eau, poids augmenté de 12 kilos, bosse de bison au niveau de la nuque, atrophie musculaire, fragilité vasculaire, hémorragie gastrique ayant laissé en séquelle une anémie avec un manque de fer.

Lorsque je rencontre Mme G..., le LED dure depuis 15 ans et le bilan est inquiétant, aussi bien sur le plan clinique que sur le plan biologique. Et pourtant **le régime hypotoxique va renverser de façon spectaculaire la situation**.

Après trois mois seulement de diététique, on constate :
* La disparition de l'éruption du visage.
* La disparition des arthrites.
* La nette amélioration du syndrome sec, qui ne nécessite plus les larmes artificielles.
* La disparition de la péricardite : plus de douleurs thoraciques, plus d'essoufflement, image radiographique normale du cœur.
* La disparition de la surcharge hydrique.
* Une perte de poids de 10 kilos.
* Une diminution de la créatininémie à 13 mg.
* Une normalisation du taux de fer sérique.
* Un abaissement de la VS à 12/26, et quelques semaines après à 6/14.
* L'absence des anticorps anti noyaux entiers et anti ADN natif.

L'état de santé serait parfait, s'il n'existait pas une myocardite, jusqu'alors masquée par la péricardite, et une ostéoporose, toutes deux liées à la corticothérapie.

Quant au LED lui même, il est complètement éteint et les médicaments ont été supprimés. Neuf mois après le début du régime, de discrets signes de reprise du LED ont été décelés. Un interrogatoire serré a révélé que Mme G... ne faisait plus le régime parfaitement. Elle prenait **une biscotte** à son petit déjeuner. La suppression de ce produit céréalier a restauré la rémission complète, mais cette fois la méthode nutritionnelle n'a pas suffi et il a fallu lui adjoindre l'**hydroxychloroquine**. Le recul est aujourd'hui de quatre ans.

*Commentaires*

1) **Quelle que soit l'ancienneté, quelle que soit la sévérité** d'une maladie auto-immune, on peut toujours espérer une action favorable de la diététique.

2) **Le changement nutritionnel n'est pleinement efficace que s'il est appliqué sans erreurs et sans entorses**. Une simple biscotte quotidienne compromet le résultat. Le régime doit donc être suivi pendant toute la vie sous peine de rechute. La rémission n'est pas la guérison.

## D. SCLÉRODERMIE

### 1. Présentation de la maladie

Seule est considérée ici la **sclérodermie systémique** (SD), maladie grave appartenant au groupe des connectivites (atteinte du tissu conjonctif) ou des collagénoses (atteinte du collagène), et non la sclérodermie localisée, purement dermatologique.

La SD est **relativement rare**, touchant environ un individu sur 4 000. Elle présente une nette prédominance féminine et débute généralement entre 20 et 50 ans. Elle offre une association modérée avec HLA-DR3 et HLA-DR5.

Les principaux signes cliniques sont les suivants :

\* **Syndrome de Raynaud** qui consiste en accidents circulatoires déclenchés par le froid, avec blancheur, puis rougeur des doigts et parfois des orteils. Ce phénomène est dû à des modifications des capillaires, mises en évidence par la **capillaroscopie**.

\* **Signes cutanés** prédominant aux mains et aux pieds, avec œdème, sclérose du derme provoquant un amincissement et une perte d'élasticité de la peau, télangiectasies (dilatations vasculaires) et calcifications sous-cutanées.

\* **Signes articulaires**, avec polyarthralgies ou polyarthrite.

\* **Signes musculaires**, avec amyotrophie au niveau des ceintures scapulaire et pelvienne.

\* **Atteinte digestive**, surtout de l'œsophage avec dysphagie (difficulté du passage des aliments).

\* **Atteinte pulmonaire**, dominée par la fibrose qui peut évoluer progressivement vers l'insuffisance respiratoire.

\* **Atteinte cardiaque**, avec péricardite ou myocardite.

\* **Atteinte rénale**, pouvant évoluer vers l'insuffisance rénale.

\* Association fréquente à un GS ou à une autre maladie auto-immune.

Sur le plan biologique, l'accélération de la VS est inconstante. Les signes les plus évocateurs sont **certains anticorps antinucléaires** qui sont assez caractéristiques de la SD :

\* Anticorps antinucléolaires.

\* Anticorps anticentromères.

\* Anticorps anti Scl 70.

Il est important en pratique de distinguer les **SD diffuses**, d'évolution rapidement extensive et tuant en 6 ans 70 % des malades, et les **SD limitées**, d'évolution plus lente avec une mortalité à 6 ans de 20 %.

**Les médicaments n'ont guère d'effet** sur cette redoutable connectivité. Les plus utilisés sont la D pénicillamine, la colchicine et les vasodilatateurs. Les causes majeures de décès sont l'insuffisance rénale et l'insuffisance respiratoire.

### 2. Réflexions sur le mécanisme de la SD

La SD est considérée comme auto-immune et d'origine mystérieuse. Cependant certaines données sont connues et ont été bien exposées par KAHAN et MENKES (1995) :

1) L'association modérée avec HLA-DR3 et HLA-DR5.

2) La nette prédominance féminine, suggérant un rôle favorisant des œstrogènes.

3) La possibilité du stress déclenchant initial, suggérant une intervention de l'interféron γ.

4) **Les lésions des cellules endothéliales des petits vaisseaux** (artérioles et capillaires), qui sont **constantes, importantes et précoces.**

5) **L'existence d'une réponse immunitaire et inflammatoire anormale** objectivée par :.

\* Un infiltrat périvasculaire précoce, constitué de lymphocytes T, lymphocytes B, plasmocytes et macrophages.

\* La fréquence des auto-anticorps antinucléolaires, anticentromères et anti Scl 70.

6) **La production exagérée de collagène de type I et de type III par certains fibroblastes**. Parmi les diverses populations de fibroblastes, celles qui fabriquent ces deux variétés de collagène sont sélectivement activées. **Cette activation est déterminée par des facteurs solubles**, puisque le sérum des malades est capable de stimuler les fibroblastes de sujets normaux.

7) **L'accumulation du collagène** dans le derme, le tissu sous-cutané et les différents viscères **conduit à la fibrose et à la sclérose**, expliquant la plupart des manifestations cliniques de la SD.

Ces notions sont-elles compatibles avec le rôle causal d'un peptide bactérien ou alimentaire, d'origine intestinale ? À mon avis oui, et je propose la conception suivante pour la pathogénie de la SD :

1) Action nocive de l'alimentation moderne, induisant la présence en forte quantité d'un peptide dangereux dans l'intestin et une hyperperméabilité du grêle.

2) Traversée de la barrière intestinale par ce peptide qui passe dans la circulation sanguine.

3) **Tropisme de ce peptide pour les cellules endothéliales vasculaires** où il va s'accumuler.

4) Sous l'influence des œstrogènes ou d'un stress, sécrétion par les lymphocytes T d'interféron γ au voisinage des cellules endothéliales.

5) Nette augmentation de l'expression des molécules HLA-DR sur ces cellules endothéliales et présentation par ces molécules HLA-DR du peptide causal aux lymphocytes TA.

6) **Réponse immunitaire contre le peptide provoquant des lésions des cellules endothéliales, suivie d'une réponse inflammatoire**. L'atteinte des petits vaisseaux se traduit par un syndrome de Raynaud et un œdème souvent inauguraux de la SD.

7) Libération au cours de la réaction immunitaire ou inflammatoire d'un facteur soluble qui va stimuler électivement certains fibroblastes. Certains auteurs ont évoqué l'action de cytokines, comme l'IL-1 et l'interféron γ. Personnellement, l'activation spécifique de certains fibroblastes m'oriente davantage vers un anticorps. Il existe en effet des anticorps stimulants, comme nous le verrons au chapitre du Basedow. **Un anticorps dirigé contre un antigène bactérien ou alimentaire pourrait aller se fixer sur un récepteur membranaire de certains fibroblastes**, pourvu que ce récepteur présente des homologies de structure, avec l'antigène venu de l'environnement. L'occupation du récepteur déclencherait alors **un signal activant le fibroblaste**.

8) **Production excessive de collagène I et III** par les fibroblastes, avec accumulation dans la peau et les viscères.

9) **Fibrose et sclérose des tissus** aboutissant aux symptômes cutanés et viscéraux de la SD.

Cette théorie est illustrée par la figure 35. Seules sont démontrées les étapes 6, 8 et 9. Mais les autres étapes paraissent logiques, car il est évident que les affections auto-immunes doivent avoir des points communs. Les stades 1, 2, 3, 4, 5 et 7 se retrouvent, les uns dans la PR, les autres dans le Basedow.

Sclérodermie 225

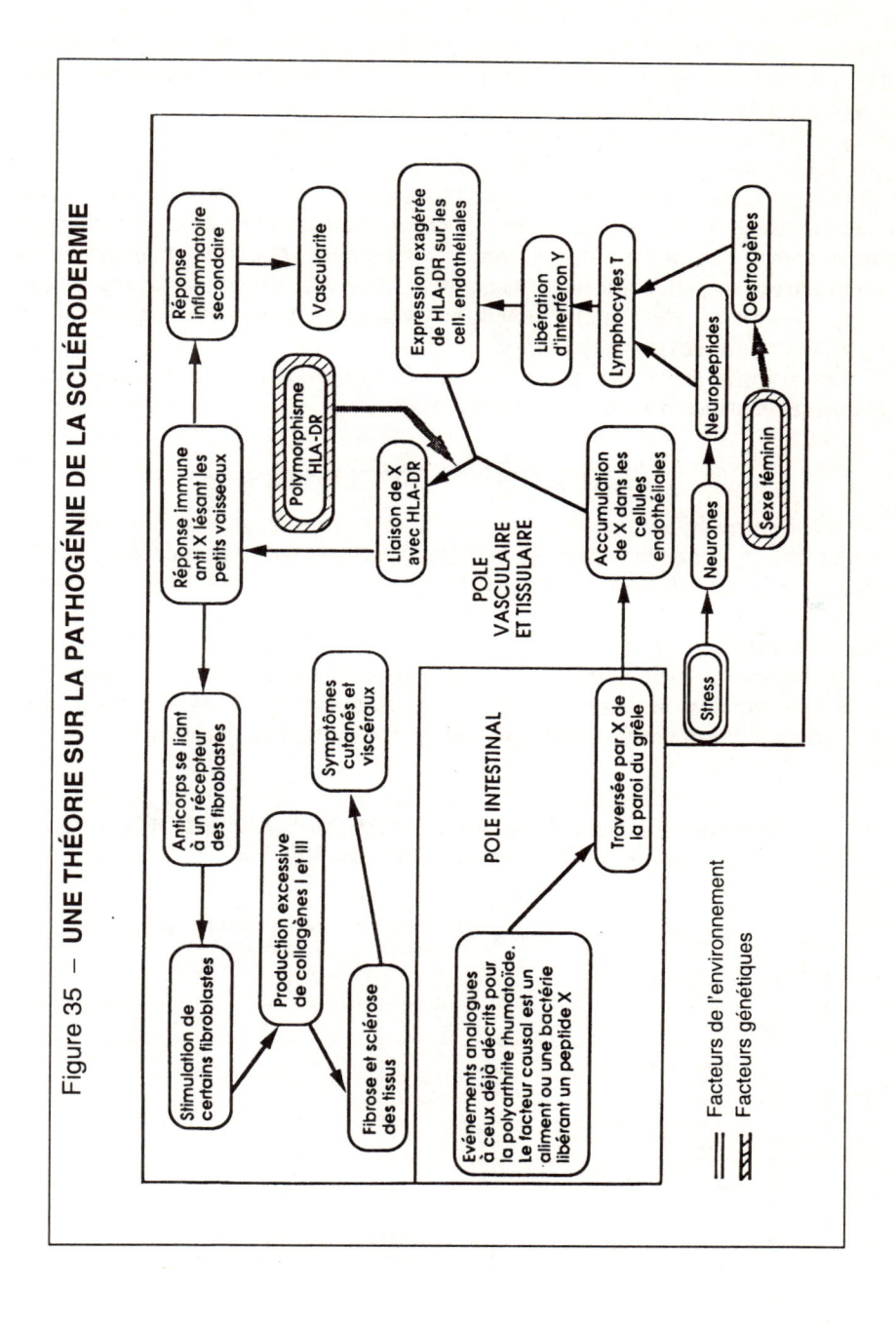

Figure 35 – UNE THÉORIE SUR LA PATHOGÉNIE DE LA SCLÉRODERMIE

= Facteurs de l'environnement
≋ Facteurs génétiques

## 3. Les résultats

Le régime d'exclusion a été mis en œuvre dans **10 SD** dont 8 du type limité et 2 du type diffus, l'une avec une atteinte digestive prédominant au niveau de l'œsophage, l'autre avec une péricardite et une fibrose pulmonaire partielle. La diététique a été appliquée pendant 8 ans pour le cas le plus ancien et pendant un an pour le cas le plus récent.

La maladie de Raynaud et les télangiectasies ne sont pas modifiées, ce qui suggère que les lésions des petits vaisseaux des doigts sont définitives. La sclérodactylie ne s'améliore que partiellement. Par contre, le changement nutritionnel a toujours été remarquablement efficace sur les douleurs articulaires et sur les atteintes viscérales, avec disparition de la dysphagie, nette diminution de l'épanchement péricardique et blocage de la fibrose pulmonaire qui cesse de s'étendre.

En somme, **le régime peut éteindre la SD, mais ne peut corriger certaines altérations vasculaires définitives**.

### E. AUTRES CONNECTIVITES

Le régime hypotoxique a été essayé avec **des fortunes diverses** dans treize autres connectivites. Les résultats enregistrés sont présentés sur le tableau XIV. Je sélectionnerai deux de ces observations.

### Observation CONN. 4

L'enfant L.. est âgé de 4 ans, lorsqu'il vient me consulter en août 1994 pour une **dermatomyosite** (DM) évoluant depuis deux ans. Le diagnostic difficile a été porté au bout de six mois, grâce au tableau suivant :

Tableau XIV – **RÉSULTATS DU RÉGIME ANCESTRAL DANS DIVERSES CONNECTIVITES**

| Maladies | Succès | Améliorations nettes | Améliorations à 50 % | Échecs |
|---|---|---|---|---|
| Pseudo LED * | 1 | | | 1 |
| Lupus cutané | 1 | | 2 | 2 |
| Connectivite mixte | | 2 | | 1 |
| Dermatomyosite | | 1 | | |
| Polymyosite | | | 1 | |
| Fasciite de Shulman | | 1 | | |

\* Affection proche du LED, mais où l'absence de certains critères, en particulier les anticorps anti-ADN natif empêchent d'affirmer le diagnostic de LED.

\* Erythème liliacé (de couleur lilas) au niveau des paupières et des articulations des doigts.

* Douleurs musculaires spontanées et à la pression, diffuses mais prédominant aux ceintures scapulaire et pelvienne.
* Raideurs musculaires.
* Altération de l'état général, avec une fatigue marquée.
* Accès de fièvre à 39 °C.
* Léger syndrome de Raynaud avec des anomalies typiques de la capillaroscopie.
* Ulcérations profondes à la face interne des bras.
* VS modérément accélérée à 15/30.
* Leucocytose modérée avec 14 100 globules blancs.
* Augmentation franche du taux des enzymes musculaires circulantes : l'aldolase a doublé et la créatinine phosphokinase (CPK) a triplé.
* Anomalies évocatrices à l'électromyogramme.
* Lésions caractéristiques des muscles révélées par l'examen histologique d'un fragment biopsié.

Le traitement a consisté en **corticoïdes**, administrés à fortes doses d'abord, puis à doses lentement régressives ensuite. Ces médicaments ont obtenu la rémission, mais dès que les corticoïdes étaient abaissés au-dessous d'un certain seuil, la DM rechutait.

Le régime de type originel a été instauré et a fait régresser les signes cliniques et biologiques en quelques semaines. Les corticoïdes, progressivement diminués, ont pu être arrêtés au bout de dix mois. Deux ans après le sevrage des corticoïdes, la **rémission** se maintient. Aucune manifestation cutanée ou musculaire n'a été observée. Le taux des enzymes musculaires reste normal. L'enfant a grandi et grossi normalement.

Une complication est cependant survenue, qui occupe le devant de la scène depuis deux ans : la formation de **calcifications des parties molles**. Les premières ont été favorisées par une fracture du fémur et une fracture de l'humérus et se sont développées dans les régions traumatisées. Mais d'autres calcifications sont apparues ensuite, dans d'autres zones, qui, par leur importance, étaient gênantes pour le jeune patient. A l'heure actuelle, spontanément ou sous l'effet d'un médicament, l'étidronate, les calcifications persistent, mais sont devenues moins handicapantes. Le mécanisme précis de ce phénomène est inconnu.

### *Commentaires*

1) La dermatomyosite est une maladie grave, souvent mortelle. Je considère donc ce cas comme un **excellent succès du régime ancestral**.

2) L'action bénéfique du changement nutritionnel est démontrée par le comportement du petit malade vis-à-vis des corticoïdes. Tant qu'il a mangé « comme tout le monde », il a été impossible d'arrêter ces médications sans provoquer une rechute. Lorsqu'il a adopté le régime hypotoxique, le **sevrage des corticoïdes** a été réalisé sans problème.

### *Observation CONN. 10*

M. B..., âgé de 66 ans, ne possède aucun antécédent pathologique important. Très sportif, il joue souvent au tennis. Huit jours après une compétition apparaissent :

\* Une infiltration de la peau et des muscles, avec douleur légère, gonflement et durcissement, au niveau du mollet droit, de la cheville droite et du bras droit.

\* Des placards cutanés au-dessus du genou droit, au bassin et autour de la ceinture.

\* Une cicatrisation difficile au niveau des doigts, mais pas de sclérodactylie.

\* Une altération modérée de l'état général avec une fatigue, un manque d'appétit et un amaigrissement de 8 kilos.

Les examens sanguins mettent en évidence une VS nettement accélérée à 60, une CRP très élevée à 171 et une forte augmentation du taux d'éosinophiles qui forment 40 % des leucocytes.

Un excellent médecin de Montpellier suspecte une **fasciite de Shulman** ou **fasciite à éosinophiles**. Cette maladie ressemble à une sclérodermie aiguë et serait provoquée par des complexes immuns circulants. Effectivement la biopsie d'un tissu atteint confirme ce diagnostic.

Le patient, ne tolérant par l'hydroxychloroquine, est traité par les **corticoïdes**, avec une posologie initiale de 80 mg par jour et une dégression lente. Quand M. B... vient me consulter, un an plus tard, en avril 1996, il est amélioré cliniquement à 80 % et prend encore 15 mg de corticoïdes.

Le régime de type ancestral est fort bien suivi. La souplesse cutanée et musculaire est progressivement récupérée, les placards deviennent presque invisibles. Les corticoïdes sont lentement abaissés et arrêtés au bout de 10 mois. La VS est égale à 7 et la CRP à 7. Il persiste encore 11 % d'éosinophiles.

*Commentaires*

1) **S'il est évident que ce malade a été nettement amélioré par la corticothérapie, on peut estimer que la diététique a également été utile**. Elle a complété la rémission et permis la suppression du traitement hormonal, dangereux à long terme.

2) La rémission n'est pas parfaite, puisqu'il subsiste une **hyperéosinophilie**, indiquant que le processus pathologique est toujours présent, même s'il est bien tenu en respect par une nutrition correcte.

Chapitre 12

# LES MALADIES AUTO-IMMUNES THYROÏDIENNES

> « *Nous ne sommes pas adaptés génétiquement aux aliments introduits dans notre nourriture au cours des dernières 10 000 années.* »
> Docteur Michaël ROSENBAUM.

## A. MALADIE DE BASEDOW

### 1. Présentation de la maladie

*Données étiologiques*

La maladie de Basedow est **assez répandue**, avec une fréquence d'environ 1 % dans la population française. Elle frappe **quatre femmes pour un homme** et principalement des **adultes jeunes**. Elle offre une association modérée avec **HLA-DR3**. D'origine inconnue, elle est considérée comme auto-immune.

*Signes cliniques*

Déclenché très souvent par un stress (KUNG 1993), parfois par une virose, le Basedow est aisément suspecté par sa riche symptomatologie clinique, réunissant des signes de thyrotoxicose et des signes oculaires :

*1) Signes de thyrotoxicose*

Ils sont la conséquence de la production exagérée d'hormones thyroïdiennes (hyperthyroïdie) :
* **Tachycardie** (accélération du rythme cardiaque).
* **Amaigrissement**, contrastant avec un appétit conservé.
* **Thermophobie** (impression d'avoir trop chaud).
* Polydipsie (besoin exagéré de boire).
* **Diminution de la force musculaire**.
* Tremblement.
* **Nervosisme** et parfois troubles caractériels.
* Goitre inconstant.

*2) Manifestations oculaires*

Elles restent mineures dans la majorité des cas :

* Éclat du regard.
* Brûlures conjonctivales.
* Impression de corps étrangers.

Elles sont **importantes dans 25 % des cas** :
* **Exophtalmie**, le plus souvent bilatérale (saillie des yeux).
* Œdème palpébral.
* Rétraction de la paupière supérieure.
* Larmoiement.
* Photophobie (crainte de la lumière).

Et parfois même diplopie (vue double) et baisse de l'acuité visuelle.

Il n'y a pas obligatoirement parallélisme entre l'intensité de la thyrotoxicose et celles des troubles oculaires. Les deux variétés de symptômes évoluent en partie indépendamment.

### Examens complémentaires

Ils permettent de confirmer le diagnostic de Basedow :
* La **scintigraphie de la glande thyroïde** montre une fixation nettement augmentée et homogène du traceur radioactif.
* Plusieurs auto-anticorps sont fréquemment détectés : anticorps antimicrosomes, anticorps antithyroglobuline, anticorps antirécepteur de la TSH.
* Le taux d'hormones thyroïdiennes **T3 et T4** est **très élevé**.
* Le taux de la **TSH**, hormone hypophysaire qui stimule normalement la thyroïde, est **très abaissé**.

### Évolution et traitement

**L'évolution spontanée du Basedow est souvent fâcheuse**, aboutissant à la cachexie. **Les traitements modernes ont grandement amélioré ce pronostic**. On dispose aujourd'hui des antithyroïdiens de synthèse qui s'opposent à l'hypersécrétion d'hormones thyroïdiennes, des β bloquants qui luttent contre les manifestations cardio-vasculaires, de l'iode radioactif et de la chirurgie qui détruisent la glande thyroïde.

Cependant ces thérapeutiques ne sont pas totalement satisfaisantes. Les **antithyroïdiens de synthèse**, même administrés longuement, n'empêchent pas la récidive du Basedow : plus de la moitié des cas dans les trois ans. La suppression du corps thyroïde entraîne une insuffisance thyroïdienne, obligeant à un traitement substitutif par les hormones, pas toujours facile à équilibrer.

## 2. Une hypothèse sur la pathogénie du Basedow

Après avoir passé en revue les diverses données actuellement connues, je proposerai une théorie compatible avec l'ensemble de ces faits.

### Les points communs entre Basedow et PR

On en relève plusieurs :
1) La **prédominance féminine**.
2) L'association avec les gènes **HLA-DR**.

3) L'**expression aberrante des molécules HLA-DR** sur l'organe cible de la réaction auto-immune. BOTTAZZO et coll. (1983) ont mis en évidence une forte expression des molécules HLA-DR sur les cellules épithéliales thyroïdiennes au cours du Basedow.

4) Le rôle de l'**interféron** γ dans l'apparition des molécules HLA-DR sur les thyrocytes. HAMILTON et coll. (1991), en étudiant des biopsies de tissu glandulaire, ont observé qu'au voisinage immédiat des thyrocytes exprimant HLA-DR se trouvaient des lymphocytes T contenant de l'interféron γ.

5) La fréquence du **stress déclenchant**, constaté dans plus de 90 % des cas pour le Basedow selon ROSCH (1993). Plus rarement, il peut s'agir d'une virose.

*Le caractère particulier du Basedow*

Chez l'individu normal, la production des hormones thyroïdiennes par les thyrocytes est stimulée par une hormone sécrétée par l'hypophyse, la TSH (Thyroid Stimulating Hormone). La TSH se fixe sur un récepteur porté par la membrane des thyrocytes.

Chez le Basedowien, **bien que la sécrétion de TSH soit très abaissée ou nulle, les thyrocytes sont excessivement activés**. Ceci est dû à **un anticorps dirigé contre le récepteur de la TSH**. La fixation de cet anticorps sur sa cible déclenche un signal qui active le thyrocyte, comme le faisait la TSH. Alors que les anticorps sont généralement destructeurs, parfois bloquants, **cet anticorps est stimulant**.

VAN ARSDEL (1993) considère que l'anticorps anti récepteur de la TSH a un rôle déterminant dans l'hyperthyroïdie, alors que les autres auto-anticorps sont secondaires ou témoins. Ce point de vue me paraît justifié.

*Rôle de Yersinia enterocolitica*

**Yersinia enterocolitica**, bactérie intestinale Gram négative, **pourrait être l'agent causal du Basedow**. LUO et coll. (1993), qui défendent cette thèse, s'appuient sur les arguments suivants :

1) Des anticorps anti Yersinia enterocolitica sont détectés chez la grande majorité des Basedowiens, avec une fréquence beaucoup plus forte que chez les témoins normaux.

2) Des anticorps produits par immunisation contre Yersinia se fixent sur le récepteur de la TSH.

3) Réciproquement, des anticorps produits par immunisation contre le récepteur de la TSH se fixent sur l'enveloppe de la bactérie.

Ceci suggère l'existence d'**une structure commune entre Yersinia enterocolitica et le récepteur de la TSH**. Effectivement, Yersinia enterocolitica porte sur son enveloppe une lipoprotéine contenant un épitope qui offre de fortes homologies avec le domaine extracellulaire du récepteur de la TSH. Aucune autre entérobactérie ne possède cette propriété (ZHANG et coll. 1996).

L'anticorps responsable de l'hyperthyroïdie serait un xénoanticorps anti Yersinia allant se lier par réaction croisée avec le récepteur de la TSH. Il n'est pas nécessaire que Yersinia enterocolitica franchisse la barrière intestinale. Un **peptide bactérien** suffit.

*Schéma d'ensemble de la théorie*

La figure 36 résume ma conception sur le mécanisme de la maladie de Basedow. Deux points méritent d'être commentés :

1) **Les thyrocytes sont-ils capables de présenter un peptide aux TA et d'activer ces TA**, comme l'ont soutenu Bottazzo et coll. (1983) ? La présentation du peptide est certes possible, puisque les thyrocytes expriment les molécules HLA de classe II. Mais l'activation demande classiquement un second signal, ordinairement déclenché par le contact entre CD80 ou CD86 sur la CPA et CD28 sur le TA. Or Tandon et coll. (1994) ont constaté que les thyrocytes n'exprimaient pas CD80 et CD86.

Cependant, Viola et Lanzavecchia (1996) ont montré que le premier signal suffit pour activer le TA, pourvu que le nombre de TCR sollicités soit supérieur à 8 000, alors que la conjonction du premier et du second signal est efficace à partir de 1500 TCR. Dès lors, il est concevable que des thyrocytes puissent activer des TA, à condition d'arborer de nombreux couples peptide + HLA classe II.

2) Bien que les TA aient un rôle évident dans le Basedow, objectivé par la présence d'infiltrats lymphocytaires dans la glande thyroïde et l'association avec HLA-DR3, **la réponse immunitaire pathologique ne se traduit pas par une destruction cellulaire**, comme dans beaucoup d'états auto-immuns, **mais par une stimulation des thyrocytes provoquée par un anticorps**. Les TA sont rarement destructeurs et les TC ne semblent pas activés, l'activation portant essentiellement sur les B. Ceci peut s'expliquer si les TA qui reconnaissent le peptide de Yersinia appartiennent à la population minoritaire exprimant le marqueur de surface CD30. De tels TA produisent beaucoup d'interféron γ et ont une forte action mobilisatrice sur les B (Alzona et coll. 1994). Ils ont donc tout à fait le profil pour constituer un des rouages essentiels dans la genèse de Basedow.

*Pathogénie des manifestations oculaires*

Les signes ophtalmologiques sont observés le plus souvent dans le cadre d'une hyperthyroïdie, mais peuvent aussi accompagner une euthyroïdie (thyroïde normale) ou une hypothyroïdie (maladie de Hashimoto). **L'atteinte oculaire est donc, au moins en partie, indépendante de la thyrotoxicose**.

L'exophtalmie et les symptômes qui l'accompagnent sont dus à la **forte augmentation de volume du tissu adipeux rétroorbitaire**. Cette masse graisseuse pousse les yeux vers l'avant et peut même, dans les cas les plus graves, comprimer le nerf optique avec diplopie, voire risque de cécité.

L'hypertrophie du tissu adipeux paraît la **conséquence d'une réponse immunitaire et inflammatoire** (Kahaly et coll. 1994). On constate en effet la présence d'importants infiltrats de TCD4, TCD8, B et macrophages, toutes ces cellules étant activées et libérant de nombreuses cytokines dont l'interféron γ. Les fibroblastes rétroorbitaires expriment fortement les molécules HLA-DR et plusieurs molécules d'adhésion. Pour Bahn et Heufelder (1993), ces fibroblastes activés produisent en excès des glycosaminoglycans, qui s'accumulent dans le tissu rétroorbitaire, en même temps que des liquides, d'où l'augmentation du matelas graisseux.

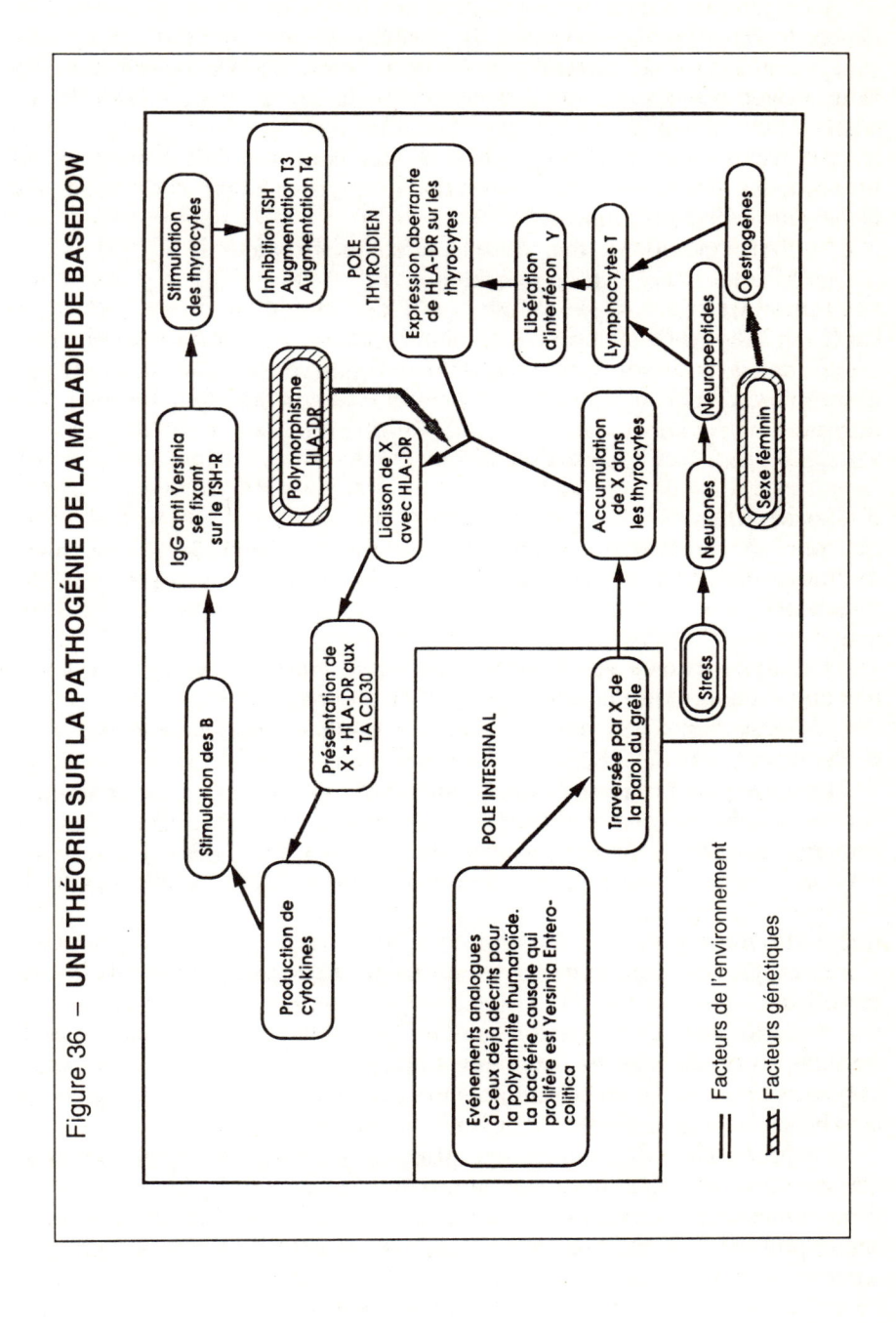

Figure 36 – **UNE THÉORIE SUR LA PATHOGÉNIE DE LA MALADIE DE BASEDOW**

═══ Facteurs de l'environnement
▨▨▨ Facteurs génétiques

Cette **activité exagérée des fibroblastes** n'est que la conséquence finale d'une réponse immunitaire pathologique. La nature du processus qui déclenche cette réponse reste discutée. **Il pourrait s'agir de l'anticorps anti-récepteur de la TSH se liant au récepteur de la TSH exprimé par certains fibroblastes**. Deux arguments sont en faveur de cette thèse (Davies 1994) :

\* Les anticorps anti-récepteur de la TSH sont plus fréquents et ont un titre plus élevé chez les sujets présentant à la fois une thyrotoxicose sévère et des signes oculaires majeurs.

\* L'ARNm et la protéine correspondant au récepteur de la TSH ont été détectés sur les fibroblastes rétroorbitaires.

Finalement, une expression plus ou moins forte du récepteur de la TSH sur les thyrocytes ou les fibroblastes rétroorbitaires pourrait induire une prédominance de la thyrotoxicose ou des manifestations oculaires. Un antigène d'un poids moléculaire de 64 KD a été trouvé par plusieurs équipes, à la fois dans la thyroïde et dans la région périorbitaire (Zhang 1996). Cet antigène fait-il partie du récepteur de la TSH ?

### 3. Les résultats

Le régime de type originel a été essayé chez **sept malades** qui prenaient déjà des antithyroïdiens de synthèse. La rémission a été obtenue, sans qu'on puisse définir la part qui revient à la diététique. Il est cependant à noter que :

\* **La rémission a été atteinte assez rapidement**, en quelques mois, et non en plusieurs années comme cela est souvent observé.

\* Après l'arrêt des antithyroïdiens de synthèse, **aucune rechute** n'est survenue après un délai de 1 an à 7 ans pour ces sept malades.

**Le changement nutritionnel peut avoir un impact très bénéfique sur les manifestations oculaires**. Ce fait important a été constaté chez **six patients** ayant une atteinte ophtalmique, modérée chez deux d'entre eux, majeure chez les quatre autres. L'observation qui va suivre en témoigne :

*Observation BAS. 1*

Mme C... ne présente pas d'antécédents pathologiques, qu'ils soient familiaux ou personnels. En février 1990, à l'âge de 52 ans, elle développe une **maladie de Basedow**. À la suite d'un stress apparaissent une fatigue, un amaigrissement rapide, une grande faiblesse musculaire, une thermophobie, un nervosisme et un éclat du regard. La forte élévation de T3 et T4, le net abaissement de la TSH confirment le diagnostic.

En juin 1990 est pratiquée une **ablation partielle chirurgicale de la glande thyroïde**. Cette intervention échoue, car quelques jours plus tard la symptomatologie initiale s'enrichit d'une tachycardie et d'une **exophtalmie accompagnée d'un cortège de troubles oculaires**. Un traitement par carbimazole, 40 mg par jour, et propanolol, 80 mg par jour, est mis en œuvre. Le premier médicament est un **antithyroïdien de synthèse**, le second est un **bêta bloquant**.

Cette thérapeutique fait progressivement **régresser les signes de thyrotoxicose** (asthénie, amaigrissement, faiblesse musculaire, sensibilité à la chaleur, tachycardie, nervosisme), avec une tendance à la normalisation de T3, T4 et TSH. **Par contre l'exophtalmie s'aggrave peu à peu.** Deux cures de corticoïdes entraînent une amélioration discrète, mais l'exophtalmie repart dès l'arrêt des médications.

On vient de proposer à Mme C... une **radiothérapie**, lorsqu'elle se rend à ma consultation, en septembre 1992, soit après deux ans et sept mois d'évolution. Son traitement comporte alors :
* Carbimazole : 10 mg par jour.
* Levothyroxine (hormone thyroïdienne) : 100 mg par jour.
* Propanolol : 20 mg par jour.
* Prednisolone (corticoïde) : 20 mg par jour.

L'association, surprenante pour le profane, d'un antithyroïdien et d'une hormone thyroïdienne reflète les difficultés éprouvées par les médecins pour équilibrer le fonctionnement du corps thyroïde.

Mon examen clinique confirme la **disparition des signes cliniques de thyrotoxicose**. Les taux de T3, T4 et TSH sont normaux. Par contre, les **manifestations oculaires sont au premier plan** :
* Exophtalmie bilatérale nette.
* Diplopie d'intensité variable selon les jours.
* Rougeur des yeux et des paupières.
* Photophobie.
* Impression de sable dans les yeux.
* Rétraction des paupières modérée.

Le **régime alimentaire** est prescrit et correctement appliqué, avec cependant trop de produits cuits. Pendant quatre mois, on ne relève aucun changement de la situation. Puis **les signes oculaires rétrocèdent progressivement**. Au bout de six ans de régime, le bilan est le suivant :
* **Exophtalmie** persistante, mais **nettement diminuée**, comme le démontre le scanner.
* Diplopie presque disparue, ne survenant plus que de façon mineure en cas de grande fatigue.
* Rougeur très atténuée.
* Photophobie bien moindre.
* Beaucoup moins de « sable » dans les yeux.
* Disparition de la rétraction des paupières.
* **Retour d'une acuité visuelle à 10/10**, autorisant la reprise de la conduite automobile.

Une lettre récente de Mme C.... témoigne de cette évolution favorable. J'en citerai quelques extraits :

« Mon amélioration est spectaculaire. »

« Je ne souhaite qu'une chose, c'est que cela continue. Je reviens de si loin. »

« J'ai constaté le rhumatologue, l'endocrinologue, le radiologue, et à l'unanimité je vais bien. »

« Lorsque je pense aux souffrances que j'ai connues, c'est le jour et la nuit. »

La malade a diminué ses doses de médicaments : suppression du propanolol, réduction à 2,5 mg du carbimazole et à 5 mg de prednisolone. Seule la lévothyroxine est maintenue à 100 mg par jour. Je n'ai pas voulu interférer avec ces médications ordonnées par d'autres médecins, qui ont l'habitude de prescrire des traitements de longue durée dans le Basedow. A mon avis, l'efficacité du régime devrait conduire à la suppression de tout ou partie des autres traitements.

*Commentaires*

1) Cette observation prouve que le **changement nutritionnel peut avoir une influence très favorable sur les complications oculaires du Basedow**. C'est ce que j'ai constaté chez chacun des six malades traités par ma méthode.

2) Les corticoïdes et les irradiations ont une efficacité inconstante et limitée sur l'exophtalmie et ne sont pas dépourvus de risques. Il est intéressant de savoir qu'un **régime alimentaire anodin, mais s'attaquant à la cause du mal**, peut remplacer ces traitements brutaux et purement symptomatiques.

3) Le grand bénéfice obtenu chez Mme C... par le régime hypotoxique **corrobore l'hypothèse du rôle essentiel d'un peptide bactérien** dans la constitution de la réponse immunitaire qui conduit à l'exophtalmie basedowienne.

## B. THYROÏDITE DE HASHIMOTO

### 1. Présentation de la maladie

La thyroïdite de Hashimoto est **fréquente**, touchant 2 % des individus. Elle atteint **15 femmes pour un homme** et survient surtout entre 30 et 60 ans. La forme hypertrophique, avec goitre, est associée à HLA-DR5. La forme atrophique est associée à HLA-DR3.

Les lésions thyroïdiennes sont caractéristiques :
* **Infiltrat lymphocytaire et plasmocytaire de l'ensemble de la glande**.
* Atrophie plus ou moins marquée des follicules thyroïdiens avec modification des cellules glandulaires, qui présentent une « métaplasie oxyphile ».
* Fibrose interlobulaire, beaucoup plus développée dans la forme atrophique.

Le **tableau clinique** est polymorphe :
* La thyroïde est souvent indolore, parfois douloureuse.
* La palpation, complétée par l'échographie et la scintigraphie révèle, soit une goitre diffus, soit un goitre multinodulaire, soit un nodule isolé, soit une atrophie de la glande.
* Le fonctionnement de la thyroïde est variable. Il est normal dans 54 % des cas (euthyroïdie), abaissé dans 40 % des cas (hypothyroïdie), augmenté dans 6 % des cas (hyperthyroïdie souvent transitoire).

Parmi les examens **biologiques**, les taux de T3, T4 et TSH ne font que refléter le fonctionnement thyroïdien. Plusieurs auto-anticorps ont un titre élevé et ont une grande valeur pour le diagnostic d'un Hashimoto :
* **Anticorps antithyroglobuline** (fréquence 70 %).
* **Anticorps antimicrosomiaux**, également nommés anticorps antithyréopéroxydase (fréquence 90 %).

\* **Anticorps antirécepteur de la TSH**, généralement bloquants, plus rares (25 %).

Le traitement se limite aux hormones thyroïdiennes, en cas d'insuffisance glandulaire, et à l'exérèse chirurgicale de tout ou partie de la thyroïde, indiquée dans certaines formes.

## 2. Une hypothèse sur la pathogénie du Hashimoto

La thyroïdite est due essentiellement à l'**action destructrice des lymphocytes**, comme le montrent :

* L'importance de l'infiltrat lymphocytaire.
* L'association avec HLA-DR5 et HLA-DR3.
* L'expression aberrante des molécules HLA de classe II sur les thyrocytes.

Ceci suggère la responsabilité d'un **peptide antigénique**, bactérien ou alimentaire, en provenance de l'intestin grêle et venu s'accumuler dans les cellules des follicules. Ce peptide est présenté par les **molécules HLA de classe II** aux **lymphocytes T CD4**. La réponse immunitaire et la réponse inflammatoire dirigées contre le peptide causal vont léser des cellules thyroïdiennes.

On peut aussi, comme dans le cas de la PR, incriminer un **autoantigène**, avec réveil de lymphocytes T quiescents par diverses substances issues de bactéries intestinales.

On note aussi un infiltrat plasmocytaire important et la sécrétion de **plusieurs auto-anticorps**. Les anticorps antithyroglobuline et antithyréopéroxydase sont probablement de simples témoins de la destruction de certains thyrocytes. Les premiers parce qu'ils ne fixent pas le complément, les seconds parce que la thyréopéroxydase n'est abordable que dans une cellule déjà lésée. Les anticorps bloquant le récepteur de la TSH peuvent par contre participer à la genèse d'une insuffisance thyroïdienne.

## 3. Les résultats

La diététique a été appliquée pendant plus d'un an chez **huit patientes** souffrant d'un Hashimoto. Les effets du régime sont faciles à apprécier dans les cas minoritaires où il existe un goitre plus ou moins sensible, accompagné d'une insuffisance thyroïdienne. Le problème est plus délicat lorsqu'il n'y a ni goitre, ni douleur et que la thyroïde fonctionne normalement.

On ne peut pas se fier au titre des anticorps antithyroglobuline et antithyréopéroxydase car, s'ils ont une bonne valeur pour étayer le diagnostic, ils sont sans intérêt pour apprécier l'évolution du Hashimoto. Le titre peut rester élevé, alors que le patient va bien cliniquement, avec une thyroïde qui fonctionne normalement. Il suffit sans doute de petites doses d'autoantigènes libérées par de rares cellules tuées par les lymhcoytes T pour entretenir la réponse en auto-anticorps.

Le régime hypotoxique paraît capable, au moins dans certains cas, de diminuer le volume d'un goitre, de la rendre indolore et de corriger une insuffisance thyroïdienne modérée. Chez les malades en euthyroïdie, sans goitre et sans douleur, c'est-à-dire la majorité, l'appréciation des effets du régime reste très subjective.

Mon impression, à défaut d'une certitude, est que le changement nutritionnel n'obtient pas des bénéfices extraordinaires, comme ceux constatés sur l'exophtalmie dans le Basedow. Il a cependant **un impact que je chiffrerai entre 25 % et 75 %, selon les patients**. Autrement dit, la thyroïdite de Hashimoto reste présente, mais sous une forme plus ou moins atténuée.

CHAPITRE 13

## SCLÉROSE EN PLAQUES

> « L'aspect clinique de la maladie n'est qu'un élément, le plus superficiel et le plus récent, d'un dérèglement biologique beaucoup plus profond et beaucoup plus ancien. »
> Professeur Henri SERRE.

> « La plus belle des théories ne sert à rien si elle ne débouche pas sur des applications concrètes. »
> Bruno COMBY.

### 1. Présentation de la maladie

#### *Données étiologiques*

La sclérose en plaques (SEP) a une fréquence d'environ **1 pour 1 000 en France**. Elle touche trois femmes pour un homme. Elle débute presque toujours chez l'**adulte jeune**, avec une préférence pour la troisième décennie. Elle est associée de façon assez nette avec **HLA-DR15**. D'origine mystérieuse, elle est considérée comme auto-immune.

#### *Lésions anatomiques*

La SEP est caractérisée par la présence de **plaques de sclérose disséminées dans diverses parties du système nerveux** : cerveau, formations optiques, tronc cérébral, cervelet et moelle épinière.

Ces plaques évoluent en deux stades :

1) **Un stade immunitaire et inflammatoire** avec :

\* Un infiltrat périvasculaire de macrophages, de lymphocytes et de plasmocytes.

\* Une destruction de la myéline, substance qui recouvre les cylindraxes (filaments émis par les neurones et transmettant l'influx nerveux).

\* Une raréfaction, puis une disparition des oligodendrocytes, cellules qui fabriquent la myéline.

2) Un **stade cicatriciel où s'établit une compétition** entre :

\* La prolifération d'autres oligodendrocytes qui cherchent à remplacer leurs homologues morts.

\* La prolifération d'astrocytes, cellules de la lignée conjonctive.

Si le premier processus l'emporte, on aura un **retour à la normale**. Si le second processus domine, un tissu fibreux occupera la place, formant une **plaque de sclérose**. Celle-ci correspond donc à une zone de démyélinisation avec cicatrice fibreuse. Les plaques disséminées dans le système nerveux sont d'âges différents.

La sclérose par elle-même n'est probablement pas très dangereuse. Mais elle peut provoquer des **cassures d'axone** et des **morts neuronales** (NOSEWORTHY 1999). Ce sont elles qui sont responsables des séquelles neurologiques.

*Signes cliniques*

Souvent déclenchée par un **stress**, la SEP se traduit par des **symptômes très variables, selon la région du système nerveux qui est atteinte**. Les principaux signes sont les suivants :

\* Troubles moteurs, avec un déficit moteur plus ou moins net, une exagération des réflexes ostéotendineux, une abolition des réflexes cutanéomuqueux, un signe de Babinski (extension du gros orteil lorsqu'on gratte le bord externe de la plante du pied).

\* Troubles sensitifs : essentiellement paresthésies, avec impression de fourmillements, de picotements, de brûlures, mais d'autres anomalies sont possibles.

\* Troubles visuels : baisse de l'acuité visuelle.

\* Atteinte cérébelleuse : tremblement intentionnel (apparaissant aux mouvements volontaires), troubles de la marche, troubles de la parole, nystagmus (tremblement involontaire et inconscient des globes oculaires).

\* Atteinte de la motricité oculaire : diplopie (vue double), paralysies.

\* Atteinte d'autres nerfs crâniens, en particulier trijumeau et facial.

\* Troubles sphinctériens au niveau de la vessie et de l'anus.

\* Crises d'épilepsie.

\* Troubles psychiatriques.

*Examens complémentaires*

1) La **ponction lombaire** montre que le liquide céphalorachidien contient un **excès d'immunoglobulines, qui ont une distribution oligoclonale** (elles ont été élaborées par un petit nombre de clones lymphocytaires).

2) **L'imagerie par résonance magnétique (IRM)** révèle des **zones d'hypersignaux**, de dimensions variables, **disséminées au sein de la substance blanche** du système nerveux central.

*Évolution et traitement*

L'**évolution spontanée est extrêmement variable** d'un malade à un autre. Certains ont une seule poussée totalement régressive, sans récidive, d'autres s'aggravent rapidement et meurent en quelques années, avec tous les intermédiaires entre ces deux extrêmes. Deux modes d'évolution sont observés :

\* **80 % des SEP procèdent par poussées entrecoupées de régressions** plus ou moins complètes. La récupération totale est possible au début, puis, au fil des poussées, des séquelles de plus en plus importantes persistent.

\* **20 % des SEP évoluent progressivement, d'un seul tenant**. Au fil des ans, une proportion de plus en plus forte de formes avec « poussées/rémissions » prennent une allure continue.

Le traitement des poussées de SEP s'appuie sur les **corticoïdes**. Le traitement de fond (BERGER et RUMBACH 1999) fait appel aux immunosuppresseurs (Azathioprine, Cyclophosphamide, Méthotrexate, Mitoxantrone) ou aux immunoglobulines intraveineuses. Au cours des dernières années, deux traitements ont apporté un certain progrès (CONFAVREUX et coll. 1999) :

\* Le **copolymer**, qui est un mélange de tétrapeptides supposé reproduire certaines séquences antigéniques de la myéline. Il agirait en servant de leurre aux lymphocytes spécifiques de la myéline.

\* **L'interféron** β dont l'effet favorable a été démontré dans les deux variétés de SEP : celles qui évoluent par poussées et celles qui sont lentement progressives.

Toutefois l'efficacité de ces diverses médications reste limitée.

## 2. Une hypothèse sur la pathogénie de la SEP

La conduction normale de l'influx nerveux nécessite que les cylindraxes ou axones soient entourés d'un manchon de myéline, de la même façon qu'un fil électrique est recouvert d'un isolant. **Lorsque la myéline disparaît, la conduction nerveuse se fait mal et les signes cliniques de la SEP apparaissent**.

Lorsque la poussée de SEP s'achève, les zones lésées sont envahies par **des oligodendrocytes** et des **astrocytes**. Les premiers sont les auteurs d'une **remyélinisation partielle** qui permet la régression plus ou moins complète des signes neurologiques. Les seconds sont responsables de la **fibrose cicatricielle** qui s'oppose à la remyélinisation. L'extension de cette fibrose au fil des poussées se traduit par l'aggravation de la SEP.

Beaucoup plus que par l'obstacle à la remyélinisation, la sclérose est dangereuse par les **cassures d'axone** et les **morts neuronales** qu'elle entraîne. Cette sclérose n'est cependant que la conséquence finale de **la démyélinisation, phénomène majeur initial**.

Si tout le monde est d'accord sur ces notions, **il reste à élucider le mécanisme de la démyélinisation**. Une réflexion s'appuyant sur les données scientifiques actuellement connues permet de proposer les éléments suivants :

1) La SEP est la conséquence d'une **réponse immunitaire et inflammatoire dirigée contre certaines structures du système nerveux**. L'abondance de lymphocytes TCD4 au niveau des plaques récentes suggère que la réaction immunitaire est le phénomène premier et que la réaction inflammatoire n'est que secondaire.

2) La SEP est une **maladie polyfactorielle**. Sa fréquence est de 1 pour 1 000 dans la population, alors que la concordance atteint 30 % chez les jumeaux monozygotes :

\* 30 % est 300 fois plus grand que 1 pour 1 000, ce qui indique l'existence de **gènes de susceptibilité**.

\* 30 % est nettement inférieur à 100 %, ce qui montre que posséder les mêmes gènes qu'un malade ne suffit pas pour contracter une SEP. Il faut aussi l'intervention **d'autres facteurs, venus de l'environnement**.

3) **Le premier gène de susceptibilité est HLA-DR**. En effet :

\* HLA-DR15 est trois fois plus répandu dans la SEP que chez les témoins normaux : 60 % contre 20 %.

\* L'association avec HLA-DR est rencontrée dans la plupart des affections auto-immunes.

\* Les molécules HLA de classe II ne sont pas exprimées sur les cellules nerveuses du sujet normal. Par contre, elles sont présentes sur les astrocytes et les cellules endothéliales chez les malades au moment des poussées (RANSOHOFF et ESTES 1991). Toutefois, les molécules HLA-DR n'ont pas été détectées sur les oligodendrocytes.

4) **Le deuxième gène de susceptibilité est lié au sexe féminin.** La prédominance féminine de la SEP, sa survenue chez la femme en période d'activité génitale, sont en faveur d'une action favorisante des œstrogènes à dose moyenne, par le biais d'une sécrétion exagérée d'interféron γ. Ce médiateur est le seul capable d'induire une expression aberrante des produits HLA-DR.

5) **Le troisième gène de susceptibilité pourrait être une baisse héréditaire de l'activité de la glutathion péroxydase** (BESSON 1994). Ce déficit a été constaté dans les globules rouges et les globules blancs de malades atteints de SEP (SHUKLA et coll. 1977) (JENSEN et coll. 1980). Or cette enzyme a un rôle important dans la protection contre les radicaux libres. Les oligodendrocytes et la myéline deviendraient plus vulnérables à l'agression des radicaux libres.

6) Parmi les agents de l'environnement, **on peut exclure** les radiations, les médicaments, les produits chimiques et même **les virus**, à mon avis. Si un virus était à l'origine de la SEP, on devrait découvrir des anticorps contre ce virus dans le sérum, de l'ADN ou de l'ARN viral dans les cellules. Ceci n'a jamais été constaté, malgré de nombreuses recherches concernant de nombreux virus (NEWMARK 1985). Par élimination, il ne reste plus comme facteurs exogènes que les bactéries et les aliments.

7) **Le premier facteur de l'environnement est une bactérie**. L'intervention d'un agent infectieux est démontré par les foyers d'épidémie de SEP, se déclarant dans des communautés jusqu'alors isolées et soudain mises en contact avec des humains venus d'autres pays. **L'exemple des Îles Féroé** est très instructif. Ces îles forment un archipel situé au Nord de l'Écosse. La SEP y était absente. Au cours de la Seconde Guerre mondiale, les troupes britanniques ont occupé les Îles Féroé. À partir de 1943 se sont succédé trois épidémies de SEP (JERSILD et coll. 1993).

**Une bactérie intestinale inconnue me paraît être le principal suspect**. C'est en effet au niveau de l'intestin que séjournent la grande majorité des germes contenus dans un organisme humain. La bactérie ne quitte pas la lumière du grêle, mais un peptide bactérien peut fort bien traverser la barrière intestinale, passer dans le sang, gagner le système nerveux et s'accumuler dans certaines cellules.

8) **Le second facteur de l'environnement est l'alimentation moderne**. L'influence du mode nutritionnel est suggéré par plusieurs faits :

\* **Les nettes variations de fréquence de la SEP selon les pays** (figure 37). Elle est particulièrement répandue chez les Anglo-Saxons et les

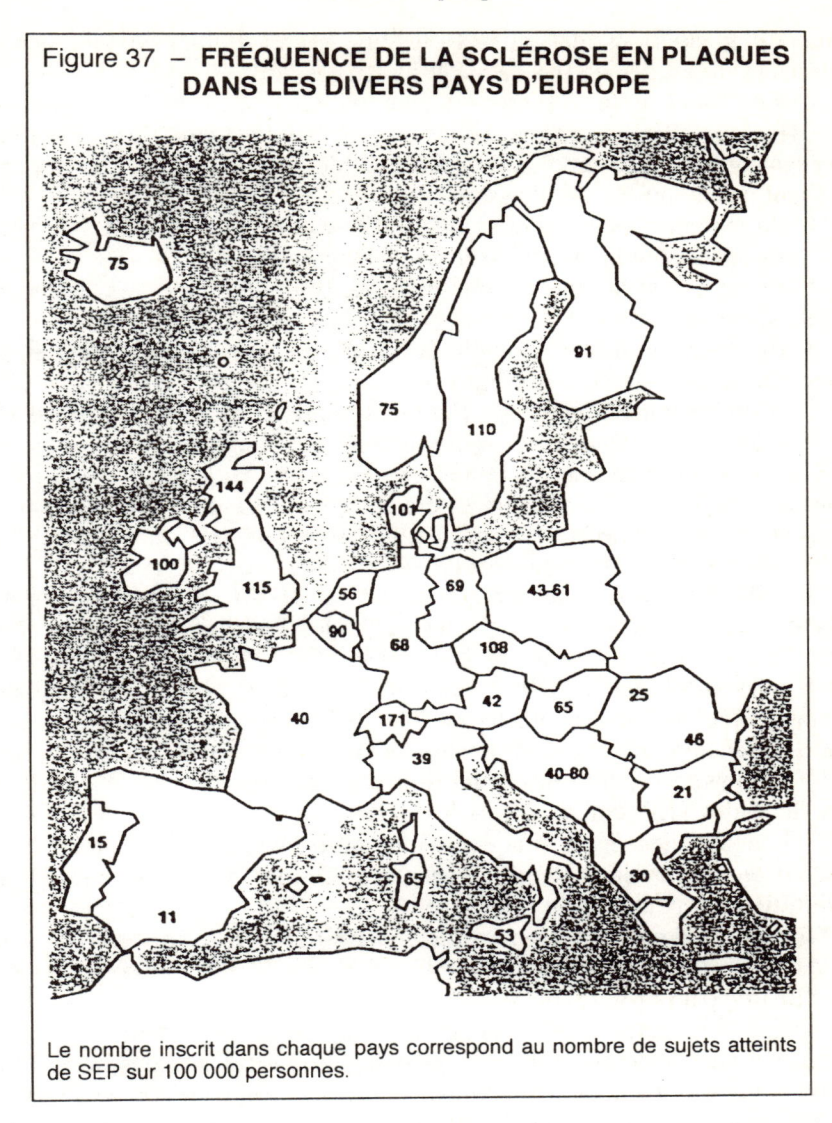

> Figure 37 – **FRÉQUENCE DE LA SCLÉROSE EN PLAQUES DANS LES DIVERS PAYS D'EUROPE**
>
> Le nombre inscrit dans chaque pays correspond au nombre de sujets atteints de SEP sur 100 000 personnes.

Scandinaves, particulièrement rare chez les Arabes, les Indiens, les Noirs et surtout les Jaunes.

* **Les changements provoqués par l'émigration.** Pour les individus migrant d'un pays à un autre, avant l'âge de 15 ans, la fréquence de la SEP devient analogue à celle du pays d'adoption (FRENCH-CONSTANT 1994).

* **Une corrélation entre la consommation de certains aliments et la SEP.** Ainsi :

a) La SEP est fréquente chez les **Anglo-Saxons** et les **Scandinaves** qui prennent beaucoup de graisses saturées, de céréales et de produits laitiers. L'allaitement maternel prolongé est plus rarement retrouvé chez les sujets atteints de SEP que chez les individus normaux (PISACANE et coll. 1994).

b) La SEP est pratiquement absente chez les **Japonais** qui mangent beaucoup de poissons, de graisses oléagineuses et d'huile de soja, peu de graisses saturées, peu ou pas de blé et de lait.

c) **En Norvège**, la SEP est plus courante chez les fermiers à l'intérieur des terres que chez les marins sur les côtes (SWANK et coll. 1952). Les premiers mangent beaucoup plus de viandes et de produits laitiers, les seconds mangent beaucoup plus de poissons.

L'alimentation moderne peut jouer un rôle indirect important :
* En favorisant la prolifération de la bactérie causale.
* En agressant la muqueuse intestinale, ce qui entraîne une augmentation de sa perméabilité.
* En court-circuitant les cellules M, ce qui empêche l'établissement d'une tolérance orale pour le peptide bactérien.

9) **Le troisième facteur de l'environnement est le stress**. Il est très souvent mis en évidence par l'interrogatoire des malades. Il peut susciter, par l'intermédiaire de neuropeptides, une sécrétion exagérée d'interféron γ. **L'action nocive de l'interféron** γ a été clairement mise en évidence par les essais de traitement de la SEP par ce médiateur. L'interféron γ augmente le nombre et l'intensité des poussées de SEP (PANITCH et coll. 1987).

10) **Le quatrième facteur génétique est lié au polymorphisme des enzymes et des mucines de l'intestin grêle**. Plusieurs travaux sont en faveur d'une participation intestinale dans la SEP :
* SADOVNICK et coll. (1989) relèvent 27 cas de Crohn ou de rectocolite hémorragique sur un échantillon de 748 SEP, alors que le chiffre attendu était 3. Ceci suggère qu'une **hyperperméabilité** intestinale favorise la SEP.
* Un syndrome de **malabsorption chronique** a été mis en évidence chez 42 % des SEP (cité par BESSON 1994).
* Les biopsies de la muqueuse du grêle chez un grand nombre de malades ont montré la présence de **lésions similaires à celles de la maladie cœliaque** (LANGE et SHINER 1976).

Toutes ces données permettent de construire une théorie sur la pathogénie de la SEP, analogue par de nombreux points à celle proposée pour la PR, illustrée par la figure 38.

Il reste à discuter le mécanisme immunologique de la démyélinisation. S'agit-il d'une destruction directe de la myéline ou d'une destruction des oligodendrocytes ayant pour conséquence un arrêt de la sécrétion de myéline ?

**L'hypothèse d'une réponse immune dirigée contre la myéline** s'appuie sur les arguments suivants :
* La présence fréquente chez les malades **d'anticorps contre certains antigènes de la myéline** : PBM (protéine basique de la myéline) et PLP (protéine lipidoprotidique).
* Le modèle animal de **l'encéphalomyélite allergique expérimentale** (EAE). L'injection de PBM ou de PLP à la souris ou à certains singes (macaque Rhésus, marmoset) provoque le développement d'une atteinte du système nerveux analogue à la SEP (HART et coll. 2000).

Cependant, comme le fait remarquer WUCHERPFENNIG (1994), les antigènes majeurs de la myéline, PBM et PLP, sont séquestrés dans la myéline compacte. Une auto-immunisation contre la myéline demande que celle-ci soit phagocytée par les cellules microgliales, dérivées des macrophages, qui

*Sclérose en plaques* 245

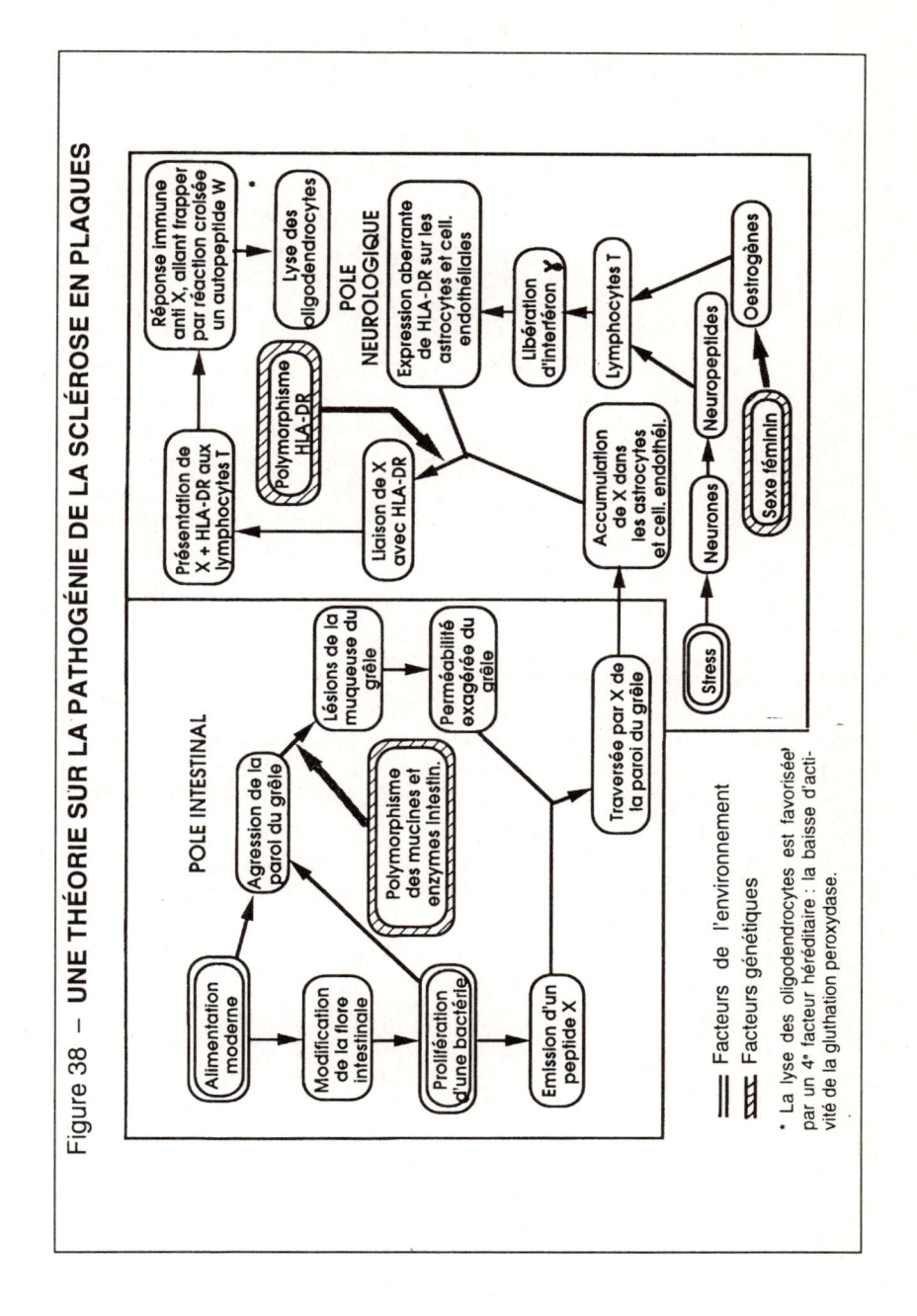

Figure 38 – **UNE THÉORIE SUR LA PATHOGÉNIE DE LA SCLÉROSE EN PLAQUES**

POLE INTESTINAL

Alimentation moderne → Modification de la flore intestinale → Prolifération d'une bactérie → Emission d'un peptide X

Agression de la paroi du grêle → Lésions de la muqueuse du grêle → Perméabilité exagérée du grêle → Traversée par X de la paroi du grêle

Polymorphisme des mucines et enzymes intestin.

POLE NEUROLOGIQUE

Accumulation de X dans les astrocytes et cell. endothél. → Liaison de X avec HLA-DR → Présentation de X + HLA-DR aux lymphocytes T → Réponse immune anti X, allant frapper par réaction croisée un autopeptide W → Lyse des oligodendrocytes

Polymorphisme HLA-DR → Expression aberrante de HLA-DR sur les astrocytes et cell. endothéliales

Libération d'interféron ← Lymphocytes T ← Neuropeptides ← Neurones ← Stress

Oestrogènes ← Sexe féminin

= Facteurs de l'environnement
≢ Facteurs génétiques

* La lyse des oligodendrocytes est favorisée par un 4° facteur héréditaire : la baisse d'activité de la gluthation peroxydase.

extraient les peptides de la PBM et de la PLP, les couplent avec les molécules HLA-DR et les présentent aux TCD4. Ceci suggère que, chez l'homme, les anticorps anti PBM et anti PLP, ne sont que secondaires et non causaux.

**L'hypothèse d'une réponse immune dirigée contre les oligodendrocytes** repose d'abord sur le fait qu'au niveau des plaques de sclérose, **ces cellules sont raréfiées ou disparues**. Toutefois les oligodendrocytes n'expriment pas de manière aberrante les molécules HLA de classe II au cours de la SEP. Ils ne peuvent donc présenter un peptide bactérien aux TA. Mais un autre mécanisme est envisageable. Le peptide bactérien serait capté par les astrocytes et les cellules endothéliales, porteuses des molécules HLA de classe II et capables de présenter le peptide étranger aux TA. La réponse immune irait frapper par réaction croisée un autoantigène porté par les oligodendrocytes.

**Cet autoantigène pourrait être la glycoprotéine des oligodendrocytes spécifiques de la myéline (GMO)**. L'injection de GMO à la souris ou à certains singes peut induire une EAE (HART et coll. 2000). DE ROSBO et coll. (1993) ont observé, dans la SEP, une fréquente activation des lymphocytes T contre la GMO, ce qui n'est pas observé chez les témoins. Cette théorie expliquerait bien à la fois la lyse de certains oligodendrocytes et la sécrétion par d'autres d'une myéline altérée, autorisant une immunisation contre la PBM et la PLP. C'est cette conception que j'ai retenue pour construire la figure 38.

### 3. Régimes alimentaires et SEP

Seuls deux auteurs, à ma connaissance, ont essayé **la diététique comme traitement de la SEP. KOUSMINE (1983) et SWANK (1991) font tous deux état des résultats souvent positifs**. Le point commun entre les deux régimes est la **forte diminution des graisses saturées d'origine animale au profit des huiles insaturées d'origine végétale**.

Le travail de SWANK est particulièrement intéressant, car il a suivi l'évolution de **150 SEP**, de 1949 à 1984, soit **pendant 35 ans**. Les rémissions spontanées survenant souvent au cours des SEP font qu'il est difficile d'apprécier la valeur d'un traitement sur une période courte. L'interprétation est beaucoup plus valable avec un recul de 35 ans.

La moitié des malades n'a pas appliqué les prescriptions de SWANK. 80 % sont morts, le plus souvent à cause d'une nette aggravation des lésions neurologiques. L'autre moitié des patients a suivi les conseils. 31 % seulement sont morts, en général pour d'autres raisons que la SEP qui s'était peu aggravée.

SWANK insiste sur l'intérêt **de donner la diététique le plus précocement possible**. Les sujets peu atteints, pris à un stade où les lésions sont limitées, n'ont eu que 5 % de décès.

Le travail de KOUSMINE est non moins passionnant. Elle a traité en **26 ans environ 500 SEP**. Elle rapporte **55 cas suivis** pendant un an. Elle enregistre **97 % de succès nets** chez les 30 patients qui ont appliqué correctement ses prescriptions.

Le régime KOUSMINE, que j'ai décrit au chapitre 5, est certainement beaucoup plus performant que les mesures simples préconisées par SWANK.

KOUSMINE insiste sur la nécessité de supprimer l'alcool, le tabac et les tranquillisants, qu'elle considère comme des poisons du système nerveux. Elle estime que **sa méthode est remarquablement efficace, lorsqu'elle est appliquée à temps**. On peut alors faire régresser les signes neurologiques et éviter les rechutes.

### 4. Résultats personnels

Le mode de nutrition proposé utilise **les mêmes armes que celles employées par** KOUSMINE **et par** SWANK. En effet, les graisses animales et les graisses saturées sont grandement réduites par la suppression des produits laitiers et la réduction aussi marquée que possible de la cuisson. Les graisses végétales insaturées sont fortement augmentées, grâce à la prise d'huiles obtenues par première pression à froid et à la consommation de nombreux fruits frais et secs. Je prescris systématiquement 6 capsules par jour d'**huile d'onagre**, dont l'impact bénéfique a été rapporté dans la SEP (GRAHAM 1985). L'huile d'onagre est une des rares huiles qui apporte **l'acide γ linolénique**, essentiel pour la synthèse des prostaglandines de type 1 (figure 24). Tout se passe comme si ces prostaglandines avaient une action protectrice sur les oligodendrocytes. Si l'ont tient compte des **autres atouts du régime**, à savoir la suppression ou la réduction des produits non originels, on pouvait espérer que les résultats à distance soient au moins aussi bons que ceux de KOUSMINE et de SWANK.

C'est bien ce que j'ai observé. Le régime alimentaire ancestral est actuellement suivi par 60 SEP, mais je retiendrai seulement les **33 patients qui le pratiquent depuis au moins deux ans**, le recul étant de huit ans pour le plus ancien.

Il apparaît clairement que **le changement nutritionnel est très souvent bénéfique**. J'ai en effet enregistré :
* 1 échec.
* 3 freinages de l'évolution dans des formes lentement progressives.
* 5 stabilisations.
* 15 améliorations nettes.
* 9 rémissions complètes.

L'échec a été constaté chez une femme atteinte d'une SEP progressant de façon modérée, mais continue. Pourtant cette personne, fort intelligente et fort motivée, applique fort bien les prescriptions diététiques et a essayé en parallèle d'autres traitements logiques : vitamines, minéraux, antioxydants variés, mélange d'enzymes recommandées par l'école allemande (NEU et RANSBERGER 1995). Jusqu'à présent rien n'a pu enrayer la dégradation lente du système nerveux. Plusieurs explications peuvent être suggérées :
* Des lésions irrécupérables au niveau de la muqueuse du grêle.
* Un stress permanent généré par l'anxiété fort compréhensible de la patiente.

Les freinages ne sont que des succès partiels. Par contre, les stabilisations, les améliorations nettes et les rémissions complètes peuvent être considérées comme des succès francs. En effet, dans tous les cas l'évolution de la SEP est arrêtée et la maladie semble s'éteindre. Dans les formes anciennes, des lésions irréversibles se sont constituées et l'on ne peut espérer qu'une stabilisation ou une amélioration. **Dans les formes récentes où il n'existe pas encore de destructions définitives, le retour complet à la normale est possible.**

Je rapporterai ici deux observations, l'une de stabilisation, l'autre d'amélioration franche :

### *Observation SEP 2*

Mme M... a présenté sa première poussée de SEP en 1976, à l'âge de 18 ans. Lors de la préparation de son baccalauréat, ce qui a probablement constitué le **stress déclenchant**, elle a brusquement perdu la vue du côté droit. La **cécité** a duré un mois, puis a progressivement disparu. Le diagnostic a été celui d'une névrite optique idiopathique. Une rémission complète de 10 ans a suivi cet épisode initial.

En 1986 surviennent de nouveaux stress : accouchement avec césarienne, sinusite importante. **La névrite optique récidive**, cette fois du côté gauche. La ponction lombaire ne révèle pas d'anomalies, mais l'IRM met en évidence des images caractéristiques, permettant d'affirmer le diagnostic de SEP.

Un traitement par **corticoïdes** améliore l'état oculaire, avec cependant persistance de nettes séquelles. Un relais par **azathioprine** est ensuite instauré pendant trois ans. Ce médicament n'a pas d'effet positif, mais favorise des infections multiples. **Chaque infection est suivie d'une poussée de SEP**, avec pour principaux symptômes :

* Des troubles visuels.
* Un déficit moteur au niveau des membres inférieurs.
* Des troubles sensitifs prédominant aux membres inférieurs, avec surtout des fourmillements.
* Des troubles de l'équilibre.
* Une asthénie marquée.

En 1992, la maladie vient me consulter, pour cette **SEP qui date de 16 ans, avec une aggravation inquiétante depuis 6 ans**. Le régime hypotoxique est appliquée de façon correcte. Il fait sentir progressivement ses effets à partir du troisième mois. Au cours des trois années suivantes :

* Le poids se normalise, passant de 44 kilos à 52 kilos, pour une taille de 163 centimètres.
* L'asthénie diminue de 75 %.
* La résistance aux infections se rétablit.

**L'allure de la SEP se modifie.** On n'observe plus de poussées spectaculaires, mais une aggravation lente la première année, très lente la seconde année, presque nulle la troisième année. Les **signes neurologiques séquellaires** de poussées précédentes persistent. On va donc vers une **stabilisation**, mais non une régression. Je n'ai malheureusement plus de nouvelles de cette patiente depuis 1995.

### *Commentaires*

1) Les poussées de SEP sont fréquemment déclenchées par des **stress**. Cette situation est retrouvée dans de nombreuses affections auto-immunes. J'ai proposé un mécanisme d'action du stress au chapitre sur la polyarthrite rhumatoïde.

2) La **névrite optique** est souvent la première manifestation d'une SEP.

3) Le **délai nécessaire à l'efficacité du régime** est souvent long dans la SEP, beaucoup plus que dans d'autres désordres auto-immuns. C'est aussi l'avis de plusieurs médecins adeptes de la méthode Kousmine. Il faut attendre **au moins deux ans** pour juger des résultats de la diététique.

4) La non régression des symptômes neurologiques chez cette malade fait craindre la présence de **lésions définitives** provoquées par des plaques de fibrose cicatricielle, en diverses régions du système nerveux central.

## *Observation SEP 13*

Mlle B..., âgée de 31 ans, assistante sociale, se présente à mon cabinet en décembre 1996, pour trois problèmes de santé :

* Une **acné** datant de l'enfance, importante, généralisée, ayant entraîné de nombreuses petites cicatrices et toujours évolutive.

* Un **rhume des foins** remontant à une dizaine d'années, récidivant à chaque printemps, avec une sensibilisation à de nombreux allergènes : poussières de maison, graminées, acariens, plumes, sapin.

* Et surtout une **SEP** qui a débuté en 1982, à la suite d'**agressions** dans le milieu familial et dans le milieu professionnel.

La **première poussée** s'est traduite par :

* Des troubles de la sensibilité, avec des fourmillements et une disparition de la perception de la chaleur, du froid et des piqûres.

* Des crampes musculaires

* Des pertes transitoires de l'équilibre

Avant même que ces symptômes aient totalement rétrocédé, est survenue, six mois plus tard, une **seconde poussée** dominée par :

* Une paralysie des membres inférieurs et du tronc, jusqu'au niveau de la 6ᵉ vertèbre dorsale.

* Une aggravation des troubles sensitifs.

Le diagnostic de SEP a été confirmé par certains examens complémentaires :

* L'exploration ORL, découvrant des potentiels évoqués auditifs anormaux.

* La **ponction lombaire**, ramenant un liquide céphalorachidien avec une distribution oligoclonale des immunoglobulines.

* L'**IRM**, visualisant plusieurs foyers de démyélinisation.

Pendant les 14 années suivantes, il n'y a pas eu de nouvelle poussée. Toutefois **la récupération a été lente et seulement partielle**. Les fourmillements, l'insensibilité au chaud, au froid et aux piqûres ont persisté.

En 1996, la patiente a mangé plus mal qu'à l'ordinaire, augmentant fortement sa consommation de **produits laitiers** et de **bière**. En avril 1996 apparaissent des acouphènes (bourdonnements, sifflements et tintements d'oreille), qui persistent ensuite. À cette **troisième poussée** succède en septembre 1996 une **quatrième poussée**, marquée par une baisse de l'acuité visuelle de l'œil droit, attribuée à une névrite optique rétrobulbaire. L'atteinte oculaire régresse sous corticoïdes.

Quand je vois pour la première fois Mlle B..., en décembre 1996, la SEP se marque par **les signes suivants** :

* Un flou visuel modéré.
   * Des acouphènes assez gênants.
   * Des fourmillements fréquents, au niveau des quatre membres.
   * Une anesthésie pour la chaleur, le froid et les piqûres.
   * Des douleurs musculaires multiples, obligeant à prendre une benzodiazépine.

Le **régime de type originel** est fort bien mis en œuvre. Six mois plus tard, la malade a perdu 6 kilos excédentaires, mais a un bon appétit et un bon tonus. L'acné est guéri. Aucun rhume des foins ne s'est déclaré au printemps 1997. **Toutes les manifestations de SEP se sont améliorées** :
   * Le flou visuel très léger n'apparaît plus qu'en cas d'importante fatigue.
   * Les acouphènes très modérés sont eux aussi limités aux phases de grande fatigue.
   * Les fourmillements sont plus faibles et plus rares.
   * Les myalgies se sont atténuées.
   * Surtout **la sensibilité au chaud, au froid et aux piqûres, perdue depuis 15 ans, a été récupérée**.

**La malade a pu reprendre son travail** d'assistante sociale, abandonné depuis longtemps. On lui a simplement attribué un poste spécial, où elle n'est pas exposée à des stress. Avec deux ans de recul, le bénéfice obtenu par la diététique s'est encore accru.

*Commentaires*
   1) **La guérison de l'acné et du rhume des foins**, affections classiquement peu ou pas curables, n'est pas surprenante. Les raisons en seront expliquées aux chapitres 24 et 26, portant sur la pathologie d'élimination.
   2) **L'action nocive des produits laitiers** et de la bière, que l'on peut assimiler à une céréale (l'orge), est suggérée par la troisième poussée de SEP, se déclarant après une surconsommation de ces aliments.
   3) **L'effet favorable du régime ancestral** a été particulièrement **rapide** et particulièrement **net** chez Mlle B... Non seulement l'évolution de la SEP a été bloquée, mais les symptômes ont régressé, certains même complètement. La diététique n'est pas toujours aussi efficace. Elle a cependant été bénéfique, le plus souvent de façon très nette, chez 32 des 33 SEP qui l'appliquent depuis au moins deux ans.

## 5. Conclusion

Aucun médicament n'empêche l'évolution au long cours de la SEP. C'est pourquoi **le changement nutritionnel**, qui ne comporte aucun danger et aucune carence, **mérite d'être systématiquement essayé**. Il faut être patient, car les bénéfices apparaissent souvent plus tardivement que dans les autres maladies auto-immunes. Ils n'en sont pas moins fréquents et nets.

CHAPITRE 14

# AUTRES MALADIES AUTO-IMMUNES ET HÉTÉROIMMUNES

> « L'acte alimentaire détermine 70 % des maladies. »
> Docteur Jacques FRADIN.

> « On devine les bévues et les ravages que peuvent entraîner les soins médicaux qui ne visent qu'à l'effacement des effets, sans rechercher, ni renverser les causes réelles des maladies. »
> Docteur Paul CARTON.

## A. MALADIES OÙ LA DIÉTÉTIQUE A ÉTÉ ESSAYÉE

### 1. Maladie cœliaque (MC)

La MC est une **atrophie des villosités de la muqueuse du grêle** avec destruction des entérocytes, accompagnée par un renouvellement accéléré des cellules épithéliales au niveau des cryptes. Elle peut toucher l'adulte ou l'enfant.

Les signes cliniques sont de deux types (FEIGHERY 1999) :
   * **Ceux d'origine intestinale** : diarrhée graisseuse ou constipation, anorexie, vomissements, dyspepsie, douleurs abdominales, aphtes.
   * **Ceux dues à la malabsorption** : anémie, retard de croissance, retard psychomoteur, ostéoporose, neuropathie, etc...

La maladie est répandue, touchant une personne sur 200. Cependant les **formes frustes** sont de beaucoup les plus nombreuses. La concordance chez les jumeaux vrais est de 70 %, ce qui montre que la MC est polyfactorielle.

**Certains anticorps** sont très souvent rencontrés dans la MC :
   * Anticorps antigliadine.
   * Anticorps antiréticuline.
   * Anticorps antiendomysium.

Ces anticorps sont des IgG et surtout des IgA, ce qui suggère qu'ils sont produits par des plasmocytes locaux. Effectivement, la biopsie jéjunale révèle dans la muqueuse du grêle de nombreux plasmocytes à IgA. Mais ces anticorps sont probablement seulement témoins, dirigés contre des autoantigènes libérés par la destruction des entérocytes.

Ce sont les **lymphocytes T CD4 +** qui apparaissent comme les principaux responsables des lésions intestinales. En effet :

* L'infiltrat inflammatoire qui envahit la paroi du grêle est constitué essentiellement de lymphocytes T, dont beaucoup de T CD4 + (KARRAS et CAILLAT-ZUCMAN 1999).

* La MC offre une **association constante avec HLA**. Tous les patients possèdent au locus HLA-DQ, soit DQ2, soit DQ8, et au locus HLA-DR, soit DR3, soit DR7, soit DR4.

La MC est due à une **immunisation contre un peptide sans doute commun à la gliadine du blé, à la sécaline du seigle et à l'hordéine de l'orge** (GOGGINS et coll. 1996). Ce peptide n'est pas encore identifié. Il semble porté par la fraction A de la gliadine α (ANDERSON et coll. 2000). Mais certains incriminent la séquence d'acides aminés 31 à 49, d'autres la séquence 206 à 217, d'autres enfin la séquence 57 à 73.

Les entérocytes des patients expriment en fortes quantités les molécules HLA de classe II (SCOTT et coll. 1984) beaucoup plus HLA-DR que HLA-DQ (SOLLID 2000). Ceci me conduit à proposer pour la MC la pathogénie suivante : Dégradation de la gliadine par les enzymes digestives ➡ Libération du peptide causal ➡ Pénétration de ce peptide dans les entérocytes ➡ Liaison du peptide à des molécules HLA-DR3 ou DR7 ou DR4 qui le transportent à la surface de l'entérocyte ➡ Présentation du peptide aux T CD4 + ➡ Réponse immunitaire contre ce peptide ➡ **Destruction des entérocytes arborant le peptide** ➡ Libération d'autoantigènes ➡ Production d'autoanticorps témoins.

Une autre possibilité est que l'immunisation contre le peptide exogène aille atteindre par **réaction croisée** un autoantigène porté par les entérocytes.

Des travaux récents ont démontré que les autoanticorps antiendomysium, pratiquement constants dans la MC, étaient dirigés contre une enzyme, la **transglutaminase tissulaire** (MOLBERG et coll. 1998). Cette enzyme entraîne une déamidation en des points précis de la gliadine. MOWAT (1998) a proposé que la transglutaminase tissulaire ait un rôle essentiel dans la MC en créant un épitope (peptide antigénique) qui se lie aisément à DR3, DR7 ou DR4 et qui est fort bien reconnu par certains T CD4 +.

On sait depuis longtemps que **la suppression du blé, du seigle et de l'orge entraîne la guérison de la MC**. Le régime d'exclusion doit, chez la plupart des sujets, être suivi toute la vie, sous peine de rechute.

Le modèle de la MC apporte de **solides arguments en faveur de ma conception de la pathologie auto-immune**. En effet :

* Il prouve qu'une maladie dite auto-immune peut en réalité être le résultat d'une réponse immunitaire contre un xénoantigène.

* Il prouve qu'un régime alimentaire bien choisi peut guérir une maladie auto-immune.

Enfin on a constaté depuis quelques années l'existence d'**une minorité de MC** qui ne guérissent pas par l'exclusion du blé, du seigle et de l'orge (MURRAY 1999). On met en évidence des intolérances supplémentaires au maïs et au lait. Ce sont d'excellentes indications pour le régime ancestral.

## 2. Dermatite herpétiforme (DH)

La DH est une **dermatose bulleuse**, c'est-à-dire une éruption cutanée de petites bulles, se situant entre le derme et l'épiderme. Elle est chronique et bénigne. **Son étiologie est analogue à celle de la MC**. En effet :

* Elle possède exactement les mêmes associations avec HLA.
* Le même peptide de la gliadine est impliqué.

La DH est caractérisée par la présence de plusieurs autoanticorps, la plupart de type IgA. Plusieurs mécanismes peuvent expliquer la DH :

* Rôle direct du xénoantigène qui franchit la barrière intestinale, passe dans le sang et va se déposer dans la peau.
* Immunisation contre le xénoantigène qui va atteindre par réaction croisée un autoantigène cutané.
* Formation de complexes immuns qui vont s'accumuler au niveau de la peau (THIVOLET 1994).

**La suppression du blé, du seigle et de l'orge entraîne souvent la guérison de la DH.**

Le modèle de la DH apporte de **solides arguments en faveur de ma conception de la pathologie auto-immune**. En effet :

* Il prouve qu'une maladie dite auto-immune peut en réalité être le résultat d'une réponse immunitaire contre un xénoantigène.
* Il prouve qu'un peptide alimentaire peut induire une affection cutanée, siégeant à distance de l'intestin.
* Il prouve qu'un régime alimentaire bien choisi peut guérir une maladie auto-immune.

## 3. Myasthénie

La myasthénie est une affection rare, touchant trois femmes pour un homme, survenant souvent avant 40 ans. Elle est nettement corrélée au gène HLA-DR3. Elle se manifeste par **une faiblesse et une fatigabilité musculaire anormale**, qui augmentent avec l'exercice et diminuent avec le repos. Elle est souvent associée à une hyperplasie du thymus ou à un thymome (tumeur bénigne du thymus). L'évolution se fait par poussées, séparées par des rémissions.

Il existe une **anomalie de la jonction entre le nerf et le muscle**. À ce niveau, l'acétylcholine se fixe normalement sur son récepteur (AchR). Celui-ci constitue un canal cationique. La liaison de l'acétylcholine au AchR entraîne l'ouverture du canal pendant une milliseconde et permet l'entrée dans la cellule musculaire d'environ 50 000 cations, en majorité $Na^+$, ce qui provoque une dépolarisation membranaire, nécessaire pour la contraction de la fibre musculaire (GAJDOS et coll. 1997). L'acétylcholine est ensuite rapidement détruite par une enzyme, la cholinestérase.

Dans la myasthénie, **de nombreux AchR sont perdus**. Ceci est attribué à des **autoanticorps anti-AchR**, présents chez 80 à 90 % des myasthéniques. D'après EYMARD et CHILLET (1997), ces anticorps agissent par trois voies :

* Blocage du site de fixation de l'acétylcholine.
* Dégradation accélérée du AchR.
* Destruction, en conjonction avec le complément, de la membrane post synaptique.

Le traitement de la myasthénie s'appuie, d'une part sur les inhibiteurs de la cholinestérase, d'autre part sur les immunosuppresseurs.

La myasthénie rappelle par certains points le Basedow, avec un rôle initial des lymphocytes T qui infiltrent en grand nombre les muscles, un rôle ultérieur des lymphocytes B et la production d'un **anticorps contre un récepteur membranaire**. La différence est que, dans le Basedow l'anticorps est stimulant, alors qu'ici il est **bloquant**.

Il est possible que l'anticorps responsable soit un **xénoanticorps dirigé contre un antigène bactérien** ayant franchi la barrière intestinale, cet anticorps allant frapper par réaction croisée les AchR. En effet STEFANSSON et coll. (1985) ont testé des anticorps monoclonaux anti AchR sur les protéines de dix espèces de bactéries et ont constaté les **homologies** entre certaines régions du AchR et certaines protéines d'Escherichia coli, de Klebsiella pneumoniae et de Proteus vulgaris.

Dans cette hypothèse, un régime alimentaire pourrait s'avérer utile dans la myasthénie. J'ai eu l'occasion d'appliquer ma méthode chez une malade. 16 mois après le début du changement nutritionnel, la situation est plutôt bonne. On ne constate aucun signe clinique de myasthénie. La pyridostigmine (inhibiteur de la cholinestérase) est arrêtée depuis un an. Des corticoïdes, à la dose de 12 mg par jour, sont encore administrés.

Je me garderai bien cependant d'affirmer que la diététique est efficace dans la myasthénie, et ceci pour plusieurs raisons :

\* Une seule observation n'est pas suffisante.

\* La myasthénie peut entrer spontanément en rémission, parfois de façon prolongée.

\* Les corticoïdes n'ont pu être supprimés. À ce propos, il est intéressant de noter que **le régime hypotoxique évite la surcharge hydrique induite par les corticoïdes**, tant que les doses ne dépassent pas 20 mg par jour. Ce point m'a été rapporté par plusieurs personnes.

Des données beaucoup plus amples devront être rassemblées pour juger des résultats de ma méthode dans la myasthénie.

## 4. Pemphigus

Le pemphigus est une **dermatose bulleuse auto-immune**, où **les bulles siègent à l'intérieur de l'épiderme**. Elle est attribuée à des autoanticorps dirigés contre certaines protéines des desmosomes. Les desmosomes sont des structures assurant l'adhérence entre elles des cellules de l'épiderme ou kératinocytes. L'altération de ces structures aboutit à la formation de bulles.

Le pemphigus, autrefois souvent fatal, a vu son pronostic s'améliorer grâce à la corticothérapie. La **mortalité reste cependant de 10 %**.

J'ai eu l'occasion de tester ma méthode chez **deux femmes atteintes de cette dermatose** :

\* Chez la première, le pemphigus très grave 13 ans auparavant, avait été nettement amélioré après un an de corticothérapie et de plasmaphérèses. Il persistait depuis lors sous une forme atténuée, avec des vésicules apparaissant de temps en temps aux points de pression. Depuis le changement nutritionnel, ces vésicules ont presque disparu.

* Chez la seconde, le régime hypotoxique a été pratiqué pendant 13 mois. Les bulles se sont rapidement effacées, ce qui a permis de supprimer progressivement les corticoïdes. À l'arrêt de ceux-ci, les bulles ont récidivé de façon modérée, avant de s'en aller à nouveau. Le recul est cependant trop court pour porter une conclusion.

Au total, un bilan plutôt encourageant dans le pemphigus, mais qui demande à s'étoffer.

### 5. Purpura thrombocytopénique idiopathique (PTI)

Cette affection auto-immune a la particularité de ne pas être associée aux gènes HLA. Les plaquettes sanguines, fabriquées en quantité normale par la moelle osseuse, subissent dans le sang une agression immunologique, humorale et/ou cellulaire qui les fragilisent. Elles sont ensuite détruites rapidement, surtout au niveau de la rate.

J'ai essayé le régime de type ancestral dans **deux cas de PTI** tout à fait typiques, avec présence d'anticorps fixés sur les plaquettes. Au bout de six mois, ma méthode n'avait donné aucun résultat tangible. Elle n'avait pas permis de diminuer les doses de corticoïdes nécessaires pour éviter un effondrement du nombre des plaquettes. Elle n'a pas permis d'éviter la splénectomie (ablation de la rate) qui a nettement amélioré la situation.

Il s'agit donc d'**échecs du régime**, même si celui-ci n'a pas été pratiqué pendant un temps très long. Il est probable que la diététique est sans action sur le PTI.

### 6. Hépatite chronique active (HCA)

Cette maladie **auto-immune** rare touche beaucoup plus de femmes que d'hommes. Elle est associée aux gènes HLA-DR3 et DR4. Les principaux signes cliniques sont l'ictère (jaunisse), la sensibilité de l'hypochondre droit, l'altération de l'état général, la fièvre, l'augmentation de volume du foie et de la rate.

Les **examens biologiques** révèlent :

* La souffrance des cellules hépatiques, avec une augmentation des transaminases sériques et des gamma GT.

* Une sérologie négative pour le virus de l'hépatite B et le virus de l'hépatite C.

* Une réponse auto-immune avec une hypergammaglobulinémie et fréquemment des autoanticorps, les plus répandus étant les anticorps anti muscles lisses, anti noyaux, anti mitochondries, anti microsomes du foie, anti antigène hépatique soluble (SLA) et anti membrane des hépatocytes (LMA).

L'évolution spontanée se fait progressivement vers la cirrhose, avec 50 % de mortalité dans les cinq ans. Les traitements modernes (corticoïdes, immunosuppresseurs, transplantation du foie) ont réduit la mortalité à 12 %. L'HCA reste **un état grave, où le pronostic est réservé**.

Le régime hypotoxique a été essayé chez une femme de 45 ans, souffrant d'une HCA évoluant **sur le mode chronique depuis trois ans**. Les signes cliniques comportaient une fatigue marquée, des troubles digestifs, un subictère des conjonctives et des urines foncées. **Les explorations hépatiques étaient spontanément nettement perturbées** avec :

* Transaminase glutamooxalique autour de 200 unités (normalement moins de 40).
* Transaminase glutamopyruvique autour de 500 unités (normalement moins de 40).
* Gamma GT autour de 115 unités (normalement moins de 78).

Seuls les **corticoïdes** parvenaient à normaliser les tests hépatiques, la posologie quotidienne étant de 35 mg de prednisolone.

**Après quelques semaines de régime originel, la patiente a pu arrêter les corticoïdes**. La rémission clinique et biologique complète s'est maintenue. Le recul est maintenant de 3 ans. Une ponction biopsie de foie réalisée en 2000 montre des lésions plus légères qu'en 1996. Cette unique expérience est donc fort encourageante.

## 7. Cirrhose biliaire primitive (CBP)

Cette affection rare touche une personne sur 10 000 et **8 femmes pour 1 homme**. Elle frappe surtout les adultes au voisinage de la cinquantaine. Elle est considérée comme **auto-immune**, et d'ailleurs associée plus souvent que ne le voudrait le hasard à d'autres pathologies auto-immunes (JONES 1996).

La maladie est polyfactorielle. Des gènes de susceptibilité ont un rôle certain (DONOHUE et WILLIAMS 1996) (JONES et BASSENDINE 1997), comme le prouvent :

* La fréquence multipliée par 500 chez les apparentés directs aux patients.
* L'association modérée, mais irréfutable, avec HLA-DR8.

Des facteurs de l'environnement interviennent également (DONOHUE et WILLIAMS 1996), comme l'indiquent :

* La fréquence plus élevée en Europe du Nord qu'en Europe du Sud.
* La fréquence plus élevée dans les zones industrielles que dans les zones rurales.

Dans la recherche des agents causaux de la CBP (NEURBERGER 1997) on a accusé certaines bactéries : Escherichia coli, Mycobacterium gordonae et Paracoccus dénitrificans, mais on n'a pas apporté de preuves formelles.

La CBP est caractérisée par une **atteinte des canalicules biliaires intrahépatiques de taille moyenne**, l'agression initiale étant dirigée contre l'**endothélium** de ces canaux (GERSHWIN et MAC KAY 1995). Les cellules endothéliales expriment en grande quantité les molécules HLA de classe II (SPENGLER et coll. 1998) (NEUBERGER 1997). Un infiltrat inflammatoire où prédominent les **lymphocytes T CD4** (NEUBERGER 1997) détruit progressivement les canalicules biliaires qui sont remplacés par du tissu fibreux. La fibrose et l'inflammation s'étendent vers les espaces portes. Les conséquences des lésions sont doubles (ERLINGER et BENHAMO 1994) :

* **Cholestase** (difficulté à l'écoulement de la bile hors du foie).
* **Hypertension portale** (augmentation de la pression dans la veine porte et les veines affluentes).

Avec au stade terminal la cirrhose.

Sur le plan clinique, la CBP évolue en trois stades (LINDOR 1997) :

* **Un premier stade de latence clinique**, où sont déjà présents les

autoanticorps caractéristiques de la maladie : **anticorps antimitochondries**, sensibles et fidèles, détectés dans 96 % des cas et anticorps antinucléaires, détectés dans 25 % des cas. Les tests hépatiques restent longtemps normaux.

* **Un second stade où apparaissent les signes cliniques** : prurit généralisé (démangeaisons), fatigue, douleurs dans la région du foie, augmentation du volume du foie, troubles digestifs. L'ictère (jaunisse) est souvent tardif. Les **tests hépatiques** (transaminases sériques, gamma glutamyl transférase, phosphatases alcalines) deviennent **de plus en plus perturbés**. Le taux de bilirubine (pigment biliaire) dans le sang ne s'élève que tardivement.

* **Un troisième stade où s'installe la cirrhose** : gros foie dur, grosse rate, ascite (épanchement liquidien dans le péritoine), circulation collatérale abdominale, varices œsophagiennes qui saignent. L'évolution est alors assez rapidement fatale.

Si le diagnostic de CBP est hésitant, il peut à tout moment être confirmé par la **ponction biopsie de foie**.

Les traitements (JONES et BASSENDINE 1997) font appel aux **corticoïdes**, aux **immunosuppresseurs**, à **l'acide ursodéoxycholique** qui facilite l'élimination des acides biliaires toxiques et diminue le prurit, voire à des produits qui seraient antifibrotiques (colchicine, méthotrexate). Ces médicaments ne font que retarder une évolution inexorable. **La survie moyenne est de 7 ans et demi**. Le seul moyen de sauver les patients est la **transplantation de foie**.

Si j'applique ma conception des maladies auto-immunes à la CBP, je propose que l'agent causal soit un peptide alimentaire ou plus vraisemblablement bactérien, entré dans l'organisme à travers la muqueuse du grêle trop perméable et ayant un tropisme pour les cellules endothéliales des canalicules biliaires où il va se déposer. L'apparition de molécules HLA de classe II sur ces cellules va permettre la captation du peptide étranger et sa présentation aux lymphocytes T CD4. Il s'ensuit une réponse immunitaire qui va détruire les cellules des canalicules biliaires hébergeant le peptide et conduire aux lésions de la CBP.

Si mon hypothèse est bonne, le régime alimentaire ancestral doit être le meilleur traitement. Je n'ai essayé ma méthode que chez **un seul malade avec CBP**. C'est **une observation extraordinaire** qui mérite d'être narrée de façon détaillée.

*Observation DIV 39*

Mme G..., âgée de 43 ans, ne présente aucun antécédent pathologique. En 1989, elle subit **plusieurs agressions psychiques**, d'abord trois hold-up qui se déroulent dans la banque où elle travaille, ensuite des problèmes de santé qui affectent ses parents.

Quelques temps plus tard, se sentant **anormalement fatiguée** et souffrant de faux vertiges, elle consulte son médecin. Des examens biologiques sont effectués, qui révèlent une augmentation modérée des transaminases sériques (SGOT et SGPT) et des gamma glutamyl transférases (γ GT). Le foie paraît normal à l'échographie.

Les troubles cliniques persistant, la malade va voir en 1991 un gastroentérologue. Celui-ci pratique une **ponction biopsie de foie** qui met en évidence plusieurs anomalies :

* Une altération des canalicules biliaires intrahépatiques.
* Un infiltrat inflammatoire canalaire et péricanalaire.
* Une fibrose portale et périportale modérée, sans signes de cirrhose.

De plus, le bilan biologique montre une hypergammaglobulinémie, des **anticorps antimitochondries** au titre de 1/2560 et des anticorps antinucléaires au titre de 1/1280. On ne trouve aucun autre autoanticorps. Les anticorps dirigés contre les virus des hépatites A, B, C sont absents. Le gastroentérologue porte à juste titre le **diagnostic de CBP**, diagnostic qui sera confirmé deux ans après par un professeur de médecine de Marseille.

Un traitement par acide ursodéoxycholique, acupuncture et ostéopathie est instauré. Les manifestations cliniques disparaissent et les tests hépatiques se normalisent. À partir de 1993, s'installe un **prurit** intermittent, à prédominance nocturne, accompagné d'une élévation modérée de la bilirubine à 15 mg. Cependant, la patiente reste en assez bonne santé pendant les cinq années suivantes.

En février 1998 se produit brutalement une décompensation de l'état hépatique, avec apparition d'une ascite et d'autres signes cliniques et biologiques, traduisant sans équivoque l'existence d'une **cirrhose** avancée au niveau du foie. La malade choisit alors pour gastroentérologue un professeur de médecine de Nîmes. Celui-ci ponctionne l'ascite et prescrit 20 mg de Cortancyl, un diurétique et l'acide ursodéoxycholique. Il avertit Mme G... de la gravité de son état et la prévient de la **nécessité d'une transplantation de foie**, sans laquelle elle est condamnée.

La malade vient me consulter quelques jours plus tard. À l'examen clinique, l'ascite est évidente, accompagnée d'une circulation collatérale, de saignements par rupture de varices œsophagiennes et d'une grosse rate, tous ces signes indiquent une **hypertension portale majeure**. Le prurit chronique et l'élévation de la bilirubine dénoncent une **cholestase**. Le foie est gros et dur, en raison de la stase biliaire et de la cirrhose. **Les tests hépatiques sont fortement perturbés** (voir tableau XV), décelant une cytolyse (destruction des cellules hépatiques). Enfin l'état général est altéré, avec une diarrhée quotidienne et une anémie nette.

| Tableau XV – **ÉVOLUTION DES TESTS HÉPATIQUES CHEZ Mme G...** | | | | | | | |
|---|---|---|---|---|---|---|---|
| | Mars 1998 (avant régime) | Juillet 1998 | Janvier 1999 | Juillet 1999 | Décembre 1999 | Mars 2000 | Taux normaux |
| SGOT | 200 | 114 | 90 | 83 | 51 | 45 | < 52 |
| SGPT | 170 | 117 | 74 | 60 | 45 | 39 | < 52 |
| γ GT | 356 | 210 | 104 | – | – | 29 | < 78 |
| Ph. Alc. | 795 | 356 | – | 293 | 188 | 138 | < 126 |

Effectivement, l'état de Mme G... est désespéré et la greffe de foie semble la seule solution. La patiente souhaite pourtant essayer mon régime alimentaire. Je pense qu'elle est venue me voir beaucoup trop tard et que la tentative sera inutile. Je lui explique cependant ma méthode, en me disant que, si celle-ci échoue sur ces lésions de cirrhose très avancée, elle pourra être intéressante en cas de transplantation hépatique, afin d'éviter que le processus auto-immun de CBP aille frapper le foie greffé.

Trois mois plus tard, Mme G... m'appelle au téléphone. **Elle suit scrupuleusement les prescriptions diététiques et se sent beaucoup mieux**. **Le prurit a cessé et le ventre s'est aplati**. Les hémorragies digestives liées aux varices œsophagiennes se sont taries. Le transit intestinal s'est normalisé et les selles se sont recolorées. L'appétit et le tonus sont excellents. Surpris par cette évolution favorable, je la convoque pour l'examiner. Je constate effectivement **la disparition de l'ascite, de la circulation collatérale et du gros foie**. Seule persiste une grosse rate qui déborde de 4 cm le rebord costal et qui détruit en excès les globules rouges, globules blancs et plaquettes, d'où une anémie, une leucopénie et une plaquettopénie modérées. **Les tests hépatiques sont clairement améliorés** (tableau XII).

Depuis cette époque **l'état clinique est resté excellent**. Mme G... marche pendant 6 heures chaque week-end. **Les explorations hépatiques continuent de se bonifier** et sont parvenues en mars 2000 aux limites de la normale (tableau XII). Les anticorps antimitochondries ont diminué leur titre de moitié et les anticorps antinucléaires de 7/8. Les seuls médicaments administrés sont de petites doses de corticoïdes (probablement inutiles à mon avis), un diurétique et l'acide ursodésoxycholique, qui est un dépuratif biliaire.

Le gastroentérologue, qui n'a jamais vu une CBP se comporter de cette manière, continue de proposer une transplantation de foie, qui n'a plus lieu d'être actuellement. Sauf accident, par exemple des stress importants, une autre affection hépatique ou une détérioration de l'intestin grêle, Mme G... a de bonnes chances de conserver **cet équilibre, qui dure depuis deux ans**, pendant le reste de sa vie.

### 8. Uvéite antérieure aiguë (UAA)

L'UAA accompagne souvent la spondylarthrite ankylosante et présente comme celle-ci une association fréquente avec HLA-B27. **Ceci suggère que l'UAA a un mécanisme analogue à celui de la SPA**. Un peptide commun aux diverses bactéries impliquées dans la SPA, semblable ou différent du peptide responsable de la SPA, irait s'accumuler au niveau de la chambre antérieure de l'œil. Ce peptide, présenté par la molécule HLA-B27 aux lymphocytes T CD8 +, susciterait une réponse immunitaire allant frapper les structures oculaires qui hébergent le peptide, bientôt suivie d'une réponse inflammatoire.

Une autre possibilité est que le peptide exogène demeure extraoculaire et que la réponse immunitaire qu'il déclenche aille frapper « par réaction croisée » un peptide endogène de l'œil.

J'ai testé ma méthode nutritionnelle dans **10 cas d'UAA**, l'une isolée, les neuf autres liées à une SPA. Les résultats ont toujours été excellents.

### 9. Syndrome de Guillain-Barré

Cette maladie assez mystérieuse est ordinairement considérée comme une atteinte inflammatoire auto-immune du système nerveux. C'est pourquoi j'en parlerai dans ce chapitre.

Le syndrome de Guillain-Barré associe classiquement des paralysies, une perte des réflexes tendineux et une dissociation albumino cytologique dans le liquide céphalo-rachidien (augmentation de l'albumine sans augmentation des cellules). Par rapport à la poliomyélite souvent grave, il passait pour bénin. En fait, la mortalité est de 15 % (SERRATRICE 1996).

Le Guillain-Barré, entité aux contours assez flous, peut adopter plusieurs formes (VALLAT et coll. 1999). Je me limiterai ici à **l'atteinte aiguë démyélinisante**, la plus fréquente d'entre elles. J'en ai rencontré un cas.

*Observation NEUR 23*

Mme P... ne possède aucun antécédent personnel important. En décembre 1996, à l'âge de 36 ans, elle présente brutalement un tableau inquiétant : maux de tête, vomissements, raideur de la nuque, fatigue majeure et fièvre. On pense d'abord à une méningite, mais bientôt surviennent d'autres signes : vertiges, douleurs musculaires, douleurs articulaires et surtout :

\* Paralysie des membres inférieurs et plus modérément du membre supérieur gauche.

\* Aréflexie ostéotendineuse dans les régions paralysées.

\* Troubles sensitifs de l'hémicorps gauche avec anesthésie et impressions fort pénibles de brûlures.

\* Flou visuel.

Ces manifestations neurologiques, ainsi que les données de la ponction lombaire et de l'électromyogramme, orientent vers le **diagnostic de syndrome de Guillain-Barré**. Un traitement par un antipaludéen de synthèse et un AINS est instauré, mais s'avère peu efficace. Cependant les symptômes régressent très lentement et une rémission partielle est obtenue. Malheureusement, en janvier 1999, survient une **rechute**, avec un aspect analogue à celui de la première poussée.

Cinq mois plus tard, en juin 1999, la malade adopte le régime alimentaire hypotoxique. Les manifestations neurologiques s'atténuent progressivement et assez rapidement, qu'il s'agisse du déficit moteur, des troubles sensitifs ou de l'atteinte visuelle. En avril 2000, **après dix mois de nutrition à l'ancienne, les progrès sont énormes**, sans qu'on puisse pourtant parler de guérison. Les signes de Guillain-Barré sont totalement absents au repos, en particulier le matin au lever. En cas d'efforts dans la journée, ils réapparaissent l'après-midi sous une forme discrète. Les entorses au régime sont suivies d'une petite rechute.

*Commentaires*

1) Le contraste entre l'évolution chronique et rebelle malgré les médicaments et l'amélioration rapide sous régime original suggère que le **changement nutritionnel est probablement efficace dans le Guillain-Barré**. Les récidives modérées en cas d'écart confirment cette impression.

2) Dans la forme décrite ici, les lésions neurologiques sont constituées

par une démyélinisation consécutive à des foyers inflammatoires, avec parfois altération de certains axones (SERRATRICE 1996). Si la cause du syndrome reste discutée, une des pistes les plus solides est basée sur la présence d'anticorps, parmi lesquels des **IgA**, **dirigés contre une bactérie intestinale, Campylobacter jejuni**, chez 38 % des patients (SERRATRICE 1996) (TOKYA 1999). La plupart des auteurs attribuent les lésions neurologiques à une réponse immunitaire de l'hôte.

Il est donc tentant de proposer qu'un peptide de Campylobacter jejuni soit l'agent causal du Guillain-Barré. Ce peptide, ayant franchi la barrière intestinale, entrerait dans la circulation générale et susciterait une réponse immunitaire, celle-ci allant frapper par « réaction croisée » certaines structures du système nerveux.

La diététique agirait en éradiquant Campylobacter jejuni de la flore intestinale et en restaurant l'étanchéité de la muqueuse du grêle. La réponse immunitaire, n'étant plus entretenue par le passage de peptides bactériens, s'éteint et la rémission clinique s'ensuit.

### 10 Vascularites avec ANCA

Depuis une quinzaine d'années ont été identifiées des vascularites assez rares, très souvent accompagnées **d'anticorps dirigés contre le cytoplasme des polynucléaires neutrophiles** et désignés par le diminutif ANCA (anti neutrophil cytoplasmic antibodies). Les deux principales vascularites de ce groupe sont les maladies de Wegener et de Churg et Strauss.

La **granulomatose de Wegener** est diagnostiquée grâce à des critères précis définis par l'American Council of Rheumatism (JAFFE 1997) :

1) Manifestations ORL, dominées par une inflammation nasale ou buccale, avec ulcères douloureux.

2) Manifestations pulmonaires avec :
* Sur les radiographies des images de nodules, d'infiltrats ou de cavités.
* Sur les biopsies des granulomes associés à des plages de nécrose.

3) Manifestations rénales avec une hématurie microscopique et sur les biopsies une glomérulonéphrite nécrosante, segmentaire et focale.

4) Vascularite nécrosante et granulomateuse, touchant les artères de petit calibre et les veines.

Mais de nombreux autres signes cliniques peuvent être rencontrés.

Sur le plan biologique, on relève une accélération de la VS, une anémie, une leucocytose avec polynucléose neutrophile. Surtout on détecte presque toujours des ANCA qui, dans la technique d'immunofluorescence indirecte, entraînent presque toujours une **fluorescence diffuse du cytoplasme** et sont **dirigés contre la protéinase 3**.

La **maladie de Churg et Strauss** ressemble beaucoup au Wegener, mais présente certains caractères distinctifs qui permettent son diagnostic (REID et coll. 1998) :

1) Manifestations pulmonaires plus constantes, avec presque toujours un asthme.

2) Atteintes rénale et oculaire plus rares.

3) D'autres localisations sont au contraire plus fréquentes : système nerveux périphérique, péricarde, muscles, tube digestif.

4) Eosinophilie dans 90 % des cas.

5) Vascularite nécrosante et granulomateuse, avec présence d'éosinophiles dans les granulomes, fréquence de rétrécissements vasculaires et des microanévrismes.

Au niveau biologique, on constate comme dans le Wegener un syndrome inflammatoire. Mais les ANCA sont plus inconstants, trouvés seulement chez 60 % des patients. Surtout ils se traduisent presque toujours par une **fluorescence périnucléaire**. Ils sont souvent **dirigés contre la myéloperoxydase**.

Les maladies de Wegener et de Churg-Strauss ont une **évolution spontanée souvent fatale**. Heureusement, les **corticoïdes** et les **immunosuppresseurs** ont nettement amélioré le pronostic.

Le régime alimentaire ancestral a été essayé dans deux cas de Wegener et un cas de Churg-Strauss. Les **trois malades** sont très satisfaits de ce mode nutritionnel. Celui-ci a eu ses bons effets habituels sur l'état général, aussi bien physique que psychique. L'impact sur la vascularite est variable. Certes les trois patients sont en rémission, mais ils n'ont pu supprimer les corticoïdes. Chez l'un qui ne prend que 6 mg par jour de cortisone et qui va très bien depuis un an, on peut parler de succès probable du régime. Pour les deux autres qui prennent encore 30 mg de cortisone, l'impression est plus mitigée. Il faudra donc plus de cas et plus de recul pour autoriser des conclusions plus fermes.

## 11. Neuropathies périphériques idiopathiques

Ces troubles moteurs et/ou sensitifs des nerfs périphériques correspondent aux anciennes polynévrites et polyradiculonévrites. En l'absence d'origine connue, elles sont **assez souvent considérées comme auto-immunes** (VALLAT et VALLAT-DEVOUVELAERE 2000). Elles répondent en général fort mal aux traitements médicamenteux.

Le régime alimentaire original a été mis en œuvre chez **6 sujets** atteints de ce type de neuropathie. Le bilan a été le suivant :

* Un échec, la situation continuant à s'aggraver.

* Trois stabilisations, la tendance à la détérioration progressive ayant été arrêtée, sans qu'il y ait cependant de récupération.

* Deux améliorations, l'une modérée, l'autre franche.

Les lésions des nerfs deviennent souvent définitives, parce que les petits vaisseaux (vasa nervorum) qui nourrissent les nerfs sont fragiles et facilement détruits par la réaction immunitaire et inflammatoire. Le nerf plus ou moins nécrosé est alors irrécupérable.

Le changement nutritionnel paraît capable d'éteindre dans la plupart des cas le processus qui agresse le nerf. Il est donc essentiel **d'utiliser la méthode le plus précocement possible**, avant que se constituent des séquelles irréversibles.

## 12. Néphropathie à IgA

Également appelée **maladie de Berger**, elle est la **plus répandue des glomérulopathies** (atteinte des glomérules rénaux). Elle est caractérisée par des **dépôts d'IgA au niveau des glomérules**, plus précisément au niveau du tissu appelé **mésangium** (BERTHOUX 1995). Elle évolue progressivement, plus ou moins vite selon les sujets, vers **l'insuffisance rénale chronique**. Aucun des nombreux médicaments qui ont été proposés ne peut enrayer cette aggravation inexorable.

Plusieurs éléments suggèrent que des déchets bactériens ou alimentaires d'origine intestinale peuvent être responsables de cette affection, qui semble donc xénoimmune plutôt qu'auto-immune :

1) Il est difficile d'incriminer des IgA isolées, car celles-ci n'ont aucune tendance à se déposer dans les glomérules, comme on le constate chez certains malades dont le sang est très riche en IgA (myélome à IgA, certains SIDA) (ALAMARTINE 1995).

2) Les IgA qui interviennent dans la maladie de Berger sont probablement sécrétées par des plasmocytes au niveau de la muqueuse du grêle. Rappelons qu'on distingue deux variétés d'IgA :

\* Les IgA1, fabriquées dans la moelle osseuse, qui sont des monomères (molécules uniques).

\* Les IgA2, fabriquées au niveau des muqueuses, qui sont des dimères (molécules doubles), les deux IgA étant reliées par la pièce sécrétoire et par la chaîne J (figure 4).

ALAMARTINE (1999) pense que les IgA qui s'accumulent dans les glomérules rénaux sont des IgA1, car elles sont dépourvues de la pièce sécrétoire que les IgA2 acquièrent lors de la traversée d'une muqueuse. Mais ces IgA possèdent la chaîne J, ce qui en fait des dimères. À mon avis, il s'agit **d'IgA2 produites au niveau de l'intestin, mais qui n'ont jamais franchi la muqueuse**. Ces IgA2 ont rencontré des protéines antigéniques venues de la lumière digestive à travers l'épithélium intestinal. Elles ont formé avec ces protéines alimentaires et/ou bactériennes des complexes immuns passés ensuite dans le sang.

3) Dans le mésangium, on ne trouve pas seulement des IgA, mais aussi des IgG (souvent), des IgM (parfois), la fraction du complément (toujours) (PETTERSSON 1997) et surtout de multiples variétés d'antigènes bactériens ou alimentaires (SATO et coll. 1990).

4) La maladie de Berger est associée beaucoup plus souvent que ne le voudrait le hasard avec la SPA, le Crohn, la rectocolite hémorragique, la maladie cœliaque et la dermatite herpétiforme. Le point commun à ces divers désordres paraît être **une perméabilité exagérée de la muqueuse du grêle**.

**La pathogénie de la néphropathie à IgA** pourrait dès lors être la suivante (figure 39) :

\* Chez des individus génétiquement prédisposés, augmentation de la perméabilité intestinale sous l'impact de l'alimentation moderne et d'une flore bactérienne modifiée.

\* Traversée de protéines et de peptides, les uns bactériens, les autres alimentaires.

\* Réponse immunitaire contre ces hétéroantigènes, avec production d'une forte quantité d'IgA, mais aussi d'autres anticorps.

\* Formation de complexes immuns antigène + anticorps qui circulent dans le sang.

## Figure 39 – UNE HYPOTHÈSE SUR LA PATHOGÉNIE DE LA NÉPHROPATHIE À IgA

Alimentation moderne
- Flore de putréfaction → Excès de déchets bactériens
- Non adaptation des enzymes → Excès de déchets alimentaires
- Non adaptation des mucines → Agression de la muqueuse du grêle → Hyperperméabilité du grêle

↓

Traversée de déchets bactériens et alimentaires

↓

Immunisation contre les antigènes présents dans ces déchets

↓

Production d'anticorps surtout IgA d'origine intestinale

↓

Formation de complexes immuns (CI) circulants

↓

Dépôts des CI dans les glomérules → Épuration par les macrophages

↓

Destruction progressive du rein par les polynucléaires, le complément, les enzymes lysosomiaux, les radicaux libres, les médiateurs de l'inflammation

↓

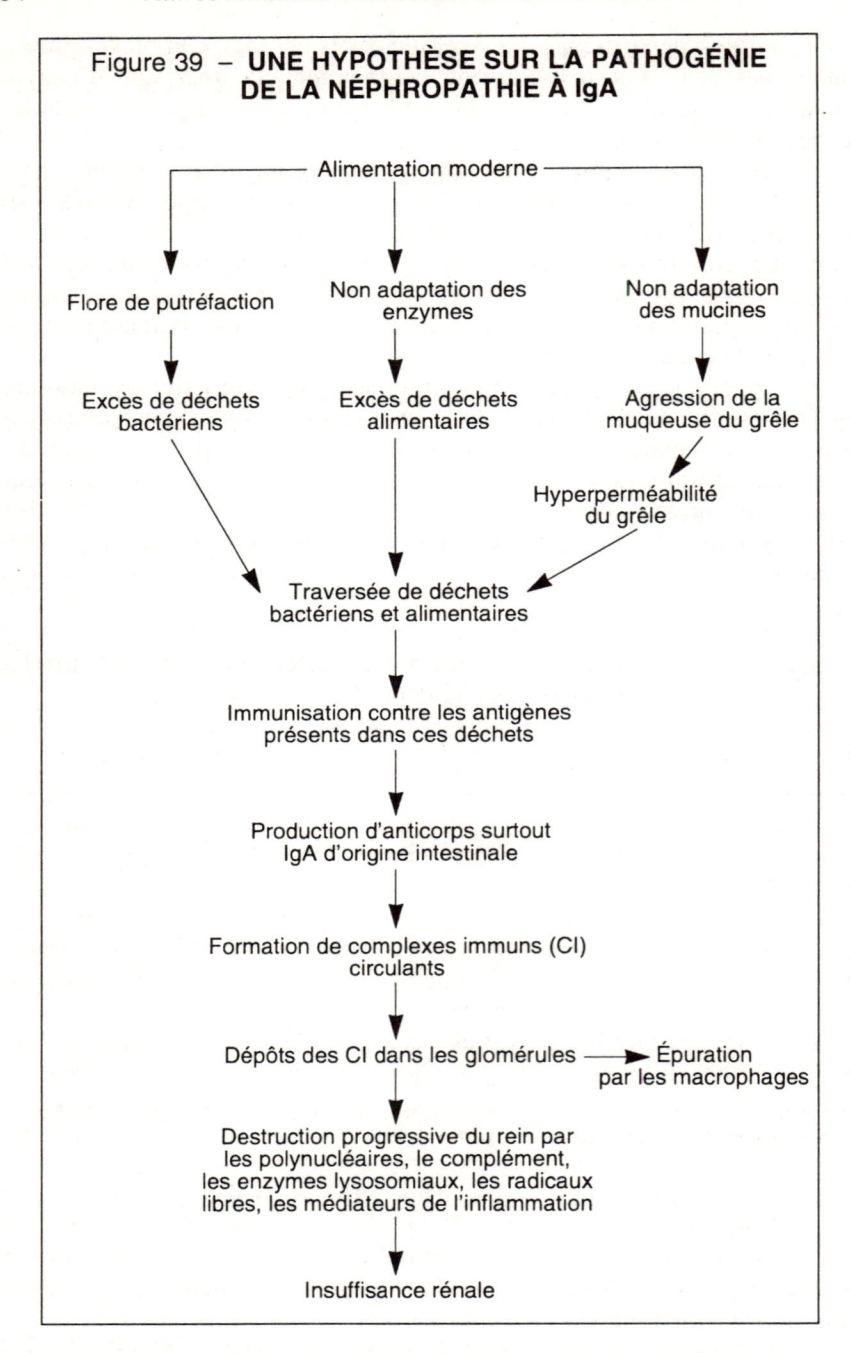

Insuffisance rénale

\* Dépôt des complexes immuns dans les capillaires glomérulaires, sur et sous les cellules endothéliales, favorisé par la pression sanguine 4 fois plus forte dans les capillaires glomérulaires que dans les capillaires banaux.

\* Sur les anticorps des complexes immuns viennent se fixer les divers facteurs du complément, les polynucléaires neutrophiles, les macrophages et les cellules dendritiques. Les cellules voisines des complexes immuns sont lésées par l'action lytique du complément, la libération d'enzymes lysosomiales, la libération de radicaux libres et la sécrétion de médiateurs de l'inflammation.

Il paraît donc **logique** de proposer le **régime hypotoxique** dans la maladie de Berger, pour **tarir le flux de molécules antigéniques issues de l'intestin**. Ceci dans le but de freiner, voire d'arrêter les arrivées de complexes immuns dans les glomérules. Il serait intéressant de voir si les neutrophiles et les macrophages sont capables de phagocyter les complexes immuns déjà déposés, ce qui permettrait éventuellement de rétablir le fonctionnement de certains glomérules.

La diététique est actuellement pratiquée par **6 patients** (5 hommes et une femme) atteints de néphropathie à IgA. Les signes principaux de l'atteinte rénale sont l'hématurie microscopique, la protéinurie et plus inconstamment l'hypertension artérielle, mais ils n'ont pas une grande valeur pronostique. Le meilleur moyen d'apprécier l'état du rein est **le dosage de la créatinine dans le sérum**. C'est ce paramètre que j'ai utilisé pour dresser un bilan des résultats (tableau XVI.

| Tableau XVI – **RÉSULTATS DE LA DIÉTÉTIQUE CHEZ 6 PATIENTS ATTEINTS DE NÉPHROPATHIE À IgA** | | | |
|---|---|---|---|
| Numéro du malade | Créatinine en mg avant régime | Créatinine en mg sous régime | Recul |
| 1 | 36 | 35 | 4 ans |
| 1 | 36 | 43 | 5 ans et 6 mois |
| 2 | 21 | 18 | 3 ans et 6 mois |
| 3 | 15 | 12 | 1 an et 3 mois |
| 4 | 15 | 11 | 1 an et 2 mois |
| 5 | 20 | 20 | 6 mois |
| 6 | 20 | 16 | 6 mois |

Le malade numéro 1 a été dédoublé pour montrer l'efficacité du régime d'exclusion pendant 4 ans, puis la détérioration du rein survenue ensuite.

Si l'on considère les cinq derniers malades venus me consulter avec une créatininémie supérieure à la normale (plus de 13 mg), mais pas trop élevée, on n'observe que le taux de créatinine reste stable chez un sujet et diminue de 3 ou 4 mg chez les autres sujets. Ceci suggère que :

1) **Le régime ancestral paraît capable d'arrêter l'évolution classiquement inexorable de la maladie de Berger**. Des cas plus nombreux et un recul plus grand devraient, je l'espère, confirmer cette notion.

2) La diminution de 3 ou 4 unités du taux de créatinine indique une **possibilité de récupération de certains glomérules, enflammés mais non détruits**.

3) Il demeure impossible d'abaisser la créatininémie au-dessous d'un certain seuil. Ceci prouve que certains glomérules sont définitivement détruits.

Je vais maintenant narrer de façon plus détaillée l'histoire du patient numéro 1, qui constitue le cas le plus ancien et aussi le plus grave.

*Observation BERG 2*

M. N..., professeur d'éducation physique, ne présente aucun antécédent pathologique important. Ses ennuis commencent à l'âge de 28 ans, où il va développer une maladie de Berger, suivie sept ans plus tard d'une rectocolite hémorragique.

L'affection rénale a débuté en 1985 par une hématurie microscopique, accompagnée bientôt d'une hypertension artérielle et d'une protéinurie d'environ 1 gramme par 24 heures. Une ponction biopsie de rein affirme le diagnostic de **néphropathie à IgA**. En 1990, un test estime que 50 % des glomérules sont détruits.

**Le taux de créatinine** dans le sérum, mesure fidèle de la valeur fonctionnelle du rein, **ne cesse d'augmenter**. De 10 mg en 1985, il passe à 17 mg en 1990, 28 mg en 1993 et 35 mg en 1994.

En 1992, une **rectocolite hémorragique** (RCH) vient encore compliquer la situation. Les selles deviennent trop liquides, contenant du sang et des glaires. Une coloscopie avec biopsie met en évidence des lésions de RCH, débutant à 25 cm de l'anus et s'étendant sur la partie haute du rectum et la partie basse du sigmoïde.

Pratiquement indifférente aux divers médicaments essayés, la RCH évolue par poussées du mois de novembre au mois de mai (7 mois) séparées par des rémissions entre juin et octobre (5 mois).

M. N... vient me consulter en décembre 1994 dans cet état assez inquiétant. Il applique avec beaucoup d'assiduité ma méthode nutritionnelle. Quatre ans plus tard, les résultats sont les suivants :

\* **Le bilan rénal est analogue à celui de décembre 1994**, avec une créatininémie à 35 mg, une clearance de la créatinine à 0,41 mg/litre et une protéinurie de 24 heures à 0,48 g.

\* **La RCH**, qui a d'abord paru résistante au changement de nourriture, **est peut être en cours d'amélioration**. Une rémission complète se poursuit depuis 13 mois, la plus longue jamais observée depuis le début de l'affection.

\* Le patient se sent cliniquement en pleine forme.

Hélas, 18 mois après ce contrôle, soit après 5 ans et demi d'évolution, alors que le malade ne se plaint de rien sur le plan clinique, on constate une hausse de la créatinine à 43 mg, indiquant une aggravation des lésions et faisant craindre dans un avenir proche une insuffisance rénale sévère, obligeant à recourir à l'hémodialyse (rein artificiel) ou à la transplantation de rein.

*Commentaires*

1) Le problème de la RCH sera considéré dans son ensemble au chapitre 23.

2) Quand le rein présente des lésions graves, comme chez M. N..., **on peut craindre une détérioration à long terme**, même en l'absence de nouvelles agression par des complexes immuns. On peut se trouver dans une situation analogue au rejet chronique qui détruit le greffon rénal. Lorsqu'il ne reste plus que 30 % des glomérules, ceux-ci sont obligés d'effectuer le travail normalement réparti entre 100 % des glomérules. Les glomérules sont donc surchargés de besogne et peuvent mourir d'épuisement. La destruction est d'origine mécanique et non plus immunologique.

3) **Il est donc capital de commencer le traitement diététique à un stade précoce**, lorsque la grande majorité des glomérules sont encore indemnes ou seulement enflammés.

4) Quand il est venu me consulter, M. N... était promis au rein artificiel dans l'année à venir, selon les prévisions des néphrologues. Bien que la diététique ait été entreprise à un stade trop avancé, il a cependant gagné de précieuses années.

5) Si M. N... doit avoir un jour recours **à une transplantation rénale**, il faut qu'il sache qu'à long terme, la néphropathie à IgA attaque presque à tout coup le greffon (VAN DEN BOOG et coll. 1999). Ceci n'est pas surprenant, car l'hyperperméabilité intestinale induite par l'alimentation moderne persiste, constituant le facteur causel majeur de la maladie de Berger. **Le régime ancestral sera la meilleure protection contre cette récurrence**.

### 13. Maladie de La Peyronie

Cette affection est caractérisée par une réaction immunitaire et inflammatoire dirigée contre **certaines structures conjonctives du pénis** et engendrant un processus de **sclérose** et de **calcification**. La verge, normale au repos, devient douloureuse et déformée à l'érection. Les zones sclérosées forment des masses perceptibles et **les rapports sexuels sont difficiles ou impossibles**. L'évolution spontanée est très rarement favorable et le tableau clinique persiste, à l'état chronique. Les multiples traitements médicaux et chirurgicaux proposés sont peu satisfaisants.

J'ai eu l'occasion de prescrire le régime d'exclusion à **4 sujets** atteints de maladie de La Peyronie. Une **nette amélioration** a toujours été obtenue en quelques mois. Sur le plan génital, on note une régression progressive des déformations et des masses de sclérose, alors que les rapports sexuels qui étaient impossibles sont devenus réalisables sans douleurs.

## B. MALADIES OÙ LA DIÉTÉTIQUE MÉRITERAIT D'ÊTRE ESSAYÉE À TITRE CURATIF

La liste de ces maladies est détaillée sur le tableau XVII. Pour beaucoup d'entre elles, il est difficile de savoir si la réponse immunitaire est mise en œuvre contre un autoantigène ou un xénoantigène, d'où le titre du tableau.

Dans ces affections, **deux situations sont possibles** :

\* **Ou bien, il n'y a pas de lésions d'un organe**. C'est le cas des anémies hémolytiques à autoanticorps et des granulopénies auto-immunes.

\* **Ou bien les lésions de l'organe se constituent progressivement**, au cours d'un laps de temps s'étendant généralement sur plusieurs années.

C'est le cas de la néphropathie membraneuse idiopathique et de la polychondrite atrophiante.

> **Tableau XVII — MALADIES AUTO-IMMUNES OU XÉNOIMMUNES OÙ LE RÉGIME DEVRAIT ÊTRE ESSAYÉ À TITRE CURATIF**
>
> Maladie d'Addison idiopathique
> Syndrome de Goodpasture
> Néphropathie membraneuse idiopathique
> Néphrose lipoïdique
> Glomérulopathies à complexes immuns
> Pemphigoïde bulleuse
> Artérite temporale de Horton
> Périartérite noueuse
> Polychondrite atrophiante
> Maladie de Biermer
> Anémies hémolytiques à autoanticorps
> Granulopénies auto-immunes

Dans la première situation, le régime alimentaire peut être essayé à tout moment. Dans la seconde situation, il doit être tenté le plus précocement possible, car il est impossible de récupérer les structures qui ont été détruites.

Dans certains troubles, la diététique peut être donnée seule. Dans d'autres, elle doit être associée à des médicaments. Ainsi dans l'artérite temporale de Horton, les corticoïdes à doses élevées sont obligatoires, en raison du grand risque de cécité.

## C. MALADIES OÙ LA DIÉTÉTIQUE MÉRITERAIT D'ÊTRE ESSAYÉE À TITRE PRÉVENTIF

Il est des affections où le processus auto-immun, agissant à bas bruit, détruit en quelques mois à deux ans certaines cellules spécialisées. Lorsque la totalité ou la quasi totalité des cellules ont été lysées, la maladie éclate. **Les lésions sont définitives et aucune récupération n'est possible**. Le régime est donc inutile sur le plan curatif. Par contre il pourrait être intéressant sur le **plan préventif**. Dans ce cadre s'inscrivent la narcolepsie et le diabète sucré insulinodépendant.

*Narcolepsie*

La narcolepsie est un **trouble primitif du sommeil** dont les principaux signes cliniques sont :
* Des accès irrésistibles de sommeil.
* Une somnolence diurne excessive.
* Des accès de cataplexie (perte brutale du tonus musculaire).

La narcolepsie n'est pas exceptionnelle. Sa fréquence est de 0,04 % en France. La concordance chez les jumeaux monozygotes est de 35 %, ce qui montre que la maladie est **polyfactorielle**, avec participation de facteurs génétiques et de facteurs environnementaux. La pathogénie de cette hypersomnie reste inconnue, mais l'extraordinaire association avec HLA-DR15 trouvé chez 98 % des patients est fortement en faveur d'un **mécanisme auto-immun**.

La narcolepsie pourrait être due à la destruction par une réponse immunitaire des neurones produisant les **hypocrétines** (BILLIARD et DAUVILLIERS 2000). Les hypocrétines A et B sont des neuropeptides qui sont impliqués dans la régulation des processus veille/sommeil. Les neurones qui les sécrètent sont situés dans la partie latérale de l'hypothalamus.

La narcolepsie se déclare parfois brutalement, sans signes prémonitoires. Plus souvent, elle succède à une période troublée de quelques mois à deux ans où des symptômes discrets sont déjà repérables. La diététique pourrait s'avérer bénéfique au moins en partie à ce stade. Il serait cependant plus logique de la mettre en œuvre bien avant le début des premières manifestations, à titre préventif.

Nous sommes capables aujourd'hui de **distinguer, parmi les enfants d'un narcoleptique, ceux qui risquent de contracter l'hypersomnie** et ceux qui resteront indemnes. Les premiers possèdent HLA-DR15, les seconds ne le possèdent pas. Les chances pour un individu exposé de développer la maladie sont d'environ une chance sur 50.

La narcolepsie, une fois installée, ne guérit par aucun médicament et constitue un handicap certain. Elle interdit certains métiers, comme par exemple ceux qui nécessitent la conduite d'un véhicule. Cependant, même si la diététique devait s'avérer une méthode préventive efficace, combien de sujets à risque accepteront-ils de la pratiquer, sachant qu'ils n'ont qu'une chance sur 50 d'être atteints un jour par l'hypersomnie, gênante certes, mais non mortelle ?

### *Diabète sucré de type 1 (DS1)*

Le DS1 a une fréquence de 0,2 %. Il est aussi appelé diabète sucré insulino dépendant (DID). Réparti de façon égale dans les deux sexes, il débute avant 35 ans et souvent au cours de l'enfance. Il est caractérisé par la **destruction des cellules β des îlots de Langherans du pancréas**, ce qui se traduit par **l'absence de sécrétion d'insuline**.

Le DS1 est considéré comme auto-immun. De nombreux **autoanticorps** ont été détectés (ATKINSON et MACLAREN 1993), dont les plus répandus sont dirigés contre le cytoplasme des cellules ß des îlots de Langherans (fréquence 80 %), contre l'insuline (fréquence 45 %) et contre la glutamate décarboxylase ou GAD (fréquence 80 %). Ces autoanticorps semblent, non pas causaux, mais secondaires ou témoins. La responsabilité majeure du DS1 est attribuée aux **lymphocytes T** (BACH 1989) et en particulier aux TCD4 abondants dans l'infiltrat cellulaire qui occupe les îlots de Langherans. **L'expression aberrante des molécules HLA de classe II** sur la membrane des cellules ß suggère le rôle causal d'un peptide présenté par ces molécules HLA aux TA.

L'insuline étant indispensable pour l'utilisation du glucose sanguin par les cellules, son absence se traduit par l'augmentation du taux de glucose dans le sang (**hyperglycémie**) et son passage dans les urines (**glycosurie**). Les perturbations biologiques induisent des signes cliniques : **polydipsie** (soif exagérée), **polyphagie** (appétit exagéré) et **amaigrissement** progressif.

Sans traitement, l'évolution se fait vers un **coma acidocétosique mortel**. L'**insulinothérapie** permet une survie prolongée, mais il est impossible, malgré de nets progrès dans les techniques d'injection, de modifier à chaque instant les apports d'insuline pour les adapter aux besoins variables des cellules. La conséquence de cet inconvénient est que la plupart des malades développent tôt ou tard des **complications dites dégénératives au niveau des petits vaisseaux** :

\* Rétiniens (rétinite diabétique avec risque de cécité).
\* Coronaires (infarctus du myocarde).
\* Périphériques (artérite des membres inférieurs).
\* Rénaux (insuffisance rénale progressive).

La glycation exagérée des protéines, liée à l'excès de glucose, favorise ces lésions vasculaires.

La concordance du DS1 chez les jumeaux monozygotes est de 35 %, ce qui prouve qu'il s'agit d'une **maladie polyfactorielle**. Essayons d'analyser quels sont les facteurs génétiques et les facteurs environnementaux.

À la différence des autres états auto-immuns qui ont une hérédité dominante, le DS1 a une **hérédité récessive**. Le premier gène de susceptibilité appartient au système HLA. Il s'agit peut être d'HLA-DR, puisque 95 % des patients possèdent soit DR3, soit DR4. Il s'agit peut être d'HLA-DQ, puisque 98 % des patients ont une chaîne DQß dépourvue d'acide aspartique en position 57 (TODD et coll. 1987) et une chaîne DQα porteuse d'une arginine en position 52 (KHALIL et coll. 1990). Il est possible que DR et DQ interviennent conjointement.

L'hérédité récessive et la participation de HLA-DQ me font penser que la réponse immunitaire dans le DS1 obéit à un mécanisme différent de celui des autres maladies auto-immunes. Ordinairement je retiens une immunisation contre un xénoantigène ou un autoantigène. Pour le DS1, je crois davantage à **une tolérance qui ne s'établit pas pour un xénoantigène ou un autoantigène** qui sont tolérés par la plupart des individus. À l'instar d'HIRAYAMA et coll. (1987), j'attribue à HLA-DR une fonction dans l'immunisation et à HLA-DQ une fonction dans la tolérance.

D'autres gènes de susceptibilité existent en dehors de HLA. Un gène mineur serait IDDM2, lié au gène de l'insuline sur le chromosome 11 (DAVIES et coll. 1994). Personnellement, j'incrimine les **gènes des enzymes et des mucines de l'intestin grêle**. La participation intestinale est mise en évidence par la relation entre DS1 et lait de vache, dont il est question un peu plus loin.

Les **fortes variations de fréquence du DS1 d'un pays à l'autre** (figure 40) soulignent **l'importance des éléments exogènes** dans le développement de l'insuffisance pancréatique.

Parmi les facteurs de l'environnement, le **stress** est à retenir, car il est souvent retrouvé par l'interrogatoire. Les virus, très souvent recherchés et jamais démontrés, me paraissent à écarter. Les bactéries intestinales et l'alimentation moderne sont évidemment à suspecter. L'école Scandinave a effectué ces dernières années plusieurs travaux, orientés vers une possible responsabilité du **lait de vache** :

\* BORCH-JOHNSEN et coll. (1984) ont les premiers observé que **le DS1**

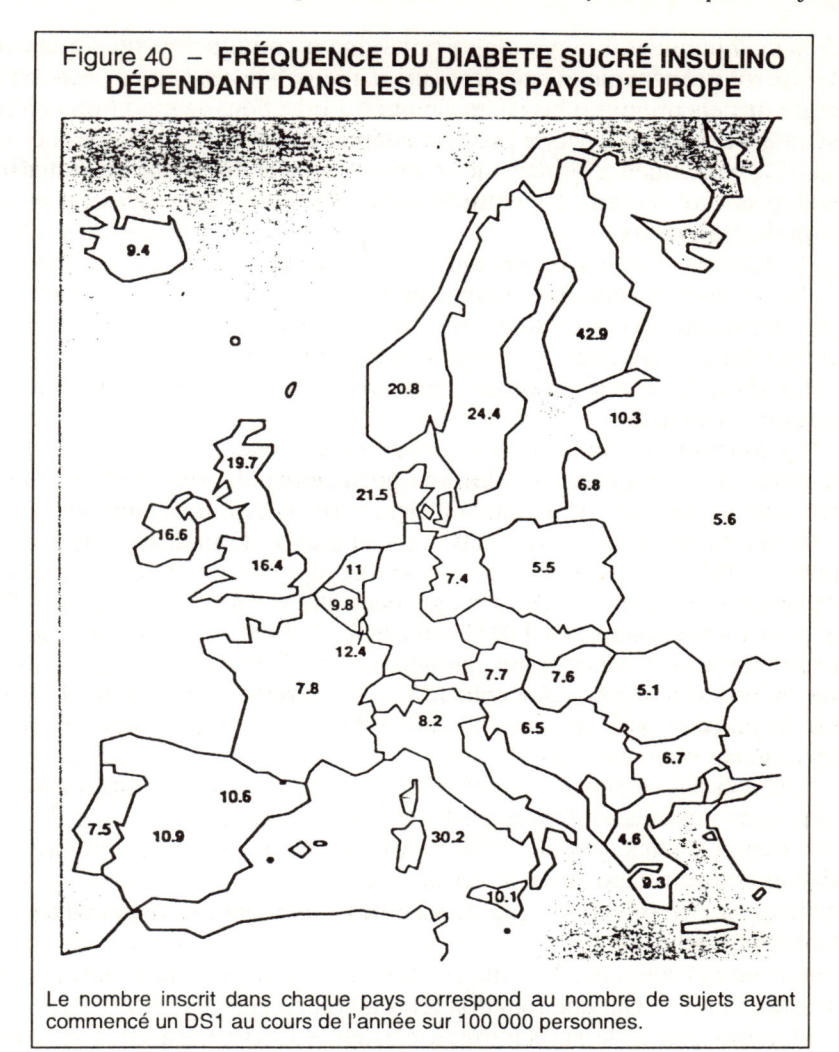

Figure 40 – **FRÉQUENCE DU DIABÈTE SUCRÉ INSULINO DÉPENDANT DANS LES DIVERS PAYS D'EUROPE**

Le nombre inscrit dans chaque pays correspond au nombre de sujets ayant commencé un DS1 au cours de l'année sur 100 000 personnes.

est plus répandu chez les enfants nourris au lait de vache que chez les enfants nourris au lait maternel. Cette notion a été confirmée par d'autres équipes en Norvège, en Suède et en Finlande. Plus le lait de vache est consommé tôt à la place du lait maternel et plus le DS1 est fréquent, plus le DS1 est précoce.

\* KARJALAINEN et coll. (1992) ont comparé 142 enfants avec DS1 récent avec 79 enfants sains et 300 adultes sains. Des **anticorps anti albumine bovine à titre élevé**, de type IgG, ont été détectés chez 100 % des malades contre 3,8 % et 3,3 % dans les deux populations témoins. Le titre moyen de ces IgG est six fois et demi plus élevé chez les patients que chez les témoins. Ces IgG s'accompagnent souvent d'IgA anti albumine bovine à titre fort, mais non d'IgM. La concentration des anticorps diminue progressivement, revenant à un niveau normal après un ou deux ans.

\* Chez le rat, l'administration de lait de vache favorise la survenue d'un DS1. Les anticorps anti albumine bovine sont nettement plus fréquents chez les rongeurs malades que chez les témoins normaux. L'immunisation contre l'albumine bovine accélère l'apparition du DS1 qui est prévenu par l'induction d'une tolérance pour l'albumine bovine.

Ces données ont conduit KARJALAINEN et coll. (1992) à accuser **l'albumine du lait de vache** d'être **l'agent causal du DS1**. La réponse immunitaire dirigée contre cette albumine irait frapper par réaction croisée une protéine de surface des cellules β pancréatiques, appelée **p69**, dont l'expression est inductible par l'interféron γ, lui-même libéré à la suite d'infections ou de stress. Une séquence de 17 acides aminés sur l'albumine bovine, allant de la position 152 à la position 168, et nommée **ABBOS** offre des homologies de structure avec p69. Ainsi la réponse immune, primitivement orientée contre l'albumine bovine, va lyser les cellules β exprimant la protéine p69.

Les Scandinaves ont prévu un vaste programme, consistant à **supprimer le lait de vache, pendant les six à huit premiers mois de la vie,** chez 250 à 300 enfants chaque année, tous ces enfants étant fortement exposés à développer un DS1. Le but de cette expérience est de diminuer de 30 % le nombre de DS1.

J'ai utilisé la séduisante conception de KARJALAINEN pour construire un schéma sur la pathogénie du DS1 (figure 41). Il faut toutefois reconnaître que le rôle direct de l'albumine bovine est loin d'être certain. En effet, **l'intestin du jeune enfant est immature et beaucoup plus perméable que celui de l'adulte**. L'agression de la muqueuse du grêle par le lait de vache va encore accroître cette hyperperméabilité. De nombreuses molécules alimentaires et bactériennes vont traverser en même temps que l'albumine bovine et sont suspectes d'avoir un rôle dans la genèse du DS1 :

\* CATASSI et coll. (1987) ont rapporté la présence d'anticorps anti gliadine du blé chez une forte proportion de DS1.

\* KOSTRABA et coll. (1993) accordent une grande importance aux farines de céréales.

\* D'autres auteurs accusent la caséine du lait de vache ou une substance créée par la cuisson du lait.

\* Le lait de vache modifie profondément la flore intestinale du nourrisson. Il peut donc favoriser la prolifération d'une bactérie dangereuse, source d'un peptide bactérien causal du DS1.

Après avoir fait la synthèse de toutes ces données, ma position sur le problème de la prévention du DS1 est la suivante :

Le dépistage des sujets exposés doit être précoce. Certains auteurs pratiquent cette enquête **au stade de prédiabète**, qui peut durer de quelques mois à quelques années. Ils préconisent surtout deux examens :

\* La recherche des **autoanticorps anti cellules** β.

\* L'**hyperglycémie provoquée** qui révèle une abolition du pic précoce de l'insulinosécrétion.

À ce moment, le processus destructif des cellules endocrines du pancréas est déjà engagé. On peut cependant retarder l'apparition du DS1 en administrant :

\* Soit le **ciclosporine** (BACH 1991), qui réduit considérablement le nombre de lymphocytes T, principaux acteurs des lésions.

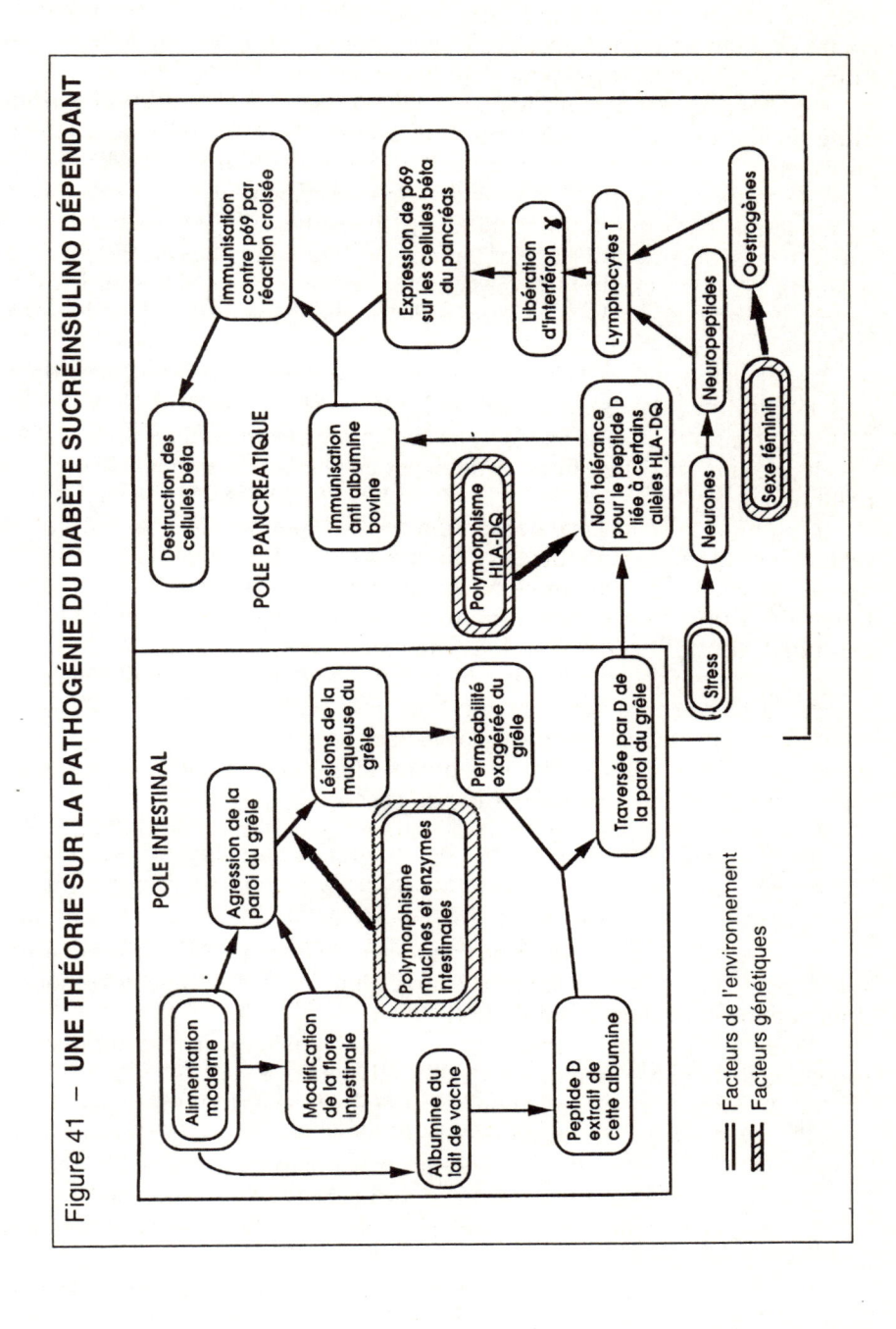

Maladies où la diététique mériterait d'être essayée à titre préventif 273

Figure 41 – UNE THÉORIE SUR LA PATHOGÉNIE DU DIABÈTE SUCRÉ INSULINO DÉPENDANT

\* Soit le **nicotinamide**, qui protège les cellules β en diminuant la quantité de radicaux libres engendrés par les réponses immune et inflammatoire.

Le régime de type ancestral pourrait aussi exercer un effet du même ordre en supprimant le flux depuis l'intestin de l'antigène causal.

À mon avis, la prévention doit être plus ambitieuse et **commencer bien avant le stade de prédiabète**. Elle est réalisable en deux étapes.

La première étape consiste à identifier, dans les familles de diabétiques, les membres qui risquent de développer un jour la maladie. Ceci est obtenu grâce aux **groupages HLA effectués dès la petite enfance**. Les individus menacés possèdent DR3 et/ou DR4, DQß57 Asp$^-$ et DQα52 Arg$^+$. Leurs chances d'être atteints un jour de DS1 sont d'environ **une sur cinq**. La gravité du DS1, qui réduit nettement l'espérance de vie, justifie amplement ces mesures de dépistage.

La seconde étape devrait être la mise en œuvre d'**un régime alimentaire pour tous les enfants exposés**. Il faut saluer l'initiative des Scandinaves qui étudient les effets de l'exclusion du lait de vache. Notons cependant qu'on peut aussi accuser les céréales, la cuisson ou une bactérie intestinale. C'est pourquoi je préférerais personnellement essayer une **nutrition de type originel**, basée sur les principes suivants :

\* Allaitement exclusivement maternel.
\* Abolition des laits animaux à vie, et non six à huit mois.
\* Abolition des céréales à vie.
\* Consommation de beaucoup de produits crus.

Un bilan au bout de 5 ans ou mieux de 10 ans permettrait aisément de déterminer si ce régime est capable d'abaisser nettement la fréquence du DS1.

## D. CONCLUSION

**Le traitement médicamenteux des maladies auto-immunes est souvent décevant**. Il se limite à tenter de freiner la réponse immunitaire et la réponse inflammatoire, à lutter contre une hormone sécrétée en excès (antithyroïdiens de synthèse dans le Basedow), à remplacer une hormone manquante (insuline dans le DS1). Ces mesures ont une efficacité variable selon les cas. Mais elles ne permettent pas de guérir la maladie, car elles ne s'attaquent pas à la cause.

**Le régime alimentaire de type ancestral s'est avéré souvent et profondément bénéfique** dans les diverses affections auto-immunes où il a été appliqué. La logique fait prévoir que cette diététique devrait aussi être fort utile, à titre curatif ou à titre préventif, dans les autres états auto-immuns. Le changement nutritionnel, à condition d'être maintenu indéfiniment, peut aboutir à des améliorations spectaculaires et même à des rémissions complètes. Ceci parce qu'il s'attaque à la cause première des troubles. C'est du moins ce que j'ai tenté de démontrer. Le raisonnement, longuement détaillé pour la PR, la SPA, le Basedow ou la SEP, est adaptable avec quelques variantes aux autres désordres auto-immuns (SEIGNALET 1994).

Ma **conception générale de l'auto-immunité** (SEIGNALET 1999d) est présentée sur un mode simplifié sur la figure 42.

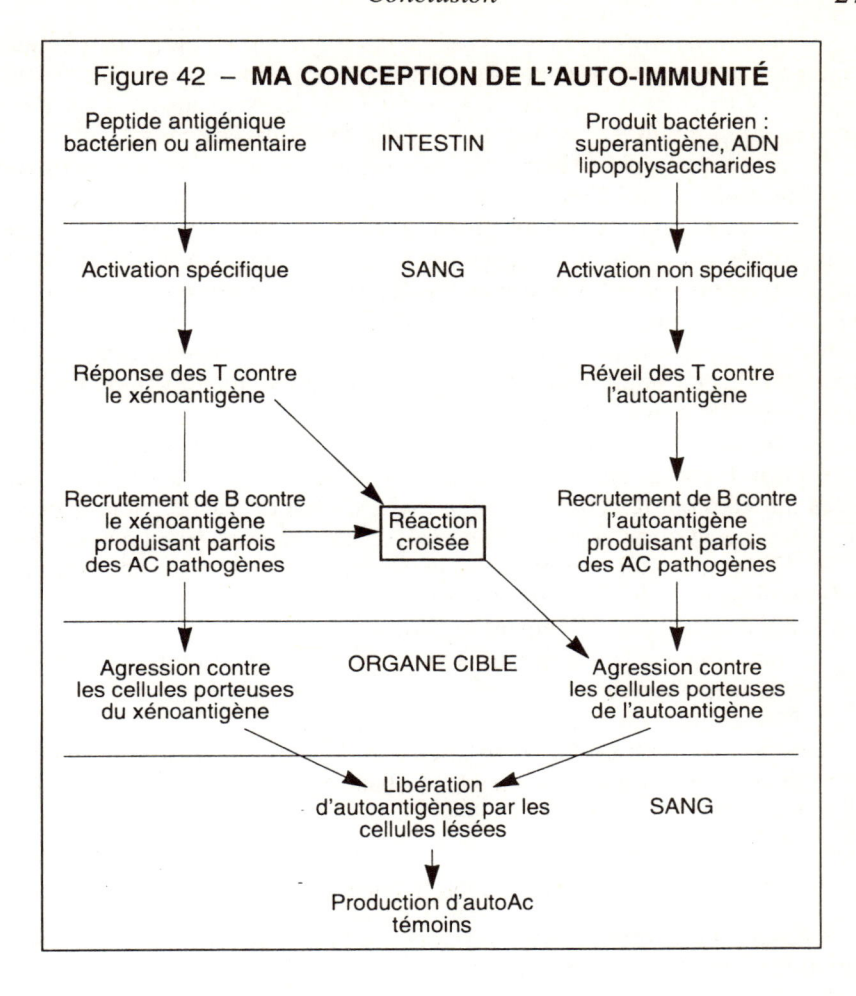

## Conclusion

**Figure 42 — MA CONCEPTION DE L'AUTO-IMMUNITÉ**

**INTESTIN**

- Peptide antigénique bactérien ou alimentaire
- Produit bactérien : superantigène, ADN lipopolysaccharides

**SANG**

- Activation spécifique → Réponse des T contre le xénoantigène → Recrutement de B contre le xénoantigène produisant parfois des AC pathogènes
- Activation non spécifique → Réveil des T contre l'autoantigène → Recrutement de B contre l'autoantigène produisant parfois des AC pathogènes

→ Réaction croisée ←

**ORGANE CIBLE**

- Agression contre les cellules porteuses du xénoantigène
- Agression contre les cellules porteuses de l'autoantigène

**SANG**

→ Libération d'autoantigènes par les cellules lésées
→ Production d'autoAc témoins

CHAPITRE 15

# NOTIONS ESSENTIELLES DE CHIMIE

> « La chimie, science de la complexité de la matière, est la plus à même d'appréhender la complexité de l'être vivant. Elle est le vrai fondement de la biologie. »
> Professeur Michel MASSOL.

> « La médecine devra prendre maintenant une autre échelle pour remonter jusqu'à la cause des causes : l'échelle de la molécule. »
> Guy-Claude BURGER.

## A. LES MATÉRIAUX DE L'ORGANISME

Les êtres vivants offrent une **prodigieuse diversité**. Une bactérie, un champignon, un arbre, un insecte, un poisson, un mammifère paraissent très différents les uns des autres. Cependant ils sont constitués de **matériaux analogues** : eau, minéraux, vitamines, glucides, lipides, protéines et acides nucléiques.

Toutes ces molécules n'existeraient pas sans les **liaisons** qui réunissent leurs atomes. Chaque atome est constitué d'un noyau massif environné d'un nuage d'électrons. Le noyau rassemble des **neutrons**, sans charge électrique, et des **protons**, chargés positivement. Les **électrons** sont des particules chargées négativement, qui tournent sur des orbites autour du noyau.

Passons maintenant à l'étude des matériaux de l'organisme humain, sachant que ces composants se retrouvent avec certaines variantes chez les divers êtres vivants.

### 1. L'eau
Elle correspond à 70 % du poids du corps.

### 2. Les minéraux
Si l'on met à part l'oxygène, l'hydrogène, le carbone, l'azote et le phosphore fort abondants et surtout utiles à l'édification de l'eau, des glucides, des lipides, des protéines et des acides nucléiques, il reste encore de nombreux minéraux.

Ces minéraux se présentent sous forme de sels (chlorure de sodium, phosphate de calcium, etc.) et sous forme d'ions, les uns à charge électrique négative ou anions (soufre, chlore, etc.), les autres à charge électrique positive ou cations (fer, potassium, etc.).

Certains minéraux sont en quantité forte ou assez forte, ce qu'on désigne par **quantité « pondérale »**. Citons dans ce cadre le chlore, l'iode, le soufre, le fluor, le sodium, le potassium, le calcium, le magnésium et le fer.

D'autres minéraux n'existent qu'en quantité faible ou infime. On les appelle **oligo-éléments**. Parmi les principaux se placent le zinc, le cuivre, le manganèse, le sélénium, le silicium, le cobalt, le chrome, le germanium, le rubidium, le vanadium. Malgré leur faible dosage, les oligo-éléments sont indispensables au bon fonctionnement de l'organisme.

En effet, de nombreuses enzymes nommées **métalloenzymes** ont besoin pour exercer leur action d'un métal ou d'un métalloïde, de type particulier pour chaque enzyme. Certaines enzymes dépendent du magnésium ou du fer, d'autres dépendent d'un oligo-élément précis. Les propriétés des divers oligo-éléments ont été détaillées dans plusieurs revues générales (MENETRIER 1958, FAURE et FAVIER 1988, MOUDON 1989).

### 3. Les vitamines

À l'instar de certains oligo-éléments, les vitamines sont des **catalyseurs** ou des **régulateurs de réactions enzymatiques**. Elles doivent être apportées par l'alimentation, car **l'homme ne peut pas les synthétiser**. On distingue deux catégories de vitamines :
  * Les vitamines liposolubles : A, D, E, K.
  * Les vitamines hydrosolubles : B1, B2, B5, B6, B12, acide folique, C, PP.

Il n'existe de risque de surdosage que pour les vitamines A et D. Les sources et les fonctions des diverses vitamines sont bien connues (MOUDON 1989).

### 4. Les glucides ou sucres

*Structure*

Elle est bien décrite dans les livres d'AUBERT et coll. (1974), et de LOUISOT (1983). Les glucides sont faits uniquement de carbone (C), d'hydrogène (H) et d'oxygène (O). Leur formule générale est $C_n(H_2O)_n$.

Les glucides les plus simples sont les **oses** ou monosaccharides, pour lesquels n varie entre 3 et 7. Les plus importants pour l'homme sont les hexoses (n = 6) comprenant le **glucose**, le **galactose**, le **mannose** et le **fructose**. La formule chimique de ces sucres est présentée sur la figure 43.

Les glucides plus complexes sont les **osides** constitués par l'union de plusieurs oses. On parle d'oligosaccharides quand les oses sont en petit nombre, de polysaccharides quand les oses sont en grand nombre.

Parmi les diholosides correspondant à l'union de deux oses, il faut connaître le **maltose** (glucose-glucose), le **saccharose** (fructose-glucose) et le **lactose** (galactose-glucose).

Parmi les **polysaccharides**, l'un d'eux est essentiel chez l'homme : le **glycogène** qui est un polymère du glucose. D'autres sont importants chez d'autres êtres vivants :

*Les matériaux de l'organisme*

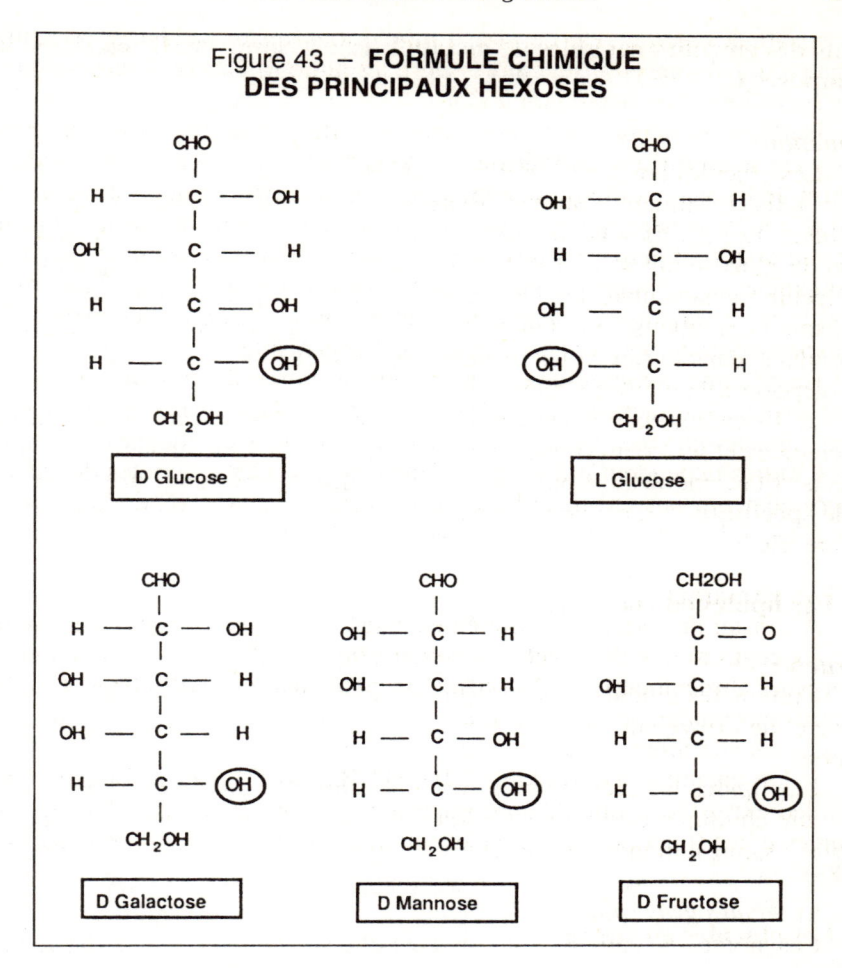

**Figure 43 – FORMULE CHIMIQUE DES PRINCIPAUX HEXOSES**

D Glucose

L Glucose

D Galactose

D Mannose

D Fructose

\* Chez les végétaux : amidon, inuline, cellulose, hémicelluloses, pectines.

\* Chez les bactéries : lipopolysaccharides, peptidoglycannes.

Les glucides peuvent se combiner aux lipides pour donner des glycolipides et aux protéines pour donner des glycoprotéines.

Un glucide peut dévier la lumière polarisée vers la droite ou vers la gauche. Il est étiqueté dextrogyre ou lévogyre. Ces termes ne doivent pas être confondus avec les termes D et L. Les carbones sont numérotés de 1 à n, en donnant le numéro 1 au carbone le plus oxydé (CHO). Lorsque le radical hydroxyle (HO) est placé à droite de l'avant dernier carbone, il s'agit d'un composé D. Lorsque le radical hydroxyle est placé à gauche, il s'agit d'un composé L.

Le même glucide peut apparaître sous la **forme D** ou sous la **forme L** qui en est l'image en miroir. La figure 43 en donne un exemple avec le D glucose et le L glucose. Ces deux corps qui ont une structure identique, mais avec une disposition différente de certains atomes, sont des **isomères optiques**. Les hexoses physiologiques sont des composés D. **Nous possé-**

dons des enzymes capables de métaboliser les composés D, mais non les composés L.

## Fonctions

Les glucides ont deux fonctions principales :

1) Ils constituent la **source d'énergie** qui permet le fonctionnement des cellules. Les divers glucides sont convertis en glucose et c'est la dégradation du glucose qui fournit l'énergie et la puissance réductrice, grâce à une molécule fondamentale, l'**ATP**. Ce sujet sera développé au chapitre : « Catabolisme et Anabolisme ». Quant aux grains de glycogène particulièrement abondants dans le foie et les muscles, ils servent à stocker les glucides afin de disposer d'une réserve d'énergie.

2) Ils entrent dans la **composition de métabolites essentiels** : les acides nucléiques et les coenzymes. L'accrochage d'un glucide précis en un point précis d'une molécule lipidique ou protidique aide celle-ci à exercer son **rôle spécifique** : signal de reconnaissance, réception de déterminant antigénique, etc.

## 5. Les lipides ou corps gras

### Structure

Comme les glucides, ils contiennent seulement du carbone, de l'hydrogène et de l'oxygène, mais les atomes sont disposés autrement que dans les sucres.

Les lipides les plus simples sont les **acides gras** (MENDY 1986). Leur formule chimique est $CH_3 - (CH_2)n - COOH$. On les sépare en trois catégories : saturés, monoinsaturés et polyinsaturés (figure 44).

a) *Acides gras saturés*

Les atomes de carbone sont unis les uns aux autres par de simples liaisons. Les atomes de carbone ne disposent d'aucune possibilité pour s'unir à une autre structure. On dit qu'ils sont saturés.

Les acides gras saturés sont nombreux et comptent 2 à 24 atomes de carbone, pour nous limiter à ceux qui sont rencontrés chez l'homme. Tous peuvent être synthétisés par l'organisme, ce qui signifie qu'il n'est pas absolument nécessaire qu'ils soient amenés par l'alimentation. Parmi les principaux acides gras saturés, citons l'acide palmitique (C16), l'acide stéarique (C18) et l'acide lignocérique (C24).

b) *Acides gras monoinsaturés*

Tous les atomes de carbone présentent des liaisons simples, sauf deux d'entre eux qui sont unis par une double liaison. Dans certaines circonstances, une des deux liaisons peut se rompre et les deux atomes de carbone ont la possibilité de s'accrocher à une autre structure par leur valence libérée (figure 44).

Les acides gras monoinsaturés sont synthétisables par l'organisme humain à partir des glucides. Les principaux acides gras monoinsaturés sont l'acide palmitoléique (C16), l'acide oléique (C18) et l'acide nervonique (C24).

*Les matériaux de l'organisme*

```
Figure 44  —  ACIDES GRAS SATURÉS ET INSATURÉS
```

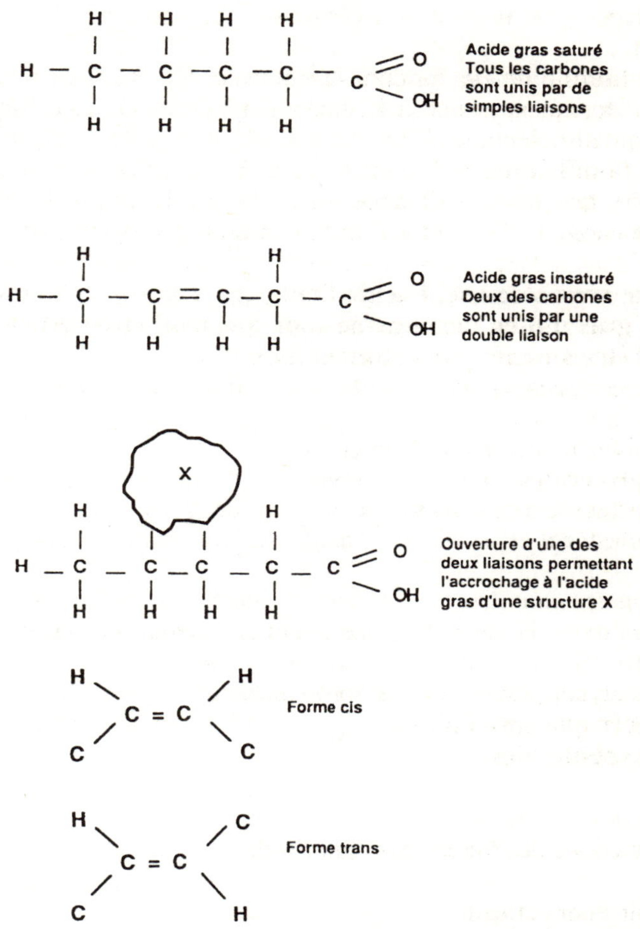

                                    Acide gras saturé
                                    Tous les carbones
                                    sont unis par de
                                    simples liaisons

                                    Acide gras insaturé
                                    Deux des carbones
                                    sont unis par une
                                    double liaison

                                    Ouverture d'une des
                                    deux liaisons permettant
                                    l'accrochage à l'acide
                                    gras d'une structure X

                                    Forme cis

                                    Forme trans

c) *Acides gras polyinsaturés*

Ils contiennent plusieurs doubles liaisons qui peuvent devenir simples, sous l'effet de la chaleur en particulier, les carbones disposant alors d'une valence libre. Ceci peut permettre une oxydation, une cyclisation, une polymérisation ou un accrochage avec une autre structure.

Un atome de carbone dispose de quatre capacités de liaison ou valences. Quand deux carbones sont unis par une double liaison, les deux liaisons restantes peuvent être placées du même côté par rapport à l'ensemble de la molécule d'acide gras ou être placées de deux côtés opposés. On parle d'une **forme cis** dans le premier cas, d'une **forme trans** dans le second cas (figure 44). Deux acides gras de structure identique, mais possédant l'un une double liaison de type cis, l'autre une double liaison de type trans, sont des **isomères géométriques**.

À l'exception d'une minorité d'acides gras trouvés chez les ruminants, les acides gras naturels sont toujours du type cis. **Nos enzymes sont adaptées à ce type cis et non au type trans**.

Les acides gras polyinsaturés essentiels appartiennent à deux familles (figure 24) :

1) La **famille oméga 6**, dont le point de départ est l'acide linoléique (C18), qui donne naissance à l'acide gammalinolénique (C18), à l'acide dihomogammalinolénique (C20) et à l'acide arachidonique (C20).

2) La **famille oméga 3**, dont le point de départ est l'acide alphalinolénique (C18), qui donne naissance à l'acide stéaridonique (C18), à l'acide eicosapentaénoïque (C20) et à l'acide cérébronique ou docosahexaénoïque (C22).

À l'état physiologique, **l'acide linoléique, l'acide alphalinolénique et les acides gras qui en dérivent ne sont pas synthétisés par l'organisme et doivent être amenés par l'alimentation**.

À côté des acides gras existent d'autres lipides :

a) *Lipides relativement simples*

\* **Triglycérides**, où une molécule de glycérol ($CH_2OH$-$CHOH$-$CH_2OH$) est associée à trois molécules d'acides gras.

\* **Cholestérol** et ses dérivés : acides biliaires, hormones stéroïdes.

b) *Lipides complexes*

En plus de C, H et O, ils contiennent de l'azote (N), du phosphore (P) ou du soufre (S). Ils peuvent se lier à des glucides ou à des protéines pour donner des glycolipides et des lipoprotéines.

\* **Glycérophospholipides**.
\* **Sphyngolipides**.

*Fonctions*

Les fonctions des lipides sont multiples :

1) **Rôle énergétique**

De nombreux acides gras peuvent être oxydés dans les mitochondries. Ils fournissent de l'ATP avec un rendement encore meilleur que les glucides. D'autre part, l'accumulation des graisses dans le tissu adipeux correspond à une réserve d'énergie.

2) **Rôle structural**

\* La **membrane plasmique** et les **membranes internes** des cellules sont formées par une double couche de lipides (glycérophospholipides et sphyngolipides). Leur courbure liée à la configuration cis permet une disposition analogue à celle des tuiles sur un toit (BOUDET 1997). Plus les acides gras participant à cette double couche sont insaturés, plus la fluidité est grande.

\* L'acide lignocérique et l'acide nervonique sont des constituants majeurs de la **myéline**, l'acide cérébronique est présent en grande quantité au niveau cérébral.

### 3) Rôle de transport

* Transport transmembranaire, les lipides influençant la conformation des protéines qui forment des canaux à travers les membranes cellulaires.
* Transport de vitamines liposolubles, de la lumière intestinale à la circulation générale.
* Transport d'autres lipides, assuré par les lipoprotéines.

### 4) Rôle métabolique

Les lipides servent de précurseurs à d'importantes substances :

* Les **acides biliaires** qui dérivent du cholestérol : acide glycocholique, acide taurocholique. Ces acides émulsionnent les graisses alimentaires dans la lumière de l'intestin grêle et facilitent leur digestion.
* Les **hormones stéroïdes**, elles aussi dérivées du cholestérol. Ce sont la déhydroépiandrostérone (DHEA), la progestérone et les œstrogènes sécrétées par l'ovaire, la testostérone sécrétée par le testicule, le cortisol, la cortisostérone et l'aldostérone sécrétées par la corticosurrénale.
* Les **icosanoïdes**, acides gras (C20) comprenant entre autres les prostaglandines (figure 24) et les leucotriènes qui interviennent dans l'inflammation, le thromboxane et la prostacycline qui règlent un équilibre au niveau de la circulation sanguine entre le risque de thrombose et le risque d'hémorragie.

## 6. Les protéines

### Structure

Elle est fort bien décrite dans l'ouvrage d'AUBERT et coll. (1974). Les protéines contiennent, non seulement du carbone (C), de l'hydrogène (H), de l'oxygène (O), mais aussi de l'azote (N). Les protéines sont des **chaînes plus ou moins longues d'acides aminés** unis entre eux par des liaisons peptidiques. La formule chimique d'un acide aminé est :

$$H - \underset{\underset{COOH}{|}}{\overset{\overset{R}{|}}{C}} - NH_2$$

R est un radical variable.

La **liaison peptidique** est réalisée par l'union du radical acide (COOH) d'un acide aminé avec le radical amine ($NH_2$) d'un autre acide aminé, avec formation de CO-HN et de $H_2O$.

**Les acides aminés essentiels sont au nombre de 20.** Ils sont recensés sur le tableau XVIII. Les acides aminés peuvent être dextrogyres ou levogyres, ce qui ne doit pas être confondu avec composés D et G :

* Quand $NH_2$ est à droite de C, il s'agit d'**un composé D**.
* Quand $NH_2$ est à gauche de C, il s'agit d'**un composé L**.

Les acides aminés physiologiques sont de type L. **Nos enzymes sont actives sur les acides aminés L, mais non sur les acides aminés D.**

Quand la chaîne comporte moins de 100 acides aminés, on parle de

| Tableau XVIII – **LES 20 ACIDES AMINÉS ESSENTIELS** | | | | | |
|---|---|---|---|---|---|
| Glycine | Gly | G | Acide aspartique | Asp | D |
| Alanine | Ala | A | Asparagine | Asn | N |
| Valine | Val | V | Acide glutamique | Glu | E |
| Leucine | Leu | L | Glutamine | Gln | Q |
| Isoleucine | Ileu | I | Phénylalanine | Phe | F |
| Sérine | Ser | S | Tyrosine | Tyr | Y |
| Thréonine | Thr | T | Tryptophane | Trp | W |
| Histidine | His | H | Méthionine | Met | M |
| Lysine | Lys | K | Cystéine | Cys | C |
| Arginine | Arg | R | Proline | Pro | P |

Pour chaque acide aminé existent deux abréviations, l'une en trois lettres et l'autre en une lettre.

**peptides**, en distinguant les oligopeptides ayant de 2 à 24 acides aminés et les polypeptides ayant 25 à 99 acides aminés. Au-dessus de 100 acides aminés, on parle de **protéine**s et on sépare :

\* Les holoprotéines formées uniquement d'acides aminés.

\* Les hétéroprotéines où la protéine est associée à un glucide, un lipide, un acide nucléique ou un noyau porphyrine.

**Le polymorphisme des protéines est extraordinaire**. Prenons par exemple le nombre possible de protéines de 100 acides aminés en utilisant les 20 acides aminés essentiels. Ce nombre est de $20^{100}$, ce qui dépasse l'imagination.

La structure des protéines doit être envisagée à plusieurs niveaux :

1) La **structure primaire** est définie par la séquence des acides aminés. Cette séquence est aujourd'hui bien connue pour de nombreuses protéines. La détermination directe de la séquence est longue et laborieuse. Il est beaucoup plus rapide et aisé de déterminer la séquence des nucléotides du gène correspondant à la protéine, ce qui permet de déduire la séquence des acides aminés (voir chapitre 6).

2) La **structure secondaire** dépend de plusieurs facteurs :

\* La position de 0 et de H par rapport à la liaison C-N. Si O et H sont du même côté, il s'agit d'un **composé « cis »**. Si O et H sont chacun d'un côté, il s'agit d'un **composé « trans »**.

\* La chaîne d'acides aminés ne reste pas linéaire, mais se dispose en feuillets plissés ou en hélice, sous l'influence de liaisons hydrogène intramoléculaires.

3) La **structure tertiaire** est due au repliement de la protéine sous l'influence de liaisons covalentes établies par des ponts disulfures, des liaisons ioniques, des liaisons hydrogènes intermoléculaires et des forces de Van der Waals.

4) La **structure quaternaire** correspond à l'association de plusieurs protéines, semblables ou différentes, unies par des liaisons non covalentes pour aboutir à un dimère, un trimère, un tétramère, etc.

Ces diverses structures ont une importance pratique :

\* La destruction de la structure quaternaire empêche la protéine d'exercer sa fonction.

\* La destruction des structures tertiaire et secondaire, avec conservation de la structure primaire est appelée **dénaturation**. Le chauffage d'une protéine provoque une dénaturation irréversible.

*Fonctions*

Elles se classent en trois catégories :

a) *Rôle structural*

Il est **primordial**. Parmi les très nombreuses protéines qui concourent à l'édification de nos cellules et de nos tissus, citons quelques exemples :
* Les histones qui empaquettent l'ADN pour constituer la chromatine.
* L'albumine et les globulines abondantes dans le plasma.
* Les protéines fibreuses : kératines, collagènes, élastine.
* Les protéines contractiles : myosine, actine, tubuline.
* L'hémoglobine des hématies.
* Le myoglobine des muscles.
* Les cytochromes et les flavoprotéines de la chaîne respiratoire.
* La rhodopsine qui est un pigment visuel.

b) *Rôle enzymatique*

Les **enzymes sont des catalyseurs des réactions chimiques** survenant chez les êtres vivants :
* Elles accélèrent fortement la vitesse des réactions initialement fort lente?
* Elles agissent en très petite quantité : une molécule d'enzyme transforme quelques centaines à quelques millions de molécules de substrat par minute.
* Elles demeurent intactes à la fin des réactions.

**L'enzyme se lie au substrat pour une combinaison transitoire. Une complémentarité structurale** est nécessaire entre le site actif de l'enzyme et un site de reconnaissance porté par le substrat. Cette notion a deux conséquences importantes :

1) Une enzyme n'agit que sur un substrat ou sur une catégorie de substrats possédant en commun le même site de reconnaissance accessible. Autrement dit, une **enzyme est spécifique** et ne catalyse qu'un seul type de réaction.

2) Une enzyme active sur un substrat n'aura aucun effet sur un second substrat ayant la même composition chimique, mais une configuration spatiale différente. Autrement dit, **une enzyme n'attaque qu'un seul isomère**.

En somme, **une enzyme n'est pas un passe-partout pouvant ouvrir de nombreuses serrures, mais une clef qui n'ouvre qu'une serrure**.

Les conditions d'**acidité** ou d'**alcalinité** du milieu ont une grande importance pour les enzymes. Ainsi une enzyme peut agir de façon inverse en pH acide ou en pH alcalin.

Les réactions chimiques nécessaires au fonctionnement de l'organisme étant très nombreuses, nous disposons de **très nombreuses enzymes**. Plus de 2 500 enzymes ont déjà été identifiées (NEU et RANSBERGER 1995). La cartographie du génome humain, qui est en cours d'achèvement, permettra de préciser le nombre d'enzymes. Un chiffre égal ou supérieur à 10 000 ne serait pas surprenant.

**10 000 enzymes** permettent de métaboliser toutes les molécules portant l'un des 10 000 substrats correspondants. Sachant que plusieurs molécules peuvent avoir en commun un même substrat, l'organisme humain a la capacité de traiter beaucoup de substances. Mais il existe aussi de nombreuses structures dépourvues de tous ces substrats. Ainsi se dégage une notion fondamentale. **Les enzymes de l'homme ne peuvent agir que sur les molécules auxquelles elles sont adaptées et sont inefficaces sur les autres molécules. Ce concept appliqué à l'alimentation est une des bases de ce livre.**

Deux situations peuvent être rencontrées :

\* Certaines réactions chimiques peuvent être catalysées par plusieurs enzymes. Celles-ci sont nommées **isoenzymes**. Le déficit d'une enzyme est compensé par une autre enzyme.

\* D'autres réactions chimiques dépendent d'une seule enzyme. Si celle-ci est déficitaire, **aucune compensation n'est possible**.

Beaucoup d'enzymes ont besoin pour fonctionner d'un **cofacteur**. Il s'agit, soit d'un **coenzyme**, substance organique de faible masse moléculaire, soit d'un **cation** métallique ou non métallique. Les cations les plus souvent employés sont $Na^+$ (sodium), $K^+$ (potassium), $NH_4^+$ (ammonium), $Mg^{++}$ (magnésium), $Mn^{++}$ (manganèse), $Ca^{++}$ (calcium), $Fe^{++}$ (fer), $Cu^{++}$ (cuivre) et $Zn^{++}$ (zinc). Il existe des variations selon les enzymes :

\* Parfois un seul cation convient, tel le sélénium seul capable d'activer l'enzyme gluthation peroxydase.

\* Parfois un cation est remplaçable par un autre, ce qui arrive quelquefois pour $Mg^{++}$ et $Mn^{++}$.

\* Parfois il faut à la fois un cation monovalent et un cation bivalent, $K^+$ et $Mg^{++}$ pour la plupart des phosphokinases.

Les ions $Fe^+$ et $Cu^{++}$ jouent un rôle particulier dans les réactions d'oxydoréduction, celui de **donneur** et d'**accepteur d'électrons**. Ainsi :

$$Fe^{++} \text{ (fer bivalent)} \longleftrightarrow Fe^{+++} + e^- \text{ (fer trivalent + électron)}$$

Les gènes codant pour les enzymes peuvent être modifiés par des **mutations** qui sont le plus souvent neutres ou défavorables. Par suite une même enzyme peut avoir une structure différente d'un individu à un autre : c'est le **concept d'alloenzymes**. Ainsi on connaît 52 variants de la glucose 6 phosphate déshydrogénase (FREZAL et coll. 1974), dont 12 à activité normale ou subnormale et 40 à activité diminuée. Les **déficits enzymatiques** sont très rarement d'origine quantitative et **presque toujours d'origine qualitative**. L'enzyme est présente, mais sous une forme mutée et peu performante.

Les humains disposent donc d'un arsenal enzymatique de valeur variable. Cette inégalité a des conséquences à mon avis fort importantes. **Un sujet dont certaines enzymes essentielles fonctionnent mal sera plus souvent atteint qu'un autre par certaines maladies.**

c) *Autres rôles*

Les protéines interviennent dans plusieurs domaines :
* **La réponse immunitaire**, grâce aux immunoglobulines (anticorps) et aux nombreux facteurs du système complément.
* **L'hémostase**, grâce aux diverses protéines dont l'activation en cascade débouche sur la coagulation.
* **Les communications entre les cellules**, où les protéines constituent, d'une part les récepteurs membranaires, d'autre part une forte proportion des hormones et des médiateurs qui sont les ligands de ces récepteurs.

**7. Les nucléotides**

On appelle **nucléotide** la réunion du nucléoside avec l'acide phosphorique. Nous en avons déjà parlé au chapitre 6.

Les nucléotides sont nombreux dans la nature, mais seuls quelques-uns ont une importance chez l'homme. Ce sont :
* Certains coenzymes.
* L'adénosine monophosphate cyclique (**AMPc**), régulateur de plusieurs métabolismes cellulaires.
* Et surtout le trio adénosine triphosphate (**ATP**), adénosine diphosphate (**ADP**) et adénosine monophosphate (**AMP**).

L'ATP est toujours synthétisé sous l'influence d'un courant électrique. Dans la chaîne respiratoire par exemple, il prend naissance à partir d'ADP et de phosphore inorganique, à l'occasion d'un transfert d'électrons. L'énergie électrique est transformée en énergie d'une autre nature, stockée dans l'ATP. Ce phénomène sera expliqué plus longuement au chapitre « Catabolisme et anabolisme ».

L'ATP peut se transformer en ADP ou en AMP en libérant de l'énergie que la cellule peut utiliser. Dans les couples ATP/ADP et ATP/AMP, **l'ATP est le donneur d'énergie**.

## B. CATABOLISME ET ANABOLISME

Pour vivre, l'organisme humain doit extraire de son **alimentation** :
1) **L'énergie** nécessaire au fonctionnement de ses cellules.
2) **Les matériaux** indispensables au renouvellement de ses constituants.

Ce but est atteint grâce à une série de réactions chimiques correspondant au **métabolisme énergétique ou catabolisme**.

Les cellules, disposant à la fois d'énergie et de matériaux de base, peuvent alors **fabriquer les constituants** propres à un organisme humain : glucides, lipides, protéines et acides nucléiques. Cette seconde série de réactions chimiques correspond au **métabolisme de synthèse ou anabolisme**.

Toutes ces réactions chimiques sont assurées par les enzymes. **La grande majorité des enzymes dégradent les molécules (catabolisme). Une petite quantité d'enzymes rassemblent les molécules (anabolisme)** (Neu et Ransberger 1995).

Ces réactions chimiques sont essentiellement des **réactions de réduction** et des **réactions d'oxydation, dites REDOX** (Mc Cord 2000). Elles consistent en transferts d'électrons ou d'atomes d'hydrogène d'une molécule à une autre. Les substances perdant des électrons sont dites oxydées. Les substances gagnant des électrons sont dites réduites.

## 1. Le métabolisme énergétique

Il est fort bien analysé dans les ouvrages d'AUBERT et coll. (1974), de LOUISOT (1983), d'ALBERTS et coll. (1986) et dans une revue générale de MALEWIAK (1992).

### *La notion d'aliment*

Le **soleil** est la source première d'énergie. Certaines bactéries et surtout les plantes vertes utilisent l'énergie solaire, grâce à la photosynthèse. L'énergie lumineuse est convertie en énergie de liaison chimique, avec synthèse de glucides à partir du gaz carbonique et de l'eau :

$$CO_2 + H_2O + \text{Énergie solaire} \rightarrow O_2 + \text{Glucide (Énergie de liaison chimique)}$$

Les **cellules végétales** possédant de l'énergie et des glucides vont construire leurs molécules organiques : autres glucides, lipides, protéines et acides nucléiques. Les **animaux** qui se nourrissent des végétaux vont récupérer ce combustible et ces molécules qu'ils vont dégrader en corps simples à partir desquels ils vont synthétiser leurs propres constituants.

L'homme qui est omnivore se nourrit à la fois de végétaux et d'animaux. Ceux-ci lui fournissent l'énergie et les molécules organiques dont il a besoin. Ce sont des **aliments**. Pour être utilisés, ces aliments doivent subir une série de transformations.

### *La digestion*

Les molécules organiques présentes dans les aliments ne peuvent être employées par l'homme sous leur forme initiale. En effet, beaucoup de glucides, de lipides et surtout de protéines et d'acides nucléiques ont une **structure différente des molécules humaines**.

La première étape du catabolisme est donc la **décomposition des grosses molécules en petites molécules**. C'est la digestion qui se déroule dans **l'appareil digestif** et principalement au niveau de l'intestin grêle. La plupart des réactions ont lieu en dehors des cellules, sous l'effet d'enzymes sécrétées dans la lumière de l'appareil digestif.

Le résultat idéal de la digestion est le suivant :

\* Les protéines sont décomposées en acides aminés et en très petits peptides.

\* Les glucides complexes sont décomposés en sucres simples.

\* Les lipides complexes sont décomposés en acides gras et glycérol.

\* Les acides nucléiques sont décomposés en oses, acide phosphorique, bases puriques et pyrimidiques, elles-mêmes scindées en corps plus simples.

Les principaux phénomènes de la digestion ont été étudiés au chapitre 3. Les petites molécules qui constituent le résultat de la digestion **traversent la muqueuse intestinale**, passent les unes dans le sang, les autres dans la lymphe et sont ensuite **captées par des cellules**, essentiellement les hépatocytes au niveau du foie. Toutes les étapes suivantes du catabolisme ont lieu dans les cellules.

*Le catabolisme des glucides : premier stade*

Il se déroule presque exclusivement dans le **cytosol**, en dehors des mitochondries. Ce processus ne fait donc pas appel à l'oxygène et est dénommé **glycolyse anaérobie**.

Le **glucose** (6 atomes de carbone) donne naissance à deux **pyruvates** (3 atomes de carbone) au bout d'une séquence de dix réactions enzymatiques, détaillées sur la figure 45. Les glucosanes et d'autres glucides vont se brancher sur la chaîne glycolytique au niveau du glucose 6 phosphate, première étape de dégradation du glucose.

Si l'on examine la figure 45, on constate qu'à deux des stades, une molécule d'ATP est transformée en ADP, alors qu'à deux autres stades, deux molécules d'ADP sont transformées en ATP. Pour chaque molécule de glucose, deux molécules d'ATP sont consommées et quatre molécules d'ATP sont régénérées. Le bénéfice est donc de **deux molécules d'ATP**.

*Le catabolisme des glucides : second stade*

Ce second stade s'effectue dans les **mitochondries**. Le pyruvate (3 atomes de carbone) perd CO2 et se transforme en **acétyl coenzyme A** (2 atomes de carbone). L'acétyl coenzyme A est **au carrefour des trois catabolismes** glucidique, lipidique et protéinique. Non seulement la dégradation des glucides aboutit à l'acétyl coenzyme A, mais il en est de même pour la dégradation des lipides et de certains acides aminés (figure 46).

L'acétyl coenzyme A va être intégré dans le **cycle tricarboxylique de Krebs**. Ce cycle comporte neuf séquences enzymatiques schématisées sur la figure 46. L'acétyl coenzyme A (2 atomes de carbone) va se combiner avec l'oxalo acétate (4 atomes de carbone) pour donner le citrate (6 atomes de carbone). Les molécules hexacarbonées vont subir des réactions de décarboxylation (perte de $CO_2$) et de déshydrogénation (perte de H2) qui permettent de régénérer des molécules tétracarbonées, aboutissant à l'oxalo acétate qui boucle le cycle en se combinant avec l'acétyl coenzyme A.

Le cycle de Krebs se déroulant au niveau des mitochondries est considéré comme aérobie. En fait l'oxygène n'est pas utilisé au cours de ce cycle. Il entrera en jeu plus tard, aux derniers stades de la phosphorylation oxydative.

L'importance majeure du cycle de Krebs est de **produire de l'hydrogène et des électrons**. Les transformations de l'isocitrate, de l'$\alpha$ cetoglutarate, du succinate et du malate libèrent chacune deux atomes d'hydrogène et deux électrons.

*Catabolisme des lipides*

L'hydrolyse des acides gras conduit à la formation de glycérol, puis de phosphoglycéraldéhyde qui vient s'intégrer dans la glycolyse anaérobie (figure 45). La mobilisation des graisses ou lipolyse entraîne la dégradation d'acides gras et la production d'acétate, puis d'acétyl coenzyme A qui vient se brancher sur le cycle de Krebs (figure 46).

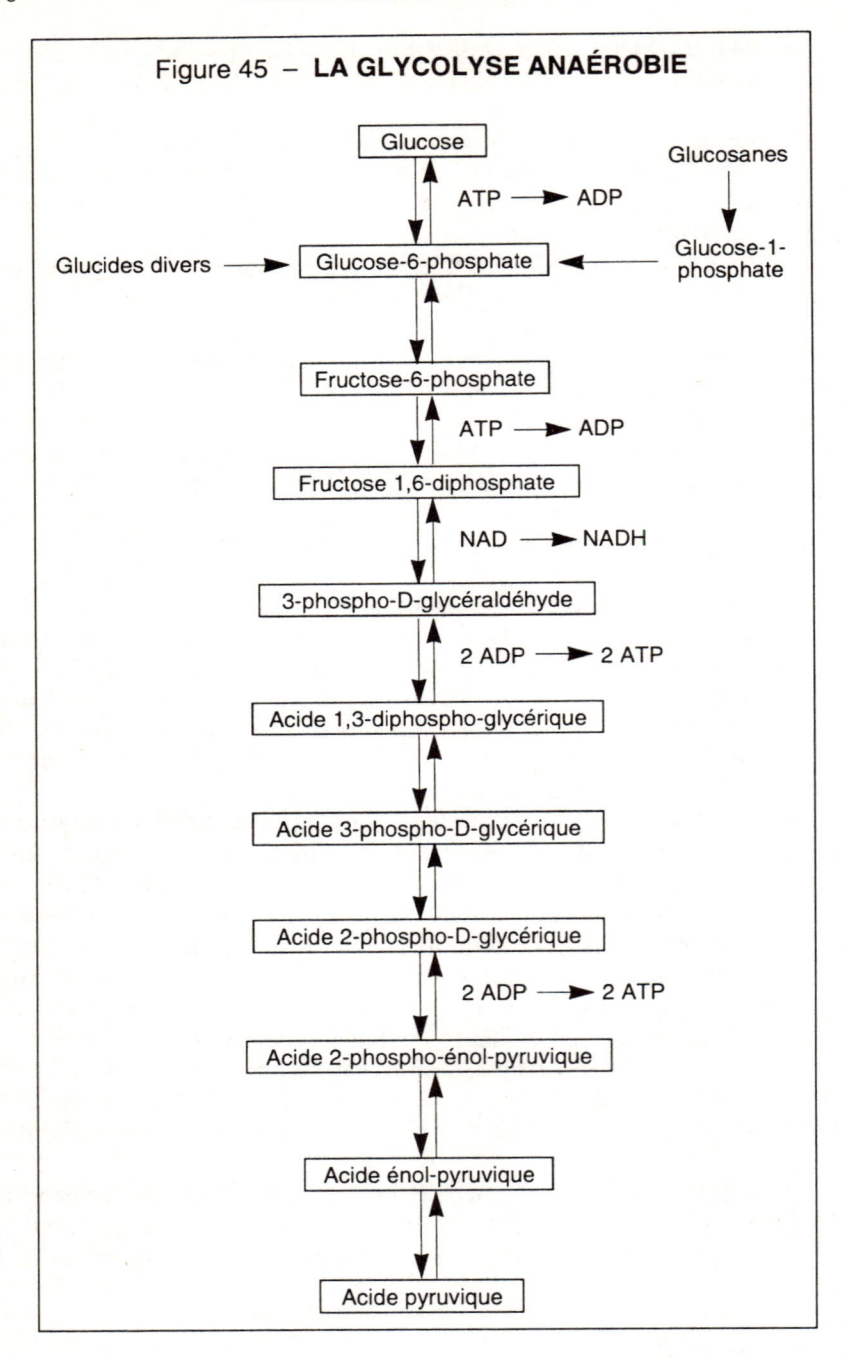

```
                    Figure 45 – LA GLYCOLYSE ANAÉROBIE

                              ┌─────────┐
                              │ Glucose │                    Glucosanes
                              └─────────┘
                                  ATP ──→ ADP                    │
                                                                 ▼
   Glucides divers ──→  ┌───────────────────┐  ◄──  Glucose-1-
                        │ Glucose-6-phosphate│         phosphate
                        └───────────────────┘

                        ┌───────────────────┐
                        │ Fructose-6-phosphate│
                        └───────────────────┘
                                  ATP ──→ ADP

                        ┌────────────────────┐
                        │Fructose 1,6-diphosphate│
                        └────────────────────┘
                                  NAD ──→ NADH

                        ┌──────────────────────┐
                        │3-phospho-D-glycéraldéhyde│
                        └──────────────────────┘
                                  2 ADP ──→ 2 ATP

                        ┌──────────────────────┐
                        │Acide 1,3-diphospho-glycérique│
                        └──────────────────────┘

                        ┌────────────────────────┐
                        │Acide 3-phospho-D-glycérique│
                        └────────────────────────┘

                        ┌────────────────────────┐
                        │Acide 2-phospho-D-glycérique│
                        └────────────────────────┘
                                  2 ADP ──→ 2 ATP

                        ┌─────────────────────────┐
                        │Acide 2-phospho-énol-pyruvique│
                        └─────────────────────────┘

                        ┌──────────────────────┐
                        │ Acide énol-pyruvique │
                        └──────────────────────┘

                        ┌──────────────────┐
                        │ Acide pyruvique  │
                        └──────────────────┘
```

## Catabolisme des protéines

Aux acides aminés fournis par la digestion des aliments se joignent les acides aminés provenant de la dégradation des protéines, à l'intérieur des cellules, par des protéinases (CARILLO et coll. 1995) :

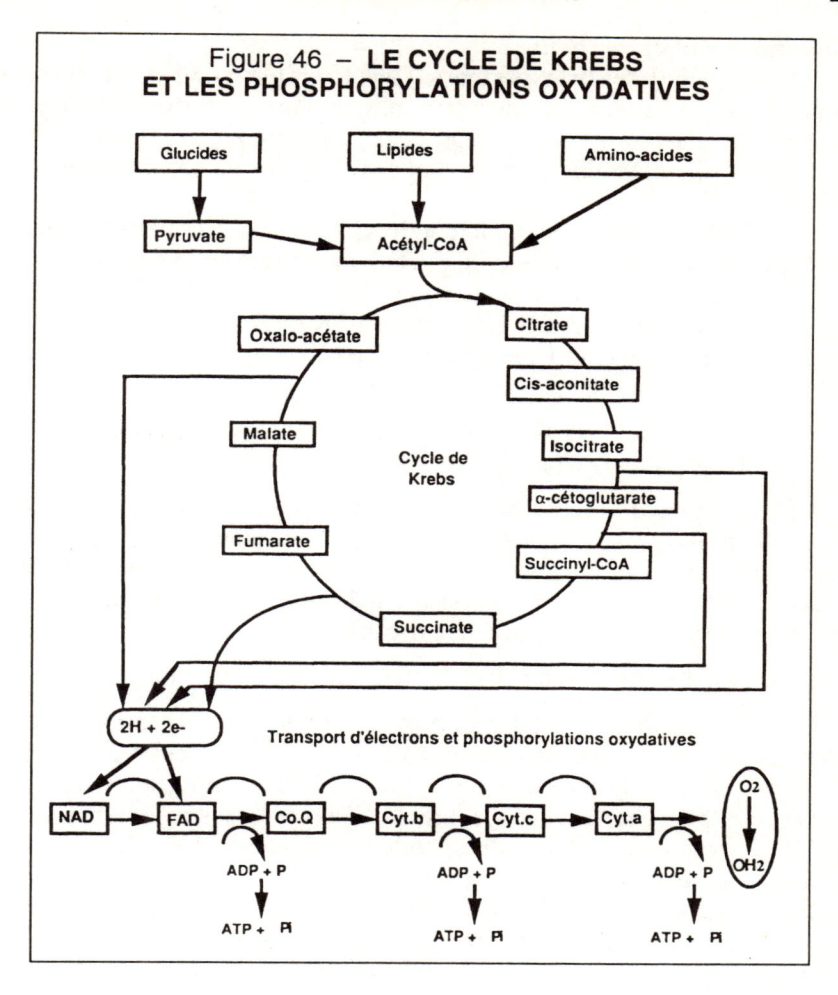

**Figure 46 – LE CYCLE DE KREBS ET LES PHOSPHORYLATIONS OXYDATIVES**

* **Les protéines d'origine exogène (bactéries, aliments) sont dégradées dans des vésicules d'endocytose où se déversent les lysosomes**, petits sacs bourrés d'enzymes agissant à pH acide, au voisinage de 5. Les principales enzymes sont les cathepsines, les carboxypeptidases et les oligopeptidases.

* **Les protéines d'origine endogène (virus, protéines humaines) sont dégradées dans le cytosol**, essentiellement par deux catégories d'enzymes : les calpaïnes et le protéasome (ACQUAVIVA et coll.).

Chaque acide aminé qui subit une désamination peut se transformer en sucre, source d'une véritable **néoglucogénèse**. Deux acides aminés sont particulièrement glucoformateurs : l'acide glutamique et l'alanine. Pour d'autres acides aminés, le catabolisme conduit à l'acétyl coenzyme A et au cycle de Krebs.

Toutes les protéines ne sont pas totalement scindées en acides aminés. La scission peut s'arrêter au stade de peptides, récupérés par des molécules HLA qui les transportent à la surface cellulaire pour les présenter aux lymphocytes T (voir chapitre 8).

*La phosphorylation oxydative*

Elle est l'œuvre des **transporteurs d'électrons (enzymes et cytochromes)** qui constituent la **chaîne respiratoire**, placée dans les **mitochondries**. Les transporteurs d'électrons interviennent dans un ordre précis (figure 46) :

\* NAD (nicotinamide adénine dinucléotide) qui est une enzyme pyridinique.

\* FAD (flavine adénine dinucléotide) qui est une enzyme flavinique.

\* Cœnzyme Q10 (ubiquinone) qui est une enzyme quinonique.

\* Cytochromes b, c et a qui sont des chromoprotéines.

Les transporteurs d'électrons existent sous deux formes, l'une oxydée, l'autre réduite avec passage possible de l'une à l'autre selon le principe suivant :

$$\text{Transporteur oxydé} + 2H^+ + 2e^- \rightarrow \text{Transporteur réduit}$$
$$\text{Transporteur réduit} \rightarrow \text{Transporteur oxydé} + 2H^+ + 2e^-$$

**Le transporteur sous forme oxydée accepte** des atomes d'hydrogène ou des électrons et passe sous forme réduite. Il **transfère** ensuite les atomes d'hydrogène et les électrons sur un second accepteur et reprend la forme oxydée. La chaîne se termine au niveau du **dernier accepteur qui est l'oxygène**, avec formation d'une molécule d'eau :

$$\text{Transporteur réduit} + O \rightarrow \text{Transporteur oxydé} + H_2O$$

Couplé avec ce transfert d'électrons se produit une **formation d'ATP** à partir de l'ADP et du phosphore inorganique, ce qui entraîne un **stockage d'énergie**. La transformation de l'ADP en ATP s'accompagne de la production d'esters phosphoriques Pi (figure 46). Ce processus associé à l'utilisation de l'oxygène à la suite d'une série de réactions d'oxydoréduction a conduit au terme de **phosphorylation oxydative**.

Le **métabolisme aérobie** (mitochondries) est beaucoup plus efficace que le **métabolisme anaérobie** (cytosol) pour engendrer de l'énergie sous forme d'ATP. Une molécule de glucose donne 36 molécules d'ATP dans le premier système et seulement 2 molécules d'ATP dans le second.

Un schéma général du catabolisme est représenté sur la figure 47.

**2. Le métabolisme de synthèse**

Là encore, les principales données ont été puisées chez AUBERT et coll. (1974), LOUISOT (1983), ALBERTS et coll. (1986), MALEWIAK (1992).

Les cellules doivent parfois se multiplier et doivent dans tous les cas remplacer leurs structures qui ont été détruites. Il convient donc qu'elles synthétisent leurs propres constituants : glucides, lipides, protéines et acides nucléiques.

Le catabolisme des aliments fournit aux cellules les éléments nécessaires à cette synthèse :

1) **L'énergie** disponible sous forme immédiate (l'ATP qui est hydrolysée en ADP ou AMP) et sous forme de réserve (le glucose et son polymère le glycogène).

2) **Les petites molécules de base** : sucres simples, corps gras simples, acides aminés, nucléotides, coenzymes.

## Figure 47 – SCHÉMA GÉNÉRAL DU CATABOLISME

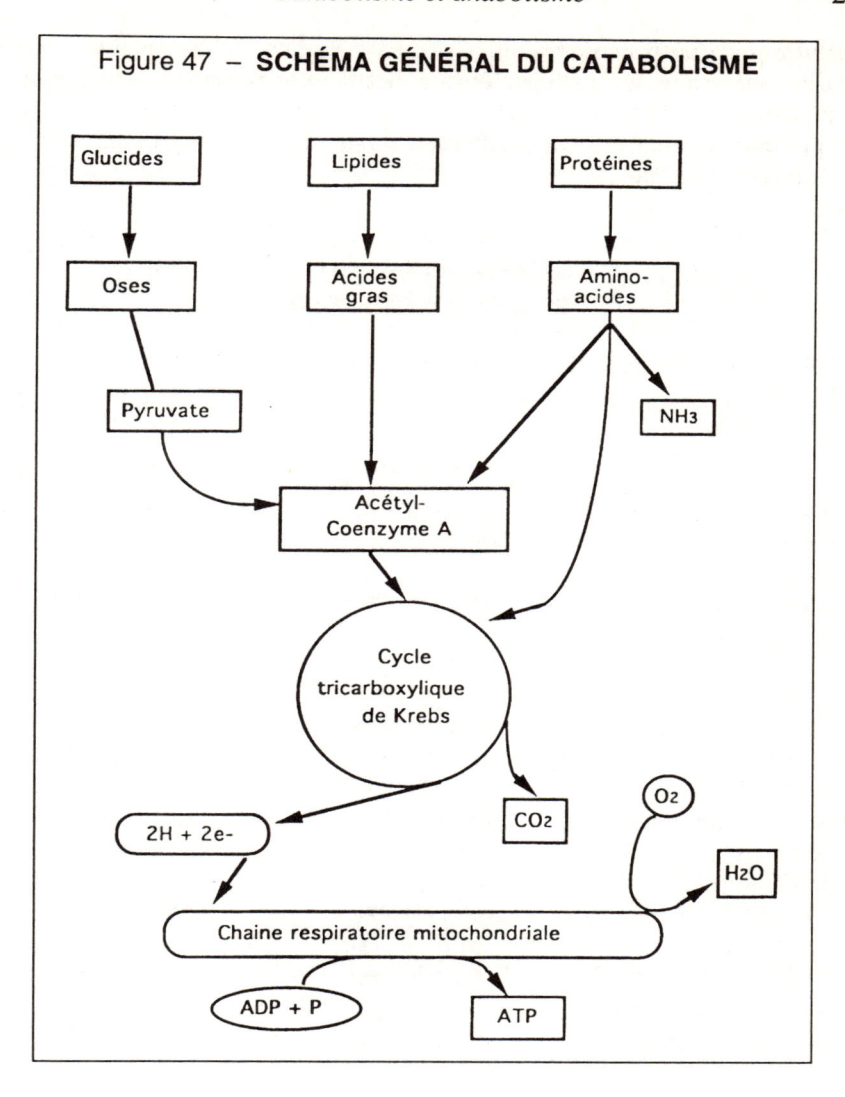

```
Glucides          Lipides          Protéines
   ↓                ↓                 ↓
  Oses          Acides gras      Amino-acides → NH₃
   ↓                ↓                 ↓
Pyruvate  →  Acétyl-Coenzyme A  ←
                    ↓
          Cycle tricarboxylique de Krebs → CO₂    O₂
                    ↓                              ↓
               2H + 2e⁻                          H₂O
                    ↓                              ↑
            Chaîne respiratoire mitochondriale
                    ↓
            ADP + P  →  ATP
```

À partir de ces petites molécules, la cellule **va construire progressivement des molécules de plus en plus volumineuses**. Chaque étape de ces fabrications nécessite l'intervention d'une enzyme. Alors que le catabolisme s'appuyait sur de nombreuses réactions d'oxydation, l'anabolisme fait appel à de nombreuses réactions de réduction. **Le réticulum endoplasmique synthétise les lipides, les ribosomes synthétisent les protéines**. Les protéines, une fois terminées, doivent être **pliées** de façon très précise, pour que soit réaliser leur structure tertiaire. Ce processus est assuré par des **molécules dites chaperons**, aidées par certaines enzymes.

Cette synthèse ne s'effectue pas au hasard. Les macromolécules édifiées sont souvent spécifiques de l'espèce humaine et certaines sont spécifiques de l'individu lui-même. Ceci est particulièrement net au niveau des protéines et s'explique par le **contrôle génétique de l'anabolisme**. La structure primaire d'une protéine dépend absolument de la structure du gène correspondant à cette protéine. Cette notion essentielle a été développée au chapitre 6.

Les principaux événements du catabolisme et de l'anabolisme sont bien résumés par la figure 48.

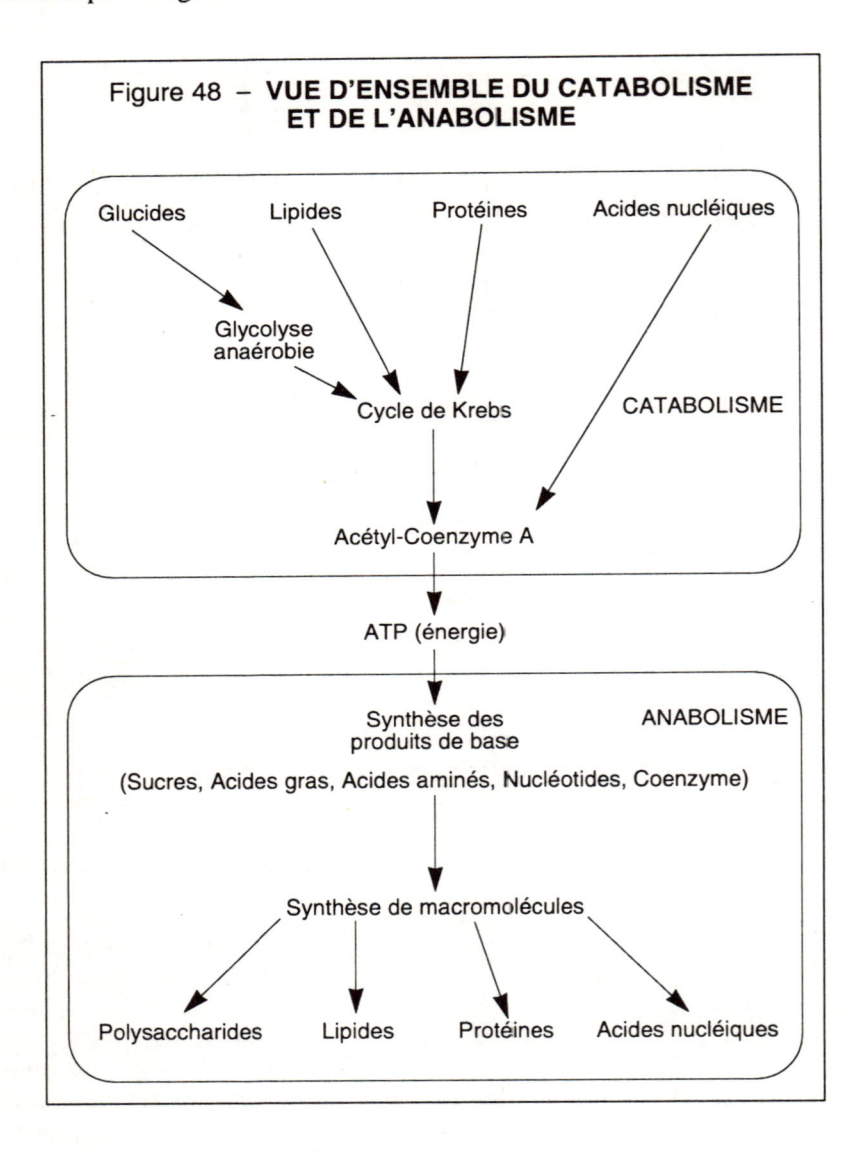

Figure 48 – **VUE D'ENSEMBLE DU CATABOLISME ET DE L'ANABOLISME**

```
CATABOLISME

Glucides    Lipides    Protéines    Acides nucléiques
                ↓
        Glycolyse
        anaérobie
                ↓
            Cycle de Krebs
                ↓
        Acétyl-Coenzyme A
                ↓
            ATP (énergie)

ANABOLISME
                ↓
        Synthèse des
        produits de base
(Sucres, Acides gras, Acides aminés, Nucléotides, Coenzyme)
                ↓
        Synthèse de macromolécules
        ↓       ↓       ↓       ↓
Polysaccharides  Lipides  Protéines  Acides nucléiques
```

Chapitre 16

# NOTIONS ESSENTIELLES DE PHYSIOLOGIE CELLULAIRE

> « L'unité de base du corps humain est la cellule. »
> Professeur Arthur C. Guyton.

> « Si vous regardez au microscope une cellule eucaryote vivante, vous observerez de vigoureux mouvements intérieurs. En contraste total avec une bactérie dont le contenu est immobile ou ondoie passivement, l'intérieur d'une cellule eucaryote grouille comme une ville. »
> Professeur Lynn Margulis.

## A. QUELQUES DÉFINITIONS

La **cellule** est un petit élément vivant, limité par une **membrane** et contenant un **cytoplasme**. Certaines cellules n'ont pas de noyau et sont dites procaryotes, d'autres ont un **noyau** et sont dites eucaryotes. Les bactéries sont des cellules procaryotes, les végétaux supérieurs et les animaux supérieurs sont constitués de cellules eucaryotes.

La cellule est **l'unité de la vie**. Tous les êtres vivants, à l'exception des virus, sont formés de cellules. On distingue :

1) Les êtres monocellulaires qui comprennent les protozoaires, les bactéries et certains champignons.

2) Les êtres pluricellulaires qui comprennent les végétaux et les animaux. L'homme appartient à cette catégorie et son corps rassemble environ $10^{13}$ cellules. Chez les pluricellulaires, **toutes les cellules descendent d'une seule cellule initiale**, l'œuf, par divisions successives.

Quant aux virus, incapables de survivre seuls, ils sont des parasites qui siègent à l'intérieur des cellules.

## B. STRUCTURE DES CELLULES HUMAINES

Elle est remarquablement décrite dans un ouvrage d'Alberts et coll. (1986). Une cellule comporte des membranes, un noyau et un cytoplasme divisé en sept compartiments : l'appareil de Golgi, les lysosomes, les péroxysomes, le réticulum endoplasmique, les mitochondries, les ribosomes et le cytosol (figure 49).

**Figure 49 – LA CELLULE**

Légendes : Noyau ; Centre cellulaire ; Appareil de Golgi ; Lysocomes ; Nucléole (ARN) ; Micro filaments ; Chromatine (ADN) ; Réticulum endoplasmique rugueux ; Réticulum endoplasmique lisse ; Hyaloplasme ; Microtubule ; Ribosomes (ARN) ; Vacuoles ; Nucléoplasme ; Mitochondrie ; Enveloppe nucléaire ; Membrane plasmique.

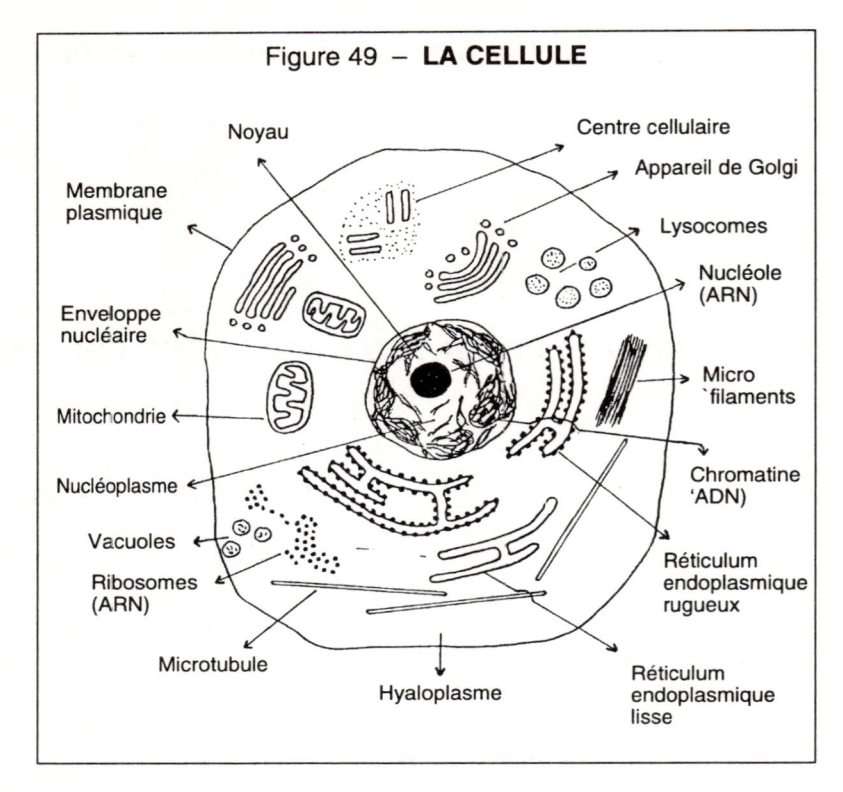

## Les membranes

\* La **membrane plasmique** est celle qui recouvre la cellule. Elle correspond seulement à 2 à 5 % de la totalité des membranes. Elle est constituée d'une **double couche de lipides**, milieu relativement fluide **dans lequel se déplacent des protéines**, molécules plus denses, les unes enchassées dans la membrane (protéines membranaires), les autres traversant la membrane du cytoplasme jusqu'à l'extérieur (protéines transmembranaires). Cette structure est schématisée sur la figure 50. La membrane plasmique n'est pas seulement une barrière passive. C'est aussi un filtre actif.

\* Les **membranes internes**, de structure analogue à celle de la membrane plasmique, divisent la cellule en plusieurs compartiments. Ce cloisonnement permet à la cellule d'effectuer simultanément de nombreuses réactions chimiques qui seraient incompatibles dans un seul compartiment.

## Le noyau

Organite propre à la cellule eucaryote, il est isolé du cytoplasme par une double membrane. Il communique cependant avec le cytosol par des ouvertures de l'enveloppe appelées **pores**.

Le noyau **contient l'ADN** dont nous avons étudié le rôle essentiel au chapitre 6. L'ADN est fortement complexé avec des protéines spécialisées qui l'empaquettent : les histones. L'association de l'ADN et des histones est nommée chromatine. Les histones participent à la régulation de l'activité des gènes, en diminuant l'accessibilité de l'ADN à d'autres protéines.

*Structure des cellules humaines* 297

**Figure 50 – STRUCTURE DE LA MEMBRANE PLASMIQUE**

Protéine

Protéine

Double couche lipidique

Protéine

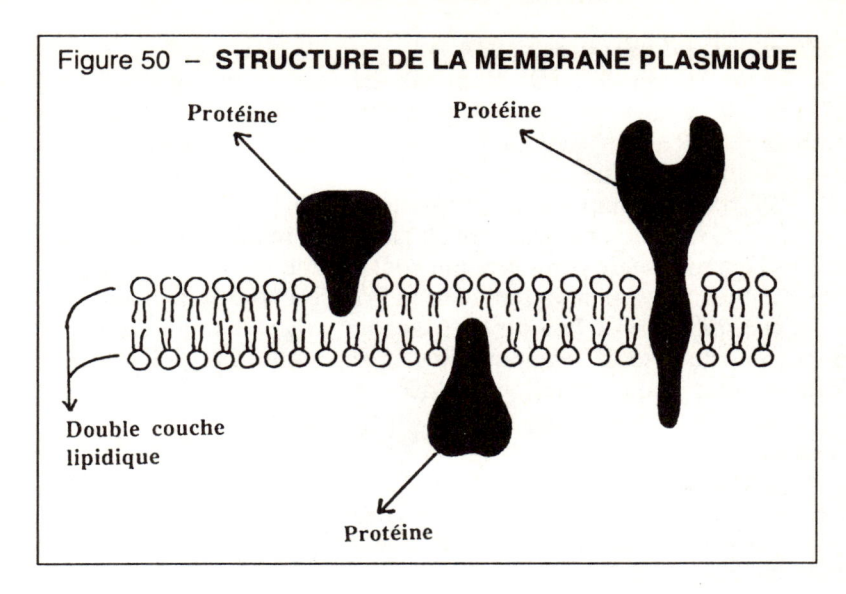

## L'appareil de Golgi

C'est un système de sacs aplatis, empilés comme des disques, accompagnés de petites vésicules. Sacs et vésicules sont entourés d'une membrane. Le Golgi, souvent placé près du noyau, est un **lieu de passage pour les macromolécules**. Il possède un triple rôle :

\* Il ajoute des glucides (glycosylation) ou modifie la structure des glucides sur certaines molécules.

\* Il trie les molécules selon leur destination.

\* Il emballe les molécules dans ses vésicules de sécrétion qui peuvent les transporter jusqu'à la membrane plasmique.

L'appareil de Golgi **agit comme un policier**, dirigeant les macromolécules qui le traversent vers leur destination intracellulaire correcte.

## Les lysosomes

Ce sont des vésicules entourées d'une membrane, contenant de nombreuses variétés d'**enzymes hydrolytiques**, ayant une activité optimale en milieu acide, à pH 5. Ces enzymes permettent la dégradation des particules et des macromolécules. Il s'agit donc d'une véritable **digestion intracellulaire**.

La plupart des substances à dégrader viennent de l'extérieur et sont amenées aux lysosomes dans de grandes vésicules de phagocytose et de petites vésicules d'endocytose. Une minorité de substances viennent de l'intérieur de la cellule et sont amenées par des vésicules d'autophagie.

## Les péroxysomes

Ce sont des vésicules limitées par une membrane, contenant des **enzymes oxydatives**, qui produisent et décomposent le péroxyde d'hydrogène. Les péroxysomes sont des sites essentiels pour **l'utilisation de l'oxygène**.

### Le réticulum endoplasmique (RE)

C'est un réseau de feuillets aplatis, de sacs et de tunnels formant un labyrinthe de canalisations disséminées dans l'ensemble du cytoplasme. La membrane du RE très étendue correspond à 50 % des membranes cellulaires et délimite une lumière spacieuse.

Le RE présente deux sortes de structures :

\* Le RE rugueux, parsemé sur sa paroi externe de ribosomes, spécialisés dans la **synthèse de protéines** qui sont ensuite souvent glycosylées.

\* Le RE lisse, qui intervient dans la **synthèse des lipides**.

Le RE sert aussi de **lieu de passage** aux protéines qu'il a fabriquées ou qui viennent du cytosol, avant qu'elles ne gagnent le Golgi. Il transporte les phospholipides jusqu'aux mitochondries.

### Les ribosomes

Assemblage de protéines et d'ARN ribosomal, les ribosomes sont situés, les uns dans la membrane du RE rugueux, les autres dans le cytosol. Ils ont un rôle capital dans la **synthèse des protéines**, que nous avons détaillé au chapitre 6.

### Les mitochondries

Ces organites petits mais nombreux sont les seuls, en dehors du noyau, à renfermer de l'ADN. Ils présentent :

\* Une membrane externe, perméable à toutes les molécules de poids moléculaire inférieur à 10 000.

\* Une membrane interne, plissée en nombreuses crêtes, ce qui augmente sa superficie.

\* Une matrice centrale contenant l'**ADN mitochondrial** et de nombreuses **enzymes**.

La membrane interne sert de support au transport d'électrons qui convertissent l'énergie dégagée par les réactions d'oxydation en formes plus utilisables, en particulier en ATP. Sans mitochondries, la cellule dépendrait de la glycolyse anaérobie, peu efficace :

$$1 \text{ molécule de glucose} \rightarrow 2 \text{ molécules d'ATP.}$$

Dans la mitochondrie, les glucides et les acides gras sont totalement oxydés en $CO_2$ et $H_2O$, en présence d'oxygène, avec une grande efficacité :

$$1 \text{ molécule de glucose} \rightarrow 36 \text{ molécules d'ATP.}$$

Il est généralement admis que les mitochondries sont des bactéries qui ont été incorporées dans les cellules eucaryotes primitives. Dès lors, ces cellules ont pu joindre au métabolisme anaérobie un **métabolisme aérobie**.

### Le cytosol

Il correspond au cytoplasme restant après élimination de tous les organites recouverts de membrane. Il couvre 55 % du volume cellulaire. Il abrite de **nombreuses réactions métaboliques**. Des milliers d'enzymes participent au catabolisme et à l'anabolisme. De nombreuses protéines sont synthétisées par les ribosomes.

Dans le cytosol se trouve le **cytosquelette**. Ce sont des réseaux de filaments protidiques qui confèrent à la cellule sa forme, sa plasticité et parfois sa capacité à se mouvoir. On distingue trois types de filaments :
* Les microtubules ou filaments de tubuline.
* Les filaments d'actine.
* Les filaments intermédiaires.

Le centrosome est le maître d'œuvre du cytosquelette. Il contrôle les mouvements des microtubules qui rayonnent autour de lui, les microtubules contrôlant à leur tour les mouvements des autres filaments.

## C. COMMUNICATIONS DES CELLULES AVEC LE MILIEU EXTÉRIEUR

Les cellules doivent ingérer des substances nutritives essentielles et excréter des déchets métaboliques. Pour les petites molécules, elles disposent du transport transmembranaire. Pour les structures plus volumineuses, elles utilisent d'autres méthodes d'excrétion et de captation.

### *Le transport transmembranaire*

La double couche lipidique de la membrane plasmique est imperméable à la plupart des molécules. Ce sont les protéines transmembranaires qui vont autoriser des passages.

1) Il existe un **transport passif** qui se fait à travers des canaux protéiques, c'est-à-dire dont les parois sont formées de protéines. Certains de ces canaux sont ouverts en permanence, d'autres seulement de façon transitoire. Ces derniers sont réglés, soit par un **ligand** (substance qui se lie à un récepteur), soit par l'équilibre entre milieu extracellulaire et intracellulaire.

2) Il existe un **transport actif** exercé par des protéines transporteuses qui se lient spécifiquement à une molécule précise et lui font traverser la membrane, dans un seul sens ou dans les deux sens. Parmi ces systèmes de transport actif, citons :
* La pompe sodium/potassium qui expulse $Na^+$ et fait rentrer $K^+$.
* Le canal de fuite du potassium $K^+$.
* La pompe à calcium qui expulse $Ca^{++}$.

### *L'excrétion et la captation de substances*

Pour rejeter des macromolécules ou des particules, la cellule dispose de deux moyens :

1) **L'exocytose**

Des vésicules fusionnent avec la membrane plasmique, puis s'ouvrent à l'extérieur et libèrent leur contenu.

2) **Le bourgeonnement**

La cellule émet un prolongement qui va ensuite s'étrangler au niveau de sa base. Un bourgeon se détache, emportant avec lui un certain nombre de substances.

Pour incorporer des substances du milieu ambiant, la cellule emploie plusieurs procédés dits d'endocytose, bien décrits par LOUVARD (1988) :

1) *La pinocytose*
C'est l'ingestion de fluides ou de solutés par l'intermédiaire de petites vésicules. Elle équivaut à une « boisson ».

2) *La phagocytose*
Elle est l'apanage des macrophages et des polynucléaires. Elle permet la captation de particules, de bactéries ou d'autres cellules sénescentes, abîmées ou fragmentées. Le phagocyte émet des prolongements qui cernent la structure à ingérer et l'enferment dans une grosse vésicule. La fusion de celle-ci avec un ou plusieurs lysosomes permet aux enzymes de s'attaquer à la structure ingérée. Celle-ci est généralement digérée, mais parfois elle peut résister.

3) *L'endocytose par récepteur*
Un récepteur de surface va se lier à une molécule. Cette union déclenche l'attraction à l'intérieur de la cellule du couple récepteur/ligand. Ce processus est très spécifique, chaque récepteur ne pouvant accueillir qu'une molécule précise.

Les divers phénomènes qui viennent d'être exposés sont représentés sur la figure 51.

## D. COMMUNICATIONS DES CELLULES ENTRE ELLES

Pour expliquer que de très nombreuses cellules constituent un seul être vivant, il faut admettre que ces cellules ne sont pas indépendantes, mais communiquent entre elles. Il est en effet nécessaire que soient coordonnées la croissance et l'activité des différentes cellules et que soit contrôlée leur organisation en tissus et en organes. Il existe effectivement des communications nombreuses et complexes, les unes à distance, les autres par contact direct.

### *Les communications à distance*
Elles sont réalisées par des substances chimiques appelées « premiers messagers » qui vont agir spécifiquement sur des « récepteurs » portés par les cellules cibles. Ces **messagers** se rangent en trois catégories :

1) **Les médiateurs chimiques locaux**
Ils n'agissent que sur les cellules de leur environnement immédiat et sont rapidement captés ou détruits. Exemples : l'histamine, les prostaglandines.

2) **Les hormones**
Elles sont sécrétées par les glandes endocrines (thyroïde, surrénales, ovaires, testicules) sous la direction de l'hypophyse, elle-même contrôlée par l'hypothalamus. La structure des hormones est variable :

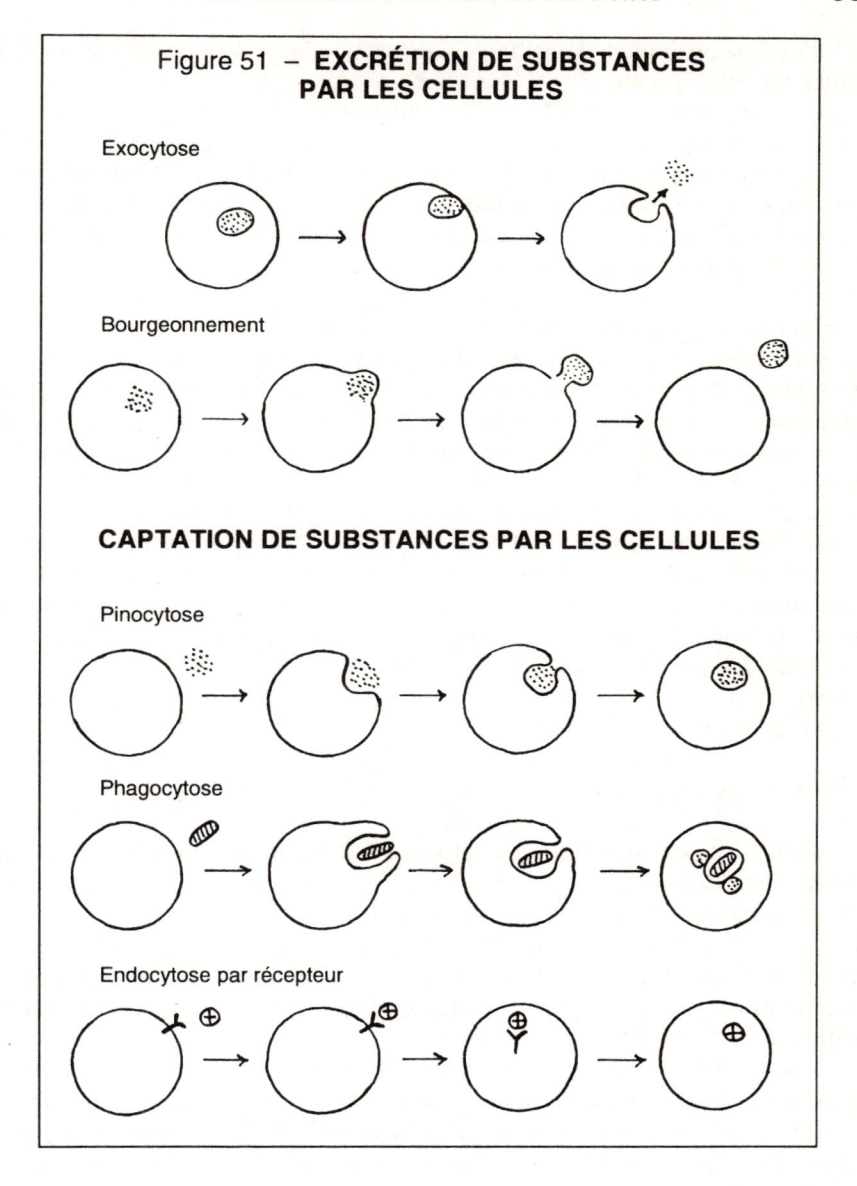

**Figure 51 – EXCRÉTION DE SUBSTANCES PAR LES CELLULES**

Exocytose

Bourgeonnement

**CAPTATION DE SUBSTANCES PAR LES CELLULES**

Pinocytose

Phagocytose

Endocytose par récepteur

\* Certaines sont des peptides, comme l'insuline, le glucagon, les hormones hypothalamiques.
\* D'autres sont des amines, comme l'adrénaline, la thyroxine.
\* D'autres sont des stéroïdes, comme les œstrogènes, les androgènes.

Les hormones peuvent agir à grande distance, car elles sont transportées vers les cellules cibles par le sang.

### 3) Les neurotransmetteurs

Ils sont libérés au niveau de la synapse, c'est-à-dire la zone de jonction entre la cellule nerveuse et la cellule cible, et agissent uniquement sur la cellule cible adjacente. Exemples : l'acétylcholine, la noradrénaline et de nombreux neuropeptides.

Les **récepteurs** de ces divers messagers se classent en deux groupes :

1) *Les récepteurs intracellulaires, cytoplasmiques ou nucléaires*

Exemples : ceux des hormones stéroïdes et des hormones thyroïdiennes. Les complexes hormone + récepteur se fixent sur la chromatine et règlent la transcription de certains gènes.

2) *Les récepteurs de surface, membranaires*

Exemples : ceux des neurotransmetteurs, des hormones protéiques et des facteurs de croissance. Le fonctionnement de ces récepteurs est aujourd'hui assez bien connu (ALBERTS et coll. 1986, BOKAERT 1986, DANCHIN 1987, ISAKOV 1988). La fixation du messager (ligand) sur son récepteur (protéine membranaire) à la surface externe de la cellule déclenche un **signal** transmis à l'intérieur de la cellule. Ce signal à lui seul ou en conjonction avec d'autres signaux entraîne la mise en action de certains enzymes qui sont des **protéines kinases**. Cette mise en action peut être obtenue de trois manières :

\* Immédiate, le récepteur étant lui-même une kinase.

\* Directe, le récepteur étant en relation sans intermédiaires avec une kinase.

\* Indirecte, ce qui est le cas le plus fréquent. Le messager influence une protéine de liaison qui active la synthèse d'un **second messager intracellulaire**, celui-ci allant à son tour activer une kinase. On connaît trois types principaux de seconds messagers :

a) L'AMP cyclique (AMPc) et peut être la GMP cyclique (GMPc) où G = guanosine.

b) Certains lipides : les phosphoinositides.

c) L'ion calcium $Ca^{++}$, dont le taux augmente brutalement dans la cellule, d'une part grâce à l'ouverture de canaux ioniques membranaires permettant un afflux de calcium extracellulaire, d'autre part grâce à la mobilisation du calcium intracellulaire.

L'activation des kinases est l'aboutissement d'une cascade de réactions. Elle est suivie de la mise en action d'autres enzymes et de facteurs de transcription. Pour avoir une idée de la **complexité des phénomènes**, on peut examiner la figure 52, où j'ai pris pour exemple **l'activation du lymphocyte T auxiliaire**. J'ai seulement représenté la voie d'activation principale, induite par la reconnaissance du couple HLA classe II + peptide antigénique par le TCR. Mais il existe bien d'autres signaux associés, dits de costimulation, qui chacun déclenchent de nouvelles cascades de réactions.

Il est inutile de retenir le détail de ces diverses cascades. Il faut seulement se souvenir que **la cellule est activée et va réagir** de façon variable selon son type (un neurone ne réagira pas comme un hépatocyte) et selon les kinases mises en œuvre par le couple ligand/messager. Nous avons vu au chapitre « la réponse immunitaire » les conséquences de l'activation des lymphocytes.

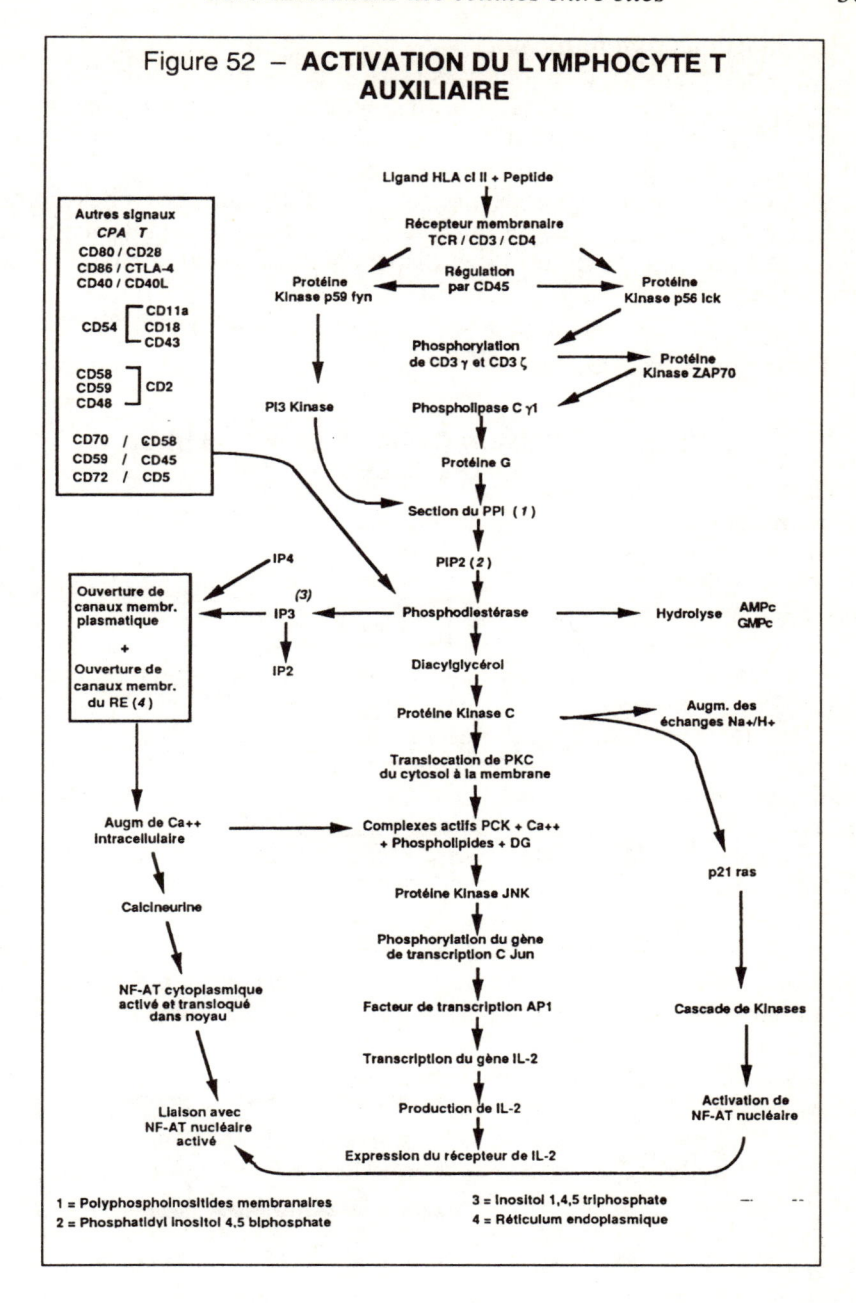

## Figure 52 – ACTIVATION DU LYMPHOCYTE T AUXILIAIRE

**Autres signaux**
CPA / T
CD80 / CD28
CD86 / CTLA-4
CD40 / CD40L

CD54 — CD11a / CD18 / CD43

CD58 / CD59 / CD48 — CD2

CD70 / CD58
CD59 / CD45
CD72 / CD5

Ligand HLA cl II + Peptide
↓
Récepteur membranaire TCR / CD3 / CD4
↓
Protéine Kinase p59 fyn ← Régulation par CD45 → Protéine Kinase p56 lck
↓
Phosphorylation de CD3 γ et CD3 ζ → Protéine Kinase ZAP70
↓
PI3 Kinase
Phospholipase C γ1
↓
Protéine G
↓
Section du PPI (1)
↓
PIP2 (2)
↓
IP4
(3) IP3 ← Phosphodiestérase → Hydrolyse AMPc / GMPc
IP2
↓
Ouverture de canaux membr. plasmatique
+
Ouverture de canaux membr. du RE (4)
↓
Diacylglycérol
↓
Protéine Kinase C → Augm. des échanges Na+/H+
↓
Translocation de PKC du cytosol à la membrane
↓
Augm de Ca++ intracellulaire → Complexes actifs PCK + Ca++ + Phospholipides + DG
↓                                               ↓                                      p21 ras
Calcineurine                             Protéine Kinase JNK
↓                                               ↓
NF-AT cytoplasmique         Phosphorylation du gène
activé et transloqué             de transcription C Jun
dans noyau                           ↓
↓                                      Facteur de transcription AP1          Cascade de Kinases
Liaison avec                         ↓                                               ↓
NF-AT nucléaire                  Transcription du gène IL-2           Activation de
activé                                 Production de IL-2                      NF-AT nucléaire
                                          Expression du récepteur de IL-2

1 = Polyphosphoinositides membranaires
2 = Phosphatidyl inositol 4,5 biphosphate
3 = Inositol 1,4,5 triphosphate
4 = Réticulum endoplasmique

## Les communications par contact direct

Elles se font de deux façons :

### 1) L'interaction de molécules de surface

Un excellent exemple en a été fourni avec la coopération cellulaire au cours de la réponse immunitaire (chapitre 8).

## 2) Les jonctions communicantes

De nombreuses cellules sont liées entre elles par des canaux allant d'un cytoplasme à l'autre en traversant les membranes plasmiques. La paroi des canaux est formée par une famille de protéines : les connexines (PESCHANSKI 1994). Ces canaux autorisent le passage de certains ions ($K^+$, $Ca^{++}$) et de seconds messagers (cascade de l'AMPc et cascade des phosphoinositides). Ces jonctions mettent en évidence l'influence régulatrice d'une cellule sur une autre cellule. Elles disparaissent souvent sur les cellules cancéreuses.

Les divers modes de communication entre les cellules sont illustrés par la figure 53.

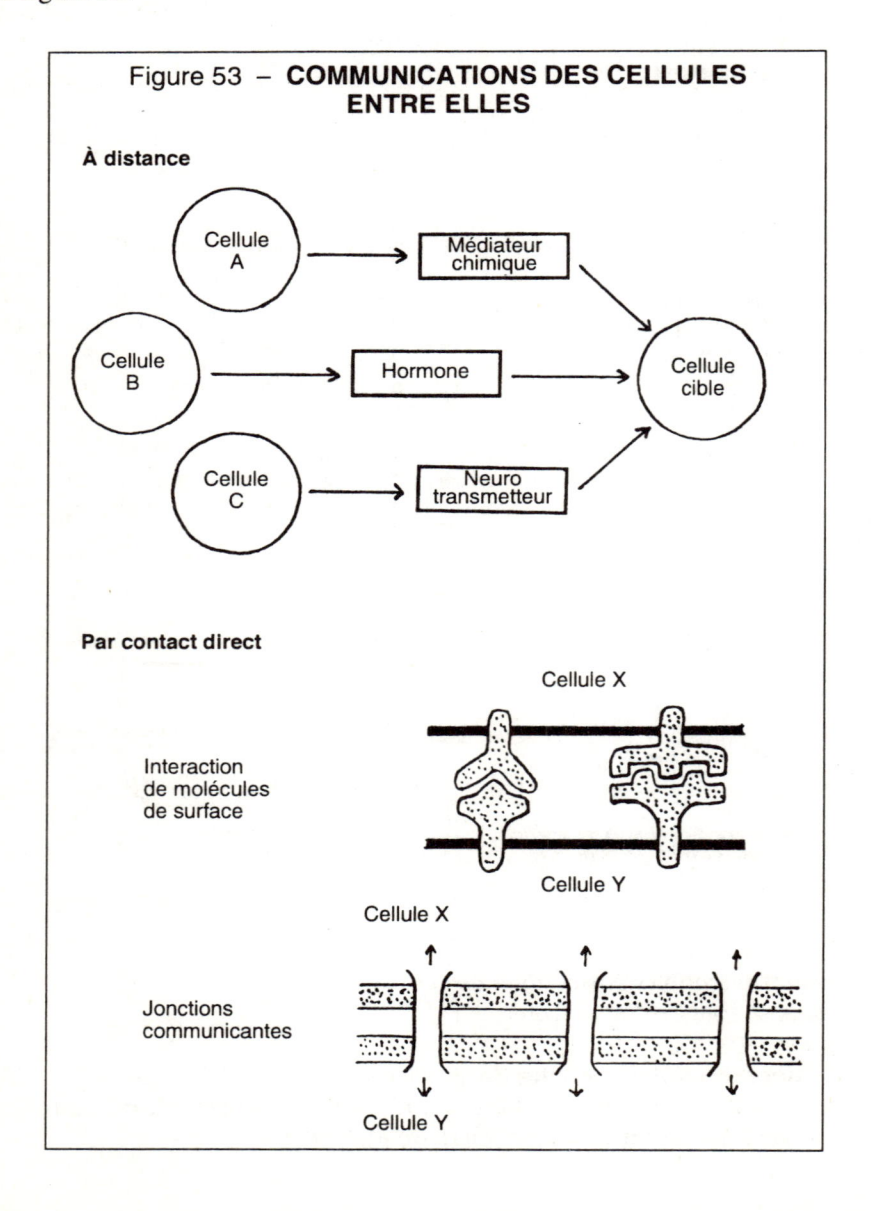

Figure 53 – **COMMUNICATIONS DES CELLULES ENTRE ELLES**

**À distance**

Cellule A → Médiateur chimique → Cellule cible
Cellule B → Hormone → Cellule cible
Cellule C → Neurotransmetteur → Cellule cible

**Par contact direct**

Interaction de molécules de surface : Cellule X / Cellule Y

Jonctions communicantes : Cellule X / Cellule Y

# E. LA MITOSE

*Notions générales*

La mitose est une **division cellulaire** où la cellule mère donne naissance à deux cellules filles possédant le même nombre de chromosomes que la cellule mère. Elle se différencie de la méiose, qui intervient dans la formation des spermatozoïdes et des ovules. Ici les cellules filles ne conservent que la moitié des chromosomes de la cellule mère.

Les mitoses sont indispensables au développement de l'organisme humain à partir d'une seule cellule originelle. Dans le corps humain constitué, **les capacités de mitoses varient selon les catégories de cellules**. Ainsi les kératinocytes de l'épiderme et les hépatocytes du foie restent toujours capables de se diviser, alors que les neurones ne se divisent plus.

Le **cycle cellulaire**, en cas de division possible, comporte quatre phases :
* G1 : préparation à la replication de l'ADN.
* S : période de synthèse de l'ADN.
* G2 : préparation à la division cellulaire.
* M : période de mitose.

Le cycle cellulaire est **contrôlé de manière très stricte** par plusieurs moyens (MONIER 1995) :
* La télomérase, une enzyme qui replique les extrémités des chromosomes. Un raccourcissement trop marqué des chromosomes empêche toute mitose.
* Des kinases dépendantes de cyclines et leurs inhibiteurs.
* Les interactions entre cellules, à distance et par contact direct.
* Les interactions entre les cellules et la matrice extracellulaire.

Des perturbations dans le contrôle du cycle cellulaire sont impliquées dans les **cancers**. Elles aboutissent à des mitoses trop fréquentes des cellules malignes, avec formation d'une tumeur.

*Déroulement de la mitose*

Il se fait en quatre stades (figure 54) :

*Prophase*
* Les chromosomes, jusqu'alors invisibles, s'individualisent dans le noyau.
* Un fuseau de microtubules se forme, joignant les deux paires de centrioles.

*Métaphase*
* La membrane nucléaire disparaît.
* Les chromosomes vont se lier aux microtubules du fuseau et vont se déposer en une plaque équatoriale.

*Anaphase*
* Les chromosomes se séparent en deux lots de 23 chromosomes, qui migrent le long du fuseau vers les deux pôles de la cellule.
* Les deux paires de centrioles se dupliquent.

Figure 54 — **LA MITOSE**

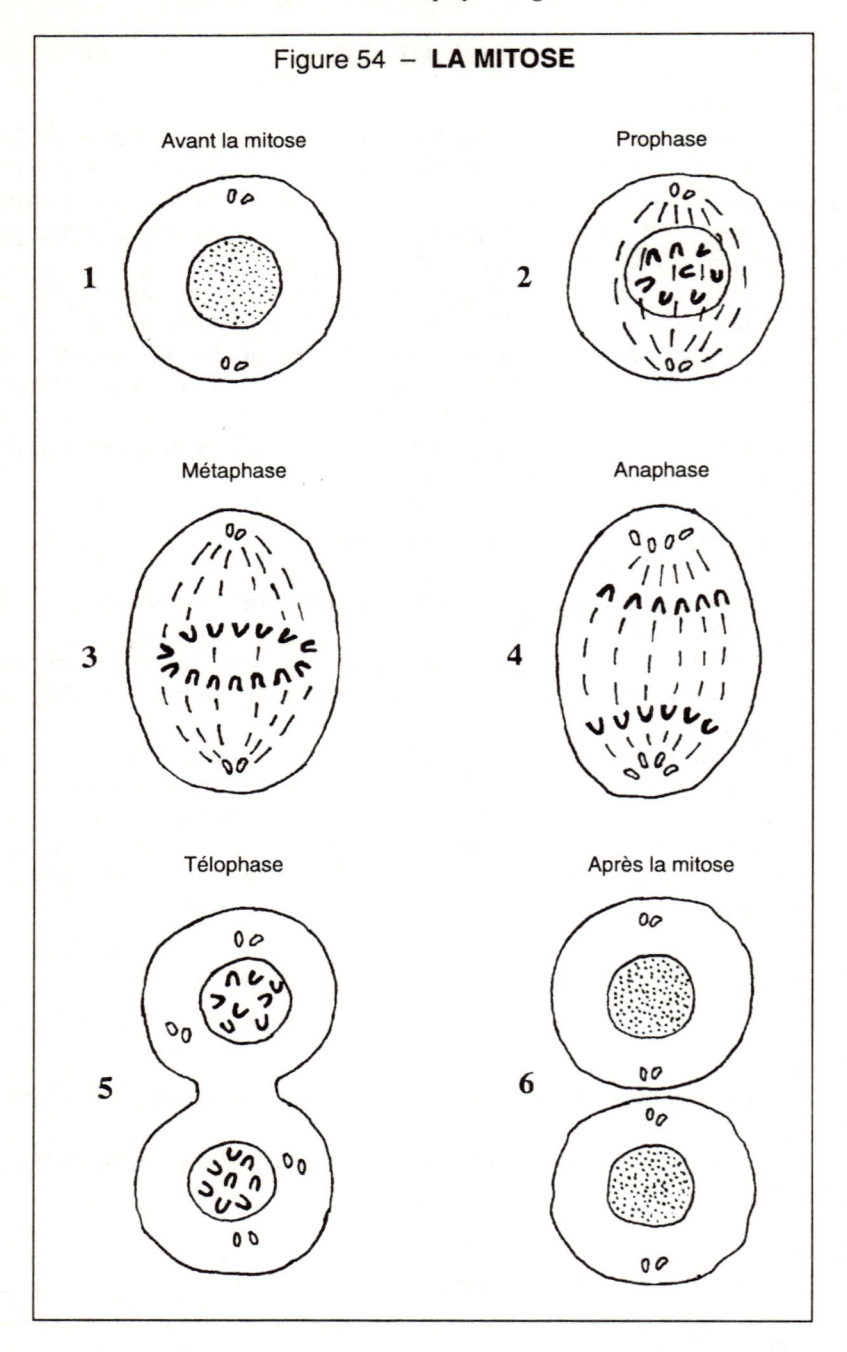

1. Avant la mitose
2. Prophase
3. Métaphase
4. Anaphase
5. Télophase
6. Après la mitose

**Télophase**
* Les chromosomes se rassemblent en deux amas.
* Le fuseau mitotique se dissout.
* Une membrane entoure les deux noyaux.
* Les chromosomes redeviennent invisibles.

* Un étranglement progressif du cytoplasme sépare les deux cellules filles.

## F. L'APOPTOSE

### *Définition*

L'apoptose est la **mort de la cellule, au terme d'un suicide programmé**. C'est un processus qui est mis en œuvre lorsque la destruction de la cellule est profitable à l'organisme. Ce **phénomène actif et régulable** est tout à fait différent de la nécrose où la mort cellulaire est accidentelle et passive.

L'apoptose frappe en particulier :
* Les cellules infectées par les virus.
* Les cellules cancéreuses.
* Les cellules saines devenues inutiles, par exemple les lymphocytes en excès lorsqu'un agresseur a été éliminé par la réponse immunitaire.
* Les tissus qui ne sont plus nécessaires.

L'apoptose est donc un **acte physiologique** qui permet le développement normal des organes et qui contrôle avec précision le nombre de cellules. Mais **parfois l'apoptose devient pathologique** :
* Soit parce qu'elle est insuffisante, autorisant par exemple la croissance d'une tumeur cancéreuse.
* Soit parce qu'elle est excessive, comme dans le SIDA où elle provoque la disparition des lymphocytes T CD4.

L'apoptose de découverte assez récente a été très étudiée au cours des dernières années (EVAN et coll. 1995) (VAUX et STRASSER 1996) (WALLACH 1997). Elle se déroule en **trois stades** : induction, phase effectrice et dégradation.

### *Phase d'induction*

L'apoptose peut être déclenchée par des **stimulus très variés**, molécules qui vont se lier à des **récepteurs membranaires** portés par la cellule cible.

Parmi ces molécules stimulantes, on peut citer :
* Le **ligand de Fas** qui se lie à **Fas**, également nommé Apo 1 ou CD95.
* Le TNF qui se lie au récepteur p55 du TNF ou CD120 a.
* Les radicaux libres.

Mais il existe bien d'autres ligands, dont la liste est établie sur la figure 55.

### *Phase effectrice*

La stimulation des récepteurs membranaires va générer des **signaux** qui, par des voies variées, vont activer des **cystines protéases de la famille ICE** (interleukin 1β converting enzyme), également appelées **caspases**. On a recensé une dizaine de ces caspases. Ainsi par exemple, la fixation du ligand de Fas sur Fas mobilise une structure nommée FADD qui va mettre en action la caspase FLIP (figure 55).

Les caspases provoquent une **augmentation brutale de la perméabilité de la membrane interne des mitochondries** (KROEMER et coll. 1997),

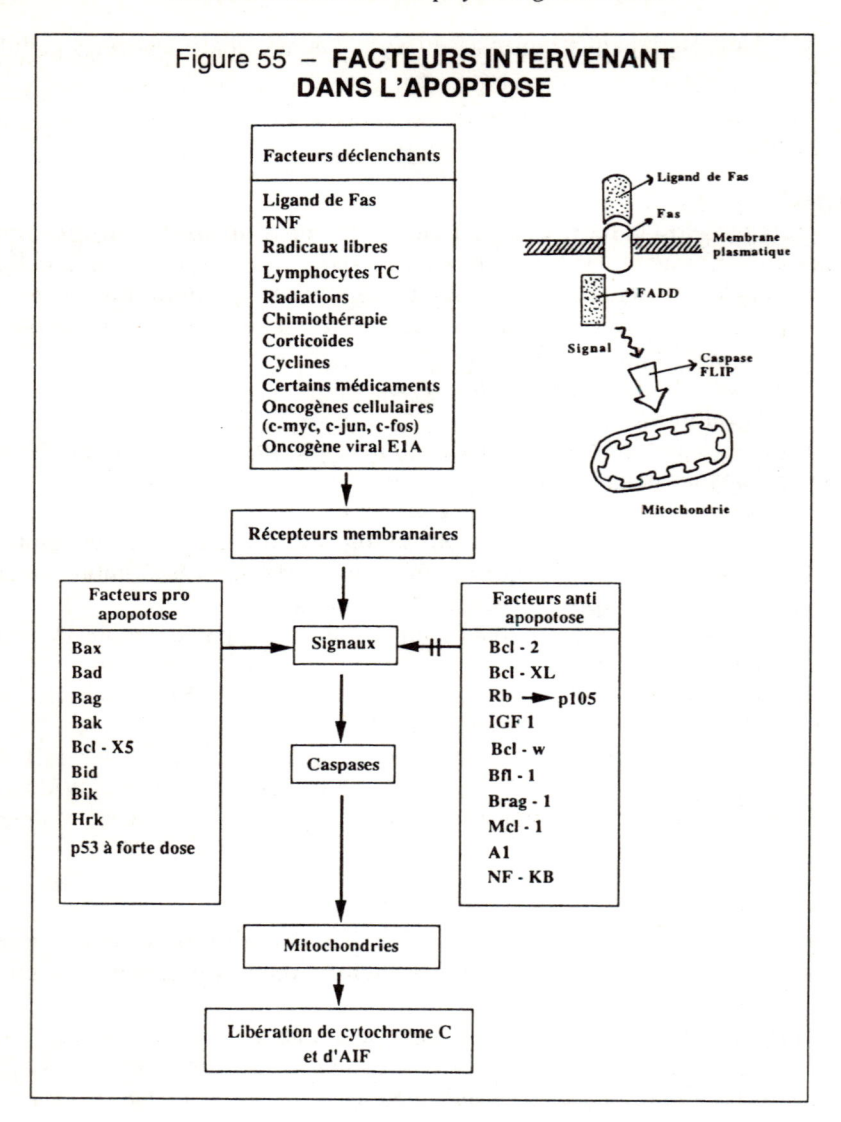

### Figure 55 – FACTEURS INTERVENANT DANS L'APOPTOSE

**Facteurs déclenchants**
- Ligand de Fas
- TNF
- Radicaux libres
- Lymphocytes TC
- Radiations
- Chimiothérapie
- Corticoïdes
- Cyclines
- Certains médicaments
- Oncogènes cellulaires (c-myc, c-jun, c-fos)
- Oncogène viral E1A

↓

Récepteurs membranaires

**Facteurs pro apoptose**
- Bax
- Bad
- Bag
- Bak
- Bcl - X5
- Bid
- Bik
- Hrk
- p53 à forte dose

→ Signaux ⊣⊢ ← **Facteurs anti apoptose**
- Bcl - 2
- Bcl - XL
- Rb → p105
- IGF 1
- Bcl - w
- Bfl - 1
- Brag - 1
- Mcl - 1
- A1
- NF - KB

↓
Caspases
↓
Mitochondries
↓
Libération de cytochrome C et d'AIF

(schéma à droite : Ligand de Fas → Fas → Membrane plasmatique → FADD → Signal → Caspase FLIP → Mitochondrie)

suivie de la sortie hors des mitochondries du cytochrome C et de l'AIF. Quand cette sortie a eu lieu la cellule est condamnée (KAHN 1997).

Certaines substances favorisant le déroulement de la phase effectrice, comme **Bax** et **Bad**. D'autres bloquent cette phase effectrice et empêchent l'apoptose, comme **Bcl-2** et **Bcl-XL**. La liste des molécules proapoptose et antiapoptose actuellement connues est présentée sur la figure 55.

La protéine **p53** est fabriquée en quantité plus élevée dans toute cellule dont les gènes ont été altérés. Mais **son action varie selon la dose** :

* À dose moyenne, elle déclenche la mise en œuvre des systèmes réparateurs de l'ADN.

* À forte dose, produite en cas d'échec dans la réparation de l'ADN, elle induit une apoptose.

Le facteur de transcription **NF-κB** a aussi un rôle clef. Son absence autorise l'apoptose. Sa présence et son activation lui permettent de gagner le noyau, de se lier à l'ADN et d'entraîner la production de protéines qui bloquent l'apoptose.

### Phase de dégradation

Ce processus a été bien décrit par COHEN (1993) et est illustré par la figure 56 :
* Diminution du volume cellulaire.
* Condensation des **organites**.
* Condensation de la chromatine nucléaire.
* Altérations de la **membrane** plasmatique.
* Atrophie et morcellement du **noyau**.
* Fragmentation de la cellule en **corps apoptotiques**.
* Phagocytose de ces corps apoptotiques.

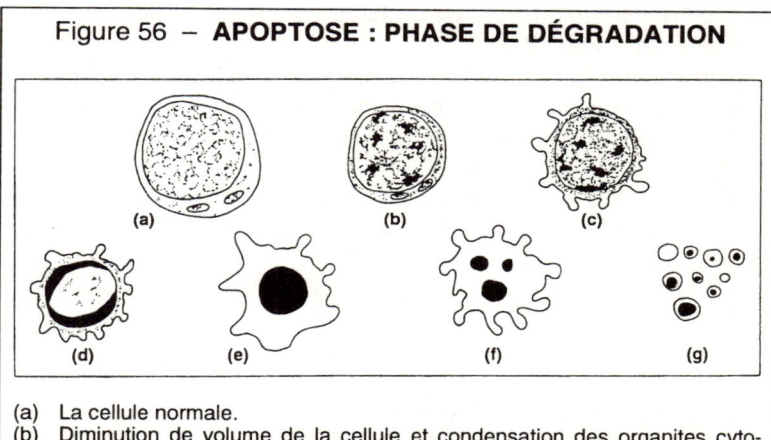

Figure 56 – **APOPTOSE : PHASE DE DÉGRADATION**

(a) La cellule normale.
(b) Diminution de volume de la cellule et condensation des organites cytoplasmiques et de la chromatine nucléaire.
(c) Altérations de la membrane plasmatique.
(d) Perte du volume cellulaire accentué et condensation accrue de la chromatine.
(e) Réduction de volume et densification du noyau.
(f) Fragmentation du noyau.
(g) Fragmentation de la cellule en corps apoptotiques.

## G. ORGANES, TISSUS, APPAREILS ET SYSTÈMES

À partir de l'œuf initial, des divisions successives vont engendrer une immense quantité de cellules qui constituent le corps humain. **Ces cellules se différencient** pour être capables d'exercer des **fonctions précises**. On distingue ainsi plus de 200 variétés de cellules. Citons par exemple :

* Les hématies (sang) spécialisées dans le transport de l'oxygène et du gaz carbonique.

* Les myocytes (muscles) dotés d'élasticité, de contractilité, pourvus de réserves abondantes d'énergie sous forme de glycogène.

* Les hépatocytes (foie) extrêmement riches en enzymes qui leur permettent d'effectuer la grande majorité des réactions chimiques de catabolisme et d'anabolisme.

* Les neurones (cerveau) responsables de la motricité, de la sensibilité, de la mémoire et de l'intelligence.

Les cellules ne sont pas les seuls éléments de l'organisme. Elles sont associées à divers liquides appelés « **humeurs** » et à la **matrice extracellulaire** formée de molécules enchevêtrées, initialement sécrétées par certaines cellules (SCOTT-BURDEN 1994). La matrice extracellulaire est un mélange de protéines fibreuses noyées dans un gel polysaccharidique hydraté. Les principales protéines de cette matrice sont :

* Le **collagène** qui présente quatre types : I, II, III et IV.
* L'élastine qui confère aux tissus leur élasticité.
* Les protéoglycannes.
* L'acide hyaluronique.
* La fibronectine qui favorise l'adhérence cellulaire.
* La laminine, abondante dans la lame basale qui se trouve à la base de toutes les structures épithéliales.

La matrice extracellulaire constitue non seulement les lames basales, mais aussi la plus grande partie de la cornée, des tendons, des cartilages, des os et des dents. Ces deux dernières structures sont complétées par des dépôts de cristaux de phosphate de calcium.

Longtemps considérée comme un simple tissu de soutien, la matrice extracellulaire a aussi un grand rôle dans la régulation des cytokines (messagers libérés par les cellules).

Certaines cellules et certains éléments de la matrice extracellulaire se regroupent pour former certaines unités :

* Sur le plan anatomique, on parle d'organes.
* Sur le plan histologique, on parle de tissus.
* Sur le plan fonctionnel, on parle d'appareils ou de systèmes.

La notion d'**organe** est familière à tous. Le foie, le pancréas, le rein, la rate, le cœur sont des organes. La notion de **tissu** repose sur la présence de cellules ayant des caractères particuliers :

* Le **tissu épithélial** a l'aspect de cellules unies les unes aux autres, disposées sur une ou plusieurs couches, reposant sur une lame basale. L'épiderme de la peau, les muqueuses, les cellules glandulaires sécrétantes sont des exemples de tissus épithéliaux.

* Le **tissu conjonctif** comprend surtout des cellules dérivées des monocytes/macrophages au sein d'une abondante matrice extracellulaire. Ces cellules peuvent être isolées et mobiles, comme les macrophages qui assurent d'importantes fonctions dans les réponses inflammatoire et immunitaire. Ces cellules peuvent être fixes ou unies, comme les synoviocytes afin d'édifier la synoviale, membrane qui tapisse les surfaces articulaires.

Un organe peut contenir plusieurs tissus. Ainsi l'intestin grêle possède une muqueuse (tissu épithélial) et une sous-muqueuse (tissu conjonctif). Un organe peut exercer plusieurs fonctions. Ainsi le pancréas a une sécrétion exocrine (protéases, lipase, amylase) nécessaire pour la digestion des aliments dans l'intestin grêle et une sécrétion endocrine (insuline, glucagon) nécessaire à la bonne utilisation du glucose par les cellules, en particulier les myocytes.

Sous le nom d'**appareil** ou de **système**, on regroupe un ensemble de cellules, d'organes et de tissus qui concourent à un même but. Ainsi l'appareil digestif réunit tous les éléments qui participent à la digestion des aliments, c'est-à-dire :

* Le tube digestif : bouche, œsophage, estomac, intestin grêle, colon.
* Les glandes qui lui sont annexées : glandes salivaires, foie, pancréas.

De la même manière, on parle d'appareil respiratoire, d'appareil cardio-vasculaire, de système nerveux et de système endocrinien.

CHAPITRE 17

# LA THÉORIE DE L'ENCRASSAGE

> « *La force vitale recherchera toujours à rejeter hors du sang le plus de toxines possibles. Mais ce qu'elle ne peut éliminer par les émonctoires sera repoussé dans les profondeurs du corps. Les toxines vont ainsi pénétrer jusqu'à l'intérieur des cellules.* »
>
> Docteur Paul CARTON.

## A. LE FONCTIONNEMENT DES CELLULES

La vie des cellules humaines nécessite le déroulement de **très nombreuses réactions** physiques et chimiques, réalisées par une **machinerie fort complexe**. Aux chapitres 8, 15 et 16 ont été décrits les principaux rouages du fonctionnement cellulaire :

\* L'apport en quantités correctes de **matériaux** de qualité correcte : eau, minéraux, oligo-éléments, vitamines, glucides, lipides, protides, acides nucléïques.

\* L'activité de multiples **enzymes** dans les divers compartiments des cellules.

\* Le **transport transmembranaire**, passif à travers des canaux protéiques, actif grâce à des protéines transporteuses.

\* L'**excrétion de macromolécules** par exocytose ou bourgeonnement.

\* La **captation de substances** par pinocytose, phagocytose ou endocytose par récepteur.

\* La **communication à distance** avec d'autres cellules, faisant intervenir des premiers messagers, des récepteurs, des seconds messagers et la cascade d'activation des kinases.

\* La **communication par contact direct** avec d'autres cellules, par interaction de molécules de surface et par jonctions communicantes.

\* Le rôle de soutien et de régulation joué par la **matrice extracellulaire**.

\* Les nombreuses réactions, surtout d'oxydation, qui permettent le **catabolisme** : glycolyse anaérobie, cycle de Krebs, voie des pentoses phosphates et phosphorylations oxydatives.

\* Les nombreuses réactions, surtout de réduction, qui assurent l'**anabolisme**.

\* L'augmentation ou la diminution de **l'expression des gènes**,

commandée par des protéines qui se fixent ou se détachent des séquences d'ADN du promoteur et du modulateur.
  * La **transcription** des gènes en ARN messager.
  * La **traduction** de l'ARN messager en protéines.
  * Le déroulement normal des **réponses immunitaires**, avec la présentation des antigènes par les CPA, la reconnaissance et la réponse aux antigènes par les lymphocytes T, les lymphocytes B et les cellules NK, l'expression des molécules d'adhésion et la sécrétion des cytokines.
  * Le déroulement normal des **réponses inflammatoires**, avec l'action des polynucléaires neutrophiles, de médiateurs plasmatiques et de médiateurs cellulaires.
  * La production plus ou moins forte, la neutralisation plus ou moins efficace des **radicaux libres**.
  * La libération des **neuropeptides**.
  * La sécrétion des **hormones**.
  * La division des cellules ou **mitose**.
  * Le suicide programmé des cellules ou **apoptose**.

## B. LES DÉCHETS VENUS DE L'INTESTIN

Comme nous l'avons vu avec les maladies auto-immunes, certains **aliments modernes** et la **flore de putréfaction** qu'ils entraînent se comportent en **agresseurs** pour la muqueuse intestinale. La destruction ou la disjonction de certains entérocytes rendent le **grêle trop perméable**. Diverses molécules d'origine alimentaire et bactérienne vont traverser la barrière intestinale et passer dans la **circulation générale**. Ceci peut avoir des conséquences dangereuses, mais variables selon le structure des molécules.

Les **peptides antigéniques** et les **protéines superantigènes** sont les principales molécules capables de provoquer une réponse immunitaire, secondairement accompagnée d'une réponse inflammatoire. L'aboutissant pathologique de ces phénomènes est représenté par les **maladies auto-immunes**.

**D'autres molécules n'ont pas ce pouvoir immunogène**. Citons en particulier :
  * Les isomères de protéines mal fractionnables en peptides.
  * Les peptides trop longs ou trop courts.
  * Certains glucides.
  * Certains lipides.
  * L'ADN bactérien.
  * Les lipopolysaccharides bactériens, qui sont cependant aptes à stimuler les macrophages.
  * Les polyamines bactériennes et alimentaires.
  * Les molécules de Maillard, incassables par les enzymes protéolytiques.

Ces molécules vont circuler dans l'organisme et vont être **attirées par certaines cellules ou certains tissus**, en fonction de leur structure.

## C. LA NOTION D'ENCRASSAGE

Lorsque les entrées de certains déchets alimentaires ou bactériens dépassent les capacités d'élimination par les divers émonctoires de l'organisme, ces substances indésirables vont s'accumuler progressivement. On peut imaginer certaines des conséquences néfastes de ce phénomène.

Les **molécules dont la structure diffère nettement** des molécules de l'hôte vont rester dans le **milieu extracellulaire**, ce qui entraîne plusieurs inconvénients :
* Modification de la composition de ce milieu.
* Changements dans la matrice extracellulaire.
* Gêne dans les communications à distance entre les cellules.
* Phagocytose de certaines particules, ce qui consomme de l'énergie et provoque la libération d'un excès de radicaux libres.

Les **molécules dont la structure ressemble** aux molécules de l'hôte peuvent se lier à la membrane cellulaire ou pénétrer dans le cytoplasme et le noyau.

Au niveau de la **membrane**, les peptides peuvent prendre la place de peptides physiologiques dont ils occupent les récepteurs, déclenchant des signaux erronés ou empêchant des signaux normaux. Les substances étrangères vont aussi gêner les communications directes entre cellules.

Dans le **cytoplasme et le noyau**, l'intrusion de molécules qui ne devraient pas s'y trouver comporte certains risques :
* L'inhibition plus ou moins poussée de l'action de certaines enzymes, entravant le déroulement normal du métabolisme.
* Le blocage de certains facteurs non enzymatiques.
* Une action sur les gènes, au niveau de leur structure ou de leur régulation.
* Une consommation excessive d'énergie pour éliminer ces déchets, soit par intervention d'enzymes, soit par un processus d'exocytose ou de bourgeonnement.

Cette notion d'**entrée dans les cellules de molécules étrangères** n'est pas une vue de l'esprit. Certains travaux ont démontré sa **réalité**. Ainsi GOTTESFELD et coll. (1997) ont constaté que des polyamides synthétiques pouvaient parvenir dans le noyau, se lier à l'ADN et modifier l'expression de certains gènes. SCHUBBERT et coll. (1997) ont fait une observation analogue avec de l'ADN de bactériophage, absorbé avec les aliments et qui va gagner le noyau de diverses variétés de cellules pour s'associer à l'ADN de l'hôte.

Les **conséquences secondaires** de cette surcharge en molécules nocives sont les suivantes :
* Accroissement de la consommation d'énergie.
* Diminution de la production d'énergie.
* Perturbations du fonctionnement cellulaire.
* Libération exagérée de radicaux libres.

**Et l'aboutissement final est soit la souffrance, soit la mort, soit la transformation des cellules**. De même que la projection répétée de grains de sable dans un moteur finit par l'encrasser et l'empêcher de tourner normalement.

Le potentiel de résistance des cellules à cette agression dépend des structures polymorphes de la membrane, du cytoplasme et du noyau, mais surtout de leur capacité à éliminer les déchets, donc de leurs enzymes dont la structure est réglée génétiquement. Et l'on sait que **de nombreuses enzymes sont polymorphes, avec des variants d'efficacité différente** (FREZAL et coll. 1974) (WOLF et coll. 1994). Les humains sont donc inégaux face à l'assaut des polluants venus de l'intestin grêle. On retrouve ici la notion de **maladie polyfactorielle**, où interviennent des facteurs héréditaires (gènes polymorphes et gènes des alloenzymes) et des facteurs extérieurs (aliments et bactéries).

Plusieurs situations sont possibles :
  * Dysfonctionnement de certaines enzymes + Peu ou pas de déchets → Pas de maladie.
  * Excellentes enzymes + Beaucoup de déchets → Pas de maladie.
  * **Dysfonctionnement de certaines enzymes + Beaucoup de déchets → Maladie**.

**Les divers mécanismes de l'encrassage** sont représentés sur la figure 57.

## D. LE DEVENIR DES CELLULES ENCRASSÉES

**L'encrassage progressif** de certaines cellules est, à mon avis, responsable de **nombreuses maladies, les unes non malignes, quoique parfois graves, les autres malignes** (SEIGNALET 1996a). La pathologie rencontrée varie :

  * Selon la structure des molécules venues de l'intestin, qui ont un tropisme pour telle ou telle variété de cellules.
  * Selon les rouages que ces molécules vont entraver à l'intérieur des cellules.
  * Selon les enzymes affectées, car le bagage enzymatique est fort différent dans un hépatocyte, un myocyte, un fibroblaste ou un neurone. Le blocage d'une enzyme sera grave dans une cellule du type A et sans danger une cellule du type B, lorsque l'enzyme est bien représentée chez la première, alors qu'elle est absente chez la seconde.
  * Selon les réactions particulières aux diverses variétés de cellules. Cinq éventualités sont envisageables et sont exposées sur le tableau XIX, avec quelques exemples des maladies qui en découlent.

La pathologie d'encrassage demande en général du temps pour se constituer. Elle **prédomine** donc **chez les adultes et surtout les vieillards**. Elle **s'installe progressivement** et **s'aggrave lentement**. Ses caractères l'opposent à la pathologie auto-immune qui touche souvent les sujets jeunes, se déclare souvent brutalement (au moins sur le plan clinique) et atteint rapidement son intensité maximale.

La **liste des maladies** dans lesquelles j'incrimine un mécanisme d'encrassage est présentée sur le tableau XX. Pour certaines d'entre elles, j'ai pu observer **l'efficacité du régime hypotoxique**, ce qui constitue un argument puissant en faveur de ma conception pathogénique. Pour d'autres, l'existence d'un encrassage est fortement suggérée par certaines **données de la littérature**. Pour d'autres enfin, je ne dispose, ni des résultats de la diététique, ni de travaux d'autres auteurs, et je m'appuie seulement sur **un raisonnement qui me semble logique**.

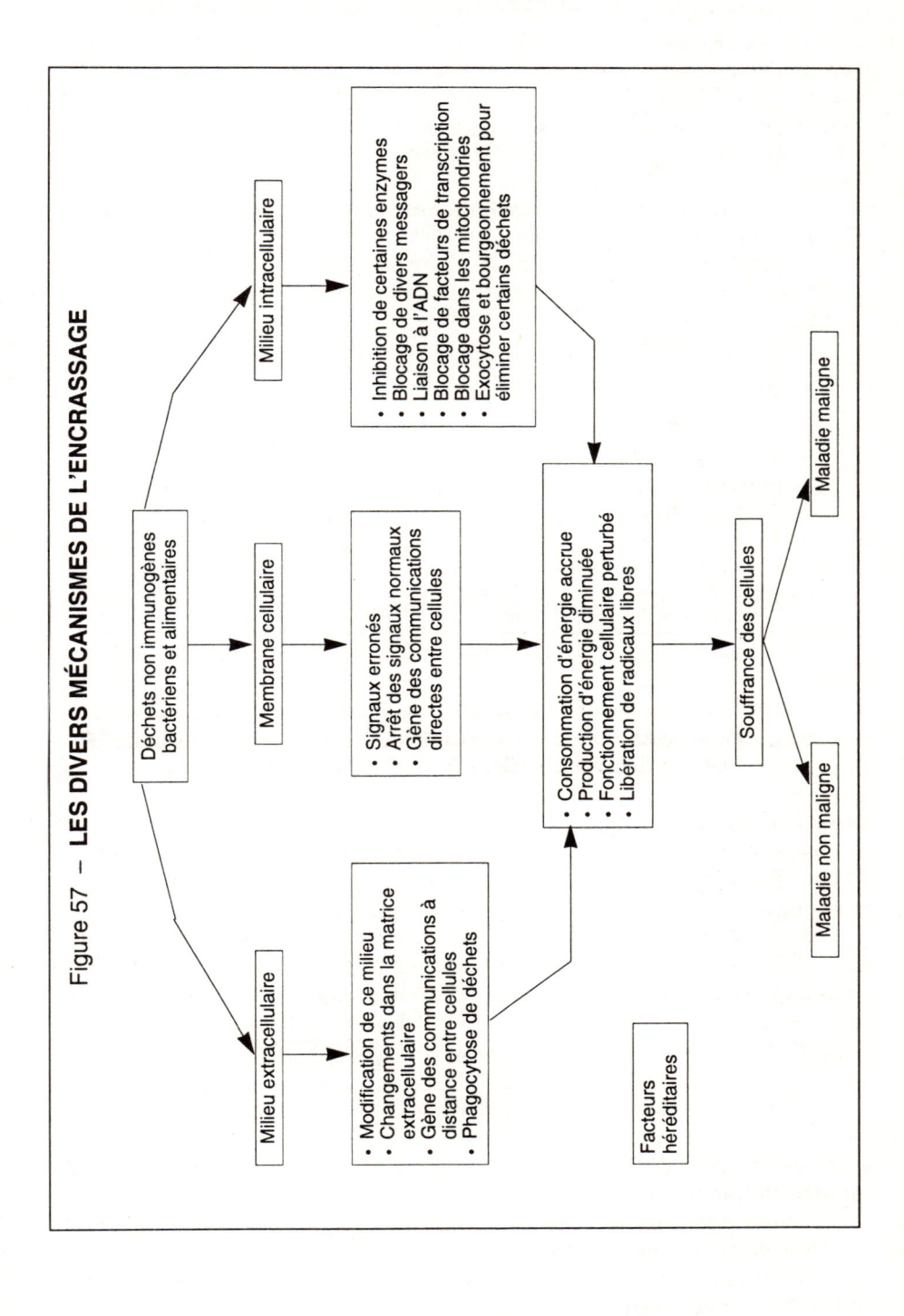

*Le devenir des cellules encrassées* 317

Figure 57 – **LES DIVERS MÉCANISMES DE L'ENCRASSAGE**

Déchets non immunogènes bactériens et alimentaires

**Milieu intracellulaire**
- Inhibition de certaines enzymes
- Blocage de divers messagers
- Liaison à l'ADN
- Blocage de facteurs de transcription
- Blocage dans les mitochondries
- Exocytose et bourgeonnement pour éliminer certains déchets

**Membrane cellulaire**
- Signaux erronés
- Arrêt des signaux normaux
- Gêne des communications directes entre cellules

**Milieu extracellulaire**
- Modification de ce milieu
- Changements dans la matrice extracellulaire
- Gêne des communications à distance entre cellules
- Phagocytose de déchets

- Consommation d'énergie accrue
- Production d'énergie diminuée
- Fonctionnement cellulaire perturbé
- Libération de radicaux libres

Souffrance des cellules

Maladie maligne

Maladie non maligne

Facteurs héréditaires

## Tableau XIX – LE DEVENIR DE LA CELLULE ENCRASSÉE

Il est variable :

**1 ELLE MEURT**
Maladie d'Alzheimer
Maladie de Parkinson (en fin d'évolution)
Diabète sucré de type 2 (en fin d'évolution)
Aplasie médullaire

**2 ELLE FONCTIONNE INSUFFISAMMENT**
Maladie de Parkinson (en début d'évolution)
Diabète sucré de type 2 (en début d'évolution)
Ostéoporose (ostéoblastes)

**3 ELLE FONCTIONNE DE TRAVERS**
Hypercholestérolémie
Arthrose
Goutte
Schizophrénie
Ostéoporose (ostéoclastes)

**4 ELLE SOUFFRE**
Fibromyalgie
Spasmophilie
Dépression nerveuse endogène

**5 ELLE DEVIENT MALIGNE**
Certaines leucémies
Certains cancers (sein, prostate, colon/rectum, etc.)

## Tableau XX – MALADIES NON MALIGNES POUVANT S'EXPLIQUER PAR UN ENCRASSAGE DE CERTAINES CELLULES

Fibromyalgie primitive
Dépression nerveuse endogène
Schizophrénie
Maladie d'Alzheimer
Maladie de Parkinson
Migraines
Céphalées de tension
Dystonie
Diabète sucré de la maturité
Hypercholestérolémie
Hypoglycémie
Spasmophilie
Lithiase biliaire

Dyspepsie
Obésité
Goutte
Anémies sidéroblastiques
Maladie de Vaquez
Thrombocythémie idiopathique
Aplasie médullaire
Tendinites
Arthrose
Chondrocalcinose
Ostéoporose
Athérosclérose
Vieillissement prématuré

Les maladies d'encrassage sont nombreuses et seront étudiées dans les **quatre chapitres** suivants :
* Sphère rhumatologique
* Sphère neuropsychiatrique
* Autres affections non malignes
* Leucémies et cancers.

## E. COMMENT PRÉVENIR OU TRAITER L'ENCRASSAGE ?

La cause première des problèmes étant l'alimentation moderne, il convient de proposer **un régime** sans céréales, sans produits laitiers, riche en aliments crus et en huiles biologiques, accompagné de magnésium, d'oligo-éléments, de vitamines et de ferments lactiques.

Les **apports** en molécules nocives étant **fortement diminués**, les capacités d'**élimination** de l'organisme vont lui permettre de se **débarrasser progressivement** des déchets accumulés. Le décrassage des cellules atteintes prévient ou guérit une maladie.

CHAPITRE 18

# LA PATHOLOGIE D'ENCRASSAGE EN RHUMATOLOGIE

> « On est toujours étonné de constater à quel point l'état de nombreux patients, atteints d'affections chroniques, s'améliore du simple fait du rétablissement de la fonction intestinale. »
> R. INDERST, K. RANSBERGER et K. MAEHDER.

> « Médecine de progrès, la nutrimédecine peut aider au dépoussiérage d'un système général de santé, en fait très conservateur. »
> Professeur Michel MASSOL.

Si l'alimentation moderne est à mon avis un facteur majeur dans la genèse des rhumatismes inflammatoires (voir les chapitres 9, 10 et 11), elle intervient aussi dans bon nombre d'affections rhumatologiques considérées comme dégénératives, métaboliques ou même de mécanisme inconnu.

## A. FIBROMYALGIE (FM)

*Données générales*

La FM est aussi appelée fibrosite, polyenthésopathie ou syndrome polyalgique idiopathique diffus (SPID). Ce dernier terme proposé par KAHN (1995) est certainement le meilleur, mais en raison de l'influence anglo-saxonne, le terme « fibromyalgie », quoique erroné, car il suppose une fibrose qui n'existe pas, a prévalu. La FM est **très répandue**, touchant environ 5 % de la population, essentiellement des **femmes entre 20 et 40 ans**.

L'importance des plaintes de ces patients contrastant avec un état général conservé, un examen clinique rassurant et des examens biologiques normaux ont longtemps fait douter de la réalité de cette maladie. Ces femmes étaient considérées comme des hypochondriaques. Des études récentes plus rigoureuses ont modifié ce point de vue. La déclaration de Copenhague en août 1992 (CSILLAG 1992) a reconnu **l'authenticité de la FM**.

*Symptomatologie*

Les **signes cliniques** de la FM sont les suivants (SHICHIKAWA et coll. 1992) (WOLFE 1994) :

\* **Douleurs** fréquentes et souvent vives de nombreux muscles et tendons, avec en particulier souffrance des enthèses qui sont les régions de l'os où s'insèrent les tendons, les capsules articulaires et les ligaments. Les algies sont aussi bien diurnes que nocturnes.

\* **Asthénie**.

\* **Troubles du sommeil**.

\* Et souvent un riche cortège de **signes fonctionnels** : céphalées, nervosisme, vessie irritable, colite, jambes sans repos, paresthésies.

L'examen clinique peut montrer un gonflement discret de certaines enthèses. Il constate l'intégrité des articulations et la conservation de l'état général. Surtout il révèle de **nettes douleurs à la palpation de certains points musculaires et tendineux précis**. Le nombre de points explorés varie selon les auteurs. Personnellement, je palpe les 22 points représentés sur la figure 58, c'est-à-dire :

   1 = Occiput, à l'insertion des muscles sous occipitaux (2).
   2 = Partie basse du rachis cervical (1).
   3 = Partie moyenne du bord supérieur du trapèze.
   4 = Fosse sus épineuse, près de la ligne médiane (2).
   5 = Deuxième jonction chondrocostale (2).
   6 = Épicondyle de l'humérus (2).
   7 = Espace intervertébral L5/S1 (1).
   8 = Interligne sacroiliaque (2).
   9 = Quadrant supéroexterne de la fesse (2).
   10 = Éminence du grand trochanter (2).
   11 = Insertion tibiale du semitendineux et du semimembraneux, dite patte d'oie (2).
   12 = Insertion calcanéenne du tendon d'Achille (2).

Et je porte le diagnostic de FM si au moins quatorze de ces points sont fortement sensibles.

Les examens complémentaires demeurent négatifs. La VS est normale, tout comme les radiographies des articulations. Les enzymes musculaires ne sont pas modifiées. Même les biopsies des muscles et des tendons ne montrent que des anomalies inconstantes, mineures et non spécifiques.

*Réflexions sur le mécanisme*

**La pathogénie de la FM demeure totalement mystérieuse**. HOUVENAGEL (1993) a recensé les diverses hypothèses :

\* **Inflammation des tendons et des muscles**, mais les signes inflammatoires sont inconstants et mineurs, au vu des biopsies.

\* **Augmentation de la sensibilité à la douleur**, ce qui n'explique pas pourquoi la FM attend généralement l'âge adulte pour se manifester.

\* **Atteinte psychiatrique** entraînant des troubles du sommeil, ceux-ci induisant des perturbations dans la sécrétion des neuropeptides et des hormones, lesquelles provoqueraient les douleurs musculaires et tendineuses.

La première hypothèse conduit à un traitement par **AINS**, la seconde à un traitement par **antalgiques**, la troisième à un traitement par **antidépresseurs**, tels que les tricycliques. **Aucune de ces méthodes n'a jamais guéri une FM**.

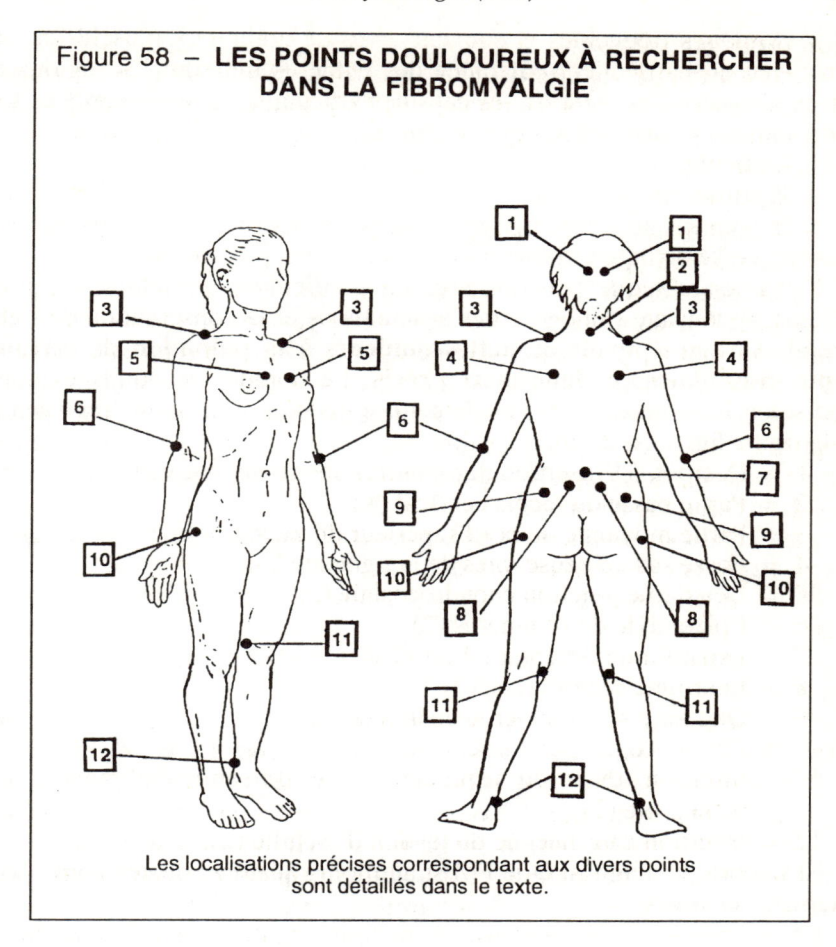

**Figure 58 – LES POINTS DOULOUREUX À RECHERCHER DANS LA FIBROMYALGIE**

Les localisations précises correspondant aux divers points sont détaillés dans le texte.

Je propose que la FM soit l'aboutissant d'un **encrassage des muscles, des tendons et des neurones** par des déchets bactériens et alimentaires d'origine intestinale. Cette théorie a certains avantages :

  \* La nécessité d'accumuler une quantité suffisante de déchets explique pourquoi la maladie ne se déclare qu'à l'âge adulte.

  \* Le dysfonctionnement des cellules musculaires, tendineuses et nerveuses, encombrées de molécules étrangères, peut se manifester par des douleurs et des perturbations du sommeil.

  \* Les biopsies des muscles et des tendons sont peu révélatrices, parce que **le microscope ne peut pas déceler un encrassage par des molécules**. L'absence ou la rareté des peptides parmi les déchets a pour corollaire l'absence ou la faiblesse de la réponse immunitaire et inflammatoire, l'absence d'association avec le système HLA.

  \* Un encrassage peut fort bien expliquer les anomalies concernant la glycolyse, les carbonyles protéiques et le fonctionnement de certaines enzymes, assez souvent observées chez les fibromyalgiques par EISINGER et DUPOND (1996).

### Résultats de ma méthode

Pour vérifier la validité de cette théorie, le régime de type ancestral a été essayé pendant au moins un an chez **41 personnes atteintes de FM**. Les principales caractéristiques des 16 premiers malades sont exposées sur le tableau XXI. Les résultats ont été les suivants :
* 1 échec.
* 7 améliorations à 50 %.
* 8 améliorations à 75 %.
* 25 succès à 100 %, autrement dit des rémissions complètes.

Le seul échec enregistré n'était peut-être pas une FM, mais un trouble primitif du sommeil, les enregistrements électriques révélant une moyenne de 24 réveils par nuit. Attention d'autre part à ne pas comptabiliser comme FM, des cas de fatigue chronique. Cette affection, dont nous parlerons au chapitre 27, offre de fortes ressemblances avec la FM, mais s'en distingue par certains points. Or le changement nutritionnel est beaucoup moins efficace dans la fatigue chronique.

**Les succès se dessinent généralement au bout de quelques semaines et se complètent en quelques mois :**
* Les douleurs musculaires et tendineuses spontanées s'atténuent fortement ou disparaissent.
* La palpation des 22 points classiques de la FM devient peu ou pas douloureuse.
* Les troubles du sommeil se corrigent, sauf chez les patients qui souffraient déjà d'insomnies partielles, bien avant le début de la FM.
* L'asthénie s'estompe plus ou moins complètement.
* Le cortège fonctionnel évolue vers la diminution nette ou l'extinction.

Finalement, **une nutrition sur le mode originel obtient presque toujours un bénéfice important et souvent un succès extraordinaire dans cette affection bénigne, mais fort handicapante, qu'est la FM.**

### Observation de malade

Mlle F..., âgée de 25 ans, vient me consulter en avril 1992. Elle ne possède aucun antécédent pathologique. Elle souffre depuis six mois de **douleurs musculaires et tendineuses diffuses**, accompagnées **de raccourcissement du sommeil avec plusieurs réveils nocturnes** provoqués par les douleurs. Ces algies se sont installées rapidement, sont devenues presque permanentes et s'aggravent après les efforts physiques.

Cette jeune femme est très inquiète, car il lui est devenu **impossible d'exercer son métier de professeur de gymnastique**. Or elle doit rembourser les crédits à l'achat de sa salle. Elle a déjà consulté cinq médecins qui ont prescrit **sans succès antalgiques, AINS ou antidépresseurs**.

**La palpation des 22 points musculotendineux classiques est nettement douloureuse.** Le reste de l'examen clinique est négatif. L'état général est excellent, avec même une prise de poids de 5 kilos au cours des 9 derniers mois. Les examens biologiques, dont la VS, sont normaux. On notait plusieurs troubles fonctionnels, dominés par une colite et une spasmophilie. Il s'agissait donc d'une FM.

Le **régime alimentaire** a entraîné une disparition progressive des

Tableau XXI – **CARACTÉRISTIQUES DES 16 MALADES ATTEINTS DE FIBROMYALGIE**

| Malades | 1 DOL | 2 SAR | 3 REG | 4 FIL | 5 COU | 6 BAL | 7 FRI | 8 BAB | 9 CAI | 10 COS | 11 LAS | 12 VEN | 13 LEV | 14 PAQ | 15 MAR | 16 ALO |
|---|---|---|---|---|---|---|---|---|---|---|---|---|---|---|---|---|
| Sexe | F | F | M | F | F | F | F | F | F | F | F | F | M | F | M | F |
| Âge au début de la maladie | 37 | 35 | 47 | 24 | 37 | 12 | 22 | 38 | 40 | 32 | 34 | 38 | 30 | 32 | 28 | 33 |
| Âge au début du régime | 55 | 56 | 57 | 25 | 53 | 48 | 33 | 39 | 44 | 36 | 47 | 70 | 49 | 52 | 37 | 60 |
| Nombre de points douloureux | 20 | 20 | 22 | 22 | 22 | 22 | 22 | 19 | 14 | 20 | 14 | 20 | 22 | 16 | 18 | 17 |
| Troubles du sommeil | + | + | + | + | + | + | + | + | + | + | + | + | + | + | + | + |
| Asthénie | + | + | + | + | + | + | + | + | + | + | + | + | + | + | + | + |
| Céphalées | – | + | – | + | + | + | + | + | – | – | + | – | + | + | + | – |
| Nervosisme | + | + | + | + | + | + | + | – | – | + | + | + | + | – | – | + |
| Colite | + | + | + | + | – | + | + | + | + | + | + | + | + | – | – | + |
| Jambes sans repos | + | – | + | – | + | – | – | + | + | – | + | – | – | + | – | + |
| Paresthésies | + | + | + | – | – | + | + | + | + | + | – | – | + | – | + | + |

douleurs et rétabli un sommeil normal. La colite s'est amendée et les crises de spasmophilie se sont raréfiées, avec l'appoint de fortes doses de chlorure de magnésium. Trois mois plus tard, la jeune femme avait repris ses cours de gymnastique au rythme de 12 heures par jour. **La diététique est poursuivie depuis et aucune rechute n'est survenue depuis trois ans**.

## B. TENDINITES

Les tendinites sont des affections très répandues, en particulier chez les sportifs. Parfois intenses et rebelles aux traitements classiques, systématiquement réveillées par certains mouvements, elles peuvent être handicapantes. On peut, à mon avis, les classer en trois catégories :

### 1. Les tendinites inflammatoires

Elles ne sont que **l'expression locale d'une maladie plus générale**. Par exemple, les talalgies traduisent une inflammation de l'insertion du tendon d'Achille dans les spondylarthropathies. Je les explique par la présence au niveau de la région du calcanéum où s'insère le tendon d'Achille d'un peptide bactérien d'origine intestinale (voir le chapitre 10). Ce peptide étranger déclenche une réponse immunitaire, suivie d'une réponse inflammatoire responsable des douleurs des talons.

Comme on l'a vu, le régime alimentaire hypotoxique obtient très souvent une forte diminution ou une disparition des symptomes et est donc particulièrement indiqué dans ce type de tendinite, qui ne représente cependant qu'une minorité de cas.

### 2. Les tendinites mécaniques

Beaucoup plus répandues que les précédentes, elles résultent d'une **malposition des surfaces articulaires**. Un déplacement de l'une ou l'autre des deux surfaces a été provoqué par un mouvement violent ou dysharmonieux. La malposition met en tension un ou plusieurs tendons qui deviennent douloureux. La plupart des tennis elbow se rangent dans ce groupe.

Le changement nutritionnel ne peut prétendre guérir cette variété de tendinite. **Le meilleur traitement est constitué par des manipulations** pratiquées par un spécialiste expérimenté, adroit et connaissant bien l'anatomie. Les manipulations cherchent à remettre en position normale les surfaces articulaires, ce qui supprime la tension du ou des tendons et les douleurs consécutives.

### 3. Les tendinites par encrassage

Elles sont elles aussi d'une grande fréquence. Pour comprendre leur mécanisme, il faut considérer que le tendon n'est pas seulement un faisceau de fibres, mais contient aussi des cellules d'origine fibroblastique, les **tendinocytes**. Ces cellules fabriquent les diverses macromolécules nécessaires à la formation et à l'entretien du tendon : protéoglycanes, glycoprotéines de structure, élastine et surtout collagène.

Imaginons à présent que **ces tendinocytes sont victimes d'un encrassage progressif** par des molécules bactériennes et alimentaires originaires de l'intestin grêle. Il s'ensuivra **des insuffisances quantitatives ou des anomalies qualitatives au niveau des fibres tendineuses**. Celles-ci se fragilisent et des microruptures surviennent. La réparation de ces microruptures est dysharmonieuse et peut s'accompagner d'inflammation avec constitution de cicatrices et de nodules. C'est la tendinite.

Si cette théorie est fondée, **le régime alimentaire ancestral** doit s'avérer **bénéfique** dans cette variété de tendinites. C'est ce que j'ai pu vérifier à plusieurs reprises, comme l'illustrent les deux observations qui suivent :

### *Observation RHUM 23*

M. S..., âgé de 37 ans, ne présente aucun antécédent personnel important. Très sportif, il pratique principalement la course à pied et le vélo.

Depuis 10 ans, il souffre des deux tendons d'Achille, surtout dans leur partie terminale qui s'insère dans le calcaneum. Les radiographies révèlent la présence d'une épine calcanéenne du côté gauche. La scintigraphie montre une hyperfixation du produit radioactif dans les zones douloureuses, confirmant l'existence d'une inflammation des tendons.

Par ailleurs, on ne note aucun signe clinique. Le bilan biologique est normal, en particulier la VS et la CRP. HLA-B27 n'a pas été recherché, ce qui est regrettable. Il y a cependant très peu de chances qu'il s'agisse d'une spondylarthrite ankylosante. Je retiens le diagnostic de **tendinite, probablement consécutive à un encrassage**.

Le patient a essayé au cours des 10 ans écoulés de **nombreux traitements**. Mais ni un repos pendant trois mois, ni l'acupuncture, ni les AINS, ni les chaussures orthopédiques, ni le rabotage chirurgical des deux calcaneums, ni l'arrachage des dents de sagesse, **n'ont obtenu le moindre résultat**.

Le régime alimentaire ancestral est suivi de façon correcte, à l'exception de la prise quotidienne d'une petite quantité de pain biologique. Malgré cette entorse, un bénéfice net est patent, au bout de trois mois :

* Perte de 4 kilos superflus.
* Meilleur tonus malgré un sommeil plus court.
* Et surtout **diminution des douleurs tendineuses d'environ 80 %**, autorisant la reprise du sport.

Ce malade ne m'a plus donné de nouvelles ensuite.

### *Commentaires*

1) Mon expérience d'autres observations de ce type me fait espérer que ce sujet a continué à s'améliorer au cours des mois suivants, sans que je puisse affirmer qu'il est parvenu à la rémission complète.

2) Le contraste entre dix ans d'échecs thérapeutiques et le succès rapide du changement nutritionnel indique bien que ce dernier s'attaque à la cause du mal, à mon avis un encrassage.

3) **Le pain est toujours à proscrire, qu'il soit ou non biologique**.

### *Observation RHUM 37*

M. D..., âgé de 34 ans, est un grand consommateur de céréales et de produits laitiers. Sportif, il joue souvent au tennis. Il vient me consulter en janvier 1999 pour plusieurs problèmes de santé :

\* Des rhinopharyngites à répétition, non liées à une allergie.
\* Une acné, nettement visible sur le visage et le dos.
\* Des furoncles, de survenue assez fréquente.
\* Une hypercholestérolémie modérée, à 2,68 g, sans augmentation des triglycérides.
\* Et surtout des **tendinites** qui constituent son principal souci.

Ces tendinites se sont installées, les unes après les autres depuis 12 ans :
\* En 1987 au genou gauche.
\* En 1988 à l'épaule droite.
\* En 1990 aux deux tendons d'Achille.
\* En 1995 aux deux plantes des pieds.

Les douleurs sont devenues chroniques, plus ou moins marquées selon les périodes.

Les oligo-éléments, l'homéopathie, les AINS, les antalgiques et la kinésithérapie n'ont pas modifié la situation. Une intervention chirurgicale, visant à diminuer un condyle proéminent, a atténué en partie les douleurs du genou gauche. Des manipulations exercées par un excellent spécialiste ont quelque peu abaissé les douleurs de l'épaule droite et des talons. Néanmoins, les tendinites demeurent fort gênantes.

Le régime alimentaire originel est mis en œuvre, avec plus ou moins de rigueur selon les périodes :
\* Pendant les deux premiers mois, trop d'entorses.
\* Pendant les six semaines suivantes, régime bien fait.
\* Ultérieurement, principes assez bien appliqués, en dehors de prises encore fréquentes de blé.

Après 10 mois de diététique, on constate que les rhinopharyngites et les furoncles se sont beaucoup raréfiés. L'acné n'est pas modifié. Le cholestérol n'a pas été dosé. Le tendon de l'épaule droite, qui était fissuré, a dû être opéré. **Les autres tendinites ont totalement disparu.**

*Commentaires*

1) La multiplicité des tendinites est contre une origine mécanique et en faveur d'un encrassage.

2) Le changement nutritionnel ne peut corriger certaines lésions définitives, comme la fissure du tendon. Il doit donc être proposé le plus précocement possible.

3) L'acné guérit presque toujours rapidement par ma méthode. On peut attribuer sa persistance aux écarts trop fréquents pour les produits à base de blé.

## C. ARTHROSE

**Présentation de la maladie**

*Définition*

L'arthrose se définit :
1) Par ses **caractères cliniques** : atteintes articulaires, chroniques, douloureuses et déformantes, non inflammatoires.
2) Par le **siège des lésions** : altérations initiales du cartilage articulaire

avec retentissement secondaire sur l'os, alors que la synoviale est peu ou pas touchée.

Les caractéristiques de l'arthrose sont donc à l'**inverse de celles de l'arthrite**.

### *Notions générales*

L'arthrose est **très répandue**, frappant 80 % des individus au-delà de 70 ans. Mais la plupart des formes sont silencieuses, objectivées seulement par des signes radiologiques. **Seules les formes graves et évoluées ont une expression clinique**.

L'arthrose peut atteindre n'importe quelle articulation, mais elle affecte surtout les articulations les plus actives, les plus sollicitées : hanche, genou, pied, doigts, rachis.

La sénescence, la surcharge pondérale, les microtraumatismes d'origine professionnelle ou sportive sont des facteurs favorisants (RAVAUD et AULELEY 1996). **L'hérédité intervient peu ou pas**, ce qui démontre le rôle essentiel de facteurs de l'environnement.

### *Données anatomopathologiques*

1) Les lésions primitives sont au niveau du cartilage.
**Le cartilage dégénère progressivement**. D'abord il se fissure, puis il s'ulcère, s'amincit et disparaît par endroits, laissant l'os à nu. Ceci se traduit par un pincement de l'interligne articulaire, visible radiologiquement.

2) L'os est ensuite remanié.
\* La région de l'os qui n'est plus protégée par le cartilage va subir directement les pressions. Elle s'épaissit, constituant une **ostéosclérose.**
\* La capsule articulaire et les ligaments s'ossifient, des bourgeons osseux pénètrent dans le cartilage restant. Ces phénomènes constituent l'**ostéophytose**.

3) La synoviale reste longtemps indemne.
Quand elle est touchée, c'est tardivement et modérément. La chute de débris cartilagineux finit par irriter la synoviale avec formation d'un épanchement limité, toujours de type mécanique et non inflammatoire.

### *Symptomatologie*

1) *Signes cliniques*
\* Les **douleurs** sont de **type mécanique**. Elles surviennent à l'appui, à l'effort, au dérouillage. Elles s'estompent au repos et la nuit.
\* Les articulations craquent, ont une amplitude de mouvements limitée et peuvent se déformer progressivement (nodosités d'Heberden et de Bouchard aux doigts).
\* Les articulations ne sont ni rouges, ni chaudes.
\* L'état général du patient reste normal.

2) *Signes radiographiques*
Ils sont schématisés sur la figure 59.
\* **L'interligne articulaire est pincé.**

**Figure 59 — SIGNES RADIOLOGIQUES DE L'ARTHROSE**
**Exemple de l'arthrose de la hanche ou coxarthrose**

HANCHE NORMALE / COXARTHROSE

1 = Corps
2 = Grand trochanter
3 = Col
4 = Tête
⎫ Fémur

5 = Cotyle
6 = Branche ischiopubienne
⎫ Os iliaque

1 = Pincement de l'interligne articulaire
2 = Ostéosclérose (pointillés)
3 = Ostéophytes (hachures)

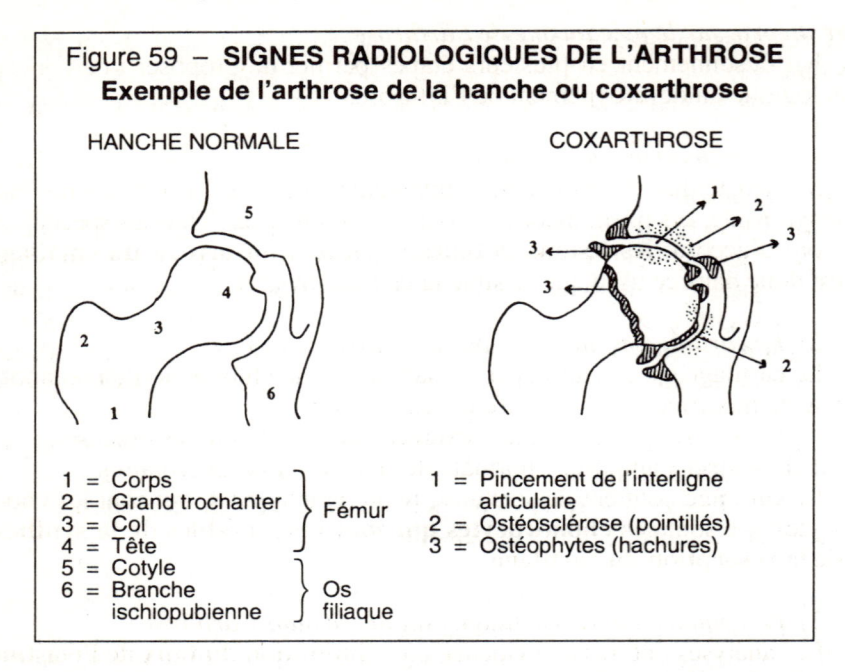

\* **Les extrémités osseuses sont modifiées** : ostéophytose, ostéosclérose avec des géodes au sein de la densification.

\* **Les signes radiologiques précèdent souvent largement les signes cliniques**. En effet, le cartilage n'est pas innervé et est indolore. La douleur n'apparaît que lorsque l'os est mis à nu ou lorsque la synoviale réagit.

3) *Signes biologiques*
**Ils sont négatifs**. On ne détecte aucun signe d'inflammation. La vitesse de sédimentation et la protéine C réactive ne sont pas modifiées.

4) *Évolution*
L'arthrose évolue vers **l'aggravation** :
\* Quelquefois rapidement, aboutissant à une invalidité importante
\* Plus souvent progressivement, avec un handicap croissant.

**Traitements**

L'origine de l'arthrose étant considérée comme mystérieuse, les traitements (BERTIN et coll. 1996) ont seulement l'ambition de soulager les douleurs et de freiner l'évolution. Ils comprennent :

\* Les antalgiques et les AINS.

\* Les médicaments dits « de fond » : iode, soufre, vitamine B1, extraits de cartilage.

\* Les injections intra-articulaires de corticoïdes.
\* Les appareillages de repos.
\* La kinésithérapie et l'ergothérapie.
\* Les cures thermales.
\* Les arthroplasties chirurgicales.

## Une théorie sur le mécanisme de l'arthrose

Un raisonnement en plusieurs étapes permet de proposer une conception logique du développement de l'arthrose.

### 1) *Le tissu atteint est le cartilage*

S'il existe dans l'arthrose des remaniements osseux et parfois une réaction synoviale, ces phénomènes ne sont que secondaires. Tous les spécialistes en sont d'accord, **les lésions initiales se situent au niveau du cartilage**. C'est donc dans ce tissu que se situe la clef du mystère.

### 2) *Le cartilage est fabriqué par les chondrocytes*

Le cartilage est constitué par la matrice extracellulaire dont la composition a été modifiée pour lui conférer ses fonctions :
* Amortir les pressions qui s'exercent sur les extrémités osseuses.
* Favoriser l'amplitude normale des mouvements articulaires.

Le cartilage contient des cellules, relativement rares, qui sont les chondrocytes. Ce sont ces **chondrocytes qui sont responsables de la synthèse et de la résorption du cartilage**.

### 3) *La composition du cartilage est altérée dans l'arthrose*

Les analyses ont mis en évidence une **diminution du taux de l'élastine, du collagène de type II et des protéoglycanes, et en particulier des glycosaminoglycanes** (CHEVALIER 1998). C'est très vraisemblablement cette anomalie qui entraîne une fragilisation du cartilage, avec fractures de la trame collagène et fibrillations qui aboutissent à des fissurations.

### 4) *Un encrassage des chondrocytes peut expliquer la composition anormale du cartilage*

Si un **encombrement du milieu extracellulaire** empêche les chondrocytes de recevoir les signaux émis par d'autres cellules, si un **encombrement du milieu intracellulaire** vient perturber le fonctionnement de leurs enzymes, les chondrocytes ne sont plus capables de fabriquer un cartilage normal. Ils vont synthétiser un cartilage appauvri en élastine, en collagène et en certains protéoglycanes.

### 5) *Ce cartilage anormal est trop fragile*

Il va se fissurer, s'ulcérer, s'émietter. Le cartilage détruit sera résorbé par les chondrocytes plus vite que ne sera fabriqué un nouveau cartilage. L'amincissement, voire la disparition du cartilage, vont mettre à nu l'extrémité osseuse.

Ma conception sur la pathogénie de l'arthrose est représentée sur la figure 60.

## Résultats de la diététique

Si on admet qu'un encrassage des chondrocytes par des macromolécules venues de l'environnement est à l'origine de l'arthrose, il paraît logique d'**essayer de tarir la source de ces macromolécules**. Il est possible que le tabac, certains produits chimiques, les insecticides et autres polluants

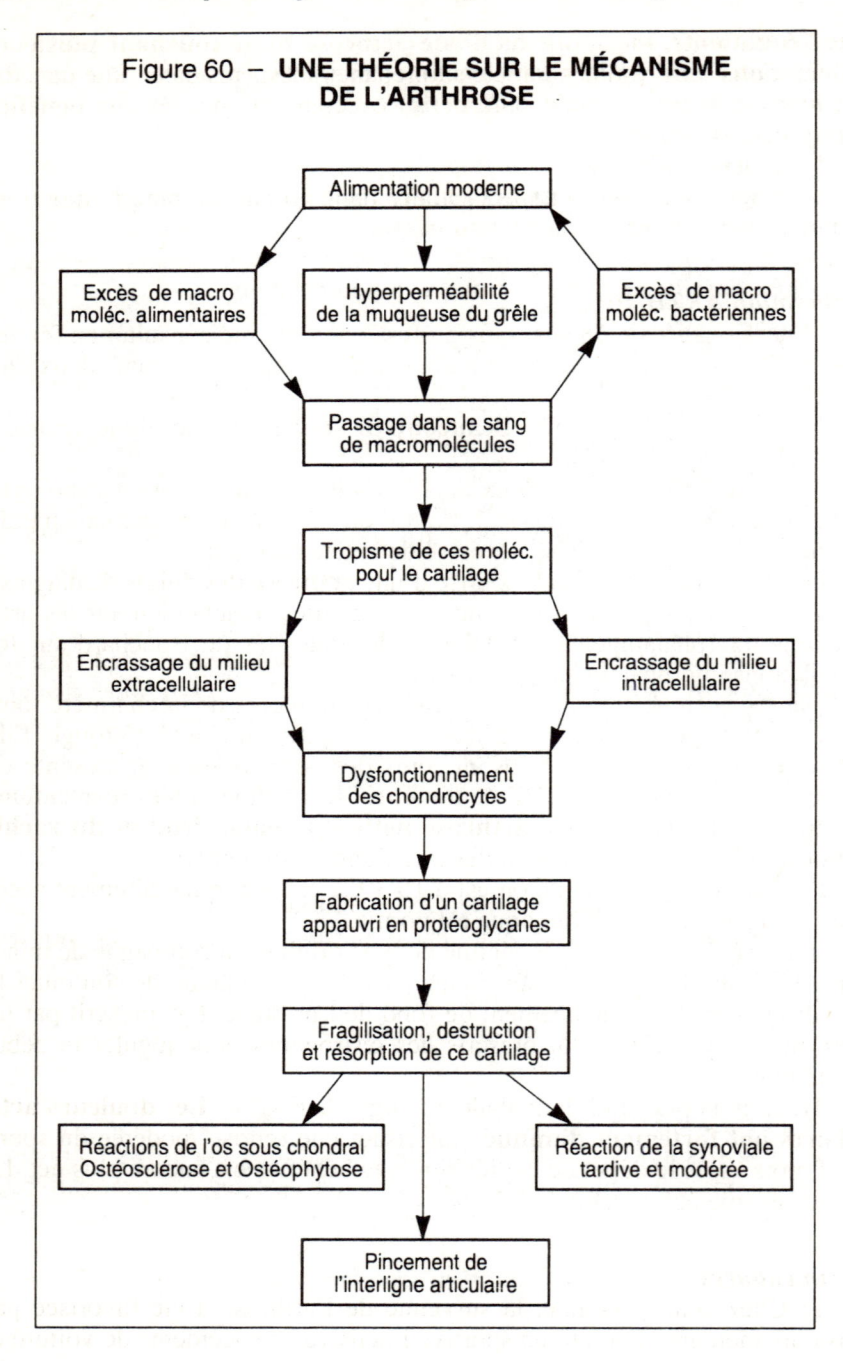

**Figure 60 – UNE THÉORIE SUR LE MÉCANISME DE L'ARTHROSE**

```
                    Alimentation moderne
                           │
        ┌──────────────────┼──────────────────┐
        ▼                  ▼                  ▼
  Excès de macro    Hyperperméabilité    Excès de macro
  moléc. alimentaires  de la muqueuse du grêle  moléc. bactériennes
        └──────────────────┼──────────────────┘
                           ▼
                  Passage dans le sang
                  de macromolécules
                           │
                           ▼
                  Tropisme de ces moléc.
                  pour le cartilage
                           │
        ┌──────────────────┼──────────────────┐
        ▼                                     ▼
  Encrassage du milieu              Encrassage du milieu
  extracellulaire                   intracellulaire
        └──────────────────┬──────────────────┘
                           ▼
                  Dysfonctionnement
                  des chondrocytes
                           │
                           ▼
                  Fabrication d'un cartilage
                  appauvri en protéoglycanes
                           │
                           ▼
                  Fragilisation, destruction
                  et résorption de ce cartilage
                           │
        ┌──────────────────┼──────────────────┐
        ▼                  │                  ▼
  Réactions de l'os sous chondral       Réaction de la synoviale
  Ostéosclérose et Ostéophytose         tardive et modérée
                           ▼
                  Pincement de
                  l'interligne articulaire
```

interviennent, mais le rôle majeur revient sans doute aux macromolécules bactériennes et alimentaires, provenant de la lumière intestinale.

Il était donc très intéressant d'expérimenter le régime ancestral comme thérapeutique de l'arthrose. Le changement nutritionnel a été mis en œuvre chez **26 patients**, tous porteurs d'une **arthrose nette touchant plusieurs articulations**. Les résultats ont été surprenants, inespérés dans cette maladie considérée comme incurable, puisque, à l'exception d'un échec, **un bénéfice a toujours été obtenu** :

\* Modéré dans 7 cas.

\* Important et souvent spectaculaire dans 19 cas, comme le montrent les deux observations de malades suivantes :

### *Observation ARTH 10*

Mme T..., âgée de 58 ans, sans profession, vient me consulter en février 1996. Elle n'a pas d'antécédents pathologiques importants, mais deux éléments sont à noter :

\* Elle a pratiqué autrefois **beaucoup de sports** : gymnastique, course à pied, vélo, volley-ball, tennis.

\* Elle a été victime de **deux accidents de voiture**, l'un en 1966 avec un traumatisme du rachis cervical, l'autre en 1983 avec un traumatisme du poignet droit, ayant nécessité l'exérèse de la tête du radius.

Depuis 1981, cette malade souffre d'une **arthrose des doigts** de diagnostic évident, en raison de la présence de nodosités d'Heberden sur les articulations interphalangiennes distales et de nodosités de Bouchard sur les articulations interphalangiennes proximales.

Depuis quelques mois sont apparues des douleurs de la charnière lombosacrée et du genou droit. Le genou n'est ni enflé, ni chaud, ni rouge. Elle a d'autre part grossi de 14 kilos au cours des derniers mois et présente un net surpoids : 78 kilos pour 165 centimètres. Les radiographies révèlent une ostéoporose modérée et une **arthrose nette du genou droit et du rachis lombosacré**, avec un pincement des interlignes L4/L5 et L5/S1.

La vitesse de sédimentation est à 15/39, c'est-à-dire modérément accélérée. Le reste du bilan biologique est normal.

Je conseille à Mme T... le régime de type originel, accompagné de minéraux, de vitamines et de ferments lactiques. Je lui demande de continuer la chondroïtine sulfate, médicament de fond de l'arthrose déjà prescrit par un autre médecin. Enfin je lui prescris des œstrogènes pour juguler le début d'ostéoporose.

Trois mois plus tard, la malade a maigri de 6 kilos. **Les douleurs articulaires ont fortement diminué**, autorisant une reprise modérée du sport. Neuf mois après le début de la diététique, le bénéfice est encore plus net. La malade estime être améliorée à 75 %.

### *Commentaires*

1) Chez cette personne, la survenue de l'arthrose a été favorisée par plusieurs facteurs : la pratique sportive intensive, les accidents de voiture et le surpoids.

2) L'effet favorable du régime ancestral a été évident, mais non complet. Certaines lésions sont irréversibles, comme les nodosités d'Heberden et de Bouchard.

***Observation ARTH 5***

Mme R..., âgée de 53 ans, sans profession, vient me trouver en janvier 1995. Elle a plusieurs antécédents chirurgicaux :

\* En 1968 l'ablation de l'appendice et d'un ovaire pour kyste.

\* En 1976 l'ablation d'une partie de la thyroïde pour un goitre.

\* En 1985 l'ablation de l'utérus et du second ovaire pour un fibrome et une endométriose.

\* En 1992 l'arrachage de veines variqueuses aux deux jambes.

On note d'autre part un **tabagisme** (20 cigarettes par jour), une **hypercholestérolémie** autour de 3 grammes sans augmentation des triglycérides et un **petit surpoids** : 65 kilos pour 166 cm.

Depuis 1985, on connaissait l'existence d'une arthrose de la hanche gauche révélée par une radiographie, mais cliniquement muette. En 1994 apparaissent des **signes cliniques d'arthrose** : douleurs des deux hanches avec limitation des mouvements de la hanche droite, douleurs lombaires basses. Les radiographies confirment le diagnostic en montrant un **pincement de l'interligne** des deux articulations coxo-fémorales, avec du côté droit une **collerette d'ostéophytes** limitant la rotation interne, et une atteinte des disques intervertébraux L4/L5 et L5/S1.

Il s'agit donc d'une arthrose des deux hanches (coxarthrose) et du rachis lombaire. Un traitement par chondroïtine sulfate n'a entraîné aucun bénéfice.

La malade applique très correctement mes conseils diététiques, sans toutefois cesser de fumer. Elle ne prend aucun médicament. En quelques semaines, les douleurs disparaissent progressivement. Bientôt Mme R... qui aime danser, peut se livrer à cette activité pendant plusieurs heures. Elle a aussi maigri de 3 kilos et a négligé de doser sa cholestérolémie. **La rémission complète va durer pendant 18 mois**.

La patiente rencontre alors un médecin qui lui explique que son mode nutritionnel est inepte, qu'on ne peut pas se passer du lait et du pain. Elle se laisse influencer et reprend l'alimentation « normale ». En quelques semaines, les douleurs reviennent, s'intensifient, s'étendent à d'autres articulations en plus des hanches et du rachis lombaire. Deux doigts commencent à se déformer. Il n'est plus question d'aller danser et l'activité physique est considérablement réduite. **L'arrêt de la diététique a entraîné une rechute**.

Cette fois, Mme R... a compris. Elle reprend le régime de type original et obtient en quelques semaines une **nouvelle rémission**. Celle-ci se prolonge à l'heure actuelle.

***Commentaires***

1) Cette observation d'arthrose chez une femme relativement jeune est tout à fait classique. Les articulations touchées (hanches, disques intervertébraux L4/L5 et L5/S1, interphalangiennes) sont très sollicitées et sont fréquemment le siège des altérations cartilagineuses.

2) L'action thérapeutique évidente du régime hypotoxique est démontrée par son efficacité clinique complète et par la rechute lors du retour à l'alimentation précédente.

3) Le tabac, s'il a de nombreux effets toxiques, ne paraît pas toutefois

en cause dans l'arthrose. La malade, bien qu'elle n'ait jamais cessé de fumer, a pu guérir tous ses maux. Le responsable premier en était l'alimentation moderne.

4) La notion, admise par la plupart des médecins, que les céréales et les laits animaux sont d'excellents aliments, n'est aucunement fondée. Ces produits sont au contraire nocifs, comme je l'ai expliqué au chapitre 4.

*Mécanisme d'action du changement nutritionnel*

Si la conception pathogénique que je défends est vraie, on comprend aisément que l'arrêt du flux de macromolécules d'origine intestinale **évite l'aggravation de l'arthrose**.

Mais il faut aussi expliquer **l'amélioration plus ou moins importante** obtenue par la diététique. Ce résultat suggère que les chondrocytes décrassés sont capables de résorber le cartilage anormal et de le remplacer par du cartilage normal. Il serait fort instructif de savoir si :

* L'épaisseur du cartilage peut augmenter, avec élargissement de l'interligne articulaire.
* Les proportions d'élastine, de collagène II et de protéoglycanes dans le cartilage ont tendance à se normaliser.
* L'ostéosclérose est ou non réversible.
* L'ostéophytose est ou non réversible.

Seule la comparaison entre des radiographies et des biopsies, réalisées les unes avant le début du régime, les autres après l'obtention du bénéfice clinique pourront répondre à ces questions.

## D. OSTÉOPOROSE

L'ostéoporose a été définie comme une affection **diffuse** du squelette, caractérisée par une masse osseuse basse et des altérations microarchitecturales du tissu osseux, conduisant à une **fragilisation osseuse** et à une **susceptibilité aux fractures** (ALEXANDRE 1997).

Beaucoup plus répandue chez les **femmes** que chez les hommes, l'ostéoporose est très fréquente. Elle s'installe généralement **après la ménopause** et **s'aggrave progressivement avec l'âge**. 40 % des femmes auront une fracture, les sites les plus exposés étant le col du fémur, l'extrémité inférieure de l'avant-bras et les vertèbres.

Les radiographies ne détectent l'ostéoporose qu'à un stade avancé, lorsque la masse osseuse a baissé de plus de 30 %. Un diagnostic plus précoce est obtenu par la **mesure de la densité minérale des os**.

La structure de l'os dépend de l'équilibre entre deux variétés de cellules : les **ostéoblastes** qui fabriquent l'os et les **ostéoclastes** qui le résorbent (figure 61). Les ostéoblastes dérivent de cellules souches mésenchymateuses, les ostéoclastes dérivent de la lignée des monocytes/macrophages (LAUGIER et coll. 1998). **Dans l'ostéoporose, l'équilibre entre ostéoblastes et ostéoclastes est rompu,** sans qu'on sache s'il s'agit d'un changement d'activité, diminué chez les ostéoblastes et/ou augmenté chez les ostéoclastes, ou d'un changement dans le nombre de cellules, diminué pour les ostéoblastes et/ou augmenté pour les ostéoclastes.

**Figure 61 – LES CELLULES DU REMODELAGE OSSEUX**

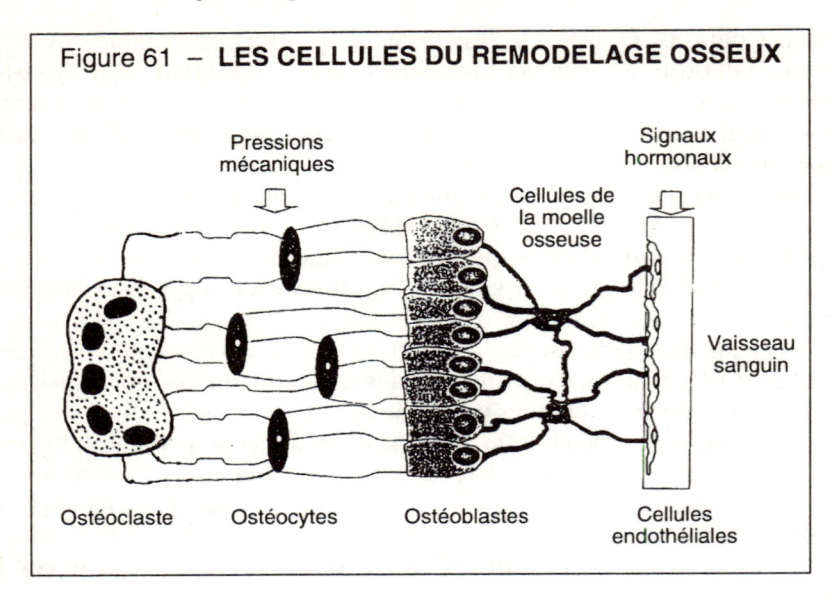

Légendes : Pressions mécaniques ; Cellules de la moelle osseuse ; Signaux hormonaux ; Vaisseau sanguin ; Ostéoclaste ; Ostéocytes ; Ostéoblastes ; Cellules endothéliales.

L'ostéoporose peut être **secondaire**, le plus souvent à la prise prolongée de **corticoïdes**, parfois à certaines maladies endocriniennes, à la prise de certains médicaments ou à une polyarthrite rhumatoïde (ROHART et BENHAMOU 2000). **En général, elle est primitive**, touchant essentiellement les sujets âgés et les femmes ménopausées.

La prévention de l'ostéoporose repose sur l'exercice physique et sur les **œstrogènes** qui inhibent la résorption osseuse. Les effets positifs des œstrogènes sont aujourd'hui largement démontrés. Il est possible que les biphosphonates agissent dans le même sens que les œstrogènes. Par contre, la calcitonine et les progestatifs n'ont pas fait la preuve qu'ils inhibaient les ostéoclastes. Quant aux traitements censés stimuler les ostéoblastes, c'est-à-dire fluor, parathormone, stéroïdes anabolisants, ils sont peu ou pas efficaces (KANIS 1997).

Les forts apports en calcium et en vitamine D classiquement recommandés me paraissent inutiles, voire dangereux. L'administration massive de calcium s'avère incapable d'augmenter la masse osseuse (DE VERNEJOUL 1994) (ROUX 1995). Il faut donc éviter de bourrer les patients de laits animaux. Les Chinoises qui ne consomment pas de produits laitiers sont moins souvent atteintes d'ostéoporose que les Américaines qui en mangent beaucoup.

À la réflexion, ce constat n'est pas très surprenant. **L'ostéoporose n'est pas une décalcification, mais une destruction de l'ensemble de l'os**. Le calcium disparaît parce que la matrice extracellulaire qui lui donnait asile a été résorbée. L'ostéoporose est favorisée par des facteurs fort divers : ménopause, faible poids de corps, vie sédentaire, édentation, canitie (cheveux blancs) précoce (LEMAIRE 1996). Certains de ces éléments n'ont aucun rapport avec le calcium, ce qui montre bien que la conception de l'ostéoporose comme une simple carence calcique est totalement erronée.

L'ostéoporose est due à des phénomènes plus complexes de déséquilibre entre ostéoblastes et ostéoclastes. Dans cette affection polyfactorielle, le **terrain génétique** est tenu pour important, mais des **facteurs de l'environnement** interviennent aussi (GRANT et RALSTON 1997). Ceci me suggère la possibilité d'une activation des ostéoclastes et/ou une inhibition des ostéoblastes par des substances exogènes.

Des toxines bactériennes et alimentaires venues de l'intestin grêle pourraient être ces substances. Le dépôt dans l'os de ces particules étrangères **stimulerait les ostéoclastes** qui auront tendance à détruire plus vite un os devenu anormal. Ces mêmes particules **viendraient encrasser les ostéoblastes** :

\* Encrassage extracellulaire, car COHEN-SOLAL et DE VERNEJOUL (1995) ont souligné l'impact des œstrogènes, des facteurs de croissance et de certaines cytokines sur les cellules osseuses.

\* Encrassage intracellulaire, avec blocage direct de certaines enzymes.

D'autre part, l'activité des ostéoclastes est en grande partie modulée par les ostéoblastes, par le biais de l'IL-1, l'IL-6 et le TNF α, sécrétés par les ostéoblastes et mettant en action de facteur de transcription NF-kB dans les ostéoclastes. **Un encrassage des ostéoblastes peut donc retentir sur les ostéoclastes**.

Un point intéressant est **l'accélération du cycle de magnésium osseux** dans l'ostéoporose (DI MAI et coll. 1998). 90 % des Français ont des apports magnésiens nutritionnels insuffisants, alors que 50 % du magnésium de l'organisme est stocké dans les os. Le magnésium étant un cation essentiel, cofacteur de nombreuses réactions enzymatiques, sera puisé dans les os au prix d'une destruction de l'os, suivie de sa reconstruction. Ce processus trop souvent répété pourrait entraîner à la longue un déséquilibre entre ostéoblastes et ostéoclastes.

**On peut faire pour le calcium le même raisonnement que pour le magnésium**, puisqu'il est aussi stocké en grande partie dans les os et peut aussi être mobilisé de façon analogue. La carence d'apport calcique est rare en France. Cependant je ne suis pas opposé à l'administration de petites doses de calcium (jamais de grandes) pour éviter à l'organisme de puiser dans ses réserves osseuses.

Les données que je viens d'exposer suggèrent qu'une alimentation bien choisie pourrait être bénéfique dans l'ostéoporose. TUCKER et coll. (1999) ont rapporté que, sur un échantillon de sujets suivis pendant quatre ans, certains aliments maintenaient la densité osseuse et prévenaient l'ostéoporose. Il s'agit des fruits, des légumes et des produits riches en magnésium et en potassium.

Dans cette optique, il était intéressant d'observer les effets du régime originel systématiquement supplémenté en vitamines et minéraux, dont le précieux magnésium, sur l'ostéoporose. Ceux-ci sont variables :

\* **Dans 50 % des cas, l'ostéoporose est indifférente à la diététique**. Elle continue d'évoluer à la même vitesse, ni plus vite, ni plus lentement qu'autrefois.

\* **Dans 50 % des cas, l'ostéoporose bénéficie nettement du changement nutritionnel**. Son évolution est bloquée ou même en partie renversée. Je citerai par exemple une femme de 57 ans, dont la maladie s'était révélée trois ans auparavant par des tassements vertébraux spontanés au niveau de la 6e dorsale et de la 9e dorsale. Sous régime ancestral, les douleurs vertébrales ont rapidement disparu. Un an plus tard, la densité osseuse rachidienne avait clairement augmenté et était sortie de la zone fracturaire. Trois ans après, aucune fracture nouvelle n'était survenue et la densitométrie osseuse donnait des résultats stationnaires. La patiente prenait des œstrogènes, avant comme après la pratique du régime hypotoxique.

Dans ces formes améliorées par la diététique, il serait instructif :

\* De doser dans le sérum les phosphastases alcalines osseuses, marqueurs de la construction des os, et les pyridinolines, marqueurs de la destruction des os.

\* De vérifier si le dogme affirmant que la disparition des travées osseuses est irréversible (BRANTUS et DELMAS 1997) est vrai ou faux.

De ces constatations, je déduis qu'il existe probablement **deux catégories d'ostéoporose** : l'une de pathogénie inconnue et l'autre liée au moins en partie à l'alimentation moderne.

## E. GOUTTE

*Description de la maladie*

Affection assez **fréquente**, la goutte frappe 20 hommes pour une femme. Elle apparaît presque toujours entre 30 et 50 ans. Elle est due à une **surcharge de l'organisme en acide urique**. Elle s'exprime sous deux aspects :

1) *La goutte aiguë inflammatoire*

Il s'agit le plus souvent d'une **monoarthrite**, souvent localisée à l'articulation métatarsophalangienne du **gros orteil**. La crise débute brutalement et dure 4 à 10 jours. L'inflammation articulaire est intense, avec une fièvre et des douleurs très vives, à prédominance nocturne. D'autres articulations peuvent être touchées.

2) *La goutte chronique métabolique*

Elle se marque par les signes suivants :

\* **Hyperuricémie**, le taux d'acide urique dépassant largement 60 mg, limite de la normale.

\* **Tophus** constitués par des amas sous cutanés d'urate, formant des bosses caractéristiques au niveau des pieds, des mains, des coudes ou des oreilles.

\* **Articulations enraidies et gonflées**.

\* Atteinte possible du rein avec des **calculs d'urates** ou une **protéinurie**.

Le traitement de la crise de goutte s'appuie sur la **colchicine** et les **antiinflammatoires non stéroïdiens**. Le traitement de fond associe :

\* Un **régime alimentaire** pauvre en purines, en protides, en lipides et en calories.

\* Des **médicaments abaissent l'acide urique**, soit en augmentant son élimination par les urines, soit en diminuant sa synthèse. Ces mesures sont généralement assez efficaces.

## Réflexions sur le mécanisme de la goutte

L'acide urique se forme à partir de deux sources :

\* Le catabolisme des **nucléoprotéines alimentaires et cellulaires**. C'est le cycle long.

\* Le catabolisme des **nucléotides puriniques** synthétisés par l'organisme. C'est le cycle court.

Les étapes de ces deux cycles sont schématisées sur la figure 62.

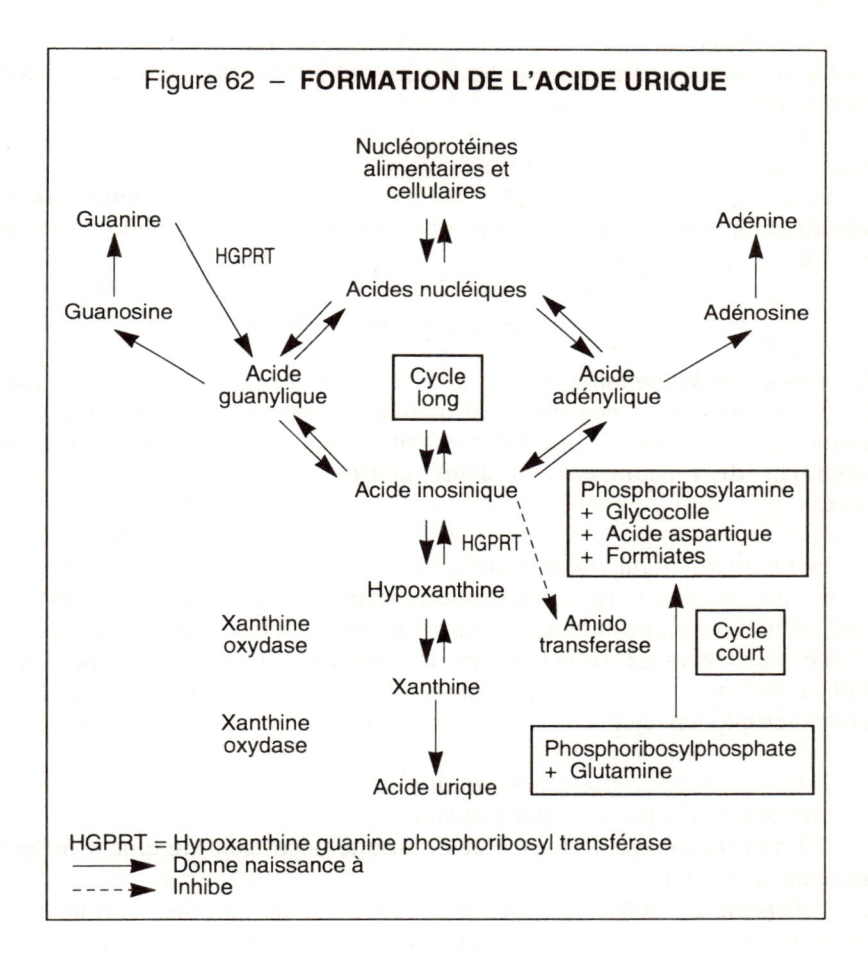

Figure 62 – **FORMATION DE L'ACIDE URIQUE**

HGPRT = Hypoxanthine guanine phosphoribosyl transférase
⟶ Donne naissance à
---▶ Inhibe

Les deux cycles aboutissent à **l'acide inosinique**, précurseur obligatoire de l'acide urique. Certaines enzymes ont un rôle essentiel dans ce métabolisme :

\* La **xanthine oxydase** qui transforme l'hypoxanthine en xanthine et la xanthine en acide urique.

\* L'**amidotransférase** qui accélère le cycle court et qui est inhibée par l'élévation du taux d'acide inosinique.

\* L'**HGPRT** qui permet la production d'acide inosinique à partir de l'hypoxanthine et de l'acide guanylique.

L'hyperuricémie peut provenir **d'anomalies dans l'activité de ces enzymes** : augmentation pour la xanthine oxydase et l'amidotransférase, diminution pour l'HGPRT. Si j'applique mes conceptions à la goutte, je suggère que les changements des activités enzymatiques sont la conséquence d'un **encrassage extra et intracellulaire** par des molécules alimentaires et bactériennes venues de l'intestin. Il est dès lors logique d'essayer ma méthode comme thérapeutique.

### Résultats de la diététique

Deux malades seulement ont suivi le régime hypotoxique. **Tous deux ont été nettement améliorés**. Je résume ici l'un de ces cas.

### Observation RHU 4

M. C..., âgé de 80 ans, s'adresse à moi en mars 1995. Ce robuste **octogénaire** est intelligent, sympathique, pittoresque, haut en couleurs. Il offre tous les signes d'un pléthore :

* Une **obésité** : 110 kilos pour 175 cm de taille.
* Une **hypertension artérielle** qui est montée jusqu'à 29/15 et qui est péniblement stabilisée par les médicaments à 20/11.
* Une **goutte** qui a débuté en 1988 par une arthrite violente et caractéristique du gros orteil gauche. Des accès ultérieurs ont frappé les deux gros orteils, le genou droit, les coudes et les trois premiers doigts de chaque main. L'uricémie nettement élevée se situe autour de 80 mg.

La colchicine, l'allopurinol (freinateur de la synthèse de l'acide urique) et même les corticoïdes ont perdu progressivement leur efficacité. À partir de septembre 1994, un **traitement homéopathique** a nettement amélioré la situation. Les arthralgies se limitent aux doigts et l'uricémie est revenue à 62 mg.

Le **régime originel** correctement pratiqué a donné rapidement des **effets bénéfiques** :
* Amaigrissement de 18 kilos.
* Tension artérielle ramenée entre 14/8 et 17/9.
* Disparition complète des arthrites et des arthralgies, avec une uricémie autour de 57 mg.

Chaque fois que le patient fait une **entorse au régime**, des **douleurs articulaires** réapparaissent et le rappellent à l'ordre. La rémission dure depuis plus de trois ans.

### Commentaires

1) **Le changement nutritionnel fait maigrir 4 personnes sur 5**. La perte du poids superflu a un impact favorable sur la goutte, mais ne peut à mon avis expliquer la guérison. Un désencrassage des cellules me semble le facteur majeur.

2) **Le changement nutritionnel aide très souvent à normaliser la tension artérielle chez les hypertendus**. Il peut être associé à n'importe quelle médication hypotensive. Je reviendrai sur ce sujet au chapitre de l'athérosclérose.

## F. AUTRES MALADIES

### *Chondrocalcinose articulaire*

Cette anomalie assez répandue est caractérisée par le dépôt dans les cartilages de pyrophosphate de calcium. Le plus souvent latente sur le plan clinique, elle **peut être douloureuse chez une minorité d'individus**, simulant une goutte, une polyarthrite ou une arthrose. Les radiographies font le diagnostic, en révélant un **liseré calcique dans le cartilage** de plusieurs articulations. Les médicaments (colchicine, AINS, phénylbutazone, corticoïdes locaux) calment en général les crises, mais ne font pas disparaître la maladie.

Cette accumulation de calcium dans les cartilages évoque évidemment un encrassage. J'ai essayé le régime alimentaire ancestral chez **deux patients** souffrant de chondrocalcinose. Les arthralgies ont été nettement atténuées en quelques semaines. Il serait intéressant d'effectuer de nouvelles radiographies des articulations touchées pour savoir si le dépôt de sels calciques est définitif ou s'il peut s'amenuiser, voire disparaître. Malheureusement, les deux malades n'ont pas procédé à cette vérification.

### *Polyarthralgies d'origine inconnue*

D'assez nombreux sujets se plaignent de douleurs articulaires multiples isolées. Il ne s'agit ni d'arthrites, ni d'arthrose, ni d'une pathologie rhumatologique bien étiquetée. Dans l'hypothèse d'un encrassage des structures articulaires, j'ai conseillé un retour à la nutrition originelle à **6 patients** entrant dans ce cadre. La prescription a fait merveille, puisque les douleurs ont très fortement diminué ou ont disparu dans tous les cas.

CHAPITRE 19

# LA PATHOLOGIE D'ENCRASSAGE EN NEUROPSYCHIATRIE

> *« Le cerveau fonctionne beaucoup mieux avec des aliments crus, comme le reste de l'organisme. »*
> Guy-Claude BURGER.

> *« Le commencement de la santé, c'est la compréhension de la maladie. »*
> Miguel de CERVANTES.

Nous allons étudier successivement huit maladies affectant le cerveau et/ou la moelle épinière, dans lesquelles un mécanisme d'encrassage peut être soupçonné.

## A. CÉPHALÉES

Les maux de tête peuvent survenir dans des circonstances très diverses et les classifications modernes distinguent **13 catégories de céphalées** (DE BROUCKER 2000). Je ne parlerai ici que des deux formes les plus répandues : la migraine et la céphalée de tension.

### *Migraines*

Les douleurs sont classiquement unilatérales, en fait souvent bilatérales, **pulsatiles**, aggravées par l'activité physique de routine. Elles surviennent par **crises** qui, si elles ne sont pas traitées, durent 4 heures à 3 jours. Elles s'accompagnent souvent de nausées ou de vomissements, d'intolérance à la lumière et/ou au bruit, parfois de troubles transitoires de la vue, avec cécité plus ou moins complète dans une partie du champ visuel, cette zone semblant constituée de points brillants. Beaucoup plus rarement, on observe d'autres **signes neurologiques transitoires** traduisant un déficit circulatoire dans diverses régions du cerveau : troubles sensitifs, paralysies, perte de la parole.

Le mécanisme de la migraine demeure mystérieux, malgré de nombreuses recherches (BLAU 1992) et les multiples traitements proposés sont souvent décevants. Une action causale de certains aliments paraît nette chez une proportion élevée de malades. En effet :

\* MONRO et coll. (1984) ont rapporté 9 cas de migraines provoquées par le lait et/ou le blé et/ou les œufs. L'exclusion de l'aliment responsable fait disparaître les céphalées.

\* Plusieurs autres équipes ont retrouvé ce **rôle déclenchant possible de divers aliments**, ceux incriminés par MONRO et quelques autres. Une revue générale sur la question a été publiée par PRADALIER et LAUNAY (1996).

\* Ce phénomène n'est pas illusoire. Un individu peut être sensible électivement à un vin rouge ou à un vin blanc précis et pas à un autre. Si on bande les yeux du patient et si on lui fait boire divers échantillons de vins dont le goût a été déguisé, c'est toujours le vin qu'il a accusé qui induit les céphalées. **Des essais en double aveugle ont confirmé l'action réelle des aliments** par rapport aux placebos (EGGER et coll. 1983).

Ces données ont conduit MONRO et coll. (1984) à attribuer la migraine à une allergie alimentaire. Cette théorie n'est pas valable à mon avis, car :

\* Les manifestations digestives classiques manquent.

\* Les tests cutanés pour les divers antigènes alimentaires ne sont pas plus perturbés que chez les témoins normaux.

\* Les IgE totales et les IgE spécifiques ne sont pas augmentées.

\* L'allergie alimentaire, souvent évoquée à tort, est en fait rare, alors que la migraine est fréquente.

Pour expliquer la migraine, je propose plutôt une des deux hypothèses suivantes :

1) *Une pathologie par complexes immuns*

Les aliments pourraient agir de deux manières :

\* Directement, en constituant une source de peptides.

\* Indirectement, en agressant la muqueuse intestinale, ce qui permet le passage de peptides alimentaires ou bactériens.

La succession de phénomènes pourrait être la suivante :

\* Les traversées réitérées de peptides venus de l'intestin grêle suscitent une réponse immunitaire, avec production d'anticorps.

\* Des complexes immuns circulants antigène + anticorps vont fixer des plaquettes, formant de minuscules caillots.

\* Les complexes antigène + anticorps + plaquettes circulent avec difficulté dans les capillaires cérébraux.

\* Les plaquettes agrégées libèrent des médiateurs qui provoquent une vasodilatation.

\* Le ralentissement de la circulation capillaire et l'action des médiateurs issus des plaquettes entraînent une distension des artérioles en amont des capillaires. C'est cette distension qui est douloureuse, car elle stimule les terminaisons nerveuses périartériolaires du nerf trijumeau.

\* D'autre part le plasma sorti des artérioles dilatées libère des substances algogènes issues des plaquettes et des mastocytes, qui augmente la stimulation des branches du trijumeau (MANIVET et coll. 2000).

Cette théorie explique bien pourquoi les **antiagrégants plaquettaires** comme l'acide acétyl salicylique soulagent souvent les maux de tête.

2) *Un processus d'encrassage*

On a longtemps cru que la phase de vasodilatation, responsable des douleurs, était précédée d'une phase de vasoconstriction, responsable des divers troubles neurologiques parfois observés au début de la migraine. Depuis qu'on sait mesurer le débit sanguin dans les différentes régions cérébrales, on sait qu'il n'existe pas de vasoconstriction, mais une **baisse du débit sanguin**. Or ce processus **peut être provoqué par les neurones** (DORDAIN 1999).

Une dépression prolongée du fonctionnement des neurones dans une région cérébrale influence la circulation sanguine, probablement par la libération de certains messagers. Il s'ensuit une diminution du débit sanguin cérébral qui peut persister pendant 10 à 60 minutes. Une vasodilatation va se constituer en amont.

Un encrassage des neurones par des molécules bactériennes et alimentaires en provenance d'un intestin grêle trop perméable peut fort bien altérer le fonctionnement de ces cellules (tableau XIX).

*Céphalées de tension*

Les douleurs sont habituellement bilatérales, **non pulsatiles**, non augmentées par l'activité physique de routine, donnant une sensation de compression ou de serrement. Il n'y a **pas de cortège neurologique**. Les douleurs sont plus modérées que dans la migraine, mais plus **tenaces** et plus récidivantes.

Quoiqu'encore plus répandue que la migraine, la céphalée de tension reste un parent pauvre, qui a peu intéressé les chercheurs et les médias (MASSON 1999). Là aussi, **un encrassage des neurones ou d'autres cellules du cerveau constitue une pathogénie plausible**. La baisse du débit sanguin initiale et la vasodilatation secondaire seraient moins marquées que dans la migraine, mais plus durables.

*Résultats du régime*

Dès 1983, EGGER et coll. ont soumis 88 enfants avec migraines sévères à un régime excluant les aliments « antigéniques » et ont guéri en quelques semaines 82 de ces enfants. Ce régime écartait, curieux hasard, le blé, le maïs et les laits animaux.

Personnellement, j'ai essayé ma méthode nutritionnelle chez **40 adultes**, se répartissant en 20 migraineux et 20 avec céphalées de tension. **Un succès net a été enregistré chez 85 % des malades**, soit 17 fois sur 20 dans chacun des deux échantillons. Je parlerai seulement des deux cas les plus anciens.

Le premier était une femme de 75 ans, migraineuse depuis son enfance et qui souffrait presque quotidiennement depuis quelques années. Il s'agissait d'une migraine classique, avec son cortège de nausées, de vertiges et de troubles oculaires. La diététique a grandement amélioré la situation. On n'observe plus qu'un accès de faible intensité par mois.

Le second était un homme de 47 ans qui présentait tous les 15 jours en moyenne des céphalées intenses, pulsatiles, avec rhinorrhée (hypersécrétion nasale) et sialorrhée (hypersécrétion salivaire). Les maux de tête étaient provoqués par plusieurs facteurs : fatigue physique ou intellectuelle, prise de boissons alcoolisées, excès d'humidité. Ils ne cédaient qu'à la prise de fortes doses d'acide acétylsalicylique. Le régime d'exclusion a fait totalement disparaître les accès douloureux.

Certains échecs de la diététique ont été observés chez des femmes souffrant de vives migraines prémenstruelles. Ici le mécanisme principal des crises est la chute du taux des œstrogènes (MAC GREGOR 1997). On comprend qu'il ne soit guère modifié par le changement nutritionnel.

*Autres céphalées*

Sans énumérer les très nombreuses causes de maux de tête, je voudrais seulement rappeler qu'une proportion assez grande d'entre eux sont **d'origine mécanique**. Une compression de certains filets nerveux entraîne, directement ou à distance les douleurs craniofaciales. Citons par exemple les pathologies du rachis cervical et de l'articulé dentaire.

Dans ces formes, le régime alimentaire hypotoxique n'est qu'un traitement d'appoint. Il faut s'attaquer aux causes premières des céphalées par diverses méthodes, exposées par THOMAS et coll. (2000) :
* Correction de l'irritabilité neuromusculaire orofaciale.
* Correction de la position du sommeil.
* Correction des anomalies podologiques.

## B. PSYCHOSE MANIACODÉPRESSIVE

Les individus atteints de cette psychose font des poussées où alternent des **accès de mélancolie** et des **accès de manie** (pour une description détaillée, voir SABRAN-GUILLIN 1997), d'où le nom de **dépression bipolaire**, par opposition à la **dépression nerveuse** classique dite unipolaire. Il n'existe à l'heure actuelle aucun traitement curatif vrai. On dispose cependant de médicaments permettant de franchir les caps difficiles (risque de suicide) et aidant à stabiliser l'humeur.

La maladie maniaco-dépressive est probablement polyfactorielle, avec une **nette touche héréditaire**, mais aussi des **facteurs exogènes**. Son mécanisme précis demeure inconnu.

J'ai essayé ma méthode chez un homme de 55 ans, souffrant de ce mal depuis 4 ans, avec une poussée chaque automne. Sa mère était porteuse de la même psychopathie. En deux ans de régime, la psychopathie s'est manifestée seulement pendant un mois contre douze mois au cours des deux ans précédents.

Bien qu'il soit trop tôt pour conclure définitivement (recul trop bref, un seul patient), **ceci suggère que la diététique pourrait être efficace dans cette psychopathie**. Il sera intéressant de suivre l'évolution de ce sujet qui, étant fort intelligent, analyse très bien son état et a décidé de continuer le régime ancestral. Celui-ci a en effet amélioré plusieurs autres de ses troubles : asthme, bronchite chronique, rhume des foins, sinusite chronique, dermatose du visage et surpoids.

## C. DÉPRESSION NERVEUSE ENDOGÈNE

*Définitions*

Il existe deux variétés de dépression nerveuse unipolaire :

* **La dépression nerveuse exogène**, survenant en réaction à une agression venue de l'environnement, par exemple la perte d'un être cher.

* **La dépression nerveuse endogène**, plus rare mais beaucoup plus redoutable. Les individus atteints n'ont pas de problèmes professionnels, sentimentaux, financiers ou autres. Ils ont parfois tout pour être heureux. Pourtant ils sont déprimés. C'est la seule forme dont je parlerai ici.

*Notions de base*

**Cette maladie est souvent mal comprise**, aussi bien par l'entourage des patients que par les médecins. Comme le dit WOLPERT (1999) qui en a souffert, l'expérience de la dépression est indescriptible. La douleur est si forte que les mots sont inadéquats pour la décrire. Les sensations sont si différentes de celles de la vie normale que les sujets non familiarisés avec cette affection en ont une idée plus ou moins fausse.

Les principaux **symptômes** de la dépression nerveuse sont exposés sur le tableau XXII.

---

**Tableau XXII – PRINCIPAUX SYMPTÔMES DE LA DÉPRESSION NERVEUSE ENDOGÈNE**

| Symptômes fréquents | Symptômes plus rares |
|---|---|
| * Fatigue physique ou intellectuelle. | * Perte de poids ou prise de poids. |
| * Insomnie ou hypersomnie. | * Mélancolie. |
| * Tristesse. | * Idées suicidaires. |
| * Perte d'intérêt pour le travail et les loisirs. | * Agitation. |
| * Perte de l'appétit. | * Irritabilité. |
| * Perte de la libido. | * Idées délirantes. |
| * Angoisses. | * Expression somatique : céphalées, douleurs variables, vertiges, palpitations, syndrome prémenstruel, colite. |
| * Anxiété. | |
| * Impression de souffrance cérébrale. | |

---

Il est classique de considérer les dépressions nerveuses comme des états transitoires, curables par des médicaments antidépresseurs, les principaux étant les tricycliques, les hétérocycliques et les inhibiteurs de la monoaminooxydase (JEHEL et coll. 1996). La réalité est tout autre. BOUGEROL et SCOTTO (1994) rapportent **un taux de récidive compris entre 75 % et 95 %**. MUELLER et coll. (1996) constatent qu'au bout de dix ans, les troubles persistent chez 62 % des patients. GLASS (1999) place la dépression nerveuse **au quatrième rang parmi les causes de mort prématurée**.

La raison majeure de la faible efficacité des médications classiques est sans doute l'ignorance des mécanismes par lesquels se constitue la dépression. Il faut élucider ces mécanismes, si l'on veut disposer d'un traitement étiologique, le seul vraiment valable.

### Une théorie sur la pathogénie de la dépression

Il est aujourd'hui admis que la maladie est polyfactorielle, avec participation de facteurs génétiques et de facteurs environnementaux :

\* L'importance des **gènes de susceptibilité** a probablement été surestimée. Si la personnalité d'un individu est essentiellement génétique, **il semble que la dépression soit surtout environnementale**. Ce point est fort heureux pour le thérapeute, car nous sommes encore incapables de modifier les gènes humains. Il est par contre souvent aisé de changer certains facteurs de l'environnement. À mon avis, les facteurs héréditaires pourraient correspondre à un mauvais fonctionnement de certaines alloenzymes.

\* Quant aux facteurs exogènes, ce sont pour moi des déchets d'origine alimentaire. Finalement la dépression apparaît comme **un encrassage des cellules cérébrales**, entraînant des perturbations dans le métabolisme des neurones, le dysfonctionnement de ces derniers se traduisant par les douleurs de la dépression. BURGER (1988) a souligné la **fréquente responsabilité du blé**. Mes observations personnelles vont tout à fait dans ce sens.

Les techniques modernes d'imagerie médicale font appel à la tomographie par émission de positions et à l'imagerie par résonance magnétique fonctionnelle. Elles permettent de visualiser les neurones qui interviennent au cours d'une pensée précise. Ces neurones appartiennent parfois à des régions très éloignées les unes des autres, ce qui est possible grâce au nombre considérable de connexions. Ces techniques servent aussi à mesurer le débit sanguin dans diverses zones du cerveau.

DREVETS (1998) a étudié par ces **méthodes modernes d'imagerie** le cerveau chez des patients souffrant de dépression nerveuse majeure. Il ne détecte pas de lésions destructrices des structures cérébrales, mais signale des **troubles métaboliques** plus ou moins intenses selon les cellules.

L'intervention de facteurs diététiques peut être soupçonnée devant les immenses variations de fréquence de la dépression nerveuse majeure selon les pays, allant de 1 à 60. Ainsi les Néo-Zélandais sont touchés 48 fois plus souvent que les Japonais : 5,8 % contre 0,12 % (HIBBEIN 1998). Or l'alimentation est un des rares éléments qui peut changer considérablement d'un pays à un autre.

Au total, j'attribue la dépression nerveuse endogène à un encrassage des neurones, et peut être d'autres cellules cérébrales, par des **molécules bactériennes et/ou alimentaires**, en provenance d'un intestin grêle trop perméable (SEIGNALET 1999c).

### Résultats de la diététique

L'alimentation de type original a été essayée chez **16 malades atteints de dépression nerveuse endogène** (SEIGNALET 1999). La gravité de l'affection était variable :

\* Modérée dans 2 cas.
\* Moyenne dans 9 cas.
\* Sévère dans 4 cas.
\* Très sévère dans 1 cas.

L'ancienneté des troubles psychiques variait de 1 à 25 ans selon les sujets. Tous prenaient ou avaient pris des médicaments. Ceux-ci avaient eu parfois des effets favorables, en jugulant le risque suicidaire lors de certaines poussées aiguës et en obtenant des rémissions transitoires. Mais ils n'étaient pas parvenus à guérir ces patients.

Le changement nutritionnel a obtenu les résultats suivants :
* 12 succès complets.
* 3 améliorations d'environ 75 %.
* 1 échec.

Le délai nécessaire pour ressentir un bénéfice varie de quelques semaines à quelques mois. L'amélioration peut être progressive ou assez brutale. Elle permet de diminuer peu à peu et même de supprimer, lorsque le succès est total, **les médicaments**. Ceci est une excellente chose, car les andidépresseurs, les tranquillisants, les somnifères ont des effets positifs à court terme, mais aggravent l'encrassage à moyen terme. Ces molécules ont une attraction pour le tissu adipeux et sont à considérer comme des **déchets lipophiles** (FRADIN 1991b).

**Les effets positifs de la diététique sont évidents**. Non seulement les symptômes cliniques de la dépression disparaissent, mais les patients éprouvent en général une impression de nettoyage de l'esprit et du corps. Ils décrivent leur retour à une bonne santé en termes non équivoques. Ainsi une malade me déclarait : « Je me sens vivante pour la première fois depuis dix ans. C'est le jour après la nuit, comme si j'étais ressuscitée. »

Je vais maintenant relater le cas le plus grave de dépression que j'ai rencontré et sa remarquable amélioration sous régime alimentaire ancestral.

## *Observation PSY 1*

M. M..., âgé de 47 ans, n'a aucun antécédent familial ou personnel important.

Depuis l'enfance, il se plaint d'une **fatigabilité rapide pour le travail intellectuel**. À partir de 21 ans, surviennent des **troubles du sommeil** (difficultés à l'endormissement et réveils fréquents) et des malaises variés évoquant une spasmophilie. À 32 ans, un traitement par **chlorure de magnésium** corrige ces problèmes.

Toutefois le chlorure de magnésium a chez ce sujet un **effet cholérétique majeur**, déclenchant des selles liquides, riches en bile. Ces fuites biliaires entraînent une **hypophosphorémie marquée (15 mg)** obligeant à arrêter le magnésium au bout de 9 ans. Le transit intestinal se normalise et les myalgies induites par l'hypophosphorémie disparaissent. Mais une fatigue physique persiste, bientôt accompagnée d'une fatigue intellectuelle et de phases d'énervement.

Quelques mois plus tard, alors que le malade a 42 ans, à la suite d'un **amaigrissement volontaire de 4 kilos**, va s'installer brutalement un **état dépressif sévère : insomnie totale, anxiété permanente avec impression d'emballement cérébral, asthénie, tachycardie**. Aucun stress sentimental, professionnel, financier ou autre ne peut expliquer ces troubles. Il s'agit donc d'une **dépression nerveuse endogène**. Le patient a **l'impression d'une empoisonnement** par une substance X qui empêche le fonctionnement normal de son cerveau et lui substitue une excitation douloureuse.

Cette interprétation métabolique est justifiée, comme nous le verrons plus loin.

**L'atteinte psychiatrique va durer plus de 5 ans**, pendant lesquels seront essayés de nombreux médicaments. Les **benzodiazépines** sont un échec complet, la doxépine n'a qu'une action médiocre, l'**amitriptyline** est plus efficace, permettant des rémissions partielles. L'insomnie reste totale, nécessitant la prise de fortes quantités d'hypnotiques. **Le malade a l'impression d'être incurable**.

Le **régime hypotoxique** est mis en œuvre après 5 ans et demi d'évolution, lors d'une période de rémission partielle. Il est suivi d'un **amaigrissement de 7 kilos** en deux mois et d'une **petite poussée de l'état dépressif**. La diététique est cependant continuée et, à la fin du troisième mois, le sujet **a la sensation que son organisme élimine progressivement un produit toxique**. Le tableau clinique s'améliore rapidement :

\* L'anxiété cède la place au calme.
\* La tachycardie disparaît.
\* Le sommeil normal se rétablit.
\* L'asthénie se corrige.

**La guérison est obtenue en quelques semaines**. Le régime est toujours suivi depuis et **aucune rechute n'est survenue depuis 17 ans**. Bien au contraire, le patient n'a jamais connu une aussi bonne forme physique et surtout intellectuelle. Par rapport à sa jeunesse, ses capacités de travail cérébral ont quadruplé. **Le chlorure de magnésium** a été repris sans inconvénient. Il **n'entraîne plus de chasse biliaire** comme autrefois.

Un interrogatoire précis a mis en lumière la **responsabilité majeure du blé** dans la constitution de l'affection psychiatrique. En effet, durant l'époque comprise entre ses 21 ans et ses 32 ans, le sujet avait une consommation en blé variable. Pendant certaines périodes, il mangeait quatre croissants chaque matin. Pendant d'autres périodes, il supprimait ces croissants afin de maigrir de quelques kilos. Son état psychique avait alors des hauts et des bas qui correspondaient toujours, les premiers aux phases sans croissants, les seconds aux phases avec croissants.

*Commentaires*

Cette observation passionnante mérite d'être discutée.

1) Il faut d'abord retenir qu'une maladie apparemment incurable a parfaitement guéri par un simple changement nutritionnel. **La diététique devrait donc être essayée systématiquement dans les dépressions nerveuses endogènes,** dont l'évolution rebelle est désespérante pour le médecin et surtout pour le malade. Certes sous le terme de dépression nerveuse endogène se cachent **probablement plusieurs psychopathies différentes**, les unes sensibles, la plupart, les autres indifférentes à l'alimentation ancestrale. Celle-ci reste toujours à tenter, d'autant qu'elle ne fait courir aucun danger.

2) L'affection n'apparaît aucunement due à une anomalie psychique. On est loin ici des théories de Freud. **Les troubles psychiatriques expriment la souffrance d'un cerveau dont les métabolismes sont bloqués**. Le dépôt de déchets d'origine intestinale dans les neurones ou les cellules du

système nerveux qui coopèrent avec eux peut fort bien entraîner un **encrassage**, expliquant bien le blocage métabolique. Tout comme BURGER (1988), **je crois à la responsabilité fréquente du blé**.

Le déprimé se plaint souvent d'une **sensation d'empoisonnement chronique**, négligée par le médecin, soit qu'il considère ces propos comme une divagation, soit qu'il les prenne au sérieux mais sans pouvoir apporter un remède. Le déprimé garde une intelligence intacte et se trouve le mieux placé pour décrire ce qu'il éprouve. Certaines molécules céréalières modifiées par la cuisson pourraient bien être ce poison jusqu'ici mystérieux.

3) Dans la dépression nerveuse endogène, **les cellules nerveuses sont perturbées dans leur fonctionnement, mais ne sont pas tuées**. Lorsqu'un régime alimentaire bien choisi permet l'élimination progressive des déchets accumulés dans le système nerveux, **la récupération est intégrale, sans séquelles**.

4) **L'amaigrissement** est souvent le facteur déclenchant de la dépression. On remarque effectivement que le patient a fait sa première poussée après avoir perdu 4 kilos. D'autre part, la diététique a provoqué une perte de 7 kilos au cours des premières semaines, ce qui n'est pas rare, avec pour corollaire une petite poussée.

Ces phénomènes deviennent compréhensibles si l'on admet que **l'organisme se débarrasse de nombreux déchets gênants en les logeant dans le tissu adipeux**. Ainsi, lorsqu'une molécule dangereuse X venue du blé traverse la barrière intestinale, une quantité a va dans le système nerveux, suscitant des signes psychiatriques mineurs, et une quantité b va dans les adipocytes. En cas d'amaigrissement, b repasse dans le sang et gagne le système nerveux qui contient alors a + b. Cette dose forte déclenche les signes psychiatriques majeurs, comme lors de la première poussée.

Lorsque le régime originel est entrepris, l'apport intestinal de X devient nul alors que les émonctoires éliminent chaque jour une certaine quantité de X appelée c. Si le patient maigrit, sort quotidiennement de sa graisse une quantité d de molécules X. Si d est plus élevé que c, le cerveau reçoit plus de molécules X qu'il n'en élimine. Voilà pourquoi le début de la diététique s'est accompagnée d'une petite poussée. Quand l'amaigrissement cesse, d devient nul. Le cerveau élimine des molécules X et n'en reçoit plus, ni de l'intestin, ni de la graisse. **Le décrassage des neurones aboutit à la guérison**.

5) Lorsque le malade consommait l'alimentation moderne, le chlorure de magnésium avait un double effet : amélioration du psychisme et chasse biliaire. Les deux processus sont sans doute liés. À mon avis, le magnésium stimulait certaines enzymes des hépatocytes dont l'action aboutissait à l'élimination des molécules X transitant dans le foie par la bile. En somme, **l'organisme utilisait le magnésium pour augmenter ses capacités d'expulsion du déchet nocif**

À l'heure actuelle, le chlorure de magnésium même pris à fortes doses a perdu son action cholérétique. Les molécules X ayant été éliminées en totalité ou en grande partie, l'organisme n'éprouve plus le besoin d'utiliser des chasses biliaires.

## D. SCHIZOPHRÉNIE

La schizophrénie est une psychose associant **divers symptômes dont les principaux sont** :
* Une discordance des fonctions intellectuelles.
* Une perte de l'unité de la personnalité.
* Une perte de contact avec la réalité, marquée par des hallucinations et des illusions.
* Un délire avec tendance à se refermer sur un monde intérieur.

L'évolution se fait plus ou moins rapidement vers la démence.

La schizophrénie est **la cause de démence la plus répandue chez l'adolescent et l'adulte jeune**. Les troubles psychiques paraissent consécutifs à des **lésions dégénératives du cerveau**. Une atrophie plus ou moins poussée de certaines zones a été mise en évidence par le scanner et l'IRM (GRANGER 1996). **La maladie est organique et non purement psychiatrique.**

**Le fonctionnement cérébral peut être étudié par l'IRM, avec mesure des émissions de positrons par tomographies**. Ces émissions sont proportionnelles au flux sanguin dans une région et à l'importance du métabolisme du glucose (BUSCHSBAUM 1995). On parvient ainsi à déterminer quelles sont, à chaque instant, les parties du cerveau qui travaillent. Dans la schizophrénie, il semble exister des **anomalies dans les connexions entre diverses régions du cortex cérébral** (FRITH 1996).

La schizophrénie est cosmopolite, mais sa fréquence varie du simple au quadruple selon les pays (HAFNER 1994). En France, la fréquence se situe à 0,85 %. **Les facteurs génétiques** sont évidents, puisque le risque monte à 13 % pour un enfant ayant un parent atteint et à 46 % pour un enfant ayant ses deux parents atteints. La concordance chez les jumeaux monozygotes est de 50 %, ce qui implique l'intervention, en plus des facteurs héréditaires, de **facteurs environnementaux**.

Certains auteurs attribuent la schizophrénie à une anomalie précoce du développement cérébral. Les processus de migration et de différenciation des neurones, au cours du deuxième trimestre de la vie fœtale, seraient altérés. Cette théorie n'explique pas pourquoi la maladie ne se révèle en général qu'à la fin de l'adolescence ou au début de l'âge adulte. Elle néglige les facteurs exogènes.

Depuis longtemps, **DOHAN (1979) accuse le blé et les céréales qui en sont proches, le seigle et l'orge**, de jouer un rôle majeur dans la genèse de la schizophrénie. Cette thèse s'appuie sur plusieurs arguments troublants :
* Des chats nourris de force avec du blé développent une maladie analogue à la schizophrénie.
* Lors des restrictions en céréales, appliquées au cours des guerres, on observe une diminution du nombre d'hospitalisations pour schizophrénie.
* LORENZ (1990) a rassemblé des données concernant 45 populations, un peu partout dans le monde. Il existe **une corrélation frappante entre la quantité consommée par habitant de blé + seigle + orge et le pourcentage de schizophrènes**.
* HOWARD (1993) a rapporté une **perméabilité exagérée de l'intestin grêle au cours de la schizophrénie.**

* Des anticorps antigliadine sont détectés chez 20,3 % des schizophrènes contre 3,1 % des témoins normaux.

* **Le régime sans blé suivi pendant trois mois entraîne assez souvent une rémission chez les schizophrènes** : 45 % contre 17 % chez ceux qui continuent à manger des céréales (LORENZ 1990).

Il n'est pas impossible que les céréales aient une action indirecte et non directe, en provoquant une hyperperméabilité de la muqueuse du grêle et le passage de multiples déchets, les uns alimentaires, les autres bactériens. HAFNER (1994) pense que la schizophrénie était rare ou absente jusqu'au XVIIIe siècle et que sa fréquence a fortement augmenté aux XIXe et XXe siècles, sachant que la consommation de blé remonte à 5 000 ans et non à 200 ans, cet argument, s'il est fondé, serait plutôt en faveur du rôle d'une bactérie venue d'ailleurs, peut être d'Amérique.

DOHAN (1979) propose que certains peptides du blé agissent sur les neurones à la manière des endorphines. Il conçoit la schizophrénie comme une affection métabolique. Ceci est à rapprocher des idées de plusieurs auteurs qui incriminent la dopamine et son récepteur.

**À mon avis, la schizophrénie est plus qu'un simple trouble métabolique**. Chez des individus fragilisés par un terrain génétique particulier, une molécule alimentaire ou bactérienne pourrait encrasser progressivement certains neurones. Il s'ensuivrait des perturbations si graves qu'elles aboutissent peut être à la **mort de ces neurones**, d'où l'atrophie de certaines zones cérébrales et la démence.

**Un bon argument en faveur de cette hypothèse serait l'efficacité du régime ancestral dans la prévention de la schizophrénie**. Il serait souhaitable que les enfants dont le père et/ou la mère sont schizophrènes pratiquent ce changement nutritionnel. Un suivi des volontaires pendant 10 ou 20 ans permettrait de savoir si cette méthode est capable de diminuer le risque de schizophrénie qui est élevé chez ce type d'enfant. Les psychiatres assistent, pratiquement impuissants, à la fâcheuse évolution de cette maladie. Alors pourquoi ne pas essayer cette diététique sans danger ?

DE SANTIS et coll. (1997) ont publié l'observation d'une femme de 33 ans, souffrant de **schizophrénie** depuis quatre ans. Le diagnostic avait été affirmé par plusieurs neurologues. Survient alors une **maladie coëliaque**, que l'on traite par la suppression des céréales. Les médecins ont alors la surprise de voir guérir, non seulement la maladie coëliaque, mais aussi la schizophrénie.

## E. MALADIE D'ALZHEIMER

La maladie d'Alzheimer est **la démence sénile de loin la plus fréquente**. Elle touche 5 % des individus de 65 ans, 20 % des individus de 80 ans et 50 % des individus au-dessus de 90 ans (LAMOUR 1994).

Le signe révélateur est une perte de la mémoire des faits récents (DUBOIS et DEWEER 1997). Puis surviennent des troubles du langage et des difficultés d'abstraction, enfin une désorientation, une perte de jugement et du raisonnement si bien que le patient n'a pas conscience de présenter ces troubles. **Aucun traitement** n'empêche l'évolution vers la démence et vers la mort.

Les lésions de l'Alzheimer sont de mieux en mieux connues. Macroscopiquement, on constate une **atrophie cérébrale** prédominant au niveau du lobe temporal moyen. Microscopiquement, on observe deux anomalies caractéristiques :

\* **Les neurofibrilles siégeant à l'intérieur des neurones**. Elles constituent un enchevêtrement de filaments insolubles et résistant aux enzymes. Le principal élément des neurofibrilles est la **protéine tau** qui a une structure hélicoïdale et qui est hyperphosphorylée.

\* **Les plaques séniles siégeant en dehors des neurones**. Elles sont essentiellement formées par la **protéine β amyloïde**, qui provient de la réunion par polymérisation de 10 à 20 molécules du peptide β A4.

Ce sont les neurofibrilles et/ou les plaques séniles qui **cassent les neurones et les connnexions interneuronales**, induisant une détérioration intellectuelle progressive.

**Les formes familiales d'Alzheimer sont rares (5 %)**. Les années 1994 et 1995 ont vu la découverte des gènes responsables de ces formes héréditaires, à début souvent précoce, entre 35 et 65 ans (BARINAGA 1995) :

\* Le gène S182 sur le chromosome 14, impliqué dans 77 % des cas.

\* Le gène STM2 sur le chromosome 1, incriminé dans 20 % des cas.

\* Le gène de l'APP sur le chromosome 21, intervenant dans 3 % des cas. **L'APP est une protéine de 695 acides aminés dont la dégradation fournit le peptide βA4**. Des mutations sur le gène de l'APP ont été identifiées. Notons aussi que, dans le mongolisme où existent trois chromosomes 21 au lieu de deux, l'accumulation de protéine β amyloïde est très précoce.

**Les formes sporadiques de l'Alzheimer sont beaucoup plus répandues (95 %)**. Leur mécanisme demeure inconnu, mais plusieurs découvertes importantes ont été effectuées récemment :

1) **Certains auteurs attribuent un rôle majeur à la protéine β amyloïde** :

\* Le **peptide βA4** existe normalement dans le système nerveux sous une forme soluble, comprenant de nombreux peptides de 40 acides aminés et de rares peptides de 42 acides aminés. La formation de protéine β amyloïde insoluble est favorisée par **l'augmentation de la proportion de peptides de 42 acides aminés** (LAMOUR 1994).

\* NORSTEDT et coll. (1994) estiment que la dégradation de l'APP peut emprunter deux voies, l'une qui conduit à un peptide de 40 acides aminés, l'autre qui conduit à un peptide de 42 acides aminés. Cette seconde voie est privilégiée dans l'Alzheimer.

\* SMITH et coll. (1994) ont montré la **présence de deux molécules de Maillard dans les plaques séniles** : la pyrraline et la pentosidine. Elles ne proviennent pas de déchets alimentaires, mais de la **glycation spontanée de la protéine β amyloïde**, phénomène qui ne nécessite pas l'intervention d'enzymes.

\* HARRINGTON et COLACO (1994) pensent que cette glycation rend la protéine β amyloïde dangereuse, d'autant plus que ces protéines glyquées se comportent comme des catalyseurs, favorisant la formation d'autres protéines glyquées. Ce n'est pas l'avis de MATTSON et coll. (1995) pour lesquels la glycation n'est qu'une réaction secondaire. **La protéine β amy-**

loïde devient nocive dès qu'elle a formé des **agrégats de fibrilles**. Elle lèse et tue les neurones en culture. Elle semble agir en libérant des **radicaux libres**.

2) **D'autres auteurs croient à la responsabilité première de la protéine tau** :

\* ROUSCH (1995) considère comme essentiel la **phosphorylation exagérée de la protéine tau**. Celle-ci serait due à une activité trop grande de certaines **kinases** et à une activité insuffisante de certaines **phosphatases**. **La protéine tau normale se fixe sur les microtubules**, éléments du cytosquelette. La protéine tau hyperphosphorylée devient incapable de se lier aux microtubules. Elle constitue alors des **enchevêtrements de neurofibrilles qui tuent les neurones**. Certaines protéines tau sorties des neurones induisent, en libérant des radicaux libres, la production de la protéine β amyloïde et des plaques séniles. Cette hypothèse séduisante a été retenue pour la construction de la figure 63.

\* Certains auteurs ont mis en évidence une **glycation de la protéine tau**, qu'ils accusent dans la formation des neurofibrilles. Il est plus probable que cette glycation ne soit qu'une réaction secondaire.

3) Des relations ont été observées entre **les allèles de l'apolipoprotéine E** et l'Alzheimer (HARRINGTON et COLACO 1994). L'allèle E2 est protecteur, l'allèle E3 est neutre, **l'allèle E4 est favorisant**. Les individus porteurs de l'allèle E4, surtout à l'état homozygote, développent plus souvent et plus précocement la maladie. Les apolipoprotéines E interviendraient de deux façons :

\* Dans le transport des molécules ayant subi une glycation jusqu'aux macrophages et aux cellules de Kupffer qui ont des récepteurs pour ces molécules.

\* Dans la liaison avec le domaine de la protéine tau qui s'accroche au microtubule, liaison qui empêcherait la fixation de groupements phosphate. L'allèle E4 s'acquitterait moins bien que les autres allèles de ces deux fonctions.

La maladie d'Alzheimer sporadique est **polyfactorielle**. Parmi les facteurs de l'environnement, l'aluminium a été suspecté de favoriser l'hyperphosphorylation de la protéine tau. Mais cette hypothèse est très controversée.

Personnellement, je proposerais la participation de plusieurs éléments dans le développement de l'Alzheimer :

\* Des **facteurs génétiques** qui pourraient être les enzymes et les mucines polymorphes de l'intestin grêle, certaines enzymes polymorphes des neurones et l'allèle E4 de l'apolipoprotéine E.

\* Des **facteurs de l'environnement** correspondant à des déchets alimentaires et bactériens, venus de l'intestin et allant se déposer dans le système nerveux. **Cet encrassage pourrait avoir plusieurs conséquences** :

\* Un obstacle à la fixation de la protéine tau normale sur les microtubules.

\* Une inhibition de l'action des phosphatases.

\* Une augmentation de l'action des kinases, soit par une inhibition des facteurs qui les neutralisent, soit par une fixation sur les séquences d'ADN augmentant l'expression du gène des kinases.

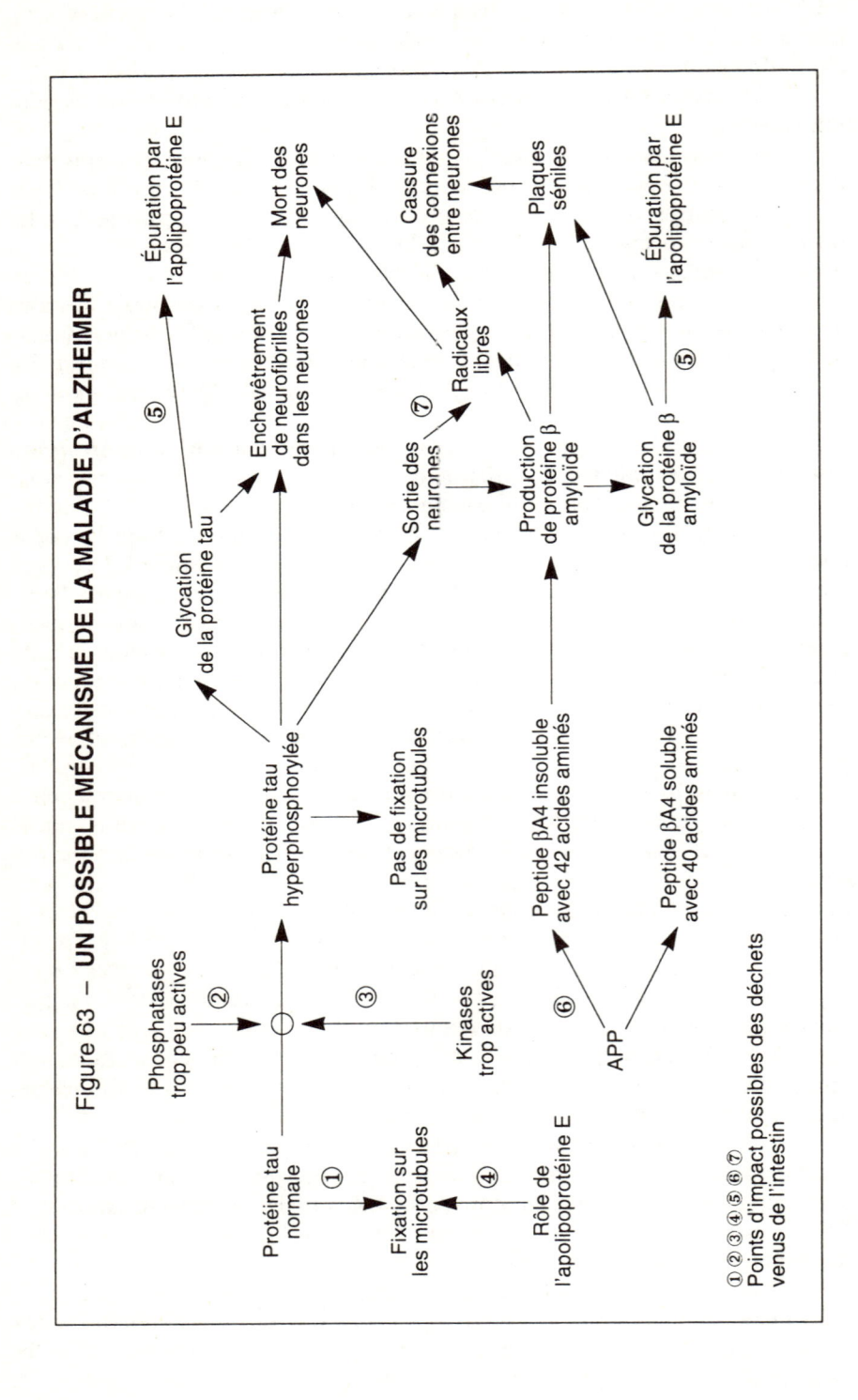

Figure 63 – **UN POSSIBLE MÉCANISME DE LA MALADIE D'ALZHEIMER**

① ② ③ ④ ⑤ ⑥ ⑦
Points d'impact possibles des déchets venus de l'intestin

* Un obstacle à l'intervention de l'apolipoprotéine E qui favorise la liaison de la protéine tau normale aux microtubules.
* Une gêne à l'épuration des protéines glyquées par l'apolipoprotéine E.
* Un blocage de la voie habituelle de dégradation de l'APP, avec déviation vers une seconde voie aboutissant à un peptide de 42 acides aminés.
* Une entrave à l'action des enzymes protectrices contre les radicaux libres.
* Une action sur l'ADN qui code l'APP ou sur l'ARNm qui transcrit le message de ce gène.

Ces diverses hypothèses ont été schématisées sur la figure 63.

Si cette hypothèse est juste, l'alimentation hypotoxique doit être utile contre la maladie d'Alzheimer. Il est difficile de l'envisager comme traitement curatif, car on ne voit guère comment faire suivre un régime à un dément. Ceci n'est à la rigueur concevable qu'à un stade précoce, mais la découverte des premiers symptômes, et sous surveillance hospitalière ou familiale. **C'est essentiellement sur le plan préventif que la diététique mérite d'être testée**.

À l'heure actuelle, environ 1 500 personnes pratiquent ma méthode nutritionnelle. Je reçois régulièrement de leurs nouvelles, soit qu'ils m'en donnent spontanément, soit qu'ils répondent à mes lettres. Or jusqu'à présent, alors que ma clientèle contient une proportion relativement élevée de gens âgés, **on ne m'a signalé aucun cas d'Alzheimer**. Certes certaines lettres restent sans réponse, ce qui pourrait être attribué parfois à la survenue d'une démence, empêchant le sujet d'écrire. Mais en général la famille répond, comme je l'ai constaté maintes fois, lorsqu'un malade est décédé.

Même si ceci mériterait des contrôles plus précis, mon impression est que **la nutrition de type originel est remarquablement préventive des démences séniles**, bien que j'ignore encore si elle les raréfie considérablement ou les fait complètement disparaître. L'absence de tout cas signalé de démence suggère que la diététique empêche la survenue de la maladie d'Alzheimer, mais aussi celle de la démence à corps de Lewy, autre affection fréquente chez les vieillards.

## F. MALADIE DE PARKINSON

Voilà encore une **affection neurologique fréquente**, touchant 1 % des sujets de 50 ans, 10 % des sujets de 60 ans et dont l'incidence s'accroît avec l'âge. Dans 10 % des cas, le Parkinson est héréditaire, **dans 90 % des cas** il est **acquis**. Des **facteurs de l'environnement** interviennent et il ne s'agit ni de virus, ni d'une réaction auto-immune (AGID 1995).

La symptomatologie associe **quatre signes majeurs** (FENELON 1996) :
* Un tremblement lent, au repos, siégeant aux mains, aux pieds et aux lèvres.
* Une hypertonie ou rigidité des muscles.
* Une réduction de la motricité volontaire et automatique, alors qu'il n'y a aucune paralysie.
* Des troubles de la marche et de la posture.

Les lésions sont situées au niveau des régions cérébrales assurant la coordination des mouvements, c'est-à-dire les **noyaux gris centraux** et en particulier le locus niger (Youdim et Riederer 1997) (figure 64). **Certains neurones dégénèrent, principalement ceux qui stimulent les neurones producteurs de dopamine** et sont remplacés par des astrocytes et des cellules microgliales. Dans les neurones survivants dans ces zones apparaissent des **corps de Lewy**, qui sont des inclusions arrondies, éosinophiles, dérivant de protéines du cytosquelette altérées. Le principal constituant des corps de Lewy est **l'alphasynucléine**, une petite protéine chaperon, qui s'est agrégée pour former des dépôts insolubles (Birman 2000).

L'altération des neurones du locus niger entraîne **une cascade de phénomènes** dans diverses régions du système nerveux, aboutissant à une incapacité à coordonner les mouvements. Ces mécanismes précis sont détaillés sur la figure 64.

Figure 64 – **ANATOMIE ET MÉCANISME DU PARKINSON**

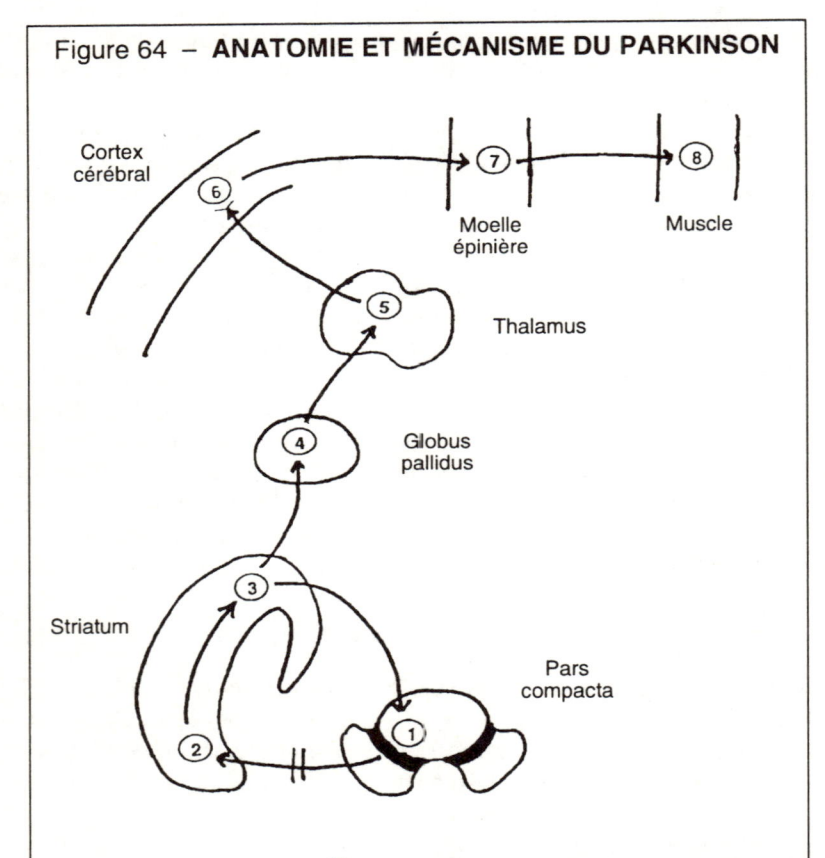

Les neurones du locus niger ① dans la partie noire de la pars compacta sont tués ou encrassés. Ils n'émettent plus de signaux pour les neurones du striatum producteurs de dopamine ②. D'autres neurones du striatum ③, n'étant plus inhibés par la dopamine, produisent un excès d'acétylcholine. Ce médiateur va stimuler excessivement les neurones du globus pallidus ④ producteurs de GABA. Ce médiateur freine l'activité des neurones du thalamus ⑤, qui eux-mêmes inhibent l'activité des neurones moteurs du cortex cérébral ⑥. Cet influx inhibiteur est transmis à la moelle épinière ⑦ et aux muscles ⑧. Il est responsable de l'incoordination des mouvements.

Le traitement du Parkinson repose essentiellement sur la **lévodopamine**, qui réduit le tremblement et l'hypertonie. On peut y ajouter des agonistes de la dopamine, des anticholinergiques, l'amantadine et des inhibiteurs de la monoaminooxydase (FENELON 1996). Ces médications représentent un incontestable progrès, mais n'empêchent pas **l'aggravation progressive** de la maladie.

Pour expliquer la mort des neurones des noyaux gris centraux, AGID (1995) propose **plusieurs mécanismes** :
* Stress oxydatif provoqué par des radicaux libres.
* Entrée d'ions calcium.
* Diminution d'activité de la chaîne respiratoire mitochondriale.
* Apoptose.

Mais tous ces phénomènes sont secondaires à une **cause inconnue**, que nul n'a jusqu'ici identifiée.

Je propose que le « primum movens » soit un **encrassage** des neurones dopaminergiques par des macromolécules bactériennes et alimentaires venues de l'intestin grêle. J'ai eu l'occasion d'essayer ma méthode chez **6 parkinsoniens** et le bilan a été le suivant :
* 1 échec complet, le Parkinson continuant à s'aggraver lentement.
* 1 échec moins marqué car, s'il n'a pas été obtenu de bénéfice, le Parkinson est resté stationnaire, cessant d'empirer.
* 4 améliorations, se situant respectivement et approximativement à 80 %, 70 %, 60 % et 50 %.

Ces résultats variables peuvent s'expliquer par une intensité plus ou moins grande des lésions au niveau des noyaux gris centraux. Si tous les neurones sont morts, la diététique ne peut pas les ressusciter et l'on enregistre un échec. Si certains neurones ne sont pas morts, mais seulement encrassés, ils peuvent être nettoyés et l'on obtient **un succès plus ou moins net, selon la proportion de neurones récupérables**. Or DUNNETT et BJORKLUND (1999) estiment que lorsque le Parkinson se déclare cliniquement, 50 % des neurones ont disparu. Il en reste donc encore 50 %.

Les possibilités de la méthode sont illustrées par l'observation suivante :

### Observation NEUR 9

M. T.... a 62 ans lorsqu'il vient me consulter en janvier 1997. Bien qu'il ne soit pas très âgé, il présente plusieurs signes de **vieillissement prématuré** et d'**athérosclérose** :
* Un infarctus du myocarde en 1982.
* Une hypercholestérolémie modérée.
* Une hypertriglycéridémie modérée.
* Un état prédiabétique, avec une glycémie à jeun à 1,30 gramme.
* Une obésité : 95 kilos pour 166 centimètres.

Mais il est surtout gêné par un **Parkinson** apparu 13 ans auparavant et qui s'est peu à peu aggravé malgré la prise de nombreux médicaments. Le tremblement, l'hypertonie, l'incoordination des mouvements sont tels que **le patient ne peut plus conduire sa voiture et a de grandes difficultés pour marcher**. Déposé par un taxi à l'entrée du service, il est incapable de parcourir la courte distance menant à mon bureau et je suis obligé de l'examiner sur place. Le malade souffre d'autant plus de ses infirmités que son excellente **intelligence** est restée **intacte**.

Le **changement nutritionnel** a été fort bien appliqué, sans que soient interrompues les médications dopaminergiques. Cinq mois plus tard, les bénéfices sont évidents :
* Normalisation du cholestérol.
* Normalisation des triglycérides.
* Normalisation de la glycémie.
* Amaigrissement de 15 kilos.
* Et surtout **nette atténuation des signes neurologiques**. Le tremblement a disparu et ne ressort que lors des émotions. La contracture des membres a diminué de 90 %. La marche a été en grande partie récupérée et la conduite automobile est à nouveau possible. **Ce changement extraordinaire stupéfie l'entourage**.

Malheureusement, le malade a ensuite abandonné totalement ses bonnes habitudes diététiques, pour manger à nouveau comme autrefois. Cinq mois plus tard, il n'avait pas encore rechuté, mais je crains fort qu'il retombe bientôt dans le Parkinson sévère dont il souffrait.

*Commentaires*

1) Tous les parkinsoniens ne conservent pas une intelligence indemne. Une **sclérose cérébrale** souvent associée entraîne des perturbations variées : pertes de mémoire, troubles cognitifs, tendance dépressive, voire démence.

2) **Les obèses ont souvent beaucoup plus de mal que les autres à suivre un régime alimentaire**. Ce sujet n'a pas fait d'exception à la règle, puisqu'il a craqué au bout de cinq mois. Ces difficultés rencontrées par les personnes trop grosses ont peut-être une origine psychologique ou une origine endocrinienne.

3) Comment interpréter les effets favorables du régime ancestral, auxquels j'étais moi-même loin de m'attendre, considérant encore à cette époque le Parkinson comme irrémédiable. On peut supposer qu'environ 50 % des neurones dopaminergiques sont morts. **Les 50 % restants seraient seulement encrassés et ils se remettent à fonctionner après avoir été nettoyés**.

4) Une autre possibilité est que les **neurones d'autres régions cérébrales** soient capables, après avoir été décrassés, de **compenser en partie** les dégâts consécutifs à la perte des neurones dopaminergiques.

## G. DYSTONIE

La dystonie est une variété **d'hypertonie musculaire due à des spasmes qui entraînent des postures et des mouvements anormaux**. Cette pathologie mystérieuse est attribuée par certains à un déséquilibre chimique au niveau des noyaux gris centraux. Elle s'améliore spontanément une fois sur quinze et peut même guérir. Sinon elle persiste. En l'absence de mécanisme connu, on ne dispose d'aucun traitement causal, mais seulement de médicaments symptomatiques. Une excellente revue générale sur la dystonie a été effectuée par CAMBIER (1999).

J'ai eu l'occasion d'essayer ma méthode chez une jeune femme souffrant de dystonie, dont voici l'histoire.

*Observation NEUR 9*

Mme P..., âgée de 32 ans, lors de notre première entrevue, a présenté au cours de son enfance des otites et des sinusites à répétition. Ces manifestations ont disparu à la puberté, mais ont été relayées par des accès de **bronchite asthmatiforme**.

En 1990 apparaît une contracture du pied droit accompagnée d'une **perte de la sensibilité** du gros orteil droit. Au bout de quelques semaines, la contracture s'estompe, mais l'anesthésie persiste. En août 1996, les signes neurologiques deviennent plus francs. Des **contractions involontaires** s'installent au niveau des muscles du cou, du bras droit et de l'hémiface droite. Elles provoquent des **attitudes anormales**, avec en particulier pour le cou un torticolis spasmodique. Ce tableau net de dystonie coïncide avec une **importante fatigue**.

La symptomatologie persiste de façon inchangée pendant 9 mois. En mai 1997, la patiente lit « L'alimentation ou la troisième médecine » et adopte le régime de type originel. En trois semaines, elle récupère une sensibilité normale au gros orteil droit et retrouve tout son tonus physique et intellectuel. Lorsqu'elle vient me consulter en août 1997, la dystonie est déjà améliorée à 70 %.

Mme P..., qui associe une grande intelligence à une volonté bien trempée, continue d'appliquer correctement les prescriptions diététiques. D'autant plus que chaque entorse est sanctionnée d'une petite rechute. En mars 1998, **le gain est estimé** à 85 %. En décembre 1998, il passe à 90 % et en mai 1999 **à 98** %. Quant à la bronchite asthmatiforme, elle n'est plus qu'un mauvais souvenir. Mme P..., rassurée sur son état de santé a démarré une grossesse.

*Commentaires*

1) Comme nous le verrons plus loin, je considère que les otites et sinusites récidivantes, tout comme la bronchite asthmatiforme, appartiennent à la **pathologie d'élimination**. Le changement nutritionnel fait très souvent merveille sur de tels états et la rétrocession complète de l'atteinte bronchique n'est donc pas surprenante.

2) **La dystonie peut fort bien s'expliquer par un encrassage au niveau des noyaux gris centraux**, lié au dépôt extra et intracellulaire de molécules alimentaires et bactériennes venues de l'intestin grêle. La guérison quasi complète par ma technique conforte cette hypothèse.

3) **La responsabilité du régime ancestral dans l'évolution favorable est certaine**, comme le montrent :

\* La situation stagnante pendant 6 ans, contrastant avec les progrès rapides dès l'exclusion des aliments dangereux.

\* La reprise modérée des signes neurologiques, en cas d'écart.

4) La grossesse peut fort bien être menée sous régime hypotoxique, qui ne comporte aucune carence, ni pour la mère, ni pour l'enfant. La viande crue ne sera autorisée que chez les femmes déjà immunisées contre la toxoplasmose.

## H. SCLÉROSE LATÉRALE AMYOTROPHIQUE (SLA)

Cette maladie redoutable, heureusement assez rare, est due à la **dégénérescence des neurones moteurs** :

\* L'atteinte des neurones moteurs centraux se traduit par une hypertonie, une maladresse des mouvements et une exagération des réflexes ostéotendineux.

\* L'atteinte des neurones moteurs périphériques se traduit par des fasciculations (contractions involontaires de certains faisceaux musculaires), des crampes musculaires, une perte de force et une atrophie des muscles.

Des **neurofilaments** s'accumulent dans les neurones, au niveau du cytoplasme périnucléaire et de la partie initiale des axones. Il est probable que ces neurofilaments sont responsables de la mort des neurones (JULIEN 1997). Mais la cause initiale de la SLA reste inconnue.

**Dans 10 % des cas, la SLA est héréditaire.** Elle paraît consécutive :

\* Soit à une mutation de la superoxyde dismutase ayant pour cofacteurs le cuivre et le zinc (SOD1). L'activité insuffisante de l'enzyme mutée laisserait persister trop de radicaux libres nocifs pour le neurone (BROWN Jr 1997).

\* Soit à une mutation du gène NF-H, codant pour la chaîne lourde des neurofilaments, élément nécessaire à la structure normale du neurone (JULIEN 1997).

**Dans 90 % des cas, la SLA est acquise.** Son mécanisme reste controversé. Deux hypothèses sont à mentionner :

\* **Une accumulation extracellulaire de glutamate, voire d'aspartate**, substances toxiques pour les neurones car elles déclenchent un stimulus d'apoptose (FOLLEZOU et coll. 1999).

\* **Un déficit progressif de la glutathion peroxydase** (GSHPX), enzyme qui, comme la SOD1, intervient dans la neutralisation des radicaux libres (MITCHELL et coll. 1993).

On ne dispose d'aucun traitement curatif de la SLA. Cependant le Riluzole parvient à retarder la progression des lésions (WOKKE 1996). Il semble diminuer la libération de glutamate.

Sachant que la SLA n'est pas d'origine auto-immune, il est tentant d'attribuer la mort successive des neurones moteurs à un **encrassage**. Même si la responsabilité du glutamate et du déficit de certaines enzymes épuratrices de radicaux libres se confirment, il est fort probable que les molécules bactériennes et alimentaires venues de la lumière intestinale aient un rôle adjuvant non négligeable.

Je n'ai pu essayer ma méthode que chez une seule malade. Celle-ci pratique fort bien mes prescriptions diététiques et prend aussi le Riluzole, de l'huile d'onagre et de fortes doses de vitamine E. Il semble que ces traitements aient nettement ralenti le cours de la SLA, qui continue cependant à s'aggraver doucement.

Je me garderai bien de tirer la moindre conclusion de cette unique observation. Elle indique seulement qu'il serait intéressant de tester le régime alimentaire ancestral sur un nombre suffisant de patients souffrant de SLA.

CHAPITRE 20

# AUTRES MALADIES D'ENCRASSAGE NON MALIGNES

> « *La nutrimédecine est un message optimiste et généreux, soutenu par la qualité des résultats obtenus.* »
> Professeur Michel MASSOL.

> « *Primum non nocere* » *(d'abord ne pas nuire).*
> Vieille devise des médecins.

Si l'encrassage sévit souvent au niveau des articulations, des os, des muscles, des tendons et du système nerveux, il peut frapper bien d'autres tissus et bien d'autres organes. Aussi trouvera-t-on dans ce chapitre des affections nombreuses et variées.

## A. DIABÈTE SUCRÉ DE TYPE 2 (DS2)

*Définition*

Le diagnostic de DS2 est affirmé :

\* Soit par une glycémie à jeun égale ou supérieure à 1,26 g, constatée à deux reprises. Le chiffre classique de 1,40 g n'est plus admis dans les critères récents (WAREHAM et O'RAHILLY 1998).

\* Soit par une glycémie mesurée deux heures après la prise orale de 75 g de glucose, égale ou supérieure à 2 g.

*Notions générales*

Le DS2 est également appelé **diabète sucré de la maturité**. Le terme de diabète gras est critiquable, car le surpoids n'est pas constant. Le terme de diabète non insulinodépendant est critiquable, car l'insulinodépendance peut survenir au cours de l'évolution.

Le DS2 est **fort répandu**, frappant au moins 3 % des Français. Il a la réputation d'être moins grave que le diabète juvénile, car il n'entraîne guère d'accidents spectaculaires tels qu'un coma acidocétosique ou une hypoglycémie sévère. En réalité, le DS2 est **très dangereux à moyen et à long terme, car il agresse les gros et les petits vaisseaux** (FEENER et KING 1997), pouvant provoquer des troubles multiples : insuffisance rénale, rétinopathie, neuropathie, insuffisance coronarienne, artérite, accident vasculaire cérébral.

Le DS2 est une maladie polyfactorielle. La concordance chez les jumeaux monozygotes est de 70 %. Les **facteurs génétiques** sont donc importants et les gènes HLA n'en font pas partie. Les **facteurs de l'environnement** sont aussi présents et l'on connaît depuis longtemps le rôle favorisant de l'obésité et du manque d'activité physique.

Le DS2 est **considéré comme incurable**. Les traitements actuels ont pour seule ambition de diminuer son intensité et de retarder l'apparition des complications vasculaires.

*Les deux phénomènes majeurs*

Le DS2 est caractérisé par l'association de deux phénomènes (GIRARD 1994) :

1) **Une diminution de la sécrétion d'insuline** qui présente de surcroît des anomalies au niveau de la pulsatilité, de la cinétique et de la qualité (GUILLAUSSEAU 1994). Les cellules β sont parfois en quantité normale, plus souvent légèrement diminuées en nombre. Cette perte modérée ne suffit pas à expliquer le déficit en insuline.

2) **Une résistance à l'insuline** des cellules cibles, essentiellement cellules des muscles striés (myocytes) et du tissu adipeux (adipocytes). Le glucose est moins bien capté et moins bien métabolisé.

On parle parfois d'un troisième processus : l'augmentation de la production de glucose par le foie après la digestion. Celle-ci résulte d'une néoglucogénèse exagérée par transformation d'acides gras en glucose, en cas d'obésité ou de manque d'exercice physique. Mais ce troisième trouble traduit surtout la résistance des cellules du foie à l'insuline et ne mérite pas d'être individualisé.

On ignore si la diminution de l'insulinosécrétion précède l'insulinorésistance ou si c'est l'inverse. On sait que l'hyperglycémie chronique aggrave le dysfonctionnement des cellules β et la résistance périphérique à l'insuline. C'est l'effet toxique du glucose. Quant à la cause première des troubles, elle n'est pas connue. Les différentes hypothèses possibles ont été remarquablement discutées par DELARUE (1991).

*Traitement*

Le traitement du DS2 n'a guère progressé depuis 50 ans. Il fait appel à l'augmentation de l'activité physique, à la diététique et à certains médicaments.

*Exercice physique*

Il est préconisé, car on sait depuis longtemps que **la sédentarité et l'obésité**, non seulement favorisent la survenue d'un DS2, mais constituent de surcroît des facteurs aggravants.

*Diététique*

La diététique classique du DS2 est exposée dans plusieurs articles (MOULIN 1989) (LEAN 1995) (JEAMBRUN 1996). Les régimes alimentaires proposés par les spécialistes du diabète ont différé selon les époques, ce qui prouve **qu'on n'a pas encore trouvé le mode de nutrition idéal**. Actuellement, les principes majeurs sont les suivants :

1) Une restriction calorique modérée : 500 à 1 000 calories au-dessous de la ration habituelle.

2) La recherche d'un équilibre se situant à 55 % de glucides, 30 % de lipides et 15 % de protéines.

3) La notion de sucres d'absorption rapide ou lente a été remplacée par la notion d'index glycémique, c'est-à-dire la capacité d'un glucide à faire monter la glycémie. Il faut consommer des aliments à index glycémique bas, sauf en cas d'accident hypoglycémique.

4) Pour les lipides, le rapport acide gras polyinsaturés/acides gras saturés doit être supérieur à 0,8. Ceci dans le but de réduire la néoglucogénèse et l'hypercholestérolémie, d'augmenter la sensibilité à l'insuline.

5) On donne beaucoup de fibres solubles, de l'amidon résistant (bananes) et des légumineuses. Ceci afin de ralentir l'absorption intestinale des aliments et par suite diminuer l'hyperglycémie post prandiale, l'hyperinsulinisme réactionnel et le taux de cholestérol.

*Médicaments*

De bonnes revues générales sur ce sujet ont été rédigées par TAN et NELSON (1996), BRESSLER et JOHNSON (1997). Les médicaments appartiennent à **plusieurs familles** :

1) *Les sulfamides hypoglycémiants*

Ils se fixent sur des récepteurs à la surface des cellules β qu'ils stimulent directement. Ils bloquent les canaux potassium/ATP, ce qui entraîne une dépolarisation de la membrane et une ouverture des canaux de calcium, l'afflux intracellulaire de calcium activant la sécrétion d'insuline (HENQUIN 1993).

Les sulfamides hypoglycémiants ont aussi des récepteurs sur des cellules autres que celles du pancréas. Ils semblent diminuer l'insulinorésistance au niveau des myocytes et des adipocytes (ZIMMERMAN 1997).

Ces médicaments ont l'inconvénient d'une efficacité variable selon les malades. En effet, l'ouverture des canaux potassium/ATP n'est pas la seule cause de l'hyperglycémie. Il en existe d'autres que ne corrigent pas les sulfamides. De plus ceux-ci exposent à des accidents parfois sévères d'hypoglycémie.

2) *Les biguanides*

Leurs propriétés ont été décrites par BROGARD et coll. (1996), BELL et HADDEN (1997) :

a) Ils abaissent l'insulinorésistance par deux voies :

\* Augmentation de la captation cellulaire du glucose, par amélioration de la liaison entre l'insuline et ses récepteurs (figure 65), et probablement par un effet post récepteur.

\* Augmentation de l'utilisation cellulaire du glucose.

b) Ils abaissent l'hyperglycémie par deux voies :
\* Inhibition de la néoglucogénèse hépatique.
\* Diminution de l'absorption intestinale du glucose.

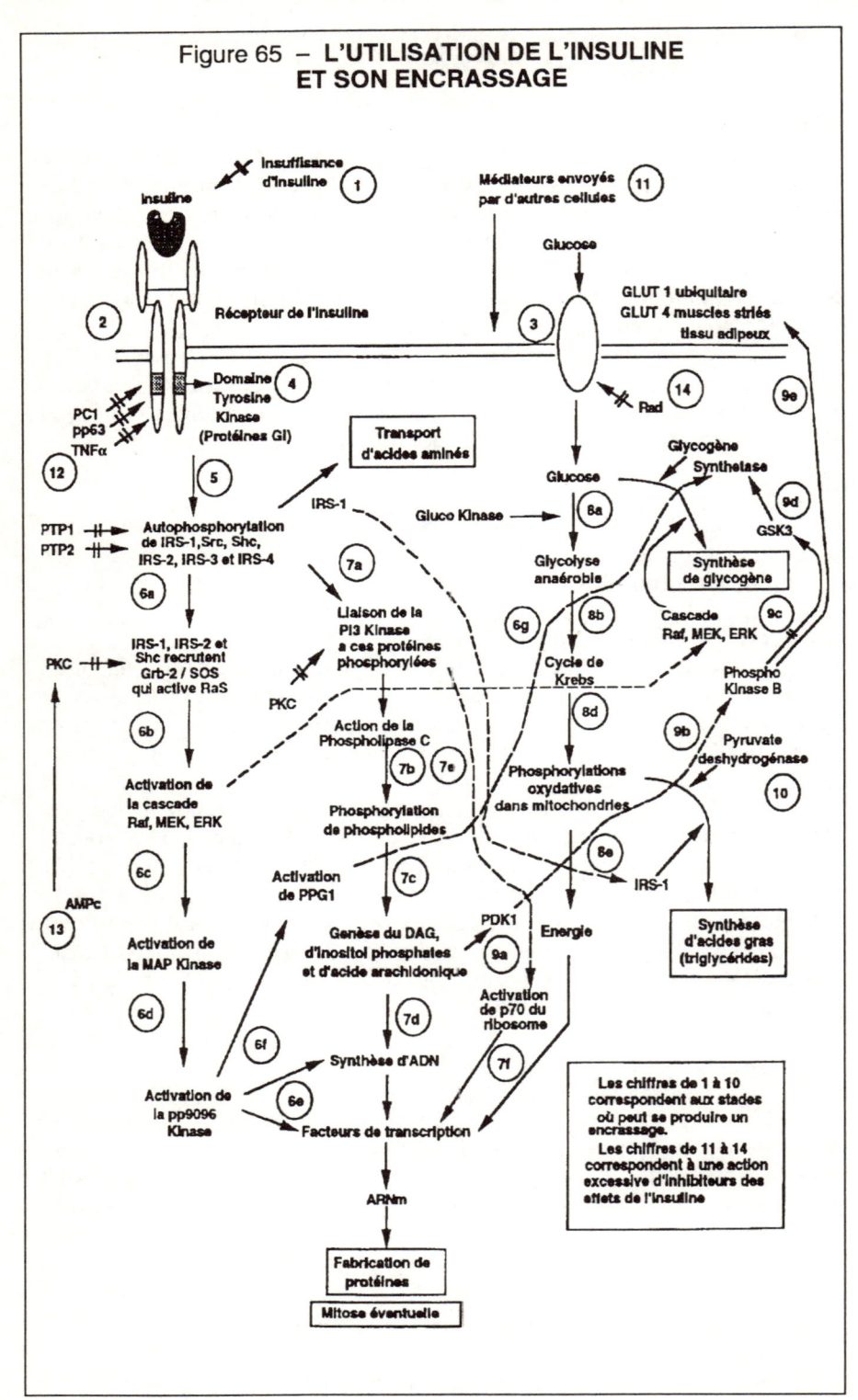

Figure 65 – L'UTILISATION DE L'INSULINE ET SON ENCRASSAGE

Les chiffres de 1 à 10 correspondent aux stades où peut se produire un encrassage.
Les chiffres de 11 à 14 correspondent à une action excessive d'inhibiteurs des effets de l'insuline

Leur inconvénients sont d'être contre indiqués en cas d'insuffisance rénale et de comporter un risque d'acidose lactique.

3) *L'acarbose*

Il est bien étudié par ALLANNIC (1997) et LEBOVITZ (1997). C'est un pseudo tétrasaccharide d'origine bactérienne, qui mobilise plusieurs alphaglucosidases, enzymes de la bordure en brosse des entérocytes. Ces alphaglucosidases ne sont dès lors plus disponibles pour scinder les oligosaccharides en monosaccharides absorbables. Ceci diminue l'absorption intestinale du glucose, ce qui abaisse l'hyperglycémie.

4) *Les thiazolidinediones*

Défendues par HENRY (1997), PETRIE et coll. (1997). Elles diminueraient la résistance à l'insuline par trois voies :
* Augmentation de la captation du glucose par les cellules.
* Augmentation des effets de l'insuline.
* Réduction de la néoglucogénèse hépatique (inconstamment).

*Limites du traitement classique*

**Les thérapeutiques qui viennent d'être exposées ralentissent l'évolution du DS2 et retardent l'apparition des complications. Mais elles ne guérissent pas les patients**. Tôt ou tard, le diabète devient résistant aux médications. On dit qu'il se décompense. Les cellules β sécrètent de moins en moins et le seul recours est alors **l'insulinothérapie**. Un autre problème est la survenue de **complications vasculaires** qui écourtent grandement l'espérance de vie.

À mon avis, l'inefficacité relative du traitement classique provient du fait qu'il s'attaque seulement aux étapes terminales du DS2 : insuffisance de la sécrétion insulinique, résistance à l'insuline et leur conséquence l'hyperglycémie. Pour faire mieux, il faut combattre les véritables causes du DS2, c'est-à-dire les facteurs responsables du dysfonctionnement des cellules β et des cellules cibles de l'insuline.

Un traitement valable du DS2 ne peut être qu'étiologique. Il faut donc élucider les mécanismes physiopathologiques du DS2. Cette enquête sera développée dans les chapitres suivants.

*Rôle de l'hyperglycémie et des protéines glyquées*

Depuis quelques années, on a constaté **une corrélation évidente entre l'importance de l'hyperglycémie et la précocité et l'intensité des atteintes dégénératives vasculaires** (SKYLER 1996). On connaît aujourd'hui la raison de cette corrélation. Le glucose en excès a tendance à s'accrocher à des protéines, sans l'aide d'enzymes, provoquant la formation de **protéines glyquées (on dit aussi glycosylées)**.

Ces protéines glyquées s'accumulent dans le collagène cutané et la matrice extracellulaire dont elles entravent le fonctionnement. Surtout **elles se lient à des récepteurs membranaires** portés par les monocytes/macrophages, les cellules endothéliales et les cellules musculaires lisses, bref sur

toutes les cellules impliquées dans l'athérosclérose. Cette liaison a trois conséquences :
* Production de radicaux libres.
* Augmentation de la perméabilité de l'endothélium vasculaire.
* Activation de plusieurs facteurs de transcription, ce qui déclenche une réaction inflammatoire.

Ces trois processus génèrent les lésions vasculaires du DS2 (WAUTIER 1997).

**Plus la quantité de protéines glyquées est élevée et plus le danger de complications vasculaires augmente** (KLEIN et coll. 1996). C'est pourquoi **le dosage de l'hémoglobine glycosylée** est devenu le meilleur examen pour suivre l'évolution d'un DS2 (TAYLOR et KERR 1996). L'hémoglobine glycosylée est de l'hémoglobine A qui, au cours de la vie de l'hématie, a fixé progressivement du glucose. Ce processus est physiologique, mais normalement lent. Le pourcentage d'hémoglobine glyquée ne doit pas excéder 6 %.

Dans le DS2, la fixation de glucose s'accélère et la proportion d'hémoglobine glycosylée augmente nettement. **Au-dessus de 8 %, le risque vasculaire devient majeur.** L'hémoglobine glycosylée est instructive, en raison de sa stabilité beaucoup plus grande que celle de la glycémie à jeun, souvent variable d'un jour à l'autre.

La liaison entre le taux de la glycémie et l'importance du risque vasculaire, par l'intermédiaire des protéines glyquées, a une conséquence pratique. **Mieux on maîtrise la glycémie et mieux on protège le diabétique contre les complications vasculaires**. Cette notion a été amplement confirmée par de nombreuses enquêtes dont les résultats ont été synthétisés par GUILLAUSSEAU (1996), SKYLER (1996), GASTER et HIRCH (1998).

*Mécanisme de la sécrétion de l'insuline*
**L'insuline est produite par les cellules β des îlots de Langerhans du pancréas**. Elle constitue la seule hormone hypoglycémiante, alors qu'il existe plusieurs hormones hyperglycémiantes : glucagon, leptine, épinéphrine, cortisol, hormone de croissance.

La sécrétion d'insuline par les cellules β est régulée par deux variétés de substances sécrétagogues (JONES et PERSAUD 1998) :

1) La concentration sanguine de certains nutriments, essentiellement glucose, accessoirement certains acides gras et certains acides aminés. Ces agents agissent en pénétrant à l'intérieur des cellules β où ils induisent la sécrétion de l'insuline.

2) Certains messagers non nutriments, hormones ou neurotransmetteurs, qui se lient spécifiquement à des récepteurs sur la membrane des cellules β, le message étant répercuté par des protéines liées à la GTP à l'intérieur des cellules. Ces agents peuvent modifier nettement la sécrétion d'insuline. Citons parmi eux le GIP (gastric inhibitory polypeptide) et le GLP-1 (glucagon like polypeptide 1), tous deux sécrétés par les cellules endocrines de l'intestin (THORENS 1995).

**Parmi les produits sécrétagogues, le glucose est de loin le plus important.** Il induit la sécrétion d'insuline, à la suite du déroulement correct de plusieurs étapes (figure 66) :

\* **La captation du glucose sanguin par la cellule β**. Ici intervient **le transporteur GLUT 2** qui fait franchir au glucose la membrane plasmatique de la cellule β (BASTARD et coll. 1998). GLUT 2 est un palpeur sensible aux taux de glucose sanguin.

\* **Un métabolisme normal du glucose**, passant par la glycolyse anaérobie dans le cytoplasme, le cycle de Krebs et les phosphorylations oxydatives dans les mitochondries, aboutissant à la production d'ATP, donc d'énergie. La **glucokinase** est ici l'enzyme clef, car elle est sensible au taux de glucose. Selon le cas, elle transforme le glucose en glucose 6 phosphate, premier stade de la glycolyse anaérobie, ou elle laisse le glucose intact dans le cytoplasme. Elle guide le destin du glucose, en l'orientant, soit vers la production d'énergie, soit vers le déclenchement de signaux induisant la sécrétion d'insuline.

\* Une augmentation de la concentration de l'AMP cyclique, de l'inositol triphosphate (IP3), du diacylglycérol, de l'acide arachidonique et de l'acide phosphatidique.

\* **La fermeture des canaux $K^+$ (potassium)** au niveau de la membrane plasmatique, favorisée par l'ATP et contrariée par l'ADP, ainsi que par le phospholipide membranaire PIP2, qui diminue fortement la sensibilité des canaux $K^+$ à l'ATP (ASHCROFT 1998). La fermeture des canaux $K^+$ a pour corollaire **l'ouverture des canaux $Ca^{++}$ (calcium).** L'entrée en grande quantité d'ions calcium dans la cellule β amplifie les signaux émis par le glucose.

\* La mise en œuvre d'une cascade : Signaux → Facteurs de transcription → Activation du promoteur de l'insuline → Transcription du gène de structure en ARN messager → Traduction et synthèse de l'hormone ne passant pas par les stades de préinsuline, proinsuline et insuline.

\* La sortie de l'insuline hors de la cellule par exocytose.

**La sécrétion d'insuline est aussi modifiée par certains facteurs** :

1) **L'insulinorésistance** dont on sait qu'elle a une action excitatrice, du moins au début du DS2, sur la sécrétion d'insuline.

2) **Les dépôts de substance amyloïde dans le pancréas**, observés chez 80 % des DS2 contre seulement 0 à 7 % des témoins. Le constituant majeur de ces dépôts est l'amyline, un peptide de 37 acides aminés (GUIOT et RAHIER 1993) (CASTILLO et coll. 1995). La production d'amyline précède l'apparition du diabète sucré et peut donc contribuer à son développement. On soupçonne l'amyline de faciliter la destruction de certaines cellules β, d'empêcher la sécrétion d'insuline et de masquer les signaux induits par le glucose.

Il convient donc d'inclure ces deux facteurs dans la figure 66.

### Mécanisme de l'utilisation de l'insuline

L'insuline exerce ses effets sur des **cellules cibles**, principalement celles des **muscles striés** ou myocytes qui consomment 80 % du glucose de l'organisme, celles du **tissu adipeux** ou adipocytes et celles du **foie** ou hépatocytes.

Une action efficace de l'insuline nécessite le déroulement correct de **plusieurs étapes** (figure 65) :

370   *Autres maladies d'encrassage non malignes*

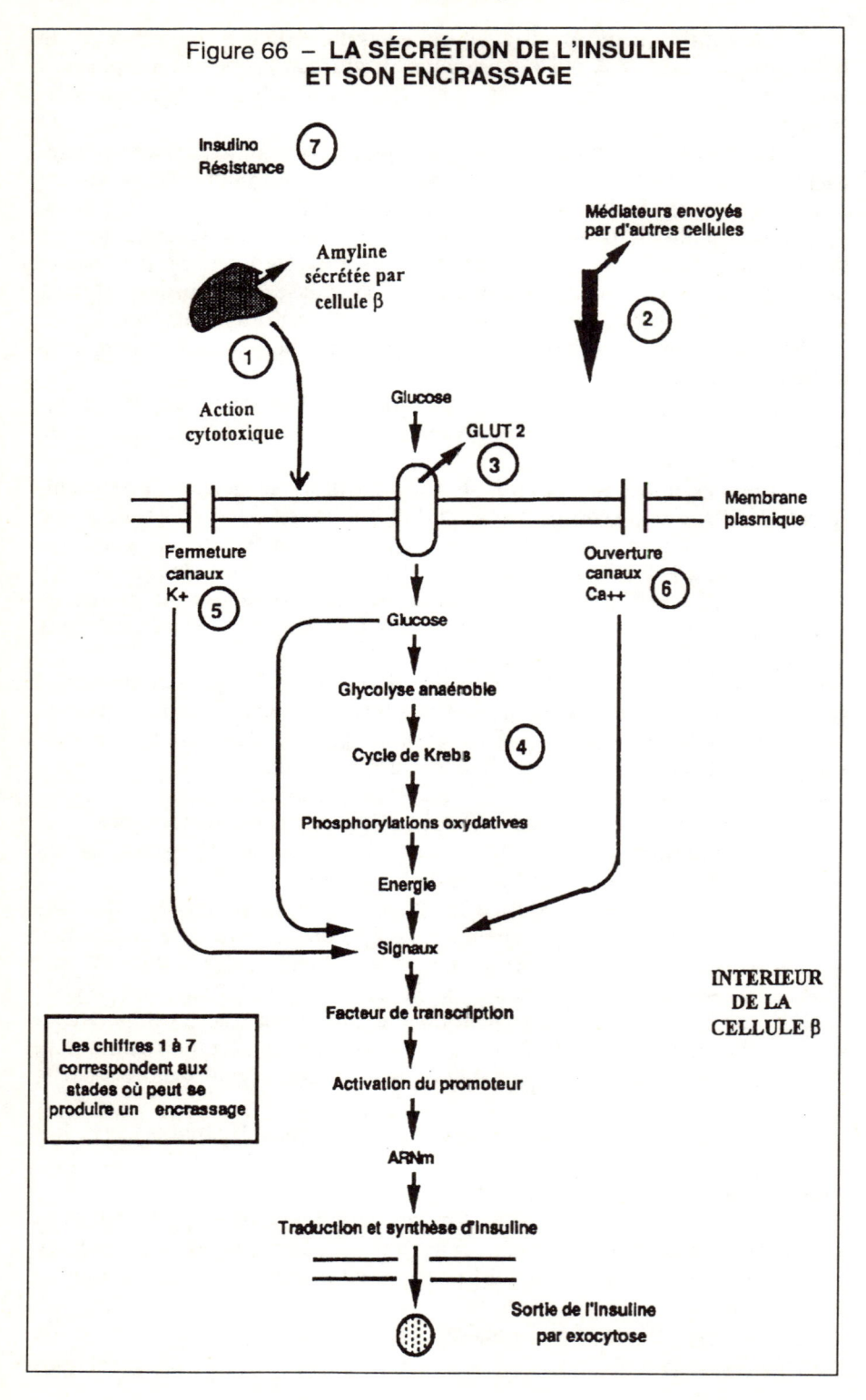

Figure 66 – **LA SÉCRÉTION DE L'INSULINE ET SON ENCRASSAGE**

Insulino Résistance ⑦

Amyline sécrétée par cellule β

Médiateurs envoyés par d'autres cellules ②

① Action cytotoxique

Glucose → GLUT 2 ③

Membrane plasmique

Fermeture canaux K+ ⑤

Ouverture canaux Ca++ ⑥

Glucose
↓
Glycolyse anaérobie
↓
Cycle de Krebs ④
↓
Phosphorylations oxydatives
↓
Energie
↓
Signaux
↓
Facteur de transcription
↓
Activation du promoteur
↓
ARNm
↓
Traduction et synthèse d'insuline
↓
Sortie de l'insuline par exocytose

INTERIEUR DE LA CELLULE β

Les chiffres 1 à 7 correspondent aux stades où peut se produire un encrassage

\* La **captation du glucose** par la cellule cible, grâce à l'action des transporteurs de la famille GLUT, essentiellement GLUT 1 et GLUT 4 (BASTARD et coll. 1998). Ce processus peut être entravé par un **excès de protéine Rad**, codée par le gène Ras.

\* La **fixation de l'insuline sur son récepteur**, exprimé sur la membrane de la cellule cible.

\* L'émission de signaux par la **tyrosine kinase** associée à ce récepteur.

\* La mise en œuvre de quatre voies différentes de **phosphorylation/ déphosphorylation**.

\* La mobilisation de **facteurs de transcription** débouchant sur la production d'ARNm.

\* Selon l'action prédominante de la glucokinase ou de la glycogène synthétase, le glucose sera orienté vers le catabolisme avec production d'énergie ou vers la production de glygogène, forme de stockage.

\* La synthèse de triglycérides et la synthèse de glycogène correspondent aux effets métaboliques de l'insuline.

\* **L'enchevêtrement complexe des signaux et des cascades enzymatiques** dans une cellule cible de l'insuline est présenté sur la figure 65.

L'utilisation de l'insuline est aussi modifiée par certains facteurs :

1) Une insuffisance quantitative et/ou qualitative de l'insuline.

2) L'action sur la cellule cible de médiateurs envoyés par d'autres cellules.

Il convient donc d'inclure ces deux facteurs dans la figure 65.

*Réflexions sur la pathogénie du DS2*
**Le DS2 peut parfaitement s'expliquer par un encrassage** :

\* **D'une part par des circuits de sécrétion de l'insuline**, représentés sur la figure 66. Les chiffres 3, 4, 5, 6 et 8 indiquent les structures ou les réactions qui pourraient être affectées à l'intérieur des cellules β.

\* **D'autre part des circuits d'utilisation de l'insuline**, représentés sur la figure 65. Les chiffres de 2 à 10 indiquent les structures et les réactions qui pourraient être atteintes à l'intérieur des cellules cibles (myocytes, adipocytes, hépatocytes). Le blocage partiel ou complet de certaines cascades enzymatiques peut déséquilibrer le fonctionnement des cellules, avec hyperactivité d'autres cascades et parfois production trop importante d'inhibiteurs de l'insuline, suggérée par les chiffres 12 à 14.

\* **Enfin accessoirement de diverses cellules influençant à distance le comportement des cellules β et des cellules cibles**. Les chiffres 1, 2, 7 sur la figure 66, les chiffres 1 et 11 sur la figure 65 correspondent à ce processus.

Plusieurs des rouages mentionnés, sur les figures 65 et 66 sont probablement touchés. J'ignore à quels niveaux se situe l'encrassage et il faudra sans doute des dizaines d'années et bien des progrès scientifiques pour en savoir davantage sur ce point. Il est à prévoir à mon avis que **les rouages atteints varient d'un patient à un autre**.

Les conséquences de **l'encrassage des cellules β et des cellules cibles** par des molécules exogènes provenant d'un intestin grêle trop perméable sont un fonctionnement insuffisant et dysharmonieux de ces cellules, entraînant au bout du compte **un déficit de la sécrétion d'insuline et une résistance à l'insuline**.

**Ces deux phénomènes sont d'ailleurs intriqués :**

1) La résistance à l'insuline suscite dans un premier temps une réponse pancréatique avec augmentation de la fabrication d'insuline. Mais les cellules β encrassées et surmenées ne peuvent maintenir indéfiniment un excès d'activité et, dans un second temps, on observe au contraire une baisse de la synthèse d'insuline.

Les sulfamides hypoglycémiants stimulent les cellules β et les forcent à sécréter davantage d'insuline. Le danger est le surmenage des cellules β qui peuvent mourir d'épuisement. Le nombre de cellules β diminue alors de plus en plus vite, l'insulinosécrétion s'effondre et le DS2 devient insulinodépendant. Le problème est analogue à celui des chevaux traînant une charrette trop lourdement chargée. Si on fouette l'attelage, celui-ci va tirer pendant quelque temps le véhicule, puis les bêtes mourront de fatigue. Il est beaucoup plus logique d'alléger le chargement. Nous verrons plus loin comment.

2) Le manque d'insuline entraîne des insuffisances dans l'utilisation du glucose par les cellules cibles, ce qui aggrave l'encrassage de celles-ci, donc la résistance à l'insuline.

3) Enfin l'excès de glucose dans le sang exerce un effet toxique, aussi bien sur les cellules β (POITOUT et ROBERTSON 1996) que sur les cellules cibles (SCHLIENGER et coll. 1993).

**Ma conception sur le mécanisme du développement du DS2** est présentée sur la figure 67. Cette figure a été constituée en tenant compte, non seulement de la chaîne principale d'événements qui conduit à l'alimentation moderne à l'hyperglycémie et à ses complications, mais aussi des principaux facteurs favorisants, génétiques et acquis.

Si cette hypothèse est valable, elle débouche sur une conséquence pratique essentielle. Si l'alimentation moderne est la cause première du DS2, son remplacement par **un mode nutritionnel bien choisi doit être le meilleur traitement du DS2**.

Si l'on compare mon régime et le régime classiquement recommandé aux diabétiques, on observe qu'ils ont certains caractères en commun :

\* Quantité suffisante de glucides et rareté des sucres raffinés.
\* Pauvreté en lipides et surtout en acides gras saturés.
\* Richesse en fibres.

Mais ma méthode a des **visées plus ambitieuses** que ces simples modifications, qui ne sont jamais parvenues à guérir un DS2. Il s'agit avant tout d'écarter les aliments que les enzymes humaines sont incapables de métaboliser, donc de **conserver uniquement les substances auxquelles nos enzymes sont adaptées**.

La diététique de type ancestral a pour but de normaliser le contenu alimentaire et bactérien de l'intestin grêle, tout en régénérant les entérocytes, afin que la muqueuse retrouve son étanchéité. Ceci doit permettre **d'arrêter le flux de molécules nocives** venues de la lumière digestive et ensemençant

*Diabète sucré de type 2 (DS2)* 373

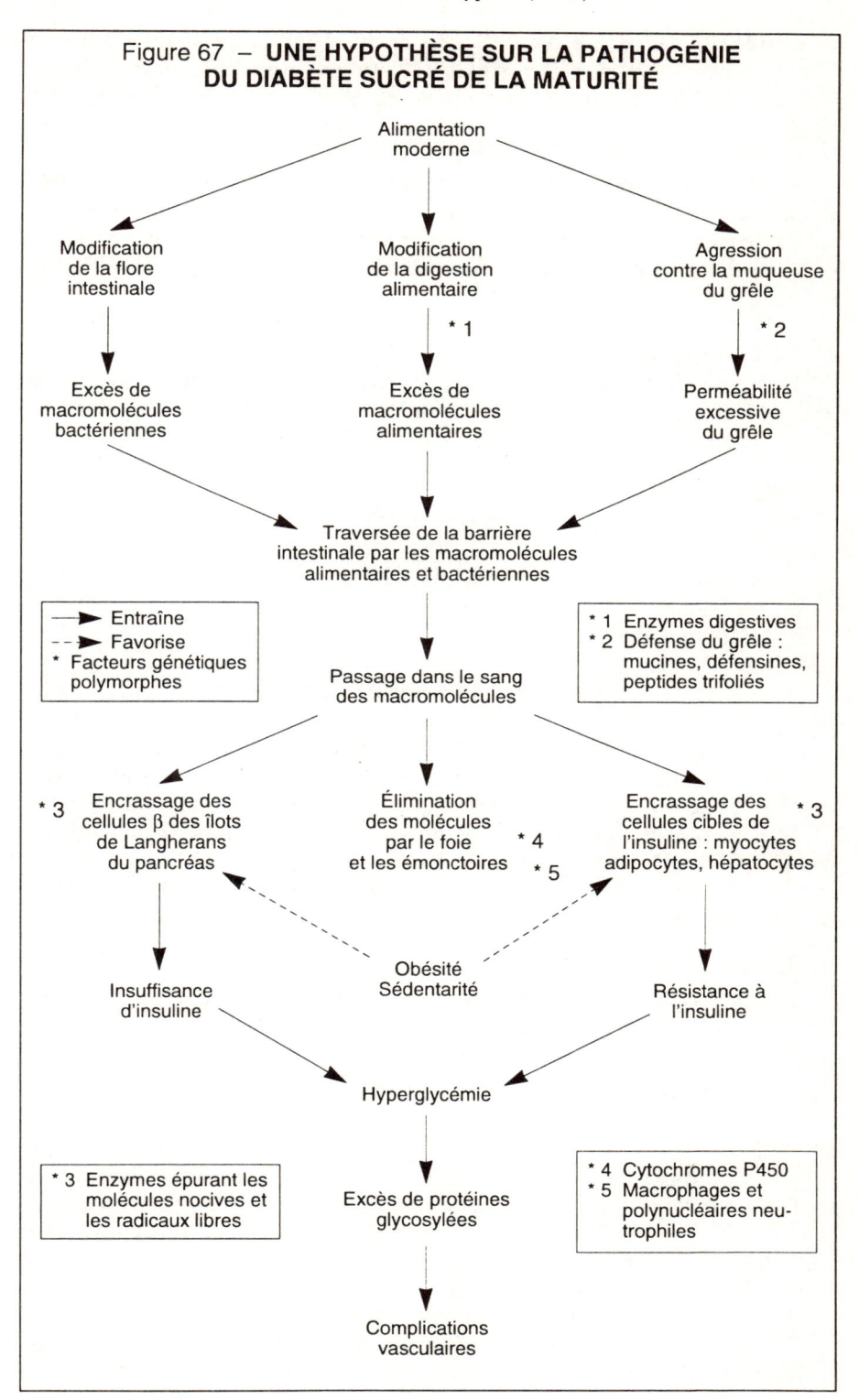

## Figure 67 – UNE HYPOTHÈSE SUR LA PATHOGÉNIE DU DIABÈTE SUCRÉ DE LA MATURITÉ

Alimentation moderne
→ Modification de la flore intestinale
→ Modification de la digestion alimentaire *1
→ Agression contre la muqueuse du grêle *2

→ Excès de macromolécules bactériennes
→ Excès de macromolécules alimentaires
→ Perméabilité excessive du grêle

→ Traversée de la barrière intestinale par les macromolécules alimentaires et bactériennes

→ Passage dans le sang des macromolécules

Légende :
- ⟶ Entraîne
- ⇢ Favorise
- \* Facteurs génétiques polymorphes

*1 Enzymes digestives
*2 Défense du grêle : mucines, défensines, peptides trifoliés

→ *3 Encrassage des cellules β des îlots de Langherans du pancréas
→ Élimination des molécules par le foie et les émonctoires *4 *5
→ Encrassage des cellules cibles de l'insuline : myocytes, adipocytes, hépatocytes *3

Obésité / Sédentarité ⇢ (vers encrassage cellules β et cellules cibles)

→ Insuffisance d'insuline
→ Résistance à l'insuline

→ Hyperglycémie

*3 Enzymes épurant les molécules nocives et les radicaux libres

*4 Cytochromes P450
*5 Macrophages et polynucléaires neutrophiles

→ Excès de protéines glycosylées
→ Complications vasculaires

les cellules β, les myocytes, les adipocytes et les hépatocytes. Dès lors l'organisme humain doit être capable d'épurer progressivement de leurs déchets exogènes les quatre variétés de cellules que je viens de citer. Ce **désencrassage** peut aboutir, si le raisonnement est bon, à la guérison du DS2.

**Il est essentiel de procéder au changement nutritionnel le plus précocement possible, tant que les cellules β sont encore en nombre suffisant.** Quand trop de cellules β sont détruites, au mieux la glycémie diminuera en restant plus élevée que la normale, au pis on ne pourra éviter le recours à l'insuline.

*Résultats pratiques*

Le régime hypotoxique a été mis en œuvre chez **14 malades** atteints de DS2, dont les caractères étaient les suivants :

* 8 étaient de sexe masculin et 6 de sexe féminin.
* Leur âge au moment de la consultation variait entre 49 et 71 ans, avec une moyenne à 62 ans.
* L'ancienneté du DS2 variait entre 1 et 18 ans, avec une moyenne à 8 ans.
* La glycémie à jeun, dont la valeur n'est pas toujours stable, oscillait entre 1,40 gramme et 3,50 grammes selon les patients.
* Le pourcentage d'hémoglobine glycosylée se situait entre 6,7 et 9,3 % selon les patients.
* Des complications vasculaires étaient déjà survenues chez 6 des malades.
* Tous les sujets testés prenaient un ou plusieurs médicaments, de type sulfamide hypoglycémiant, biguanide ou acarbose. Aucun n'était encore arrivé au stade d'insulinodépendance.

**Si l'on prend comme critères de succès une glycémie à jeun égale ou inférieure à 1 gramme et un pourcentage d'hémoglobine glycosylée égal ou inférieur à 6 %, on constate que le changement nutritionnel** :

* **A nettement amélioré 3 patients**, pour lesquels la glycémie reste cependant supérieure à 1 gramme, les chiffres précis étant 1,45 g (au départ 2,20 g), 1,30 g (au départ 2,60 g) et 1,20 g (au départ 2,50 g). Ces sujets continuent à prendre des médicaments, à doses moindres cependant.
* **A mis en rémission complète les 11 autres patients**, qui ont arrêté toute consommation médicamenteuse. Le recul va de 6 mois pour le cas le plus récent à 4 ans pour le cas le plus ancien.

La diététique entraîne généralement pendant les premiers mois un amaigrissement plus ou moins important, puis le poids se stabilise. Toutefois l'action du changement nutritionnel sur le DS2 ne peut s'expliquer par la correction d'une obésité. Ainsi l'un des malades, qui pesait au départ 110 kilos pour une taille de 175 centimètres, était encore à 108 kilos après trois mois de régime. Pourtant sa glycémie à jeun était passée de 2,50 g à 0,98 g. Ceci n'est pas surprenant, car :

* Certains individus atteints de DS2 n'ont aucun surpoids.
* Une perte massive de poids chez un obèse améliore un DS2, mais ne la guérit pas (GUICHARD-RODE et coll. 1997).

**Le régime hypotoxique exerce ses effets favorables en quelques semaines**. Le bénéfice se maintient à moyen terme. Le retour à l'alimentation moderne est suivi d'une rechute du DS2 en quelques semaines. **Aucune complication vasculaire nouvelle n'a été observée** chez les 14 personnes testées, ce qui est logique sachant que ce type de complication est lié à l'hyperglycémie.

Le devenir des atteintes dégénératives vasculaires déjà installées est variable. Une insuffisance coronarienne peut s'amender, au moins en partie. En effet certaines lésions d'athérosclérose sont réversibles sous régime original. Par contre une neuropathie semble définitive, sans doute parce que la destruction de certaines structures nerveuses est irrémédiable.

L'impossibilité d'obtenir une rémission complète chez une minorité de DS2 peut s'expliquer au moins de deux manières :

\* Un intestin grêle non totalement récupérable, avec persistance de molécules alimentaires et bactériennes dangereuses, avec persistance d'une perméabilité exagérée de la muqueuse.

\* Surtout un pancréas non totalement récupérable, parce que trop de cellules β sont mortes ou définitivement épuisées.

**C'est dire l'importance d'attaquer le régime alimentaire le plus précocement possible**, avant qu'aient été commis des dégâts irréversibles conduisant à l'insulinodépendance.

**Le DS2 constitue à l'évidence une des plus belles réussites de ma méthode** (Seignalet 1999). Je rapporte ici deux cas illustrant ces succès :

### *Observation DS2 1*

Mme N..., âgée de 49 ans, vient me consulter en mai 1995 pour plusieurs problèmes de santé :

\* Une insuffisance thyroïdienne due à une atrophie de la glande thyroïde, sans maladie de Hashimoto.

\* Des migraines vraies fréquentes et intenses, avec parfois des poussées d'œdème cérébral suivies de confusion et d'amnésie.

\* Des poussées d'urticaire étendu, avec parfois œdème de Quincke.

\* Une colite avec constipation.

\* Une spasmophilie.

\* Un surpoids : 88 kilos pour 165 centimètres.

\* Une fatigue chronique

\* Un **DS2** connu depuis 1988, avec une glycémie à jeun s'établissant en moyenne à 1,80 gramme. Ce DS2 est traité par gliclazide (sulfamide hypoglycémiant), 2 comprimés par jour et metformine (biguanide) 3 comprimés par jour.

La **diététique** correctement appliquée entraîne des **résultats spectaculaires**. En dehors de l'insuffisance thyroïdienne incurable, mais bien compensée par 125 mg quotidiens de lévothyroxine, tous les autres troubles s'améliorent. Les migraines se raréfient nettement, l'urticaire et l'œdème de Quincke disparaissent, la colite est en rémission, la spasmophilie s'atténue, le poids diminue de 8 kilos et la fatigue est bien moindre.

Surtout le **DS2 est supprimé**. La glycémie à jeun oscille entre 0,94 gramme et 1 gramme. Les médicaments ont été supprimés.

**La suite sera moins heureuse**. La malade qui fume 25 cigarettes par jour essaie d'interrompre le tabac. Le sevrage est mal toléré et entraîne une hypersomnie avec 18 heures de sommeil par jour. La patiente perturbée fait alors de nombreuses entorses au régime alimentaire. Plusieurs symptômes réapparaissent. La glycémie remonte à 1,58 gramme et il faut avoir à nouveau recours à 3 comprimés de metformine.

*Commentaires*
1) Les effets bénéfiques du changement nutritionnel sur les migraines ont été déjà mentionnés. L'action sur l'urticaire, l'œdème de Quincke, la colite, la spasmophilie, le surpoids et la fatigue sera expliquée plus loin.
2) Le régime ancestral ne fait pas disparaître le danger de DS2. Il met la malade en **rémission. Si la diététique est abandonnée ou trop mal suivie, le DS2 revient**. Cette situation a déjà été constatée dans d'autres affections traitées par la même méthode.

*Observation DS2 8*
M. J..., âgé de 53 ans, se présente à mon cabinet en mars 1997. Il souffre de plusieurs maux :
* Une colite avec transit intestinal normal.
* Un psoriasis peu étendu, localisé aux mains, à un coude, à un genou et à une cheville.
* Une obésité, avec un poids de 110 kilos pour une taille de 175 cm. Pourtant ce sujet n'est pas excessivement sédentaire. Il pratique avec assiduité le VTT chaque week-end.
* Une tension artérielle un peu élevée.
* Un cholestérol un peu fort.
* Un **DS2** qui s'est révélé deux ans auparavant par un appétit excessif, une soif trop forte, des urines trop abondantes et un amaigrissement. Depuis cette époque, la glycémie à jeun se place autour de 2,50 grammes. Le traitement consiste en deux comprimés quotidiens de glibenclamide (sulfamide hypoglycémiant).

Le **régime** de type originel est appliqué, avec des entorses trop fréquentes. Il va néanmoins être couronné de **succès**. Six mois plus tard, la colite a disparu, le psoriasis également (événement jamais observé auparavant), le poids a diminué de 4 kilos, la tension artérielle s'est normalisée, le cholestérol n'a pas été dosé. **Le DS2 s'est progressivement amélioré**. La glycémie est descendue à 0,98 gramme. Le sulfamide hypoglycémiant a d'abord été diminué, puis arrêté.

*Commentaires*
1) **L'association de plusieurs pathologies d'encrassage et d'élimination** est assez fréquente au-delà de la cinquantaine.
2) La normalisation du DS2 ne peut être expliquée par la réduction de l'obésité. Le patient pèse encore 106 kilos après six mois de régime hypotoxique.
3) Les complications vasculaires du DS2 abrègent d'environ 50 % l'espérance de vie des malades. Or ces complications relèvent presque

entièrement de l'hyperglycémie. **En ramenant la glycémie à la normale, on rend au diabétique son espérance de vie.**

*Conclusion*

Plusieurs notions importantes se dégagent de cette étude :

1) Le **DS2 n'est pas incompréhensible**. La théorie de l'encrassage des cellules β et des cellules cibles de l'insuline par des molécules exogènes venues de l'intestin propose un mécanisme logique. Surtout elle désigne une cause première : l'alimentation moderne.

2) Le **DS2 n'est pas incurable**. Un régime alimentaire, écartant les aliments auxquels les enzymes humaines ne sont pas adaptées, est capable de le guérir dans la grande majorité des cas, à condition d'être mis en œuvre assez tôt.

3) La normalisation de la glycémie et de la proportion d'hémoglobine glycosylée ont pour corollaire la suppression du risque de complications vasculaires. **Un diabétique traité avant l'apparition de ces complications récupère donc entièrement son espérance de vie.**

## B. AUTRES TROUBLES MÉTABOLIQUES

### 1. Hypoglycémie

Le taux de glucose sanguin, chez un sujet normal à jeun, varie entre 0,70 g et 1,10 g. On parle d'hypoglycémie quand ce taux descend **au-dessous de 0,55 g**.

Les manifestations cliniques de l'hypoglycémie comprennent des **signes généraux** et des **signes neurologiques, car le cerveau tire 90 % de son énergie du glucose et exprime sa souffrance en cas de manque** (BOLLI et FANELLI 1999). Les symptômes les plus fréquents sont les suivants (VIRALLY et GUILLAUSSEAU 1999) (CRYER 1999) :

* Sueurs.
* Tremblements.
* Fatigue.
* Fringale.
* Soif.
* Nervosisme.
* Accélération du rythme cardiaque.
* Palpitations.
* Difficultés de concentration.
* Difficultés d'élocution.
* Vertiges.
* Brouillard visuel.
* Confusion.
* Malaise.

L'hypoglycémie peut être **secondaire** à certaines maladies ou à la prise de certains médicaments (SLAMA 1998). Elle peut être **fonctionnelle**, survenant chez un sujet en bonne santé par ailleurs, trois à quatre heures après les repas. C'est de cette dernière forme, jamais grave, mais parfois fort gênante pour l'intéressé, que je parlerai ici.

La consommation de glucides au cours d'un repas est suivie de l'absorption intestinale du glucose et d'une élévation de la glycémie. Celle-ci provoque une sécrétion d'insuline par les cellules β du pancréas, qui va ramener la glycémie vers la normale. Chez certains individus, **cette réponse insulinique est exagérée**, trop intense et/ou trop prolongée. Elle dépasse son but et entraîne une hypoglycémie.

Pour prévenir ou traiter les accidents, il est habituel d'administrer du sucre au patient, peu avant (prévention) ou peu après (traitement) l'apparition des symptômes. Cette technique est utile, mais elle ne s'attaque qu'aux conséquences de l'hypoglycémie et non à ses causes.

La réponse dysharmonieuse du pancréas à l'hyperglycémie qui suit les repas est fortement évocatrice pour moi **d'un encrassage des cellules β, qui les fait fonctionner « de travers »** (Troisième éventualité du tableau XV).

Effectivement, le régime alimentaire hypotoxique a fait disparaître les accès d'hypoglycémie chez les **4 volontaires** qui l'ont pratiqué.

### 2. Hypercholestérolémie

On dispose aujourd'hui de **médicaments** parfaitement capables de juguler une hypercholestérolémie. Ces médicaments ont cependant, chez certains indivus, un effet indésirable.

S'il est habituel de conseiller un régime pauvre en graisses aux malades, il est admis que la diététique a peu d'influence sur l'hypercholestérolémie. **Les restrictions les plus draconiennes font seulement baisser le taux de cholestérol de 10 %.**

**Le régime hypotoxique se révèle beaucoup plus efficace**. J'ai pu constater qu'il **diminue en moyenne le cholestérol de 30 %**. Ce phénomène est observé presque constamment chez les normocholestérolémiques (48 cas) comme chez les hypercholestérolémiques (66 cas). C'est dire que le changement nutritionnel :

* Peut suffire comme traitement des hypercholestérolémies modérées.
* Est un adjuvant utile des médicaments dans les hypercholestérolémies graves.

L'échec des régimes restrictifs en lipides et en calories contrastant avec le bénéfice obtenu avec le régime originel, démontre que l'hypercholestérolémie n'est pas seulement un excès de consommation de graisses chez des sujets ayant une prédisposition génétique à accumuler le cholestérol. Il doit y avoir un **encrassage** des réactions enzymatiques dans certaines cellules, puisque le décrassage mis en œuvre par le changement nutritionnel parvient à abaisser nettement le taux de cholestérol sanguin.

La nutrition de type ancestral agit sans doute par deux voies :
* Elle diminue les apports en graisses saturées.
* Elle fait entrer le cholestérol sanguin dans les cellules qui vont l'utiliser pour la synthèse de nombreuses substances : acides biliaires, hormones stéroïdes.

### 3. Spasmophilie

La spasmophilie est une **affection répandue**, **fort pénible** pour les malades dans ses formes sévères et trop souvent traitée par le mépris. Tout comme la fibromyalgie primitive et le syndrome de fatigue chronique avec lesquels elle chevauche parfois, elle se signale par des troubles fonctionnels contrastant avec un examen clinique subnormal. Il existe une **hyperexcitabilité neuromusculaire** (STOCK 1998) dont les signes les plus fréquents sont l'anxiété, l'asthénie, des manifestations dépressives, les lipothymies, les paresthésies, les faux vertiges, les bourdonnements d'oreilles, la vue brouillée. On observe souvent des clonies palpébrales (contractions rapides des paupières) et des fasciculations musculaires (contractions involontaires de certains faisceaux musculaires), alors que les classiques crises de tétanie sont rares. Un bon argument diagnostique est le **signe de Chvostek** : contraction de l'orbiculaire des lèvres après percussion de l'os malaire.

Je considère la spasmophilie comme l'expression clinique d'une **souffrance des cellules nerveuses et musculaires, provoquée par des perturbations de leur métabolisme**. L'affection est probablement polyfactorielle avec :

\* Des facteurs génétiques qui pourraient correspondre à certaines alloenzymes fonctionnant médiocrement par rapport aux alloenzymes idéales.

\* Des facteurs environnementaux, parmi lesquels une carence en magnésium, une carence en silicium et, selon moi, un encrassage progressif des cellules par des déchets venus de l'intestin.

Pour traiter la spasmophilie, je prescris :

\* De **fortes doses de magnésium**, de l'ordre de 300 à 400 mg par jour, car les faibles doses sont rarement efficaces (SPEICH et BOUSQUET 1992). Ce magnésium est donné sous forme de chlorure ou de pidolate, particulièrement bien absorbés au niveau digestif.

\* La **consommation de riz** trois fois par semaine, car le riz est très riche en silicium qui a la réputation de faciliter l'entrée du magnésium dans les cellules.

\* Un cocktail d'**oligo-éléments** et de petites doses de **vitamines A**, **C** et **E**.

\* **Le régime de type originel**.

Les trois premières mesures visent à activer le fonctionnement des enzymes déficientes, alors que la dernière mesure a pour but d'enrayer le flux de déchets intestinaux, donc de diminuer le travail que doivent effectuer les enzymes.

Cette thérapeutique fait souvent merveille, puisque sur **26 patients**, elle a abouti à :

\* 2 échecs.

\* 1 amélioration à 50 %.

\* 3 améliorations à 75 %.

\* 20 rémissions complètes.

Il y a cependant une minorité d'échecs. Ceci suggère que la spasmophilie englobe en réalité plusieurs affections dans lesquelles les déficits en enzymes et en minéraux sont variables.

## 4. Surpoids et obésité

Le régime ancestral n'a pas été proposé initialement pour corriger le surpoids ou l'obésité. Mais il est vite apparu que **la diététique fait maigrir**

**4 personnes sur 5**. La perte de poids est lente, de l'ordre d'un kilog tous les 15 jours, et aboutit en moyenne à un total de 5 à 7 kilos. Elle peut être beaucoup plus marquée chez certains individus. À long terme une petite remontée du poids est fréquente.

Pour les sujets motivés et bien organisés, il est relativement aisé de pratiquer pour le reste de leur vie le nouveau mode nutritionnel qu'ils ont adopté. Ceci n'est pas le cas pour les régimes draconiens ordinairement prescrits dans les excès de poids. Ils sont trop durs pour être maintenus en permanence et, dès leur arrêt, le patient grossit souvent à nouveau.

Le régime hypotoxique n'est pas basé sur la restriction des calories ni sur un changement des proportions glucides/lipides/protides. Il **agit probablement en décrassant certains rouages enzymatiques** qui étaient bloqués, ce qui permet de cataboliser certains lipides redevenus mobilisables.

## C. ATHÉROSCLÉROSE

*Définition*

La paroi artérielle comporte trois tuniques qui sont, en allant de la lumière du vaisseau vers l'extérieur, l'intima, la média et l'adventice.

L'athérosclérose est une **maladie de l'intima des gros et des moyens vaisseaux**, se développant préférentiellement sur certaines artères : coronaires, carotides, cérébrales, rénales, fémorales, aorte. Elle se traduit par la formation de **plaques d'athérosclérose**, constituées par un cœur lipidique (athérome) enchâssé dans une gangue fibreuse (sclérose) (CAPRON 1991). La proportion est d'environ 1/5 d'athérome et 4/5 de sclérose.

Dans le vieillissement artériel normal, les gros vaisseaux ont tendance à s'allonger, ce qui les rend tortueux, et à augmenter de calibre. Dans l'athérosclérose, ils ne s'allongent plus et surtout **ils se rétrécissent par endroits**, en raison du bombement de la plaque dans la lumière.

L'athérosclérose est la principale cause de mort dans les pays occidentaux. En effet, la plaque d'athérosclérose peut s'ulcérer et se rompre, provoquant de redoutables complications : **hémorragie ou thrombose. 40 % des Français meurent ainsi de maladies cardio-vasculaires**.

*Facteurs de risque*

Certains éléments favorisent nettement la survenue d'une athérosclérose :

* Des **antécédents familiaux** de cette affection.
* Un **âge avancé**.
* L'**hypercholestérolémie**, et plus précisément l'augmentation du « mauvais cholestérol » ou LDL, par opposition au « bon cholestérol » ou HDL.
* L'**hypertension artérielle**, qui peut être une conséquence, mais aussi une cause de l'athérosclérose.
* Le **diabète sucré**, en particulier le diabète de la maturité
* Le **tabagisme** qui est certainement la cause la plus importante, en France tout au moins.
* La **sédentarité**.

Depuis quelques années, la présence de lymphocytes et de signes d'inflammation au niveau des lésions artérielles ont conduit à soupçonner **certains agents infectieux** de jouer un rôle direct ou indirect, dans les processus conduisant à l'athérosclérose (COOK et LIP 1996) :

    \* La maladie de Kawasaki, responsable d'inflammations vasculaires chez l'enfant avec souvent coronarite ou infarctus du myocarde, est probablement d'origine infectieuse.

    \* **Chlamydia pneumoniae** est probablement en cause dans une minorité de cas (DANESH et coll. 1997). 18 enquêtes épidémiologiques rassemblant 2 700 malades ont mis en évidence une corrélation entre le titre des anticorps anti Chlamydia pneumoniae et l'insuffisance coronarienne. Ces anticorps méritent d'être recherchés, surtout si une infection respiratoire a précédé les troubles cardiaques. L'intérêt pratique est qu'un traitement par un antibiotique, l'azithromycine, peut améliorer grandement le pronostic (GUPTA et coll. 1997).

    \* D'autres germes ont été incriminés, mais avec des arguments moins solides : virus Coxsackie, cytomégalovirus, virus de l'herpès, Helicobacter pylori.

En l'état actuel de nos connaissances, **l'athérosclérose paraît rarement d'origine infectieuse et beaucoup plus souvent d'origine métabolique.**

### *Les étapes du développement de l'athérosclérose*

L'intima est formée de **cellules endothéliales** reposant sur une **matrice extracellulaire** ou membrane basale. Cette intima va être progressivement modifiée par des processus successifs (TEDGUI et LÉVY 1994) :

1) *Pénétration des LDL dans la paroi vasculaire*

Les **LDL** (low density lipoproteins) traversent l'endothelium et s'accumulent dans l'intima, au contact de la matrice extracellulaire. Cette étape est favorisée par :

    \* Un excès de LDL circulants.
    \* L'augmentation de la perméabilité endothéliale.
    \* La diminution de la perméabilité de la média.
    \* La présence de protéoglycanes et de collagène IV dans la membrane basale, fixant les LDL.

2) *Arrivée de monocytes/macrophages dans l'intima*

Peu de temps après l'infiltration lipidique, les **monocytes** circulants adhèrent à l'endothélium, puis le traversent et s'activent en **macrophages**, au contact des protéines de la matrice extracellulaire.

3) *Oxydation des LDL*

Les LDL natives sont oxydées par des **radicaux libres** produits par les cellules endothéliales, les cellules musculaires lisses, les macrophages, les granulocytes neutrophiles et les lymphocytes. Cette oxydation est une étape certainement essentielle. En effet, **les LDL oxydées exercent plusieurs actions** (PICARD 1996) :

    \* Elles attirent et activent des macrophages.

* Elles activent les cellules musculaires lisses, induisant leur prolifération.
* Elles activent certaines cellules endothéliales qui vont sécréter divers médiateurs.
* Elles exercent une action cytotoxique sur d'autres cellules endothéliales. Les lésions de ces cellules attirent des plaquettes qui vont y adhérer et s'activer.

4) *Captation des LDL par des macrophages*
Cette captation se fait par quatre voies :
a) Par le récepteur des LDL natives.
b) Par le récepteur « scavenger » (éboueur), qui saisit et internalise les LDL oxydées.
c) Par la phagocytose d'agrégats de LDL et de complexes glycosaminoglycanes + LDL.
d) Par le récepteur du fragment Fc qui se lie à des anticorps fixés sur les LDL, permettant leur internalisation.
Les macrophages se transforment en **cellules spumeuses**, ce qui se traduit par l'apparition sur la paroi artérielle de **stries lipidiques**.

5) *Formation de la chape fibromusculaire*
Le noyau lipidique se recouvre d'une chape formée principalement :
* Des **protéines de la matrice extracellulaire** : protéoglycanes, collagène et élastine.
* Des **cellules musculaires lisses** qui ont migré de la média jusqu'à l'intima où elles ont proliféré.
Les cellules spumeuses se nécrosent à l'intérieur de cette gangue. Une **calcification** ultérieure est fréquente.
La **plaque d'athérosclérose** ainsi formée va considérablement épaissir l'intima et bomber dans la lumière du vaisseau. Les différentes étapes qui conduisent à l'athérosclérose sont représentées sur la figure 68.

*Cellules et médiateurs intervenant dans l'athérosclérose*
Certains éléments ont un rôle clef dans la prévention ou au contraire le développement de l'athérosclérose :
1) Les **cellules endothéliales** (CROSSMAN 1997), qui libèrent selon les besoins :
* Des vasodilatateurs, comme la prostacycline, l'oxyde nitrique (NO) et le facteur hyperpolarisant.
* Des vasoconstricteurs, comme l'endothéline.
* Des anticoagulants, comme la thrombomoduline et des substances aux effets proches de l'héparine, comme l'adénosine.
* Des procoagulants.
* L'EDRF (endothelium derived relaxing factor) qui détend les fibres musculaires.
Les cellules endothéliales peuvent exprimer des molécules d'adhésion auxquelles se fixent les macrophages et les granulocytes neutrophiles.

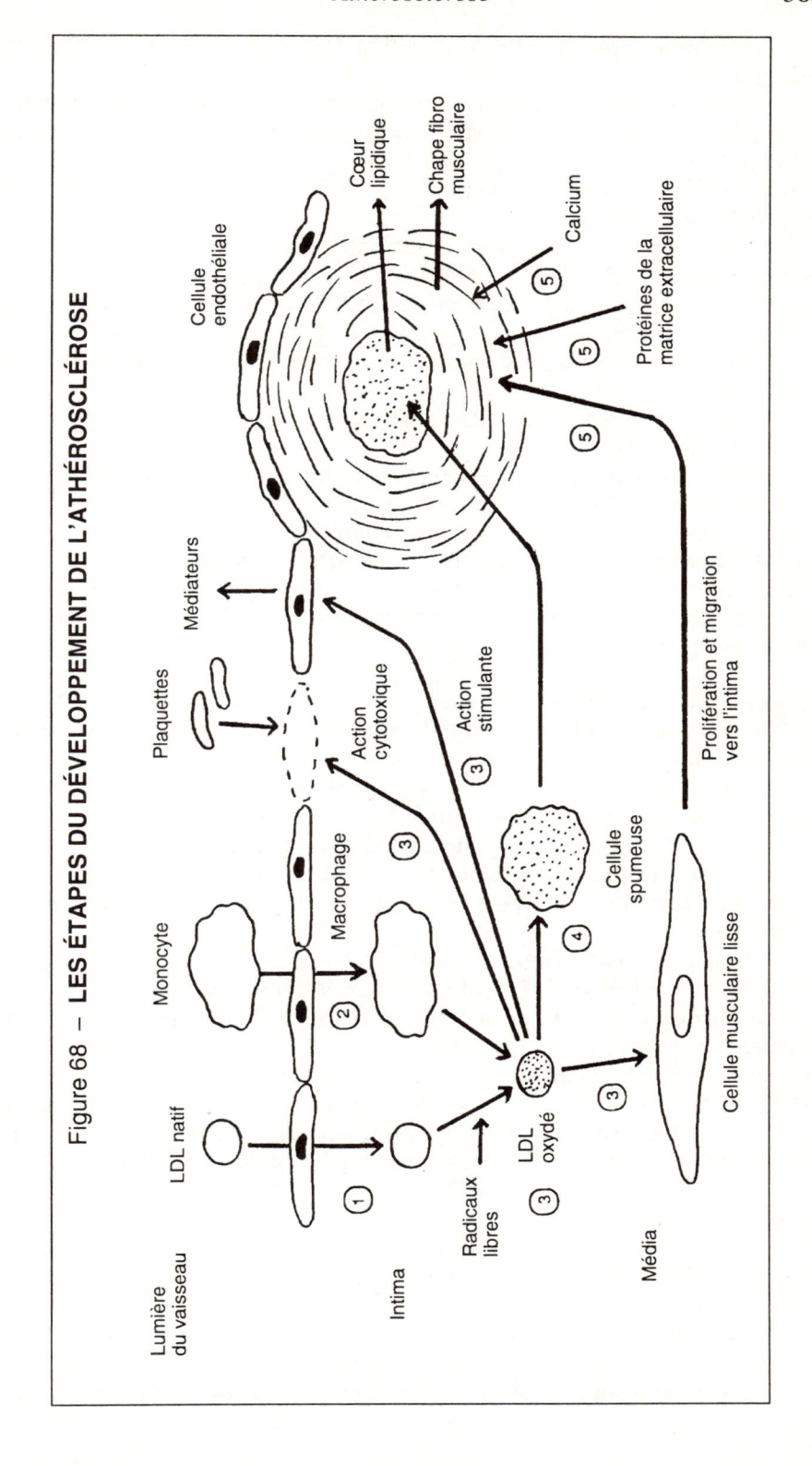

Figure 68 – **LES ÉTAPES DU DÉVELOPPEMENT DE L'ATHÉROSCLÉROSE**

2) Les **macrophages** (Rouis et coll. 1991) (Tedgui et Levy 1994) qui sécrètent :

\* Deux facteurs induisant la prolifération des cellules musculaires lisses : le PDGF (platelet derived growth factor) et l'HBEGF (heparin binding epidermal growth factor).

\* Un facteur provoquant la migration des cellules musculaires lisses de la média vers l'intima.

\* Des facteurs d'angiogénèse déterminant la vascularisation de la plaque d'athérosclérose.

\* Des facteurs mitogènes pour les fibroblastes et les cellules endothéliales.

\* Des facteurs cytotoxiques pour les cellules endothéliales et les cellules musculaires lisses.

\* L'IL-1 qui recrute des lymphocytes T.

\* Des procoagulants.

3) Les **plaquettes** qui adhèrent aux lésions endothéliales et s'activent pour libérer le PGDF (platelet growth derived factor) et des cytokines favorisant la prolifération des cellules musculaires lisses.

4) La **matrice extracellulaire** qui permet l'adhérence, la migration et l'interaction des cellules, qui régule la production de cytokines. Elle peut être dégradée par des métalloprotéases et ne plus exercer correctement ses fonctions.

*Manifestations de l'athérosclérose*

Le **rétrécissement de la lumière des artères** se traduit par des manifestations cliniques :

\* Au niveau des coronaires : angine de poitrine.

\* Au niveau des carotides : baisse du débit sanguin cérébral.

\* Au niveau des artères rénales : insuffisance rénale.

\* Au niveau des artères fémorales : claudication intermittente.

Et des **complications** peuvent se produire, par rupture de la plaque, aboutissant :

\* Soit à des **hémorragies** (surtout cérébrales).

\* Soit à des **thromboses** (infarctus du myocarde, attaque cérébrale).

Le **thromboxane A2**, synthétisé par les plaquettes, est un agrégant plaquettaire et un vasoconstricteur qui favorise ces complications. Au contraire, la **prostacycline**, synthétisée par les cellules endothéliales, est un antiagrégant plaquettaire et un vasodilatateur, qui prévient ces complications. Les **œstrogènes** sont aussi des protecteurs des vaisseaux. C'est pourquoi la femme est moins souvent touchée par l'athérosclérose que l'homme.

*Diagnostic précoce*

Il existe aujourd'hui des **examens sans danger** qui permettent de détecter l'athérosclérose à un stade précoce, avant les manifestations cliniques (Simon 1996).

\* Le **scanner** ultra rapide à haute résolution décèle les calcifications des artères coronaires, qui sont toujours dans l'intima.

\* L'**échographie** à haute résolution de trois sites artériels périphériques (carotides, aorte abdominale, fémorale) met en évidence les plaques d'athérome qui font saillie dans la lumière artérielle. Les calcifications sont, soit dans la média, soit dans l'intima.

*Prévention et traitement de l'athérosclérose*
La prévention consiste à **supprimer ou atténuer certains facteurs de risque** :
  * Médicaments hypocholestérolémiants.
  * Régime sans sel et médicaments hypotenseurs.
  * Sulfamides hypoglycémiants ou biguanides en cas de DNID.
  * Arrêt du tabac.
  * Exercice physique suffisant.

Quand l'athérosclérose est constituée, les deux principales médications sont :
  * Les **anticoagulants** qui diminuent le risque de thrombose, mais qui peuvent provoquer des hémorragies. Il faut les manier avec précaution, un des moins dangereux étant l'acide acétyl salicylique.
  * Les **vasodilatateurs** qui aident à résoudre certains accès aigus, mais ne règlent pas les problèmes de fond.

Bien que les traitements classiques aient une **certaine efficacité**, leurs **limites** apparaissent clairement, puisque 40 % des Français meurent d'athérosclérose, dont une proportion non négligeable de sujets jeunes. La nutrithérapie constitue un recours, à condition d'être bien choisie.

*Alimentation et athérosclérose*
Notre façon de manger a une grande influence sur la paroi de nos artères. Tout le monde est d'accord sur ce point. Il reste à définir quelle est la meilleure manière de se nourrir.

De **vastes enquêtes de population** ont été conduites (MONNIER et coll. 1997).
  * Étude de la fondation Rockfeller.
  * Étude des sept pays.
  * Étude sur les populations japonaises.
  * Étude de Framingham.
  * Étude de la Western Electric.
  * Étude des immigrants irlandais de Boston.
  * Étude prospective des professionnels de santé.
  * Projet Monica.

Cette dernière enquête révèle que les infarctus du myocarde sont deux fois plus fréquents à Strasbourg qu'à Toulouse et quatre fois plus fréquents à Dublin qu'à Toulouse. Ces constatations confirment deux notions plusieurs fois observées :
  * La **supériorité du régime méditerranéen** sur le régime nordique.
  * Le **paradoxe français** : les Français ont beaucoup moins d'accidents cardio-vasculaires que les habitants des pays voisins, alors qu'ils mangent aussi gras. On attribue ce phénomène principalement à l'huile d'olive et au vin rouge.

Bien que les données fournies par les grandes enquêtes ne soient pas toujours faciles à interpréter, certains faits se dégagent :
**Sont dangereux pour les artères :**
\* Les repas trop abondants.
\* Les graisse saturées et par suite les **viandes**, les **charcuteries**, le **jaune d'œuf** et les **produits laitiers**.
\* Les acides gras trans et par suite les **graisses** et les **huiles cuites**.
\* Le sel pris en excès.
**Sont protecteurs pour les artères :**
\* Les repas frugaux.
\* Les acides gras insaturés, dont les **huiles crues** et au premier chef l'huile d'olive, mais aussi les **poissons**.
\* Les aliments riches en fibre, dont les **fruits** et les **légumes**, parmi lesquels il faut souligner les remarquables vertus de l'ail.
\* Les boissons alcoolisées et surtout le **vin rouge** qui contient des substances augmentant les HDL, des substances fluidifiant le sang et certains flavonoïdes utiles. On peut donc consommer avec modération vins et spiritueux.

*Régime ancestral et prévention de l'athérosclérose*
Le mode nutritionnel que je préconise est **pauvre en aliments dangereux et riche en aliments protecteurs.** En effet :
\* Les produits laitiers, les graisses et les huiles cuites sont exclus.
\* Les viandes, les charcuteries et le jaune d'œuf sont autorisés, mais sous forme crue ou cuite très modérément. Je pense en effet que la cuisson au-dessus de 110 °C est la cause majeure du danger représenté par ces produits.
\* Les huiles vierges crues, les poissons, les fruits et les légumes sont très largement conseillés.
\* Les boissons alcoolisées sont permises à dose raisonnable.
\* Une supplémentation en antioxydants est systématique.
Le régime hypotoxique doit donc être **préventif de l'athérosclérose.** C'est effectivement ce que j'ai constaté, en prenant des nouvelles régulières de 1 200 malades venus me consulter, les uns indemnes d'atteinte artérielle, d'autres ayant déjà souffert de complications de l'athérosclérose, essentiellement infarctus du myocarde.
On peut calculer le **risque attendu** pour ces sujets d'être atteints d'une maladie cardio-vasculaire, au cours de la période où je les ai pris en charge. Sachant que 40 % des Français développent un jour une maladie cardio-vasculaire, que la durée de vie moyenne des Français est de 75 ans et que la diététique a été appliquée en moyenne pendant 6 ans par 1 200 patients, le risque attendu est égal à :

$$1\ 200 \times 0{,}40 \times 6/75 = 38{,}4$$

**On aurait dû observer 38 cas** d'infarctus du myocarde ou d'angine de poitrine. Et ce chiffre est sous-estimé car ma clientèle est composée à 98 % d'adultes, plus souvent menacés que les enfants. **Or je n'en ai vu que 5.** Cet écart est statistiquement très significatif.

La **nutriprévention**, pour reprendre un terme cher à MASSOL (1997), **agit par plusieurs voies** :
1) **Elle combat directement trois des facteurs de risque** :
* **L'hypercholestérolémie**, car elle abaisse le taux de cholestérol de 30 à 35 %
* **L'hypertension artérielle**, car TAUBES (1997) a constaté que des régimes alimentaires proches du mien abaissaient nettement les chiffres tensionnels.
* Le **DS2**, car elle normalise presque toujours la glycémie en quelques semaines.
2) **Elle décrasse les cellules et la matrice extracellulaire**.
Les macrophages, les cellules endothéliales, les cellules musculaires lisses, les plaquettes et, à un degré moindre, les granulocytes neutrophiles et les lymphocytes sont impliqués dans la genèse de la plaque d'athérosclérose :
* Parce qu'ils libèrent des radicaux libres.
* Parce qu'ils sécrètent de façon dysharmonieuse des médiateurs.

L'épuration de la matrice extracellulaire et du milieu intracellulaire **diminue la quantité de radicaux libres et rétablit une production harmonieuse des médiateurs**.

L'utilité du régime n'enlève rien à celle des médicaments et les deux peuvent être associés sans problème.

*Régime ancestral et traitement de l'athérosclérose*
Mon impression est que le changement nutritionnel a souvent un effet sur l'athérosclérose constitué, soit qu'il **freine**, soit qu'il **bloque**, soit même qu'il **renverse** l'évolution des lésions. En effet, plusieurs personnes souffrant **d'angine de poitrine** n'ont plus présenté de crises depuis qu'elles pratiquent la diététique. Et pour l'une d'elles, le recul est de cinq ans.

Ces résultats sont à priori surprenants dans une affection classiquement considérée comme incurable. En fait, depuis 1947, plusieurs auteurs cités par ROUGEMONT (1992) ont rapporté des cas où l'athérosclérose avait été ralentie, arrêtée ou même améliorée sous l'action des hypolipemiants ou des inhibiteurs calciques. Ceci a été prouvé par l'étude des artères fémorales, carotides et coronaires par **angiographie**. Il apparaît donc que, dans de rares circonstances il est vrai, **l'athérosclérose est réversible**.

On peut estimer que ces circonstances seraient beaucoup plus fréquentes si les humains apprenaient à se nourrir correctement. À condition de ne pas être empoisonné de façon chronique, l'organisme a des ressources. **La paroi artérielle encrassée peut probablement souvent être nettoyée, au moins en partie**.

## D. HÉMOPATHIES NON MALIGNES

La plupart des maladies du sang sont d'origine mystérieuse. Un **encrassage de certaines cellules de la moelle osseuse** par des déchets alimentaires ou bactériens fournirait une explication logique pour certaines de ces affections :

\* Les **anémies à sidéroblastes** pourraient relever d'un blocage de certaines réactions enzymatiques nécessaires à l'incorporation du fer dans la molécule d'hémoglobine au cours de sa synthèse.

\* La **maladie de Vaquez** proviendrait de signaux erronés stimulant de façon exagérée les capacités de mitose des érythroblastes, d'où une polyglobulie (excès d'hématies dans le sang).

\* La **thrombocythémie essentielle** proviendrait de signaux erronés, stimulant de façon exagérée les capacités de mitose des mégacaryoblastes, d'où une hyperplaquettose (excès de plaquettes dans le sang).

\* Les **aplasies médullaires** traduiraient une inhibition de certaines enzymes ou un déréglement de certains signaux, aboutissant à une diminution des capacités de mitose, soit dans la lignée rouge (hématies), soit dans la lignée granuleuse (polynucléaires), soit dans la lignée mégacaryocytaire (plaquettes), soit dans plusieurs lignées à la fois.

Toutes ces considérations ne sont que des hypothèses, puisque je n'ai guère eu l'occasion d'essayer ma méthode dans la plupart de ces hémopathies. J'ai cependant fait pratiquer le régime hypotoxique à **2 personnes souffrant d'insuffisance médullaire grave** (aplasie). Aucun bénéfice n'a été noté chez la première. Par contre un **succès remarquable** a été enregistré chez la seconde. Je décris brièvement cette observation.

Il s'agissait d'une femme de 35 ans, porteuse d'une **aplasie médullaire**, **sans cause évidente** comme c'est généralement le cas. L'hémogramme révélait un tableau sévère :
  \* 1,6 million d'hématies, au lieu de 4,5 millions.
  \* 8 000 plaquettes, au lieu de 150 000 à 300 000.
  \* 1 800 leucocytes, dont 4 % de polynucléaires, au lieu de 4 000 à 8 000, dont 60 % de polynucléaires.

Les **corticoïdes** avaient échoué. Les **androgènes** avaient eu un effet partiel sur les trois lignées, mais semblaient plafonner. La seule solution paraissait **la greffe de moelle osseuse**. Mais aucun parent n'était compatible pour les gènes HLA. De plus le groupe HLA de la jeune femme était très rare et il n'y avait pratiquement aucune chance de trouver un donneur non apparenté compatible.

Dans cette situation désespérée, j'ai conseillé **le régime alimentaire original. L'hémogramme et le myélogramme se sont progressivement normalisés en dix mois**. La malade a abandonné la diététique trois mois plus tard. Trois ans après, elle était toujours en rémission.

Comment interpréter cette évolution favorable ? Guérison spontanée ? Effet retard des androgènes ? Action du changement nutritionnel ? Cette dernière hypothèse a ma préférence, mais cette unique observation n'est pas suffisante pour l'étayer.

Toutes les maladies que je viens de citer **risquent**, au bout de quelques années, **de se transformer en leucémies**. Ceci fait penser que l'encrassage est également capable d'induire des affections malignes. Ce problème sera envisagé plus loin.

## E. MALADIES DIVERSES

Le régime hypotoxique a été utilisé, souvent avec bonheur, dans diverses affections qui, à mon avis, proviennent en partie ou en totalité d'un encrassage.

Sous le terme de **dyspepsie**, on regroupe des troubles digestifs variés, ne relevant pas d'une maladie précise : impression de digestion lente, langue chargée, bouche amère, brûlures d'estomac, « crises de foie » avec nausées, voire vomissements souvent suivis de maux de tête. La diététique fait presque toujours merveille dans ce type de troubles.

La **lithiase vésiculaire** touche surtout la femme, chez laquelle elle est fréquente. Elle peut se compliquer de coliques hépatiques, de cholécystite (inflammation de la vésicule) et d'obstruction du canal cholédoque par un calcul. Certains auteurs ont remarqué que le développement de la lithiase vésiculaire dépendait en grande partie de la façon de se nourrir. Effectivement, sous régime ancestral, je n'ai vu apparaître aucun cas de lithiase vésiculaire.

Les **pancréatites** aiguës ou chroniques, au moins certaines d'entre elles, devraient bénéficier de ma méthode. Malheureusement, je n'ai pas encore pu tester aucun patient souffrant de pancréatites.

Les **caries dentaires** se raréfient considérablement ou ne récidivent plus.

Les menaces de **glaucome** peuvent être enrayées par le changement nutritionnel. Chez 5 patients dont la TACR (tension de l'artère centrale de la rétine) était élevée à 20 ou 21 unités, j'ai observé un retour à la normale, avec une chute de 4 ou 5 unités.

## F. VIEILLISSEMENT PRÉMATURÉ

*Durée de vie maximale*

**La durée de vie « normale »**, non écourtée par un accident ou une maladie, **varie selon les espèces** (HAMBURGER 1985) :
* Pour l'éphémère : 24 à 48 heures.
* Pour l'abeille ouvrière : 3 semaines.
* Pour le rat : 4 ans.
* Pour le lapin : 13 ans.
* Pour la vache : 30 ans.
* Pour l'orang-outang : 50 ans.
* Pour certaines tortues : plusieurs siècles.

**Pour l'homme**, la longévité est classiquement estimée à 90 ou 100 ans. Mais certains auteurs pensent que notre horloge biologique se situe plutôt **entre 120 et 140 ans**. C'est aussi mon opinion.

À l'heure actuelle, **la longévité moyenne des humains a nettement progressé**. En France, elle est passée de 45 ans au début du siècle à 75 ans aujourd'hui. Ce gain est dû à certains progrès de la médecine, en particulier :
* La forte réduction de la mortalité infantile.
* La forte réduction de la mortalité par infections bactériennes, grâce aux antibiotiques et aux vaccinations.

\* Le développement de la chirurgie.

En somme, davantage de gens vivent longtemps. Mais il faut reconnaître que **bien souvent leur vieillesse se déroule dans de mauvaises condition**s. Les complications de l'athérosclérose, les cancers, les affections auto-immunes, la maladie d'Alzheimer frappent de nombreux sujets âgés et, point inquiétant, paraissent plus fréquents qu'autrefois (FRADIN 1991a).

La proportion accrue de ces états dégénératifs explique peut-être pourquoi **la longévité maximale n'a pas augmenté**. Nous comptons beaucoup plus de centenaires qu'autrefois, mais sauf exception, ils ne vont guère plus loin.

*Manifestations du vieillissement*

Les **marques extérieures du vieillissement** sont évidentes, avec des modifications dans l'aspect du corps et une baisse des capacités physiques et souvent intellectuelles.

Plusieurs auteurs ont recherché les **détériorations internes** qui expliquent ces signes extérieurs. Ils ont recherché à déterminer les anomalies qui apparaissent chez les sujets âgés. Celles-ci sont **multiples** :

\* Fabrication de certaines **protéines de structure anormale**, avec remplacement d'un acide aminé par un autre.

\* **Glycosylation excessive des protéines** (RUSTING 1993) dont une des conséquences est la multiplication par 10 de la production d'interféron γ. Nous avons vu le rôle de ce médiateur dans la genèse des troubles auto-immuns.

\* **Défaillance progressive du système immunitaire** (PROUST et coll. 1996).

\* **Altération de l'ADN mitochondrial**, qui n'est pas protégé par l'histone comme l'ADN nucléaire.

\* **Augmentation de la quantité de radicaux libres**, favorisée par un fonctionnement amoindri des enzymes antioxydantes (RUSTING 1993).

\* **Transformations au niveau de la matrice extracellulaire**. ROBERT et ROBERT (1974) soutiennent la théorie des quatre robinets. Les cellules conjonctives produisent quatre types importants de molécules : collagène, élastine, protéoglycanes et glycoprotéines de structure. Chez le sujet jeune le débit est élevé pour les protéoglycanes et les glycoprotéines de structure. Chez l'adolescent, l'élastine a la priorité. Chez l'adulte, le collagène passe au premier rang. Chez le vieillard, la quantité d'élastine diminue et sa structure peut s'altérer.

\* **Augmentation de l'apoptose**.

\* **Excès d'activité des antioncogènes** par rapport aux oncogènes (KAHN 1990).

Et il existe sans doute bien d'autres anomalies qui n'ont pas encore été découvertes.

*Mécanismes du vieillissement*

Le vieillissement est l'aboutissant d'une programmation génétique associée à des facteurs de l'environnement.

La **programmation génétique** est démontrée par certains faits :
* L'existence d'une horloge biologique variable selon les espèces.
* La limitation du nombre des mitoses chez les cellules normales. Par exemple, un fibroblaste ne peut pas de diviser plus de 50 fois.

Mais si l'on admet que l'homme ne dépasse pas 100 ans, alors qu'il devrait atteindre 140 ans, force est de faire aussi appel à des **facteurs de l'environnement**. Plusieurs ont été accusés : la profession, le statut socio-économique, le tabac, l'alcool, la pollution, les stress, l'exercice physique insuffisant, les agents infectieux et l'alimentation.

Je ne surprendrai pas le lecteur en accordant une importance majeure à **l'alimentation moderne**. L'encrassage extracellulaire et intracellulaire qui en découle peut progressivement bloquer de nombreux rouages et expliquer les multiples détériorations internes qui ont été décrites plus haut.

*Place du régime hypotoxique*
    Le mode nutritionnel que je préconise est **souvent efficace sur de nombreuses maladies qui affectent la vieillesse et abrègent la durée de vie** :
* Athérosclérose.
* Cancer (nous le verrons plus loin).
* Auto-immunité.
* Diabète de la maturité.
* Allergie dans ses formes graves.

Et il est probable qu'il prévient la maladie d'Alzheimer et la maladie des corps de Lewy, causes majeures des démences séniles.

On peut donc s'attendre à ce que **cette diététique bien choisie allonge la durée de vie moyenne** et peut-être la durée de vie maximale. Ceci ne pourra être vérifié que dans quelques décennies. Toutefois la nutriprévention ne prétend pas régler tous les problèmes du vieillissement, et ceci pour deux raisons :

1) **Manger de façon idéale est irréalisable**, en raison de la pollution généralisée du sol, de l'air et de l'eau.

2) **D'autres facteurs de l'environnement** indépendants de l'alimentation peuvent écourter la longévité humaine. Les agressions perpétrées contre l'écologie seront développées dans le dernier chapitre de cet ouvrage.

Chapitre 21

# CANCERS ET LEUCÉMIES

*« Le cancer n'est pas une fatalité. »*
Professeur Henri Joyeux.

*« Parmi les causes du cancer, l'alimentation occupe une place importante. »*
Professeur Henri Joyeux.

## A. DÉFINITION

Les **cancers** correspondent à la **prolifération non contrôlée de cellules dites malignes,** en raison de certains caractères anormaux. La prolifération peut rester localisée (**tumeur**) ou se propager dans d'autres sites, soit par voie lymphatique (**envahissement ganglionnaire**), soit par voie sanguine (**métastases**). Les **leucémies** sont des cancers affectant une des lignées qui donnent naissance aux cellules du sang.

**Les cancers et les leucémies sont des maladies de l'ADN.** Certains gènes présentent des anomalies existant déjà dans l'œuf initial pour les rares cancers héréditaires et apparaissant sur certaines cellules au cours de la vie pour les nombreux cancers acquis. Ceci signifie que **des gènes de structure normale au départ se sont modifiés.**

Les cancers et les leucémies sont dues à des **anomalies génétiques touchant une cellule. Au moins deux modifications et souvent davantage, en général quatre**, sont nécessaires pour que la cellule devienne maligne (Cavenée et White 1995). La cellule perd sa forme spécifique, ne réagit plus aux signaux extérieurs, en particulier aux signaux d'inhibition de la croissance. Elle se multiplie exagérément, ainsi que ses descendantes. **Une seule cellule maligne peut être à la base d'un cancer ou d'une leucémie** (Glaichenhaus 1986) (Favrot 1997). L'ordre de fréquence des cancers en France est présenté sur le tableau XXIII (Dohollou 1995).

| Tableau XXIII – **CLASSEMENT DES CANCERS PAR ORDRE DE FRÉQUENCE EN FRANCE** | |
|---|---|
| CHEZ LES HOMMES | CHEZ LES FEMMES |
| 1) Poumon | 1) Sein |
| 2) Bouche/Pharynx/Œsophage/Larynx | 2) Utérus |
| 3) Prostate | 3) Colon/Rectum |
| 4) Colon/Rectum | 4) Ovaire |
| 5) Estomac | 5) Poumon |
| 6) Pancréas | 6) Bouche/Pharynx/Œsophage/Larynx |
| 7) Vessie | 7) Estomac |
| Métastases d'un cancer primitif inconnu dans 5 à 10 % des cas. | |

## B. LES GÈNES DU CANCER

### 1. Les gènes directement responsables

Ce sont les gènes dont les modifications aboutissent directement au développement d'un cancer. Tous les gènes ne sont pas dangereux, mais seulement ceux de cinq catégories.

a) *Les oncogènes*

Pour aller de l'œuf initial à l'être humain définitif, puis pour remplacer au cours de la vie les cellules sénescentes, les cellules doivent proliférer et se différencier. Ces phénomènes sont gouvernées par certains gènes nommés **oncogènes**, dont plusieurs dizaines ont été identifiés (KRONTIRIS 1995). Parmi les principaux oncogènes, citons myc, ras, jun, fos, mdm2, Rb et β caténine.

Chaque oncogène code pour **une protéine qui intervient pour favoriser un signal de transduction**. Ainsi, lorsqu'un facteur de croissance ou une hormone se fixe sur son récepteur membranaire, la protéine codée par l'oncogène permet la transmission du signal jusqu'à l'ADN dans le noyau.

b) *Les gènes suppresseurs de tumeur.*

Ce sont des gènes qui s'opposent à la transformation maligne de la cellule, souvent **en contrôlant l'activité des oncogènes**. De nombreux anti-oncogènes ont été identifiés (SKUSE et LUDLOW 1995), parmi lesquels :
* BRCA1 et BRCA2 qui protègent contre le cancer du sein.
* APC et DCC qui protègent contre le cancer du colon.
* RB1 qui protège contre le rétinoblastome.
* p15, p16, p18, p21 et p27 qui s'opposent à la phosphorylation de la protéine Rb.

c) *Les gènes activant ou bloquant l'apoptose*

L'apoptose est un **suicide programmé** par l'émission de certains signaux, qui permet à l'organisme de se débarrasser de certaines cellules inutiles ou dangereuses et parmi ces dernières, les cellules s'orientant vers la malignité. L'apoptose est contrôlée génétiquement (GOROCHOV et KARMOCHKINE 1995). Parmi les gènes inducteurs, on connaît Fas ou Apo-1, c-myc, c-fos, c-jun et p53. Parmi les gènes inhibiteurs, on connaît bcl-2 et bcl-XL. Pour plus de renseignements, se reporter à la figure 61.

d) *Les gènes réparateurs de l'ADN*

Le **maintien de la structure de l'ADN** est obtenu grâce à l'action de certaines enzymes récemment découvertes qui constituent le **système de réparation des mésappariements (SRM)**. Pendant la mitose, l'ADN est répliqué par les ADN polymérases. Des erreurs peuvent alors se produire, en particulier le remplacement d'une base par une autre (mutation ponctuelle). Ces anomalies sont reconnues et réparées par les enzymes du SRM : Mut S, Mut I, Mut U et Mut H. (RADMAN et coll. 1994). Ces enzymes sont codées par des gènes dits réparateurs de l'ADN.

e) *Les gènes des télomérases*

Les télomères sont les extrémités des chromosomes. Ils sont constitués chez l'homme par des milliers de répétitions de la séquence TTAGGG. Lors de la division cellulaire, l'ADN est répliqué en entier, mais les télomères ne sont pas totalement reconstitués. Dans les cellules somatiques humaines normales, les télomères se raccourcissent à chaque mitose. Au bout d'un certain nombre de divisions cellulaires, les télomères ont tellement diminué de longueur que l'ADN polymérase ne peut plus se mettre en place pour transcrire les gènes proches du télomère. Toute nouvelle mitose est impossible (GREIDER et BLACKBURN 1996).

Ce raccourcissement des télomères constitue donc un obstacle à la formation d'un cancer. L'hormone capable de synthétiser les télomères constitue **la télomérase**. Elle est **inactivée dans les cellules humaines normales**.

## 2. Les gènes intervenant indirectement

Un dysfonctionnement de ces gènes ne crée pas directement un cancer, mais favorise une modification des gènes directement dangereux.

a) *Les gènes chargés de procéder au catabolisme des agents cancérigènes exogènes*

Il faut citer ici les **monooxygénases dépendant des cytochromes P450**, chargées d'oxyder les substances cancérigènes (WOLF et coll. 1994). Ce processus est suivi d'une sulfo ou d'une glycuroconjugaison, puis de l'élimination du produit nocif. D'autres enzymes interviennent : les glutathion S transférases et les N acétyl transférases.

Il faut aussi mentionner les **enzymes qui éliminent les radicaux libres** (chapitre 8) : superoxyde dismutase cytoplasmique, superoxyde dismutase mitochondriale, catalase et glutathion peroxydase.

b) *Les gènes codant pour les facteurs de croissance*

Les facteurs de croissance sont **nombreux** :
* EGF (epithelial growth factor).
* FGF (fibroblast growth factor).
* PDGF (platelet derived growth factor).
* TGFβ (transforming growth factor β).

etc...

c) *Les gènes codant pour certaines hormones*

Les plus redoutables sont les **œstrogènes** qui ont des récepteurs sur les cellules de la muqueuse utérine (endomètre) et sur les cellules des glandes mammaires. Ils ne semblent pas capables à eux seuls de générer un cancer du corps utérin ou du sein. Mais ils facilitent l'action des oncogènes. Et lorsque la tumeur est formée, ils accélèrent grandement son développement (JOYEUX 1997).

De manière analogue, les **androgènes** ne créent sans doute pas à eux seuls un cancer de la prostate, mais quand celui-ci existe, ils favorisent son extension et sa dissémination métastatique.

## C. LES ANOMALIES GÉNÉTIQUES CONDUISANT À LA TRANSFORMATION MALIGNE D'UNE CELLULE

### 1. Analyse des modifications génétiques

Les anomalies **vont frapper successivement plusieurs gènes directement responsables** parmi ceux énumérés plus haut. Les changements sont de plusieurs ordres :

a) *Délétion*

Disparition d'un fragment de chromosome contenant un gène important, par exemple **p53**. Ce gène code pour la protéine p53, qui est produite en quantité importante dans une cellule dont l'ADN est endommagé et qui provoque une apoptose. La perte du gène p53 empêche ce phénomène salvateur et laisse survivre la cellule dangereuse (MAY et MAY 1995).

b) *Mutation*

Remplacement d'une base de l'ADN par une autre, pouvant par exemple rendre inactif le gène **p53** ou rendre trop actif le gène de la **télomérase** (HABER 1995). Dans une cellule cancéreuse, la télomérase reste active, permettant une prolifération sans limites.

c) *Remaniement chromosomique*

Ce phénomène est fréquemment observé dans les leucémies. Le chromosome de Philadelphie, translocation entre chromosome 9 et chromosome 22, en est un exemple. L'oncogène c-sis va du chromosome 22 au chromosome 9 et l'oncogène c-abl va du chromosome 9 au chromosome 22. Sur le chromosome 22, abl fusionne avec le gène normal bcr pour créer un gène nouveau bcr/abl. Mais, alors que bcr codait pour une tyrosine kinase inoffensive au poids moléculaire de 145 KD, **bcr/abl** code pour une tyrosine kinase cancérigène, produite plus abondamment et au poids moléculaire de 210 KD, exerçant un effet antiapoptose.

Ces remaniements peuvent libérer un oncogène en le séparant du gène suppresseur du tumeur qui le régulait. Il existe une remarquable coïncidence entre la localisation des oncogènes humains et les points de cassure chromosomiques constatés au cours des affections malignes (PHILIP et coll. 1984). Des anomalies autres que les translocations sont possibles : inversions péricentriques par exemple.

d) *Amplification excessive*
Avec multiplication par 10 ou par 100 des copies d'un gène.

e) *Instabilité génique*
Elle est le reflet d'un dysfonctionnement des gènes réparateurs de l'ADN et peut adopter deux aspects :
  * **Instabilité des microsatellites**, régions non codantes de l'ADN, constituées de la même séquence répétée plusieurs fois.
  * **Instabilité de la ségrégation des chromosomes**, débouchant sur un nombre anormal de chromosomes.

Les cinq modifications que je viens de décrire se situent à un stade déjà avancé. On peut se demander ce qui c'est passé à un stade plus précoce. BELJANSKI (in NORDAU et BELJANSKI 1996) propose, avec de solides arguments, que **la première lésion soit une déstabilisation de l'ADN bicaténaire**. Des substances cancérigènes et/ou des radicaux libres viendraient rompre les liaisons hydrogènes unissant les deux brins d'ADN. Cette rupture rend accessible certains sites promoteurs et modulateurs. D'autres **cancérigènes** vont se fixer sur ces sites, entraînant une expression exagérée de certains gènes ou réduisant au silence d'autres gènes. Des **radicaux libres** s'engouffrent dans les brèches, faisant sauter des bases puriques et pyrimidiques ou des nucléotides, pouvant casser définitivement le brin d'ADN. La déstabilisation de l'ADN conduit ainsi aux altérations génétiques et chromosomiques.

## 2. Conséquences des modifications génétiques
Elles vont aboutir à **plusieurs des événements suivants** :
  * Activation d'un ou plusieurs oncogènes.
  * Déficit d'un ou plusieurs suppresseurs de tumeur.
  * Déficit de gènes activant l'apoptose.
  * Activation de gènes inhibant l'apoptose.
  * Déficit de gènes réparateurs de l'ADN.
  * Activation des gènes des télomérases.

Ce qui se traduit :
  * Soit par la **production de protéines anormales**.
  * Soit, beaucoup plus rarement, par la **production en excès de protéines normales**.

Ces protéines vont perturber les systèmes qui contrôlent la multiplication et la maturation des cellules, avec finalement une **transformation maligne de la cellule**.

## D. CANCERS HÉRÉDITAIRES ET CANCERS ACQUIS

### 1. Les cancers héréditaires
On entend par cancers héréditaires ceux où le caractère familial est net avec une **susceptibilité reposant sur un seul gène pathologique, transmis à la descendance sur un mode simple : dominant ou récessif**.

Les anomalies génétiques engendrant les cancers ne sont héréditaires

que dans 5 % à **10 % des cas** (SOBOL 1993). On classe dans les cancers héréditaires :
* 35 % des rétinoblastomes.
* 35 % des cancers médullaires de la thyroïde.
* 7 % des cancers du sein.
* 4 % des cancers du colon.

La plupart des gènes pathologiques sont aujourd'hui identifiés (voir revue générale par JANIN 1995).

### 2. Les cancers acquis

Je désigne sous ce terme les cancers n'offrant **aucun caractère familial net**. Ils constituent la **grande majorité, entre 90 et 95 %**. Ils ne sont pas induits par un seul gène pathologique. Ceci ne veut pas dire que des gènes de susceptibilité n'interviennent pas. Mais **ces gènes sont multiples** et n'engendrent pas à eux seuls le cancer. Ils sont **seulement favorisants**. Il s'agit des gènes intervenant indirectement, qui ont été cités plus haut (WOLF et coll. 1994). C'est la conjonction de ces gènes avec certains facteurs de l'environnement qui va aboutir au développement des cellules malignes.

Considérons par exemple les radicaux libres (RL) (voir chapitre 8). Un excès de RL peut provoquer des lésions au niveau de l'ADN, et par suite faciliter la cancérisation d'une cellule. Un déficit quantitatif ou qualitatif des enzymes protectrices contre les RL favorise l'action nocive de ceux-ci. On a ici la conjonction de deux éléments :
* Certains facteurs de l'environnement, toxiques ou alimentaires, qui entraînent la formation d'un excès de RL.
* Certains facteurs génétiques, tels qu'une carence des enzymes protectrices contre les RL.

## E. CONSTITUTION D'UN CANCER

Elle se fait en plusieurs stades :

### 1. Formation de la cellule maligne initiale

Nous avons analysé plus haut les multiples modifications génétiques qui entraînent la création de la cellule cancéreuse. Il faut ajouter deux précisions :

1° Les anomalies génétiques apparaissent successivement. La cellule ne devient pas maligne d'emblée, mais passe par **plusieurs stades** (CAVENÉE et WHITE 1995) :
* Première mutation : cellule apparemment normale, mais tendant à une prolifération excessive.
* Deuxième mutation : cellule apparemment normale, mais avec une prolifération nettement excessive.
* Troisième mutation : prolifération plus rapide et changement de forme de la cellule.
* Quatrième mutation : cellule maligne, totalement anormale, échappant à tout contrôle.

2° Il est probable que des cellules malignes se développent assez fréquemment dans l'organisme humain. Mais elles sont généralement éliminées par des cellules NK et des lymphocytes T CD8, chargés de la **surveillance immunologique des cancers**.

## 2. Formation de la tumeur maligne

Une cellule précancéreuse ou cancéreuse, ayant échappé à la surveillance immunologique, va se **multiplier** pour donner une tumeur de volume croissant. Ce processus est souvent **très long**, étalé sur plusieurs années. J'en donnerai deux exemples, empruntés à CAVENÉE et WHITE (1995) :

1° Celui de **l'épithélioma du colon** :
Tissu normal → perte du gène APC sur le chromosome 5 → petit polype bénin → mutation sur l'oncogène ras sur le chromosome 12 → gros polype bénin → perte du gène p53 sur le chromosome 17 et du gène DCC sur le chromosome 18 → cancer du colon.

2° Celui d'une tumeur cérébrale, **l'astrocytome** :
Tissu normal → perte du gène p53 sur le chromosome 17 → tumeur à un stade initial → perte d'un groupe de gènes sur le chromosome 9 → tumeur plus avancée → apparition de gènes surnuméraires codant le facteur de croissance épidermique sur le chromosome 7 et perte d'une copie du chromosome 10 → Astrocytome.

Tant que les cellules malignes sont peu nombreuses, elles peuvent encore être détruites par les cellules NK et les lymphocytes T CD8. Une tumeur ne peut grossir au-delà de quelques millimètres cubes sans un apport d'oxygène et de substances nutritives fournis par des vaisseaux sanguins. Ceux-ci vont être créés par néoangiogénèse, processus dont je vais parler avec les métastases.

## 3. Métastases

Ce sont des **tumeurs secondaires** qui se développent à distance de la tumeur primitive, dont les **cellules ont essaimé par voie sanguine** dans diverses régions de l'organisme. Les métastases constituent le principal danger et la **cause majeure de mort** dans les cancers. La capacité à métastaser n'est pas donné à tous les cancers. Ainsi au niveau de la peau, l'épithélioma basocellulaire ne métastase jamais et est donc rarement dangereux. Au contraire, le mélanome métastase aisément et, s'il n'est pas rapidement éradiqué, s'avère redoutable.

Pour métastaser, les cellules tumorales, par exemple des cellules épithéliales, doivent franchir **de nombreuses étapes** (BIECHE et LIDEREAU 1996a et 1996b) :

1) **Quitter leur point d'ancrage** sur la matrice extracellulaire, sur la membrane basale ou sur d'autres cellules, et ceci est une différence majeure avec les cellules saines (RUOSLAHTI 1996) :

\* Les cellules normales ont besoin d'être ancrées à la matrice extracellulaire, sur la membrane basale ou sur d'autres cellules pour survivre et proliférer. Sinon elles entrent en apoptose. Elles portent des molécules d'adhésion qui leur imposent de se fixer sur un tissu précis.

\* Les cellules cancéreuses n'ont pas besoin d'être ancrées pour survivre. Les oncogènes produiraient des protéines transmettant au noyau un message erroné, indiquant que la cellule est correctement ancrée, alors qu'elle ne l'est plus.

2) **Dégrader la membrane basale ou la matrice extracellulaire**, et c'est encore une propriété qui les distingue des cellules saines (RUOSLAHTI 1996) :

\* Les cellules épithéliales normales sont séparées du reste de l'organisme par une membrane basale qu'elles ne franchissent jamais. Elles produisent peu de métalloprotéases et beaucoup d'inhibiteurs de ces enzymes.

\* Les cellules épithéliales cancéreuses peuvent dissoudre la membrane basale grâce à leurs abondantes protéases : plasmine, cathepsine D, héparanases, chondroitinases et surtout **metalloprotéases**.

3) **Traverser la membrane basale ou la matrice extracellulaire** pour passer dans le tissu conjonctif, ce qui nécessite une **mobilité**, autorisée par l'acquisition de certaines molécules d'adhésion (cadhérines, integrines, selectines, protéoglycane CD44 et adressines) et par des modifications de l'actine du cytosquelette.

4) **Se multiplier dans le tissu conjonctif**, en émettant des facteurs de croissance qui suscitent des modifications du tissu conjonctif appelées **stroma réaction**, avec formation d'un tissu de soutien qui comprend des cellules mésenchymateuses, des cellules inflammatoires et des néovaisseaux. La **néoangiogénèse** est déclenchée par certains facteurs de croissance : FGF 1 (fibroblast growth factor 1), FGF 2, VEGF (vascular endothélial), PDGF (platelet derived) et angiogénine (THIERY et SASTRE-GARAU 1995).

5) **Passer dans la circulation lymphatique ou sanguine**, ce qui est obtenu, soit par effraction de la paroi d'un vaisseau grâce aux protéases, soit par entrée dans les néocapillaires en cours de formation. Dans le sang, les cellules cancéreuses sont vulnérables. Moins de une sur 10 000 survit.

6) **Ressortir de la circulation au niveau d'un capillaire**, ce qui demande une adhérence à l'épithélium capillaire, possible grâce à des molécules spécialisées comme les intégrines. Les cellules cancéreuses ressortent le plus souvent au niveau des **poumons** et du **foie**, parfois au niveau des **os**. Mais elles peuvent gagner bien d'autres tissus. Un système d'adressage moléculaire présent à la surface des cellules semble déterminer le site de métastase.

7) **Se multiplier pour constituer un nodule métastatique**, processus où interviennent à nouveau les facteurs de croissance et la fabrication de néovaisseaux.

Les diverses étapes de l'évolution d'un cancer sont représentées sur la figure 69.

Pour aider au diagnostic précoce, au pronostic et à la surveillance des cancers, on dispose de **marqueurs tumoraux**. Je me limiterai ici aux marqueurs dosés dans le sérum. Bien qu'aucun ne soit parfait, ils donnent cependant **une idée approximative du nombre de cellules tumorales** (PIPERNO-NEUMANN 1996).

Les marqueurs tumoraux sont des protéines synthétisées en faibles quantités ou seulement très tôt dans l'existence chez l'individu normal, fabriquées en quantités élevées ou de façon intempestive chez le cancéreux

**Figure 69 – LES ÉTAPES DANS L'ÉVOLUTION D'UN CANCER**

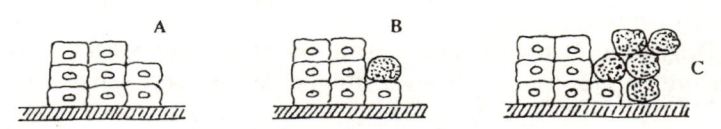

A – Des cellules épithéliales normales reposent sur une membrane basale.
B – Une cellule devient maligne (pointillés). C – La cellule maligne se multiplie.

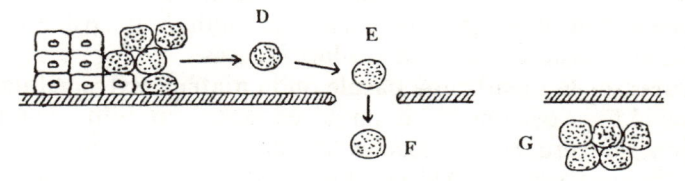

D – Une cellule maligne se détache de la tumeur primitive. E – Elle gagne la membrane basale qu'elle dégrade à l'aide de protéases. F – Elle passe dans le tissu conjonctif. G – Elle se multiplie.

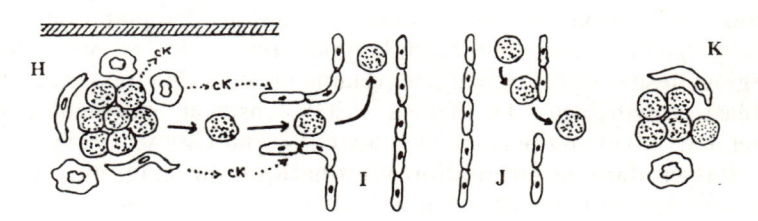

H – Les cellules tumorales s'entourent d'un tissu de soutien, comprenant des fibroblastes et des macrophages. Toutes ces cellules émettent des cytokines (ck) qui induisent une néoangiogenèse. I – Des cellules tumorales passent dans les capillaires. J – Les cellules survivantes transportées loin de la tumeur primitive sortent des capillaires. K – Elles sont à la base du développement d'un nodule métastatique.

(NORDAU et BELJANSKI 1996). Ils sont synthétisés par la tumeur ou par des tissus normaux, en réponse à l'invasion des cellules malignes. L'élévation du taux peut s'observer dans des pathologies bénignes, mais au-dessus d'un certain seuil, elle devient synonyme de cancer.

**Chaque marqueur correspond à un type de cancer ou à un nombre limité de types de cancer** (PAMIES et CRAWFORD 1996). Ainsi le taux de CA-15.3 est très utile pour suivre l'évolution du cancer du sein, alors que le taux de PSA est employé pour surveiller le cancer de la prostate. Les principaux marqueurs tumoraux sont rassemblés sur le tableau XXIV.

### F. FACTEURS DE L'ENVIRONNEMENT ET CANCERS

Les **agents de l'environnement** ont un rôle essentiel dans le développement des cancers acquis. Plusieurs types d'agents ont été incriminés :

| Tableau XXIV – **PRINCIPAUX MARQUEURS TUMORAUX SÉRIQUES** ||
|---|---|
| **MARQUEURS** | **CANCERS CORRESPONDANTS** |
| ACE (Antigène Carcino-Embryonnaire) | Colon/Rectum<br>Sein<br>Poumon<br>Thyroïde<br>Métastases hépatiques |
| AFP (Alpha Foeto Protéine) | Foie<br>Testicule (non séminome) |
| NSE (Neuron Specific Enolase) | Poumon (petites cellules)<br>Neuroblastome |
| PSA (Prostate Specific Antigen) | Prostate |
| Cyfra 21-1 | Poumon (épidermoïde) |
| BHCG (Beta Human Choriogonadotrophin) | Testicule (non séminome) |
| CA-125 | Ovaire |
| CA-19,9 | Pancréas<br>Tube digestif |
| CA-15,3 | Sein |

L'abréviation CA signifie Cancer

## 1. Les radiations

Certains cancers et en particulier certaines leucémies sont beaucoup plus répandues chez les sujets exposés aux radiations atomiques (Japonais lors des bombardements d'Hiroshima et de Nagasaki) ou aux rayons X (radiologues avant la mise au point des méthodes modernes de protection). Le mélanome malin affecte beaucoup plus souvent les individus qui exposent trop longuement leur peau aux rayons solaires.

## 2. Les produits chimiques

De nombreuses substances sont considérées comme cancérigènes : nitrosamines, benzopyrène, benzoanthracène, goudrons, amiante, etc. Beaucoup d'entre elles sont contenues dans le tabac qui est en cause dans la plupart des cancers du poumon et dans de nombreux cancers de l'appareil digestif.

## 3. Les virus

La responsabilité des virus a été prouvée dans certaines variétés de cancer (VOUSDEN et FARRELL 1994) :

\* Le virus Epstein-Barr est impliqué dans le lymphome de Burkitt et dans le cancer du nasopharynx.

\* Certains papillomavirus, les numéros 16 et 18 surtout, augmentent le risque de cancer du col utérin.

\* Les virus des hépatites B et C favorisent le cancer du foie.

\* Le virus HTLV-1 intervient dans la leucémie T de l'adulte.

**4. Les bactéries non intestinales**

Hélicobacter pylori, qui peut vivre dans le mucus gastrique, est responsable de certains cancers de l'estomac (GOODWIN 1993).

Les radiations, les produits chimiques, les virus et les bactéries non intestinales ne peuvent guère expliquer 40 % **environ des cancers acquis**. Pour les 60 % restants, il me paraît logique de faire appel aux déchets bactériens et alimentaires d'origine intestinale et découlant de la nutrition moderne. Je développerai plus loin cette hypothèse.

## G. TRAITEMENT DES CANCERS

**1. Les moyens thérapeutiques classiques**

Une bonne revue générale en a été faite par HELLMA et VOKES (1996). Ces moyens sont **multiples et souvent associés** :

a) *La chirurgie*

Elle est rapide et efficace, mais elle a :
 \* Des limites, car elle ne garantit pas l'absence de métastases.
 \* Des inconvénients, car elle enlève aussi des tissus sains et parfois un organe entier.
 \* Des barrières, car elle n'est plus applicable quand le cancer a infiltré une structure vitale.

b) *La radiothérapie*

Réalisée par émission de rayons X et de rayons γ. Elle peut tuer directement les cellules malignes ou induire leur apoptose. Plus efficace que la chirurgie dans certains cas, elle ne peut rien contre les métastases disséminées.

c) *La chimiothérapie*

Elle emploie plusieurs variétés de médicaments :
 \* Les **antimétabolites** qui se substituent à des substances indispensables à la cellule. Ainsi le méthotrexate prend la place de l'acide folique, ce qui empêche la synthèse de l'ADN.
 \* Les **inhibiteurs de la topoisomérase**, enzyme nécessaire à la séparation des deux brins de l'ADN, processus obligatoire en cas de mitose.
 \* Les **agents alkylants**, qui se lient aux bases de l'ADN et introduisent des défauts dans la structure normale de la double hélice.
 \* Les **alcaloïdes végétaux** qui se lient à la tubuline, entravant la bonne marche de la division cellulaire.

La chimiothérapie est efficace à un degré variable dans certains cancers, inefficace dans d'autres cancers.

d) *L'hormonothérapie*

Elle a sa place dans les tumeurs hormonodépendantes :
 \* **Antiœstrogènes** dans le cancer du sein.
 \* **Antiandrogènes** dans le cancer de la prostate.

e) *L'immunothérapie*

Elle vise à augmenter les capacités des lymphocytes T CD8 et des cellules NK, chargés de la surveillance immunologique des cancers. Diverses **cytokines** sont utilisables, en particulier l'IL-2.

## 2. Les résultats

Les traitements du cancer sont **souvent efficaces** dans la maladie de **Hodgkin**, dans **certaines leucémies** et dans **certains cancers solides pris au début**, avant qu'ils aient métastasé : os, testicule, thyroïde, sein, col utérin. Ces guérisons incontestables expliquent le relatif optimisme affiché par la plupart des spécialistes. Le grand public a l'impression de progrès lents mais continuels, faisant espérer à moyen terme une maîtrise totale dans la prévention et le traitement des cancers.

Certains médecins sont beaucoup plus pessimistes. Parmi eux se place le professeur SCHWARTZ (1996) qui, dans un article intitulé « **Le cancer résiste à la science** » dresse un constat alarmant. J'ai extrait de ce texte les principales notions :

« Malgré l'énormité des moyens engagés depuis 35 ans par les pays occidentaux, la lutte contre le cancer est un échec. »

« Les progrès de la biologie, des techniques de détection, de la chirurgie, de la radiothérapie et des médicaments n'ont pas entraîné de révolution thérapeutique. **Le cancer ne régresse pas et emporte chaque année près de 150 000 Français**. »

« La guérison de certains cancers ne diminue pas le nombre de décès, car **certains cancers rebelles aux traitements sont de plus en plus fréquents** : poumon, prostate, foie, cerveau, lymphome, myélome. »

« La plus remarquable des découvertes en chimiothérapie a été, il y a 30 ans, la cisplatine. Mais son efficacité est limitée et il n'existe rien de mieux. »

« L'efficacité de la chimiothérapie est limitée par la capacité des cellules malignes à développer une **résistance aux médicaments antimitotiques**. »

« Les espoirs placés dans l'immunothérapie se sont révélés vains et les perspectives de la thérapie génique paraissent illusoires. »

## 3. Commentaires

La lutte contre le cancer connaît une réussite plus ou moins grande, selon le stade où elle se situe :

a) *Avant le cancer*

La **prévention** consiste à éviter les principaux agents cancérigènes : radiations, tabac, virus à transmission sexuelle, produits chimiques. La prévention est **souvent efficace, mais pas toujours**, car il existe tellement de facteurs cancérigènes dans un monde de plus en plus pollué que nul ne peut se dire totalement à l'abri.

b) *Au début du cancer*

Un **dépistage précoce** est essentiel, car il permet à la **chirurgie** et à la **radiothérapie** d'exercer pleinement leurs effets salvateurs, dans les formes histologiques où elles sont utiles. Le dépistage repose essentiellement sur deux éléments :

    \* Le **patient lui-même** qui doit être capable de repérer **certains signes alarmants**, par exemple une hémorragie génitale modérée chez la femme après l'acte sexuel qui peut être due à un cancer du col utérin ou une tumeur cutanée foncée ayant tendance à grossir et à saigner qui doit évoquer un mélanome.

    \* **Les examens systématiques de contrôle** tels que la **mammographie** très indiquée par la détection du cancer du sein chez les femmes de 50 à 69 ans, la **biopsie** fort utile pour déceler un cancer du col utérin et la coloscopie, essentielle chez les sujets atteints de polypose colique familiale, afin de repérer un polype dégénéré. Les techniques modernes d'imagerie médicale (**scanner**, **IRM**) ont apporté de nets progrès.

c) *Dans le cancer avancé*

Quand la tumeur est localement très étendue ou qu'elle s'est propagée à des chaînes ganglionnaires, la chirurgie et la radiothérapie sont encore à tenter, mais les chances de succès sont souvent réduites. Lorsque la tumeur a métastasé à distance, **il ne reste en général que la chimiothérapie**. On connaît aujourd'hui avec une assez bonne précision les cas où la chimiothérapie est inutile et ceux où elle peut agir.

Malheureusement, même dans ses bonnes indications, **la chimiothérapie n'obtient que rarement la guérison dans ces formes graves**. Une situation qui se présente souvent est la suivante : la première cure de chimiothérapie entraîne souvent une diminution de volume des métastases. Mais lors de la seconde cure ou d'une cure ultérieure va généralement survenir une **résistance au traitement**, rendant l'évolution fatale inéluctable. Cette résistance peut provenir de plusieurs causes :

    \* Inégalité entre les cellules malignes avec, à chaque cure, destruction des cellules fragiles et **sélection des cellules résistantes**.

    \* **Activation de gènes de résistance à la chimiothérapie**. Plusieurs de ces gènes ont été décrits (BIECHE et LIDEREAU 1996a). Le principal est le gène mdr qui code pour une « protéine pompe » qui refoule hors de la cellules les molécules médicamenteuses.

    \* **Destruction progressive des voies de l'apoptose**. Toutes les médications agissent essentiellement en provoquant un suicide des cellules malignes. Nous avons vu que les voies et les signaux d'apoptose convergeant vers les mitochondries sont nombreux (figure 55). Mais après chaque cure, certaines voies et certains signaux peuvent disparaître dans les cellules survivantes. LEVADE et coll. (1996) ont souligné l'importance de la voie sphyngomeline/céramide. Lorsque trop de structures ont disparu, l'apoptose ne peut plus être obtenue et la chimiothérapie échoue.

Un autre inconvénient de la **chimiothérapie** est qu'elle **n'est pas sélective**. Elle déclenche aussi l'apoptose chez les cellules saines (HANNUN 1997). C'est pourquoi **elle est mal supportée et peut s'avérer toxique pour de nombreux organes** (LOWENTHAL et EATON 1996) : moelle osseuse, vaisseaux, tractus digestif, bouche, cœur, foie, système nerveux, poumon, rein, gonades, œil, peau.

Enfin en affaiblissant grandement les défenses immunitaires du patient, **la chimiothérapie peut favoriser le développement d'un deuxième cancer**.

Une méthode nouvelle a récemment été proposée dans le traitement médicamenteux du cancer par BOEHM et coll. (1997). Il s'agit **d'inhibiteurs de l'angiogénèse**, dont le type est l'endostatine. Le principe est logique car, sans la formation de nouveaux vaisseaux, la tumeur maligne ne peut s'étendre. De plus, l'endostatine ne provoque pas de résistance de la part des cellules endothéliales qui lui servent de cibles, malgré la répartition des cures chez la souris. Il reste à présent à mettre au point des médicaments administrables à l'homme.

### 4. Existe-t-il d'autres voies thérapeutiques ?

BELJANSKI (in NORDAU et BELJANSKI 1996) a sélectionné **certains alcaloïdes**, capables de se fixer électivement sur l'ADN cancéreux déstabilisé et de resserrer les liens entre les deux chaînes. L'auteur a administré ces alcaloïdes à des patients et fait état de certaines guérisons, attestées par les témoignages de ces sujets.

Enfin la **nutrition** mérite beaucoup mieux que le rôle mineur et discret qui lui a été alloué. Elle doit devenir un élément clef de la prévention et du traitement. En effet, la majorité des cancers sont à mon avis dus à un encrassage.

## H. COMMENT L'ENCRASSAGE PEUT-IL CONDUIRE AU CANCER ?

### 1. Quelles sont les substances encrassantes ?

Parmi les agents de l'environnement incriminés dans la genèse des cancers, les radiations et les virus vont directement modifier l'ADN des cellules. Mais les **produits chimiques** et certaines des 4 000 substances contenues dans le **tabac** procèdent à mon avis par encrassage. Et il en est de même pour les **macromolécules bactériennes et alimentaires**, en provenance de l'intestin grêle trop perméable, que j'accuse dans les 60 % des cancers acquis d'origine inexpliquée.

### 2. L'encrassage extracellulaire

L'encrassage du milieu extracellulaire **empêche les cellules saines et la matrice extracellulaire d'exercer leurs effets régulateurs sur les cellules en cours de cancérisation ou cancéreuses**. Ces effets se font par deux voies :

\* **À distance** par des cytokines, premiers messagers se fixant sur des récepteurs membranaires et déclenchant des signaux (chapitre 16).

\* **Par contact direct** entre cellules, où sont impliquées les molécules d'adhésion et les jonctions communicantes (chapitre 16).

Or il est bien démontré que **les cellules saines sont souvent capables d'éviter la cancérisation d'une cellule**, soit en la poussant vers l'apoptose, soit en la ramenant vers la normale (PESCHANSKI 1994). Mieux encore, **une cellule maligne peut**, dans certaines conditions, **redevenir normale**, comme l'ont constaté DEGOS et coll. (1985). Chaque fois que l'on peut orienter la cellule vers la différenciation, on va freiner ou arrêter sa prolifération.

L'absence d'un signal a parfois un rôle clef dans la transformation d'une cellule saine en cellule leucémique, **le rétablissement du signal** permettant la transformation inverse. Comme l'a rapporté Degos (1995), un simple médiateur est capable de mettre en rémission complète certaines variétés de leucémies autrefois considérées comme incurables, c'est le cas de :
* **L'interféron α pour la leucémie à tricholeucocytes.**
* **L'acide tout trans rétinoïque pour la leucémie à promyélocytes.**

Mesnil et Yamasaki (1993) accusent la **fermeture des jonctions communicantes** entre cellules d'être responsable de certaines cancérisations. Certaines substances, comme l'AMP cyclique, l'acide rétinoïque, les corticoïdes rétablissent les jonctions et ceci suffit pour rendre normale les cellules malignes.

D'autre part, les processus mis en œuvre par l'organisme pour épurer le milieu extracellulaire des macromolécules qui l'encombrent sont générateurs de **radicaux libres**, agressifs pour les cellules voisines et considérés comme cancérigènes.

L'encrassage extracellulaire est probablement rarement la cause directe de la formation d'une cellule maligne. Par contre, lorsque la cellule maligne est apparue, il va empêcher son apoptose ou sa normalisation et favoriser sa prolifération incontrôlée.

### 3. L'encrassage intracellulaire

**Il constitue à mon avis la cause majeure de la cancérisation d'une cellule. Certaines macromolécules étrangères** entrées à l'intérieur de la cellule, de plus en plus abondantes au fil du temps, **vont progressivement géner, voire bloquer le fonctionnement des divers rouages** :
* Tyrosine kinases associées aux récepteurs membranaires.
* Cascades enzymatiques.
* Voie Ras et autres voies de transduction.
* Signaux de transcription.
* ADN nucléaire ou mitochondrial.

L'accumulation de déchets finit par **rompre certains équilibres physiologiques**, avec un déficit de certaines réactions et une exagération compensatrice, mais pathologique, d'autres réactions. Ma conviction est que cet empoisonnement prolongé de la cellule finit par entraîner des **altérations de l'ADN nucléaire** avec en **particulier rupture des liaisons hydrogène entre les deux chaînes d'ADN**, et par provoquer les **anomalies génétiques** (délétions, mutations, remaniements chromosomiques, amplification excessive, instabilité génique) qui conduisent au cancer.

Des travaux récents ont prouvé que certaines molécules exogènes pouvaient pénétrer dans la cellule, aller dans le noyau, se lier à l'ADN et agir sur cet ADN :
* Gottesfeld et coll. (1997) ont observé que des **polyamides synthétiques** présentaient une affinité pour l'ADN comparable à celle des protéines naturelles qui se fixent sur l'ADN. Ces polyamides se lient spécifiquement à des séquences cibles sur l'ADN et peuvent contrôler l'expression de certains gènes.

\* SCHUBBERT et coll. (1997) ont suivi le parcours d'**ADN de bactériophage** administré par voie orale à la souris. Cet ADN n'est pas totalement dégradé dans le tube digestif. Des fragments de cet ADN peuvent passer dans le sang et on les retrouve dans les cellules épithéliales, les hépatocytes, les lymphocytes B, les lymphocytes T et les macrophages. Cet ADN peut se lier de façon covalente à l'ADN de la souris, déterminant parfois des mutations et des cancers.

La cellule encrassée essaie probablement de se débarrasser des macromolécules exogènes qui l'encombrent. Elle utilise de l'énergie, avec des réactions chimiques aérobies. Des dérivés de l'oxygène sont libérés en excès, les fameux **radicaux libres** capables de léser les divers constituants de la cellule, en particulier l'ADN.

Les mécanismes intimes de la cancérisation seraient donc doubles :
\* **Liaison à l'ADN de molécules nocives**.
\* **Action destructrice de radicaux libres**.

### 4. L'encrassage des cellules immunes

Les cellules malignes apparues dans un organisme humain devraient normalement être rapidement détruites par les **cellules chargées de la surveillance immunologique des cancers**, c'est-à-dire les lymphocytes T CD8 et les cellules NK. Lorsque ce phénomène n'a pas lieu, une des raisons majeures pourrait être l'encrassage des cellules de défenses par des macromolécules essentiellement bactériennes et alimentaires. Effectivement LEVEY et SRIVASTAVA (1996) ont observé une altération de la machinerie nécessaire aux signaux de transduction dans les lymphocytes T, au cours de certains cancers.

Les divers mécanismes par lesquels l'encrassage peut mener au cancer sont schématisés sur la figure 70. Cette conception conduit à rechercher les rapports entre l'alimentation actuelle et le cancer.

## I. ALIMENTATION ET CANCER

### 1. Corrélations entre certains aliments et certains cancers

**La fréquence d'un cancer précis peut varier considérablement d'un pays à un autre**. Or si un individu, originaire d'un pays où la fréquence de ce cancer est x, **émigre** dans un pays où la fréquence est y, la fréquence observée chez les descendants de cet individu sera y. Ceci démontre l'influence majeure des facteurs de l'environnement. Parmi ceux-ci les habitudes alimentaires ont souvent été étudiées. Certaines corrélations ont été mises en évidence (HILLON et coll. 1985) (CLIFFORD et KRAMER 1993) (JOYEUX 1994) :

\* Cancer de l'œsophage et alcool + tabac, carences nutritionnelles.
\* Cancer de l'estomac et graisses saturées, produits laitiers, sel, produits fumés.
\* Cancer de l'intestin et graisses saturées.
\* Cancer du colon ou du rectum et viandes, graisses saturées, produits laitiers, bière, produits fumés.
\* Cancer du pancréas et viandes, graisses saturées, café.

*Alimentation et cancer*

**Figure 70 – COMMENT L'ENCRASSAGE PEUT CONDUIRE AU CANCER ?**

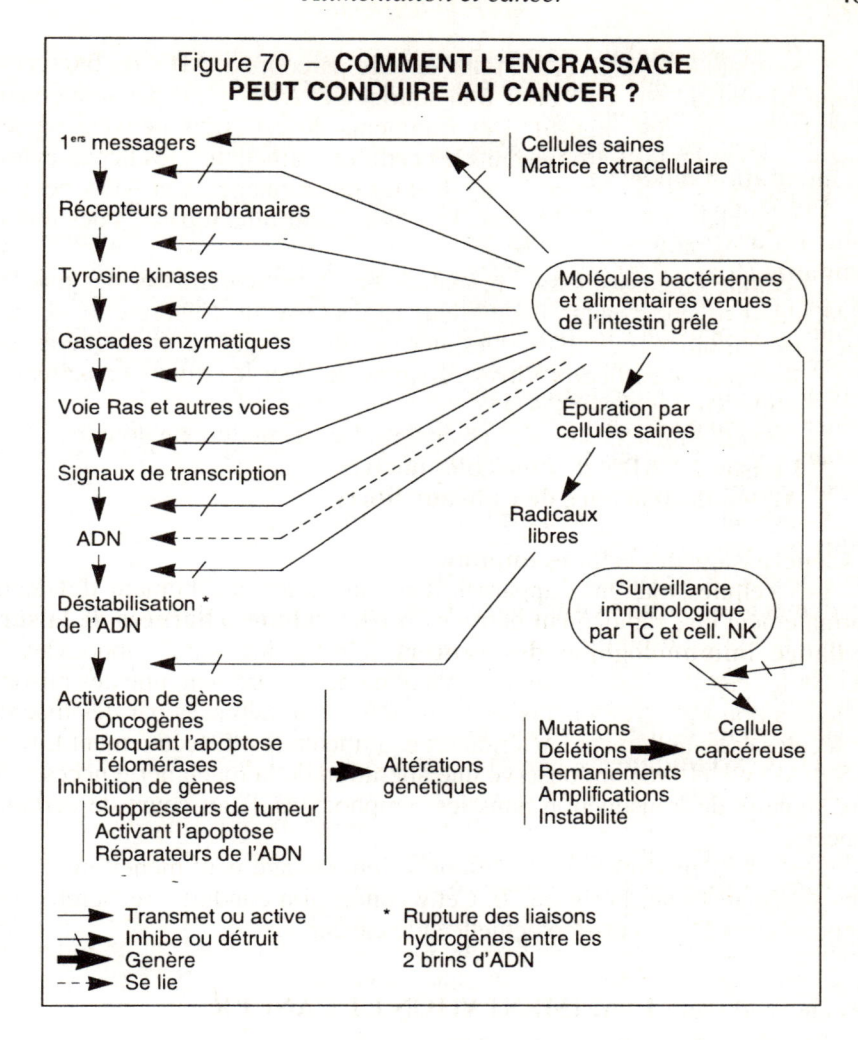

```
1ers messagers  ◄────────────    Cellules saines
    ▼        ◄──/                 Matrice extracellulaire
Récepteurs membranaires
    ▼        ◄──/
Tyrosine kinases                 ┌─────────────────┐
    ▼        ◄──/                │ Molécules bactériennes
Cascades enzymatiques            │ et alimentaires venues
    ▼        ◄──/                │ de l'intestin grêle
Voie Ras et autres voies         └─────────────────┘
    ▼        ◄──/                     Épuration par
Signaux de transcription             cellules saines
    ▼        ◄──/
ADN          ◄-- /                    Radicaux
    ▼                                  libres
Déstabilisation *
de l'ADN                             Surveillance
    ▼        ◄──/                    immunologique
                                     par TC et cell. NK
Activation de gènes
   Oncogènes
   Bloquant l'apoptose        Mutations        Cellule
   Télomérases      ══►       Délétions  ══►   cancéreuse
Inhibition de gènes           Altérations      Remaniements
   Suppresseurs de tumeur     génétiques       Amplifications
   Activant l'apoptose                         Instabilité
   Réparateurs de l'ADN
```

──► Transmet ou active     * Rupture des liaisons
─┤► Inhibe ou détruit         hydrogènes entre les
══► Genère                    2 brins d'ADN
--► Se lie

\* Cancer de l'ovaire, de l'utérus, de la prostate et graisses saturées.
\* Cancer du sein et viandes, graisses saturées.

**Lorsqu'on parle de viandes et de graisses saturées, il s'agit bien entendu de produits cuits.**

D'autre part, la nutrition moderne génère un **excès de polyamines alimentaires et surtout bactériennes**, qui favorisent la multiplication des cellules malignes (SEILER 1991).

## 2. L'exemple du cancer du sein

Les cancers sont fort nombreux et ont chacun leurs particularités. Il est impossible de les discuter tous. J'ai choisi le cancer du sein pour plusieurs raisons :

\* Il est **très fréquent**, touchant en France une femme sur dix.

\* Il est **de plus en plus répandu**, avec une incidence augmentant de 2 % chaque année (JOYEUX 1997).

\* Il est **redoutable**, mortel une fois sur trois, obligeant les patientes à subir des traitements lourds : amputation chirurgicale, radiothérapie, chimiothérapie, hormonothérapie.

\* Il peut parfaitement s'expliquer par un **encrassage, consécutif à l'alimentation moderne**.

Beaucoup d'auteurs ont insisté sur l'importance des hormones, en particulier les **œstrogènes**. 70 % des cancers du sein sont au départ **hormonodépendants** (JOYEUX 1997), ce qui signifie que les cellules malignes ont des récepteurs pour les œstrogènes. Ceux-ci favorisant la **croissance rapide** de la tumeur et peuvent expliquer la **résistance** de certaines tumeurs aux divers traitements. L'action stimulante des œstrogènes sur les cellules malignes est si forte que ni la radiothérapie, ni la chimiothérapie ne parviennent à éradiquer ces cancers rebelles. Pour juguler le danger des œstrogènes, on a recours à des médicaments antihormonaux, comme le tamoxifène, parfois à l'ablation des ovaires, voire des surrénales.

Cependant, si les œstrogènes ont un rôle aggravant, je ne crois pas qu'ils puissent provoquer les transformations malignes initiales. Pour élucider l'origine de ce cancer, je me tourne vers **l'alimentation** et j'accuse principalement **les viandes cuites et certaines graisses saturées**.

Le cas des **Japonaises** est fort instructif à cet égard (SCHATZKIN et coll. 1989). Il n'existe pas d'élevage de bétail au Japon, si bien que les Japonaises consommaient autrefois **très peu de viandes et de graisses saturées**. Les protéines et les lipides animaux étaient fournis par le poisson. Le **cancer du sein était exceptionnel**. Après la Seconde Guerre mondiale, deux constatations ont été faites :

\* Certaines Japonaises ont émigré à Hawaï ou aux États-Unis et ont adopté **le mode nutritionnel américain**. Leurs descendantes ont présenté des **cancers du sein aussi souvent que les Américaines**.

\* Au Japon même, certains aliments occidentaux ont été adoptés. La quantité de graisses absorbée chaque jour par un individu était en moyenne de 23 grammes en 1958. Elle est montée à 52 grammes en 1973 et le nombre de cancers du sein a augmenté de 30 %.

Ces données écartent une responsabilité des œstrogènes à la phase initiale du cancer. Certes les Japonaises prennent beaucoup moins la pilule contraceptive et les hormones substitutives de la ménopause. Cependant elles ont une sécrétion d'œstrogènes analogue à celles des Occidentales. Malgré cela, les Japonaises ne développaient presque jamais une tumeur du sein. L'alimentation moderne me semble le vrai coupable.

Les irritations locales répétées par un aliment dangereux ont été évoquées dans la genèse des cancers du tube digestif. Mais ce mécanisme simple ne peut tout expliquer. Si l'on prend le cas du **cancer du sein**, grandement facilité par la consommation de viandes cuites et de graisses saturées, il est plus logique d'admettre qu'une molécule alimentaire ou bactérienne, venue du grêle, a traversé la barrière intestinale, est passée dans le sang et est allée s'accumuler dans la glande mammaire, parce que sa structure lui conférait une affinité pour ce type de tissu. Cette **accumulation** croissante au fil des ans, finit par perturber le fonctionnement de certaines cellules et entraîne leur cancérisation.

## 3. Aliments dangereux et aliments protecteurs

Si l'on fait la synthèse des **données de la littérature** (JOYEUX 1994) (CLIFFORD et KRAMER 1993) (HILLON et coll. 1994), on constate que certains aliments augmentent le risque de cancer, alors que d'autres le diminuent.

Sont considérés comme **dangereux** :
* Les viandes.
* Les graisses en excès.
* Les graisses saturées d'origine animale.
* Les sucres en excès.
* Les aliments conservés.
* Le fumage.
* L'alcool.
* Le sel.

Sont considérés comme **protecteurs** :
* Les fruits.
* Les légumes.
* Les produits riches en fibres.
* Les huiles végétales.
* Les huiles de poisson.
* Les antioxydants : vitamines A, C, E.
* Certains minéraux : calcium, magnésium, sélénium.

La **frugalité** est certainement un élément favorable. Des rongeurs soumis à un régime hypocalorique ont nettement moins de cancers et vivent nettement plus longtemps que des rongeurs qui mangent à satiété. Le même phénomène a été constaté chez des singes.

## J. RÉGIME HYPOTOXIQUE ET PRÉVENTION DU CANCER

### 1. La logique du régime hypotoxique

Les cancérologues admettent qu'**une alimentation bien choisie** a certainement une action préventive, au moins partielle, dans beaucoup de cancers. Malheureusement, la définition de cette nourriture saine reste assez floue, ce qui a pour conséquence l'absence d'application pratique. Pourtant des études statistiques, portant sur de vastes séries de malades atteints de telle ou telle variété de cancer, ont permis d'identifier des **aliments dangereux** et des **aliments protecteurs**.

**Le régime hypotoxique me paraît fort indiqué dans la prévention des cancers et des leucémies**. En effet, si l'on examine le tableau XXV, on constate que, dans ce régime, les aliments dangereux sont très diminués ou absents, alors que les aliments protecteurs sont fortement représentés. Il existe une convergence entre :
* Les données de la littérature, déterminées par l'expérience pratique.
* Les conséquences logiques de ma conception sur le mécanisme du cancer.

On se trouve dans une situation analogue à celle rencontrée pour la PR (tableau XI). De plus, la nutrition ancestrale a des atouts supplémentaires, constitués par la suppression des laits animaux, la suppression des céréales

| Tableau XXV – **PRÉVENTION DES CANCERS COMPARAISON ENTRE LES DONNÉES CLASSIQUES ET LE RÉGIME HYPOTOXIQUE** ||
| --- | --- |
| ALIMENTS DANGEREUX | RÉGIME HYPOTOXIQUE |
| Viandes | Autorisées, mais crues |
| Graisses en excès | Nettement diminuées |
| Graisses saturées animales | Diminuées et crues |
| Sucres en excès | Nettement diminués au profit des fruits et du miel |
| Aliments conservés | Éliminés |
| Fumage | Toléré car rôle mineur par rapport à la cuisson |
| Alcool | Autorisé à dose modérée |
| Sel | Autorisé à dose modérée |
| ALIMENTS PROTECTEURS | RÉGIME HYPOTOXIQUE |
| Fruits | Abondants |
| Légumes | Abondants |
| Produits riches en fibre | Abondants |
| Huiles végétales | Abondantes et obtenues par première pression à froid |
| Huiles de poisson | Abondantes (poisson cru) |
| Antioxydants Vit. A, C, E | Prescrits |
| Minéraux Ca, Mg, Se | Prescrits |
|  | ÉLÉMENTS PROPRES AU RÉGIME HYPOTOXIQUE |
|  | Suppression des laits animaux Suppression des céréales domestiques Fort réduction des aliments cuits |

et la réduction marquée de la cuisson, ce qui revient à éliminer de nombreux facteurs cancérigènes, car :

\* Les produits laitiers, les céréales modernes et les aliments cuits au-dessus de 110 °C sont de grands fournisseurs de **molécules incassables par les enzymes humaines**, donc susceptibles d'aller encrasser les cellules, par l'extérieur comme par l'intérieur.

\* Le lait de vache contient des **facteurs de croissance**, capables de faire grossir un veau de 200 kilos en six mois. De tels facteurs pourraient être cancérigènes pour les humains, bien plus que leurs propres œstrogènes ou androgènes. Au cours des cinquante dernières années, la forte augmentation de la consommation des laitages a entraîné un changement dans la stature des Français qui ont gagné en moyenne 10 centimètres et 10 kilos par rapport à leurs grands-parents. Pendant cette période, certains cancers sont devenus plus répandus. Une relation de cause à effet est plausible.

\* Les aliments chauffés au-dessus de 110°C, en particulier les viandes grillées, sont bourrés de **substances cancérigènes**. Les effets nocifs de la cuisson, trop souvent négligés par les cancérologues, ont été soulignés par BURGER (1988) et par DANG (1990).

Je pouvais donc espérer que le changement nutritionnel, **en empêchant l'encrassage** extracellulaire, intracellulaire et au niveau des cellules immunes, parviendrait à éviter la formation d'un cancer chez de nombreux sujets.

## 2. Les résultats

Pour vérifier la valeur préventive de la diététique, **il était essentiel de comparer chez mes patients le nombre attendu de cancers et le nombre réel de cancers**.

Mon étude a porté sur **1 200 malades**, soit indemnes de cancer et de leucémie, soit ayant déjà eu un cancer ou une leucémie, mais apparemment guéris. Les sujets porteurs d'un cancer ou d'une leucémie en évolution ont été exclus. Ils peuvent servir à étudier l'action curative du régime, mais non son action préventive.

**Les cancers de la peau** (spinocellulaire, basocellulaire, mélanome) **ont été écartés**, car ils sont essentiellement provoqués par les rayons solaires et semblent indépendants du mode nutritionnel. **Tous les autres cancers ont été pris en compte, et en particulier** :

* Le cancer du poumon, à condition que le patient ait arrêté de fumer.
* Le cancer du col utérin, malgré son étiologie presque toujours virale.
* Le cancer du foie, malgré l'action favorisante des virus des hépatites B et C.

J'estime en effet qu'une mauvaise alimentation a un rôle de cofacteur dans ces tumeurs.

**Le nombre attendu de cancers N** a été calculé de la façon suivante :

* 35 Français sur 100 développent au cours de leur vie un cancer non localisé à la peau.
* La durée moyenne de la vie est en France de 76 ans.
* 1 200 personnes suivent, en moyenne depuis 5 ans et demi, le régime ancestral.

$N = 0{,}35 \times 5{,}5/76 \times 1\,200$.

**$N = 30{,}39$**.

**Le nombre réel observé de cancers a été de 3**. Ces trois cas sont les suivants :

Le premier correspond à des **métastases osseuses** survenues chez une femme de 42 ans, opérée deux ans auparavant d'un **cancer du sein** et ayant adopté mon régime alimentaire aussitôt après l'ablation de la tumeur. Ce cancer était **hormonodépendant**. Les ovaires n'avaient pas été enlevés ou irradiés et la malade avait refusé l'hormonothérapie antiœstrogène.

On peut admettre que les métastases osseuses existaient déjà lors de l'intervention chirurgicale et qu'elles se sont développées en dépit de la radiothérapie, de la chimiothérapie et de la diététique. **L'effet stimulant des œstrogènes** l'a emporté sur l'effet antitumoral des divers traitements.

La seconde observation est aussi un **cancer du sein**. Il s'agit d'une femme venue me consulter en 1995 pour une **sclérose en plaques** ayant débuté quatre ans plus tôt, à l'âge de 32 ans. Elle ne présentait heureusement aucune séquelle neurologique. Le régime alimentaire hypotoxique a probablement éteint la SEP, puisqu'aucune rechute n'est à noter depuis cinq ans, tableau contrastant nettement avec les fortes poussées émaillant la période précédente. Par contre, il a été récemment découvert un cancer du sein, heureusement de petite taille, dont l'exérèse vient d'être réalisée.

La malade attribue, avec quelque raison, un rôle favorisant au **stress prolongé** qui l'a accablé, pendant les quatre années où la SEP a été active. Elle craignait de devenir handicapée, elle avait peur que ses enfants développent aussi une SEP, elle était souvent déprimée comme cela arrive parfois dans la SEP. Un cancer du sein demande 10 à 15 ans pour devenir palpable. Il existait donc déjà lors de la période des poussées de SEP et a pu recevoir un coup de fouet. Il n'en reste pas moins que **le régime originel n'a pu enrayer la progression de la tumeur**.

Le troisième cas est **un cancer de l'estomac** apparu chez une femme de 62 ans, pratiquant ma méthode nutritionnelle depuis six ans. Grâce à celle-ci, elle avait obtenu la guérison d'une colopathie fonctionnelle, la régression de douleurs arthrosiques et le blocage évolutif d'une ostéoporose. Dans cette phase de santé retrouvée, sans que soient décelables des facteurs favorisants, a surgi ce cancer gastrique, qui a rapidement métastasé dans de nombreux organes et a emporté la malade en quelques mois.

**La diététique n'est donc pas une assurance à 100 % contre le cancer**. Ceci n'est pas surprenant, car elle diminue considérablement les produits cancérigènes absorbés par voie buccale, mais ne les supprime pas tous. D'autre part, même associée à un mode de vie hygiénique, elle laisse persister divers agents cancérigènes indépendants de l'alimentation.

Il reste que **l'écart entre 30 et 3 est très significatif sur le plan statistique**. Il a été observé dix fois moins de tumeurs malignes que ce qui était attendu. Cet écart démontre la **remarquable valeur préventive des cancers** du régime alimentaire de type originel. L'examen du tableau XXV permettait de le prévoir, l'expérience le confirme.

Comme le fait remarquer BESSON (1991), l'alimentation qui protège contre le cancer est la même que celle qui protège contre **l'athérosclérose**. Ceci ne me surprend pas, car :

\* Le cancer et l'athérosclérose sont souvent des **maladies d'encrassage**.

\* Il n'existe qu'**une seule façon de bien manger,** à laquelle on parvient par un raisonnement logique.

## K. RÉGIME HYPOTOXIQUE ET TRAITEMENT DU CANCER

### 1. Que peut-on attendre du changement nutritionnel ?

La diététique vise à **décrasser** les cellules restées saines dans l'organisme, les cellules assurant la surveillance immunologique des cancers et même les cellules cancéreuses et les cellules stromales qui les accompagnent. Les conséquences peuvent en être bénéfiques :

\* **Rétablissement de signaux** par lesquels la cellule saine peut parfois normaliser la cellule maligne. L'emploi de l'interféron $\alpha$ dans la leucémie à tricholeucocytes et celui de l'acide tout trans rétinoïque dans la leucémie à promyéolocytes soulignent l'intérêt d'un tel phénomène.

\* **Rétablissement de jonctions communicantes** entre cellule saine et cellule maligne, permettant à la première de corriger l'état de la seconde.

\* **Activation des lymphocytes T CD8 et des cellules NK**, qui deviennent plus performants dans la destruction des cellules cancéreuses.

\* **Induction d'une apoptose sélective** des cellules malignes par des messages émis par les cellules saines.

\* Pour JANECEK (1997), le régime hypotoxique agit également **en diminuant fortement les entrées dans le sang de polyamines alimentaires et bactériennes** venues de l'intestin grêle, car :

– Il exclue certains aliments riches en polyamines.
– Il éradique certaines bactéries riches en polyamines.
– Il restaure l'étanchéité de la muqueuse du grêle. Or les cellules tumorales sont avides de polyamines, nécessaires pour leur prolifération (SEILER et MOULINOUX 1996).

**Je prévoyais donc certains succès et aussi certains échecs**, car le régime de type originel risquait de s'avérer impuissant dans certains cas :

\* Cancers non dus à un encrassage.
\* Cancers hormonodépendants.
\* Cancers trop évolués, avec destruction de trop de structures dans les cellules pour que celles-ci soient encore influençables.
\* Cancers trop étendus, de par le volume de la tumeur et le volume des métastases.

### 2. Les résultats

Dans les cancers, je dispose actuellement de **42 dossiers** avec un recul variant de 1 à 14 ans. On peut distinguer cinq situations :

a) *Cancers au stade terminal (5 patients)*

Certaines personnes viennent me voir à une phase trop avancée. Le cancer a résisté aux divers traitements et de volumineuses métastases ont été détectées en plusieurs endroits de l'organisme. À ce stade, même le jeûne complet, même l'exclusion totale d'aliments nocifs, n'empêchent pas la tumeur de progresser. **Un point de non retour a été franchi**. Il convient donc de commencer la diététique le plus précocement possible, lorsque l'organisme a encore des ressources pour combattre les cellules malignes.

Même dans des cas désespérés, **le régime ancestral conserve quelques effets bénéfiques**. Il semble allonger la durée de survie et adoucir les maux, en conjonction avec les médicaments anti-douleur.

b) *Cancers évolutifs sous chimiothérapie (11 patients)*

Il s'agit de sujets encore en bon état général, mais atteints de cancers graves, ayant dépassé les ressources de la chirurgie et de la radiothérapie, soit en raison d'une extension locale importante, soit en raison de métastases trop nombreuses ou mal placées.

**Le changement nutritionnel** a probablement retardé plus ou moins l'échéance fatale chez certains de ces malades, mais **n'est pas parvenu à en sauver un seul**. Peut-être parce qu'il s'agissait de formes sévères. Sans doute aussi parce que la **chimiothérapie contrarie l'action de la diététique**. En effet, celle-ci vise à renforcer la vitalité des cellules saines, chargées d'éliminer ou de normaliser les cellules malignes. La chimiothérapie cherche à détruire les cellules malignes, mais agresse aussi les cellules saines, ce qui va à l'encontre du but du régime.

Un point positif est que **le régime hypotoxique aide grandement à supporter la chimiothérapie**. Celle-ci, quand elle est lourde, s'avère une épreuve fort pénible. Or tous les malades qui ont subi des cures de chimiothérapie avant et après l'adoption de la diététique ont fait la même observation : la tolérance aux divers médicaments est nettement accrue.

c) *Cancers en rémission (17 patients)*

Ce groupe rassemble des individus chez qui la chirurgie ou la radiothérapie ou la chimiothérapie ou la conjonction de deux ou trois de ces méthodes a obtenu la rémission du cancer. **Sous régime ancestral, aucun d'entre eux n'a présenté de récidive** jusqu'à présent. Sachant qu'une proportion non négligeable de tumeurs resurgit après un délai variable, sous forme de reprise locale ou de métastases, on peut considérer comme fort probable que la pratique d'une nutrition saine a contribué à ce bon résultat.

d) *Cancers évolutifs traités par le régime seul (8 patients)*

**Je n'ai jamais demandé à un malade d'arrêter une chimiothérapie. Mais certains sujets ne prenaient pas ce traitement**, soit parce qu'il était inutile dans leur type de cancer, soit parce que les cures étaient terminées depuis un temps assez long, soit parce que le sujet lui-même avait refusé de prendre ces médicaments. Je dispose donc de huit observations où la diététique a été la seule thérapeutique.

**Deux échecs** ont été enregistrés :

\* Un cancer de la parotide, de faible malignité, dont l'extension oblige à pratiquer de temps en temps une ablation partielle, l'exérèse totale s'avérant impossible. L'évolution n'a été aucunement modifiée par le régime hypotoxique.

\* Un cancer du sein compliqué de métastases ovariennes, osseuses et péritonéales. Après ablation des ovaires et mise en œuvre d'une chimiothérapie intensive, la diététique a été le seul traitement pendant six mois. À ce terme, l'alerte a été donnée par une remontée du marqueur CA-15.3. Quatre petites métastases osseuses ont été détectées et une chimiothérapie limitée au 5 fluorouracile a été instaurée. Après deux ans de régime, cette femme reste en bonne forme, avec des métastases osseuses de volume réduit et un péritoine apparemment indemne.

Quant aux **six succès**, je les commenterai par ordre chronologique :

1) Une femme de 72 ans, atteinte d'une **leucémie aiguë myélomonocytaire** (LAM 4 pour les spécialistes). L'examen du sang révélait plusieurs anomalies :

\* Une anémie modérée, avec 3 640 000 hématies.

\* Une leucocytose, avec 15 000 leucocytes.

\* Une myélémie, ce qui correspond à la présence de précurseurs des granulocytes.

\* Un excès de monocytes, quatre fois plus nombreux que le chiffre normal maximum.

L'examen de la moelle osseuse confirmait le diagnostic de LAM 4.

Cette hémopathie a un mauvais pronostic. Effectivement les diverses chimiothérapies essayées pendant 2 ans et demi s'étaient avérées inefficientes. La malade a commencé le régime hypotoxique à un moment où elle ne prenait aucun médicament. Elle n'a pas eu besoin ensuite de recourir aux médications, car elle s'est rapidement améliorée. Trois mois plus tard, elle était en rémission, avec disparition de l'anémie, de la leucocytose, de la myélémie et de la monocytose. Les monocytes étaient 16 fois moins nombreux qu'au départ. Depuis trois ans, la rémission complète persiste.

2) Un homme de 69 ans, souffrant d'un **cancer de la prostate**. Une hypertrophie prostatique bénigne existait depuis 10 ans. Des signes inquiétants étaient apparus récemment :

* À l'échographie de la prostate, découverte de deux nodules fort suspects, l'un de 10 mm, l'autre de 15 mm de diamètre, à l'intérieur de la glande.

* Élévation du PSA (antigène spécifique de la prostate) à 15 unités, alors que le taux normal est inférieur à 5 unités.

Le diagnostic de cancer de la prostate était plus que probable, puisqu'un premier thérapeute avait proposé l'exérèse de l'organe et un second thérapeute une radiothérapie. Mais le patient, qui avait entendu parler de mes travaux, a souhaité essayer d'abord le changement nutritionnel.

Les résultats ont été très favorables. Les nodules ont diminué de volume à l'échographie et le PSA est progressivement retombé à 3,9 unités. L'évolution à distance a été excellente. Les bilans de contrôle n'ont jamais décelé la moindre métastase. Le recul est aujourd'hui supérieur à 5 ans. Les critiques feront remarquer que le diagnostic de cancer de la prostate est seulement une probabilité et non une certitude, aucune vérification histologique n'ayant été pratiquée.

3) Un autre cas de **cancer de la prostate** est venu confirmer cette intéressante observation. L'évolution a été analogue avec une diminution rapide du volume de la tumeur et un retour progressif à la normale du PSA. Le diagnostic avait été confirmé par des biopsies.

Dans le cancer de la prostate débutant, l'analyse de près de 60 000 patients (DEARNALEY et MELIA 1997) a permis de comparer les résultats des trois thérapeutiques classiques : chirurgie, radiothérapie et surveillance simple. Ce dernier choix est possible car les métastases ne sont pas obligatoires dans ce cancer. Si elles surviennent, on a recours aux antiandrogènes. Le pourcentage des survivants à 10 ans est pratiquement identique pour les trois options. La meilleure attitude me paraît donc être **la surveillance couplée au régime alimentaire ancestral**, avec en cas d'échec recours à l'un des trois traitements classiques.

4) Une femme de 47 ans, atteinte d'un **cancer du colon** sigmoïde avec un **nodule métastatique hépatique**. Le segment intestinal touché est enlevé et l'on administre du 5-fluorouracile et du levamisole, médicaments classiques dans ce type de cancer. Sous régime ancestral, cette chimiothérapie est allégrement supportée, sans que se manifeste aucun des effets indésirables du 5-fluorouracile. Les médications sont ensuite arrêtées et la diététique est poursuivie seule, pendant un an. On procède alors à l'exérèse du nodule hépatique dont le volume n'a pas augmenté au cours de la période

« régime seul ». Deux ans après l'intervention chirurgicale, la malade se dit en excellente forme.

5) Une femme de 59 ans, chez qui un **cancer du sein** avait été découvert trois ans plus tôt. Malgré un traitement classique bien conduit, cinq mois avant qu'elle ne vienne me consulter, sont détectées presque simultanément :

\* **Une métastase osseuse** d'un centimètre de diamètre, sur l'os pariétal gauche, responsable de crises d'épilepsie.

\* **Une métastase pulmonaire** de trois centimètres de diamètre

\* **Deux métastases hépatiques**, chacune avec deux centimètres de diamètre.

Une chimiothérapie et des corticoïdes ont été administrés. Les métastases ont diminué de volume, mais sont toujours présentes. Quand je vois la malade pour la première fois, la chimiothérapie a déjà été arrêtée.

Un tel tableau a un **pronostic extrêmement mauvais**. La guérison semble impossible et une issue fatale est à prévoir, à plus ou moins longue échéance. Je conseille cependant le régime ancestral, sans espérer vraiment qu'il puisse être salvateur.

Et pourtant **un succès stupéfiant est obtenu**. Quatre mois après le début du régime, les métastases osseuse, pulmonaire et hépatiques ont disparu. Les techniques d'imagerie médicale les plus pointues n'en retrouvent plus la moindre trace. Le marqueur CA-15.3 qui se situait à 46 unités est tombé à 13 unités, ce qui est physiologique. Depuis lors, cette femme va très bien et le recul est de deux ans.

6) Un homme de 48 ans, africain de race noire, s'est vu infliger un an auparavant le diagnostic redoutable **d'hépatite à virus B** compliqué d'une **cirrhose** et surtout d'un **cancer du foie** (hépatocarcinome). La moitié droite du foie, bourrée de nodules tumoraux, a été enlevée. Il n'existe aucune métastase décelable, mais dans la moitié gauche restante du foie, les scanners et les échographies mettent en évidence **deux nodules cancéreux**, ayant un diamètre de 11 mm et 5 mm. Aucune chimiothérapie n'a été possible, en raison de la présence du virus de l'hépatite B.

Le changement nutritionnel n'a aucun effet sur le virus, mais agit par contre remarquablement sur le cancer. Alors qu'ordinairement les nodules hépatiques doublent leur masse tous les deux mois, ils ont d'abord diminué de volume, puis sont devenus indétectables par l'IRM. Le taux du marqueur AFP est passé de 36 mg à 9,8 ng, taux normal confirmant une **diminution ou une disparition des cellules malignes**. Ce bon résultat est maintenu depuis un an. Sachant que la durée de vie moyenne dans un tel cancer est de 6 mois, on peut parler de **succès net**.

e) *Cancers pour lesquels le régime a été interrompu (2 patients)*

Un homme de 66 ans, atteint d'un **cancer de l'estomac**, avait subi une gastrectomie totale, suivie de radiothérapie et chimiothérapie. Sous régime hypotoxique, il était en rémission clinique, avec un taux normal du marqueur CA-19.9. Hospitalisé pour une raison indépendante du cancer, il consomme à nouveau une nourriture « normale ». La tumeur repart sur un mode flamboyant et métastase en de nombreux sites. Il est emporté en un mois.

Une femme de 60 ans a dû se résoudre à l'ablation de ses **ovaires** devenus **cancéreux**. Après une chimiothérapie, elle a adopté le régime ancestral et est demeurée en rémission pendant 3 ans. Percutée par une voiture alors qu'elle traversait à pied un passage clouté, elle est victime d'une fracture du tibia et du péroné, elle développe un état dépressif transitoire et abandonne la diététique pendant deux mois. On constate alors que le marqueur CA-125, resté normal à 8 unités, remonte en quelques semaines à 88 unités, traduisant une reprise du processus tumoral.

Chez ces deux personnes, le redémarrage du cancer lors de l'arrêt de la diététique n'est sans doute pas une coïncidence. Il est probable que le changement nutritionnel n'éradique pas toutes les cellules malignes, mais diminue seulement énormément leur nombre. Ce raisonnement paraît corroboré pour le cancer de la prostate qui semble aussi répandu en Extrême-Orient que dans les pays occidentaux, mais qui tue dix fois moins parce qu'il reste le plus souvent minuscule (GARNICK et FAIR 1999). Les cellules malignes bridées par l'alimentation ancestrale, prolifèrent à nouveau en cas de retour à la nourriture moderne.

## L. CONCLUSION

### 1. Le point sur la cancer

Il y a quelques décennies, cancers et leucémies étaient des maladies totalement incurables avec une pathogénie totalement inconnue. De nos jours, d'incontestables progrès ont été accomplis :

\* **On connaît de mieux en mieux les mécanismes** qui conduisent une cellule normale à devenir maligne. Ceci est un acquis essentiel, car une bonne compréhension de l'ennemi est nécessaire afin de pouvoir mettre au point des armes capables de le combattre avec succès.

\* **On dispose de traitements efficaces dans environ 50 % des cas.** La chirurgie, la radiothérapie, la chimiothérapie et l'hormonothérapie parviennent assez souvent, soit à éradiquer la tumeur, soit à la tenir en respect pendant de nombreuses années.

**Pourtant le chemin à parcourir reste considérable**. Les conclusions du professeur SCHWARTZ (1996) correspondent à la réalité. Les thérapeutiques actuelles sont limitées par leur **manque de spécificité** : la chirurgie, la radiothérapie et surtout la chimiothérapie tuent trop de cellules saines en même temps que les cellules dégénérées. Les chercheurs doivent faire preuve d'imagination et proposer des **voies nouvelles**, si l'on veut sortir de cet impasse.

### 2. Le point sur le régime

Le régime de type originel mérite de prendre une grande place dans la lutte contre le cancer, et ceci pour plusieurs raisons :

1) Il ne fait courir aucun danger et ne comporte **aucune carence**.
2) Il a une **valeur préventive** tout à fait remarquable.
3) Il a une **valeur curative** dans une proportion assez élevée de cas.
4) Il **aide à supporter la chimiothérapie** et il **améliore le confort** des patients.

5) Il est **spécifique**, car il respecte les cellules normales. Mieux encore, il renforce leurs capacités à normaliser ou à détruire les cellules malignes.

Cependant la diététique n'est **pas toujours efficace**. Elle enregistre des échecs, rares en prévention, plus fréquents en cure. Au total, elle apparaît comme **une arme à toujours utiliser** :

* **Comme méthode préventive**, en association avec d'autres mesures : suppression du tabac, diminution de l'exposition aux autres agents cancérigènes, apport de vitamines et de minéraux, surtout ceux à action antioxydante qui s'opposent aux radicaux libres.

* **Comme traitement curatif**, en association avec les traitements classiques (chirurgie, radiothérapie, chimiothérapie, hormonothérapie) et seul lorsque les autres thérapeutiques ont été arrêtées, lorsque le malade est considéré en rémission.

**On ne peut jamais prédire avec certitude dans quels cas le régime hypotoxique va réussir**. Le rappel de deux observations de cancer du sein illustre ce point :

* La diététique pratiquée depuis 5 ans guérit une sclérose en plaques, mais ne peut étouffer une tumeur mammaire pourtant petite. C'est un **échec inattendu**.

* La diététique efface les métastases osseuse, pulmonaire et hépatiques d'un cancer du sein semblant avoir largement franchi le point de non retour. C'est un **succès inespéré**.

Il faut donc toujours se souvenir que **chaque malade est particulier** et que des milliers de paramètres interviennent, variables d'un individu à un autre. Il convient de tenir compte des résultats souvent bons du régime, sans verser dans un pessimisme exagéré ou un optimisme outrancier.

CHAPITRE 22

# LA THÉORIE DE L'ÉLIMINATION

> « *L'intestin n'est pas seulement un organe d'absorption, mais aussi un puissant émonctoire chargé d'éliminer les matières indésirables.* »
> Guy-Claude BURGER.

> « *Un grand nombre de globules blancs assurent tout au long de notre existence une fonction importante et jusqu'ici sous-estimée de détoxication et d'élimination.* »
> R. INDERST, K. RANSBERGER et K. MAEHDER.

## A. EXISTENCE D'UNE ÉLIMINATION

Au cours des chapitres précédents, nous avons vu que des **déchets bactériens et alimentaires en provenance de l'intestin grêle** pouvaient être responsables de nombreux états pathologiques :

\* Les **peptides immunogènes** et les **protéines superantigènes** sont impliqués dans le développement de **maladies auto-immunes ou xénoimmunes**.

\* Les **autres molécules**, incapables de provoquer une réponse immunitaire franche, vont encombrer certains tissus, polluant aussi bien le milieu extracellulaire que les cellules elles-mêmes, ce qui se traduit par **diverses maladies dites d'encrassage**.

Un **régime alimentaire** bien choisi améliore considérablement la situation, en modifiant plusieurs paramètres :

\* Restauration d'une flore bactérienne physiologique, d'où une **réduction marquée des molécules bactériennes dangereuses**.

\* Consommation d'aliments compatibles avec les enzymes et les mucines de l'intestin grêle, d'où une **réduction marquée des molécules alimentaires dangereuses**.

\* Réparation des atteintes des entérocytes (lyse ou disjonction), avec **récupération d'une étanchéité normale de la muqueuse intestinale**, ce qui suffit à empêcher le passage de la plupart des molécules nocives.

Le flux de substances toxiques venu de l'intestin se tarit. Mais ceci ne suffit pas à expliquer la forte amélioration ou la guérison de maladies traditionnellement considérées comme incurables. Il faut admettre que les déchets accumulés dans les tissus et les cellules peuvent être mobilisés et expulsés hors de l'organisme. **Il existe** donc **une élimination**. Celle-ci est plus ou moins rapide, mais toujours **progressive**. C'est pourquoi le bénéfice obtenu par la diététique est lui aussi progressif.

C'est finalement **la balance entre les apports et les sorties de déchets** qui **commande l'évolution** et l'on peut avancer les propositions suivantes :

\* Lorsque les apports dépassent les sorties, l'aboutissant plus ou moins tardif est une maladie.

\* Lorsque les sorties dépassent les apports, le retour vers la normale est envisageable.

\* L'élimination partielle des déchets se traduit par une amélioration.

\* L'élimination totale des déchets se traduit par une rémission complète.

Bien entendu, des **facteurs génétiques** viennent influencer ce tableau. Le polymorphisme des mucines intestinales, des enzymes des entérocytes, des enzymes de diverses cellules, font que la résistance aux excès d'apports et les capacités d'élimination varient d'un individu à l'autre.

### B. LES VOIES DE L'ÉLIMINATION

Pour expulser les molécules indésirables, l'organisme dispose de **divers émonctoires** :

1) **Le rein** n'a certainement qu'un rôle mineur. Chez le sujet normal, l'urine ne contient que de l'urée et des ions. Ce n'est qu'à l'état pathologique, lorsque le filtre glomérulaire est atteint, que le rein laisse passer des protéines.

2) **Le foie** a au contraire une grande importance et certaines substances sont excrétées avec **la bile**. Nous avons vu, dans l'observation de dépression nerveuse endogène rapportée au chapitre 19, comment des chasses biliaires ont longtemps retardé l'apparition des troubles psychiatriques.

3) **Le colon** est également au premier plan. BURGER (1988) a bien décrit, chez les sujets suivant son régime, des réactions d'épuration se déroulant au niveau du gros intestin : ballonnements, flatulence, émission assez fréquente de selles trop liquides. Il ne s'agit pas d'une colite, car ces phénomènes sont indolores. Il faut les respecter et même les favoriser, et dans ce but BURGER administre de la casse.

La présence d'un organe aussi volumineux que le colon doit avoir une utilité biologique, autre que le simple transit des résidus de la digestion. À mon avis, **par opposition au grêle qui est d'abord un organe d'absorption, le colon est d'abord un organe d'élimination**. Certaines molécules nuisibles amenées par le sang traversent la paroi du colon et tombent dans la lumière digestive.

4) **Le grêle** absorbe au niveau des villosités, mais sécrète au niveau des cryptes. Il a donc un rôle dans l'expulsion de certaines substances.

5) **La peau** participe sans doute aux processus d'épuration. Les **sécrétions** des glandes sudoripares, la **desquamation** des cellules épithéliales, la pousse des **phanères** sont autant de voies offertes pour la sortie de certains déchets.

6) **Les bronches** constituent également un émonctoire, grâce à leur muqueuse qui sécrète d'importantes quantités de **mucus** et à la desquamation des cellules épithéliales.

7) **La muqueuse de la sphère ORL et la conjonctive oculaire** ne sont pas négligeables car leurs cellules épithéliales sont fréquemment renouvelées par mitoses, avec **chute de cellules mortes** pouvant emporter avec elles des substances dangereuses. De plus certaines de ces muqueuses sont dotées de **sécrétions** : liquide nasal, salive, larmes.

## C. LES MÉCANISMES DE L'ÉLIMINATION

Les molécules nocives auront un destin différent selon qu'elles sont ou non accessibles à l'action des enzymes contenues dans l'organisme humain.

### 1. Molécules accessibles à l'action des enzymes

**Elles pourront être modifiées**, jusqu'à aboutir à une forme permettant leur élimination. Ainsi certains xénobiotiques subiront une **oxydation** par les parooxonases (LA DU 1996), favorisée par les cytochromes P450, puis une **sulfoconjugaison** ou une **glycuroconjugaison**, suivies de leur excrétion par la **bile**.

### 2. Molécules inaccessibles à l'action des enzymes

**Le nombre des enzymes est grand**, probablement de l'ordre de 10 000 à 20 000, mais **limité**. Or les enzymes ne sont pas des passe-partout, mais se comportent comme des clefs. Chaque enzyme ne peut agir qu'en se fixant sur une **site de reconnaissance spécifique**.

Les enzymes digestives sont à mon avis adaptées aux **aliments ancestraux**. Ceux-ci seront scindés en **petites molécules** qui seront seules à traverser une barrière intestinale normale, alors que les grosses molécules comme les fibres de cellulose resteront dans la lumière digestive. **Peu ou pas de macromolécules alimentaires** pénétreront dans la circulation générale.

La flore intestinale physiologique, constituée de **bactéries** nombreuses mais **saprophytes**, ne suscitera pas de réponse agressive de la part de la paroi intestinale. Les bactéries n'étant pas lysées, **peu ou pas de macromolécules bactériennes** accéderont à l'intérieur de l'organisme.

Les enzymes cellulaires n'auront pratiquement à traiter que de petites molécules alimentaires auxquelles elles sont adaptées. Il n'y aura que **peu ou pas d'encrassage et peu ou pas de nécessité d'élimination**.

Les enzymes digestives ne sont pas adaptées à certains **aliments modernes**. La digestion imparfaite laissera persister de **nombreuses macromolécules alimentaires**.

Les modifications du chyle (chapitre 3) retentissent sur la flore intestinale qui va s'orienter vers une flore de putréfaction avec apparition **de diverses bactéries pathogènes**. Ces bactéries provoquent une réponse agressive de la paroi du grêle. Certaines sont lysées, avec production de **nombreuses macromolécules bactériennes**.

Lorsque les macromolécules alimentaires et bactériennes déferlent à travers une muqueuse du grêle trop perméable pour entrer dans le sang, **les**

**enzymes cellulaires sont désarmées** face à la plupart de ces molécules auxquelles elles ne sont pas adaptées. L'accumulation des molécules étrangères peut conduire, soit à une maladie auto-immune, soit à une maladie d'encrassage.

L'organisme a donc tout intérêt à éliminer ces substances dangereuses. Mais il est incapable de les cataboliser. La seule ressource est de **les transporter entières**, depuis le sang jusqu'à l'extérieur de l'organisme, à travers un émonctoire. Ce transport est assuré par certains globules blancs, les **macrophages** et les **granulocytes neutrophiles**. Mais ces cellules émettent des cytokines au cours de leur cheminement, qui vont attirer avec elles d'autres cellules : lymphocytes, mastocytes, granulocytes éosinophiles, etc. Ainsi se constitue un **infiltrat inflammatoire dans la paroi de l'émonctoire**.

### D. L'ÉLIMINATION PHYSIOLOGIQUE ET SA VALEUR THÉRAPEUTIQUE

L'élimination n'entraîne aucun trouble tant que **la quantité de déchets incassables à transporter par les globules blancs reste modérée**. Un tel processus peut être considéré comme physiologique.

**Chez les humains qui consomment l'alimentation moderne, il existe une élimination physiologique d'intensité variable.** Forte chez certains privilégiés, elle protège contre de nombreuses maladies. Faible chez d'autres, elle a de surcroît tendance à diminuer avec l'âge, à mesure que l'accumulation de molécules exogènes bloque davantage de rouages dans l'organisme.

**Chez les sujets qui adoptent le régime ancestral, ces rouages se décrassent progressivement. Les déchets sortent de leurs gîtes et passent dans le sang**, ce qui provoque des manifestations d'inconfort : céphalées, nervosisme, asthénie, troubles digestifs, aphtes. Ces signes mineurs ne doivent pas inquiéter. Ils persistent souvent pendant toute la période où le patient maigrit. De nombreux produits nocifs qui s'étaient déposés dans le tissu adipeux sont déversés dans la circulation générale. Les petits malaises disparaissent après une épuration qui est le plus souvent une chasse biliaire ou une selle liquide parfois accompagnées d'une rhinorrhée (écoulement nasal) ou d'une sortie abondante de pellicules dans le cuir chevelu. On peut l'interpréter comme **le passage des produits toxiques depuis le sang jusqu'au milieu extérieur**. De tels épisodes peuvent se répéter. Ils diminuent de fréquence et d'intensité, à mesure que se nettoie l'organisme.

L'effet thérapeutique de la **diététique** s'appuie sur une double action au niveau des déchets alimentaires et bactériens : **forte réduction des apports et forte augmentation de l'élimination**.

Les processus d'épuration consomment de l'énergie. Il me semble donc logique d'**associer au régime originel des minéraux, des oligo-éléments et des vitamines**.

### E. L'ÉLIMINATION PATHOLOGIQUE

Lorsque **la quantité de molécules incassables à transporter est abondante**, le nombre de globules blancs mobilisés devient important et la quan-

tité de cytokines libérées par ces globules blancs s'accroît. **Le processus d'épuration devient intensif.** Sans arrêt, de nouveaux déchets sortent du sang, traversent l'épaisseur d'un émonctoire et sont amenés à la surface. Là, **les molécules nuisibles sont rejetées** de plusieurs manières :
* Expulsion des cellules avec les déchets qu'elles contiennent.
* Déversement des déchets dans un liquide de sécrétion.
* Transmission des déchets à d'autres cellules dont l'organisme se débarrasse facilement, par exemple les cellules de l'épiderme qui vont desquamer.

L'épuration est efficace, mais elle a l'inconvénient de provoquer une **inflammation chronique de l'émonctoire**. Cette inflammation est responsable à elle seule ou en conjonction avec des cofacteurs (bactéries, virus, allergènes, polluants, aliments, etc.) de **maladies qui varient selon l'émonctoire emprunté**. Le choix de celui-ci dépendant sans doute de la structure des molécules. La voie biliaire est apparemment la moins dangereuse. Les chasses biliaires n'entraînent pas d'affection grave. Leur seul inconvénient est la déperdition en minéraux, en particulier en phosphore.

Par contre, la traversée des autres émonctoires peut, à mon avis, avoir des conséquences pathologiques :
* Au niveau du **colon** : colopathie fonctionnelle, colite lymphocytaire, colite collagène et maladie de Crohn.
* Au niveau de la **peau** : acné, certains eczémas, psoriasis et peut-être ichtyose, kératodermie.
* Au niveau des **bronches** : bronchite chronique et asthme.
* Au niveau des **muqueuses auditive, buccale, nasale, pharyngée, laryngée, conjonctivale** : otite, angine, sinusite, rhume des foins, rhinite chronique, œdème de Quincke, conjonctivite allergique, aphtes et maladie de Behçet.

Il existe donc, à mon avis, une véritable pathologie d'élimination (SEIGNALET 1996b) dont les manifestations polymorphes sont présentées sur la figure 71. J'expliquerai pour chacune de ces maladies pourquoi elles peuvent résulter d'un processus d'élimination. N'est-il pas frappant de constater la présence d'un **infiltrat inflammatoire analogue dans la paroi colique du Crohn, le derme du psoriasique et la sous-muqueuse bronchique de l'asthmatique** ?

## F. COMMENT PRÉVENIR OU TRAITER LA PATHOLOGIE D'ÉLIMINATION ?

La cause première des problèmes étant l'alimentation moderne, il convient de proposer **un régime** sans céréales (sauf le riz), sans produits laitiers, riche en aliments crus et en huiles biologiques, accompagné de magnésium, d'oligo-éléments, de vitamines et de ferments lactiques.

Le changement nutritionnel diminue fortement les apports et accroît nettement les éliminations de molécules nocives. La quantité de déchets contenus dans l'organisme s'abaisse progressivement. Par suite **le flux de cellules épuratrices qui traversait les émonctoires se tarit** à son tour. Ce **décrassage des émonctoires** peut prévenir ou guérir une maladie.

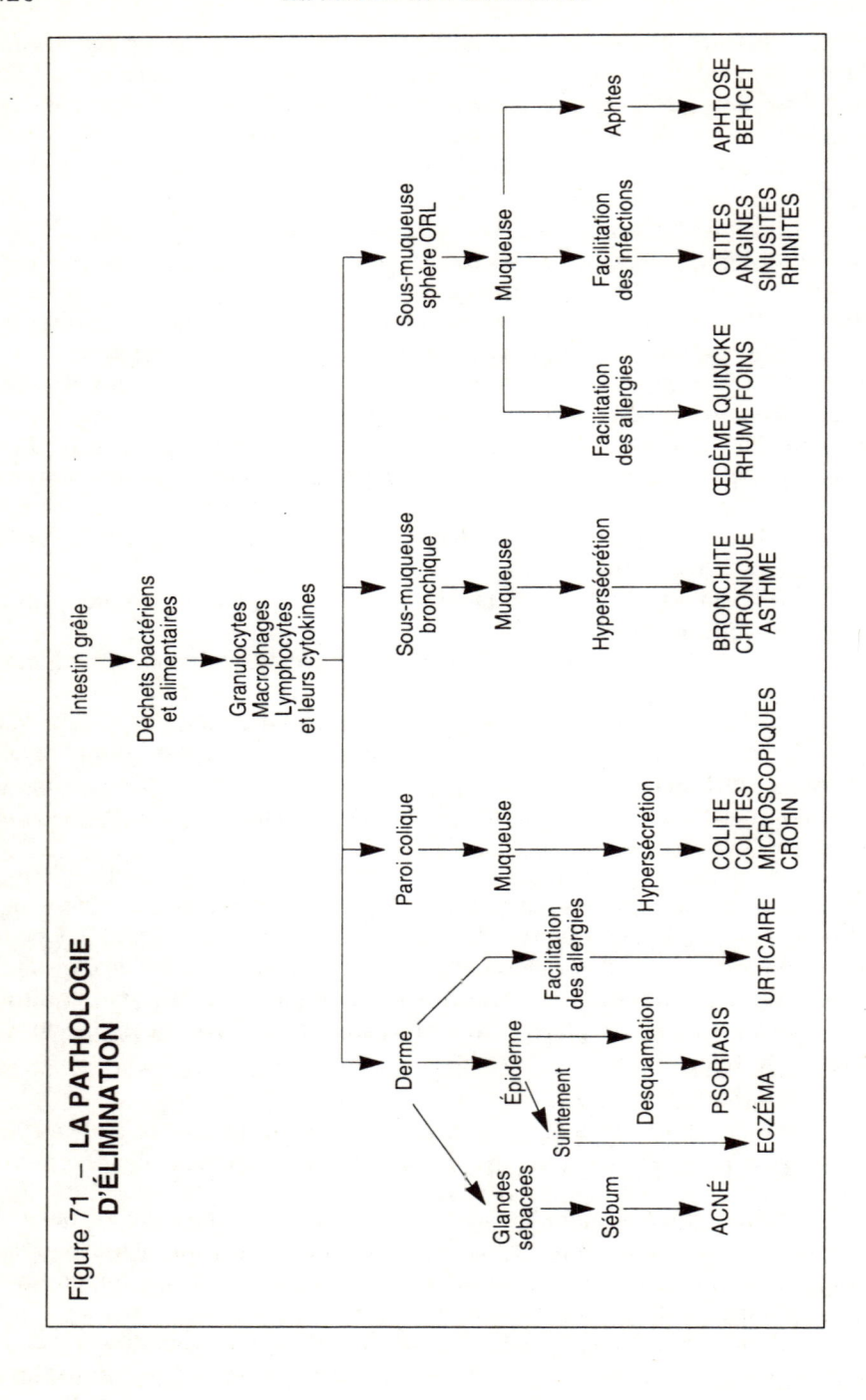

426   *La théorie de l'élimination*

Figure 71 – **LA PATHOLOGIE D'ÉLIMINATION**

Intestin grêle
→ Déchets bactériens et alimentaires
→ Granulocytes Macrophages Lymphocytes et leurs cytokines

- Derme
  - → Facilitation des allergies → Hypersécrétion → URTICAIRE
  - → Épiderme
    - → Suintement → ECZÉMA
    - → Desquamation → PSORIASIS
  - → Glandes sébacées → Sébum → ACNÉ
- Paroi colique → Muqueuse → Hypersécrétion → COLITE, COLITES MICROSCOPIQUES, CROHN
- Sous-muqueuse bronchique → Muqueuse → Hypersécrétion → BRONCHITE CHRONIQUE, ASTHME
- Sous-muqueuse sphère ORL → Muqueuse
  - → Aphtes → APHTOSE BEHCET
  - → Facilitation des infections → OTITES ANGINES SINUSITES RHINITES
  - → Facilitation des allergies → ŒDÈME QUINCKE RHUME FOINS

CHAPITRE 23

# LA PATHOLOGIE D'ÉLIMINATION COLIQUE

> « Il faut nécessairement expérimenter avec une idée préconçue. Mais celle-ci ne doit pas intervenir, ni dans le recueil des faits, ni dans leur interprétation. »
>
> Claude BERNARD.

## A. COLOPATHIE FONCTIONNELLE

*La maladie*

Également nommée **colopathie spasmodique, colon irritable ou colite**, la colopathie fonctionnelle est **très répandue** (NAVEAU et coll. 1986) (FREXINOS 1993) (DAPOIGNY 1996). Touchant environ un Français sur quatre, elle représente 50 % des consultations de gastroentérologie. Elle comporte trois symptômes principaux, associés ou alternés :

\* Les **douleurs** abdominales.

\* Le **ballonnement** abdominal.

\* Les **troubles du transit** : constipation, diarrhée ou alternance des deux.

Le colopathe est souvent fatigué, parfois même anxieux ou déprimé, en proie à des malaises variés : tachycardie, palpitations, sueurs, nausées, symptômes digestifs hauts, symptômes extradigestifs : urinaires, génitaux chez la femme et articulaires.

L'examen clinique montre un **cadre colique douloureux**, surtout au niveau du cæcum et du sigmoïde. Il est par ailleurs négatif. Le **lavement baryté** révèle une motricité colique anormale, soit exagérée, soit diminuée. Il exclut une lésion organique, ce qui est confirmé par l'**endoscopie**.

La colopathie fonctionnelle est **bénigne, mais désespérante pour le malade et le médecin**. Les pansements intestinaux, les antispasmodiques, les antalgiques, le charbon, les mucilages, les ralentisseurs du transit, les cures thermales, l'acupuncture ne peuvent qu'atténuer les poussées. La psychothérapie et les tranquillisants sont inutiles. **Aucune de ces méthodes n'a jamais guéri un colopathe**.

La colopathie spasmodique est à tel point considérée comme incurable que PLOIN (1996) va jusqu'à affirmer que toute guérison spectaculaire d'une colite est synonyme de diagnostic erroné au départ. En 1995, **le coût des** soins médicaux destinés au colon irritable était estimé à 8 milliards de dollars par an aux États-Unis (LONGSTRETH 1995). Et pourtant nous allons voir qu'**un régime alimentaire bien choisi guérit quasiment à tout coup cette affection**.

Sur la manière de nourrir les colopathes, les gastroentérologues se séparent en deux groupes :

\* Les uns sont partisans de supprimer certains aliments qui exacerbent souvent les crises, en particulier les crudités et certains fruits et de forcer sur les produits cuits. Cette technique atténue sans doute l'intensité des poussées, mais ne fait pas disparaître la colite.

\* D'autres estiment qu'aucun mode nutritionnel n'est capable d'obtenir un bénéfice réel. Pour eux, le colopathe peut manger ce qu'il veut (PLOIN 1996).

Je n'ai trouvé dans la littérature qu'**une seule équipe** ayant abordé le problème d'une façon proche de la mienne. NANDA et coll. (1989) ont constaté que les régimes d'exclusion étaient efficaces chez 47 % des malades, et que beaucoup de sujets identifiaient les aliments dangereux. Avec un recul de un an, le bénéfice se maintient.

*Les mécanismes proposés pour expliquer la colopathie fonctionnelle*

Plusieurs hypothèses ont été avancées (MAXWELL et coll. 1997) que je commenterai :

1) Une réponse immunitaire des lymphocytes T et des cellules NK contre des antigènes de la flore bactérienne normale. Mais :

\* Les colopathes ne possèdent pas davantage que les gens normaux des anticorps anti-bactéries intestinales.

\* L'infiltrat cellulaire de la paroi colique a plus un caractère inflammatoire (macrophages, granulocytes neutrophiles) qu'immunitaire (lymphocytes).

2) Une hypersensibilité à un aliment.

Certes les aliments ont une responsabilité majeure dans la colite, mais **non par un mécanisme d'allergie ou d'intolérance. La maladie n'est pas due à l'agression de la muqueuse colique par un aliment mal toléré**. Les crudités et les fruits ne sont que des agents déclenchants des crises. Ils ne sont dangereux que parce que la paroi colique est le siège d'une inflammation permanente. C'est donc cette inflammation dont il faut trouver la cause afin de la traiter. Seul un traitement étiologique peut parvenir à guérir une colite.

3) L'utilisation d'antibiotiques.

Les antibiotiques ont sans doute un rôle favorisant chez certains sujets, mais non par une action directe sur le colon. Ils modifient la flore bactérienne du grêle et agressent les entérocytes.

4) Une inflammation de la paroi colique.

Elle est incontestable, mais elle n'est pas due comme on le pense habituellement à une agression par des agents présents dans la lumière colique.

5) Une psychopathie.

BONFILS (1982), cité par BOROTTO et coll. (1995), croyait que la colite était une maladie névrotique. Il avait même établi une classification distinguant l'obsédé fécal, le méticuleux obsessionnel et l'hystérophobique hypochondriaque. À mon avis, l'ordre des événements est inversé. **La maladie n'est pas d'origine psychique**. L'asthénie, les petits signes d'anxiété ou de dépression, les divers malaises sont la conséquence des douleurs, du gonflement du colon et des déperditions ioniques, importantes dans les formes diarrhéiques.

Je propose pour la colopathie fonctionnelle le mécanisme suivant :

\* Attaque de la muqueuse du grêle par l'alimentation moderne et certaines bactéries dangereuses qu'elle favorise.

\* Hyperperméabilité du grêle avec passage de macromolécules bactériennes et alimentaires.

\* **Expulsion de ces déchets, à travers la paroi colique**, par des cellules qui les transportent du sang à la lumière colique. Ces cellules constituent un infiltrat permanent qui entraîne une **inflammation chronique de la paroi colique**.

En somme :

\* **L'atteinte primitive siège au niveau du grêle** et le colon n'est atteint que secondairement.

\* **Le danger** ne vient pas de la lumière colique, mais **vient du sang**. C'est de là qu'arrivent les molécules dangereuses et les globules blancs qui vont les transporter.

Il est donc logique de proposer le **régime de type originel, en forçant sur les produits crus** et non sur les produits cuits, à l'inverse des pratiques médicales classiques.

*Les résultats*

La diététique a été essayée chez **220 malades** atteints de colopathie fonctionnelle primitive, sans antécédents d'amibiase. **Dans 215 cas, une rémission complète a été obtenue, presque toujours dans un délai d'un mois**. Tous les signes cliniques disparaissent progressivement, aussi bien les douleurs, le ballonnement, les troubles du transit que la fatigue, les petits troubles psychiques et les malaises. Les crudités et les fruits sont remarquablement tolérés par les patients, une fois passé le cap des premiers jours.

Chez certains patients peut persister une **diarrhée intermittente**. Il ne s'agit plus de la colite, mais d'un **processus d'épuration indolore** qui doit être respecté. Il ne faut pas administrer des médications pour ralentir le transit digestif, mais au contraire laisser s'écouler ce flux expurgeant l'organisme de ses déchets.

Cinq personnes n'ont été que partiellement améliorées. Trois d'entre elles avaient un dolichocolon (colon trop long). Peut-être cette anomalie est-elle la cause de la résistance au traitement.

Pour les 215 autres, **il s'agit de rémissions et non de guérisons**. La reprise même isolée d'une quantité assez forte de blé ou de lait est sanctionnée dans les 24 heures par une petite poussée. **Le régime doit être maintenu toute la vie**.

## B. COLITES MICROSCOPIQUES

Les colites microscopiques sont beaucoup plus **rares** que la colite classique. Elles touchent surtout la **femme adulte**. Le signe majeur est une **diarrhée aqueuse** chronique fluctuante. On observe plus rarement des douleurs abdominales, une alternance de diarrhée et de constipation, des nausées et des vomissements. L'état général est conservé. Le lavement baryté et la coloscopie sont normaux.

Le diagnostic repose exclusivement sur les **biopsies** multiples et étagées de la muqueuse rectocolique. L'examen anatomopathologique permet de distinguer **deux variétés** de colite microscopique (BOGOMOLETZ 1996) :

1) La **colite collagène**, caractérisée par un dépôt de collagène formant une bande assez épaisse sous la membrane basale de l'épithélium colique.

2) La **colite lymphocytaire**, qui se signale par le nombre élevé de lymphocytes dans l'infiltrat inflammatoire. Dans la région intraépithéliale, on recense au moins 20 lymphocytes pour 100 cellules épithéliales.

Les colites microscopiques sont associées plus souvent que ne le voudrait le hasard à diverses maladies auto-immunes, mais surtout à des **rhumatismes inflammatoires** (SOULIER et coll. 1996) et à **l'atrophie villositaire de l'intestin grêle**.

Le mécanisme des colites microscopiques reste mystérieux. Aucun traitement n'est vraiment valable. L'évolution est généralement chronique, avec des poussées alternant avec des rémissions. De rares cas de guérison spontanée ont été rapportés.

Mon impression est que les colites microscopiques correspondent à une **pathologie d'élimination**. Les différences avec la colite banale proviendraient de la **structure des déchets à épurer**. Certains d'entre eux stimulent la production de collagène par les fibroblastes dans la colite collagène. Dans la colite lymphocytaire, la présence d'une forte proportion de peptides expliquerait l'afflux de lymphocytes capables de reconnaître ces peptides lorsque des CPA les leur présentent, couplés à des molécules HLA.

Il paraît dès lors indiqué d'essayer le **régime ancestral** dans ce type de colopathie. Celui-ci a été suivi par **trois patientes**, deux atteintes de colite collagène, la troisième de colite lymphocytaire. Deux ont guéri, alors qu'une des deux colites collagènes n'a pas été modifiée. Je rapporte ici un des succès.

### Observation DIV 5

Mlle B., âgée de 32 ans, vient me consulter en octobre 1995 pour un double problème :

1) Un **rhumatisme inflammatoire** dont elle souffre depuis l'âge de 18 ans, difficile à étiqueter mais ressemblant à une spondylarthrite ankylosante. Ce rhumatisme s'est avéré assez gênant pour justifier l'administration successive de sels d'or, d'antimalarique, de sulfasalazine et de méthotrexate couplés à des AINS et à des antalgiques.

2) Une **colite collagène** ayant débuté sept mois avant la consultation. Une diarrhée aqueuse chronique s'accompagne de douleurs abdominales et d'asthénie. L'endoscopie ne révèle pas d'anomalies coliques. Les biopsies mettent en évidence un **dépôt de collagène** en bande sous l'épithélium.

La patiente a remarqué un phénomène de **balancement** :
* Lorsque la diarrhée augmente, le rhumatisme inflammatoire diminue.
* Lorsque la diarrhée diminue, le rhumatisme inflammatoire augmente.

Le **régime hypotoxique** a entraîné en quelques semaines la **disparition complète des symptômes**, aussi bien ceux de l'arthropathie que ceux de la colite collagène. Après trois mois, la diététique a été appliquée de façon plus irrégulière. Les périodes où elle a été abandonnée ont été marquées par des rechutes, les périodes où elle a été reprise par des rémissions.

*Commentaires*

1) **L'association de la colite collagène avec un rhumatisme inflammatoire n'est pas surprenante**, car les deux affections relèvent **d'une même cause initiale** : une perméabilité exagérée de la muqueuse du grêle.

* Parmi les molécules qui traversent, certaines sont des **peptides** ayant un tropisme pour les articulations. En se couplant avec des molécules HLA, ils sont reconnus par les lymphocytes T qui s'activent et agressent les cellules porteuses des peptides, d'où le rhumatisme inflammatoire.

* Les molécules entrées dans l'organisme par la muqueuse du grêle, **peptides et autres structures**, sont transportées par des leucocytes à travers la muqueuse colique pour être rejetées dans la lumière digestive, d'où la colite collagène.

Le **balancement** entre les poussées de diarrhée et les poussées de rhumatisme inflammatoire est logique si l'on admet que la diarrhée permet au patient d'éliminer les peptides responsables de l'atteinte articulaire. Plus la diarrhée est forte, plus les peptides expulsés sont nombreux et plus les articulations sont libérées. Et vice versa.

## C. RECTOCOLITE HÉMORRAGIQUE

*La maladie*

La rectocolite hémorragique (RCH) était autrefois beaucoup plus répandue que le Crohn. Aujourd'hui **RCH et Crohn ont une incidence voisine**. La RCH touche davantage la femme que l'homme et débute souvent entre 30 et 50 ans.

Les deux principaux symptômes sont :
* La **diarrhée** avec un nombre parfois fort élevé de selles trop liquides, contenant souvent du **sang**.
* Le **ténesme**, se définissant par des brûlures anales et une envie douloureuse d'aller à la selle.

Les autres manifestations sont plus inconstantes : douleurs abdominales, fièvre, signes d'anémie. L'état général est rarement altéré et l'amaigrissement est ordinairement faible ou absent.

L'endoscopie révèle constamment des **lésions rectales** et fréquemment des **lésions coliques**. Les autres parties du tube digestif sont indemnes. Les lésions ont une **distribution continue**. La muqueuse est **rouge, friable, saignant** au moindre contact. La sous-muqueuse est œdématiée, donnant aux vaisseaux un aspect flou.

Les biopsies montrent, dans la grande majorité des cas, des **lésions**

**superficielles**, limitées à la muqueuse. Les microabcès sont rares et les granulomes inflammatoires absents. Les **cellules à mucus** sont raréfiées ou disparues.

La RCH évolue par **poussées**, séparées par des **rémissions**. Certaines formes sont graves, soit en raison de la longueur des poussées et de la brièveté des rémissions, soit en raison de l'intensité des symptômes. En général toutefois, la RCH s'avère nettement **moins sévère que le Crohn**.

Les principaux traitements sont la sulfasalazine, les salicylés, les corticoïdes locaux et généraux, les immunosuppresseurs et les interventions chirurgicales, en particulier la colectomie. La RCH est considérée comme **chronique et incurable**.

### *Comparaison entre RCH et Crohn*

Dans la première édition de ce livre (décembre 1996), **je m'étais rangé parmi la minorité d'auteurs qui estiment que RCH et Crohn constituent une même maladie**. Mes principaux arguments étaient les suivants :

* Le Crohn est limité au colon dans 25 % des cas.
* Chez 20 % des patients, le diagnostic différentiel est difficile entre les deux états, ce qui suggère des formes de passages.
* Il a été rapporté des transformations de RCH en Crohn.

Mais une étude plus approfondie m'a fait changer d'avis. Je suis aujourd'hui persuadé que RCH et Crohn sont deux affections bien distinctes (OGOREK et FISHER 1994). Il existe en effet un assez grand nombre de différences, comme le révèle le tableau XXVI.

### *Résultats du régime*

Ma méthode a été testée chez **8 patients** atteints de RCH. Alors que mes premières impressions étaient favorables (voir la première édition de cet ouvrage), mon opinion s'est modifiée à mesure qu'augmentaient le nombre de malades et le recul dont je disposais. **Aucun des 8 sujets n'a été clairement amélioré**. Ils connaissent des rémissions comme on en observe souvent de façon spontanée dans la RCH. Ils ont tous rechuté après un temps variable, ce qui montre que la diététique a peu ou pas d'effets favorables. Contrairement au Crohn où il fait généralement merveille, **le régime hypotoxique échoue dans la RCH**.

Cette constatation n'est pas si étonnante, si l'on considère que **l'alimentation artificielle**, dont nous verrons les points communs avec le régime ancestral, est aussi très souvent efficace dans le Crohn et fort peu utile dans la RCH.

### *Réflexions sur le mécanisme de la RCH*

De l'échec du changement nutritionnel, on peut déduire que, à la différence de la colopathie fonctionnelle, des colites microscopiques et du Crohn, **la RCH ne s'explique pas par une pathologie d'élimination**.

Le siège superficiel des lésions, presque toujours limitées à la muqueuse, suggère que les **agents agresseurs** ne viennent pas du sang, mais de la **lumière du colon et du rectum**. Il pourrait s'agir de certaines bactéries et/ou de certains résidus de la digestion alimentaire.

| Tableau XXVI | – **LES DIFFÉRENCES ENTRE RCH ET CROHN** | | |
|---|---|---|---|
| | | RCH | CROHN |
| NUANCES CLINIQUES | Douleurs<br>Sang dans selles<br>Ténesme<br>Amaigrissement<br>Tabagisme | Occasionnelles<br>Fréquent<br>Fréquent<br>Rare<br>Protecteur | Fréquentes<br>Rare<br>Rare<br>Fréquent<br>Aggravant |
| SIÈGE DES LÉSIONS | Rectales<br>Coliques<br>Iléales<br>Autres régions | Constantes<br>Très fréquentes<br>Absentes<br>Absentes | Rare<br>Inconstantes<br>Fréquentes<br>Possibles |
| ÉVOLUTION COMPLICA-TIONS | Évolution<br>Fissure anale<br>Fistule périanale<br>Masse abdominale | Souvent modérée<br>Occasionnelle<br>Très rare<br>Très rare | Souvent grave<br>Fréquente<br>Fréquente<br>Fréquente |
| ASPECTS ENDOS-COPIQUES | Continuité lésions<br>Vaisseaux<br>Friabilité muqueuse<br>Érythème<br>Pétéchies<br>Saignement profus<br>Aphtes<br>Ulcères<br>Rémission clinique | Constante<br>Aspect flou<br>Constante<br>Constant<br>Constantes<br>Fréquent<br>Rares<br>Rares<br>Persist. lésions | Exceptionnelle<br>Souvent normaux<br>Rare<br>Inconstant<br>Rares<br>Rare<br>Fréquents<br>Fréquents<br>Disparit. lésions |
| ASPECTS HISTOLOGIQUES | Inflam. transmurale<br>Granulome inflam.<br>Microabcès<br>Sécrétion mucus<br>Cellules à mucus | Absente<br>Absents<br>Rares<br>Très diminuée<br>Disparues | Présente<br>Présents<br>Très fréquents<br>Très augmentée<br>Présentes |
| TRAITEMENT | Nutrition artificielle<br>Régime hypotoxique | Peu efficace<br>Peu efficace | Souvent efficace<br>Souvent efficace |

Pourquoi ces agents agresseurs inoffensifs pour les sujets sains deviennent-ils redoutables pour les sujets atteints de RCH ? Peut être parce que chez ces derniers la **muqueuse est mal protégée**. On note en effet la raréfaction ou l'absence de mucus et la **disparition des cellules à mucus**.

La situation est tout autre dans le Crohn, où les cellules à mucus sont non seulement présentes mais hyperactives, stimulées par le processus inflammatoire transpariétal.

Si l'absence des cellules à mucus constituait la **cause de la RCH**, il resterait à expliquer pourquoi ces cellules ont disparu. Il ne paraît pas s'agir d'un processus auto-immun. Peut être faut-il évoquer un **encrassage** survenant chez des individus génétiquement prédisposés. En ces cas, le régime de type originel, à défaut d'être curatif a peut être une valeur préventive.

## D. MALADIE DE CROHN

*La maladie*

Le Crohn était autrefois une maladie rare, touchant 4 personnes sur 100 000 en France. Mais au cours des cinquante dernières années, sa fréquence a augmenté progressivement et nettement. Les chiffres actuels sont de 4 personnes sur 1 000, soit cent fois plus qu'au début du siècle (GOWER-ROUSSEAU et coll. 1996). Il est plus répandu chez les Anglo-Saxons, les Scandinaves et les Juifs. Il commence en général entre 20 et 40 ans. Les lésions sont souvent localisées à l'**iléon terminal**, parfois au **colon** et à l'**anus**, plus rarement en d'autres points du tube digestif.

Les principaux signes cliniques sont des douleurs abdominales, la **diarrhée prolongée**, l'émission de **glaires sanglantes**, une masse palpable éventuelle dans la fosse iliaque droite, la fièvre modérée, l'asthénie et l'amaigrissement. Sur le plan biologique, on note une VS accélérée, une CRP augmentée, une anémie légère, une leucocytose avec polynucléose et une hypoalbuminémie.

Le diagnostic est assuré par :

\* Les **examens radiographiques**, transit du grêle et lavement baryté, qui fournissent des images caractéristiques.

\* Les **endoscopies**, rectoscopie, coloscopie et iléoscopie, complétées par des **biopsies**.

Les lésions histologiques sont étendues à **toute l'épaisseur de la paroi intestinale** :

\* Dans la sous-muqueuse, on observe un **infiltrat** formé de polynucléaires, macrophages, lymphocytes T et B, plasmocytes, mastocytes. Par endroits, on trouve des **granulomes contenant des cellules géantes multinucléées**, ainsi que des **microabcès**.

\* Au niveau de la muqueuse, on constate des **ulcérations**, un raccourcissement des villosités, une déformation des cryptes.

Les risques principaux sont les **fistules, les fissures, les abcès volumineux et les sténoses cicatricielles**. L'inflammation peut s'étendre au mésentère et aux ganglions lymphatiques voisins.

Des **manifestations extraintestinales** ne sont pas rares dans le Crohn (BELLANGER et GENDRE 1996). Les principales sont :

\* Articulaires : arthrite périphérique non déformante, spondylarthrite ankylosante, sacroiliite isolée.

\* Cutanées : érythème noueux (nodosités rouges), pyodermite gangréneuse (suppuration avec gangrène).

\* Buccales : aphtes.

\* Oculaires : uvéite.

Le Crohn évolue par **poussées successives**. Les principaux traitements (BONNET et MODIGLIANI 1996) sont les salicylés, la salazopyrine, les corticoïdes, les immunosuppresseurs, les anti-infectieux, la nutrition artificielle et la chirurgie. **L'affection est considérée comme incurable. Après 15 ans d'évolution, 90 % des patients ont subi des mutilations chirurgicales.**

*Une théorie sur la pathogénie du Crohn*

J'envisage pour la maladie de Crohn **un mécanisme analogue à celui de la colopathie fonctionnelle**. La gravité du Crohn tiendrait à une différence dans les **déchets** à éliminer, peut-être une quantité plus forte, plus probablement une **structure plus complexe**. Les cellules mobilisées pour le transport seraient donc plus nombreuses. Quant aux diverses lésions anatomopathologiques, elles peuvent s'expliquer de la façon suivante :

\* Les **microabcès** sont constitués de petites quantités de pus, correspondant à la libération de leur contenu cellulaire par des polynucléaires et des macrophages morts. Cette mort peut avoir deux origines : soit un épuisement des leucocytes trop chargés en molécules nocives, soit un combat avec des bactéries ayant pénétré dans la paroi intestinale à travers une muqueuse fragilisée et ulcérée.

\* Les **granulomes inflammatoires** correspondent à une réaction des macrophages assez habituelle, lorsqu'ils sont agressés chroniquement, ce qui est le cas lorsqu'ils transportent des déchets dangereux. Les macrophages fusionnent pour former des cellules géantes, probablement mieux armées pour exercer leur fonction d'éboueur et résister aux agressions des bactéries venues de la lumière intestinale.

\* Les **ulcérations** relèvent sans doute de plusieurs causes :

a) Ouverture de microabcès dans la lumière digestive.

b) Lésions de l'épithélium de surface par le passage de nombreux leucocytes activés et surtout d'amas de cellules géantes, se précipitant dans le chyle.

c) Desquamation d'entérocytes sous l'influence de cytokines émises par les leucocytes infiltrant la paroi.

d) Production de nombreux radicaux libres, liée à l'intensité de la réponse inflammatoire, ces dérivés oxygénés agressant la muqueuse du grêle.

Les **cytokines** libérées par les polynucléaires neutrophiles, les macrophages et les lymphocytes me paraissent d'autre part responsables :

\* D'une **irritation des muscles lisses intestinaux**, dont les contractions trop vives provoquent les douleurs abdominales dont souffrent les patients.

\* D'une **stimulation des cellules à mucus** dont la sécrétion est fortement augmentée.

Ces hypothèses pathogéniques sont représentées sur la figure 72.

Les macromolécules incriminées dans le Crohn peuvent être expulsées, non seulement à travers la paroi du colon, mais aussi à travers la paroi de l'iléon terminal, du rectum ou d'un autre segment du tube digestif. La proportion des diverses cellules et cytokines dans l'infiltrat suggère **une réponse beaucoup plus inflammatoire qu'immunitaire** (MAC DERMOTT et coll. 1993), ce qui est corroboré par l'absence d'association entre Crohn et HLA et l'inefficacité de la ciclosporine qui réduit en vain la réponse immunitaire (SANDBORN 1995). Le Crohn se rattache à la pathologie d'élimination et non à l'auto-immunité. Le Crohn est pour moi une **colite géante**.

Plusieurs éléments viennent soutenir cette thèse et méritent d'être discutés :

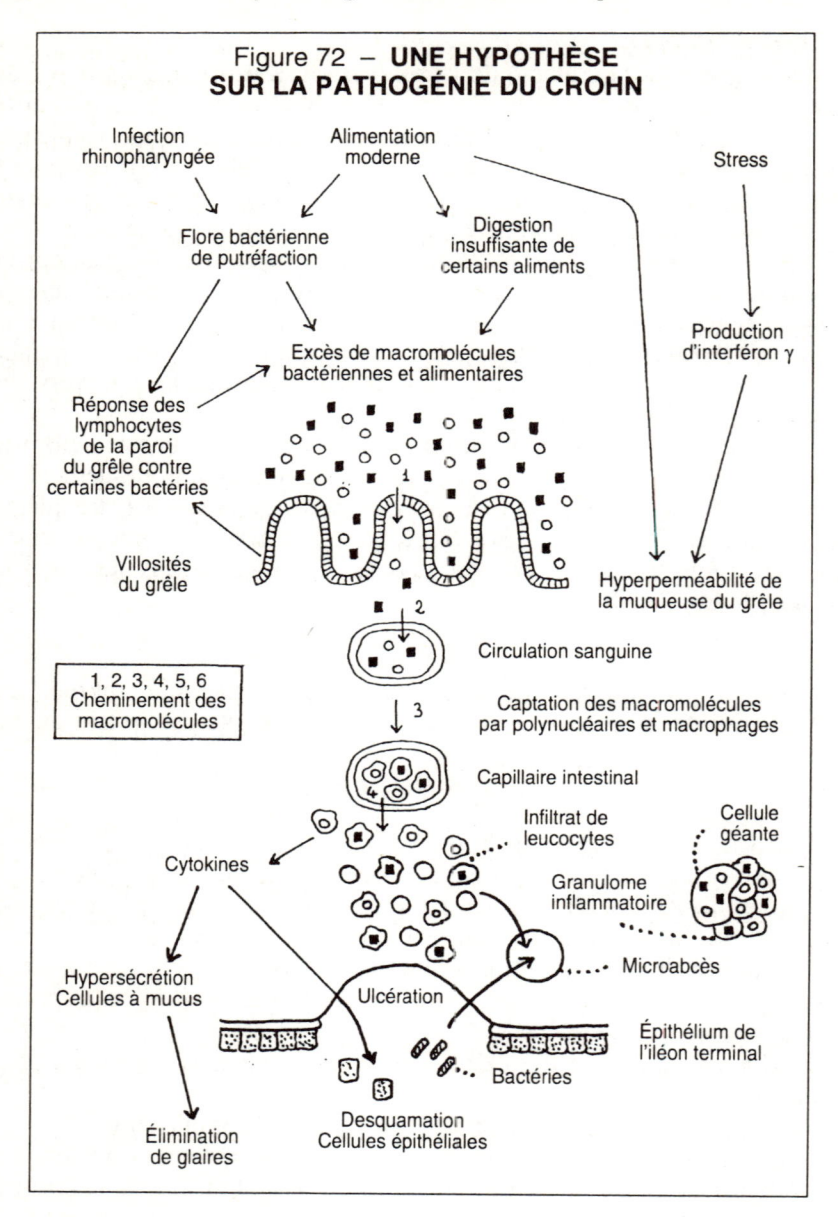

**Figure 72 – UNE HYPOTHÈSE SUR LA PATHOGÉNIE DU CROHN**

Infection rhinopharyngée
Alimentation moderne
Stress

Flore bactérienne de putréfaction
Digestion insuffisante de certains aliments

Excès de macromolécules bactériennes et alimentaires

Production d'interféron γ

Réponse des lymphocytes de la paroi du grêle contre certaines bactéries

Villosités du grêle

1, 2, 3, 4, 5, 6 Cheminement des macromolécules

Hyperperméabilité de la muqueuse du grêle

Circulation sanguine

Captation des macromolécules par polynucléaires et macrophages

Capillaire intestinal

Cytokines

Infiltrat de leucocytes

Cellule géante

Granulome inflammatoire

Microabcès

Hypersécrétion Cellules à mucus

Ulcération

Épithélium de l'iléon terminal

Bactéries

Élimination de glaires

Desquamation Cellules épithéliales

### 1) Le Crohn est une maladie polyfactorielle

L'intervention de **facteurs génétiques** est évidente dans le Crohn. La fréquence dans la population générale est de 0,4 %, mais chez les **jumeaux vrais** des malades elle monte à 46 %. Il existe donc des gènes de susceptibilité.

Cependant 54 % des jumeaux vrais demeurent indemnes. Ceci prouve que les gènes de susceptibilité ne suffisent pas. Il existe donc des **facteurs de l'environnement**.

Ceci est confirmé par d'autres arguments (COLOMBEL et GOWER-ROUSSEAU 1994) :

\* L'augmentation planétaire de la fréquence du Crohn depuis la Seconde Guerre mondiale, correspond à la diffusion du mode de vie occidental.

\* Un gradient d'incidence plus fort au Nord qu'au Sud, établi aux États-Unis, probable en Europe.

\* La prédominance en milieu urbain par rapport au milieu rural.

\* La prédominance chez les sujets de niveau socio-éducatif élevé.

Si l'on écarte les radiations, les produits chimiques, les médicaments et les virus qui ne semblent pas en cause dans le Crohn, il faut suspecter **les bactéries et les aliments**. Le tabac intervient aussi, car le Crohn est plus fréquent et plus grave chez les fumeurs. Des macromolécules issues du tabac se mêlent donc aux macromolécules bactériennes et alimentaires véhiculées par les leucocytes à travers les parois du tube digestif.

2) *Le Crohn s'accompagne d'une hyperperméabilité du grêle*

Ce phénomène pouvait être suspecté, car les malades présentent nettement plus souvent que les témoins normaux certaines affections auto-immunes (SPA, UAA, purpura thrombocytopénique idiopathique, LED, SEP) et certaines pathologies d'élimination (psoriasis, Behçet) (SOFAER 1993). Le point commun à tous ces états est une augmentation de la perméabilité du grêle.

Celle-ci a été **directement démontrée dans le Crohn** par PIRONI et coll. (1992), GIBSON (1993). Mieux encore, MAY et coll. (1993) MA et KRUGLIAK (1996) ont étudié **les apparentés aux malades** :

\* La plupart (85 %) ont une perméabilité intestinale normale.

\* Les autres (15 %) ont une perméabilité intestinale nettement accrue. **Seuls ces derniers ont un risque élevé de développer un Crohn**.

WYATT et coll. (1993) ont montré qu'une **augmentation de l'hyperperméabilité** habituelle du grêle était annonciatrice d'une **poussée du Crohn**.

3) *La nutrition artificielle est remarquablement efficace dans le Crohn*

La nutrition artificielle consiste à remplacer la nourriture habituelle par un **mélange d'acides aminés, de sucres simples et de graisses simples**. Ce mélange est administré :

\* Soit par perfusion intraveineuse, et l'on parle d'**alimentation parentérale** (Azonutril).

\* Soit par voie buccale, et l'on parle d'**alimentation élémentaire** (Vivonex).

On sait depuis plus de 20 ans que **la nutrition artificielle** est supérieure aux corticoïdes et **constitue le meilleur traitement du Crohn** (HALPHEN et coll. 1993) (GORARD et coll. 1993) (RIORDAN et coll. 1993) (KING et coll. 1997). La nutrition artificielle obtient en quelques jours une rémission chez la plupart des malades. **Malheureusement elle est rarement prolongée au-delà de quelques semaines**, car elle nécessite, soit 4 heures par jour de perfusions intraveineuses, soit l'absorption d'un produit au goût écœurant. Quelque temps après l'arrêt du traitement, les patients rechutent.

Le **mode d'action de la nutrition artificielle** n'est pas élucidé. À mon avis, il est dû à la forte diminution ou à la suppression des molécules nuisibles dans le grêle. En effet :

\* Les céréales, les produits laitiers, les produits cuits sont totalement abolis et les corps de structure simple qui les remplacent ne posent aucun problème pour les enzymes et les mucines.

\* La flore bactérienne est profondément modifiée dans le bon sens.

4) *Certains aliments sont dangereux dans le Crohn*

RIORDAN et coll. (1993) ont soumis au régime élémentaire 93 Crohn, pendant 14 jours, et obtenu une rémission chez 78 d'entre eux. Ils ont séparé ceux-ci en deux lots :

\* 38 ont repris leur **nutrition habituelle** et ont été traités par **corticoïdes**.

\* Chez les 40 autres, un aliment nouveau a été réintroduit chaque jour. Chaque aliment réveillant les symptômes (diarrhée, douleurs) a été considéré comme dangereux et exclu. Le tableau XXVII dresse la liste des substances entrant dans ce cadre. Avec **un simple régime d'exclusion**, les rémissions ont été bien plus longues qu'avec les corticoïdes.

Il est intéressant de noter que **les céréales, le lait et certains produits cuits paraissent fréquemment redoutables pour les malades**.

---

**Tableau XXVII – ALIMENTS DANGEREUX DANS LE CROHN**
**Riordan et coll. (1993)**

Par ordre de fréquence :
1. Maïs ✿.
2. Blé ✿, Lait ∞, Levure.
3. Œuf +, Pommes de terre +, Seigle ✿, Thé +, Café +.
4. Pommes, Avoine ✿, Chocolat, Champignons +.

L'intolérance porte souvent sur plusieurs aliments.

✿ = Céréale.
∞ = Lait.
+ = Produit cuit.

---

*Les résultats*

Le régime hypotoxique a été mis en œuvre dans 49 cas de Crohn, mais je retiendrai seulement les 40 patients pour lesquels le recul est supérieur à un an. Le bilan est de 33 succès francs, avec rémission complète ou quasi complète, et de 7 résultats plus nuancés. Je parlerai d'abord d'un de ces derniers cas, avant de présenter deux réussites.

*Observation CRO 11*

Mme B..., âgée de 45 ans, a pour seuls antécédents personnels une sinusite chronique ancienne et une colite banale. Elle vient me demander conseil en octobre 1996 pour une **maladie de Crohn évoluant depuis 14 ans**.

C'est en effet en 1982 que sont apparus les premiers symptômes : une asthénie importante, des douleurs abdominales et une diarrhée chronique, avec 20 selles liquides par jour. L'endoscopie et les biopsies mettent en évidence des aspects typiques de Crohn : ulcérations, microabcès et granulomes inflammatoires. Les lésions sont localisées à **l'iléon terminal** et au **caecum**.

Les traitements médicaux (sulfasalazine, salicylés, corticoïdes) ne peuvent enrayer la progression de ce Crohn qui va se compliquer à trois reprises **d'abcès volumineux**, le premier en 1983, le second en 1989 et le troisième en 1990. Le premier abcès a obligé à réséquer l'iléon terminal et le caecum. Les deux abcès suivants situés dans la zone d'anastomose ont entraîné chacun l'ablation de 20 centimètres de colon. Après ces **trois interventions chirurgicales**, la maladie est entrée en rémission pendant cinq ans.

En 1995, le Crohn repart et va bientôt se compliquer à nouveau. L'inflammation provoque une fibrose se traduisant par un **rétrécissement de la région anastomotique**, sur une longueur de 20 centimètres. Cette sténose est responsable **d'épisodes de subocclusion intestinale**. La malade a cependant pu éviter une quatrième opération, mais le Crohn est toujours évolutif.

Mme B... a toujours été strictement végétarienne. Depuis l'apparition du Crohn, elle suit les conseils diététiques classiques pour cette affection et évite les fruits et les crudités. **Elle se rabat donc sur les céréales et les produits laitiers**.

Le **régime hypotoxique** a été suivi de façon correcte. La patiente a supprimé d'elle-même les médicaments qu'elle jugeait inefficaces. J'ai revu Mme B... après 15 mois de diététique. Elle a toujours des accès subocclusifs. Son état général est assez bon et sa fatigue s'est atténuée. Elle a en moyenne trois selles trop liquides par jour, contenant parfois quelques glaires.

## *Commentaires*

1) **Le changement nutritionnel** peut faire disparaître les ulcérations, les microabcès et les granulomes inflammatoires, bref le processus inflammatoire caractéristique du Crohn. Mais **il ne peut rien contre certaines lésions définitives, telles que les fissures, les fistules, les macroabcès et les sténoses fibreuses**. La même situation a été rencontrée pour les déformations articulaires de la PR, la fibrose des glandes lacrymales et salivaires dans le GS ou certaines destructions du système nerveux dans la SEP.

2) Cette malade n'a pas été victime de nouvelles poussées graves et sa symptomatologie s'est plutôt atténuée, même si on reste loin de la rémission. Il est probable que le régime originel a fait régresser certaines lésions du Crohn. Mais **la région rétrécie et fibrosée constitue un foyer inflammatoire inexpugnable** et pouvant entretenir les troubles cliniques. C'est seulement après exérèse du segment sténosé (éventualité possible dans un avenir plus ou moins proche) que l'on pourra espérer guérir ce Crohn par ma méthode.

3) **La surconsommation de céréales et de produits laitiers** a probablement augmenté les risques de complications, favorisant la survenue des trois abcès et de la sténose.

4) Les six autres patients chez lesquels la diététique a obtenu seulement des résultats partiels étaient **tous affligés d'une complication** :

* Quatre avaient une ou plusieurs sténoses.
* Un avait plusieurs fistules.
* Un avait un intestin grêle raccourci, réduit à 1,80 mètre au lieu de 6 mètres par plusieurs interventions chirurgicales.

En dehors du dernier malade pour lequel il n'y a guère de recours, un **nettoyage chirurgical des lésions irréductibles** est la seule solution si l'on veut bénéficier de toute l'efficacité du régime hypotoxique.

### Observation CRO 1

Mme R... est âgée de 29 ans lorsqu'elle vient me consulter. Elle ne présente aucun antécédent familial ou personnel, en dehors de son double problème : une spondylarthrite ankylosante et une maladie de Crohn.

La **SPA** a débuté 11 ans auparavant. Les douleurs prédominent au niveau du coccyx, de la hanche gauche, du rachis cervical, des épaules et des talons. La VS est accélérée à 30/60, l'hémogramme révèle une leucocytose avec 11 000 globules blancs. Les radiographies affirment une sacroiliite bilatérale au stade 1. HLA-B27 est présent. L'évolution s'effectue par poussées, déclenchées par des stress et séparées par des rémissions incomplètes. Le traitement par AINS n'a qu'une efficacité limitée.

Le **Crohn** a commencé 2 ans auparavant. La symptomatologie comporte des douleurs abdominales, plusieurs selles liquides par jour et une altération de l'état général. La VS est montée à 60/105 et la leucocytose à 17 000. Une endoscopie avec biopsie a mis en évidence des lésions caractéristiques d'un Crohn, localisé à l'iléon terminal. Un traitement par corticoïdes, puis salicylés, a été entrepris sans grand profit. L'index de Best qui permet d'apprécier la gravité d'un Crohn oscille entre 200 et 250.

**Le régime ancestral a entraîné en quelques semaines la disparition progressive des signes articulaires et des signes intestinaux.** La VS est tombée à 15/28 et le nombre de leucocytes à 5 800. Aucune rechute de la SPA et du Crohn n'est survenue depuis plus de 5 ans.

### Commentaires

1) Alors que le Crohn passe pour incurable, on s'aperçoit qu'**une diététique bien choisie conduit à une rémission complète**.

2) Le **régime originel** agit probablement de la même manière que la nutrition artificielle, mais il a l'avantage d'être **agréable sur le plan gastronomique et praticable ad vitam aeternam**.

3) Il existe chez cette malade un **tabagisme**, de l'ordre de 20 cigarettes par jour. Le tabac est un élément favorisant du Crohn. Il n'a pas empêché l'effet bénéfique du régime, de même qu'il n'empêche pas l'effet bénéfique de la nutrition artificielle.

4) **Le Crohn et la SPA** sont beaucoup plus souvent associés que ne le voudrait le hasard. Ceci est lié à mon sens à **l'hyperperméabilité du grêle**, commune à ces deux états.

### Observation CRO 7

Mlle D..., âgée de 19 ans, ne possède aucun antécédent pathologique important. Depuis juin 1994, elle est fortement handicapée par des troubles digestifs, qui se sont installés assez brutalement à la suite d'un **stress** constitué par une interruption volontaire de grossesse. Des **douleurs** de la paroi gauche de l'abdomen souvent vives s'accompagnent de l'émission de **selles très nombreuses**, jusqu'à 30 par jour, **liquides** et parfois **sanglantes**. L'état général est altéré. On ne note pas de fièvre, ni de masse palpable à l'examen de l'abdomen. On croit d'abord à une étiologie infectieuse, mais tous les traitements échouent.

Au cours des mois suivants, le tableau s'aggrave progressivement. L'**asthénie** devient intense, la **leucocytose** sanguine va croissant avec 16 000 globules blancs, la **vitesse de sédimentation** est de plus en plus accélérée. La jeune femme va consulter un gastroentérologue qui pratique une **endoscopie** et des **biopsies**. Il observe une atteinte étendue sur 30 centimètres de la dernière anse iléale, avec des ulcérations de la muqueuse et un œdème de la sous muqueuse. L'examen anatomopathologique montre un infiltrat inflammatoire avec de nombreux leucocytes, en particulier beaucoup de polynucléaires et des microabcès. On ne constate pas de granulomes inflammatoires.

Le diagnostic de **maladie de Crohn** est porté. Des corticoïdes sont administrés à doses dégressives, puis relayés par des salicylés. Ce traitement améliore la situation, mais le Crohn reste actif. **La malade a peur de manger**, car les repas réveillent souvent les troubles digestifs, provoquant des douleurs abdominales et une diarrhée brutale.

Mlle D... se présente à mon cabinet après 15 mois d'évolution. **Le régime de type originel** est mis en place et pratiqué de façon très correcte. En moins d'un mois, la **rémission complète** est obtenue et persiste toujours après trois ans de diététique. La fatigue a complètement disparu et le tonus physique et psychique est excellent. Les douleurs abdominales ne se sont pas reproduites. Le transit intestinal et l'aspect des selles se sont normalisés. Les repas sont maintenant abordés sans aucune crainte. Le taux de leucocytes sanguins et la VS se sont corrigés. Les **médicaments** ont été rapidement diminués, puis **arrêtés**.

Lorsque Mlle D... subit des **stress** ou fait des **entorses** au régime, des signes mineurs de Crohn réapparaissent. Dans l'ensemble, la **situation est excellente** et la patiente continue sans difficulté ses études.

*Commentaires*

1) Malgré l'absence de granulomes inflammatoires dans les zones biopsiées, le diagnostic de Crohn ne fait aucun doute. La seule maladie qui, en pratique, peut simuler un Crohn est la RCH. Mais **la RCH ne touche jamais la dernière anse iléale**.

2) La poussée initiale a été déclenchée par un stress et les minimes résurgences actuelles du Crohn sont induites par des **stress**. Ce fait peut s'expliquer par le mécanisme suivant, auquel j'ai déjà fait appel au sujet d'autres maladies : Stress → Réponse de cellules du système nerveux central → Libération de **neuropeptides** → Stimulation des lymphocytes TH1 → Sécrétion **d'interféron** γ → Fixation de l'interféron γ sur des récepteurs au pôle basal des entérocytes → **Écartement des entérocytes** → Passage d'un nombre nettement accru de macromolécules nocives → **Recrutement**

de beaucoup de leucocytes pour transporter ces molécules à travers la paroi de l'iléon terminal → Nette augmentation de l'infiltrat cellulaire transpariétal → Libération de **médiateurs de l'inflammation** → Poussée du Crohn.

3) Les corticoïdes et les salicylés ont souvent un effet favorable, mais ne peuvent guérir le Crohn. En effet ils s'attaquent à l'inflammation, mais non à la cause de l'inflammation. **Le régime alimentaire** est beaucoup plus efficace, car il **corrige l'hyperperméabilité de la muqueuse du grêle**, que je considère comme le facteur étiologique essentiel du Crohn.

*Conclusion*

La maladie de Crohn a une mauvaise réputation tout à fait justifiée. Elle ne guérit pas, elle est douloureuse, fatigante, invalidante, grevée de complications nécessitant de multiples interventions chirurgicales. Pourtant, **elle a toujours été dans mon expérience curable par un mode nutritionnel bien choisi** (SEIGNALET 1998).

Bien entendu, comme à l'ordinaire lorsqu'on utilise la diététique, il s'agit de **rémissions et non de guérisons**. Si le patient retourne à l'alimentation moderne, il est voué, tôt ou tard à la rechute.

**Il eut été très instructif de savoir si ces beaux succès cliniques s'accompagnent de la disparition des signes histologiques**. Hélas, la plupart des sujets, une fois tirés d'affaire d'une maladie qui les persécutait, souvent depuis plusieurs années, n'ont guère envie de se livrer à de nouvelles explorations. Une endoscopie de contrôle avec biopsie n'a pu être pratiquée que chez quatre d'entre eux. Dans deux cas, les lésions s'étaient effacées, dans les deux autres, elles persistaient, ce qui peut s'interpréter de deux manières :

\* La rémission clinique précède la rémission histologique et cette dernière arrivera après un délai plus long.

\* Les anomalies histologiques sont définitives, mais modérées, se situant au-dessous du seuil nécessaire à l'apparition des signes cliniques.

Finalement, **le régime alimentaire ancestral** constitue la seule thérapeutique fréquemment ou constamment efficace et **change radicalement le pronostic de la maladie de Crohn**.

CHAPITRE 24

# LA PATHOLOGIE D'ÉLIMINATION CUTANÉE

*« Comment imaginer de prévenir, et plus encore de corriger, par une seule molécule des altérations qui relèvent d'une multitude de facteurs ? »*
Professeur Michel MASSOL.

## A. ACNÉ

L'acné est présente chez la quasi totalité des adolescents, avec 85 % d'acnés minimes, 14 % d'acnés moyennes et 1 % d'acnés graves nodulokystiques, suppurantes et récidivantes. Elle disparaît presque toujours à l'âge adulte.

*La maladie*
L'acné n'est pas une maladie infectieuse, mais une **atteinte inflammatoire des glandes sébacées annexées aux follicules pileux** (FAURE 1993) (CHIVOT 1993). Les deux phénomènes initiaux sont :
* La prolifération accrue de l'épithélium du canal de la glande sébacée, correspondant à une **hyperkératinisation**.
* La **production exagérée de sébum** ou séborrhée, favorisée par les androgènes, ce qui explique la prédominance masculine.

Le canal de la glande sébacée et le follicule pileux sont bientôt encombrés par les cellules épithéliales desquamées, la kératine et le sébum probablement plus épais et plus visqueux qu'à l'état normal, dans lequel se produit une **colonisation bactérienne**, surtout par Propionibacterium acnes, mais aussi par Staphylococcus epidermidis. Ces divers phénomènes aboutissent à **l'obstruction du canal**. Ainsi se forme le **comédon ou point noir**. Ce comédon peut susciter une réaction inflammatoire qui aboutit à la **pustule**. Mentionnons aussi la présence **d'élevures blanches**, correspondant à des microkystes.

Les lésions prédominent généralement sur le visage et le thorax. Les acnés superficielles guérissent sans laisser de traces. Par contre, **les acnés profondes peuvent laisser des cicatrices**.

**Les traitements de l'acné sont multiples** (DELANOÉ et DE PROST 1997) :

* Kératolytiques en applications locales : vitamine A acide, lactate d'ammonium.
* Antiinflammatoires.
* Antibiotiques.
* Sels de zinc.
* Hormonothérapie anti androgènes.
* Isotrénitoïne, réservé aux formes sévères car elle est tératogène.

Ces traitements parviennent souvent à juguler les poussées, mais leur arrêt est presque toujours suivi de rechute. **Les médications sont donc finalement décevantes**.

*Réflexions sur le mécanisme de l'acné*

Quand on consulte des traités de dermatologie, on constate que l'origine de l'acné n'est pas élucidée. Aucun médicament n'a donc une visée étiologique et c'est ce qui explique leur action limitée.

Dans ma conception, **la prolifération épithéliale et la séborrhée correspondent à deux modes d'élimination de macromolécules**, transportées du sang jusqu'aux glandes sébacées, afin d'être rejetées à l'extérieur de l'organisme par la sécrétion de ces glandes. Les comédons et les pustules ne sont que les conséquences des deux anomalies initiales. Il est logique, pour réduire la quantité de déchets à éliminer, de proposer le régime ancestral.

*Les résultats*

Les **40 malades** qui ont adopté la diététique **en ont tous tiré bénéfice**. Les lésions inflammatoires ont nettement diminué chez 5 d'entre eux et totalement régressé chez les 35 autres. Par contre, les **cicatrices** séquellaires des poussées précédentes sont **irréversibles**. Il faut donc insister sur l'importance de traiter précocement.

L'acné est une affection bénigne, qui ne menace pas la vie des patients comme certaines maladies décrites dans cet ouvrage. Mais par sa chronicité et son indifférence relative aux traitements classiques, elle pose certains problèmes. Elle a des **conséquences néfastes sur l'esthétique**, ce qui entraîne des soucis et des complexes chez certains adolescents. Il est donc bon de savoir **qu'un simple régime alimentaire est capable d'atténuer considérablement ou de faire disparaître les lésions d'acné**.

## B. ECZÉMA

L'eczéma est une lésion cutanée caractérisée par :
* Un érythème (rougeur).
* Un prurit (démangeaisons).
* Un suintement dû au percement de petites bulles.
* Des croutelles réactionnelles au prurit et au suintement.

L'eczéma est une **réaction de la peau à des facteurs très divers**. Sur le plan étiologique, il existe donc de nombreuses variétés d'eczémas. Mais deux d'entre elles surpassent nettement les autres par leur fréquence : l'eczéma de contact et l'eczéma constitutionnel (GROSSHANS 1996).

**L'eczéma de contact** est dû au contact direct de la peau avec un

**haptène**, c'est-à-dire une substance non immunogène, incapable de provoquer la formation d'anticorps, mais capable de se lier spécifiquement à un anticorps. Cet haptène va s'unir à une protéine épidermique pour devenir un **antigène complet**. Cet antigène est présenté par des CPA aux lymphocytes T CD4 (voir chapitre 8) et suscite une réponse immunitaire, bientôt suivie d'une réponse inflammatoire, qui provoquent des lésions d'eczéma en atteignant leur cible au niveau de la peau.

L'eczéma de contact relève surtout de **causes professionnelles** : vêtements, gants en latex, cosmétiques, médicaments, etc. Le diagnostic se fonde sur un interrogatoire précis et sur une batterie de tests cutanés. Le traitement est basé sur l'éviction de l'haptène causal et sur la corticothérapie locale. **L'alimentation moderne n'a que peu ou pas de rôle dans ce type d'eczéma**, qui ne semble pas constituer une indication du régime hypotoxique.

**L'eczéma constitutionnel** touche 20 % des enfants de moins de deux ans. Il se raréfie progressivement avec l'âge, mais frappe encore bon nombre d'adultes. Cet eczéma **a doublé de fréquence depuis vingt ans**. Il est aussi appelé dermatite atopique. Une origine allergique est détectée dans une minorité de cas, mais la plupart du temps aucune cause n'est décelable.

Cette variété d'eczéma peut fort bien s'expliquer par l'élimination à travers la peau de macromolécules bactériennes et alimentaires, venues de l'intestin grêle et transportées par des globules blancs à travers l'émonctoire, au prix d'une inflammation de celui-ci. Effectivement, **le régime ancestral fait souvent merveille** dans ce type d'eczéma, entraînant presque toujours une forte diminution ou une disparition des lésions cutanées.

### C. URTICAIRE

*La maladie*

L'urticaire est **très répandue**, touchant 20 % des individus. Il s'agit d'une éruption cutanée avec des **plaques surélevées**, **érythémateuses** (rouges) et **prurigineuses** (démangeaisons). Les plaques sont généralement arrondies ou annulaires, avec dans ce dernier cas un centre clair. Elles s'effacent à la vitropression. Les éléments sont **labiles**, augmentant ou diminuant rapidement de surface, s'effaçant souvent en quelques heures (BRESSLER 1995) (FÉLIX et GÉNIAUX 1996).

**Sur le plan étiologique, on distingue de nombreuses variétés d'urticaire** (BAYROU 1995) :
* Urticaires de contact.
* Urticaires physiques.
* Urticaires des maladies de système (collagénoses).
* Urticaires d'origine génétique.
* Urticaires communes, de beaucoup les plus courantes, avec quelquefois une cause décelable (aliment, médicament, infection) et le plus souvent aucune cause apparente (CHARLESWORTH 1995).

Sur le plan évolutif, on sépare :
* **L'urticaire aiguë** correspondant à environ 75 % des cas, ayant souvent une origine allergique.

* **L'urticaire chronique** correspondant aux 25 % restants, ayant seulement 10 fois sur 100 une origine allergique (GUINNEPAIN 1996).

Il existe de nombreux **traitements** pour l'urticaire. Les principaux sont la suppression d'un facteur causal, les antihistaminiques et les corticoïdes.

*Réflexions sur le mécanisme de l'urticaire*

L'urticaire est caractérisée **par un œdème du derme** et par un **infiltrat leucocytaire** centré autour des vaisseaux du derme (BRESSLER 1995). Dans cet infiltrat, on trouve essentiellement des mastocytes, des lymphocytes T et des monocytes.

La réaction urticarienne est provoquée par la **dégranulation des mastocytes** et accessoirement des granulocytes basophiles, libérant de l'histamine, de la sérotonine et quelques autres médiateurs. Cette dégranulation peut être déclenchée par divers mécanismes (FÉLIX et GÉNIAUX 1996) :

* **Mécanismes immunologiques** : fixation d'un antigène créant un pont entre deux IgE ou deux IgG4 déjà fixées sur le mastocyte ou le basophile (chapitre 8), activation du complément par des complexes immuns.

* **Mécanismes non immunologiques** : action directe de médicaments, d'aliments, de venins, de toxines bactériennes, activation non immunologique du complément par la voie alterne.

Ces données histologiques et pathogéniques m'ont suggéré que le **passage à travers une muqueuse du grêle trop perméable de particules**, les unes antigéniques, les autres non antigéniques, pouvaient avoir une responsabilité majeure dans le développement de l'urticaire. L'arrivée des particules dans le derme correspond à mon avis à **une tentative pour les éliminer** hors de l'organisme, à travers la peau. Il était donc intéressant d'essayer ma méthode comme traitement de l'urticaire.

*Résultats*

Le régime de type originel a été suivi par **15 patients** présentant un urticaire typique et récidivant. Une rémission complète a été obtenue chez 14 sujets. Chez la quinzième personne, l'urticaire géante, après avoir régressé dans un premier temps, a récidivé au bout de quelques mois. La récidive ayant été clairement induite par un stress important, je ne désespère pas d'arriver à plus long terme à guérir cette malade.

Au total, l'urticaire apparaît comme **une excellente indication de la diététique**.

*Les variantes de l'urticaire*

**L'œdème de Quincke** est une forme aggravée d'urticaire où s'ajoute à l'œdème du derme un œdème du tissu sous-cutané ou hypoderme. J'en parlerai au chapitre 26.

**La vascularite urticarienne** associe des épisodes récidivants d'urticaire à une vascularite (VENZOR et coll. 1995) (WISNIESKI et coll. 1995). La vascularite est induite par des complexes immuns qui activent la voie classique du complément. Les dépôts d'anticorps et de complément dans la paroi des vaisseaux attirent de nombreux **polynucléaires neutrophiles**, dont les noyaux sont souvent fragmentés (leucocytoclasie). Ces cellules exercent une activité de phagocytose et libèrent les enzymes contenues dans leurs lysosomes, ce qui entraîne une vascularite.

J'ai soumis au régime hypotoxique **quatre femmes** atteintes de cette affection avec des **résultats variables**, puisque j'ai enregistré deux succès totaux et deux échecs complets. Ceci n'est pas très surprenant, car il existe plusieurs variétés de vascularite urticarienne :

\* Des formes secondaires à une cause connue : maladie auto-immune, infection, intolérance médicamenteuse.

\* Des formes idiopathiques, les plus nombreuses.

## D. PSORIASIS VULGAIRE

*La maladie*

Le psoriasis est **répandu**, touchant 2,5 % des Français. Typiquement, il se présente sous forme de **taches érythématosquameuses**. Des plaques de desquamation de taille variable reposent sur un fond rosé ou rouge. Les lésions siègent préférentiellement aux coudes, aux genoux, dans la région lombosacrée et dans le cuir chevelu.

Certains facteurs déclenchants sont possibles. Un **foyer infectieux** pharyngé ou buccodentaire est observé chez 10 % des adultes et 40 % des enfants. Un **stress** est retrouvé dans 70 % des cas.

Les lésions cutanées affectent l'épiderme et le derme :

\* **Au niveau de l'épiderme**, **la couche cornée est très épaissie**, avec une persistance des noyaux dans les cellules (**parakératose**), la couche granuleuse est diminuée ou absente. De nombreux polynucléaires se regroupent en **microabcès** et voisinent avec une minorité de macrophages et de lymphocytes.

\* **Au niveau du derme, on note un infiltrat inflammatoire** avec des T CD4, des T CD8, des polynucléaires, des macrophages, des cellules de Langherans, accompagné d'une **hypervascularisation**.

Les formes cliniques sont très nombreuses. L'évolution se fait par poussées séparées par des rémissions plus ou moins complète. Tous les intermédiaires existent entre les formes très modérées et les formes graves.

Les traitements du psoriasis peuvent être :

\* Locaux : kératolytiques, corticoïdes, réducteurs, antimitotiques, vitamine D3.

\* Généraux : méthotrexate, rétinoïdes, ciclosporine, rayons UV.

Ils permettent de diminuer les lésions, mais **non de guérir la maladie**.

*Une théorie sur la pathogénie du psoriasis*

À l'heure actuelle, nul n'explique le mécanisme de cette dermatose. (BARKER 1991) (GUILHOU 1993). Quelques données sont cependant connues :

\* La concordance chez les jumeaux monozygotes est de 72 %, ce qui implique que la **maladie est polyfactorielle**, avec des facteurs génétiques et des facteurs environnementaux.

\* Les gènes **HLA de classe I** interviennent, puisque le psoriasis présente une association assez nette avec **Cw6**.

Tout devient clair et logique si l'on admet que le psoriasis est dû à l'élimination à travers la peau de déchets bactériens et alimentaires ayant pénétré dans l'organisme grâce à un intestin grêle trop perméable :

\* Le terrain familial peut reposer sur le polymorphisme des enzymes digestives, des mucines intestinales et des enzymes de certaines cellules.

\* Un foyer infectieux pharyngé ou buccodentaire peut agir en entraînant une forte augmentation des bactéries dans le grêle, ce qui accroît considérablement la quantité de déchets bactériens.

\* Un stress peut provoquer une sécrétion d'interféron γ qui induit une hyperperméabilité de la muqueuse du grêle.

\* **Le transport des déchets à travers le derme pour les amener dans l'épiderme, explique l'hypervascularisation et l'infiltrat inflammatoire.** L'association entre psoriasis et HLA-Cw6 suggère la présence dans les molécules en transit de **peptides** de 8 à 11 acides aminés ayant un tropisme pour la molécule HLA-Cw6 qui les présente aux T CD8.

\* Des **cytokines** libérées par les cellules de l'infiltrat inflammatoire sont probablement responsables de l'activation des cellules épidermiques (kératinocytes) qui se divisent exagérément.

\* **Le rejet à l'extérieur des déchets** est obtenu par **prolifération** des cellules de l'épiderme, suivie de leur chute par **desquamation**. Les kératinocytes entraînent avec eux les substances indésirables en même temps que les polynucléaires (**microabcès**), les macrophages et les lymphocytes.

Ma conception du psoriasis est représentée sur la figure 73.

### *Résultats*

La diététique a été tentée chez **53 malades**, présentant tous des lésions cutanées typiques de psoriasis. Deux catégories doivent être distinguées :

1) **27 sujets avaient un psoriasis isolé**.

**Le changement nutritionnel s'est avéré très souvent bénéfique**, puisqu'on ne compte que 3 échecs. Le gain obtenu est variable :

\* Chez 5 patients, le psoriasis s'est atténué. Les régions atteintes se sont restreintes. La quantité de squames a diminué dans les zones encore touchées. L'amélioration oscille entre 30 et 70 %.

\* Chez 19 patients, le psoriasis a presque complètement ou complètement disparu et n'a jamais récidivé, le cas le plus ancien remontant à 9 ans.

2) **26 sujets avaient un psoriasis associé à un rhumatisme psoriasique**.

**Le régime hypotoxique a une efficacité inconstante**, puisqu'on constate 9 échecs, 3 améliorations à 50 % et 14 succès francs. Il n'y a pas obligatoirement parallélisme entre l'évolution de la **dermatose** et du **rhumatisme** :

\* Guérison conjointe des deux affections : 15 cas.

\* Guérison de la dermatose, mais maintien du rhumatisme : 2 cas.

\* Guérison du rhumatisme, mais maintien de la dermatose : 9 cas.

Ces divergences ne sont pas illogiques, si l'on considère le psoriasis comme un processus d'élimination de molécules nocives, parmi lesquelles le peptide causal du rhumatisme sorti des articulations et rejeté à travers la peau. Un psoriasis en activité peut éliminer suffisamment de peptides pour permettre la rémission du rhumatisme. Un psoriasis en rémission n'élimine plus de peptides, ce qui peut empêcher la guérison du rhumatisme. Il existe

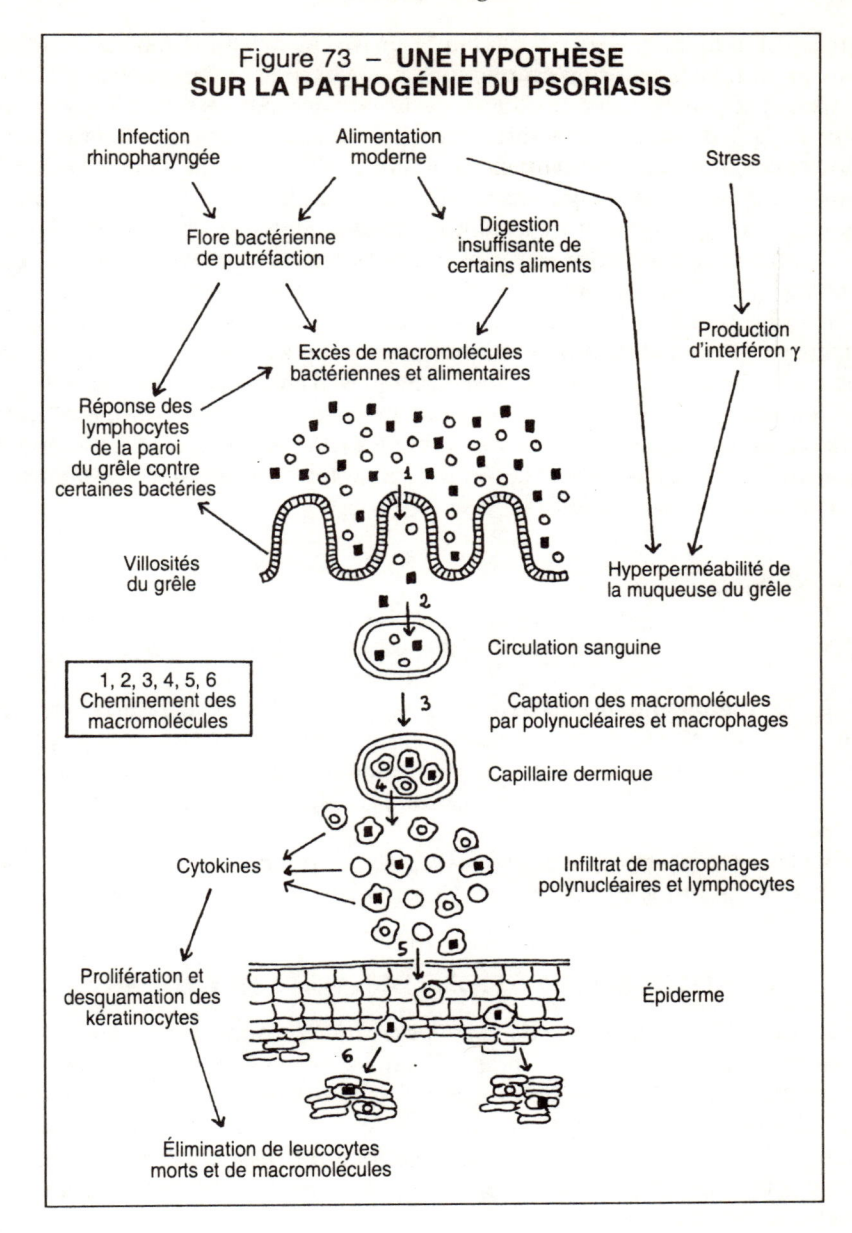

**Figure 73 – UNE HYPOTHÈSE SUR LA PATHOGÉNIE DU PSORIASIS**

chez certains individus un véritable **balancement entre la maladie cutanée et la maladie articulaire**.

Je rapporte ici l'histoire d'un succès particulièrement spectaculaire.

*Observation PSO 2*

M. T..., conducteur de poids lourds, âgé de 42 ans, se présente à mon cabinet en février 1995. L'interrogatoire ne révèle aucun antécédent personnel important, mais retrouve un psoriasis chez sa mère. Chez le malade, le

**psoriasis** a débuté en 1983, à la suite d'un **stress** constitué par un accident de camion. La dermatose s'est aggravée progressivement et les lésions érythématosquameuses couvrent **90 % de la surface corporelle**. Ce psoriasis géant n'a que des rémissions rares et partielles, sans que pour autant la peau redevienne saine, car dans les zones libérées s'installe une **acné**. De nombreux traitements, et en particulier les rayons ultraviolets et l'acide rétinoïque n'ont pu contrarier l'évolution vers le gigantisme de ce psoriasis. Le reste de l'examen clinique est sans particularité, à l'exception d'un léger surpoids : 70 kilos pour 168 cm et d'une **tendinite** à un genou.

Le régime ancestral appliqué de façon correcte est suivi en quelques semaines d'une **amélioration extraordinaire du psoriasis**. Celui-ci n'occupe plus que 5 % de sa surface initiale. Quelques plaques peu épaisses persistent derrière les oreilles, aux plis des coudes et aux genoux. Comme le dit le malade, « c'est la nuit et le jour ». **L'acné et la tendinite ont totalement disparu**. Un amaigrissement de 6 kilos complète cet excellent résultat qui se maintient depuis plus de trois ans.

*Commentaires*

1) Si la diététique a des effets favorables très fréquents dans ma courte expérience sur le psoriasis isolé, **l'importance du bénéfice est variable** entre 80 et 100 %. Il se situait à 95 % dans cette observation.

2) **Le balancement entre le psoriasis et l'acné** n'est pas surprenant. Il s'agit dans les deux cas d'une pathologie d'élimination à travers la peau. Les macromolécules expulsées avec les squames du psoriasis ont probablement une structure différente des macromolécules expulsées avec le sébum de l'acné.

3) **Les tendinites guérissent assez souvent**, mais pas toujours, avec l'exclusion des aliments dangereux. Ce sujet a été exposé au chapitre 18.

### E. AUTRES AFFECTIONS DERMATOLOGIQUES

**Le prurit isolé** est caractérisé par des **démangeaisons** de la peau et/ou de certaines muqueuses, plus ou moins étendues, plus ou moins intenses, forçant souvent le patient à se gratter, ce qui peut générer des **lésions de grattage**. Le prurit peut être un symptôme d'une maladie, mais survient parfois isolément. Un tel tableau évoque pour moi un processus d'élimination. Le régime originel a effectivement fait complètement disparaître le prurit chez **trois patients**, et ce en quelques semaines.

**Les cals** sont des épaississements cutanés qui peuvent devenir douloureux. Ils siègent surtout aux pieds, où l'on distingue :

* **Les cors**, à la face supérieure des orteils
* **Les durillons**, à la plante des pieds
* **Les œils-de-perdrix**, entre les orteils.

Ces divers cals sont classiquement attribués au frottement de la peau contre le cuir ou la semelle d'un soulier trop petit ou trop dur ou de forme mal adaptée. À mon avis, la cause majeure de beaucoup de cals est un processus d'élimination de déchets. Les leucocytes qui traversent l'émonctoire libèrent des cytokines provoquant la multiplication des cellules épidermiques.

Cette hypothèse doit être fondée, car le régime alimentaire fait progressivement disparaître cors, durillons et œils-de-perdrix chez la grande majorité des individus atteints.

CHAPITRE 25

# LA PATHOLOGIE D'ÉLIMINATION BRONCHIQUE

> « *Le grand public est intelligent, il comprend de mieux en mieux un langage scientifique équilibré et mis à sa portée.* »
>
> Professeur Henri JOYEUX.

## A. BRONCHITE CHRONIQUE

La bronchite chronique se définit comme une **toux**, souvent accompagnée d'une **expectoration** mucopurulente, se manifestant pendant **au moins trois mois** chaque année, survenant **au moins deux années d'affilée**, sans cause ORL ou bronchique précise (PARIENTE 1993). Elle frappe un Français sur 20 et provoque **deux fois plus de décès que le cancer du poumon**.

La bronchite chronique touche l'ensemble de l'arbre bronchique, qui présente un état **inflammatoire non spécifique**, où les cellules dominantes sont les granulocytes neutrophiles et les macrophages (GUÉRIN 1995). Plusieurs complications peuvent se produire :

1) **L'obstruction partielle des bronches** qui découle de plusieurs causes (MUIR 1995) : œdème de la paroi, excès des sécrétions et parfois tendance au spasme réactionnel de la musculature bronchique, faisant parler de bronchite asthmatiforme. La conséquence de l'obstruction est **l'insuffisance respiratoire** plus ou moins marquée.

2) Les difficultés à l'expiration de l'air finissent à la longue par entraîner une distension des alvéoles pulmonaires. Quand de surcroît l'**élastine**, qui confère son élasticité au tissu pulmonaire est détruite par les **élastases**, enzymes libérées en excès par les polynucléaires neutrophiles activés, cette distension devient irréversible. C'est le **bronchoemphysème** (STOCKLEY 1995).

3) Les élastases et autres enzymes sécrétées par les leucocytes s'attaquent aux constituants de la paroi bronchique : fibres élastiques, fibres musculaires, cartilage. L'aboutissant est la fibrose et la **dilatation des bronches** (BALDEYROU 1995).

**Plusieurs facteurs favorisent** la bronchite chronique (SILVERMAN et SPEIZER 1996) : le **tabagisme**, la pollution atmosphérique urbaine, les métiers exposant aux poussières et aux polluants, les infections respiratoires de l'enfance et le déficit en α1 antitrypsine, enzyme qui neutralise les élastases (rare).

**Le traitement** comporte la suppression de certains facteurs favorisants, les antibiotiques, les antiinflammatoires, la kinésithérapie, les mucolytiques, les bronchodilatateurs, l'oxygénothérapie. Ces mesures jugulent les poussées, ralentissent l'évolution, mais ne peuvent empêcher une dégradation plus ou moins rapide.

À mon avis, la bronchite chronique appartient à la **pathologie d'élimination**. Chez certains individus, la paroi bronchique sert d'émonctoire pour certains déchets bactériens et alimentaires charriés par le sang et provenant d'un intestin grêle trop perméable. C'est là la cause majeure et les facteurs favorisants cités plus haut, même si leur participation est incontestable, ne sont que des éléments aggravants. **La bronche devenue émonctoire** est en permanence infiltrée de leucocytes, **enflammée**, œdémateuse et **fragilisée**. Cette fragilisation favorisant les surinfections qui se traduisent par des bronchites prolongées, récidivant chaque hiver et pouvant même s'étendre à d'autres périodes de l'année.

Cette conception pathogénique doit correspondre en grande partie à la réalité, car **le régime hypotoxique est toujours parvenu dans mon expérience, limitée à 8 patients**, à faire disparaître les infections bronchiques à répétition. Les hivers se déroulent normalement. Par contre **la diététique est totalement impuissante sur l'emphysème et sur la dilatation des bronches**, ces deux complications redoutables de la bronchite chronique. La destruction des tissus élastiques est définitive et pérennise l'obstruction des voies aériennes, l'hypersécrétion de mucus, l'essoufflement des patients, la constitution de gîtes bactériens responsables d'infections itératives.

Le changement nutritionnel doit donc être mis en place **le plus précocement possible**, avant que les élastases aient accompli leur travail destructeur.

### *Observation DIV 59*

M. B..., âgé de 51 ans, vient me consulter en janvier 1998. Il ne possède aucun antécédent pathologique important. Ses problèmes de santé sont de deux ordres :

1) Des **problèmes digestifs**.

Entre 1975 et 1985, la malade a été affligé d'une **diarrhée chronique**, avec 4 à 8 selles liquides par jour. Les diverses explorations n'ont révélé aucune lésion de l'appareil digestif et l'on a retenu le diagnostic de diarrhée **motrice**, par péristaltisme intestinal exagéré. Un **stress** venait sans doute exercer ses effets, car cette diarrhée importante a disparu, peu après que le patient ait divorcé de sa première femme.

Se sont alors installés des **troubles dyspeptiques** (difficultés de la digestion) à la suite de repas trop copieux ou de consommation d'alcool : douleurs hépatiques, ballonnements abdominaux, tendance diarrhéique.

2) Une **bronchite chronique**.

Elle a débuté en 1992 par des accès fréquents, 3 ou 4 par an, assez vite jugulés par les antibiotiques et donc relativement courts. Progressivement, les poussées de bronchite sont devenues rebelles aux **antibiotiques** et donc beaucoup plus longues. Il a fallu recourir aux **corticoïdes** pour les faire régresser. Mais à l'arrêt des corticoïdes, la récidive est systématique. Au cours des dernières années, la bronchite a pris une tournure **asthmatiforme** qui reste modérée. Heureusement, il ne s'est constitué, ni dilatation des bronches, ni emphysème. Pendant les rares périodes de rémission persiste une **expectoration d'origine trachéale**.

L'état général du patient s'est peu à peu altéré, en raison de la répétition et de la longueur des bronchites, en raison des prises répétées d'antibiotiques et de corticoïdes. On note une **anorexie** (manque d'appétit), une importante asthénie (fatigue) et un **amaigrissement** de 9 kilos.

Lorsque M. B... entame le régime hypotoxique, il présente **depuis quatre mois une poussée de bronchite** qui, malgré les antibiotiques et les corticoïdes, ne marque aucun signe de défaillance. **Deux jours plus tard, la toux et l'expectoration cessent.** Bien qu'antibiotiques et corticoïdes soient arrêtés, la rémission se maintient. Surpris par ce résultat, il reprend des **laitages**. Le lendemain, la bronchite réapparaît. La diététique est à nouveau pratiquée et la bronchite disparaît. Le scénario se reproduit avec les **céréales**.

Le malade comprend clairement que son amélioration est liée à son mode nutritionnel. Il se tient désormais à mes prescriptions. Un an plus tard, il est toujours en **rémission complète**. Les troubles dyspeptiques se sont rapidement amendés, l'appétit est revenu, la fatigue a disparu.

*Commentaires*

1) La diarrhée motrice et la bronchite chronique sont pour moi deux expressions différentes d'un même processus : **la nécessité d'éliminer** à travers un émonctoire des molécules nocives.

2) Les antibiotiques sont capables de guérir une infection et les corticoïdes ont une action très nette contre l'inflammation. Ils ont pourtant été peu efficaces dans cette observation, car :

   \* **L'infection** n'est que la conséquence de l'inflammation, qui a fragilisé la paroi bronchique qui se laisse plus aisément pénétrer par des bactéries.

   \* **L'inflammation** n'est que la conséquence du passage dans la paroi bronchique de nombreuses variétés de leucocytes libérant d'abondantes cytokines.

   \* Ces leucocytes transportent des macromolécules bactériennes et alimentaires depuis le sang jusqu'à la lumière bronchique. Ces molécules ont une origine intestinale. **Pour guérir la bronchite chronique, il faut ramener à la normale le contenu et la paroi du grêle**. C'est ce qu'a réalisé le changement nutritionnel et c'est ce qui explique ce remarquable succès.

3) **Le régime de type originel fait très souvent disparaître les troubles dyspeptiques** : bouche amère, langue chargée, digestion lente, « crises de foie » suivies de maux de tête.

## B. ASTHME

*La maladie*

Avant 1850, **l'asthme était extrêmement rare**. Depuis cette époque, son incidence est restée faible dans les pays sous-développés, mais s'est accrue progressivement dans les **pays industrialisés** (VOGEL 1997). L'asthme a **triplé de fréquence depuis 1950** et touche actuellement **8 % des Français**, aussi bien des enfants que des adultes. On distingue classiquement :

1) **L'asthme extrinsèque** (60 %) qui débute souvent dans l'enfance et qui est déclenché par des allergènes. Les **principaux allergènes** sont :
* La poussière de maison, qui contient des acariens.
* Les poils animaux : chat, chien, souris, rat.
* Certains insectes, en particulier les cafards.
* Les moisissures, correspondant à des champignons.
* Les pollens des arbres (fin janvier à fin avril, voire fin juin), des graminées (mi-mai à mi-juillet) des herbacées (début juin à fin novembre).
* Certains aliments et additifs alimentaires.

Beaucoup de malades sont sensibles à plusieurs allergènes. On parle alors de **polysensibilisation**. L'origine allergique de l'asthme est affirmée par trois examens (PIN et coll. 1999) :
* L'augmentation du taux des **IgE totales**.
* La présence d'**IgE spécifiques** d'un ou plusieurs antigènes.
* La positivité des **tests cutanés** à un ou plusieurs pneumoallergènes.

2) **L'asthme intrinsèque** (40 %) qui débute souvent chez l'adulte, en dehors de toute allergie.

La **crise d'asthme** correspond à une obstruction bronchique paroxystique et se manifeste par une **dyspnée** avec difficulté à rejeter l'air des poumons. L'expiration est difficile, prolongée, sifflante, convulsive. L'auscultation thoracique détecte d'importants **râles sibilants** et le « **wheezing** » qui correspond au passage de l'air dans les bronches rétrécies. L'accès dyspnéique dure plus ou moins longtemps et se termine par l'**expectoration** de crachats blanchâtres et collants.

Si parfois l'asthme infantile disparaît à la puberté, **la plupart des asthmes persistent toute la vie**. Certaines formes sont modérées, d'autres graves pouvant aller jusqu'à l'insuffisance respiratoire. L'asthme tue chaque année dans le monde environ 180 000 personnes (BOUSQUET et coll. 1999). Le pronostic est généralement meilleur dans l'asthme extrinsèque que dans l'asthme intrinsèque.

Les **traitements principaux** sont les bronchodilatateurs (théophylline, salbutamol), l'acide cromoglycique, les antiinflammatoires, les corticoïdes et les cures de désensibilisation. Ils atténuent et écourtent les crises, mais ne parviennent pas à éradiquer la maladie.

**L'asthme est un véritable fléau**, car :
* Il est très fréquent.
* Il est chronique, invalidant dans sa forme grave, parfois même mortel, soit par insuffisance respiratoire aiguë au cours d'une crise, soit par ses complications cardiaques ou pulmonaires.
* Il ne guérit pas par les thérapeutiques classiques.

### Une théorie sur la pathogénie de l'asthme

L'asthme est une **maladie polyfactorielle**. Le **terrain génétique** intervient, comme le montre la haute fréquence de l'affection dans certaines familles. Mais il existe aussi des **facteurs de l'environnement**. Ce sont à l'évidence des **modifications parmi ces facteurs exogènes** qui expliquent l'énorme accroissement de fréquence de l'asthme depuis 100 ans. NEWMAN-TAYLOR (1995) évoque plusieurs causes possibles :

\* Les variations géographiques, l'incidence de l'asthme étant maximale en Australie et en Nouvelle-Zélande, où elle culmine à 20 %.
\* L'expansion de certains allergènes.
\* Le tabagisme.
\* Les antioxydants dans l'alimentation.
\* La pollution de l'air à l'intérieur des maisons.
\* Les professions exposées.
\* Les virus touchant l'appareil respiratoire.
\* La pollution de l'air extérieur.

Ce dernier facteur est considéré comme ayant un rôle certain et important par le grand public et beaucoup de scientifiques. Or il n'en est rien. Lors des périodes de grands brouillards à Londres, en Hollande et dans 14 pays d'Europe, on n'a jamais constaté la moindre augmentation de fréquence de l'asthme (BURNEY 1999). Curieusement, NEWMAN-TAYLOR, comme bien d'autres spécialistes, ne pense pas aux importantes modifications qu'a subi l'alimentation au cours du XX$^e$ siècle.

Pour tenter de comprendre le mécanisme de l'asthme, il faut prendre comme base de départ les données anatomopathologiques.

**Les bronches et les bronchioles de l'asthmatique associent quatre types de lésions** (ADVENIER et coll. 1993) :

1) Une **hypersécrétion de la muqueuse**, avec hyperplasie des cellules caliciformes qui produisent le mucus. L'expectoration terminale de la crise d'asthme est un indice de plus de cette hypersécrétion.

2) Un **épaississement de la muqueuse** avec par endroits des **plaques de desquamation**, mettant à nu la lame basale.

3) Une **inflammation constante de la sous-muqueuse**, avec œdème et infiltrat de polynucléaires neutrophiles, polynucléaires éosinophiles, macrophages, mastocytes, lymphocytes et les diverses substances qu'ils libèrent : cytokines, chémokines, eicosanoïdes, protéine basique des éosinophiles, protéine cationique des éosinophiles, radicaux libres.

4) Une **contraction spasmodique du muscle bronchique**, responsable de la crise dyspnéique.

**Classiquement**, on attribue le développement de l'asthme à des facteurs contenus dans l'air : **allergènes et polluants**. Ces produits pénètrent dans la lumière bronchique et provoquent les quatre types de lésions, dans l'ordre 1, puis 2, puis 3, puis 4. La contraction bronchique est favorisée par un **dysfonctionnement du système nerveux autonome**. Dans cette conception, **le danger vient de la lumière bronchique**.

Depuis quelques années, plusieurs auteurs ont remarqué que certains asthmes intrinsèques se déclarent en dehors de tout contact avec un allergène ou un polluant atmosphérique. Par contre l'inflammation de la sous-muqueuse est constamment présente dans toutes les variétés d'asthme. Il faut donc considérer l'**asthme** comme une **maladie inflammatoire** (GODARD et coll. 1993) (BARNES 1993) (VINCENT et PRADALIER 1994).

Je propose pour expliquer l'asthme la théorie suivante :

\* Chez certains individus génétiquement prédisposés par la structure de leurs enzymes et de leurs bronches, des **macromolécules** en provenance de l'intestin grêle sont **éliminées à travers la paroi bronchique**.

\* Le transport de ces molécules par les polynucléaires neutrophiles et les macrophages, qui attirent les lymphocytes, libérant des cytokines crée un **infiltrat inflammatoire dans la sous muqueuse bronchique**.

\* Les déchets sont ensuite expulsés dans la lumière bronchique, les uns dans les **sécrétions**, les autres dans les **desquamations**. Les cristaux de Charcot-Leyden trouvés dans l'expectoration des asthmatiques correspondent à des polynucléaires neutrophiles lysés.

\* **L'inflammation chronique augmente l'excitabilité du muscle bronchique**. De nombreux facteurs sont alors capables de déclencher la crise dyspnéique ; les allergènes, les polluants, mais aussi le froid, l'exercice, le tabagisme passif, les stress (INGRAM et HEYMANN 1993).

\* La desquamation de la muqueuse **permet aux allergènes de pénétrer** jusque dans la sous-muqueuse où ils réagissent avec des IgE et provoquent la venue de mastocytes et de polynucléaires éosinophiles. Les **mastocytes** sont des médiateurs de l'inflammation aiguë, alors que les **éosinophiles** entretiennent l'inflammation chronique (HEINECKE 2000). La cytokine qui recrute les éosinophiles est l'**IL-5** surtout produite par les mastocytes et lymphocytes Th2. L'ensemble de ma conception est représentée sur la figure 74.

Cette théorie a l'avantage d'expliquer tous les asthmes, extrinsèques comme intrinsèques. **Le danger vient du sang et, plus en amont, de l'intestin**. Le traitement logique qui en découle est le régime alimentaire.

## *Les résultats*

Le régime ancestral a été pratiqué chez **51 malades** qui représentaient diverses variétés d'asthme, les uns extrinsèques, les autres intrinsèques, certains relativement récents, d'autres très anciens. **Presque tous les volontaires, soit 49 sur 51, ont tiré un bénéfice du changement nutritionnel** :

\* **3 ont été améliorés**. L'effet favorable est perceptible après deux à huit semaines et se fait sentir progressivement. Les crises se raréfient et diminuent d'intensité, la capacité respiratoire augmente entre les crises, les doses de médicaments sont diminuées.

\* **46 ont été mis en rémission complète** ou quasi complète en quelques semaines à quelques mois. Ils ne prennent plus aucun médicament ou de petites doses à la demande, qui est rare.

La diététique obtient autant de succès dans les asthmes extrinsèques que dans les asthmes intrinsèques. Elle est **plus efficace dans les asthmes récents que dans les asthmes anciens**. Ceux-ci ont souvent entraîné des lésions plus ou moins importantes des bronches et des alvéoles pulmonaires. Ces séquelles sont définitives et l'action positive du régime ne va pas jusqu'à restaurer l'état normal dans ces formes dites fixées. Il est donc essentiel de traiter le plus précocement possible.

**La diététique n'est pourtant pas une panacée**. Deux échecs ont été enregistrés, dont l'un inattendu. Chez une femme de 55 ans qui la pratiquait correctement depuis cinq ans est apparu un asthme intrinsèque qui persiste sans changement depuis cinq ans. Chez cette personne, le régime hypotoxique

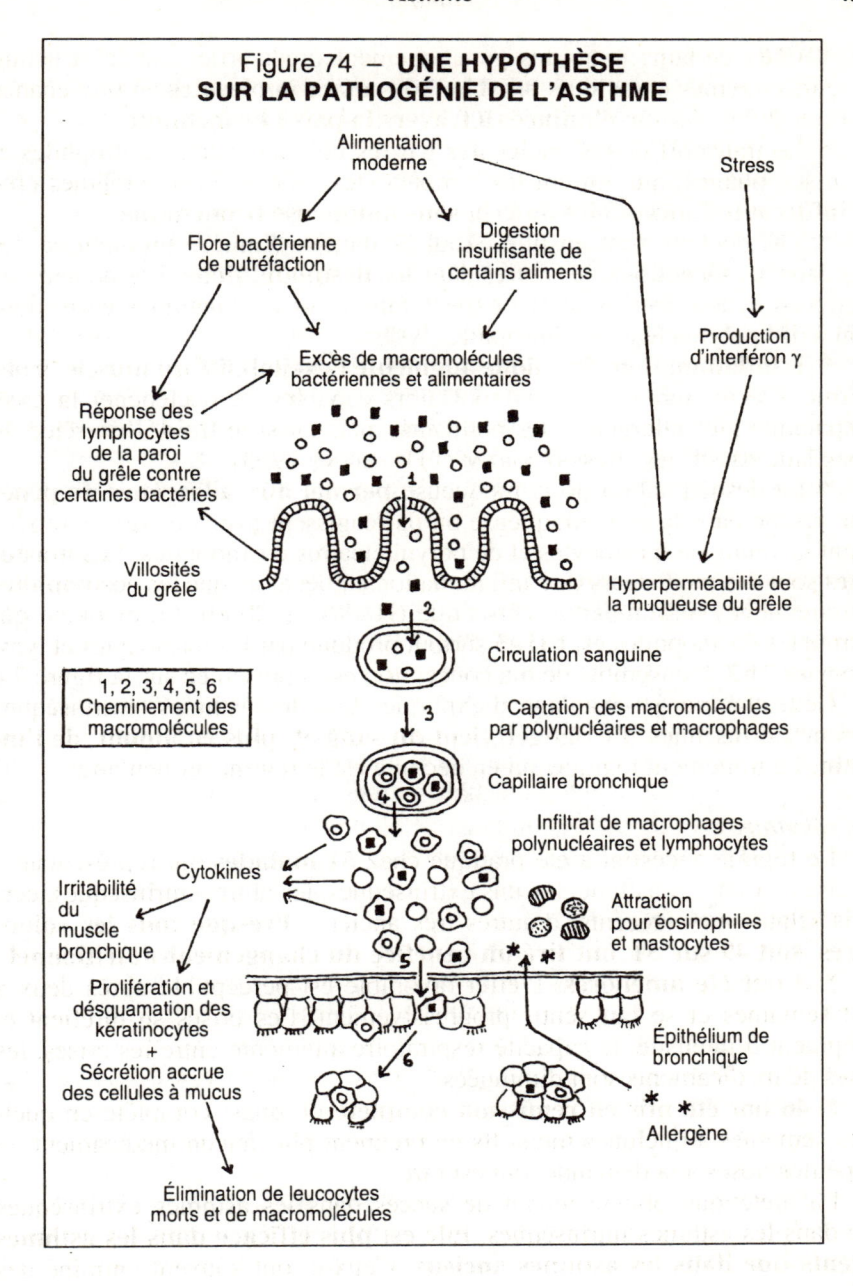

**Figure 74 – UNE HYPOTHÈSE SUR LA PATHOGÉNIE DE L'ASTHME**

n'a pu prévenir le développement de l'asthme, ni l'enrayer une fois qu'il s'est établi. Cette curieuse exception est difficile à interpréter. Y a-t-il eu après plusieurs années de régime un décrassage de certaines cellules, entraînant une sortie des déchets éliminés ensuite à travers les bronches ?

Je rapporte ci-dessous l'histoire de deux succès, l'un dans un asthme « banal », l'autre dans un asthme gravissime.

*Observation ALL 1*

M. L... 18 ans compte **dans sa famille plusieurs allergiques**, sa grand-mère, sa tante et sa mère, elle-même atteinte d'asthme. Il ne présente aucun antécédent personnel important.

**L'asthme a débuté à l'âge de 14 ans**. Sans facteur déclenchant précis, survient environ une fois par semaine une **crise dyspnéique typique**, d'intensité moyenne ou forte. L'accès dure spontanément deux à trois heures et est limité à un quart d'heure par l'administration de **bronchodilatateurs**.

On n'observe pas d'autres manifestations évocatrices d'allergie. Les tests cutanés mettent en évidence une **sensibilisation aux graminées et aux moisissures**. Cependant une **cure de désensibilisation** a totalement échoué.

Le **régime originel** a par contre **renversé la situation**. Les crises se sont espacées de plus en plus et ont disparu au bout de 7 mois. **Aucune rechute n'a été notée depuis 15 ans**. Ces derniers temps, quelques entorses ont été commises sur le plan nutritionnel et quelques accès mineurs de dyspnée les ont sanctionnées.

*Commentaires*

1) Cet **asthme extrinsèque**, commençant après la puberté, doit en principe durer toute la vie. Il a pourtant **disparu depuis 15 ans**, simplement **grâce à une alimentation bien choisie**.

2) L'échec de la cure de désensibilisation n'est pas surprenant, car elle peut seulement supprimer certains facteurs déclenchants et non tous. Le succès du **régime** semble logique, car **il s'attaque à la cause de l'asthme** en arrêtant le flux de macromolécules entrées en traversant l'intestin grêle et expulsées en traversant les bronches. Réduire ce flux c'est réduire en proportion l'inflammation de la paroi bronchique.

*Observation ALL 64*

Mme J..., âgée de 56 ans, est médecin. Son seul antécédent personnel important est l'apparition, à la suite d'une coqueluche dans sa petite enfance, d'une dilatation des bronches, heureusement limitée au lobe inférieur et à la lingula du poumon gauche. Lorsqu'elle a eu 18 ans, il a été procédé à l'exérèse des régions lésées. Elle a ensuite mené une vie normale, avec des activités sportives, jusqu'à 1994.

C'est à cette époque qu'a débuté un **asthme extrinsèque**, qui d'emblée s'est avéré grave. Cependant, jusqu'à 1997, on observait des rémissions. Ensuite la dyspnée a été continue, réalisant le tableau appelé « **état de mal asthmatique** ». Une polysensibilisation allergique a été détectée. Les traitements par les médicaments classiques, l'homéopathie et l'acupuncture n'ont donné que des effets partiels.

En février 1999, une infection bronchopulmonaire par un staphylocoque doré a provoqué une **insuffisance respiratoire aiguë**, avec une **réaction pancréatique** importante, marquée par une nette élévation de la lipase et de l'amylase dans le sang, ainsi qu'une **insuffisance rénale aiguë** avec anurie et un **coma**.

Des soins intensifs pratiqués dans un centre hospitalier ont sauvé *in extremis* la vie de la malade. Malheureusement, un des médicaments a déclenché une allergie sévère, avec eczéma généralisé, urticaire géante et œdème de Quincke. En juin 1999, survenait un second épisode d'insuffisance respiratoire aiguë avec coma.

En août 1999, un troisième accident du même ordre s'accompagnait de surcroît d'un anasarque (œdème généralisé à la peau et à plusieurs séreuses). La patiente échappe de peu à la mort. **Mais son état est considéré comme désespéré. Les explorations fonctionnelles respiratoires sont catastrophiques**. Un quatrième accident serait fatal et on envisage une transplantation pulmonaire. Mme J... est grabataire, sous traitements intensifs, avec une trachéotomie permanente et une oxygénothérapie.

C'est en septembre 1999 que cette femme lit mon ouvrage « L'alimentation ou la troisième médecine » et décide, n'ayant plus rien à perdre, d'essayer **le régime alimentaire originel**.

Au bout de quinze jours, **l'amélioration** est déjà **très nette**. Elle respire beaucoup plus aisément, quitte le lit et recommence à marcher. Au cours des mois suivants, le bénéfice augmente. L'hypercapnie (excès de gaz carbonique dans le sang), autrefois très marquée disparaît. En janvier 2000, la trachéotomie est supprimée. L'oxygénothérapie reste nécessaire, mais il n'y plus d'essoufflement. Une bronchoscopie montre que l'œdème important des bronches a complètement régressé. En mars 2000, Mme J... vient me consulter et me raconte cette remarquable histoire.

*Commentaires*

1) À la lueur de cette observation et de quelques autres, dont certaines ont été rapportées dans ce livre, on constate que **si la nutrithérapie est, sur le plan de la chronologie, la troisième médecine, elle est fort souvent en terme d'efficacité la première médecine**. C'est l'opinion de Michel MASSOL (2000) et c'est aussi la mienne, avec pour chacun de nous 12 ans d'expérience. Que de fois un pronostic d'incurabilité ou d'évolution fatale a-t-il été renversé par une diététique bien conçue !

2) Mme J... peut elle espérer encore de nouveaux progrès ? Probablement, car l'intensité de son asthme indique que la quantité de molécules nocives à éliminer est très élevée et qu'elle n'a sans doute pas entièrement épuré son organisme en 7 mois. Par contre, le gain peut être limité s'il existe des séquelles pulmonaires ou cardiaques de l'état de mal asthmatique. Il sera fort instructif de suivre l'évolution à moyen terme.

CHAPITRE 26

# AUTRES PATHOLOGIES D'ÉLIMINATION

> « La médecine actuelle ne s'occupe pas de la santé. Elle n'a d'intérêt que pour les maladies. »
> Docteur Catherine KOUSMINE.

> « Aimez donc la raison. Que toujours vos esprits Empruntent d'elle seule et leur lustre et leur prix. »
> BOILEAU. L'art poétique.

## A. MALADIES DES MUQUEUSES DE LA SPHÈRE ORL ET DES CONJONCTIVES

### 1. Infections à répétition

La théorie de l'élimination propose que la sortie de certains déchets se fasse **à travers les muqueuses buccale, pharyngée, laryngée, nasale, conjonctivale et auditive**. Ceci a pour corrolaire la présence d'infiltrats de cellules responsables d'une inflammation de ces muqueuses, qui sont fragilisées et par suite facilement surinfectées.

Les **rhinopharyngites** et les **otites récidivantes** sont très répandues chez les jeunes enfants. Je n'ai pas une expérience très étendue de ce type de pathologie. Mais mon ami le Docteur Christian PAUTHE a constaté, **sur une centaine d'enfants** souffrant de ces troubles, que **la suppression des laits animaux** s'avérait **très efficace dans 80 % des cas**. Bien des amygdalectomies et des paracentèses ont été évitées par cette méthode simple. Il est probable que l'exclusion des céréales et l'accroissement des produits crus augmenteraient encore le pourcentage de succès.

Les **rhinites chroniques** ne sont pas rares chez les adultes. Elles n'ont pas de caractère saisonnier, ce qui les distingue du rhume des foins. Elles sont fort sensibles au régime ancestral qui en guéri 18 sur 18.

Les **sinusites chroniques** peuvent aussi bénéficier de la diététique, surtout les formes idiopathiques où n'existe aucune anomalie de l'anatomie des sinus ou des régions voisines qui pourrait favoriser une infection. J'ai pu guérir **six adultes** atteints de cette affection. Chez l'un d'eux, la sinusite très ancienne était assez importante pour avoir justifié une réforme militaire, au moment de la guerre d'Algérie. Elle a pourtant disparu sans séquelles.

## 2. Allergies

Le changement nutritionnel a donné d'excellents résultats chez les patients appartenant à ce groupe :

\* Sur **35 rhumes des foins**, 30 ne se sont pas reproduits et 5 paraissent en bonne voie, après quelques mois de régime. En effet, la période des troubles qui durait cinq mois chaque année a été raccourcie à trois semaines. Sous diététique, le rhume des foins disparaît souvent dès la première année, parfois après deux ou trois ans.

\* **13 œdèmes de Quincke** qui s'étaient manifestés fréquemment pendant les six mois précédant la consultation, sont restés complètement muets depuis deux ans pour le plus récent et six ans pour le plus ancien. Étant donné la possible gravité de cet accident, il a été demandé aux malades de conserver des corticoïdes injectables à portée de la main, afin de traiter une éventuelle récidive.

Les **conjonctivites allergiques** sont une indication excellente de ma méthode thérapeutique. Douze tentatives se sont soldées par autant de succès.

Comme pour l'asthme extrinsèque, il semble que **l'allergène n'est qu'un facteur déclenchant** et que **l'inflammation chronique de la muqueuse est l'élément majeur.** Lorsque le changement nutritionnel a fait régresser l'inflammation, le contact avec l'allergène devient sans danger. À l'imitation de Claude BERNARD, je résumerai mon opinion par une formule lapidaire : « **L'allergène n'est rien, l'inflammation est tout.** »

## 3. Polypes nasaux

D'assez nombreuses personnes se plaignent de ces « polypes » qui encombrent leurs fosses nasales, gênant la respiration par le nez et semblent faciliter les rhinites et autres infections de la sphère ORL. L'ablation de ces polypes par un spécialiste ORL est rarement couronnée de succès et **la récidive est presque fatale**.

Je considère ces « polypes » comme des épaississements de la muqueuse nasale liés à l'inflammation de celle-ci, par suite du passage chronique de leucocytes transportant des déchets depuis le sang jusqu'à la surface de la muqueuse. Effectivement, **les polypes fondent généralement comme neige au soleil**, lorsque les patients pratiquent **le régime alimentaire hypotoxique**.

## 4. Aphtes

**Les aphtes sont des ulcérations de la muqueuse buccale** siégeant sur les gencives, les joues ou la langue. Ils ont un fond blanchâtre, des bords nets cerclés par un liseré rouge. Ils sont **inflammatoires et douloureux.** Ils régressent après 10 à 15 jours, mais sont **souvent récidivants**. Tous les intermédiaires existent entre l'aphte isolé et les aphtes très nombreux (aphtose).

Les aphtes sont des phénomènes banaux, mais dont l'origine demeure inexpliquée et pour lesquels on ne dispose d'aucun traitement satisfaisant. **Il me paraît probable que l'aphte corresponde à un processus d'élimination de déchets à travers la muqueuse buccale.** Ceci m'a conduit à essayer la diététique chez 12 sujets porteurs d'aphtes à répétition, présentant en permanence un à cinq aphtes. La méthode s'est avérée efficace, mais il a fallu appliquer le régime ancestral de façon très stricte. et parfois pendant longtemps. **Il semble que, chez certains individus, ce mode d'épuration douloureux soit privilégié,** sans doute parce qu'il convient mieux pour se débarrasser de certaines variétés de molécules.

La maladie de Behçet, qui n'est pas une simple aphtose, sera traitée au chapitre 27.

## B. MALADIES CARACTÉRISÉES PAR L'ACTIVATION DE CERTAINES VARIÉTÉS DE LEUCOCYTES

Alors que les lymphocytes sont chargés d'assumer la réponse immunitaire, **les autres leucocytes** ont des fonctions différentes. Sans parler des capacités particulières à chaque lignée, on peut distinguer grossièrement **quatre formes principales d'activités** :

\* Présentation d'antigènes aux lymphocytes (surtout macrophages et cellules voisines).

\* Réponse inflammatoire (surtout polynucléaires neutrophiles, polynucléaires éosinophiles et macrophages).

\* Réaction allergique (surtout mastocytes et polynucléaires basophiles).

\* Neutralisation, puis épuration par transport à l'extérieur de l'organisme de nombreuses molécules exogènes nocives, par un véritable travail d'éboueur (surtout macrophages et cellules apparentées, mais aussi au moins pour la neutralisation polynucléaires neutrophiles, polynucléaires éosinophiles et mastocytes).

Quand cette dernière fonction de neutralisation et/ou d'épuration devient très forte, elle peut déboucher sur certaines maladies où les leucocytes impliqués **peuvent se multiplier exagérément, envahir certains tissus et présenter une activité excessive**, entraînant des lésions dans les régions de l'organisme où ils se sont accumulés. Ces maladies sont relativement rares, mais fort nombreuses, et je ne détaillerai pas ici leur classification. Elles sont quelquefois graves et certaines peuvent être mortelles.

Il est intéressant de savoir que le régime alimentaire ancestral peut avoir un effet très bénéfique dans ce type d'affections. Les trois observations suivantes en donnent la preuve.

### *Histiocytose langerhansienne*

*Observation DIV 14*

M. L..., âgé de 70 ans, est affligé d'un **surpoids** : 92 kilogs pour 180 centimètres, qui a probablement favorisé l'installation **d'un diabète sucré de la maturité**, mal jugulé par un sulfamide hypoglycémiant et un biguanide. Il n'a pas encore présenté de complications vasculaires de ce diabète sucré, mais il en est clairement menacé. Sa tension artérielle s'élève par intermittence et les radiographies révèlent des calcifications vasculaires diffuses, évocatrices d'une athérosclérose généralisée.

En juin 1994 apparaissent des **lésions du palais et des gencives** qui sont à la fois tuméfiées et ulcérées. L'atteinte buccale, rebelle aux traitements locaux, passe à la chronicité, gênant l'alimentation. En juin 1996 s'installe une **éruption cutanée** sur le visage, le tronc et les mains. La biopsie de quelques éléments cutanés apporte le diagnostic. Il s'agit d'une histiocytose langerhansienne : **envahissement des gencives et de la peau par de nombreux histiocytes**. Des explorations poussées montrent l'absence d'autres localisations : osseuse, pulmonaire, splénique, hépatique, ganglionnaire.

Quand M. L... vient me consulter, en février 1997, son état est stationnaire et on lui propose une radiothérapie. Je lui conseille d'essayer d'abord ma méthode. **Quatre mois plus tard, le bénéfice est évident** :

* Amaigrissement de 4 kilos.
* Glycémie à jeun passée de 2,54 g à 1,47 g.
* Et sur le plan de l'histiocytose langerhansienne, les lésions ont disparu au niveau du palais et ont nettement régressé au niveau des gencives et de la peau.

Ce patient ne m'a malheureusement plus donné de nouvelles ensuite.

*Commentaires*

1) L'histiocytose langerhansienne, parfois nommée histiocytose X, est une affection rare, pourtant divisée en de nombreux sous groupes (BORA-LEVI et TAIEB 1998). Elle est caractérisée par la prolifération des cellules de Langerhans, variété d'histiocytes trouvés uniquement dans l'épiderme chez les sujets normaux. Les cellules de Langerhans se multiplient dans la peau, mais peuvent aussi envahir n'importe quel organe ou tissu, ce qui a pour conséquence des **tableaux cliniques extrêmement variés** (ARICO et EGELER 1998). La **biopsie** d'un des éléments pathogènes **apporte le diagnostic**.

2) La cause restant mystérieuse, les traitements ont pour seul but d'inhiber la prolifération des cellules de Langerhans. On utilise généralement les **corticoïdes**, la **chimiothérapie** ou la **radiothérapie** (VEYSSIER-BELOT et CALLOT 1996). Ils sont souvent efficaces dans les formes localisées, beaucoup moins dans les formes généralisées. Ces traitements ne s'attaquent pas au facteur qui a déclenché l'activation des histiocytes.

3) Imaginons maintenant qu'une macromolécule que je nommerai A, d'origine alimentaire ou bactérienne, en provenance d'un intestin grêle trop perméable, soit venue en grandes quantités encrasser certains tissus. La structure de A lui confère la propriété d'attirer les cellules de Langerhans, chargées de la capter et de l'éliminer. Plus les molécules A seront nombreuses et plus elles seront disséminées dans divers organes, plus la prolifération histiocytaire sera forte, générant des tuméfactions. Les médiateurs libérés par les histiocytes entraîneront des inflammations, des destructions, des ulcérations. **Le régime alimentaire ancestral, en arrêtant le flux des molécules A, permet le décrassage progressif des tissus et la mise au repos des cellules de Langerhans**.

4) Au cours du diabète sucré de la maturité, le changement nutritionnel s'avère souvent capable de diminuer ou de normaliser la glycémie, avec une action préventive sur les complications vasculaires (voir le chapitre consacré au diabète sucré de type 2).

### Mastocytose

*Observation DIV 62*

Mlle R... a 20 ans lorsqu'elle vient me demander conseil en mars 1999. Elle souffre de quelques manifestations allergiques : une **rhinite** récidivante et un **asthme** léger. Surtout elle présente depuis huit mois une **éruption cutanée chronique** au niveau du tronc, constituée de nodules turgescents et prurigineux. La biopsie d'un de ces éléments a révélé la présence de lymphocytes T et surtout de **nombreux mastocytes**. Il s'agit donc d'une mastocytose cutanée, sans aucun signe de localisation viscérale.

Les mastocytes sont des cellules présentes dans tous les tissus, mais surtout dans ceux qui sont en contact avec le milieu extérieur : peau, appareil respiratoire et tube digestif. Chez les sujets normaux, ces mastocytes restent en nombre limité, alors que dans la mastocytose, ils prolifèrent. La mastocytose cutanée est relativement bénigne par rapport à la mastocytose systémique, où tous les organes peuvent être atteints (BOISSON et AROCK 1999). Son pronostic demeure toutefois réservé, car :

* Elle persiste le plus souvent toute la vie.
* Elle peut s'étendre à d'autres organes.
* Très rarement, elle peut se transformer en hémopathie maligne.

On sait depuis longtemps que les mastocytes sont des cellules impliquées dans une réponse immunitaire particulière, appelée hypersensibilité immédiate. La dégranulation des mastocytes libère de nombreux médiateurs, dont le principal est l'histamine. C'est pourquoi le traitement mis en œuvre chez la patiente comportait **la suppression des aliments riches en histamine ou histaminolibérateurs**. Cette mesure limitait les dégâts, mais ne pouvait renverser le cours des événements.

Les autres traitements possibles sont les antihistaminiques, les corticoïdes et l'interféron $\alpha$ (DUCHE 1999). Ils sont d'efficacité réduite.

Le régime alimentaire hypotoxique associé à l'exclusion des produits riches en histamine ou histaminolibérateurs, a progressivement amélioré en cinq mois cette mastocytose cutanée. Les nodules se sont considérablement dégonflés. Ils redeviennent actifs et prurigineux dans certaines circonstances :

* Stress.
* Deuxième partie du cycle menstruel.
* Ralentissement du transit digestif.

**Le gain obtenu est estimé à 80 % par la malade**. Mais depuis neuf mois, on plafonne et aucun progrès nouveau n'a été enregistré. La rhinite et l'asthme ont pratiquement disparu.

*Commentaires*

1) Les mastocytes ne sont pas seulement des cellules libératrices de médiateurs, parmi lesquels l'histamine. On a récemment découvert (BOISSON et AROCK 1999) que les mastocytes ont aussi d'autres fonctions :

* Ils peuvent présenter des antigènes aux lymphocytes et ils expérimentent les molécules HLA et des molécules de costimulation.
* Ils peuvent participer à la défense contre les bactéries et les parasites.

2) De même que des cellules de Langerhans ont été attirées par une molécule A, il est possible que des mastocytes aient un tropisme pour une molécule B, alimentaire ou bactérienne, venue de l'intestin grêle et ayant envahi la peau. Les mastocytes s'amoncellent pour réagir contre B, mais de nouveaux flux de B issus de la lumière digestive entretiennent l'activation des mastocytes et font passer l'affection à la chronicité. **Le régime originel, en tarissant les arrivages de molécules B, diminue l'activation des mastocytes et obtient un succès partiel, mais cependant de 80 %.**

3) La rhinite et l'asthme guérissent très souvent par le changement nutritionnel (voir le chapitre portant sur ces deux maladies).

*Conclusion*

Les effets positifs de la diététique dans l'histiocytose langerhansienne et la mastocytose cutanée font augurer qu'elle pourrait être utile dans une maladie qui a donné lieu à de nombreux travaux au cours des dernières années, **le syndrome d'activation des macrophages**.

Cette affection rare et grave a été bien décrite par BÉRAUD et coll. (1995). Elle nécessite un **diagnostic rapide** et l'administration en urgence de traitements **puissants** : antibiotiques, corticoïdes à fortes doses, ciclosporine, inhibiteurs du TNF, anticoagulants. Il serait très intéressant d'essayer la nutrition ancestrale dans une pathologie qui évoque l'auto-immunité et l'encrassage.

CHAPITRE 27

# MALADIES DE MÉCANISMES COMPLEXES

> « *Aucune activité humaine, pas même la médecine, n'a autant d'importance pour la santé que l'agriculture. Tant qu'agriculteurs et médecins s'ignoreront, l'état sanitaire sera médiocre ou mauvais et il le deviendra de plus en plus.* »
> Professeur P. DELBET.

Ce pionnier, en matière d'usage du magnésium, a écrit ces lignes prophétiques dès 1942.

Les maladies abordées jusqu'à présent dans cet ouvrage relevaient d'un seul mécanisme : auto-immunité, encrassage ou élimination. Toutefois quelques affections ont une pathologie plus complexe, soit qu'elles réunissent deux ou trois de ces mécanismes, soit qu'elles fassent intervenir une porte d'entrée autre que l'intestin grêle, soit encore qu'elles fassent appel à des facteurs originaux, en plus d'un mécanisme classique. Ces troubles particuliers ont été regroupés ici.

## A. MALADIE DE BEHÇET

### *Connaissances actuelles*

Elles sont exposées dans une excellente revue générale de WECHSLER et DU BOUTIN (1996). La maladie de Behçet est **rare, mais non exceptionnelle**. Classiquement elle est répandue dans certains pays du pourtour méditerranéen (Turquie, Maghreb) et dans certains pays asiatiques (Japon, Chine). En fait elle est **cosmopolite**. Elle touche 7 hommes pour 3 femmes et débute souvent chez des adultes jeunes. Elle est associée à la molécule HLA-B51, présente chez 65 % des patients contre 13 % des témoins normaux (MIZUKI et coll. 1992).

Les symptômes et les signes de la maladie de Behçet se divisent en deux catégories :
1) Les manifestations fréquentes :
* **Aphtes buccaux** multiples, volumineux, récidivants.
* **Aphtes génitaux**.
* **Inflammation oculaire**.

\* **Lésions cutanées** : érythème noueux ou pseudofolliculite ou éruption de papules et de pustules.

\* Hypersensibilité cutanée aux points d'injection et aux zones de traumatisme.

\* **Arthralgies** avec parfois arthrite et myalgies.

\* Atteinte digestive, avec surtout des ulcérations de l'iléon terminal et le colon, pouvant simuler une maladie de Crohn.

2) Les manifestations plus rares :

\* Atteinte pulmonaire.
\* Atteinte cardiaque.
\* Atteinte neurologique.
\* Artérite.
\* Thromboses veineuses.

L'évolution du Behçet se fait par **poussées** séparées par des rémissions plus ou moins complètes. Les **stress** favorisent souvent les poussées. L'affection non traitée est rarement mortelle, mais s'avère **dangereuse sur le plan oculaire**. Les inflammations récidivantes au niveau des yeux peuvent entraîner une cataracte ou un glaucome. La cécité frappe en cinq ans 50 % des patients.

Le traitement médicamenteux (WECHSLER et coll. 1992) repose avant tout sur les **corticoïdes** et peut aussi faire appel à la colchicine, à la thalidomide, aux immunosuppresseurs (azathioprine, cyclophosphamide, cyclosporine), à l'aspirine, aux anticoagulants et aux antiagrégants plaquettaires. Ces thérapeutiques ont certains effets favorables. En particulier les corticoïdes qui réduisent considérablement le risque de cécité (WECHSLER et coll. 1999). Cependant, **si les médicaments parviennent assez souvent à atténuer les souffrances des patients et à prévenir certaines complications, ils n'arrivent jamais à guérir cette maladie chronique et souvent invalidante.**

*Réflexions sur le mécanisme du Behçet*

L'étude des lésions anatomopathologiques est le guide le plus précieux pour tenter d'élucider son mécanisme. **Deux lésions principales sont observées : la vascularite et les aphtes.**

*La vascularite peut s'expliquer par un processus auto-immun*

Il existe dans le Behçet une **inflammation fréquente de certaines artères**. La média, l'adventice et le pourtour des vasa vasorum sont le siège d'un infiltrat riche en polynucléaires neutrophiles, lymphocytes et plasmocytes, avec quelques éosinophiles et parfois des cellules géantes (WECHSLER et DU BOUTIN 1999). L'évolution spontanée se fait vers la destruction. Les fibres élastiques et musculaires de la paroi artérielle disparaissent, alors que les fibroblastes prolifèrent. Au stade cicatriciel, l'épaississement fibreux prédomine sur la média et l'adventice. L'intima des vasa vasorum est épaissie. **On peut expliquer par la vascularite les manifestations oculaires, articulaires, pulmonaires, cardiaques, neurologiques, ainsi que l'artérite.** Quant aux **phlébites**, elles pourraient être la conséquence de perturbations des cellules endothéliales par la vascularite, entraînant une baisse de la production de facteurs fluidifiants du sang et une augmentation de la production d'endothéline vasoconstrictrice par ces cellules.

**Certains arguments sont en faveur d'une origine auto-immune de cette vascularite** :

1) **L'infiltrat inflammatoire périvasculaire est riche en lymphocytes**, particulièrement en lymphocytes T CD4 + et en lymphocytes B (LEHNER 1999). Or les lymphocytes sont les cellules qui assurent les réponses immunitaires.

2) **Le Behçet offre une association nette avec la molécule HLA-B51**. Or le rôle des molécules HLA de classe I, comme B51, est de se lier à des peptides de 8 à 11 acides aminés et de présenter ces peptides aux lymphocytes T CD8 +, ce qui peut déclencher l'activation de certains de ces lymphocytes et une réponse immunitaire.

3) **Beaucoup de vascularites sont considérées comme auto-immunes**, par exemple la maladie de Horton, la granulomatose de Wegener et la maladie de Churg-Strauss.

4) **On peut détecter dans le Behçet diverses variétés d'auto-anticorps** : anticellules endothéliales, anticellules épithéliales des muqueuses, antirétine, anticytoplasme des polynucléaires neutrophiles (ANCA), ainsi que des complexes immuns circulants (BAYRAKTAR et coll. 2000).

**Le peptide impliqué dans la maladie de Behçet peut fort bien venir de l'environnement**. Il pourrait s'agir d'un peptide issu d'une bactérie intestinale. En effet, IANNONE et coll. (1997) ont observé, chez des patients souffrant de Behçet, des anticorps de titre nettement élevé, dirigés contre certaines bactéries intestinales : Campylobacter fœtus, Yersinia enterocolitica, Yersinia pseudotuberculosis et Chlamydia trachomatis.

Cependant, si l'infiltrat inflammatoire périvasculaire est riche en lymphocytes, il contient aussi **beaucoup de polynucléaires neutrophiles** (LEHNER 1999). Ces cellules n'interviennent pas dans les réponses immunitaires, mais sont impliquées à mon avis dans le transport des diverses molécules non peptidiques. Ceci suggère qu'un processus d'élimination est associé au processus auto-immun. Les polynucléaires neutrophiles iraient se charger au niveau des parois artérielles enflammées de particules nocives, qu'ils vont ensuite transporter jusqu'à un émonctoire (peau ou muqueuse) afin de les rejeter hors de l'organisme.

*Les aphtes peuvent correspondre à un processus d'élimination*

L'aphte est constitué par un nodule reposant sur une base infiltrée, inflammatoire. **Le centre du nodule**, qui a une teinte jaunâtre, se nécrose et tombe. Cette zone centrale contient de la fibrine, des débris cellulaires et des **polynucléaires neutrophiles**. Les capillaires au centre de la lésion sont souvent thrombosés. Quant à **l'infiltrat inflammatoire**, situé à la base du nodule, il est essentiellement formé de **polynucléaires neutrophiles**, la plupart en fin de vie (SAMSON et KUFFER 1992). On observe aussi la présence d'une minorité de lymphcoytes.

Ces aspects anatomopathologiques sont fortement en faveur **d'un processus d'élimination, assuré par les polynucléaires neutrophiles**. Ceux-ci récupèrent les diverses variétés de molécules nocives qui ont franchi l'intestin grêle trop perméable : ADN bactériens, lipopolysaccharides bactériens, peptides, protéines, lipides, glucides, molécules de Maillard créées par la cuisson (CUQ et LORIENT 1992). La plupart de ces molécules ont en commun la propriété de ne pouvoir être dégradées par les enzymes humaines qui ne leur sont pas adaptées. La seule manière pour l'organisme humain de se débarrasser de ces molécules incassables est de les incorporer entières dans des globules blancs, principalement les polynucléaires neutrophiles, chargés de transporter ces déchets depuis la circulation sanguine jusqu'à l'extérieur, ce qui suppose la traversée d'un émonctoire.

**Dans le Behçet, les émonctoires choisis sont la muqueuse buccale (aphtes buccaux), la muqueuse génitale (aphtes génitaux), la muqueuse digestive (ulcérations intestinales) et la peau (lésions cutanées).** La réunion de nombreux polynucléaires neutrophiles au niveau d'un émonctoire provoque l'inflammation de celui-ci. La présence de quelques lymphocytes est sans doute liée à leur recrutement par des cytokines libérées par les polynucléaires neutrophiles.

Il est probable que les neutrophiles, arrivés au voisinage des muqueuses buccale, génitale et intestinale, émettent des cytokines qui entraînent une thrombose des capillaires. Ainsi se constitue une zone de nécrose qui tombe, entraînant avec elle les neutrophiles et les molécules nocives que ceux-ci contiennent.

L'aphte est un phénomène d'épuration répandu, puisqu'il affecte plus de 50 % des Français (SAMSON et KUFFER 1992). **Le Behçet, beaucoup plus rare, apparaît comme une aphtose grave associée à une vascularite systémique.** La situation est analogue à celle de la colite, maladie bénigne et banale, et de la maladie de Crohn, affection rare et grave correspondant à une colite géante (SEIGNALET 1998a).

**Le rôle prépondérant des polynucléaires neutrophiles dans le Behçet est étayé par plusieurs travaux.** ROUX et FERSKO (1995) constatent que **ces leucocytes sont hyperactifs chez les patients** et d'autres publications vont dans le même sens :

* TAKENO et coll. (1995) dénoncent une production de superoxyde $O_2^-$ par les neutrophiles nettement plus élevée chez les sujets atteints de Behçet que chez les témoins normaux. Cette production de superoxyde est d'autre part deux fois plus grande chez des individus HLA-B51$^+$ que chez des individus HLA-B51$^-$. Enfin des souris transgéniques pour le gène HLA-B51 produisent beaucoup plus de superoxyde que des souris transgéniques pour un autre gène HLA de classe I ou que des souris non transgéniques.

* Les neutrophiles ont une activité chimiotactique augmentée dans le Behçet. La colchicine inhibe l'activité chimiotactique de ces cellules, en dépolarisant leurs microtubules cytoplasmiques. Ceci expliquerait son efficacité partielle dans le Behçet (THOME et coll. 1999). La thalidomide a peut être un effet analogue (DE WAZIÈRES et coll. 1999).

* La pentoxyfylline est une substance qui diminue la motricité des neutrophiles et supprime la production de l'anion superoxyde $O_2^-$. Ce produit, essayé sur trois patients souffrant de Behçet, les a améliorés tous les trois (YASUI et coll. 1996).

*Finalement*

Les données qui viennent d'être exposées permettent de proposer **un mécanisme plausible pour le développement de la maladie de Behçet**. Cette conception est présentée sur la figure 75. Alors que la plupart des maladies relèvent d'un seul processus : auto-immunité, encrassage ou élimination, le Behçet est une des rares qui fait intervenir à la fois deux de ces phénomènes.

*Résultats*

Le régime alimentaire ancestral a été mis en œuvre chez **6 patients**, présentant de façon certaine une maladie de Behçet. Les caractéristiques principales de ces 6 observations sont détaillées sur la tableau XXVIII. **Les résultats ont été excellents, puisqu'on enregistre un succès partiel et cinq succès francs**. Je rapporterai ici deux de ces cas : celui où le patient a été seulement amélioré et l'un de ceux où la diététique a obtenu une rémission complète.

| Tableau XXVIII – **CARACTÉRISTIQUES DES 6 MALADES ATTEINTS DE BEHÇET** | | | | | | |
|---|---|---|---|---|---|---|
| Malades | 1 | 2 | 3 | 4 | 5 | 6 |
| Âge lors de la consultation | 40 | 37 | 40 | 41 | 42 | 35 |
| Ancienneté du Behçet en années | 11 | 7 | 5 | 10 | 1 | 15 |
| Aphtes buccaux | + | + | + | + | + | + |
| Aphtes génitaux | + | + | + | + | + | + |
| Signes oculaires | + | – | + | + | – | – |
| Signes cutanés | – | + | – | – | + | + |
| Signes articulaires | + | + | + | + | + | – |
| Autres signes | – | – | + | + | + | – |
| Sévérité (modérée +, moyenne ++ ou grave +++) | ++ | ++ | +++ | ++ | ++ | + |
| Amélioration par le régime | 100 % | 90 % | 50 % | 80 % | 100 % | 100 % |
| Recul en années | 1 | 3 | 2 | 1,5 | 1 | 0,5 |

*Observation BEH 3*

Il s'agit d'une femme de 40 ans, venue me consulter en mai 1998. Elle ne présente aucun antécédent personnel important. Le tableau clinique s'est constitué et aggravé en plusieurs étapes :

\* En mai 1993, soit cinq ans auparavant, survient une fatigue accompagnée d'accès de sueurs nocturnes avec fébricule à 37,8 °C.

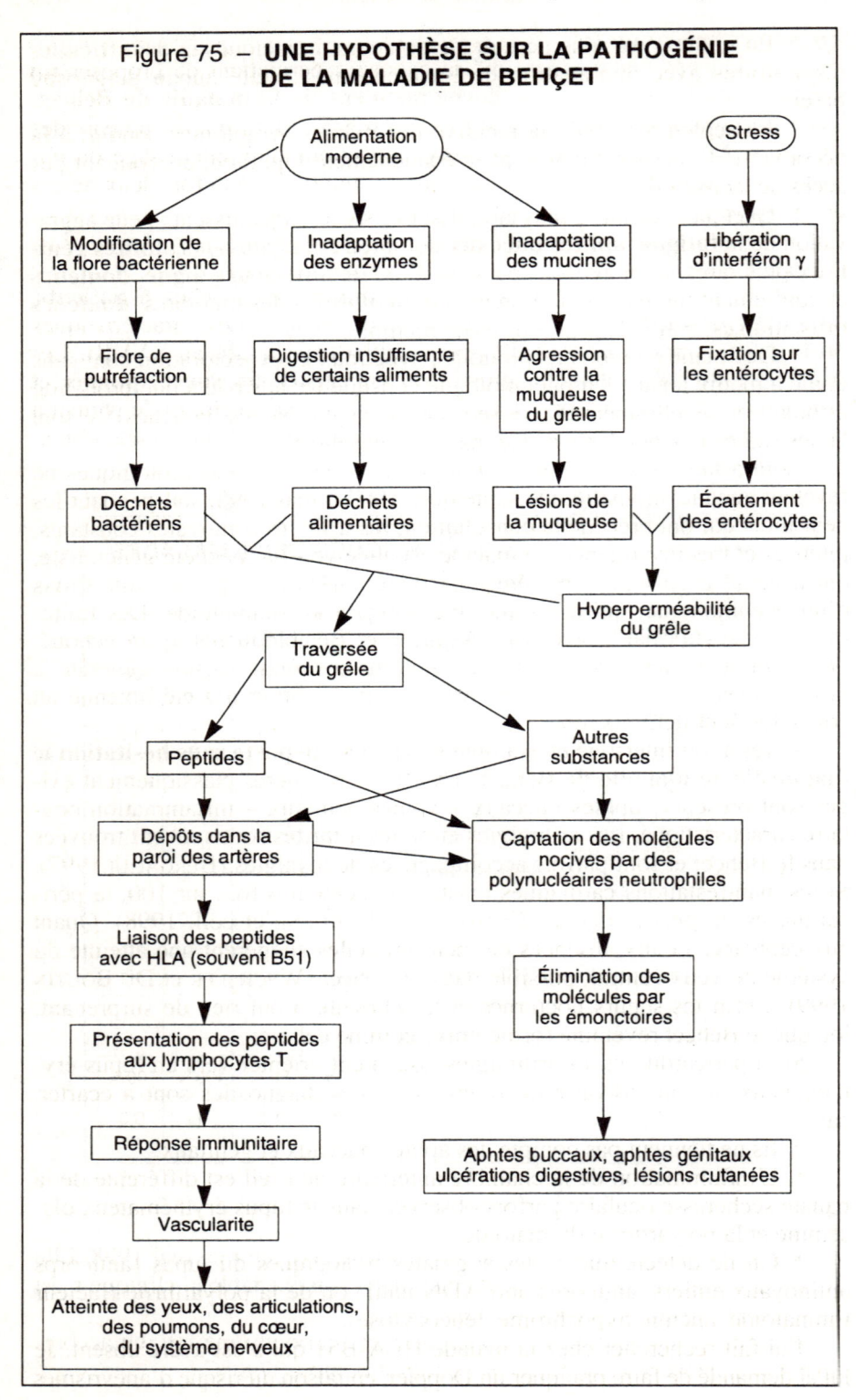

## Figure 75 – UNE HYPOTHÈSE SUR LA PATHOGÉNIE DE LA MALADIE DE BEHÇET

```
                    Alimentation                              Stress
                     moderne
        ┌──────────────┼──────────────┐                         │
        ▼              ▼              ▼                         ▼
   Modification   Inadaptation   Inadaptation              Libération
   de la flore    des enzymes    des mucines              d'interféron γ
    bactérienne
        │              │              │                         │
        ▼              ▼              ▼                         ▼
     Flore de      Digestion      Agression                Fixation sur
   putréfaction  insuffisante    contre la                les entérocytes
                 de certains     muqueuse
                  aliments       du grêle
        │              │              │                         │
        ▼              ▼              ▼                         ▼
     Déchets        Déchets       Lésions de              Écartement
    bactériens    alimentaires   la muqueuse            des entérocytes
                                      └──────────┬──────────────┘
                                                 ▼
                                          Hyperperméabilité
                                             du grêle
                       ▼
                   Traversée
                   du grêle
              ┌────────┴────────┐
              ▼                 ▼
           Peptides          Autres
                            substances
              │                 │
              ▼                 ▼
        Dépôts dans la    Captation des molécules
        paroi des artères nocives par des
                          polynucléaires neutrophiles
              │                 │
              ▼                 ▼
        Liaison des peptides   Élimination des
        avec HLA (souvent B51) molécules par
                               les émonctoires
              │                 │
              ▼                 ▼
        Présentation des peptides   Aphtes buccaux, aphtes génitaux
        aux lymphocytes T           ulcérations digestives, lésions cutanées
              │
              ▼
        Réponse immunitaire
              │
              ▼
          Vascularite
              │
              ▼
        Atteinte des yeux, des articulations,
        des poumons, du cœur,
        du système nerveux
```

\* En juillet 1996, une période de douleurs thoraciques et de difficultés respiratoires avec aggravation de l'asthénie ne suscite aucun diagnostic précis.

\* En septembre 1997, la récidive des mêmes symptômes conduit à la découverte d'une **péricardite**, avec épanchement liquidien, provoquant des accès de tachycardie.

\* Quelques semaines plus tard, d'autres signes apparaissent : nette aggravation de la **fatigue**, **aphtes buccaux** nombreux et récidivants, **aphtes génitaux** plus rares, nombreuses poussées d'**uvéite antérieure aiguë**, **douleurs et gonflement modéré de nombreuses articulations** des membres, **douleurs musculaires**, maux de tête et trous de mémoire.

\* Des manifestations respiratoires avec toux et expectoration sont sans doute à mettre à part. Un pneumologue consulté les attribue à une bronchite asthmatiforme, elle-même favorisée par une dilatation des bronches. Ce sont là des signes indépendants d'une maladie de Behçet.

Contrastant avec ce tableau clinique riche, les examens biologiques ne révèlent aucune anomalie. De septembre 1997 à mai 1998, soit pendant les neuf mois qui ont précédé la consultation, les troubles sont restés constants, intenses et très invalidants. La malade est allée voir un médecin généraliste, qui a pensé à un lupus érythémateux disséminé. Elle a pris ensuite l'avis d'un pneumologue, qui a évoqué une polyarthrite rhumatoïde. Des traitements successifs par Colchicine, Aspirine et Bétabloquants ayant échoué, on a administré des corticoïdes en inhalations et surtout par voie générale, à la forte dose de 80 mg par jour. Aucune amélioration n'a été obtenue au cours des neuf derniers mois.

Après avoir interrogé et examiné la patiente, **je porte sans hésitation le diagnostic de maladie de Behçet**. En effet, les critères classiquement exigés sont présents : aphtes buccaux + aphtes génitaux + inflammation oculaire caractéristique. Les arthralgies et/ou les arthrites sont souvent trouvées dans le Behçet et sont parfois accompagnées de myalgies (BERGAOUI 1997). Si les manifestations cardiaques existent seulement 6 fois sur 100, la péricardite est la plus fréquente d'entre elles (DUCHÊNE et coll. 1998). Quant aux céphalées et aux absences de mémoire, elles suggèrent une atteinte du système nerveux central, possible dans le Behçet (WECHSLER et DU BOUTIN 1999). Enfin les sueurs nocturnes et la fébricule n'ont rien de surprenant, lorsque le Behçet revêt une forme grave comme celle-ci.

Si la péricardite et les arthralgies pouvaient orienter vers un lupus érythémateux ou une polyarthrite rhumatoïde, ces diagnostics sont à écarter, car :

\* Ils ne tiennent pas compte des aphtes buccaux et génitaux.

\* L'inflammation de la chambre antérieure de l'œil est différente de la banale sécheresse oculaire parfois observée dans le lupus érythémateux disséminé et la polyarthrite rhumatoïde.

\* On ne détecte aucun des stigmates biologiques du lupus (anticorps antinoyaux entiers, anticorps anti ADN natif) ou de la polyarthrite (facteur rhumatoïde, anémie hypochrome, leucocytose).

J'ai fait rechercher chez la malade HLA-B51 qui s'est avéré absent. Je lui ai demandé de faire pratiquer un Doppler, en raison du risque d'anévrismes vasculaires dans le Behçet, et une IRM, en raison du risque d'atteinte cérébrale. La patiente a jusqu'à présent négligé d'effectuer ces deux examens.

Elle a par contre **appliqué de façon très correcte le régime alimentaire ancestral**. Celui-ci a entraîné la perte de 4 kilos superflus et a amené en quelques semaines une amélioration évidente :

\* **La maladie qui évoluait sur un mode continu est devenue intermittente**, avec des poussées de 15 jours séparées par des rémissions de 45 jours. Or de 1993 à 1998, soit pendant cinq ans, on n'avait noté aucune accalmie.

\* Lors des poussées, les divers **symptômes** réapparaissent, mais la plupart sont **moins intenses** qu'auparavant.

\* **La posologie des médicaments a pu être réduite**. Les corticoïdes ne sont administrés que lors des poussées, à la dose de 40 mg par jour. Quant au traitement de fond, il se limite à un comprimé quotidien de Colchicine.

\* Si l'on analyse les divers symptômes, le bilan est le suivant : amélioration franche pour la péricardite, les aphtes et les arthralgies, amélioration certaine, mais moins poussée, pour les sueurs nocturnes, les myalgies et les céphalées, état stationnaire pour l'uvéite antérieure aiguë et les crises de tachycardie. Quant aux signes respiratoires, ils paraissent indifférents à la diététique.

Avec un recul de deux ans, on peut estimer que **le régime hypotoxique a amélioré d'environ 50 % cette maladie de Behçet**.

*Commentaires*

1) Contrairement à une opinion encore répandue, le Behçet n'est pas l'apanage des habitants du Maghreb et de l'Extrême-Orient. Ici, la malade est française de souche.

2) **Le diagnostic de Behçet n'est pas toujours facile**, car cette affection relativement rare est peu souvent rencontrée par un médecin généraliste ou un pneumologue. Elle est plus aisément reconnue par un dermatologue (diagnostic d'une aphtose) ou par un ophtalmologue (diagnostic d'une inflammation oculaire).

3) Le changement nutritionnel est très souvent efficace sur la bronchite chronique et sur l'asthme (SEIGNALET 1998a). Son échec est probablement dû à la présence d'une **dilatation des bronches**, source d'infection qui relance la bronchite et par suite l'asthme. L'alimentation ancestrale ne peut pas ressusciter ce qui est cassé, en l'occurrence le tissu élastique des bronches définitivement distendu.

4) Pourquoi la diététique, qui a été si bénéfique dans les cinq autres cas de Behçet, a-t-elle obtenu seulement un succès partiel chez cette patiente ? On peut proposer deux explications, qui ne s'excluent d'ailleurs pas :

\* **Aucune méthode n'est curative à 100 % chez 100 % des sujets** souffrant d'une même maladie. Ainsi un antibiotique bien adapté guérira une infection bactérienne chez la grande majorité des individus, mais il en reste toujours quelques uns qui résisteront en partie ou en totalité à un médicament. Une maladie peut prendre des aspects différents et aucun malade n'est identique aux autres. La médecine reste un art par certains côtés et ne correspond pas entièrement à une science, comme les mathématiques.

**\* Chez cette personne, le Behçet était particulièrement sévère**. On peut toujours espérer faire disparaître les manifestations d'élimination, comme les aphtes, qui ne sont pas définitives. Par contre, la vascularite, lorsqu'elle est intense et prolongée, peut provoquer des destructions et des lésions cicatricielles non récupérables.

*Observation BEH 5*

Cet homme de 42 ans se présente à mon cabinet en juin 1999. Dans son passé, on relève simplement l'ablation de la rate, traumatisée après un accident de voiture. Il souffre depuis quelques années du genou gauche, la cause de ces douleurs étant clairement une chondrocalcinose (dépôts de calcium dans le cartilage du genou). Son problème de santé principal est une maladie de Behçet, apparue en avril 1998, soit 14 mois auparavant.

Les signes cliniques se sont installés rapidement et comprennent :
* Des aphtes buccaux multiples et fréquents.
* Des aphtes génitaux moins nombreux et rares.
* Une arthrite chronique du genou.
* Un érythème noueux récidivant.
* Une fièvre intermittente, montant parfois jusqu'à 40 °C.
* Deux épisodes d'épididymite.

**Le diagnostic de Behçet ne fait aucun doute. L'antigène HLA-B51 est présent**. **L'épididymite** n'est pas une localisation habituelle de la maladie, mais sa survenue n'est sans doute pas une coïncidence et l'inflammation de ce petit organe, appartenant à la voie excrétrice du testicule, doit probablement être rattachée au Behçet. On n'observe chez ce sujet aucune manifestation oculaire, neurologique, digestive, cardiaque ou pulmonaire. C'est donc une forme moins sévère que celle décrite dans l'observation précédente. **Le patient est cependant fort handicapé et a dû réduire considérablement ses activités professionnelles**.

Ce monsieur est suivi depuis le début de son affection par un des meilleurs spécialistes français de la maladie de Behçet. Ce médecin a rapidement fait le diagnostic et mis en action un traitement par Colchicine et Aspirine, médications classiques dans ce cas. Malheureusement, aucune amélioration n'a pu être enregistrée.

Le malade a commencé le régime alimentaire originel, deux mois avant de venir me consulter, en se fiant aux indications fournies par un de mes ouvrages. Il a maigri de 5 kilos et s'est paradoxalement aggravé pendant cette période, puisque les aphtes ont redoublé, accompagnés d'une fièvre à 40 °C chaque soir. Je calme les inquiétudes du patient, en lui expliquant les raisons de cette poussée (elles seront détaillées dans les commentaires concernant cette observation) et je lui demande de continuer à appliquer sans faillir les prescriptions diététiques.

**Quelques semaines plus tard survient une amélioration rapide et si nette qu'elle permet l'abandon des médicaments** :
* Les aphtes buccaux se raréfient considérablement.
* Les aphtes génitaux disparaissent.
* L'arthrite du genou régresse totalement.
* L'érythème noueux s'efface.

* Les accès fébriles cessent.
* Aucune poussée d'épididymite n'est notée.

On peut donc considérer que ce Behçet est en rémission quasi complète. Ce bon résultat se maintient et **le recul est maintenant de un an**. Le patient travaille normalement et même trop, puisqu'il y consacre d'après son épouse 80 heures par semaine. L'action salvatrice du changement nutritionnel est démontrée car, lorsque le malade fait des entorses au protocole (ce qui est rare), il voit revenir sous une forme atténuée quelques signes du Behçet.

*Commentaires*

1) **Les médicaments habituellement utilisés pour le traitement du Behçet ne parviennent jamais à le guérir**, parce qu'ils ne s'attaquent qu'aux symptômes et non aux causes. **L'alimentation hypotoxique est beaucoup plus efficace**, car elle est dirigée contre la source des maux, constituée par les changements affectant le contenu et la muqueuse de l'intestin grêle.

Le mode nutritionnel ancestral ramène vers la normale le contenu bactérien et alimentaire de l'intestin grêle, tout en restaurant l'étanchéité de la muqueuse. Ainsi sont arrêtées les entrées dans la circulation sanguine des peptides antigéniques responsables de la vascularite auto-immune et des molécules non peptidiques responsables de la pathologie d'élimination. Alors que les entrées de substances nocives étaient supérieures aux sorties, la situation est renversée et l'organisme va pouvoir se débarrasser progressivement de ces molécules dangereuses. Une fois terminé le nettoyage des tissus et des organes, la vascularite et l'élimination s'éteignent et la rémission est obtenue.

2) **Il faut parler de rémission et non de guérison**, car le patient conserve une susceptibilité à la maladie de Behçet. En cas d'abandon du régime alimentaire original, la rechute est fatale en quelques semaines ou quelques mois. En pratique pourtant, à condition de maintenir la diététique, la rémission équivaut à la guérison.

3) **Au début du changement nutritionnel, on observe souvent un amaigrissement et celui-ci s'accompagne parfois d'une aggravation de la maladie**. Il est probable que l'organisme humain accumule dans la graisse des quantités importantes de « déchets » plus ou moins dangereux, qui sont ainsi mis hors circuit. Quand le régime ancestral est mis en œuvre, les molécules nocives X quittent les tissus et les organes où elles étaient entreposées pour être excrétées par les émonctoires.

Mais lorsque le malade maigrit, des molécules X, libérées en grande quantité par la fonte graisseuse, vont transiter dans les régions et les tissus et remplacer celles qui viennent d'être épurées. Le flux des entrées peut dépasser le flux des sorties, entraînant une exacerbation des signes cliniques du Behçet. Lorsque les graisses superflues ont disparu et que le poids se stabilise, les entrées se tarissent alors que les sorties se maintiennent. Le nettoyage des régions envahies peut enfin avoir lieu et se traduit par la rémission du Behçet.

4) On peut estimer que le genou gauche du patient était doublement atteint, primo par une chondrocalcinose suscitant des douleurs modérées

chroniques, secundo par le Behçet induisant une arthrite avec douleurs plus vives, gonflement et impotence fonctionnelle. L'alimentation hypotoxique a guéri ce genou en calmant les deux maladies : le processus d'encrassage de la chondrocalcinose et le processus autoimmun du Behçet.

## B. SAPHO

### Description de la maladie

**Le SAPHO associe un rhumatisme inflammatoire spécial à des lésions cutanées particulières**. Le terme de SAPHO a été proposé en 1987 par CHAMOT et coll., chacune des cinq lettres correspondant à l'un des signes cliniques de l'affection. La symptomatologie a été bien décrite par KAHN et CHAMOT (1992) :

\* **S = Synovite**, l'inflammation de la synoviale se traduisant en pratique par des arthrites plus souvent aiguës que chroniques.

\* **A = Acné**, souvent sévère, pouvant prendre une forme fulminante ou une forme conglobata. Dans ce dernier cas, les pustules et les comédons s'accompagnent de pseudo abcès sous cutanés, amas de polynucléaires neutrophiles sans suppuration, et de kystes sébacés suppurés.

\* **P = Pustulose** de la paume des mains et de la plante des pieds, avec parfois psoriasis pustuleux.

\* **H = Hyperostose**, c'est-à-dire augmentation de volume et condensation exagérée de certains os, parfois les os iliaques, mais surtout les os du thorax : sternum, côtes et clavicules. Elle est mise en évidence par les radiographies et la scintigraphie osseuse.

\* **O = Ostéite**, qui est une inflammation douloureuse de certains os, surtout au niveau du thorax, du rachis et du bassin. La biopsie osseuse révèle au début des infiltrats de polynucléaires neutrophiles, avec souvent ostéoclastes et ostéoblastes. Plus tard, les lymphocytes et les plasmocytes deviennent dominants, avec souvent quelques cellules multinucléées.

D'autres manifestations fréquentes sont le **psoriasis vulgaire** et **l'hidrosadénite**, petit abcès cutané et sous cutané, presque toujours situé dans le creux de l'aisselle, ayant pour point de départ une glande sudoripare.

L'évolution est variable, pouvant se faire vers la rémission, après un délai plus ou moins long, ou vers la chronicité. Les traitements les plus employés sont les antibiotiques, les AINS et les corticoïdes. Leur action est inconstante et partielle. L'origine du SAPHO reste inconnue.

### Une théorie sur la pathogénie du SAPHO

Les responsables du SAPHO pourraient être des macromolécules bactériennes et/ou alimentaires ayant traversé une paroi du grêle trop perméable. Ces molécules ont un tropisme pour certaines articulations et certains os où elles s'accumulent. L'organisme essaie de les éliminer en les rejetant à travers la peau. Le SAPHO réunirait donc deux pathologies :

1) Une pathologie inflammatoire au niveau des articulations et des os. **Un processus auto-immun est possible**, si l'on considère que trois équipes ont rapporté une association avec HLA-B27, trouvé chez 33 % des patients contre 6 % des témoins normaux (KAHN et CHAMOT 1992). Cette donnée

rapproche le SAPHO des spondylarthropathies et suggère l'intervention d'un peptide bactérien. Cette hypothèse est renforcée par l'efficacité d'un antibiotique, la doxycycline, chez certains malades (BALLARA et coll. 1999).

**La dominante est cependant l'inflammation**, comme le montrent l'abondance des polynucléaires neutrophiles au niveau des lésions, ainsi que l'action favorable possible des AINS et des corticoïdes, plus fréquente que celle des antibiotiques. La principale molécule causale paraît très capable d'induire une réponse inflammatoire. Il pourrait s'agir par exemple d'un lipopolysaccharide bactérien.

2) **Une pathologie d'élimination au niveau de la peau**. L'acné et la pustulose traduisent le passage des polynucléaires neutrophiles transportant les déchets nocifs, depuis les vaisseaux du derme jusqu'à la surface cutanée. Un autre argument en faveur d'un processus d'épuration est l'association relativement fréquente du SAPHO avec la maladie de Crohn (DHARANCY et coll. 1998). L'élimination a lieu ici par deux émonctoires : la peau et le tube digestif.

L'ensemble de la théorie est présentée sur la figure 76.

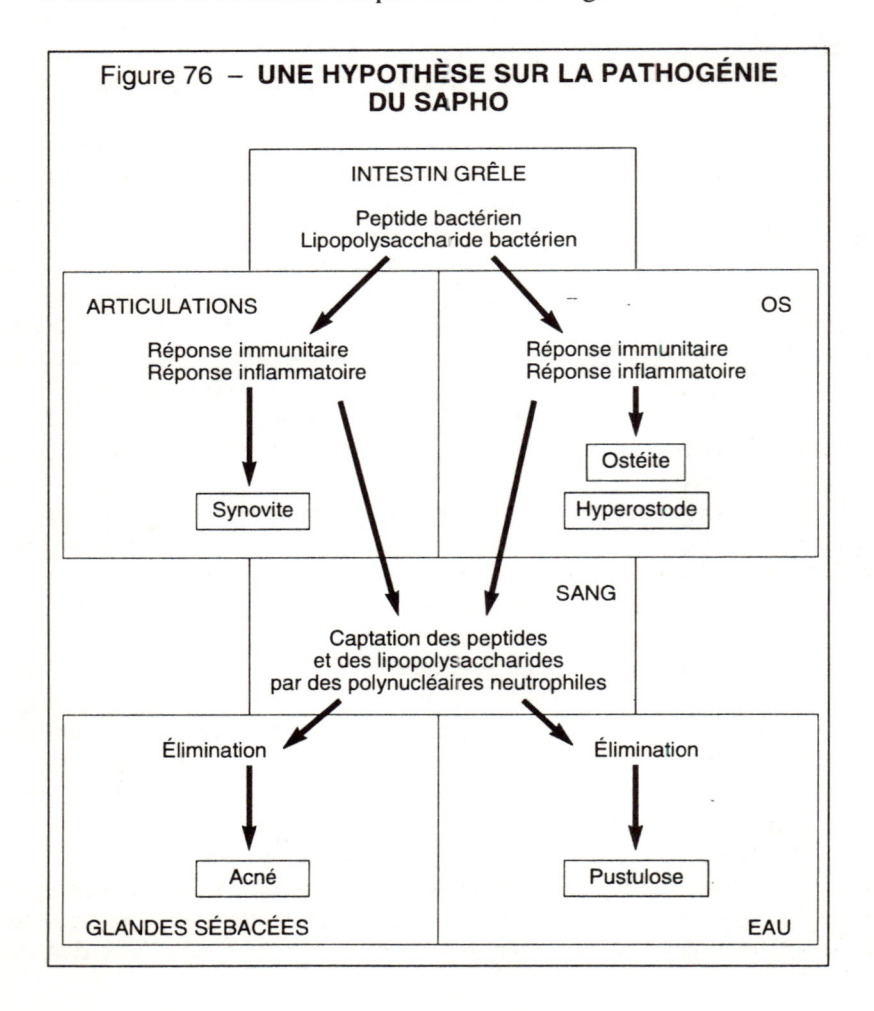

Figure 76 – **UNE HYPOTHÈSE SUR LA PATHOGÉNIE DU SAPHO**

*Résultats*

Le raisonnement que je viens de développer attribue l'origine du SAPHO à la prolifération d'une bactérie intestinale dangereuse dans un intestin grêle à la muqueuse trop perméable. Il était donc tentant d'essayer le **régime alimentaire ancestral** comme traitement. La méthode a été appliquée chez **quatre malades** et a obtenu une amélioration nette et trois rémissions complètes. Je résume ici l'histoire d'un de ces succès complets.

*Observation de malade*

Mme A... vient me consulter en juin 1997. Cette jeune femme de 26 ans ne possède aucun antécédent personnel important. En 1990, à la suite de soucis familiaux et professionnels, elle voit se développer assez rapidement les signes suivants :

\* Une **synovite** touchant les articulations sternoclaviculaires, coxofémorales et mandibulaires.

\* Une **pustulose** essentiellement palmoplantaire, mais s'étendant parfois sur d'autres sites.

\* Une **hyperostose**, particulièrement marquée au niveau des côtes et des clavicules, affirmée par les radiographies.

\* Une **ostéite** responsable de douleurs vives, localisées aux première côtes, au rachis cervical et au rachis lombaire.

Parmi les examens biologiques, on relève une VS accélérée à 37/62, une leucocytose, l'absence de HLA-B27. Malgré qu'il n'y ait pas d'acné, **ce tableau permet de diagnostiquer un SAPHO**. C'est du moins l'avis d'un professeur de rhumatologie parisien, particulièrement expert en matière de SAPHO. Un traitement par AINS et sulfasalazine est instauré pendant 18 mois, délai nécessaire pour obtenir la rémission. Celle-ci se maintient pendant près de 6 ans.

Mais en octobre 1996 survient une seconde poussée, analogue à la première mais plus intense, entraînant des contractures musculaires très pénibles. Les AINS sont cette fois inefficaces. Les corticoïdes essayés à la dose de 40 mg par jour échouent également. Quand la malade me contacte, **la poussée dure depuis 8 mois** et les douleurs osseuses et articulaires sont si vives qu'**on administre quotidiennement de la morphine depuis 2 mois**.

**Le régime alimentaire ancestral** est adopté et correctement pratiqué. **Il fait disparaître en quelques jours tous les signes cliniques de SAPHO**. La VS se normalise et la leucocytose se corrige. La morphine et les corticoïdes sont abandonnés. Les seules séquelles sont un épaississement des clavicules et de quelques côtes, lié à l'hyperostose. La rémission complète dure depuis deux ans. La jeune femme a pu mener à bien une grossesse et mettre au monde son second enfant. En cas d'entorses répétées au régime, on constate un réveil modéré des signes de SAPHO.

*Commentaires*

1) Le SAPHO ne se présente pas toujours sous sa forme complète. Ici l'acné manquait. **Plusieurs variantes incomplètes** ont été décrites :

\* L'hyperostose sternocostoclaviculaire.

\* Les arthrites de l'acné conglobata.

\* Les arthrites de la pustulose palmoplantaire.

Toutes ces affections appartiennent à la même famille et relèvent d'un mécanisme semblable.

2) Le résultat positif enregistré chez cette patiente ne peut être attribué à une rémission spontanée. En effet les manifestations cliniques et biologiques sont étouffées par la diététique et repartiraient si celle-ci était abandonnée.

3) Le contraste est frappant entre le délai de 18 mois nécessaire pour l'action des médicaments lors de la première poussée et les quelques jours qui ont suffi au changement nutritionnel pour éteindre la seconde poussée. Les médicaments s'efforcent de diminuer l'intensité de la réponse immunitaire et de la réponse inflammatoire impliquées dans le SAPHO, alors que le régime hypotoxique vise à éradiquer le peptide bactérien causal dans l'intestin et à accélérer l'évacuation des molécules nocives par la peau. Les médicaments s'attaquent à certaines conséquences, alors que **le régime s'attaque à la cause**.

## C. SARCOÏDOSE

La sarcoïdose est rare, touchant 15 Français sur 100 000. Ses signes principaux sont (CORDIER 1994) :

\* Des images radiologiques pulmonaires parfois impressionnantes, contrastant avec un bon état général et la discrétion des signes cliniques pulmonaires.

\* Un érythème noueux.

\* Des adénopathies au niveau des hiles pulmonaires.

La sarcoïdose est caractérisée par la présence dans des endroits très variés de **granulomes** (TAZI et coll. 1994). Chaque granulome est composé :

\* D'un follicule central, formé de cellules épithélioïdes qui dérivent des macrophages.

\* D'une couronne périphérique, formée de lymphocytes T CD4, T CD8 et B.

Ces granulomes indiquent une **immunisation et une inflammation chronique**, avec absence des polynucléaires neutrophiles et éosinophiles, observés dans l'inflammation aiguë.

L'antigène déclenchant cette réponse immunitaire et inflammatoire chronique n'est pas identifié. On a proposé des mycobactéries, des virus, des mycoplasmes, des complexes immuns, etc. Alors pourquoi ne pas évoquer des déchets d'origine intestinale et essayer le régime de type originel ? C'est ce que j'ai fait chez trois patients. Bien que le petit nombre de sujets n'autorise pas à tirer des conclusions fermes, mon impression est que le changement nutritionnel apporte un bénéfice, mais seulement partiel.

Même si la sarcoïdose peut toucher n'importe quel organe, les localisations se situent sur l'appareil respiratoire. La muqueuse des alvéoles pulmonaires, immense et très mince, est fragile au même titre que la muqueuse du grêle. **Peut être l'agent étiologique pénètre-t-il dans l'organisme, non seulement par voie digestive, mais aussi et surtout par voie respiratoire**.

Pourquoi ne pas suggérer aux malades de « changer d'air » ? Si l'agent causal est présent dans leur atmosphère professionnelle ou privée, il pourrait s'avérer salutaire d'aller habiter une autre région, la moins polluée possible. Ce n'est qu'une hypothèse, mais elle mériterait d'être vérifiée.

## D. SENSIBILITÉ BIOCHIMIQUE ENVIRONNEMENTALE (SBE)

Au cours de la guerre du Golfe, l'attention a été attirée par des symptômes bizarres frappant 3,4 % des soldats (BLACK et coll. 2000), BELL et coll. (1998) classent ses manifestations en trois catégories :

\* **Troubles somatiques** : maux de tête, vertiges, nausées, fourmillements des mains, des pieds ou du visage, douleurs musculaires, tendineuses et articulaires, fatigue.

\* **Troubles cognitifs** : difficultés de concentration, pertes de mémoire.

\* **Troubles affectifs** : dépression, anxiété, irritabilité. En somme un tableau assez proche de la fibromyalgie et de la fatigue chronique.

Mais le point particulier est le déclenchement des malaises par le contact avec certains facteurs pouvant être présents dans l'air ambiant : gaz d'échappement des véhicules, cosmétiques, fumées, pesticides, odeurs de divers produits chimiques. On parle **d'intolérance chimique multiple**.

Dans mon expérience, cette intolérance à certaines odeurs s'accompagne souvent d'une intolérance à de nombreux aliments. Aussi un meilleur terme me paraît être « sensibilité biochimique environnementale ».

Cette affection inconnue il y a 10 ans, peut être parce qu'elle était passée inaperçue, plus probablement parce qu'elle était exceptionnelle, et encore rare mais **semble augmenter progressivement de fréquence**. Elle n'est pas l'apanage des militaires et sévit dans la population générale. De plus, elle a généralement tendance à s'aggraver (FONTANA et coll. 1999) et peut rendre la vie très difficile pour les personnes qui en souffrent. Le mécanisme reste mystérieux. On a évoqué à tort la somatisation de troubles psychiques et peut être à raison l'impact des stress ou des multiples vaccinations effectuées chez les soldats. Mon impression est que, chez certains humains moins résistants que les autres aux agressions croissantes de l'environnement, se développe une **hyperperméabilité des muqueuses nasales, respiratoires et digestives**. De grosses molécules, antigéniques ou encrassantes, entrent directement dans la circulation sanguine et provoquent les diverses manifestations.

**Le régime alimentaire hypotoxique**, sans faire de miracle, a amélioré aux 2/3 deux patients atteints de SBE et a échoué chez deux autres. Comme pour la sarcoïdose, il serait sans doute utile d'abandonner son domicile dans une ville trop polluée pour aller vivre à la campagne, dans une atmosphère moins chargée en substances chimiques volatiles.

## E. FATIGUE CHRONIQUE

25 % des humains sont plus ou moins fatigués. Toutefois pour parler de fatigue chronique, il faut **certains critères précis, énumérés ci-dessous avec leur fréquence** (AARON et coll. 2000), LEVINE (1998), TIRELLI et coll. (1998) :

\* Fatigue d'installation rapide, durant depuis plus de six mois, à la fois physique et intellectuelle, réduisant d'au moins 50 % l'activité, sans raison médicale ou psychiatrique (100 %).

\* Survenue au décours d'une maladie infectieuse (90 %) : mononucléose infectieuse, fièvre Q, maladie de Lyme, infections bactériennes et surtout virales.

\* Douleurs musculaires ou inconfort musculaire (100 %).

\* Douleurs articulaires migratrices, sans gonflement (72 %).

\* Troubles du sommeil, avec hypersomnie ou hyposomnie, sommeil non récupérateur (92 %).

\* Céphalées (100 %), évocatrices quand elles sont récentes.

\* Fièvre modérée ou frissons, par intermittence (92 %).

\* Douleurs de gorge avec parfois pharyngite (85 %).

\* Ganglions cervicaux et/ou axillaires douloureux ou hypertrophiés (50 %).

\* Pertes de mémoire et/ou difficultés de concentration et/ou irritabilité (100 %).

\* Photophobie (crainte de la lumière) et/ou scotome transitoire (tache de cécité dans le champ visuel) (75 %).

\* Malaise ou fatigue intense après les exercices physiques (fréquence non mentionnée).

**La fatigue chronique offre donc certaines ressemblances avec la fibromyalgie. Cependant, il est possible de distinguer entre les deux maladies**, comme le montre le tableau XXIX. Un bon diagnostic est souhaitable, car il débouche sur un pronostic : la nutrition originelle, si souvent salvatrice dans la FM a des résultats plus inconstants et souvent partiels dans la fatigue chronique.

| Tableau XXIX – **DIAGNOCTIC DIFFÉRENTIEL ENTRE FIBROMYALGIE ET FATIGUE CHRONIQUE** | | |
|---|---|---|
| SIGNES EN FAVEUR DE LA FIBROMYALGIE | SIGNES COMMUNS AUX DEUX MALADIES | SIGNES EN FAVEUR DE LA FATIGUE CHRONIQUE |
| \* Douleurs à la palpation de certains points précis (22 points à explorer).<br><br>\* Cortège fonctionnel fréquent : colite, cystites, nervosisme. | \* Douleurs musculaires et tendineuses multiples.<br><br>\* Fatigue physique et intellectuelle avec intolérance aux efforts.<br><br>\* Troubles du sommeil. | \* Début au décours d'une virose.<br><br>\* Insensibilité à la palpation des points de la fibromyalgie.<br><br>\* Douleurs de gorge fréquentes.<br><br>\* Fièvre modérée intermittente fréquente. |

Cette affection atteint trois femmes pour un homme. Elle est considérée comme assez rare, frappant 2 personnes sur 1 000. Ce chiffre est probablement sous-estimé car, alors que je ne m'occupe de cette pathologie que depuis deux ans, j'en ai déjà rencontré 11 cas. **Le pronostic est sévère chez l'adulte**. Certes il n'y a pas danger de mort, mais les symptômes persistent à long terme chez 90 % des patients (JOYCE et coll. 1997).

Malheureusement, on ne dispose d'aucun traitement valable. L'exercice physique forcé tout comme le repos prolongé échouent. La supplémentation magnésienne, les antidépresseurs, la psychothérapie ne donnent rien. Une amélioration est parfois obtenue par les corticoïdes, les immunoglobulines intraveineuses ou le NADH (REID et coll. 2000).

La pathogénie de la fatigue chronique reste controversée. Certains auteurs lui attribuent une origine psychiatrique et en font une sorte d'état dépressif, accompagné d'une importante somatisation. C'est à mon avis une lourde erreur, car :

\* Les antidépresseurs et la psychothérapie n'apportent aucun bénéfice.

\* Les patients ne sont pas des dépressifs, mais des gens qui ont envie de travailler, de reprendre leurs activités, de participer à la vie, mais qui ne le peuvent pas parce qu'ils sont épuisés.

\* Quand une dépression nerveuse survient, elle n'est pas primitive, mais réactionnelle, le sujet se décourageant devant ses souffrances et son handicap chronique.

**Je propose plutôt que la fatigue chronique soit la conséquence d'une réponse immunitaire, déclenchée par un agent infectieux mais qui, au lieu de s'arrêter au bout de quelques semaines, persiste indéfiniment.** Un tel processus peut « pomper » l'énergie de l'organisme et explique fort bien l'asthénie physique et intellectuelle. En faveur de cette conception plaident la production augmentée des interférons (KOMAROFF 2000) et de certaines cytokines (KAVELAARS et coll. 2000), avec une résistance de la réponse immunitaire à l'influence régulatrice du système nerveux et des glandes endocrines (KAVELAARS et coll. 2000). Plaident également l'effet favorable possible dans la fatigue chronique des corticoïdes et des immunoglobulines intraveineuses.

De nombreuses anomalies ont été décrites dans la fatigue chronique (EVENGARD et coll. 1999) (STREETEN 1998) :

\* Une hypotension orthostatique.

\* Une baisse du taux des β endorphines.

\* Une baisse de la sécrétion du cortisol.

\* Une élévation du taux de sérotonine cérébral.

\* Une baisse du débit sanguin dans certains régions du cortex cérébral et dans le tronc cérébral (COSTA et coll. 1995) (TIRELLI et coll. 1998).

Ces diverses anomalies peuvent participer au maintien de l'asthénie, mais à mon avis elles ne constituent pas la cause première des troubles, mais sont plutôt **les conséquences de la perte d'énergie** utilisée pour entretenir la réponse immunitaire prolongée.

Si cette théorie est correcte, il faudrait alors savoir si l'emballement de la réponse immunitaire est lié à une **stimulation chronique**, due à la persistance dans l'organisme du germe causal ou de certains de ses antigènes, ou à un **dérèglement de la réponse immunitaire**, induit initialement par le germe, mais qui perdure après la disparition de celui-ci.

**Le régime alimentaire ancestral** peut espérer lutter contre ces deux phénomènes. En décrassant les macrophages il peut leur permettre de phagocyter et d'éliminer certains germes ou leurs débris. En décrassant les lymphocytes, il espère ramener vers la normale une activité excessive. Ce sont des actions plus indirectes que directes, qui me faisaient craindre à priori une certaine proportion d'insuccès.

Effectivement, **les résultats sont mitigés**. Sur 11 patients souffrant de fatigue chronique, j'enregistre le bilan suivant :
* 2 échecs complets.
* 7 améliorations autour de 50 %.
* 2 rémissions totales.

Sans doute, dans les cas rebelles, faudra-t-il associer d'autres thérapeutiques. Je compte tester par exemple certains mélanges d'enzymes (NEU et RANSBERGER 1995) administrés par voie orale. 12 à 20 % de ces enzymes franchissent la barrière intestinale et pourraient aller sectionner en divers endroits de l'organisme des peptides antigéniques bactériens ou viraux. On peut aussi faire appel à l'immunohoméopathie (HERVIEUX 1996 et 1998) dans le but d'inhiber la réponse immunitaire persistante.

CHAPITRE 28

# SYNTHÈSE DE LA THÉORIE ET DES RÉSULTATS

> « *Les progrès de la science rencontrent quatre adversaires : l'ignorance, les dogmes, la magie, l'argent.* »
> Professeur Jean BERNARD.

Personnellement j'ajouterai à cette liste l'orgueil et le goût du pouvoir.

> « *L'étude contre placebo est inacceptable en cabinet médical pour des raisons éthiques. Colliger des milliers d'observations cliniques et de résultats thérapeutiques a un caractère décisionnel tout aussi fort.* »
> Professeur Michel MASSOL.

## A. CONCEPTION D'ENSEMBLE DE LA THÉORIE

**La théorie globale est représentée sur la figure 77,** où l'on retrouve les principales données exposées dans les chapitres précédents :
* Le rôle causal de l'alimentation moderne.
* Le rôle déclenchant fréquent du stress.
* La place centrale de l'intestin grêle qui est un organe clef, intervenant par sa flore bactérienne, sa muqueuse, ses enzymes et ses mucus.
* Le flux de déchets bactériens et alimentaires à travers la paroi intestinale trop perméable.
* La pathologie auto-immune induite par les peptides antigéniques et les protéines superantigènes.
* La pathologie d'encrassage induite par les déchets ayant d'autres structures.
* La pathologie d'élimination liée au transport des molécules à expulser à travers les différents émonctoires.
* La participation de gènes de susceptibilité qui concourent avec les facteurs venus de l'environnement au développement des diverses maladies.

La figure 77 montre bien que **l'alimentation moderne est au départ de la longue chaîne d'événements** qui vont aboutir à la constitution de telle ou telle maladie. Il n'est donc pas surprenant qu'un **changement nutritionnel bien conçu puisse améliorer ou guérir de nombreux patients**. Auto-

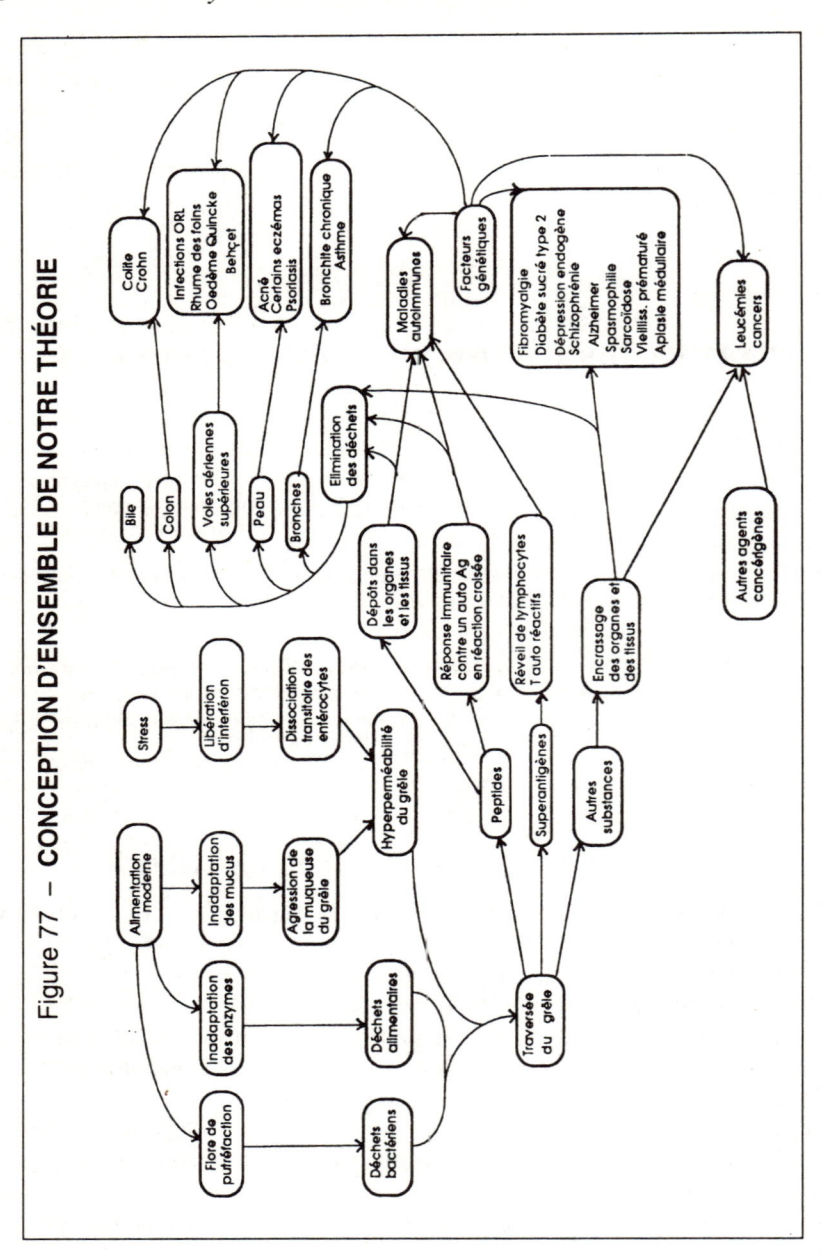

Figure 77 – **CONCEPTION D'ENSEMBLE DE NOTRE THÉORIE**

immunité, encrassage et élimination recouvrent environ 80 % de la pathologie (SEIGNALET 1994, 1996a, 1996b). **Certains états sont cependant hors de portée de la diététique** :

* Les maladies purement héréditaires, ne dépendant que peu ou pas des facteurs de l'environnement. Exemples : l'hémophilie, la mucoviscidose.

* Les lésions anatomiques irrécupérables. Exemples : la section de la moelle épinière, l'emphysème pulmonaire, la dilatation des bronches.

\* Les infections bactériennes et virales, encore que dans ce secteur le propos doive être nuancé. Certes le régime hypotoxique n'a pas d'effet direct sur une infection déclarée. Mais en association avec d'autres mesures (minéraux, oligo-éléments, vitamines, ferments lactiques, mode de vie sain), il agit sur le terrain et augmente la résistance de l'organisme. Les viroses se raréfient nettement.

## B. LES RÉSULTATS COMPLETS

Il faut d'emblée préciser que **le changement nutritionnel n'agit pas dans certaines affections**. Certaines ont déjà été mentionnées dans cet ouvrage : ce sont la narcolepsie et le diabète sucré de type 1. La diététique intervient trop tard, après que des liaisons définitives aient été constituées. À défaut d'action curative, le régime hypotoxique **pourrait avoir un rôle préventif**.

Ma pratique quotidienne m'a d'autre part révélé d'autres maladies rebelles à ma méthode : la leucémie lymphoïde chronique, les gammopathies monoclonales, le vitiligo, l'adénome prostatique et d'une façon générale la plupart des tumeurs bénignes, ce qui contraste avec les résultats parfois extraordinaires obtenus dans les tumeurs malignes.

**Le texte qui suit sera consacré uniquement aux affections où le régime originel est efficace, dans une proportion variable de cas.** Il est probablement sans effets sur le purpura thrombocytopénique idiopathique et sur la rectocolite hémorragique. J'ai conservé ces deux états, car des doutes demeurent. Pour le PTI, parce que je n'ai traité que deux patients. Pour la RCH, parce que certains de mes confrères m'ont signalé des réussites.

L'ensemble des résultats est présenté sur les tableaux XXX, XXXI, XXXII et XXXIII.

### 1. Les succès

**Les succès**, lorsqu'ils sont obtenus, **sont très francs**. Il s'agit, soit d'**améliorations au moins égales à 90 %**, soit de **rémissions complètes**. Il faut parler de rémissions et non de guérisons, car l'abandon de la diététique est en règle générale suivie d'une rechute après quelques semaines ou quelques mois.

**Pour les maladies où j'ai pu rassembler plus de 15 sujets**, **la fréquente efficacité du régime paraît indubitable**. C'est le cas pour la polyarthrite rhumatoïde, la spondylarthrite ankylosante, le rhumatisme psoriasique, le syndrome de Gougerot-Sjögren, la sclérose en plaques, la fibromyalgie primitive, la dépression nerveuse endogène, l'hypercholestérolémie, la spasmophilie, le surpoids, l'arthrose, les céphalées, la colopathie fonctionnelle, la maladie de Crohn, l'acné, l'urticaire, le psoriasis, le rhume des foins, l'asthme et les infections ORL à répétition de l'enfant.

**Pour les autres maladies où peu de personnes ont été testées**, il semble justifié à priori d'être plus réservé et d'attendre de disposer d'un nombre plus grand de patients et d'un recul plus important avant de prendre une position définitive. Cependant, aucun médicament n'est parvenu jusqu'à présent à mettre en rémission complète prolongée un lupus érythémateux

Tableau XXX – RÉSULTATS DU RÉGIME DANS LES MALADIES AUTO-IMMUNES

| Maladies | Nombre de malades | Rémissions complètes | Améliorations à 90 % | Améliorations à 50 % | Échecs | Proportions de succès |
|---|---|---|---|---|---|---|
| Polyarthrite rhumatoïde | 200 | 83 | 66 | 11 | 40 | 80 %* |
| Spondylarthrite ankylosante | 100 | 63 | 33 | | 4 | 96 % |
| Rhumatisme psoriasique | 25 | 10 | 8 | 6 | 1 | 96 %* |
| Pseudo polyarthrite rhizomélique | 13 | 10 | 3 | 1 | | 100 % |
| Maladie de Still | 7 | 5 | | | | |
| ACJ polyarticulaire | 4 | | 2 | | 1 | |
| ACJ oligoarticulaire | 1 | | | | 2 | |
| Rhumatisme palindromique | 4 | 3 | | | 1 | |
| Rhumatisme inflammatoire X | 8 | 6 | | | 1 | |
| Gougerot-Sjögren | 65 | 11 | 10 | 2 | 16 | 75 %* |
| Lupus érythémateux disséminé | 13 | 6 | 3 | 28 | | 100 %* |
| Sclérodermie | 10 | | 10 | 4 | | 100 % |
| Dermatomyosite | 1 | | 1 | | | |
| Connectivite mixte | 3 | | 2 | | | |
| Lupus cutané | 5 | | 2 | 2 | | |
| Fasciite de Shulman | 1 | 1 | 1 | | | |
| Maladie de Basedow | 7 | | | | 1 | |
| Thyroïdite de Hashimoto | 8 | | | 8 | | |
| Sclérose en plaques | 33 | 9 | 15 | 8 | 1 | 97 %* |
| Maladie de Lapeyronie | 4 | 2 | 2 | | | |
| Myasthénie | 1 | | | 1 | | |
| Purpura thrombocytop. idiop. | 2 | | | | | |
| Hépatite chronique active | 1 | 1 | | | 2 | |
| Pemphigus | 2 | | Pas assez de recul | | | |
| Néphropathie à IgA | 6 | | Blocage de l'évolution | | | |
| Uvéite antérieure aiguë | 10 | 8 | 2 | | | 100 % |
| Guillain-Barré | 1 | | 1 | | | |
| Neuropathie périphérique | 6 | | 1 | 4 | 1 | |
| Cirrhose biliaire primitive | 1 | | 1 | | | |
| Granulomatose de Wegener | 2 | | 1 | 1 | | |
| Maladie de Churg-Strauss | 1 | | | 1 | | |

Pas de rechute, réduction de l'exophtalmie

\* Chiffre englobant les améliorations à 50 %.

*Les résultats complets* 491

Tableau XXXI – **RÉSULTATS DU RÉGIME DANS LES MALADIES D'ENCRASSAGE**

| Maladies | Nombre de malades | Rémissions complètes | Améliorations à 90 % | Améliorations à 50 % | Échecs | Proportions de succès |
|---|---|---|---|---|---|---|
| Fibromyalgie primitive | 41 | 25 | 8 | 7 | 1 | 97 %* |
| Tendinites | 10 | 6 | 2 | | 2 | 80 % |
| Arthrose | 26 | 9 | 10 | 7 | | 100 %* |
| Ostéoporose | 20 | | Blocage de l'évolution 1 fois sur 2 | | | 50 % |
| Goutte | 2 | 2 | | | | |
| Chondrocalcinose | 2 | | 2 | | | |
| Migraines et céphalées | 40 | 26 | 8 | | 6 | 85 % |
| Psychose maniaco dépressive | 1 | | 1 | | | |
| Dépression nerveuse endogène | 16 | 12 | 3 | | 1 | 93 % |
| Maladie d'Alzheimer | 6 | | Effet préventif remarquable | | | |
| Maladie de Parkinson | 6 | | 2 | 2 | 2 | |
| Dystonie | 1 | 1 | | | | |
| Diabète sucré de la maturité | 14 | 11 | | 3 | | 100 % |
| Hypoglycémie | 4 | 4 | | | | |
| Hypercholestérolémie | 66 | | Abaissement de 30 % du taux de cholestérol | | | |
| Spasmophilie | 26 | 20 | 3 | 1 | 2 | 92 %* |
| Surpoids | 100 | 30 | 25 | 25 | 20 | 80 %* |
| Infarctus du myocarde (en prév.) | 1 200 | | 5 infarctus – Nombre attendu 38 | | | |
| Aplasie médullaire | 2 | 1 | | | 1 | |
| Lithiase biliaire | | | Effet préventif remarquable | | | |
| Cancers (en prévention) | 1 200 | | 3 cancers – Nombre attendu 30 | | | |
| Leucémies et Cancers (en curatif) | 8 | 5 | 1 | | 2 | |

\* Chiffre englobant les améliorations à 50 %.

Tableau XXXII – RÉSULTATS DU RÉGIME DANS LES MALADIES D'ÉLIMINATION

| Maladies | Nombre de malades | Rémissions complètes | Améliorations à 90 % | Améliorations à 50 % | Échecs | Proportions de succès |
|---|---|---|---|---|---|---|
| Colopathie fonctionnelle | 220 | 215 | | | 5 | 98 % |
| Colites microscopiques | 3 | 2 | | | 1 | |
| Rectocolite hémorragique | 8 | | | | 5 | |
| Maladie de Crohn | 40 | 33 | 2 | 3 | | 100 % * |
| Acné | 40 | 35 | 5 | 5 | | 100 % |
| Eczéma constitutionnel | 11 | 6 | 4 | 1 | | 100 % * |
| Urticaire | 15 | 14 | | | 1 | 93 % |
| Vascularite urticarienne | 4 | 2 | | | 2 | |
| Psoriasis vulgaire | 53 | 33 | 4 | 4 | 12 | 77 % * |
| Bronchite chronique | 8 | 8 | | | | |
| Asthme | 51 | 46 | | 3 | 2 | 96 % * |
| Infections ORL récidivantes | 100 | 80 | | | 20 | 80 % |
| Sinusite chronique | 6 | 6 | | | | |
| Rhume des foins | 35 | 30 | 2 | 3 | | 100 % * |
| Rhinite chronique | 18 | 18 | | | | 100 % |
| Conjonctivite allergique | 12 | 12 | | | | 100 % |
| Œdème de Quincke | 13 | 13 | | | | 100 % |
| Aphtose | 12 | 6 | 4 | 2 | | 100 % * |
| Histiocytose langerhansienne | 1 | | 1 | | | |
| Mastocytose cutanée | 1 | | 1 | | | |

\* Chiffre englobant les améliorations à 50 %.

Tableau XXXIII – **RÉSULTATS DU RÉGIME DANS LES MALADIES COMPLEXES**

| Maladies | Nombre de malades | Rémissions complètes | Améliorations à 90 % | Améliorations à 50 % | Échecs | Proportions de succès |
|---|---|---|---|---|---|---|
| Maladie de Behçet | 6 | 2 | 3 | 1 | | |
| SAPHO | 4 | 3 | 1 | | | |
| Sarcoïdose | 3 | Recul insuffisant | | | | |
| Sens. Bioch. Environn. | 4 | | | 2 | 2 | |
| Fatigue chronique | 11 | 2 | 7 | 2 | 2 | 82 %* |

* On a classé dans les succès les améliorations à 50 %.

disséminé, une sclérodermie, un diabète sucré de type 2, une bronchite chronique ou un Behçet. Dans ces conditions, même un succès isolé devient important. **Le bilan du régime hypotoxique est donc très encourageant.**

**Le changement nutritionnel donne plus souvent de bons résultats dans les pathologies d'encrassage (en moyenne 90 %) et d'élimination (en moyenne 95 %) que dans la pathologie auto-immune (en moyenne 80 %).** Dans le premier cas, la réduction forte de la quantité de déchets a presque toujours un impact favorable. Dans le second cas, la forte réduction des peptides antigéniques peut ne pas suffire, car une petite quantité de peptides suffit parfois à entretenir une immunisation.

## 2. Les échecs

**Observés dans 0 à 30 % des cas selon les maladies, ils sont tout aussi nets que les succès.** Cette séparation claire entre répondeurs et non répondeurs avait déjà été soulignée par DARLINGTON et coll. (1986) dans le cadre de la PR.

L'inefficacité du régime ancestral chez une minorité de sujets n'est pas surprenante. **Aucune thérapeutique n'obtient 100 % de réussite.** Ceci parce que **de nombreux paramètres interviennent, qui sont variables d'un individu à un autre.** Prenons par exemple une infection bactérienne touchant de nombreuses personnes dans une population et que l'on traite par un antibiotique en principe capable de tuer cette bactérie. On trouvera toujours un petit nombre de patients pour lesquels l'antibiotique sera inactif. Les raisons possibles sont multiples : mutation de la bactérie, modifications anatomiques créant des gîtes où se réfugie le germe, déficit immunitaire chez l'hôte, etc.

La diététique, comme tout autre traitement, s'avère inefficiente chez une minorité de gens. Ces échecs sont irritants, car **ils ne sont pas prévisibles.** Ni les signes cliniques, ni les examens complémentaires, ni la sévérité plus ou moins grande de l'affection n'autorisent à porter un pronostic. Les patients qui bénéficient de la diététique ne semblent pas différents de ceux qui n'en tirent pas profit. J'ai seulement constaté un fait dans la PR : les ratés sont plus fréquents chez les hommes que chez les femmes, avec 50 % contre 14 %.

**Ces échecs n'ont pas d'explication évidente** et l'on peut seulement formuler des hypothèses. Les principales ont été rassemblées sur le tableau XXXIV et méritent d'être discutées :

1) *Hypochlorhydrie gastrique*

La gastrite atrophique est fréquente dans certaines maladies comme la PR. La fonction majeure de l'estomac n'est pas à mon avis la digestion, mais la stérilisation des aliments ingérés. Un manque d'acide chlorhydrique **peut multiplier par 1 000 ou par 10 000 le nombre des bactéries dans l'intestin grêle**, et par suite entraver l'efficacité du changement nutritionnel.

Dans cette situation, il pourrait être utile de faire boire **une potion contenant de l'acide chlorhydrique.** La seule à ma connaissance qui soit commercialisée est l'élixir Grez chlorhydropepsique, qui sera malheureu-

> **Tableau XXXIV – CAUSES DES ÉCHECS DU RÉGIME HYPOTOXIQUE**
> **Vérifier toujours d'abord que le régime a été bien suivi**
>
> 1) HYPOCHLORHYDRIE GASTRIQUE.
>    Elixir Grez chlorhydropepsique
> 2) MOLÉCULES DANGEREUSES DANS COLON DROIT.
>    Lavements Kousmine
> 3) DÉFICIT DES ENZYMES PANCRÉATIQUES.
>    Créon, Pancreal Kouchner
> 4) DÉFICIT EN ENZYMES CELLULAIRES.
>    Wobenzym
> 5) RÉGIME TROP COURT.
>    Prolongation du régime
> 6) ALIMENT DANGEREUX NON SUPPRIMÉ.
>    Recherche et exclusion de cet aliment
> 7) PERSISTANCE D'UNE HYPERPERMÉABILITÉ DU GRÊLE.
>    Glutamine
>    Alimentation parentérale ou élémentaire
>    Ferments lactiques
>    L Base
> 8) CANDIDOSE CHRONIQUE.
>    Traitement de la candidose
> 9) FOYER INFECTIEUX PERSISTANT (Infection dentaire, DDB).
>    Antibiothérapie
> 10) PERSISTANCE DU STRESS.
>     Éviter les agressions ou mieux les supporter
> 11) DÉSÉQUILIBRE HORMONAL (Manque d'androgènes,
>     traitement substitutif par œstrogènes)
>     Donner des androgènes, supprimer les œstrogènes
> 12) TRAITEMENTS AGRESSIFS POUR LA MUQUEUSE DU GRÊLE
>     (Corticoïdes, AINS, Salicylés, Chimiothérapie, Radiothérapie).
>     Utiliser d'autres voies d'apport (injections, suppositoires) ou arrêter le traitement.

sement sans doute retiré bientôt de la vente. Il reste toujours possible de formuler une potion que fabriquera le pharmacien.

2) *Présence de molécules dangereuses dans le colon droit*

Le régime ancestral peut normaliser la paroi et le contenu du grêle, mais il est possible qu'il soit moins efficace au niveau du colon. Or certaines substances peuvent encore être absorbées au niveau du colon droit.

Si cette hypothèse se vérifiait, il serait logique de demander aux patients de réaliser des **lavements évacuateurs**, selon la technique recommandée par KOUSMINE (1987). Ceci afin d'éliminer tous les déchets nocifs pouvant persister au niveau du colon droit.

3) *Déficit des enzymes pancréatiques*

Les enzymes pancréatiques ont un rôle majeur dans la digestion intestinale, en dégradant de nombreux protides, lipides et glucides. Si ces enzymes sont déficitaires, en quantité ou en qualité, le nombre de macromolécules présentes dans le grêle peut augmenter considérablement. Il serait alors indiqué d'administrer par voie buccale des **enzymes pancréatiques d'origine animale**, par exemple Créon ou Pancréal Kouchner.

4) *Déficit en enzymes cellulaires*
La neutralisation et l'épuration des molécules dangereuses qui ont franchi la barrière intestinale fait grandement appel à la phagocytose et au transport à travers un émonctoire par les globules blancs. Le bon fonctionnement de ces processus repose sur une bonne efficacité des enzymes leucocytaires. Une insuffisance de ces enzymes peut favoriser l'auto-immunité et l'encrassage.

INDERST et coll. (1992), NEU et RANSBERGER (1995) proposent **l'administration par voie orale de mélanges d'enzymes**, les uns d'origine animale, les autres d'origine végétale. 12 à 20 % de ces enzymes franchissent en restant indemnes la barrière intestinale et peuvent suppléer à certains déficits des enzymes cellulaires humaines. Les auteurs font état de succès dans une proportion assez grande de scléroses en plaques, de polyarthrite rhumatoïdes, d'arthralgies et de cancers. Cette enzymothérapie est utilisée depuis plusieurs décennies en Allemagne, mais reste mal connue en France.

Les mécanismes d'action suggérés par les auteurs ne me convainquent pas. Je crois plutôt que ces enzymes vont casser des peptides et d'autres molécules exogènes qui résistaient aux enzymes de l'hôte, dans diverses régions de l'organisme. Les deux mélanges les plus employés sont Wobenzym et Wobemugos.

5) *Régime trop court*
Chez certains individus, il faut peut être **plus d'un an** pour éliminer les déchets dangereux par les émonctoires. Soit parce que la quantité de molécules nocives accumulées est grande, soit parce que les capacités d'épuration sont plus faibles que chez d'autres humains.

Ce fut le cas chez une malade souffrant d'une PR fort douloureuse. Après avoir pratiqué de façon très correcte la diététique pendant un an, elle n'avait constaté aucune amélioration. Elle continua cependant à manger de la même manière et son entêtement fut récompensé. Au $22^e$ mois s'installa une rémission complète, qui se prolonge depuis 6 ans.

6) *Non suppression d'un aliment dangereux*
Si les substances les plus redoutables sont clairement les laits animaux et les céréales, d'autres aliments peuvent s'avérer toxiques chez une minorité de sujets. Quelquefois le malade s'en aperçoit lui même et vient signaler qu'il ne tolère pas la viande ou le riz par exemple. Quand le malade n'a rien remarqué, tout en conservant le régime hypotoxique **faire des essais d'exclusion pendant un mois** :
  \* Premier mois : exclusion de la viande.
  \* Deuxième mois : exclusion du riz.
  \* Troisième mois : exclusion des fruits secs.
  etc...

7) *Persistance d'une souffrance des entérocytes*

Malgré la mise en œuvre du régime de type originel, la muqueuse du grêle ne parvient pas à se reconstituer. Les entérocytes restent plus ou moins abîmés et les villosités ne retrouvent pas leur largeur normale. Dès lors **l'hyperperméabilité du grêle persiste**. Voici à mon avis la cause principale des échecs. S'il s'agit d'un dysfonctionnement des enzymes des entérocytes, la situation risque d'être irrémédiable. La seule ressource est alors le recours à **l'alimentation parentérale ou élémentaire** (chapitre 21).

On sait cependant que les entérocytes, comme toutes cellules devant se diviser rapidement, sont très avides de glutamine (DARMAUN 1993) (DE BLAAUW et coll. 1997). La glutamine ne représente que 6 % des acides aminés apportés par les protéines que nous consommons. Mais elle constitue 50 % des acides aminés utilisés par les entérocytes, dont elle forme le principal carburant.

Il pourrait donc être bénéfique de **supplémenter en glutamine** les patients non répondeurs à ma méthode. Pendant longtemps il a été impossible de conserver la glutamine. Mais depuis peu, des préparations riches en glutamine ont été mises au point. Je citerai Ultra Inflamm X et Ultra Clear fabriqués par le laboratoire Biodynamics : Rue J. Plateau – 4 – B-84000 Ostende (Belgique) et les quatre variétés de Synergic Nutriments fabriqués par le laboratoire Althéus : 8, rue Hermann-Frenkel – 69007 Lyon.

Enfin sachant qu'une flore intestinale normale exerce des effets positifs sur la vitalité des entérocytes, il peut être utile de prescrire des **ferments lactiques** (déjà mentionnés au chapitre 5) ou des **substances nutritives de la flore dominante**, comme L Base commercialisé par le laboratoire pariNAT : 4 bis, Allée Charles-V – 94300 Vincennes.

Les entérocytes ont aussi un grand besoin en **vitamine F** pour se renouveler. Leur réserve en vitamine F n'excède pas 24 à 48 heures. Ceci suggère, en cas d'échec du régime, de **forcer sur les huiles de première pression à froid**.

8) *Candidose chronique*

Candida albicans est une levure saprophyte des muqueuses digestives. Il peut devenir dangereux quand il quitte sa forme habituelle arrondie pour prendre une forme mycélienne, où il pousse des prolongements entre les entérocytes, pénétrant jusqu'aux vaisseaux sanguins et lymphatiques. Candida albicans **peut ainsi augmenter la perméabilité de la muqueuse intestinale**.

D'autre part, Candida albicans peut proliférer, ce qui **perturbe grandement la composition de la flore intestinale**. Je considère donc la candidose chronique comme une cause possible d'échec du régime hypotoxique.

Le **traitement de la candidose chronique** n'est pas facile et serait trop long à expliquer ici. Le lecteur désireux de s'instruire sur cette question peut se reporter à l'excellent ouvrage de BESSON (1994).

9) *Foyer infectieux persistant*

Une infection dentaire traînante ou une dilatation des bronches (DDB) peuvent s'avérer un obstacle à l'action du régime d'exclusion. En effet, le patient va avaler des germes issus de ces foyers en quantité non négligeable. **Ces germes vont modifier la flore intestinale**, favorisant l'apparition de bactéries plus ou moins pathogènes. La dégradation de ces bactéries par les défenses immunitaires du grêle va générer des macromolécules bactériennes (peptides, lipopolysaccharides) redoutables pour la santé de l'hôte.

La coexistence, beaucoup plus fréquente que ne le voudrait la hasard d'une PR et d'une DDB, n'est pas une coïncidence. À mon avis, la DDB favorise la survenue de la PR en déséquilibrant la flore intestinale, avec prolifération de Proteus mirabilis.

Il est donc important d'**éradiquer**, lorsque cela est possible, les **foyers infectieux** de l'organisme.

10) *Exposition aux stress*

Je ne crois pas qu'une agression soit capable de créer à elle seule une maladie. Mais il est clair qu'elle peut déclencher la poussée initiale ou les rechutes. L'interrogatoire bien mené des consultants met souvent ce fait en évidence. On retrouve par exemple un stress déclenchant dans 80 % des PR et 90 % des Basedow.

Je citerai, pour illustrer mes propos, une malade atteinte de PR et mise en rémission complète par mes soins pendant 5 ans. Elle subit alors cinq chocs successifs en quelques mois :
* Déménagement avec changement de région.
* Décès de sa mère.
* Accident de voiture.
* Dispute avec un membre de sa famille.
* Décès de sa sœur.

Après la cinquième agression, la PR rechute pendant quelques mois. Avec le retour au calme, le régime d'exclusion a retrouvé toute son efficacité.

Il est donc possible que des pressions professionnelles, sentimentales, familiales, etc., soient une cause de résistance à la diététique. On peut conseiller aux patients de **modifier leur mode de vie** afin de diminuer leur exposition au stress. On peut leur suggérer de supporter les agressions avec **plus de calme et plus d'indifférence**. Toutes choses qui ne sont pas toujours faciles à appliquer en pratique.

11) *Déséquilibre hormonal*

Je parlerai encore ici de la PR, car c'est une affection où les hormones sexuelles ont révélé leur importance (chapitre 9) :

1) Chez les hommes touchés par ce rhumatisme inflammatoire, on observe souvent une **baisse du taux des androgènes**. Peut être est-ce la raison de la fréquente résistance à la diététique. Il serait intéressant de supplémenter en androgènes les patients déficitaires pour ces hormones.

2) Chez une faible minorité de femmes avec PR améliorée par le régime, la **prise d'œstrogènes** comme traitement substitutif de la ménopause peut relancer les douleurs articulaires. J'ai rencontré deux fois cette situation.

### 12) *Traitement agressif pour la muqueuse du grêle*

Certains médicaments, comme les **salicylés, les AINS, les corticoïdes** attaquent la muqueuse du grêle, avec une intensité variable selon les individus. La **radiothérapie** et la **chimiothérapie**, largement employées dans les cancers, ont aussi des actions corrosives. Tous ces traitements peuvent léser les entérocytes et entretenir une hyperperméabilité de la paroi intestinale.

Dans la grande majorité des cas, je n'ai pas observé que ces thérapeutiques aient contrarié les effets positifs du régime d'exclusion. Chez les non répondeurs, il serait intéressant :

* Soit **d'arrêter le traitement agressif**, lorsque cela est possible.
* Soit de donner le médicament, non plus par voie orale, mais par **injections** ou par **suppositoires**, afin de ménager la muqueuse intestinale.

Dans la **recherche des causes des échecs**, je n'en suis encore qu'au stade des hypothèses. Je compte vérifier au cours des années qui viennent si certaines de ces pistes sont ou non fondées. La liste que j'ai établie n'est pas exhaustive et d'autres hypothèses viendront peut être s'y ajouter.

**Il serait certainement très instructif que des spécialistes de l'appareil digestif et des spécialistes de la biologie moléculaire étudient certains éléments au niveau de l'intestin grêle** :

* pH du contenu intestinal.
* Analyse précise de la flore bactérienne.
* Examen de la muqueuse par endoscopie et biopsie.
* Mesure de la perméabilité de la muqueuse.
* Séquençage des gènes codant pour les enzymes digestives.
* Séquençage des gènes codant pour les mucines des entérocytes.

**La comparaison de ces facteurs chez des répondeurs et des non répondeurs au régime fournirait d'utiles renseignements**.

### 3. Les cas intermédiaires

Si les effets du régime sont habituellement bien tranchés, aussi bien dans un sens que dans l'autre, il existe **une minorité, inférieure à 10 %**, de patients qui répondent partiellement. Ils se disent améliorés cliniquement, entre 30 et 70 % selon leur estimation. Ils conservent des anomalies biologiques, montrant que leur maladie est toujours présente.

### 4. Les limites de la méthode

**Le régime de type ancestral peut souvent éteindre une maladie, mais il est incapable de faire disparaître certaines lésions irréversibles**. J'en donnerai quelques exemples :

* Dans la PR, les arthrites peuvent cesser, mais les déformations des mains et des pieds persistent.
* La bronchite chronique est curable, mais non la dilatation des bronches.
* Les crises d'asthme sont curables, mais non l'emphysème provenant de la dilatation des alvéoles pulmonaires.

Et de même, si une alimentation bien choisie est certainement capable de prévenir bien des cancers, il est probablement inutile de la commencer au stade des métastases généralisées.

**Il est donc indiqué d'entamer le changement nutritionnel le plus tôt possible,** dès le début d'une affection, sans attendre que celle-ci ait entraîné des dégâts irrémédiables.

## 5. Transposition aux animaux

Deux vétérinaires, BLOSTIN et SAUVAN (1999), frappés par l'efficacité de mes conseils diététiques chez l'homme, ont eu l'excellente idée d'appliquer un régime analogue chez le chien. Ils ont pu définir l'alimentation consommée par les premiers chiens issus des loups domestiqués en Mésopotamie. Il y a environ 10 000 ans. Ils ont constaté que **ce régime ancestral guérissait 90 % des chiens malades** et n'utilisent de médicaments que chez les 10 % restants.

## 6. Authenticité des résultats

**Il est totalement impossible d'attribuer les remarquables succès obtenus par la diététique à des rémissions spontanées ou à un effet placebo.** En effet :

\* L'action favorable est observée dans de nombreuses maladies considérées classiquement comme incurables.

\* La proportion des succès est très élevée.

\* Le bénéfice enregistré est très important, avec amélioration à 90 % ou rémission complète.

\* Ce bénéfice est durable, avec un recul de plusieurs années (15 ans pour le malade le plus ancien).

\* Les effets positifs du régime ne se font pas sentir aussitôt après la consultation du médecin, mais quelques semaines plus tard ou quelques mois plus tard.

\* L'abandon de la diététique est suivie après un délai variable d'une rechute.

Dans cet ouvrage, les résultats présentés découlent de **l'observation directe** des effets du régime alimentaire ancestral sur des échantillons de sujets atteints d'une même maladie. À notre époque, cette méthode de travail est dénigrée. Lorsqu'on veut apprécier la valeur d'un traitement pour une maladie, on considère que les seules enquêtes valables sont celles qui sont « **randomisées et contrôlées** » (BOISSEL 2000). Les patients sont répartis par tirage au sort en deux lots. Ceux du premier lot reçoivent le **traitement** et ceux du second lot un placebo, sans qu'aucun sache ce qui lui a été donné (**simple aveugle**). Quant aux médecins, ils classent les résultats obtenus en **succès** ou en **échecs**, avec éventuellement des intermédiaires, sans savoir qui a été traité et qui ne l'a pas été (**double aveugle**).

Les avantages théoriques de cette méthode sont de deux ordres :

1) **Mesurer l'effet placebo**, c'est-à-dire la proportion d'individus améliorés sans avoir reçu le médicament probablement par une réponse psychosomatique favorable, induite par les propos du médecin. Si le traitement est efficace, il doit améliorer une proportion de sujets nettement plus élevée que le placebo.

2) **Éliminer la tendance du médecin**, à la fois juge et partie, **à surestimer l'action positive** du médicament testé.

Je n'ai pourtant jamais pratiqué d'enquête en double aveugle, et ceci pour plusieurs raisons :

1) **Sur le plan de l'éthique**, je ne me reconnais pas le droit de prescrire à un patient, qui a parfois parcouru des centaines de kilomètres pour venir me voir, un faux régime alimentaire, alors que je sais que ma méthode a de fortes chances de le tirer d'affaire. Je ne me reconnais pas le droit de laisser des lésions s'aggraver ou des douleurs perdurer pendant un an par exemple, pour la seule satisfaction de disposer d'une série témoin. MASSOL (2000) a la même opinion que moi dans ce domaine.

2) Si une étude en double aveugle est probablement utile pour estimer les effets d'un traitement, lorsque ceux-ci sont partiels et très inconstants, elle me semble sans aucun intérêt dans le cas du régime alimentaire ancestral. Lorsque celui-ci obtient des succès nets, 80 fois sur 100 dans la PR, 96 fois sur 100 dans l'asthme, 98 fois sur 100 dans la colopathie fonctionnelle, comparé à l'incapacité des médications classiques à guérir même un faible pourcentage de ces sujets, on peut dire, pour reprendre une expression populaire, **qu'il n'y a pas photographie**.

3) **La réalité de l'effet placebo**, admise par la plupart des médecins, **est pourtant fort contestable**. Elle est le corollaire de la place importante accordée aux pathologies psychosomatiques. Cette conception est une grande partie erronée, comme je l'expliquerai au dernier chapitre de cet ouvrage. Quant à l'effet placebo, j'attends encore de rencontrer un patient souffrant d'une maladie grave nettement amélioré ou guéri par un faux traitement.

4) **La suspicion à l'égard de l'interprétation des résultats par les expérimentateurs ne me paraît guère plus fondée**. Les chercheurs, dans leur grande majorité, sont honnêtes et capables de discerner les succès des échecs. Pourquoi mentiraient-ils en proclamant l'efficacité d'un traitement sachant que leurs conclusions seront **immanquablement vérifiées** par d'autres équipes.

5) BENSON et HARTZ (2000), CONCAT et coll. (2000) ont examiné respectivement 136 et 99 publications, parues dans des journaux médicaux majeurs. Ils ne relèvent **aucune différence statistiquement significative**, dans la grande majorité des cas, entre les résultats des enquêtes en double aveugle et ceux basés sur les observations directes.

**Les améliorations nettes et les rémissions rapportées dans cet ouvrage sont authentiques et de nombreuses lettres de malades viennent en témoigner. Ces succès fréquents et évidents s'expliquent logiquement par les mécanismes que j'ai largement développés lors des chapitres précédents.**

CHAPITRE 29

**PRATIQUE DU RÉGIME ALIMENTAIRE**

> « *Conscience et responsabilité doivent devenir les deux mots d'ordre en ce qui concerne notre santé.* »
> Docteur Philippe Gaston BESSON.

> « *Il n'y a que l'intelligence pour nous permettre de réparer les erreurs de l'intelligence.* »
> Guy-Claude BURGER.

## A. CONDUITE DU RÉGIME ALIMENTAIRE

### 1. Proportion de sujets appliquant les prescriptions

Lorsqu'on propose la diététique comme traitement d'une maladie à **100 personnes** qui n'en ont jamais entendu parler, 60 ne sont pas intéressées, soit parce qu'elles ne se sentent pas capables de modifier leurs habitudes alimentaires, soit parce qu'elles croient davantage aux médicaments. Les 40 autres essayent la méthode, mais 20 abandonnent, le plus souvent assez rapidement, et **au bout d'un an seules 20 personnes ont maintenu le changement nutritionnel**.

**Lorsque des malades viennent me consulter**, désireux d'appliquer mes conseils thérapeutiques, on pourrait s'attendre à une forte motivation chez des gens souffrant d'affections pénibles, rebelles aux divers traitements déjà tentés. Cependant 50 % renoncent, les uns au bout de quelques jours, les autres au bout de quelques semaines. **Seuls persistent 50 % des volontaires initiaux.**

**Les raisons de ces abandons** ont été recensées par RIVALS-JONQUET (1992). Elles sont diverses :

  \* Impression d'inefficacité du régime (rare).

  \* Affolement devant un amaigrissement de quelques kilos, normal en début de cure.

  \* Crainte de manquer de calcium, bien que ce risque soit illusoire comme nous le verrons plus loin.

  \* Pression de l'entourage : famille, amis, médecin qui décrètent que ce mode nutritionnel est inutile ou dangereux.

  \* Motif religieux : une malade atteint de PR et en rémission après un an a préféré reprendre du pain et rechuter, car elle considérait le pain comme un aliment sacré.

Mais les deux causes majeures et souvent réunies du renoncement sont :
* **Une compréhension insuffisante des motifs du traitement**.
* **Une incapacité à s'adapter aux contraintes de la diététique**.

Si bien que finalement le régime hypotoxique n'est suivi que par une minorité d'individus, remarquables par leur **intelligence**, ou à défaut leur **confiance**, et par leur **volonté**.

### 2. Manière de suivre le régime

La plupart des sujets qui adoptent durablement le régime ancestral le pratiquent **de façon correcte**, soit parfaitement, soit avec de rares entorses. Non seulement chez eux, mais aussi au restaurant et chez leurs amis qui ont été avisés de ne leur servir ni blé, ni maïs, ni laitages.

Quelques personnes font des écarts trop graves et trop fréquents. Certaines obtiennent cependant quelques effets favorables. Mais en général, **le changement nutritionnel n'est vraiment efficace que lorsqu'il est appliqué valablement**. Quand la diététique est suivie à 90 %, le bénéfice n'est pas de 90 %, mais en moyenne de 50 % par rapport au maximum possible.

Pour aider mes malades à éviter les erreurs, je leur remets une **liste de menus** pour une période de 25 jours, accompagnée de **conseils** pour préparer un maximum d'aliments crus. Mon ami, le docteur Christian PAUTHE, en collaboration avec le cuisinier Jean-Marie OZANNE a publié un livre fort utile « **L'alimentation crue en 400 recettes** » édité par François-Xavier DE GUIBERT. Une de mes anciennes malades, Colette LESURE, guérie d'une polyarthrite rhumatoïde, a rédigé un ouvrage contenant **120 recettes d'aliments cuits au-dessous de 110 °C**, en préparation chez le même éditeur.

### 3. Prix de revient du régime

RIVALS-JONQUET (1992) a interrogé sur ce point 35 malades atteints de PR. **Ils ne trouvent pas ce régime particulièrement onéreux** :
* La matière première est un peu plus chère, car on demande aux patients d'acheter des produits de bonne qualité, en particulier viandes et poissons, voire biologiques.
* Les dépenses de gaz et d'électricité sont diminuées, car beaucoup d'aliments sont consommés crus ou après une cuisson peu poussée.

### 4. Facilité à suivre le régime

Elle varie considérablement selon les individus. Certains appliquent les directives, tout en regrettant le pain, le fromage ou les plats mijotés. Mais **la plupart des volontaires s'adaptent remarquablement**. Ils apprécient de plus en plus le goût des produits crus. Ils font très bien la liaison entre la diététique et l'amélioration de leur santé, d'autant plus que, chez certains d'entre eux, chaque entorse importante est sanctionnée par un petit réveil des signes pathologiques. Il n'y a donc aucun problème dans la grande majorité des cas.

## 5. Les délais à respecter

Lorsque le changement nutritionnel a des effets positifs, ceux-ci se font sentir dès les trois premiers mois chez la plupart des sujets. Cependant l'action favorable peut être plus tardive. C'est pourquoi **je demande que les prescriptions soient appliquées au moins pendant un an**.

Certaines personnes, qui ne se sont pas découragées malgré un échec à un an, ont obtenu quelquefois un bénéfice inespéré. Je pense en particulier à une PR apparemment rebelle qui a été brutalement et intensément améliorée après 22 mois.

## 6. Nécessité du long terme

**Le régime de type originel doit être continué toute la vie**. En effet, **les patients ne sont pas guéris**, mais en rémission. S'ils reprennent leurs habitudes antérieures sur le plan de la nourriture, une **rechute** survient tôt ou tard, le plus souvent après quelques semaines à quelques mois. Ceci constitue une nouvelle preuve, s'il en était besoin, de l'efficacité de la diététique.

Il semble que, lorsqu'un organe ou un tissu a été atteint par une pathologie auto-immune, d'encrassage ou d'élimination, **il persiste définitivement un point faible**, avec tendance à la récidive du même mal. Heureusement les individus qui ont bien répondu au régime hypotoxique réagissent à nouveau favorablement à une nouvelle tentative par ce mode de traitement.

## B. AUTRES PROBLÈMES LIES AU RÉGIME

### 1. Les médicaments

Beaucoup de malades prennent des médicaments, quand ils se présentent à la première consultation. Mon attitude varie selon les cas :

**Dans l'immédiat**, il y a deux possibilités :

\* Ou bien les médicaments sont totalement inefficaces et je les supprime.

\* Ou bien les médicaments induisent une amélioration partielle et je les maintiens, sachant que le régime ancestral demande un délai plus ou moins long pour agir.

**Lorsque la diététique a provoqué un net bénéfice**, je diminue progressivement, puis j'arrête les médicaments et j'observe l'évolution :

\* Si l'amélioration se poursuit, la diététique seule est maintenue. C'est le cas le plus fréquent.

\* Si la situation se détériore, je redonne les médicaments. Dans certains cas, il semble que le régime et les médicaments additionnent leurs effets positifs. Ceci est plus rare.

**Certains médicaments sont plus redoutables que d'autres, parce qu'ils agressent la muqueuse intestinale**. Ce sont des armes à double tranchant. Ainsi les **salicylés**, les **AINS** et les **corticoïdes** administrés dans le traitement des rhumatismes inflammatoires :

\* Ils diminuent l'inflammation au niveau des articulations.

\* Mais ils augmentent la perméabilité de la muqueuse du grêle, favorisant le passage de déchets bactériens qui pérennisent la maladie.

Il convient, chaque fois que cela est possible, d'arrêter salicylés, AINS et corticoïdes. Si leur administration paraît nécessaire, préférer les injections intramusculaires ou les suppositoires à la voie buccale.

D'autres médicaments peuvent poser problème. Ce sont les **antibiotiques**, irremplaçables et salvateurs dans le traitement de certaines infections bactériennes, mais souvent prescrits à tort et à travers, dans les viroses et dans quelques autres situations. Par exemple l'acné où une antibiothérapie est parfois administrée pendant six mois, alors que le régime d'exclusion suffit à la guérir.

Or si l'on sait que les antibiotiques peuvent **perturber profondément la flore bactérienne intestinale** (BOYE 2000) il faut aussi les suspecter **d'altérer la vitalité** des entérocytes, soit par agression directe, soit par destruction de certaines bactéries saprophytes qui exerçaient une action favorable sur les entérocytes. Il convient donc de limiter les antibiotiques à leurs véritables indications.

### 2. Les variations de poids

**Le régime hypotoxique fait maigrir 4 personnes sur 5**. La perte de poids est **lente et progressive**, en moyenne 1 kilo tous les 15 jours. Quand le tissu adipeux superflu a fortement diminué, l'amaigrissement s'arrête. À long terme, il n'est pas rare que le sujet reprenne 2 ou 3 kilos.

**Chez d'exceptionnels individus, l'amaigrissement est trop rapide et trop marqué**. Ceci peut s'accompagner de malaises divers, liés probablement à la sortie trop brutale dans le sang de déchets lipophiles. Il faut interrompre la diététique et la reprendre sous une forme progressive, en procédant par étapes.

### 3. Les épurations

**La phase initiale** du changement nutritionnel est souvent troublée par de **petits malaises** correspondant à l'élimination par les émonctoires de molécules indésirables. Ces phénomènes ont été décrits au chapitre 22.

Après cette période un peu désagréable, survient souvent une **période de bien être**. L'appétit augmente, l'énergie s'accroît, le moral est meilleur. Certains sujets décrivent une **impression de nettoyage à la fois physique et psychique**.

### 4. Les carences éventuelles

L'abandon des céréales et des produits laitiers fait craindre à certains malades d'avoir une alimentation carencée dans certains domaines. **Ils peuvent être complètement rassurés**. Le régime ancestral apporte dans d'excellentes proportions glucides, lipides et protides. Il est riche en minéraux et en vitamines, ces dernières étant abondantes dans les produits crus.

Contrairement à une opinion répandue, **la suppression du lait et de ses dérivés n'entraîne pas une carence d'apport en calcium, ni une tendance plus forte à l'ostéoporose**. Ceci est logique, car :

\* Le lait apporte certes de grandes quantités de calcium, mais la grande majorité de ce calcium n'est pas absorbé, car il précipite sous forme de phosphate de calcium, qui est ensuite éliminé avec les selles. Ceci est heureux, car le lait de vache contient beaucoup trop de calcium par rapport aux besoins de l'homme.

\* Les légumes et les fruits amènent des quantités de calcium suffisantes.

\* Aucun animal sauvage ne souffre d'ostéoporose et pourtant ils ne boivent plus de lait après leur enfance.

\* Le rôle préventif des grands apports calciques dans l'ostéoporose n'est pas démontré, et pour cause. **L'ostéoporose n'est pas due à un manque de calcium**, mais à une conjonction de plusieurs facteurs, les uns héréditaires, les autres acquis, qui provoquent une activité exagérée des ostéoclastes entraînant un excès de résorption osseuse, non compensé par une réponse appropriée des ostéoblastes, chargé de la synthèse osseuse. Les meilleurs traitements pour prévenir l'ostéoporose sont les œstrogènes et les biphosphonates (DE VERNEJOUL 1994).

Aussi n'est-il pas surprenant que le contrôle des volontaires suivant le régime originel n'ait révélé, ni une tendance à l'hypocalcémie, ni une tendance à l'ostéoporose. Quand l'ostéoporose existait avant le changement nutritionnel, deux situations sont observées :

\* Ou bien l'ostéoporose poursuit son évolution au même rythme, ni plus vite, ni plus lentement qu'auparavant.

\* Ou bien l'ostéoporose se stabilise et ne s'aggrave plus, sans que les travées osseuses déjà détruites soient récupérables.

Comme je le disais au chapitre 18, je ne suis pas hostile à la prise de calcium, pourvu que les doses restent modérées.

## 5. Les infections bactériennes et les parasitoses

La consommation de nombreux produits crus, en particulier viandes et poissons, soulève un problème : le risque d'infection bactérienne ou de parasitose est-il accru ? Le suivi de plus de **1 200 personnes**, bien portants ou malades, qui pratiquent la diététique n'a révélé aucun accident de cet ordre, à l'exception de rares infections bactériennes digestives provoquées par des huîtres polluées. Il n'a été observé **aucun cas de tæniasis ou d'anisakiase**, pour ne parler que des parasites les plus souvent transmis par la viande ou le poisson crus ou trop peu cuits.

À quoi peut-on attribuer l'absence d'accidents liés aux aliments crus ?

\* D'une part à **l'achat de viandes, de poissons, de légumes et de fruits de bonne qualité** chez des commerçants de confiance.

\* D'autre part à une **amélioration de l'état intestinal par le régime hypotoxique**. La restauration d'une muqueuse en bon état et d'une flore bactérienne normale expliquent sans doute les difficultés pour une bactérie ou un parasite à s'enraciner dans ce milieu défavorable pour eux. BURGER (1988) avait déjà proposé une interprétation analogue.

Il convient de rester vigilant vis-à-vis des deux seuls parasites vraiment dangereux en France : la douve du foie et la trichine. Ce problème a déjà été traité au chapitre 5.

Peut être surviendra-t-il à l'avenir une infection bactérienne ou une parasitose, même si les chances semblent réduites. Ce risque doit être couru car, à mon avis, **les dangers liés au cru sont infiniment plus faibles que**

**les dangers liés au cuit**, lourdement impliqué dans les nombreuses maladies auto-immunes, d'encrassage et d'élimination que nous avons étudiées.

## C. CONCLUSION

Le régime ancestral ne pose **aucun problème majeur dans son application** à la minorité d'initiés qui ont décidé de le suivre. Ce mode nutritionnel ne comporte aucune carence et ne fait courir **aucun danger important**, à la différence de l'aberrante alimentation moderne.

Une des principales différences entre les thérapeutiques classiques et le régime hypotoxique réside dans le **comportement du malade**. Il se contente de prendre **passivement**, en général sans chercher à vraiment comprendre, les **médicaments** qui lui sont prescrits. Il doit par contre participer **activement**, lorsqu'il veut pratiquer la **diététique**. Il faut avoir assimilé le mécanisme de sa maladie, avoir saisi les buts du régime, composer ses menus, éviter les pièges, combattre les tentations, résister aux éventuelles pressions de l'entourage. KOUSMINE (1980) a bien souligné ce rôle actif joué par le malade.

Chapitre 30

# LA MICRONUTRITION

### Chapitre rédigé par le Docteur Claude LAGARDE *

Malgré son grand pouvoir de transformation, l'organisme se révèle totalement incapable de produire certaines molécules vitales, dites **essentielles** et appelées **micronutriments**. Elles doivent dès lors être apportées par l'**alimentation** en **quantité suffisante et sous forme assimilable**. Ces micronutriments sont les **éléments traces essentiels** (E.T.E.) ou **oligo-éléments**, ainsi que les **minéraux** à dose pondérale (Na, K, Ca, Mg), les **vitamines hydrosolubles et liposolubles**, les **acides aminés essentiels** et les **acides gras polyinsaturés essentiels**.

Si leurs carences profondes telles que béri béri (vitamine B1), scorbut (vitamine C), ne s'observent pratiquement plus dans le monde occidental, on peut rencontrer fréquemment des **subcarences en micronutriments**, responsables à la longue de multiples troubles fonctionnels. Ces subcarences paradoxales au regard de l'abondance des aliments sont liées à la dégradation de la qualité nutritionnelle de l'alimentation.

L'insuffisance en certains micronutriments catalyseurs et cofacteurs enzymatiques est à l'origine d'une perte globale d'activité biochimique cellulaire et donc d'un mauvais rendement des fonctions métaboliques. Il en résulte des troubles fonctionnels par **carence enzymatique** souvent associés à un **excès de radicaux libres**, source de multiples processus dégénératifs.

Dans tous les cas, en complément d'une alimentation variée et équilibrée de type originel, la **prise de micronutriments** s'avère indispensable pour restaurer l'équilibre biologique cellulaire.

Pour avoir une approche bionutritionnelle spécifique adaptée aux principaux tableaux cliniques issus de notre expérience, il est nécessaire de bien comprendre la biologie cellulaire et la réaction enzymatique.

---

\* Pharmacien biologiste, ancien interne des Hôpitaux de Montpellier, fondateur du Laboratoire Nutergia.

## A. LA RÉACTION ENZYMATIQUE

La réaction enzymatique est au centre des différents métabolismes. Nous possédons environ 15 000 enzymes différentes, elles sont présentes dans chaque cellule et sont particulièrement sensibles à tout dysfonctionnement. Chaque enzyme catalyse une réaction biochimique cellulaire et s'avère indispensable aux diverses transformations : de la digestion des aliments avec les enzymes salivaires, digestives, pancréatiques..., à toutes les synthèses vitales, jusqu'à la neutralisation et l'élimination des déchets métaboliques avec par exemple les cytochromes P450 ou les superoxydes dismutases (SOD).

L'étude de cette réaction enzymatique (figure 78) permet de mettre en évidence le caractère indispensable des différents micronutriments, tant au niveau de la catalyse et des cofacteurs (oligo-éléments, vitamines du groupe B) qu'au niveau du substrat (acides gras, acides aminés essentiels).

## I – LES OLIGO-ÉLÉMENTS, CATALYSEURS ENZYMATIQUES

### 1. Définition

Les oligo-éléments ou éléments essentiels (comme zinc, cuivre, manganèse, sélénium, cobalt, chrome, etc.) sont des minéraux présents en **très petite quantité** dans l'organisme (oligo signifie peu en Grec). Ils ne repré-

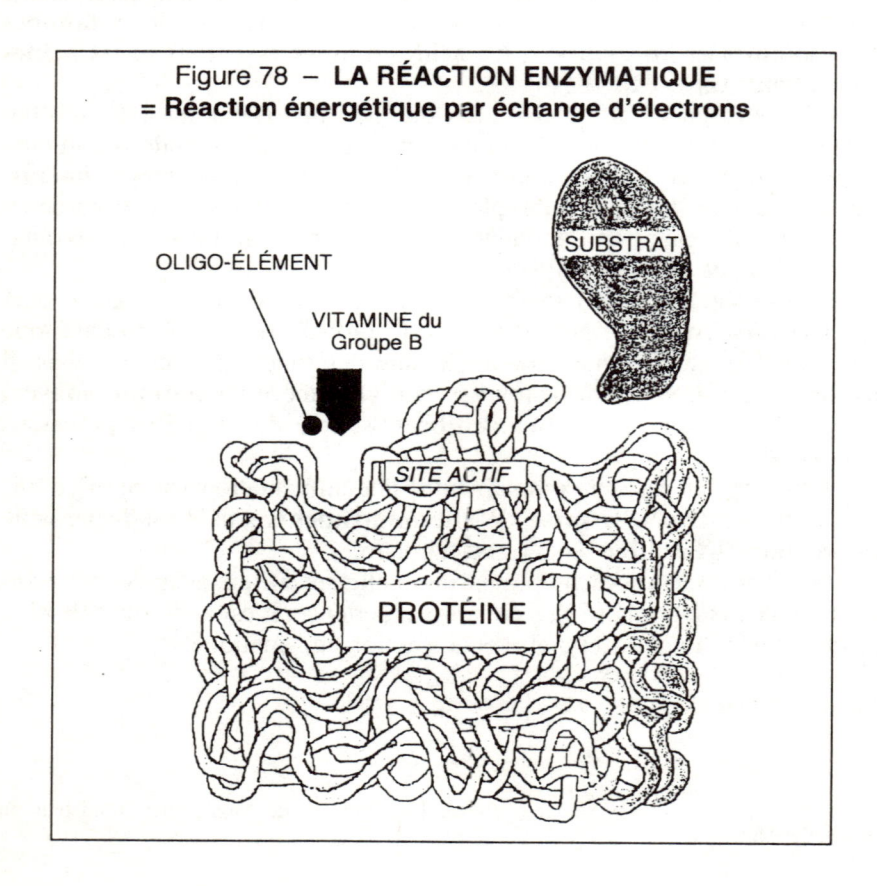

Figure 78 – **LA RÉACTION ENZYMATIQUE**
= **Réaction énergétique par échange d'électrons**

sentent qu'un pourcentage infime des constituants organiques, mais assurent de **nombreuses fonctions biologiques majeures**, dont la catalyse enzymatique.

Il existe également d'autres minéraux moins connus, comme le rubidium, le césium, le germanium, dont SCTRIC (1991) a mis en évidence l'action. Leurs fonctions biologiques ne sont pas toutes démontrées à ce jour, mais il est fort probable qu'ils jouent un rôle important dans l'organisme. Il y a quelque temps encore tous les oligo-éléments étaient considérés comme des « impuretés » !

Les minéraux et oligo-éléments sont impliqués dans 4 types d'actions : hormonale, de structure, sur les canaux ioniques et catalytique. Cette dernière action est primordiale.

## 2. L'action catalytique

Les oligo-éléments biocatalyseurs des réactions enzymatiques sont les métaux appartenant à la première période de transition du tableau de Mendeleiev. Ils sont caractérisés par la présence d'électrons célibataires sur leurs orbitales internes 3d. En général un seul oligo-élément est suffisant pour activer une enzyme composée de plusieurs dizaines ou centaines d'atomes. Au cours de la réaction **enzyme-métal-substrat**, les électrons célibataires de ces orbitales incomplètes vont s'associer aux électrons des orbitales 2s du ligand (ou substrat) avec modification énergétique, ce qui initialise la réaction enzymatique (PELMONT 1995).

**Un oligo-élément peut activer plusieurs enzymes différentes**. C'est ainsi que le zinc catalyse plus de 200 réactions, dont la SOD (Super Oxyde Dismutase), enzyme majeure qui neutralise les radicaux libres. Par ailleurs, le zinc participe à la régulation des gènes, à la synthèse de l'ARN, à la stabilisation de la molécule d'insuline, en agissant sur la structure spatiale des molécules. Effectivement, les dernières études ont mis en évidence la présence de « doigts de zinc » (chaînes d'acides aminés repliées sous l'influence d'un atome de zinc).

Les **réactions enzymatiques** ne sont pas isolées, elles s'enchaînent successivement en des **cascades plus ou moins longues** (figure 79). De plus, **à une enzyme donnée correspond un ou plusieurs oligo-éléments précis** : le cytochrome oxydase, impliquée dans la respiration des cellules, est catalysée par le cuivre, la SOD est activée par le zinc et le cuivre au niveau du cytoplasme et par le manganèse au niveau des mitochondries. C'est pourquoi, **pour un rendement optimal, les cascades enzymatiques nécessitent un apport équilibré en oligo-éléments** (LAGARDE 1991).

En revanche, la baisse légère de plusieurs oligo-éléments diminue l'efficacité des réactions enzymatiques. Ces rendements médiocres se cumulent et le rendement global de la cascade est mauvais. Ainsi, **les états de subcarences en oligo-éléments sont responsables de désordres biochimiques, puis de troubles fonctionnels et organiques**.

## 3. Statut actuel en oligo-éléments

Nous sommes loin des carences profondes qui sévissaient il y a quelques décennies (crétinisme lié au manque d'iode dans les vallées alpines,

```
Figure 79 -  SCHÉMA D'UNE CASCADE ENZYMATIQUE

    ┌─────────┐   E₁
    │ Produit │
    │ initial │   Zn
    └─────────┘    │
                   ▼
              ┌──────┐   E₂
              │  P₂  │
              └──────┘   Cu
                          │
                          ▼
                    ┌──────┐   E₃
                    │  P₃  │
                    └──────┘   Mn
                                │
                                ▼
                          ┌──────┐
                          │  P₄  │
                          └──────┘
                                      │
                                      ▼
                                ┌─────────┐
                                │ Produit │
                                │  final  │
                                └─────────┘

P = Produit
E = Enzyme, catalysée par un oligo-élément spécifique
```

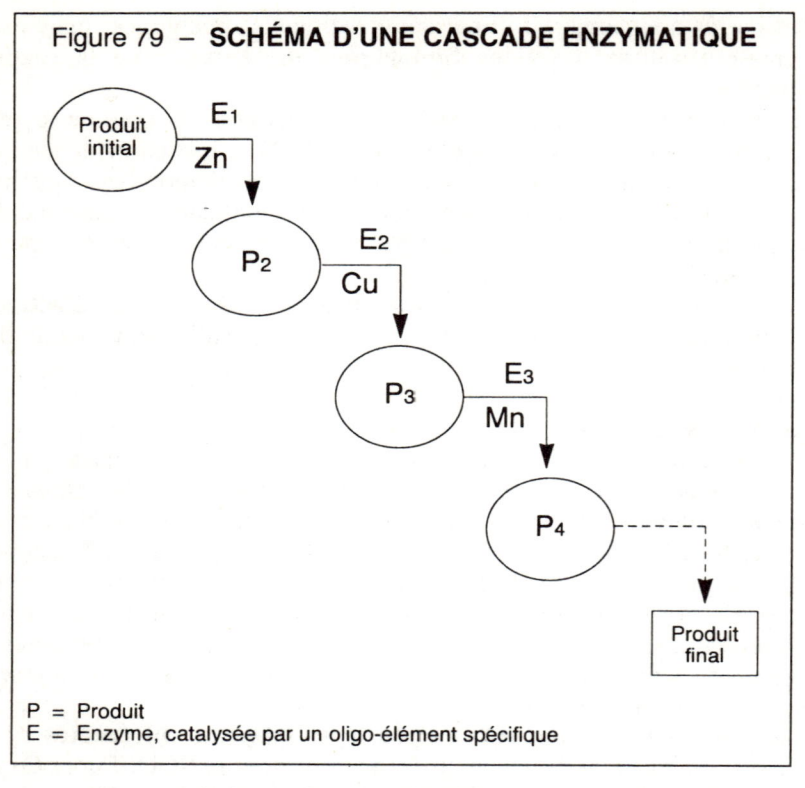

*L'apport de l'ensemble des oligo-éléments est nécessaire
au bon fonctionnement des cascades enzymatiques...
et à une bonne santé.*

carence en sélénium en Chine, Finlande,...) En revanche, les **subcarences en minéraux essentiels sont fréquentes**. Elles sont liées aux phénomènes d'activation, aux insuffisances d'apport ou d'assimilation et à l'excès d'élimination ou à l'augmentation des besoins (KEROS 1994).

a) *Inactivation ou chélation chimique*
Liée à des agents toxiques ou à divers polluants, elle entraîne une perte plus ou moins importante de l'activité enzymatique :
• Antagonismes des métaux lourds (Cd, Pb, Hg, As) avec les problèmes des alliages dentaires et les effets de la fumée du tabac riche en cadmium.
• Formations de chélates par les divers conservateurs et phytates végétaux.
• Pollutions atmosphériques : gaz d'échappement, rejets d'halogènes et de corps sulfurés.
• Pollutions des eaux : nitrates, phosphates, détergents.
• Pesticides, herbicides, insecticides.
• Engrais multiples.

### b) *Carences d'apport ou d'assimilation*

L'insuffisance d'apport est liée aux habitudes alimentaires et aux modes de production et de préparation. Elle sera majorée chez les sujets âgés ou lors des troubles digestifs. Les habitudes alimentaires se sont profondément modifiées depuis l'alimentation originelle des hommes préhistoriques, avec une accélération des changements ces dernières décennies. La ration calorique a baissé car les besoins sont moindres (chauffage, sédentarité, travail moins physique,...). La consommation de viande a doublé alors que celle des fruits et légumes a baissé (d'après l'étude de Fleurbaix Laventie, les enfants mangent en moyenne un fruit ou un légume tous les trois jours). Par ailleurs la densité nutritionnelle des aliments a chuté : le raffinage de la farine et du sucre, la séparation des lieux de production et de consommation, la récolte avant maturité, l'épuisement des sols... appauvrissent les aliments en minéraux et substances vitales.

Les cuissons à une température supérieure à 100 °C provoquent également une chute de la teneur en vitamines et la production de substances toxiques (amines cancérigènes) ou non métabolisables par nos enzymes et qui pourront favoriser l'apparition de pathologies d'encrassage, d'élimination ou auto-immunes.

### c) *Phénomènes de compétition digestive entre les différents minéraux*

Par exemple, un apport de calcium excessif, supérieur à 3 fois celui du magnésium, perturbe l'assimilation de ce dernier (inconvénient notable pour les gros consommateurs de laitage...). Lors d'une supplémentation en oligo-éléments, il est donc nécessaire de choisir une **formule scientifiquement équilibrée**.

### d) *Augmentation des besoins*

Elle est notable chez les enfants en période de croissance, les femmes enceintes, les sportifs (encore accrue par les pertes par la sueur), les malades, les convalescents...., mais aussi en cas d'hypersollicitation de l'organisme et lors des phénomènes de surconsommation liés au stress par exemple.

### e) *Excès d'élimination*

Le stress sous toutes ses formes (psychologique, rythme de vie, effort intense...) provoque une consommation et une élimination accrue d'oligo-éléments. De plus, les acidifiants (viande, sucreries...) entraînent à la longue une solubilisation du phosphate de calcium du tissu osseux et une élimination urinaire des oligo-éléments (la majorité d'entre eux sont légèrement basiques). Le blocage des réactions enzymatiques peut aussi provenir de **perturbations énergétiques d'origine physique ou électromagnétique**. Les effets néfastes des radiations électromagnétiques commencent d'ailleurs à être appréhendés (lignes haute tension), ainsi que le rôle d'autres types d'ondes (four micro-ondes...).

## 4. Conséquence d'une subcarence en oligo-éléments

Les subcarences en oligo-éléments sont à l'origine de multiples **désordres biologiques** (perte d'activité enzymatique, augmentation des radicaux libres, perturbation hormonale....) Dans un premier temps, on observe une baisse totale des performances de l'organisme, témoignage de la **fragilité du terrain** (fatigabilité excessive, manque de dynamisme...) Ensuite, des **pathologies** fonctionnelles se développent, traduisant un dysfonctionnement cellulaire, puis des **troubles organiques** s'installent. À la longue, ces désordres s'impliquent dans de nombreuses maladies plus graves. Ceci participe au développement des « maladies de civilisation » : cancers, maladies cardio-vasculaires, diabète, rhumatismes, allergies...

## 5. Une solution physiologique : l'oligothérapie bionutritionnelle

L'oligothérapie est une méthode thérapeutique basée sur l'administration d'oligo-éléments. Il existe 3 courants principaux :

• L'oligothérapie réactionnelle : elle se base sur les diathèses définies par Ménetrier et présente une certaine similitude avec l'homéopathie.
• L'oligothérapie pharmacologique : apport de minéraux à dose importante (avec le risque d'induire certains déséquilibres).
• **L'oligothérapie bionutritionnelle**, qui repose sur 4 principes :

### 1. *L'apport de l'ensemble des oligo-éléments*

De nombreux travaux expérimentaux et de multiples observations montrent qu'il est nécessaire d'apporter un véritable cocktail de minéraux et d'oligo-éléments pour une plus grande efficacité (notion entrevue par Quinton). En effet les **subcarences** en minéraux essentiels, même chez des personnes exemptes de pathologie déclarée sont **multiples** et concernent souvent plus de 10 éléments différents.

### 2. *À dose physiologique*

L'apport d'oligo-éléments **à dose physiologique** permet de lever les blocages fonctionnels liés aux subcarences et de relancer les processus vitaux. Cette notion de dose est fondamentale : **trop peut être aussi nuisible que peu**.

### 3. *L'apport équilibré des différents oligo-éléments*

Les travaux de COUZY et MARESCHI (1988) mettent en évidence l'importance de l'équilibre entre les apports des différents minéraux. En effet, il existe de nombreuses interactions positives ou négatives : compétition, antagonisme, synergie. Les phénomènes de compétition sont très importants, ils se manifestent :
— Au niveau de l'absorption intestinale.
— Pour l'utilisation tissulaire d'un élément.

Par exemple l'assimilation du zinc sera très réduite si l'apport de cuivre est trop élevé. C'est le principe de Hill et Matrone : l'apport d'un élément en quantité importante (bien supérieure aux apports usuels) entre en compétition avec un élément de structure atomique voisine. Cela peut alors créer des déséquilibres nuisibles à l'organisme.

DRUEKE et coll. (1986) ont établi les rapports entre les apports de divers minéraux. Les correspondances optimales sont :

– 5 à 6 fois plus de zinc que de cuivre.
– 3 à 4 fois plus de zinc que de manganèse.
– 2 à 3 fois plus de calcium que de magnésium...

4. *Sous une forme biodisponible : la forme ionique*

La forme ionique présente deux avantages par rapport à la forme minérale :
– Elle est plus rapidement et plus totalement assimilable.
– C'est la seule forme qui permet une assimilation directe perlinguale.

## II – LES VITAMINES DU GROUPE B, COFACTEURS ENZYMATIQUES

Les vitamines du groupe B comprennent les vitamines B1, B2, B3, B5, B6, B8, B9, B12. Outre leurs propriétés spécifiques (vitamine B6 et synthèse des neurotransmetteurs, métabolisme des acides gras...) les vitamines du groupe B sont les cofacteurs des réactions enzymatiques. Elles sont donc indispensables **aux multiples réactions cellulaires** et permettent une **utilisation énergétique et anabolique optimale** des aliments au niveau des grands métabolismes (protides, lipides et glucides) (tableau XXXV).

Actuellement, du fait de la diminution de la ration calorique occidentale, il est **pratiquement impossible d'obtenir, même avec une alimentation parfaite, les quantités optimales de certaines vitamines** (MENAT 1998) (CURTAY et SOUCCAR 1999). Les hommes ingèrent environ 2 600 calories par jour et les femmes 1800, soit deux fois moins qu'il y a un siècle, donc les vitamines contenues dans les aliments sont apportées en quantité moindre.

De plus, notre **alimentation est le plus souvent carencée** en vitamines B suite notamment au raffinage des céréales, à l'épuisement des sols et à la cuisson à une température élevée. Le **stress** est responsable par ailleurs d'une surconsommation vitaminique pour gérer les multiples adaptations aux agressions, avec l'**âge** l'absorption digestive des nutriments diminue... C'est pourquoi, un **apport en vitamines** s'avère souvent nécessaire, en plus du retour à l'alimentation originelle, pour **restaurer l'équilibre biologique cellulaire**.

## III – PERTE D'ACTIVITÉ ENZYMATIQUE ET EXCÈS DE RADICAUX LIBRES

En 1969, la mise en évidence d'une enzyme cellulaire, la Super-Oxyde-Dismutase (SOD), a permis de découvrir l'intervention majeure des radicaux libres (RL°) en biologie humaine. Depuis quelques années les travaux se sont multipliés et de très nombreux phénomènes physiopathologiques liés à un excès de RL° ont pu être mieux compris. Toutefois, malgré l'engouement actuel, il est important de préciser que cette lutte antiradicalaire n'est pas la panacée thérapeutique. Elle doit s'inscrire dans un processus plus global car l'excès de radicaux libres n'est pas la cause première des troubles organiques, il faut s'intéresser à leur origine, qui est le plus souvent due à une accumulation de toxines diverses dans l'organisme et à une subcarence en oligo-éléments et vitamines B, catalyseurs et cofacteurs enzymatiques comme vu précédemment.

## Tableau XXXV – **LES VITAMINES B**

| Vitamine | Origine | Rôle |
|---|---|---|
| **$B_1$**<br>Thiamine | Foie – Viande – Poisson – Lait – Œufs – Certaines levures – Germes de céréales – Légumes – Fruits | Régit le métabolisme des glucides, des lipides et des acides aminés.<br>Facilite la transmission de l'influx nerveux et combat ainsi les phénomènes de stress. |
| **$B_2$**<br>Riboflavine | Foie – Viande – Poisson – Lait – Œufs – Certaines levures – Germes de céréales – Légumes – Fruits | Intervient dans la formation d'enzymes.<br>Régule le métabolisme hormonal (stimule l'action de l'insuline).<br>Essentielle au métabolisme des glucides, lipides et protides.<br>Participe à la production d'énergie nécessaire au métabolisme cellulaire. |
| **$B_3$**<br>Niacine<br>ou<br>PP | Foie – Viande – Rognons – Poisson – Céréales – Légumes – Fruits – Levure de bière | Essentielle aux métabolismes des glucides, lipides et protides.<br>Action réductrice sur la tension et le taux de cholestérol.<br>Participe à la production d'énergie nécessaire au métabolisme cellulaire et à la transmission de l'influx nerveux. |
| **$B_5$**<br>Acide pantothénique | Foie – Viande – Rognons – Poisson – Certaines levures – Légumes (pommes de terre, choux) – Fruits – Lait | Indispensable à la croissance.<br>Indispensable au système nerveux central.<br>Action bénéfique au niveau des phanères et des muqueuses de la peau.<br>Aide à la cicatrisation. |
| **$B_6$**<br>Pyridoxine | Foie – Viande – Rognons – Poisson – Certaines levures – Céréales – Légumes verts – Fruits (bananes) | Essentielle au métabolisme des protéines et des acides aminés et au métabolisme des acides gras.<br>Indispensable à la régénération des globules rouges.<br>Aide au bon fonctionnement du système nerveux. |
| **$B_8$**<br>Biotine | Foie – Légumes (champignons) – Céréales – Oléagineux (noix, cacahuètes...) – Chocolat – Jaune d'œuf – Lait | Participe à de nombreuses réactions cellulaires de synthèse biochimique, des acides gras et des acides nucléiques en particulier.<br>Aide à la qualité des phanères et de la peau. |
| **$B_9$**<br>Acide folique | Foie – Germes de céréales – Légumes à feuilles (épinards, choux-fleurs...) – Lait | Indispensable à la formation des acides nucléiques et à la reproduction cellulaire.<br>Participe à la formation de l'hémoglobine et prévient certaines formes d'anémies.<br>Intervient dans la croissance.<br>Prévient des malformations du tube neural. |
| **$B_{12}$**<br>Cyranocobalamine | Foie – Rognons – Viande – Poisson – Jaune d'œuf – Coquillages (huîtres, palourdes...) – Produits laitiers | Participe à de nombreuses réactions enzymatiques.<br>Intervient dans la régénération des tissus.<br>Indispensable à la synthèse des acides nucléiques et des protéines, ainsi qu'à la multiplication des globules rouges. |

## 1. Définition, structures altérées

Les RL° sont des composés très instables et réactifs. Ils sont **produits de façon naturelle** par l'organisme dans les mitochondries et participent notamment à la phagocytose et à la destruction des bactéries. En revanche, **l'accumulation des RL° est extrêmement nocive**, car alors les systèmes de défense endogènes et exogènes sont dépassés et ces molécules très réactives agressent et dénaturent les constituants cellulaires de leur environnement immédiat. Ils vont pouvoir s'attaquer à **quatre grandes cibles**, potentiellement donneuses d'électrons :

* Le tissu conjonctif : collagène, élastine, acide hyaluronique.
* Les acides nucléiques : ADN, ARNm, ARNt.
* Les protéines et les enzymes.
* Les structures membranaires : acide gras polyinsaturés des phospholipides.

## 2. Accumulation des radicaux libres

Concrètement, deux processus sont concernés et se trouvent très souvent associés (LAGARDE 1991) :
– Production exagérée.
– Insuffisance d'élimination.

a) *Excès de production*
**Augmentation de l'*ANION SUPEROXYDE*.**
La perturbation de certains **processus enzymatiques** accroît démesurément la production de l'anion superoxyde ($O_2^{-*}$) :
– NADPH Oxydase dans la réaction inflammatoire de l'explosion phagocytaire (leucotriènes).
– Xanthine Oxydase dans l'ischémie du myocarde.
– Cytochrome P450 dans la respiration mitochondriale.

**Augmentation du *RADICAL HYDROXYLE***
L'excès d'anion superoxyde $O_2^{-*}$ réagit avec l'eau oxygénée $H_2O_2$ ambiante en présence de $Fe^{++}$ pour donner un radical hydroxyle $OH^*$ et un ion hydroxyde $OH^-$ (réaction de Fenton). En outre, l'action des radiations ionisantes (rayons X, radioactivité...) peut provoquer la radiolyse de l'eau intracellulaire avec apparition directe du radical hydroxyle $OH^*$.

**Apparition de *l'OXYGÈNE SINGULET***
Les radiations ionisantes et les rayonnements solaires (U.V.) favorisent la production du dernier RL° de l'oxygène connu, l'**oxygène singulet** ($1/2\ O_2^*$). Très réactif, il provoque la destruction du collagène et des tissus sous cutanés (rides).

**Apparition de *RADICAUX ORGANIQUES OXYGÈNES***
Elle est secondaire à l'accumulation des RL° précédents et à l'effet de certains toxiques (xénobiotiques), de nature chimique ou médicamenteuse. Le mécanisme particulier de production de ces RL° fait intervenir les activités péroxydasiques de la Prostaglandine synthétase, et de diverses enzymes devant assurer l'épuration de ces substances toxiques.

b) *Insuffisance d'élimination*

### Déficit des systèmes de protection endogènes

La **protection endogène** est assurée par des **enzymes** chargées de l'inactivation des radicaux libres : la **SOD** et la **glutathion péroxydase** catalysées par le **cuivre**, le **manganèse**, le **zinc** ou le **sélénium** (JADOT 1988). Ainsi toute carence ou chélation de ces oligo-éléments évoquée plus haut se traduira par une baisse de l'efficacité du système de protection.

Par ailleurs, il peut exister un **dysfonctionnement de la protéine enzymatique** :

• Dont la synthèse peut être insuffisante ou fournir un composé inactif. Ce phénomène est soit, d'origine génétique, soit issu d'une modification du terrain par pollution ou malnutrition.

• Lié à une destruction exagérée due aux effets nocifs des RL° sur la protéine (cercle vicieux).

### Insuffisance d'antioxydants exogènes

En complément du système enzymatique **endogène**, l'action anti-radicalaire peut être renforcée par l'intervention de facteurs nutritionnels dits **exogènes** dénommés **antioxydants** ou **piégeurs de RL°**.

#### Piégeurs et antilipopéroxydants exogènes

Ce sont des piégeurs intervenant au stade initial des cycles de péroxydation comme les vitamines E, A, C, les flavonoïdes et les polyphénols des vitamines P. Il est important de noter que toutes ces substances sont d'origine végétale, ce qui pourrait expliquer en partie l'action thérapeutique de certaines plantes.

#### Les capteurs occasionnels

Il existe des molécules chimiques naturelles qui, introduites dans l'organisme, peuvent neutraliser les RL° au détriment de leur intégrité moléculaire et fonctionnelle. Parmi ces molécules se distinguent :

* Les **acides gras polyinsaturés**.
* Les **protéines** en **enzymes** ayant des acides aminés à fonction thiol (cystéine), aromatique (phénylalanine) ou indolique (tryptophane).
* Le **collagène** et ses dérivés.
* Les **acides nucléiques** (cellules fraîches, placenta...).

L'utilisation de ces substances en nutrithérapie joue un rôle de leurre pour les RL° qui, partiellement inactivés, sont donc moins agressifs sur les composants cellulaires.

## IV – LES ACIDES GRAS POLYINSATURÉS : SUBSTRAT ESSENTIEL

### 1. Définition

Les acides gras polyinsaturés (AGPI) sont des acides gras à longues chaînes possédant 2 à 6 doubles liaisons, facilement oxydables.

Il existe dans la nature 2 AGPI essentiels pour l'homme, l'**acide linoléique** et l'**acide linolénique**, ne pouvant être apportés que par l'alimentation

(graines de céréales, huiles vierges première pression à froid, légumes...)
Ces deux acides gras sont les précurseurs biologiques de plusieurs autres
synthétisés dans la cellule grâce à des enzymes spécifiques (delta 6 et delta
5 désaturases) et classés en deux familles en fonction de la position de leur
première double liaison :

– Les **oméga 3** dérivent de l'**acide linolénique** (première double liaison placée au niveau du $3^e$ atome de carbone) et sont à l'origine des **PG3** (prostaglandines de type 3).

– Les **oméga 6** dérivent de l'**acide linoléique** (première double liaison placée au niveau du $6^e$ atome de carbone) et sont les précurseurs des **PG1** et **PG2**.

## 2. Actions physiologiques des acides gras et des prostaglandines

Plusieurs acides gras issus de ces deux familles jouent un **rôle fondamental** au niveau de la biologie cellulaire :
– Sur la **plasticité** et la **fluidité** de la membrane cellulaire.
– Sur la **dynamique intercellulaire**, en étant les **précurseurs des icosanoïdes** (prostaglandines, leucotriènes, thromboxanes...) qui sont des modulateurs cellulaires dont l'équilibre subtil régit des processus biologiques fondamentaux.

Il existe trois familles de prostaglandines, les PG1 et PG2 sont issues des acides gras de la série oméga 6 et les PG3 des oméga 3. Les **PG2** appelées « **prostaglandines de guerre** » par Catherine KOUSMINE (1987) maintiennent en éveil le système immunitaire et induisent des réactions inflammatoires dont les effets sont contrôlés et régulés par les **PG1** ou « **prostaglandines de paix** » et neutralisés par les **PG3**.

L'acide linoléique, l'acide gamma linolénique et les PG1 (famille oméga 6) possèdent de nombreuses qualités (PONCET 1999) :

\* Propriétés **anti-inflammatoires et immunomodulatrices** (stimulation de l'hormone thymique, activation des lymphocytes).

\* Action sur le **système nerveux** (régulation des neurotransmetteurs, actions sur le comportement, synthèse de la gaine de myéline).

\* **Régulation hormonale** (les PG1 s'opposent notamment à l'hyperœstrogénie relative et à l'hypersensibilité à la prolactine observées lors du syndrome prémenstruel...).

\* Maintien de l'**élasticité des tissus cutanés** (rôle de structure).

\* Régulation des **sécrétions salivaires et lacrymale**s.

\* Action sur le **système cardio-vasculaire**.

Les AGPI de la famille **oméga 3** jouent un rôle important dans :

\* **La protection cardio-vasculaire** :
– diminution des triglycérides et du cholestérol,
– antiagrégant,
– antiarythmique,
– amélioration de la microcirculation.

\* **Le développement du cerveau et de la rétine** (BLOCH-JANIN 1998) :
– importance en particulier du DHA.

\* **La modulation des phénomènes inflammatoires et allergiques**.

### 3. Métabolisation des acides gras

Elle est présentée sur la figure 24. La métabolisation des différents acides gras est sous la dépendance d'enzymes telles que la delta 6 et delta 5 désaturases qui elles mêmes nécessitent la présence de catalyseurs et cofacteurs enzymatiques spécifiques pour jouer leur rôle.

À l'état normal existe un rapport d'équilibre entre les 2 familles PG1 et PG2. Mais cet équilibre pourra être rompu dans diverses situations au profit des PG2 (BONDIL). L'alimentation peut apporter directement un excès d'acide arachidonique (beurre, fromages, viandes...) et donc favoriser la synthèse des PG2.

Par ailleurs, une insuffisance de production d'acide gamma linolénique et par conséquent de PG1 pourra s'observer dans les cas suivants :

– Lors des **carences directes en AGPI essentiels sous forme biologiquement active** (cis-cis) suite au **chauffage** ou **raffinage** des huiles... mais aussi à leur hydrogénation : attention aux margarines !

– Lors de **carences indirectes** liées à un **dysfonctionnement de la delta 6 désaturase** par une insuffisance en zinc, magnésium, vitamines B6 et B8 ou par excès de facteurs inhibiteurs (stress, AG saturés ou trans, sénescence, sucres rapides...).

Ce déséquilibre s'avère très fréquent à l'heure actuelle au regard des habitudes alimentaires de nos sociétés et aux subcarences en minéraux et en vitamines.

## B. CONSÉQUENCES CLINIQUES

### Spécificité individuelle et notion de terrain

Chaque humain dispose au départ d'un capital génétique enzymatique qui lui est propre. De rares personnes privilégiées jouissent d'une excellente génétique et d'un bon capital enzymatique qui leur permet de résister à leurs excès de tous ordres. D'autres rares personnes à l'inverse sont particulièrement fragiles et atteintes de maladies malgré une hygiène de vie irréprochable.

En revanche, **la grande majorité des individus possèdent un capital enzymatique moyen** et leur état de santé est intimement lié à l'hygiène de vie, donc à **l'environnement** et à **l'acquis**. En fonction des erreurs alimentaires, du mode de vie plus ou moins stressant, de certains facteurs psychologiques et des pollutions, les désordres biologiques et les troubles fonctionnels apparaîtront ou non (figure 80).

Le terrain biologique est soumis à l'influence de multiples facteurs que nous venons de citer et peut se trouver déséquilibré, ce qui favorise l'apparition d'une série de troubles plus ou moins spécifiques qui ne sont que les signes extérieurs de perturbations biologiques internes.

Ce terrain biologique est différent des terrains homéopathiques et des terrains diathésiques de Ménétrier. À partir du mode de vie de la personne à l'origine de carences en oligo-éléments, vitamines, acides gras... et en tenant compte d'intoxications diverses, de troubles fonctionnels caractéristiques, expression localisée de désordres plus profonds, nos études ont permis de distinguer **7 terrains biologiques différents** :

**Figure 80 – HÉRÉDITÉ ET SANTÉ**

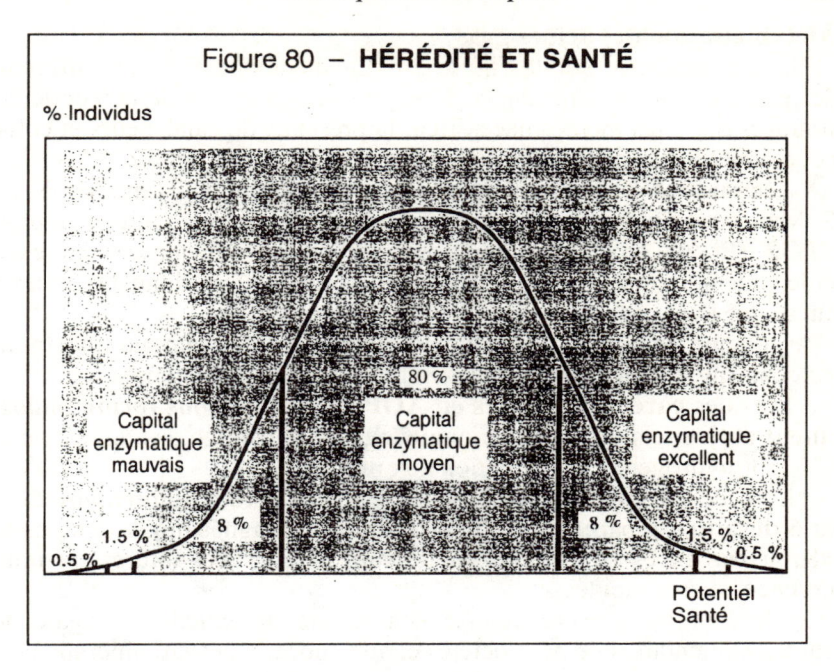

% Individus

- Capital enzymatique mauvais : 0.5 %, 1.5 %, 8 %
- Capital enzymatique moyen : 80 %
- Capital enzymatique excellent : 8 %, 1.5 %, 0.5 %

Potentiel Santé

- Carencé.
- Hypoglycémique.
- Acide.
- Neurodystonique.
- Baso-colitique.
- Intoxiqué.
- Dégénératif.

Un programme informatisé **IoMET** a été conçu pour établir le **profil bionutritionnel** du patient à un moment donné mettant en évidence les poucentages des différents terrains (un exemple en est donné par la figure 81). Il permet également de proposer une **cure bionutritionnelle personnalisée** à base de **micronutriment**s et surtout d'**oligo-éléments spécifiques** (Ionic Mineral Enzymo Therapy). Tout ceci en complément d'un régime alimentaire adapté comme le **régime originel**.

Le traitement de fond comprend une phase de détoxination suivie par une phase de restructuration métabolique. Il a pour objectif non pas de neutraliser les manifestations des dysfonctionnements mais de corriger leurs causes biologiques.

## I – LE TERRAIN DE CARENCE EN AGPI

Ce terrain résulte d'une **subcarence globale en micronutriments et en particulier d'une carence chronique en acides gras essentiels** qui jouent un rôle prépondérant dans la structuration des membranes cellulaires, et que l'on retrouve en quantités importantes dans les tissus nerveux et cérébraux ; les **acides gras essentiels** (A.G.E.) sont par ailleurs les **précurseurs des prostaglandines**, molécules régulatrices fondamentales pour l'organisme.

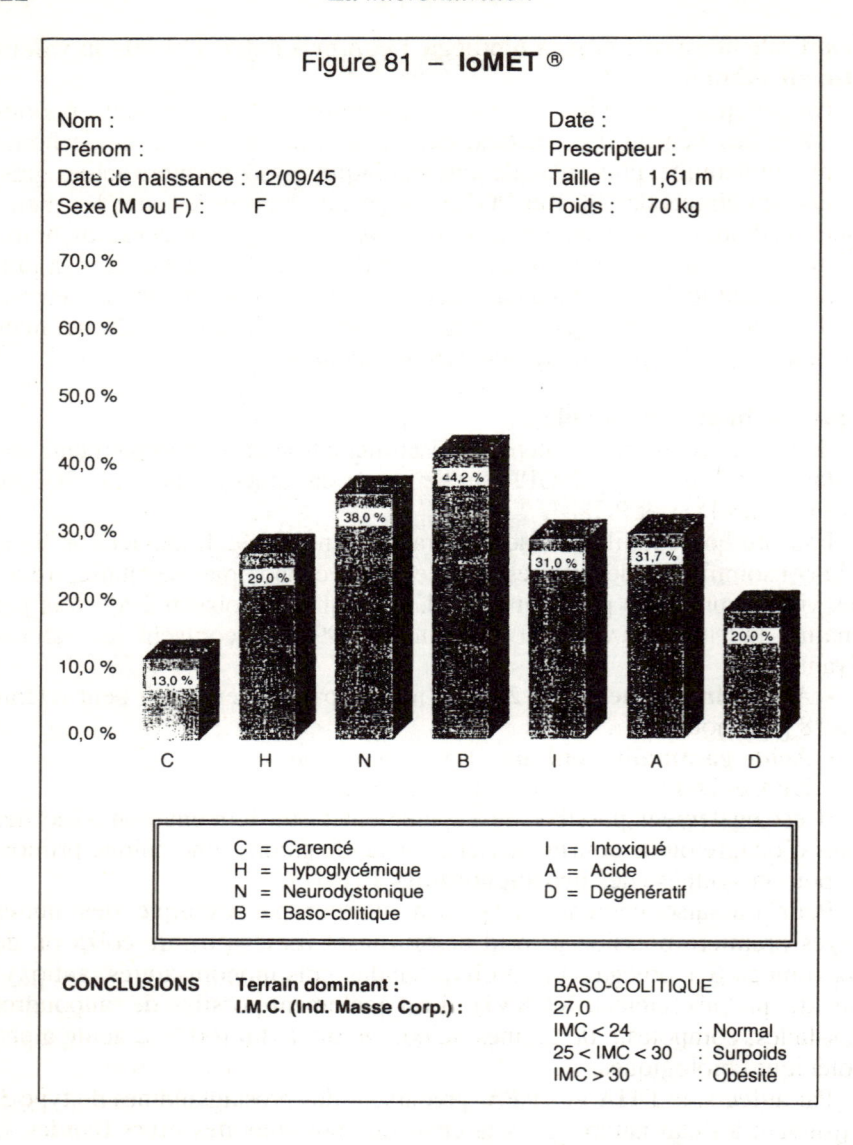

```
                    Figure 81  —  IoMET ®

Nom :                                    Date :
Prénom :                                 Prescripteur :
Date de naissance : 12/09/45             Taille :   1,61 m
Sexe (M ou F) :      F                   Poids :    70 kg
```

| | | | | | | |
|---|---|---|---|---|---|---|
| 13,0 % | 29,0 % | 38,0 % | 44,2 % | 31,0 % | 31,7 % | 20,0 % |
| C | H | N | B | I | A | D |

```
        C = Carencé              I = Intoxiqué
        H = Hypoglycémique       A = Acide
        N = Neurodystonique      D = Dégénératif
        B = Baso-colitique

CONCLUSIONS   Terrain dominant :           BASO-COLITIQUE
              I.M.C. (Ind. Masse Corp.) :  27,0
                                           IMC < 24          : Normal
                                           25 < IMC < 30     : Surpoids
                                           IMC > 30          : Obésité
```

Ce terrain se traduit le plus souvent par une **fragilité immunitaire** (troubles ORL chroniques, allergies...). Par ailleurs, la carence en acides gras essentiels peut se manifester par des **troubles féminins**, une fragilité des cheveux, **des troubles cutanés**...

**Les acides gras polyinsaturés oméga 6 et oméga 3 : 2 familles en équilibre**.

Actuellement, certains pensent que les acides gras oméga 6 sont nocifs pour l'organisme car ils sont les précurseurs des PG2, mais la réalité est plus complexe et c'est un équilibre entre les différents acides gras polyinsaturés qu'il est important de respecter ou restaurer.

KOUSMINE, MENGUY et plus récemment DUPIN, ABRAHAM et GIACHETTI (1992) ont étudié les rapports idéaux entre les 2 familles d'acides gras. Le rapport retenu est de : **oméga 6/oméga 3 compris entre 4 et 10** ; **la valeur optimale étant 6**.

Par ailleurs, les acides linoléique et gamma linolénique sont apportés par les huiles végétales et métabolisés au niveau du foie en acide homo gamma linolénique, puis en acide arachidonique. Ces 2 derniers acides gras, précurseurs directs des PG1 et PG2, sont ensuite incorporés dans les membranes cellulaires. Normalement, il devrait y avoir 5/6 d'acide di homo gamma linolénique pour 1/6 d'acide arachidonique. Toutefois, dans la pratique, la quantité d'acide arachidonique est bien trop importante, non en raison d'une synthèse endogène excessive à partir de l'acide linoléique, mais suite à un apport trop important de graisses animales.

**Approche bionutritionnelle**

Il est nécessaire de maintenir par l'alimentation et les compléments alimentaires un équilibre en AGPI afin de ne pas entraîner un excès de PG2 au détriment des PG1 et PG3.

Pour un bon équilibre en acides gras polyinsaturés, il convient de limiter la consommation de graisses saturées et de consommer des huiles végétales vierges première pression à froid, ainsi que du poisson 2 à 3 fois par semaine. DUPIN, ABRAHAM et GIACHETTI (1992) préconisent les valeurs suivantes :
- **Acide linoléique** : 9 à 12 g par jour et par prudence, on peut retenir 15 à 18 g par jour.
- **Acide gammalinolénique** : 1,5 à 3 g par jour.
- **EPA et DHA** : aux alentours de 1,5 g par jour.

Il est également possible de supplémenter son alimentation avec des huiles d'onagre ou de bourrache riches en acide gamma linolénique primordial pour la synthèse des **prostaglandines 1** (PG1).

Pour l'assaisonnement, on pourra alterner par exemple des huiles vierges première pression à froid de tournesol (oméga 6), de colza ou de noix (oméga 6 + oméga 3) et d'olive (acides gras monoinsaturés, antioxydants de qualité) (tableau XXXVI). Il est également possible de saupoudrer ses salades, compotes... de graines de courge ou de lin (60 % d'acide alpha linolénique) biologiques.

Par ailleurs, le **DHA et l'EPA**, précurseur des prostaglandines de type 3, se trouvent à l'état naturel dans la chair des **poissons des mers froides** se nourrissant de **phytoplancton**. Seuls les poissons gras sauvages (saumon, maquereau, sardines...) sont riches en **DHA** et en **EPA**. Les poissons d'élevage ont une composition en acides gras différente, qui est le reflet de leur alimentation (utilisation d'huiles végétales ou de farines animales...).

## II – LE TERRAIN HYPOGLYCÉMIQUE

Le glucose est le carburant permettant à toutes nos cellules de bien fonctionner. L'organisme doit donc se tenir à la disposition des cellules, c'est pourquoi il le stocke sous forme de glycogène dans le foie et dans les muscles.

Si le sucre est une substance indispensable à notre organisme et à son métabolisme, il peut aussi se révéler être un agent très néfaste. On a coutume

| Tableau XXXVI – **TENEUR EN AGPI DE CERTAINES HUILES** | | | |
|---|---|---|---|
| en g/100 g | Acide linoléique | Acide gamma-linolénique | Acide alpha-linolénique |
| Onagre | 70-79 | 8-13 | 0,1 |
| Tournesol | 62-70 | 0,5 | 0,2 |
| Maïs | 55-62 | 0,5 | 2 |
| Pépins de raisin | 70 | 0,5 | 1 |
| Colza | 19-27 | 0,5 | 7-10 |
| Noix | 54-65 | 0,5 | 9-15 |
| Soja | 50-62 | 0,5 | 4-10 |
| Bourrache | 32-38 | 18-25 | 1 |

de parler de « bons » et de « mauvais » sucres. Le **sucre blanc raffiné**, présent dans les sucreries, les pâtisseries, sodas, jus de fruits du commerce... est le type même du mauvais sucre. Rapidement absorbé dans le sang, le saccharose induit un **pic d'hyperglycémie**. Le pancréas sécrète de l'insuline en abondance pour favoriser le stockage tissulaire du glucose. Une **hypoglycémie réactionnelle** apparaît dans les heures qui suivent et relance le besoin de consommation de sucre. Elle s'accompagne d'une sensation particulière, dénommée communément « coup de pompe « qui intervient le plus souvent en fin de matinée ou d'après-midi. C'est à ce moment que s'ouvre la porte sur le **cercle vicieux** si l'on ingère à nouveau du sucre rapide pour faire face au malaise de l'hypoglycémie.

**Le café qui favorise la libération d'insuline, possède le même défaut**. En revanche, **l'alcool**, en inhibant la glycogénèse, induit quant à lui, une **hypoglycémie secondaire**...

Des tests d'hyperglycémie provoquée sur 4 heures, réalisés en laboratoire d'analyses médicales, révèlent ces hypoglycémies réactionnelles chroniques et révèlent leur grande fréquence dans la population.

**Troubles cliniques liés au terrain hypoglycémique**

Les hypoglycémies réactionnelles chroniques sont extrêmement nocives pour l'organisme. Lorsque les cellules de l'organisme, en particulier cérébrales, manquent de glucose, elles fonctionnent mal et « souffrent ». Ce dysfonctionnement est à l'origine d'une grande diversité de troubles fonctionnels (LESSER 1987) (PFEIFFER 1988) :
– Dépression nerveuse.
– Anxiété.
– Étourdissements.

- Coup de pompe, asthénie.
- Assoupissements.
- Manque de sensation.
- Hyperémotivité.
- Irritabilité.
- Maux de tête.
- Spasmes musculaires.
- Angoisses.
- Insomnie.
- Convulsions.
- Syndrome prémenstruel.
- Indigestion chronique...

En général on observera une **prédominance des affections à caractère neurologique avec une rythmicité des troubles**.

Par ailleurs, l'hypoglycémie réactionnelle entraîne une **surconsommation d'oligo-éléments et de vitamines B** pour assurer les besoins d'adaptation. À long terme le terrain hypoglycémique épuise l'organisme, provoque des **désordres métaboliques** entraînant une sensation incontrôlable de fatigue et conduit souvent à une **surcharge pondérale** marquée (obésité).

**Approche bionutritionnelle**

Les personnes présentant un terrain hypoglycémique seront sans conteste améliorées par le régime original. Elles pourront être plus strictes quant à la consommation d'alcool et de café. Le sucre complet, mieux toléré que le sucre raffiné car il apporte le facteur de tolérance au glucose, devra être consommé avec modération et en présence de fibres qui ralentiront son absorption.

La prise de compléments nutritionnels apportant des vitamines B, des minéraux dont le chrome (rôle régulateur sur la glycémie) et des acides gras essentiels auront un effet régulateur intéressant. Le petit déjeuner devra apporter des protéines plutôt que des sucres rapides : fruit + riz aux raisins de Corinthe ou riz au lait d'avoine... Il sera également possible d'utiliser si besoin une préparation hyperprotidique sans protéine de lait de qualité réunissant les acides aminés essentiels à des taux optimums (index protéique > 100).

## III – LE TERRAIN ACIDE

### 1. Définition – Présentation

a) *Un pH sanguin optimal proche de 7,4*

La valeur optimale du pH sanguin est de 7,42, légèrement basique. Ses variations ne restent compatibles avec la santé qu'entre 7,36 et 7;42. Il y a acidose au-dessous de 7,36 et alcalose au-dessus de 7,42. Le pH joue un rôle très important car la forme moléculaire des protéines en dépend ainsi que de très nombreuses activités enzymatiques.

b) *Neutralisation des acides*

### *Des systèmes tampons élaborés*

Le maintien du pH sanguin, dans une fourchette réduite de valeurs, repose sur le principe, aujourd'hui bien connu, de l'homéostasie.

Pour y parvenir, l'organisme met en jeu des systèmes tampons très performants face aux éléments perturbateurs, au premier rang desquels se situe l'alimentation.

Les systèmes tampons se classent en deux grandes familles (GARRIC 1995) :

– **Les tampons plasmatiques** dont :
- Le tampon phosphate bimétallique/phosphate monométallique (c'est-à-dire, plus explicitement, le pouvoir tampon de l'os lié à l'hydroxyapatite).
- Le tampon acide carbonique/bicarbonate appelé « réserve alcaline ».
- Le tampon des acides organiques faibles.
- Le tampon protéines/protéinates.

– **Les tampons globulaires** dont :
- Le tampon hémoglobine/hémoglobinate.
- Le tampon oxyhémoglobine/oxyhémoglobinate.

L'action des systèmes tampons repose toujours sur un même principe :

$$\text{Acide fort} + \text{Tampon} \rightarrow \text{Sel neutre} + \text{Acide faible}$$

### *L'élimination pulmonaire et rénale*

Outre l'intervention de ces systèmes tampons, l'organisme doit aussi se libérer de tous les acides issus de son métabolisme et de l'action des fameux tampons.

Les poumons et les reins sont chargés de cette évacuation :

– **Les poumons** - qui assurent plus de 90 % de la désacidification de l'organisme – vont rejeter tous les acides « volatils » provenant surtout de la dégradation des protéines végétales, essentiellement acides organiques faibles tels qu'acides citrique, oxalique, pyruvique... qui seront transformés en acide carbonique, puis en gaz carbonique qui sera expulsé vers le milieu extérieur par la respiration.

– **Les reins** vont rejeter les autres acides « non volatils » provenant surtout de la dégradation des protéines animales, pour la plupart ce sont des acides minéraux forts tels qu'acides phosphorique, sulfurique ou urique.

De plus, la différence entre ces deux voies d'élimination est que, la première pulmonaire est rapide et adaptable (par augmentation de l'amplitude respiratoire) alors que la seconde rénale, est lente et peu adaptable.

L'élimination cutanée est limitée (sueur odorante acide) ; elle peut s'accompagner d'une dermatose prurigineuse.

## 2. Circonstances d'apparition d'une acidose tissulaire

• **La cause essentielle de l'acidose est alimentaire**. Elle résulte d'un **excès d'aliments acidifiants et pauvres en minéraux et d'un manque d'aliments alcalinisants**. Ces deux catégories d'aliments ont été détaillés au chapitre 5.

Par ailleurs, il existe une **troisième catégorie d'aliments, les produits acides** riches en **minéraux** et en **acides** : citrique pour le citron, malique pour la pomme et le cidre... Ils auront un **effet alcalinisant chez les personnes ayant une bonne activité enzymatique**. En effet les acides seront alors métabolisés en acide carbonique éliminé par les poumons, et les minéraux à fonction basique apportés (potassium, calcium, magnésium...) auront un effet alcalinisant (VASEY 1991).

En revanche, les personnes présentant une **faiblesse métabolique et enzymatique** (cercle vicieux des oligo-éléments) qui pourra s'exprimer par une **frilosité, nervosité excessive, fatigabilité, physionomie longiligne**, possèdent une faible capacité de combustion des acides qui seront stockés et contribueront à l'acidification de l'organisme.

Les corrections alimentaires ne viseront pas à supprimer tous les aliments acidifiants (il s'en suivrait une carence protéique néfaste), mais l'objectif sera de veiller à un **équilibre entre produits alcalinisants et acidifiants** en supprimant comme préconisé dans le régime originel, les sodas, sucreries, produits raffinés et en consommant une quantité importante de légumes de qualité.

• **Le stress, le surmenage, le manque de sommeil, les troubles colitiques et les pathologies chroniques** contribuent également à l'acidification du terrain. C'est pourquoi les terrains neurodystoniques, colitiques et acides cohabitent très souvent.

• **Les carences en vitamines et oligo-éléments** et la **sédentarité** (sous oxygénation) entraînent une b**aisse de la métabolisation et de la combustion des acides** responsable d'une acidification de l'organisme par accumulation de dérivés intermédiaires le plus souvent acides.

En revanche, **l'activité physique** favorise **l'élimination pulmonaire des acides volatils** et **stimule l'ensemble des émonctoires**... mais une activité sportive très intense a une action acidifiante (production d'acide lactique).

• **Les phénomènes digestifs (fermentation et putréfaction)** entraînent la formation de nombreux sous produits dont plusieurs acides. Ces derniers, réabsorbés et réintroduits dans la circulation sanguine, font chuter son pH.

• **L'insuffisance d'élimination rénale** favorisera l'accumulation des produits acides.

Les causes de l'acidification sont rassemblées sur la figure 82.

### 3. Conséquences de l'acidose tissulaire

a) *Épuisement des réserves basiques naturelles*

Lorsque le pH sanguin tend à baisser, le **phosphate de calcium du tissu osseux** tend à se **solubiliser** pour passer dans la circulation sanguine où il peut capter les ions $H^+$ en excès. Lors d'acidose chronique, on peut assister à un véritable **épuisement de cette réserve osseuse** et à une forte **déminéralisation**. Les troubles de décalcification rencontrés lors de la ménopause sont sans doute en relation avec l'existence de ce système.

Le pillage du tissu osseux entraîne sa fragilisation, qui se traduit par des **caries**, des **douleurs** osseuses et articulaires, de l'**ostéoporose** et une atteinte

**Figure 82 — ACIDIFICATION : DES CAUSES MULTIPLES**

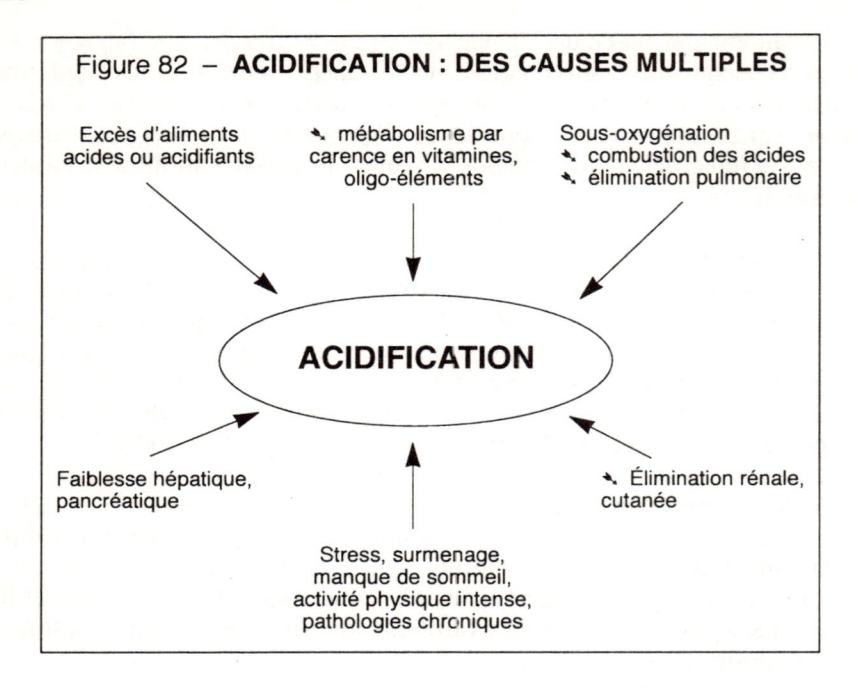

Causes menant à l'ACIDIFICATION :
- Excès d'aliments acides ou acidifiants
- métabolisme par carence en vitamines, oligo-éléments
- Sous-oxygénation
  - combustion des acides
  - élimination pulmonaire
- Faiblesse hépatique, pancréatique
- Stress, surmenage, manque de sommeil, activité physique intense, pathologies chroniques
- Élimination rénale, cutanée

des **phanères** (cheveux, ongles). Par ailleurs, les six systèmes tampons actuellement identifiés interviennent selon une hiérarchie établie en fonction de leur propre pK donc du degré d'acidose de l'organisme, mais ils ne sont pas systématiquement sollicités en même temps et ensemble face à un état d'acidose.

b) *Encrassage des tissus et dysfonctionnement des cellules*

Lorsque l'organisme tend à produire un excès d'acides, cet excès est dévié vers le tissu mésenchymateux en attendant d'être expurgé. En général, cette phase de « stockage » se produit le jour. Au cours de la nuit, le mésenchyme restitue les molécules acides pour qu'elles soient éliminées ce qui exprime la forte acidité des urines nocturnes.

Notons que la substance colloïdale, composant important du mésenchyme, n'a pas les mêmes caractéristiques physico-chimiques selon son pH : en effet en milieu acide, elle a tendance à devenir un **gel**, alors qu'à l'état normal elle est sous forme **sol**. Cette situation correspond encore à un état instable d'équilibre physico-chimique. C'est la forme sol (basique) qui correspond à sa nature idéale et permet son fonctionnement optimal (BESSON 1991).

Dès lors, une surcharge du tissu mésenchymateux en acides entraîne un dysfonctionnement et, par suite des troubles au niveau des organes baignés par cette substance :
— Anoxie et souffrance cellulaire.
— Auto-intoxication cellulaire.
— Mauvais échanges trophiques.
— Sénescence exagérée des tissus.

– Irritation des tissus par l'acide.

Les conséquences pathologiques de ces phénomènes sont les **douleurs musculaires et tendineuses**, les crampes musculaires, les gingivites, l'irritation de la peau et des yeux, l'encrassage des émonctoires avec des calculs biliaires ou rénaux. De plus l'acidose accélère la **prolifération des cellules cancéreuses**.

### 4. Identifier une acidose

Il existe un moyen simple de contrôler son état d'acidité/alcalinité et d'en surveiller l'évolution. Il suffit de tester le pH des urines trois fois par jour (**2ᵉ urine du matin, avant les repas du midi et du soir**) avec une bandelette de papier pH. La première urine du matin est toujours acide car elle reflète le travail d'épuration nocturne. **En situation normale, les urines sont plutôt neutres basiques, avec un pH se situant entre 7 et 7,5**.

### 5. Approche bionutritionnelle

Face à une acidose, la première attitude consistera à adopter une **alimentation adaptée de type originel**, ce qui permettra de diminuer les aliments acides, augmenter la nourriture basique et prendre un repas léger le soir. Les personnes présentant une **faiblesse métabolique** veilleront à **diminuer les aliments acides**.

Une **bonne oxygénation (activité physique ou sportive régulière)** est également d'indication judicieuse, puisqu'elle va favoriser l'élimination pulmonaire des acides volatils et, de façon plus générale, stimuler tous les émonctoires.

Pourtant ces « corrections » à elles seules ne suffisent pas toujours. Des cures régulières de micronutriments et d'oligo-éléments spécifiques deviennent alors nécessaires. Ces compléments doivent être riches en sels minéraux basiques dont liés à un acide faible (**carbonates ou citrates de calcium, magnésium, potassium...**) **issus de produits naturels**. Ils doivent également contenir les **vitamines du groupe B** nécessaires à la plupart des processus métaboliques concernés, notamment B3, B5 et B6.

Par ailleurs, on pourra compléter leur action en consommant un **eau de Vichy** riche en carbonates, **mais sans abus** car elle apporte aussi du sodium (pas plus de 10 à 15 jours par mois).

## IV – LE TERRAIN NEURODYSTONIQUE

Ce terrain se traduit essentiellement par une **sensibilité aux agressions** pouvant aboutir au véritable **stress** (syndrome général d'adaptation de Hans SELYE), par un **épuisement nerveux**, une tension et une irritabilité fréquente, entraînant des **troubles du sommeil** et des difficultés relationnelles avec son entourage familial et professionnel. Il pourra évoluer vers un épuisement de l'organisme s'accompagnant d'une **fatigue chronique** et d'un **état dépressif**.

### 1. Micronutriments et santé mentale

De nombreuses études scientifiques ont mis en évidence le rôle fondamental de certains **micronutriments** dans la **communication interneuronale** au niveau des synapses. Des facteurs de **protection** contre les **processus dégénératifs cellulaires neuronaux** se retrouvent également parmi les micronutriments (MASSOL 1994).

L'origine de la plupart des composants des tissus neurologiques et des neuromédiateurs est alimentaire. Les protéines, essentielles au renouvellement des structures protéiques cérébrales, apportent des acides aminés jouant également un rôle fondamental en tant que précurseurs des neuromédiateurs ou neurotransmetteurs :

– Tryptophane pour la synthèse de la sérotonine.
– Phénylalanine et tyrosine précurseurs de la dopamine et de la noradrénaline.
– Acide glutamique pour le GABA.
– Choline et lécithine (œuf, soja) pour l'acétylcholine.
– Glycine, aspartate, glutamine sont eux-mêmes des neuromédiateurs.

Par ailleurs, ces neuromédiateurs n'agissent que si les neurones qu'ils doivent stimuler possèdent des récepteurs spécifiques efficients. De plus, les diverses réactions enzymatiques permettant la synthèse des neurotransmetteurs sont dépendantes du taux de micronutriments catalyseurs et cofacteurs : oligo-éléments et vitamines B. D'autres micronutriments ont leur importance : les acides gras polyinsaturés, constituant des phospholipides membranaires, participent à l'intégrité des neurones, les antioxydants freinent les dégénérescences cérébrales en protégeant les structures neuronales de l'agression des radicaux libres.

Tout dysfonctionnement du système des neuromédiateurs, au niveau de l'apport, de la synthèse ou du catabolisme, suite à des carence en micronutriments, encrassages cellulaires et tissulaires, influencera le comportement, les émotions et sera à l'origine de troubles neurodystoniques (WURTHAN 1981) (PFEIFFER 1988) (LESSER 1987) (BOURRE 1990) :

– Hyperémotivité.
– Mal de vivre, dépression.
– Obsessions, peurs, phobies (insectes, ascenseurs,...).
– Agitation.
– Colère.
– Anxiété...

## 2. Le stress

Endogènes ou exogènes, les causes du stress sont multiples et nombreuses. Citons à titre d'exemple :

– Tous les traumatismes physiques (blessures, brûlures, coupures...).
– Toutes les perturbations sensorielles (bruits, odeurs, flash lumineux...).
– Toutes les situations où intervient un facteur psychologique fort, qu'il soit positif ou négatif (peurs, contraintes familiales, relationnelles, professionnelles, ruptures, maladie, deuil, mais aussi mariage, naissance, déménagement...)

Chacun, bien sûr, possède sa sensibilité propre, sa nature et son terrain, qui expliqueront des seuils et des intensités de réponses différents. En général, on observe trois phases successives : la **réaction d'alarme** très fugace permettant d'analyser la situation est suivie par la **phase de résistance** plus longue, puis par une **réponse d'adaptation** (retour à l'homéostasie, disparition des éventuels symptômes). C'est la **« bonne » réponse de stress**, qui aboutit à un **épanouissement** de l'individu. Psychologiquement, l'expérience est positive, biologiquement la sécrétion hormonale est adaptée.

Mais, si les **mécanismes d'adaptation sont dépassés**, l'organisme atteint alors la **phase d'épuisement organique**. C'est la **« mauvaise » réponse de stress**, syndrome de désadaptation, qui s'accompagne d'anxiété, nervosité, ruminations psychologiques, et provoque une sensation de détresse et un vieillissement prématuré.

### *La biologie du stress*

Le point de départ est cérébral. L'information du stress arrive au cerveau. De là, deux voies d'évolution sont possibles :
– La première « stress aigu » se rencontre chez les individus à caractère dominant ou qui gardent le contrôle de la situation stressante.
– La seconde apparaît plutôt chez les individus à caractère dominé ou qui perdent le contrôle de la situation stressante.

### *Le stress aigu : une réponse adrénergique*

Dans le premier cas « stress aigu » on assiste à une poussée de sécrétion d'**adrénaline**. L'**hypothalamus** est activé puis, par la voie du **sympathique**, la **médullo-surrénale** stimulée. Cette réponse adrénergique provoque une **réaction défensive d'urgence** (l'adrénaline agit sur le cœur, les muscles et le foie : elle provoque aussi une libération de sucre). C'est la fuite devant l'agent stressant, ou le combat contre cet agent. **L'individu tend à vouloir conserver le contrôle de la situation**, par la force s'il le faut, ou bien préfère s'enfuir pour éviter sa destruction.

Des expérimentations récentes tendent à démontrer l'existence d'une seconde « cascade » de réactions dans cette même voie. Elle mettrait en jeu une production importante d'acétylcholine, laquelle stimulerait les ganglions nerveux du sytème nerveux autonome qui, à leur tour, produiraient alors de la noradrénaline.

### *Le stress chronique : une réponse cortisolique*

La seconde voie « stress chronique » produit du **cortisol** en abondance. L'activation de l'**hypophyse** entraîne une **sécrétion d'ACTH** qui stimule la **cortico-surrénale**, d'où une **réponse cortisolique**. Cette réponse correspond à une adaptation en forme de **soumission face à l'agent stressant** ; l'individu ne fuit pas et ne combat pas, ou bien très peu et insuffisamment pour neutraliser l'agent stressant, il tend à « accepter » la pression. C'est une situation potentielle **« d'inhibition d'action »** comme l'a très bien expliqué et démontré Henri LABORIT (*Éloge de la fuite* et *mon Oncle d'Amérique*) qui peut s'auto-entretenir (tant dans ses composants psychologiques que dans ses composants physiologiques).

Les mauvaises réponses du stress sont donc liées à l'emballement de la réponse d'adaptation qui, à la longue, génère des pathologies fonctionnelles puis organiques. L'organisme s'épuise dans une tentative répétée et inefficace d'adaptation et de retour à l'homéostasie et les emballements sécrétoires sont responsables de carences en vitamines et oligo-éléments.

### 3. Approche bionutritionnelle

Le **régime ancestral**, source de vitamines, oligo-éléments et acides gras apportera une nette amélioration de ce terrain. Il sera important **d'éviter café et caféine, tabac, alcool**.

• La **caféine** (café, thé, coca...) qui est corrélée à la sévérité des troubles et provoque une perte de zinc, fer, chrome et calcium.

• Le **tabac** peut altérer le comportement du fait de la présence de monoxyde de carbone, de nicotine et de carences fréquentes en vitamine C. En outre, il stimule la sécrétion d'adrénaline et de cortisol.

• L'**alcool**, à l'origine d'une sécrétion accrue de cortisol, intervient dans une infinité de processus métaboliques et perturbe les cycles normaux du sommeil.

Par ailleurs, un apport de divers nutriments, sera un bon complément :

• **Vitamines** en particulier du **groupe B** qui participent à la synthèse des neurotransmetteurs

• **Acides gras essentiels** (amélioration des communications intercellulaires, régulation des neurotransmetteurs)

• **Minéraux et oligo-éléments** pour relancer l'ensemble des cascades enzymatiques (ANTON et WICHTL 1999).

Des plantes comme l'aubépine, le millepertuis, le kawa ou la partenelle possèdent également un effet sérénisant, d'autant plus que leur action est potentialisée par l'apport simultané d'oligo-éléments. Des préparations désacidifiantes seront indiquées dans les cas où un terrain acide est sousjacent et entretient la neurodystonie (agression du tissu nerveux, stimulation du système adrénergique).

La synthèse de la **sérotonine**, neurotransmetteur essentiel dans la régulation de l'humeur et du comportement, est directement proportionnelle aux concentrations sanguines de **tryptophane**. Or, il s'agit d'un acide aminé assez rare, présent surtout dans les protéines animales et dans le soja. Il peut parfois être utile de compléter l'alimentation avec des **préparations hyperprotidiques de qualité riches en acides aminés**.

Lors des **troubles du sommeil**, la prise de **protéines apportant des acides aminés branchés le matin**, permet une utilisation cérébrale du tryptophane optimale le soir. La synthèse de sérotonine qui en découle favorise alors un meilleur endormissement.

Diverses études ont montré que le **mercure** et d'autres **métaux lourds** favorisent l'apparition de dépressions : ces résultats ont été corroborés en 1994 par des études réalisées sur le mercure dentaire (MONTAIN 1999). Il sera bon de faire le point avec un dentiste dans le cas de présence d'amalgames.

Certains **solvants**, les **pesticides**, **herbicides** et autres toxiques chimiques, peuvent avoir une action néfaste sur le système nerveux. L'**exercice physique** régulier, en augmentant les niveaux **d'endorphines** et en permettant d'évacuer les idées noires, est un moyen de lutte efficace contre le stress, l'anxiété, l'épuisement, l'insomnie...

Les pensées positives, un suivi psychologique, une meilleure gestion du stress... pourront être un complément précieux.

## V – LE TERRAIN BASO COLITIQUE

### 1. La microflore intestinale

À la naissance, l'intestin ne contient pas de germes. En un ou deux jours, une flore microbienne spécifique se développe et forme un véritable organe symbiotique qui assure un rôle essentiel sur de multiples fonctions de l'organisme, tout au long de la vie de l'individu. **L'équilibre de cette flore** est fondamental.

La **flore de fermentation** est présente dans la **deuxième partie de l'intestin grêle et s'étend jusqu'au colon transverse**, avec un maximum d'activité au niveau du caecum. Constituée essentiellement par des ferments lactiques et des bifidobactéries, elle permet la fermentation acide des glucides complexes (polysaccharides, fibres) d'où une libération d'acides organiques (lactique, acétique, propionique...) et de gaz carbonique.

À **l'état normal** elle **prédomine au niveau du colon ascendant** et y maintient un pH acide. En revanche, la **flore de putréfaction prédomine dans le colon descendant**. À ce niveau, les protéines subissent un processus de putréfaction et donnent naissance à des corps aromatiques (ammoniac, H2S, indole, scatole...) et à des produits alcalins dont les ptomaïnes, amines toxiques. Ces toxines sont assimilées et inactivées au niveau du foie (gluco et sulfoconjugaisons) puis éliminées par les urines (BESSON et coll. 1993). Le déroulement de ces phénomènes est illustré par la figure 83.

Normalement, la **flore protectrice de fermentation** s'oppose à la prolifération de bactéries pathogènes ainsi qu'au développement de la flore de putréfaction qui, lorsqu'elle est excessive, devient irritante pour le colon et génère des composés toxiques pour le foie. Cependant, des repas trop riches en viande, fournissent des **matières intestinales trop riches en protéines**, d'où le **développement exagéré de la flore de putréfaction**. Par ailleurs, lors d'un **manque de fibres**, la **flore de fermentation se raréfie** et la barrière acide s'affaiblit. La **flore de putréfaction remonte alors dans le grêle**, entraînant **météorisme, ballonnements**, haleine fétide, ainsi que la production de substances toxiques (cancérigènes pour certaines).

### 2. Les probiotiques et les prébiotiques pour l'équilibre intestinal

a) *Les probiotiques*

Les probiotiques sont des micro-organismes, bactéries ou levures non pathogènes et non toxiques, qui contribuent à l'équilibre de la flore intestinale en favorisant le développement de la flore de fermentation. Ils permettent donc de **lutter** contre les différents **troubles du transit** (accéléré, ralenti, ballonnements...) les **troubles digestifs** et de prévenir des désordres plus larges.

<u>Les lactobacilles</u>

Éléments importants de la flore de fermentation, les **lactobacilles**, améliorent la **digestion** du lactose et produisent une grande quantité d'**acide**

## Figure 83 – FERMENTATION – PUTRÉFACTION
### (selon P.G. Besson)

**GLUCIDES**
↓
**FERMENTATION**
→ produits acides

$CO_2$
Acides organiques :
- lactique
- butyrique
- propionique
- acétique
- succinique

(Réabsorbés et réutilisés par le métabolisme)

pH

LYMPHOCYTES
Protection immunitaire

**PROTÉINES**
+ MUCINE
+ CELLULES DESQUAMÉES
↓
**PUTRÉFACTION**
→ produits alcalins

1 - HYDROLASES → A.A.
2 - DÉSAMINATION → AC. GRAS et ALCOOL
3 - DECARBOXYLATION
(décarboxylase bactérienne)

**PTOMAINES**
| | |
|---|---|
| ornithine → | putrescine |
| lysine → | cadavérine |
| tyrosine → | tyramine |
| histidine → | histamine |

+

**CORPS AROMATIQUES**
ammoniac H2S
phénols
| | |
|---|---|
| cystéine → | mercaptan |
| tryptophane → | indole |
| tryptophane → | scatole |

VEINE PORTE

INDOLE → indoxyle-sulfate / indoxyle-gluconate
PHENOLS → phénol-sulfate / phénol-gluconate

FOIE (détoxication)
oxydation
conjugaison

→ REINS → URINES

---

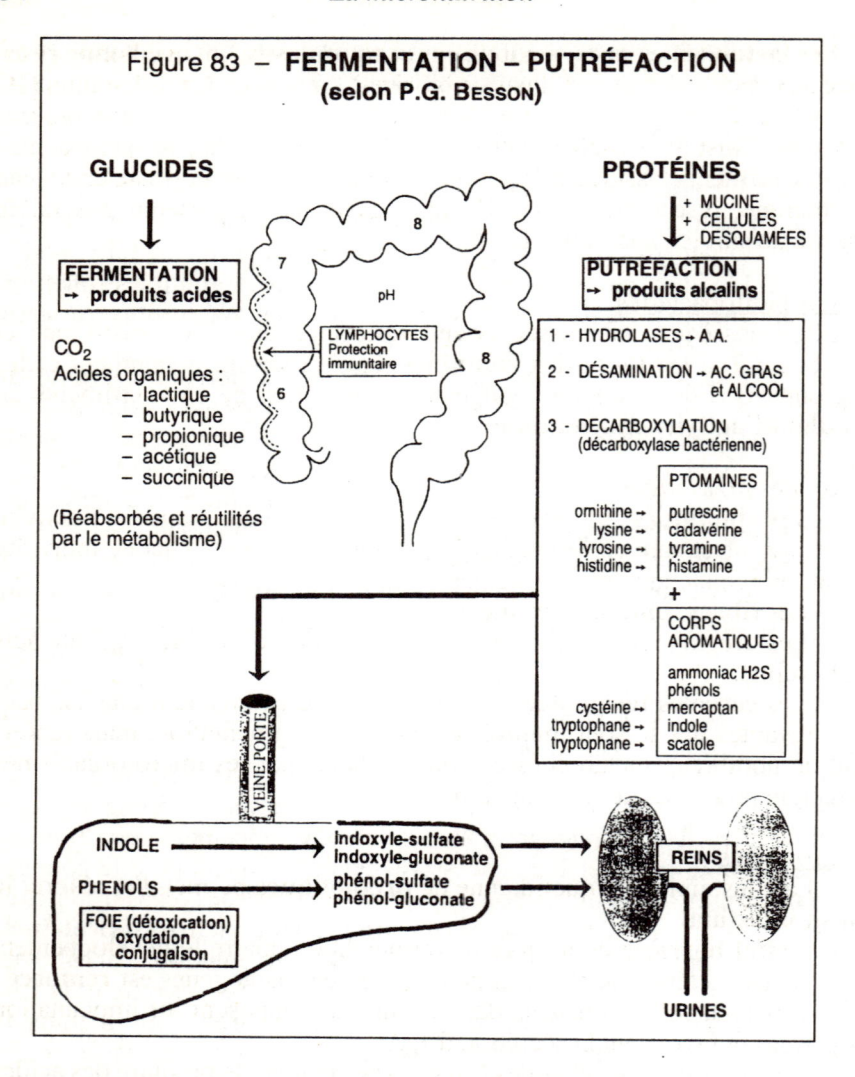

**lactique**. Cette production d'acide **évite la prolifération de la flore de putréfaction qui ne peut se développer en milieu acide** et neutralise les excès d'ammoniaque et d'amines toxiques. Ils renforcent également les **défenses locales et générales** (favorisent la production d'IgA sécrétoires dans la lumière intestinale, stimulent l'activation des macrophages et des structures lymphoïdes).

Les lactobacilles utilisés vivants pourraient prévenir l'initialisation de cancers ou le développement de cellules tumorales, soit en détruisant des substances cancérigènes telles que les nitrosamines, soit en inhibant le développement de bactéries productrices d'enzymes telles que béta-glucosidase et béta-glucoronidase, qui catalysent la transformation de substances précancérigènes en substances cancérigènes. Ils semblent également favoriser la suppression de cellules tumorales en augmentant l'activité des macrophages de la muqueuse intestinale par stimulation de l'immunité locale.

**Les lactobacilles casei, acidophilus et rhamnosus**, ont une **bonne résistance** aux sucs gastriques et aux sels biliaires. La souche **Lactobacillus GG** est particulièrement intéressante comme le démontrent les nombreuses études de l'Institut Rosell (SAXELIN 1997). En revanche, le lactobacillus bulgaris, ferment classique du yaourt et absent de la flore normale endogène de l'homme, résiste très mal à l'acidité gastrique et présente une faible capacité de survie dans l'intestin.

Les bidifobactéries

Elles possèdent une assez bonne résistance aux sucs gastriques et contribuent à la **synthèse des vitamines** dans l'intestin, notamment celles du groupe B. Elles facilitent également l'absorption de ces nutriments en **stimulant l'activité enzymatique**.

b) *Les prébiotiques*

Les **prébiotiques** stimulent de façon sélective la croissance et l'activité de la flore intestinale en respectant l'écosystème propre à chaque individu. Ils sont principalement constitués par :
– Les **fibres solubles** (pectines).
– Les fructooligosaccharides (FOS), glucides d'origine végétale tels que l'inuline.
– Les **céréales fermentées**. Ces dernières ne contiennent plus les bactéries vivantes qui se sont multipliées lors de la fermentation, mais renferment de nombreux métabolites essentiels libérés par les micro-organismes pendant le processus de fermentation.

Propriétés

• La consommation quotidienne de **prébiotiques** permet d'améliorer le **transit intestinal**.
• L'**effet barrière** de la flore de fermentation contre le développement de certaines bactéries délétères et potentiellement pathogènes est **renforcé** :
– Les métabolites présents dans le milieu s'opposent à l'implantation des germes et favorisent la sécrétion d'IgA.
– Les fructooligosaccharides (inuline) permettent de produire des acides gras volatils responsables de l'acidification du colon droit qui renforce cet effet barrière.
• Les **céréales fermentées** sont une **source de métabolites et d'enzymes nécessaires à l'écosystème intestinal**. Elles **renforcent l'activité enzymatique digestive**.
– Alors que la vitesse d'action des enzymes digestives est très rapide, celle d'un certain nombre d'enzymes bactériennes est lente. Les bactéries exigent que les résidus alimentaires séjournent pendant un temps suffisant (une dizaine d'heures) dans le colon pour pouvoir accomplir leur travail d'hydrolyse. D'ailleurs, lors d'un **transit accéléré**, on constate une **diminution de la digestibilité de la cellulose**.

**Une irritation gênante de la paroi intestinale** accompagne très souvent ces déséquilibres digestifs. Les **acides gras à courte chaîne** (AGCC) produits par l'**inuline** fournissent une **source d'énergie** pour les cellules épithéliales dont ils stimulent le renouvellement. En dehors de ce rôle de nutriment les AGCC participent à la régulation des processus normaux de la digestion.

Les antioxydants végétaux comme les **citroflavonoïdes contribueront à diminuer l'inflammation.** Par ailleurs, la **glutamine est un nutriment particulièrement intéressant**. Cet acide aminé est la première source d'énergie de l'intestin grêle, il est indispensable au maintien de la trophicité de son épithélium. Son captage intestinal électif (absorption active grâce à une pompe sodium dépendante) contribue à lutter contre l'atrophie villositaire et ses complications potentielles d'hyperperméabilité et de translocation bactérienne.

Principal nutriment des entérocytes, la glutamine fournit d'une part l'énergie et d'autre part l'azote pour la synthèse des bases puriques et pyrimidiques de l'acide nucléique, il s'agit donc d'un micronutriment de choix pour favoriser la **régénération des cellules intestinales** et contribuer à l'intégrité de cette membrane.

### 3. Approche bionutritionnelle

Les troubles témoignant d'un déséquilibre intestinal (transit accéléré, ralenti flatulences, ballonnements, colites...) seront améliorés par le régime ancestral riche en fibres (prébiotiques) et sans excès de viande. Il sera toutefois nécessaire de compléter ce régime, comme le précise Jean Seignalet, par la prise de probiotiques et prébiotiques, l'altération de l'équilibre intestinal et l'agression de la paroi intestinale étant au centre des théories des pathologies d'encrassage, d'élimination et auto-immunes. Pour les probiotiques, les compléments alimentaires devront apporter suffisamment de germes sous une forme revivifiable.

Concernant les prébiotiques, une préparation complète apportant des fibres solubles et insolubles et des céréales fermentées riches en enzymes et peptides prébiotiques sera plus efficace qu'un apport isolé de fibres. Par ailleurs, l'association d'antioxydants végétaux (citroflavonoïdes) et de glutamine (principal carburant des entérocytes) sera du plus haut intérêt pour accélérer la restauration de la muqueuse du grêle. Jean Seignalet préconise notamment la glutamine dans les cas d'une hyperperméabilité du grêle réfractaire.

Il sera également bénéfique de manger les protéines le matin et à midi et peu au repas du soir pour limiter le développement de la flore de putréfaction. Les fruits frais seront mieux tolérés entre les repas (10 h, 17 h) qu'en fin de repas (ils favorisent alors les ballonnements). Il est important de manger dans le calme en prenant son temps, mâcher longuement les aliments, éviter de parler tout en mangeant et de boire en début et pendant les repas.

## VI – LE TERRAIN INTOXIQUE

### 1. Définition – Présentation

Ce terrain regroupe tous les déséquilibres liés aux toxines endogènes et aux toxiques exogènes. Les excès alimentaires, en particulier de graisses

*Conséquences cliniques* 537

saturées, de sucreries, ou une insuffisance des systèmes d'élimination (saturation, faiblesse métabolique d'origine génétique...) favorisent l'évolution d'un terrain sain vers celle d'un terrain Intoxique.

Ce terrain est également favorisé par les polluants divers comme tabac, alcool, métaux lourds (amalgames dentaires en particulier), pesticides, polymédication, solvants organiques, gaz d'échappement... (KIEFFER 1993) Les pollutions électromagnétiques (exposition intensive aux téléviseurs, ordinateurs, téléphones portables) constituent un facteur aggravant en entravant la catalyse enzymatique.

Ce terrain intoxiqué prédisposera à l'apparition de troubles métaboliques divers : troubles cardio-vasculaires, hyperglycémie, céphalées, douleurs diffuses, dépôts graisseux, excès de cholestérol, d'acide urique, prise de poids...

## 2. Une source d'intoxication fréquente : les problèmes dentaires

Les foyers ou irritations bucco-dentaires peuvent déclencher des phénomènes pathologiques à distance (Koubi 1983). Ils interviennent comme un facteur aggravant ou déclenchant d'un désordre. Les problèmes dentaires sont variés :
– Infection.
– Inflammation.
– Matériaux utilisés en dentisterie (alliages apportant des métaux lourds, pâtes d'obturation à la cortisone) qui pourront être une source non négligeable de toxines.
– Troubles de l'occlusion buccale (KOUBI 1983).

### *Cas particulier des métaux lourds*

Les **métaux lourds** comme le cadmium, le plomb, le mercure, le nickel, l'étain, l'aluminium... sont des **polluants dangereux** fréquemment présents dans notre environnement :
– L'air, la terre... et les aliments sont pollués par les métaux lourds relargués par certaines industries (raffinage du pétrole, piles électriques, peintures...). Presque tous les aliments contiennent, en plus des pesticides, du plomb en quantité variable ou du mercure (poissons).
– Les pansements gastriques à base de gel d'alumine, les gaz d'échappement (plomb), la fumée du tabac (cadmium), certains déodorants (aluminium)... sont des polluants courants.
– L'eau du robinet contient du chlore, des nitrates, mais également de l'aluminium dans certains cas (utilisation d'un gel d'alumine comme désinfectant). Il vaut mieux boire de l'eau de source faiblement minéralisée comme Volvic ou Mont Roucous.
– Les amalgames dentaires à base de mercure, d'étain et de cadmium présentent un réel danger pour la santé. Ils sont d'ailleurs déjà interdits dans certains pays, chez les femmes enceintes, les insuffisants rénaux.... Le mercure se solubilise sous l'effet de la température buccale ou par électrolyse et s'accumule dans l'organisme (MURRAY et VIMY 1998).

Les métaux lourds entraînent diverses perturbations cellulaires :
– Ils **sont antagonistes** de nombreux **oligo-éléments tels** que zinc,

cuivre, fer, manganèse, calcium, magnésium et **inhibent les systèmes enzymatiques**.

— Ils **encrassent** les tissus ou cellules, provoquent un **stress oxydatif** et sont **prooxydants**.

**Le plomb** par exemple, est impliqué avec le **cadmium** dans la **mortalité cardio-vasculaire**. Le **mercure** s'accumule dans le **système nerveux**, foie, reins cerveau, induisant de nombreux troubles...

*Neutralisation des métaux lourds*

— Le **glutathion** et les **composés soufrés**, comme la taurine, la méthionine et la cystéine jouent un rôle **important dans la neutralisation et la détoxification** des métaux lourds et sont **antioxydants**. **Ils protègent les enzymes** de l'action des métaux lourds qui possèdent une forte affinité pour les fonctions « thiol » (SH), omniprésentes dans les enzymes (CHAPPUIS 1991). Le glutathion fixe les métaux lourds comme le mercure qui peut alors passer dans la circulation et être excrété.

— Le **sélénium** interagit dans l'organisme avec de nombreux métaux lourds pour former le plus souvent des **séléniures biologiquement inactifs**. Par ailleurs, le sélénium **favorise la fixation** du mercure et du cadmium **par des composés soufrés**. Ces phénomènes se produiraient également avec des concentrations physiologiques en sélénium qui s'avéreraient suffisantes pour la détoxification des métaux lourds.

— Le **zinc**, notamment catalyseur de la superoxyde dismutase possède des propriétés **antioxydantes**. Il intervient **dans la neutralisation et l'élimination** du mercure et des métaux lourds.

## 3. Approche bionutritionnelle

Face à un terrain intoxiqué, il faudra éliminer au maximum les sources d'intoxication et compléter le régime hypotoxique original par la prise de micronutriments permettant de relancer les fonctions d'élimination de l'organisme : draineurs pour stimuler l'ensemble des émonctoires, oligo-éléments catalyseurs notamment des cytochromes P450, composés soufrés participant à la sulfoconjugaison hépatique. Par ailleurs, les antioxydants, acides gras essentiels et cofacteurs enzymatiques pourront être pris en cures pour restructurer le terrain.

Il pourra être également intéressant de s'assurer de l'absence de foyers dentaires. Dans le cas de la présence de métaux lourds, une association équilibrée d'antioxydants permettra de neutraliser leurs effets prooxydants. Le glutathion et les acides aminés soufrés dont la taurine jouent un rôle important dans les phénomènes de détoxification : fixation sur les fonctions thiol, puis élimination des métaux lourds. Enfin, étant donné l'interaction entre les métaux lourds et les minéraux, il est indispensable d'apporter à l'organisme un complexe équilibré d'oligo-éléments (zinc, manganèse, sélénium, magnésium, calcium...).

## VII – LE TERRAIN DÉGÉNÉRATIF

Le terrain dégénératif, conséquence d'une faiblesse congénitale ou faisant suite aux terrains précédents, se caractérise essentiellement par une

**surproduction de radicaux libres, molécules particulièrement nocives** pour les cellules (agression et altération du tissu conjonctif, des protéines, des acides nucléiques, des membranes cellulaires). Directement impliqués dans la plupart des phénomènes dégénératifs cellulaires), ils doivent être captés et neutralisés dès leur formation.

La **consommation régulière de toxiques chimiques,** le **recours quotidien à des excitants** (tabac et alcool en particulier), l'exposition répétée à des **radiations ionisantes** ainsi **qu'aux rayons solaires** sont parmi les facteurs les plus propices à l'apparition et au développement des radicaux libres.

Les signes les plus visibles d'une surproduction de radicaux libres, se manifestent au niveau de la peau (développement accéléré des rides et des ridules, cernes sous les yeux, tâches cutanées) mais cette fragilité cellulaire a aussi de nombreuses répercutions internes, responsables de troubles différents en fonction des personnes : pathologies cardio-vasculaires, troubles rhumatismaux et inflammatoires chroniques, troubles prostatiques, troubles neuro-dégénératifs, autoimmuns, prolifératifs, fibrose et sclérose... (JADOT 1994).

*Approche bionutritionnelle*

Détoxiquer l'organisme et favoriser le bon fonctionnement cellulaire semble actuellement la seule approche envisageable en matière de thérapie antiradicalaire, comme l'ont montré de façon remarquable PAULING, KOUSMINE, PFEIFFER, pionniers de la **médecine orthomoléculaire**. Leurs traitements empiriques sont tous différents, mais curieusement axés sur l'éradication de ces radicaux libres bien avant la mise en évidence de leur nocivité.

À ce jour, il n'a pas été découvert de molécule miracle pour lutter contre les RL°, malgré de multiples recherches menées au niveau mondial. Aussi, la plupart des troubles pathologiques ainsi occasionnés nécessitent en premier lieu une réactivation enzymatique globale par un apport minéral nutritionnel de l'ensemble des oligo-éléments catalyseurs sous une forme facilement assimilable pour :

– Optimiser le fonctionnement des émonctoires.

– Catalyser les enzymes spécifiques de la lutte antiradicalaire (SOD, GSPx).

– Favoriser la reconstitution des cellules et tissus lésés.

En plus de cette action primordiale des oligo-éléments, il faut avoir recours aux vitamine antioxydantes (vit. A, E, C, P) (LÉVY 1988). Ainsi pour les affections dégénératives, l'efficacité bien connue de la macronutrition gagnera à être associée à la micronutrition qui apporte les atouts d'une véritable induction enzymatique.

Dans le cas de terrain dégénératif, les antioxydants déjà apportés en quantité notable par le régime ancestral pourront donc être complétés par un complexe antioxydant global (vitamines + oligo-éléments + molécules végétales) pour protéger chaque cible cellulaire de l'action des radicaux libres. Le thé, riche en tanins protecteurs pourra remplacer le café, un demi verre de vin par repas apportera du resvératrol présentant un pouvoir antioxydant intéressant. Choisir un vin de qualité, bien plus apprécié par les papilles gustatives et contenant moins de produits chimiques... Il existe aussi des vins.

## C. CONCLUSION

Un interrogatoire détaillé de chaque patient permet de rattacher la pathologie dont il souffre à l'un des 7 terrains métaboliques qui viennent d'être décrits, comme le résume la figure 84.

Si des thérapeutiques classiques (allopathie) ou non conventionnelles (homéopathie, acupuncture et autres) sont parfois indiquées, il est toujours utile de **s'attaquer à la cause première des troubles,** en associant :
- l'alimentation hypotoxique et vitalisante.
- les minéraux, les oligo-éléments, les vitamines et les AGPI.
- l'amélioration de l'hygiène de vie avec en particulier la suppression du tabac et un exercice physique régulier.
- La gestion du stress.

Cette approche nécessite bien sûr **l'entière adhésion et implication du patient** pour être efficace et se distingue en cela d'une prescription médicamenteuse classique qui ne responsabilise pas toujours assez la personne.

*Commentaires de Jean Seignalet*
1) Dans ce chapitre, le lecteur a retrouvé certaines notions de base déjà abordées au cours de chapitres précédents. Mais il ne s'agit pas de répétitions banales, car l'angle sous lequel sont envisagées ces données change. Une vision orientée principalement par la micronutrition, comme celle de Claude Lagarde, diffère d'une vision guidée surtout par la macronutrition comme la mienne. Même si les deux éléments restent inséparables dans le cadre d'une nutrithérapie bien conduite.

2) La manière d'aborder les problèmes et les modes de raisonnement ne sont pas les mêmes chez Claude Lagarde et chez moi. Pourtant nos conclusions sont analogues dans 95 % des cas. Les rares divergences qui persistent reflètent les positions sincères de chaque auteur, en l'état actuel de ses connaissances et de ses réflexions. Le message final demeure cependant très voisin.

*La réaction enzymatique* 541

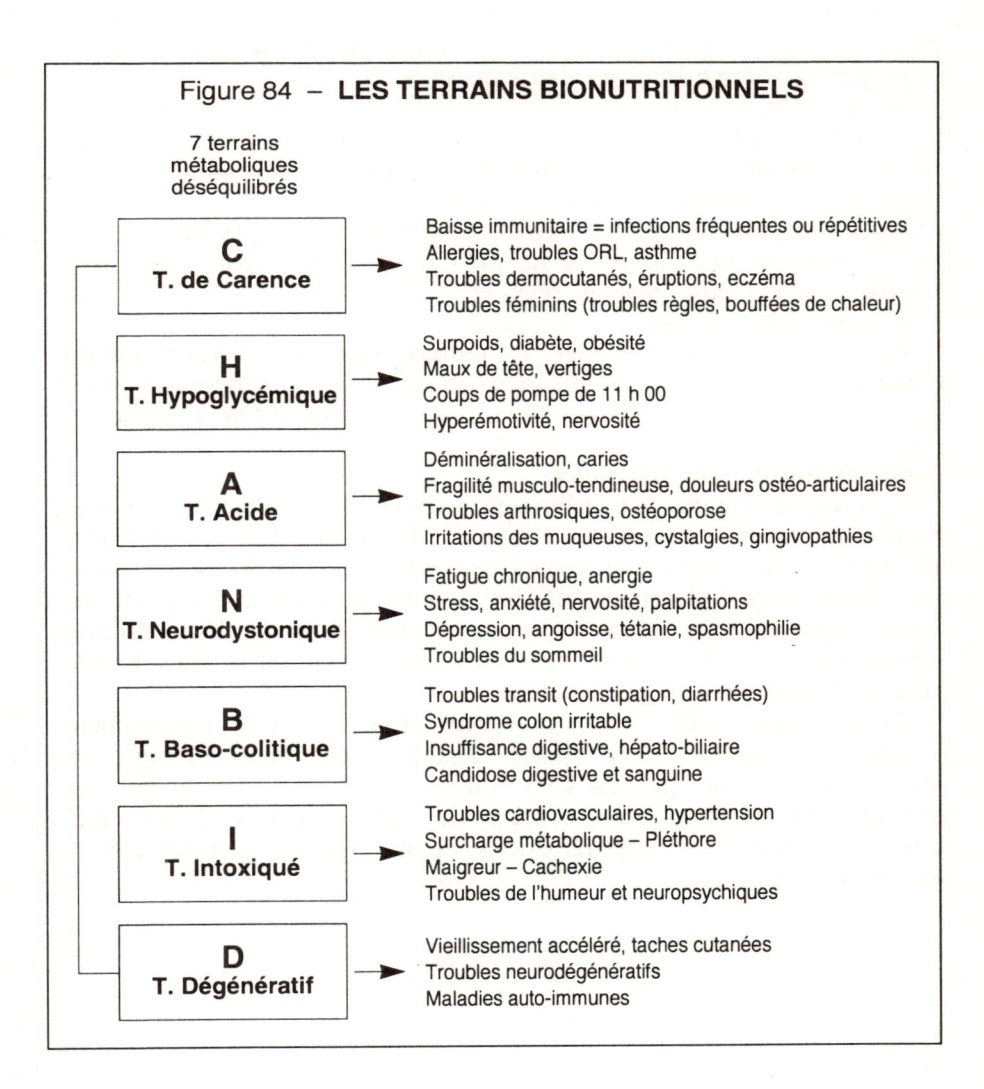

### Figure 84 – LES TERRAINS BIONUTRITIONNELS

**7 terrains métaboliques déséquilibrés**

**C — T. de Carence**
- Baisse immunitaire = infections fréquentes ou répétitives
- Allergies, troubles ORL, asthme
- Troubles dermocutanés, éruptions, eczéma
- Troubles féminins (troubles règles, bouffées de chaleur)

**H — T. Hypoglycémique**
- Surpoids, diabète, obésité
- Maux de tête, vertiges
- Coups de pompe de 11 h 00
- Hyperémotivité, nervosité

**A — T. Acide**
- Déminéralisation, caries
- Fragilité musculo-tendineuse, douleurs ostéo-articulaires
- Troubles arthrosiques, ostéoporose
- Irritations des muqueuses, cystalgies, gingivopathies

**N — T. Neurodystonique**
- Fatigue chronique, anergie
- Stress, anxiété, nervosité, palpitations
- Dépression, angoisse, tétanie, spasmophilie
- Troubles du sommeil

**B — T. Baso-colitique**
- Troubles transit (constipation, diarrhées)
- Syndrome colon irritable
- Insuffisance digestive, hépato-biliaire
- Candidose digestive et sanguine

**I — T. Intoxiqué**
- Troubles cardiovasculaires, hypertension
- Surcharge métabolique – Pléthore
- Maigreur – Cachexie
- Troubles de l'humeur et neuropsychiques

**D — T. Dégénératif**
- Vieillissement accéléré, taches cutanées
- Troubles neurodégénératifs
- Maladies auto-immunes

CHAPITRE 30

# CONCLUSION

> « À mesure que les informations s'accumulent, des faits décousus et des mystères insondables donnent lieu à des explications rationnelles et la simplicité émerge du chaos. »
> Professeur Bruce ALBERTS.

> « Le nexialisme est un totalisme appliqué. »
> Alfred Elton VAN VOGT (*La faune de l'espace*).

## A. SUR LE PLAN MÉDICAL

Je voudrais rappeler quelques points qui me paraissent importants :

1) Si j'apprécie comme mes contemporains **les progrès accomplis par la médecine** au cours du XX$^e$ siècle, je ne puis afficher une satisfaction béate, car il existe encore **d'énormes problèmes à résoudre** :

• L'auto-immunité, l'allergie, l'athérosclérose, le cancer et bien d'autres maladies restent bien mal connues sur le plan de la pathogénie.

• De nombreuses affections demeurent incurables ou mal curables, avec des traitements mal adaptés et parfois dangereux.

• La durée de vie moyenne des humains a été allongée, surtout grâce à la réduction de la mortalité infantile, à certains médicaments et aux prouesses de la chirurgie, mais si les vieillards sont plus nombreux, ils sont souvent dans un triste état de délabrement physique et/ou psychique.

2) Pour mieux prévenir ou traiter les états pathologiques, il faut d'abord **comprendre leur mécanisme**. Ceci est impossible si l'on se cantonne dans une seule spécialité médicale. Mais bien des mystères s'éclaircissent si l'on parvient à **développer une vision globale**, basée sur des **connaissances** dans les principaux secteurs de la médecine et dans diverses branches scientifiques. Une **réflexion poussée** permet souvent de relier des faits apparemment disparates et de reconstituer la **chaîne des événements** qui conduisent au développement d'une maladie.

3) **L'alimentation moderne est le premier maillon** de cette chaîne qui aboutit aux divers troubles : auto-immunité, encrassage et élimination qui se subdivisent en **75 maladies**, si l'on tient compte des tableaux XXX à XXXIII. Il est donc logique de **revenir à une nutrition de type ancestral**.

Nous avons vu les résultats souvent extraordinaires obtenus dans des états considérés classiquement comme incurables. **Le régime hypotoxique est efficace, parce qu'il traite la cause** et non les symptômes qui ne sont que les conséquences.

4) **Ce régime est compatible avec tout autre traitement**, allopathique ou homéopathique. Il permet toutefois souvent de se passer des médicaments. **Certains compléments** (minéraux, oligo-éléments, vitamines, ferments lactiques) et un mode de vie sain sont certainement d'utiles adjuvants.

5) Il a été question dans cet ouvrage beaucoup de génétique, d'immunologie, de métabolisme, de bactéries et d'aliments et relativement peu de psychisme. Je considère en effet que **les affections psychosomatiques**, dont le domaine a été souvent hypertrophié, **n'ont qu'une place restreinte, si tant est qu'elles existent**. Certes **le stress** est souvent le facteur déclenchant de nombreux désordres, mais il ne constitue pas la cause vraie, il joue simplement le rôle de révélateur. Je ne crois pas que l'anxiété puisse à elle seule créer une maladie, même si elle la favorise. **Les principaux facteurs étiologiques** sont les gènes de susceptibilité et certains éléments de l'environnement, essentiellement bactéries et aliments. À mon avis, l'asthme, le psoriasis, le Crohn, la rectocolite hémorragique, la fibromyalgie primitive et bien d'autres ne sont pas psychosomatiques.

6) **La fibromyalgie primitive** est le prototype de la maladie longtemps considérée à tort comme d'origine psychique. On n'a pourtant jamais obtenu la moindre guérison par les antidépresseurs. Récemment, RUSSELL et coll. (1994) ont constaté que le taux de **substance P** dans le liquide céphalorachidien des patients est trois fois plus élevé que chez les témoins normaux. Or la substance P est un neuropeptide libéré en cas de douleur. Ceci prouve définitivement que ces sujets souffrent vraiment et ne sont pas des hypochondriaques. Pourquoi suspecter de mensonge des gens qui se plaignaient ? Fallait-il taxer d'hystériques 5 % des femmes ? Si au contraire, on admet que la fibromyalgie résulte d'un **encrassage des muscles, des tendons et du système nerveux**, on aboutit à un schéma logique et surtout à un traitement par un simple régime qui fait progressivement disparaître les douleurs.

7) **Les atteintes psychiatriques graves**, comme la dépression nerveuse endogène, la schizophrénie ou l'Alzheimer **ne sont pas pour moi d'origine psychique**. Les troubles psychiatriques ne sont que l'expression d'un **encrassage du cerveau** par des molécules nocives. Le cerveau n'est pas seulement la région qui sert à penser. C'est aussi un organe qui peut souffrir tout comme un foie, une bronche ou une articulation. Les grands désordres psychiatriques me semblent **somatopsychiques** et non psychosomatiques. On connaît les limites des benzodiazépines, des antidépresseurs et autres médications dans ces états chroniques. Le régime de type originel mériterait d'être testé.

8) Même **l'ulcère gastroduodénal**, exemple habituel d'affection psychosomatique, sort de ce cadre depuis qu'on a mis en évidence la responsabilité d'une bactérie vivant dans le mucus, **helicobacter pylori**.

9) Je considère donc que le **psychisme ne peut à lui seul générer une**

maladie. Ceci est logique car, en l'état actuel de nos connaissances, le cerveau ne peut agir que par trois voies : les nerfs, la réponse immunitaire et la réponse endocrinienne. La stimulation ou l'inhibition de l'une ou de l'autre de ces trois voies ne peuvent conduire à une PR, un Crohn ou un asthme. Par contre, elles peuvent **révéler l'affection, favoriser les poussées, accélérer l'évolution**. J'en donnerai deux exemples :

• **Dans les maladies auto-immunes**, la cause me paraît être un peptide bactérien ou alimentaire venu de l'intestin grêle et accumulé dans un tissu, présenté par des molécules HLA aux lymphocytes T. **Le cerveau peut intervenir en induisant la production d'interféron** $\gamma$, soit directement par libération de neuropeptides, soit indirectement en augmentant la sécrétion d'œstrogènes. L'interféron $\gamma$ a **trois actions** :

• Induire une expression aberrante des molécules HLA de classe II sur les cellules contenant le peptide dangereux.

• Activer les lymphocytes T CD4 qui réagiront plus fortement contre ce peptide.

• Augmenter la perméabilité de la muqueuse du grêle, ce qui accroît la quantité de peptides nocifs arrivant dans le sang.

Chacune de ces trois actions peut favoriser l'éclosion ou la récidive du processus auto-immun.

**Dans le cancer du sein**, les $\gamma$ carbolines contenues dans les viandes et les charcuteries cuites me semblent les responsables majeurs des altérations génétiques des cellules des glandes mammaires aboutissant à une tumeur maligne. **Le stress peut jouer un rôle adjuvant, d'au moins trois façons :**

• Augmenter la production d'œstrogènes qui ne créent pas le cancer du sein, mais accélèrent la prolifération de cellules malignes déjà existences.

• Inhiber l'action des cellules NK et des lymphocytes T CD8, chargés d'éliminer les cellules humorales. Cette baisse de la surveillance immunologique facilite le développement du cancer déjà existant.

\* Abaisser le pouvoir antioxydant global des cellules du sujet, comme le démontre le test mis au point par BLACHE et PROST (1992). La défense contre les radicaux libres capables d'agresser l'ADN est diminuée.

10) **La conception psychosomatique débouche sur une impuissance thérapeutique**. Les tranquillisants ou la psychothérapie n'ont jamais guéri un asthme, une colite, un psoriasis ou une fibromyalgie. Ils ne font que culpabiliser le malade et son entourage.

11) **Beaucoup de mes confrères seront sceptiques** devant les résultats dont j'ai fait état. Je comprends fort bien leur réaction. Ils ont appris à la Faculté de Médecine et lors des enseignements post universitaires que beaucoup de maladies avaient une pathogénie mystérieuse et étaient incurables. Il leur est difficile d'admettre qu'il existe une **explication logique et un traitement efficace**. Surtout lorsque ce traitement est un simple régime alimentaire et non un anticorps monoclonal, une cytokine ou un autre élément obtenu par une technique de recombinaison génétique. Je ne demande pas à ces médecins de me croire. Je leur dis simplement : « **Essayez** la diététique chez certains de vos patients, **vérifiez** qu'elle est appliquée correctement et **observez** les résultats au bout d'un an. Vous constaterez quelques échecs et beaucoup de succès. »

## B. AU-DELÀ DE LA MÉDECINE

**L'alimentation moderne**, avec le cortège de maladies qui en découlent, **n'est qu'un exemple parmi bien d'autres des erreurs commises par l'homme**. L'alimentation ne peut pas être considérée à part, car elle dépend de nombreux autres facteurs. Pour comprendre le problème dans son ensemble, il convient d'**élargir le débat**. C'est ce que je vais faire dans les dernières lignes de cet ouvrage, même si les notions que je vais évoquer ont été volontairement simplifiées.

### 1. Les principales erreurs

**Les ancêtres de l'homme**, tout comme les animaux sauvages, **vivaient en équilibre avec leur environnement**. Un équilibre parfois cruel, avec une extermination impitoyable des plus faibles et des plus inadaptés. Mais un équilibre qui a fait ses preuves puisqu'il a permis le développement sur la Terre d'un très grand nombre d'espèces : virus, bactéries, protozoaires, végétaux et animaux.

**L'homme moderne est devenu assez intelligent et assez puissant pour modifier la nature, mais pas assez intelligent ou organisé pour la modifier dans le bon sens.** De nombreuses erreurs ont été faites, dont deux majeures :

• **L'augmentation inquiétante de la population.** Alors que nous n'étions que 400 millions pendant l'Antiquité, le premier milliard a été atteint en 1825, le second milliard en 1925, le 6$^e$ milliard en 1999 et l'on prévoit d'atteindre plus de 9 milliards en 2050.

• **L'utilisation sans discernement des pouvoirs conférés par les progrès de la science et de l'industrie.**

Les dégâts commis sont déjà très importants. Je commenterai seulement les principaux. Ils sont au nombre de neuf. La **pollution des sols** et la **surexploitation des mers** ont été évoquées au chapitre 4. Les effets des **radiations électromagnétiques**, la **pollution des airs** et la **pollution des eaux** ont été développées au chapitre 7. Restent les quatre autres problèmes : l'extinction de nombreuses espèces, la désertification, la destruction de la couche d'ozone et l'effet de serre.

a) *L'extinction de nombreuses espèces*

Les espèces animales et végétales ne sont pas éternelles. Certaines disparaissent et d'autres apparaissent. Mais l'homme a faussé ce phénomène naturel en provoquant l'extinction rapide de nombreuses espèces, et ceci pour plusieurs raisons :
• Les excès de la **chasse**.
• Les excès de la **pêche**.
• L'extension des **cités**.
• L'extension des **zones cultivées**.
• L'utilisation de quantités colossales **d'insecticides** qui ratent leur but en sélectionnant des insectes résistants, mais qui éliminent certaines variétés d'oiseaux (KREBS et coll. 1999).

• La **monoculture** qui règne dans certaines régions a pour corollaire une perte de la diversité alimentaire, qui est fatale à certaines espèces animales.

• L'introduction de **prédateurs** imprévus, par exemple les lapins en Australie.

• La **déforestation** qui mérite une description plus détaillée. Pendant la préhistoire, les forêts couvraient de vastes territoires. Le développement des activités humaines a fortement réduit autrefois les **forêts d'Asie et d'Europe**. À l'heure actuelle, les **forêts tropicales**, au Mexique, en Indonésie, au Brésil, la principale couvrant le bassin de l'Amazonie sont en cours de destruction. Ceci pour faire place à des terrains agricoles et pour récupérer des arbres exotiques dont le bois a une grande valeur. Dans certains pays développés à climat tempéré, comme la France et les États-Unis, les forêts regagnent du terrain. Mais sur l'ensemble de la planète, le bilan est négatif et on peut parler de déforestation.

Il faut cependant rappeler que les arbres fabriquent **l'oxygène** que nous respirons et que la perte de la forêt amazonienne entraînerait la disparition de 25 % des espèces animales et végétales actuelles.

**Les espèces sont interdépendantes.** La fin d'une espèce animale ou végétale entraîne souvent la fin d'autres espèces faisant partie de la même **chaîne écologique** (BERLOW 1999).

b) *La désertification*

Les déserts couvrent aujourd'hui 7,5 % des terres, et ils ont tendance à s'étendre davantage. Cette avancée des déserts relève de plusieurs causes :

• La destruction des sols par une **agriculture** et un **élevage** mal conçus.
• La modification des climats, avec accroissement de la **violence des vents et des pluies**.
• Le réchauffement planétaire dû à **l'effet de serre**.
• Le **déboisement**.

La surface désertique augmente au Sahara, en Afrique du Sud, en Australie, en Asie Centrale, aux États-Unis et, près de chez nous, en Espagne.

c) *La destruction de la couche d'ozone*

Les activités humaines modernes ont accru la quantité d'ozone dans les basses couches de l'atmosphère et ont au contraire abaissé la quantité d'ozone dans les hautes couches de l'atmosphère. La couche d'ozone s'est nettement amincie, surtout en hiver et au printemps, surtout au-dessus des régions polaires, en particulier l'Antarctique.

La responsabilité des **chlorofluorocarbones** (CFC) est largement démontrée (BRUNE 1996) (KERR 1996a) (PRATHER et coll. 1996). Des millions de tonnes de CFC ont été libérées à partir des appareils de réfrigération, de l'air conditionné, des mousses à raser et autres bombes aérosols, des solvants. **La production des CFC a décuplé** de 1970 à 1987. Les CFC montent jusqu'à la stratosphère où elles sont dégradées, avec émission de **chlorine** (ClH, Clo) et de **fluorine** (FH). Ces acides forts détruisent l'ozone ($O_3$).

d) *L'effet de serre*

La combustion des hydrocarbures fossiles (charbon, pétrole) élève la concentration dans l'atmosphère des **gaz à effet de serre** (Karl et coll. 1997). Il s'agit surtout du gaz carbonique ($CO_2$), mais aussi du méthane ($CH4$), de l'ozone ($O_3$), des hydrocarbures, des oxydes d'azote (NO, $NO_2$, Nox) et de particules de taille très faible, nommées **aérosols**.

Le gaz carbonique est particulièrement redoutable, car il peut persister très longtemps dans l'atmosphère. À l'heure actuelle, 54 % seulement du $CO_2$ émis redescend pour être récupéré par les océans (2/3) et les forêts (1/3) selon SCHMIDT (1998).

Ces gaz laissent passer la lumière solaire, mais **arrêtent sa réflexion** sous forme de rayons infrarouges par la surface du sol. La chaleur est ainsi piégée dans une enveloppe isolante, comme dans une serre. Ce phénomène est responsable d'une **augmentation de 0,8 °C de la température moyenne de la planète**, entre 1900 et 1995, comme le montre la figure 85 (KERR 1996b).

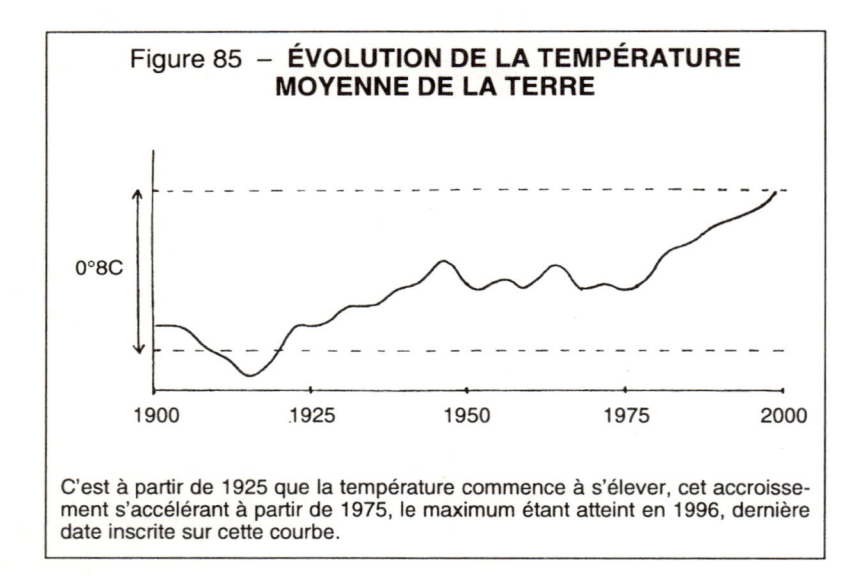

Figure 85 – **ÉVOLUTION DE LA TEMPÉRATURE MOYENNE DE LA TERRE**

C'est à partir de 1925 que la température commence à s'élever, cet accroissement s'accélérant à partir de 1975, le maximum étant atteint en 1996, dernière date inscrite sur cette courbe.

**Cette hausse de température est bien la conséquence des activités humaines.** L'analyse de carottes glaciaires prélevées dans les régions polaires permet d'étudier la composition de l'atmosphère et de reconstituer le climat (ALLEY et BENDER 1998). On constate que, au cours des 100 000 dernières années :
- Jamais les gaz à effet de serre n'ont été aussi abondants.
- Jamais une ascension de 0,8 °C n'est survenue aussi rapidement.

Il est curieux de noter que, si les gaz à effet de serre réchauffent les couches basses de l'atmosphère, ils refroidissent les couches hautes (stratosphère).

Dans cette œuvre de pollution et de dégradation, **tous les pays participent** à un degré plus ou moins important :

• Les États-Unis sont les champions des pesticides et des aliments transgéniques.

• La Russie traîne les pieds pour réduire les émanations de gaz carbonique et utilise des centrales nucléaires peu sûres, comme l'a prouvé la catastrophe de Tchernobyl.

• La Chine et certains pays en cours de développement continuent à utiliser des CFC et ont parfois même augmenté leur production.

• Certains pays arabes, la Russie, les États-Unis, le Mexique et le Vénézuela sont les plus grands producteurs de cette énergie polluante qu'est le pétrole.

• La Grande-Bretagne est responsable de la maladie de la vache folle.

• Le Japon, la Russie, la Chine, les États-Unis, le Chili et le Pérou sont les plus acharnés à dépeupler les mers.

• La Chine a fait disparaître la plupart de ses forêts, certains pays d'Asie, d'Afrique et d'Amérique, dont le Brésil suivent la même voie.

• L'Asie, l'Afrique et l'Amérique du Sud sont les principaux artisans de la croissance rapide de la population terrestre.

• Le Japon, les États-Unis et l'Europe Occidentale, dont bien sûr la France, ont beaucoup d'industries polluantes et fabriquent la plupart des véhicules à essence et à diesel.

• Certains chasseurs africains exterminent les éléphants d'Afrique et les rhinocéros pour s'emparer de leurs défenses auxquelles ils attribuent diverses vertus, certains pêcheurs japonais exterminent les baleines dont la chair est très appréciée par leurs concitoyens.

Et la liste n'est évidemment pas exhaustive.

## 2. Les dangers qui nous guettent

Continuer dans le même sens, en se contentant de parer au plus pressé, ne peut que déboucher sur **une aggravation de la situation** et sur de **véritables catastrophes** :

a) La pollution des sols **détruira progressivement les terres arables**, réduisant quantitativement et qualitativement les récoltes, et par voie de conséquence le nombre d'animaux d'élevage.

b) La pollution de l'air aura des actions néfastes :

• **Dans les villes, en agressant les bronches et les poumons des habitants**, ce qui favorise les infections respiratoires, aggrave l'insuffisance respiratoire et l'insuffisance cardiaque, augmente le risque de cancer du poumon. Les particules fines émises par les moteurs diesel sont particulièrement redoutables, parce qu'elles pénètrent jusque dans les alvéoles pulmonaires où ils peuvent séjourner pendant plusieurs mois ou plusieurs années.

• **Dans les campagnes**, où le risque de pluies acides a été assez bien jugulé, mais où l'ozone très oxydant **attaque les forêts** et **diminue le rendement des cultures céréalières**. D'autre part, les **pesticides organophosphatés**, de plus en plus employés, peuvent agresser le système nerveux central et périphérique des agriculteurs (STEENLAND 1996).

c) La pollution des eaux viendra aggraver la situation :

• En déposant dans les sols des **quantités trop fortes de nitrates**, que la terre ne parvient plus à absorber ou à dégrader.

• En **modifiant l'équilibre naturel des espèces végétales et animales**, avec disparition de certaines espèces et prolifération excessive d'autres espèces.

• En introduisant des **produits toxiques** variés dans l'organisme des **poissons** et autres habitants des rivières et des mers.

Rappelons qu'à l'heure actuelle, **plus du quart des humains ne disposent pas d'eau potable** et que cette carence est responsable de plus de 5 millions de décès chaque année.

d) L'extinction de nombreuses espèces animales et végétales **réduira la biodiversité**. Or cette diversité végétale et animale est vitale pour notre espèce (RICE et coll. 1997). C'est une source irremplaçable de nourriture, de médicaments et de matière première. De plus, la raréfaction des arbres **modifiera la composition de l'atmosphère**, avec une augmentation du gaz carbonique et une diminution de l'oxygène.

e) La désertification **amenuisera les ressources alimentaires** et **diminuera les superficies habitables**.

f) La destruction de la couche d'ozone exposera les humains à certains rayons solaires dangereux. Ceci favorisera l'apparition de **mutations génétiques** et **multipliera la fréquence des cancers de la peau**. Le mélanome, autrefois exceptionnel, a une incidence qui double tous les dix ans et est en passe de devenir un des cancers les plus répandus.

g) L'effet de serre, si on ne parvient pas à le contrôler, aura des conséquences redoutables (KARL et coll. 1997) (MAHLMAN 1997) :

• **Augmentation de la température moyenne de la planète** au cours du XXI$^e$ siècle, dans une fourchette comprise entre **1 °C et 4,5 °C**.

• **Modifications climatiques** provoquées par l'accumulation d'un excès d'énergie thermique dans l'atmosphère (KARL et TRENBERTH 2000) avec des vagues de chaleur estivale et des vagues de froid hivernales plus fréquentes et plus intenses, des pluies augmentées pour les hautes latitudes et diminuées pour les basses latitudes, un accroissement du nombre et de la force des cyclones, des orages, des tempêtes de neige, des inondations et une désertification des régions souffrant de sécheresse (EASTERLING et coll. 2000).

• **Amplification du phénomène El Niño** (MC PHADEN 1999) (TIMMERMAN et coll. 1999) qui correspond à un réchauffement de la partie tropicale de l'Océan Pacifique, survenant à la période de Noël, une année tous les trois à sept ans, en association avec un affaiblissement des vents alizés. En 1997 et 1998, El Niño a battu tous ses records en ascension de température et ceci modifie le climat sur de fortes distances, avec perturbation des équilibres pour les espèces animales et végétales.

• **Fonte partielle des glaces** déjà visible à notre époque où l'on assiste au net amenuisement des glaciers tropicaux (FRANCOU et coll. 1997) et à une perte de 14 % du volume de la calotte glaciaire arctique au cours des vingt dernières années (KERR 1999). Les icebergs disparaissent entre le Groenland et le Labrador. Si ce processus continue, il faut s'attendre à une **élévation de 25 à 50 cm du niveau des mers**, ce qui signifie l'érosion des plages, la destruction des mangroves côtières et l'inondation de certains pays, comme la Hollande et le Bengladesh.

Dans ce monde en grande difficulté, se nourrir convenablement sera bien difficile. Beaucoup d'humains seront menacés de **famine**. Les aliments originels auront disparu en raison de la **pollution généralisée**. Aura-t-on encore la possibilité de produire des aliments biologiques ?

### 3. Les mesures à prendre

**Devons nous attendre passivement la décadence de l'humanité**, qu'elle soit progressive, sous l'impact croissant de la pollution, ou brutale, avec des guerres d'extermination pour se disputer les quelques ressources restantes ?

Les autres planètes du système solaire ne paraissent pas habitables et, à moins de progrès scientifiques inattendus, nous ne sommes pas prêts à voyager jusqu'aux planètes de soleils plus lointains. **Nous sommes donc condamnés à rester sur la Terre.**

**La seule solution positive est la correction de nos erreurs :**

a) Contre la pollution des sols, le seul remède est la généralisation de **l'agriculture et l'élevage biologique.** En sachant qu'il est beaucoup plus facile d'abimer les sols que de les reconstituer. L'agriculture et l'élevage biologique occupent seulement 0,3 % de la surface utile en France, contre 11,2 % en Autriche, leader européen. La demande croissante des consommateurs français devrait multiplier par 6 ce territoire d'ici 2005.

b) Contre la pollution de l'air, la législation actuelle des industries et la réduction de la circulation automobile dans les grandes villes en cas d'urgence ne sont que des palliatifs. Il faut mettre au point des **industries non polluantes**. Le charbon et le pétrole, grands fournisseurs de gaz nocifs, au coût de plus en plus élevé et qui seront épuisés dans quelques décennies, doivent être progressivement remplacés par d'autres moyens moins redoutables.

Certes il faut développer au maximum les énergies dites renouvelables : barrages, éoliennes, produits agricoles, solaire. Mais ces diverses sources paraissent très insuffisantes pour assurer les besoins de 6 milliards et dans 50 ans de 9 milliards d'humains. Comme SAILOR et coll. (2000), **je préconise une utilisation beaucoup plus importante de l'énergie nucléaire.** Celle-ci présente en effet de nombreux avantages :

- Elle est **propre**, ne dégageant aucun gaz polluant ou à effet de serre.
- Elle est **proche du risque zéro**, avec les réacteurs nucléaires actuels.
- Elle est **de plus en plus compétitive sur le plan financier**.
- Elle est implantable dans tous les pays.

Le seul problème à résoudre est celui des **déchets nucléaires à vie longue**. Il ne manque pas de déserts pour les enfouir, en attendant de trouver une méthode scientifique pour neutraliser leur radioactivité. L'énergie atomique doit permettre le fonctionnement des industries. Les véhicules à diesel et à essence sont à éliminer progressivement pour céder la place à des **véhicules électriques ou atomiques**.

Seuls des lobbys financiers s'opposent à cette évolution souhaitable. Les dirigeants de l'industrie pétrolière devraient pourtant se poser cette question : vaut-il mieux être milliardaire et mourir en moyenne à 70 ans ou être un peu moins riche, mais gagner 30 ans de vie supplémentaire en prolongeant la durée de l'âge adulte ?

c) Contre la pollution des eaux, des progrès ont été accomplis pour juguler la menace des pluies acides (JENKINS 1999). Des accords entre les principaux pays industriels ont fortement diminué les émissions de **sulfates** et devraient abaisser dans un proche avenir les émissions de **nitrates**. Contre les autres pollutions des eaux, le salut repose là encore sur la mise au point **d'industries propres**.

d) Le maintien des espèces animales dépend de la **dépollution** des sols, de l'air et des eaux, de l'arrêt de la destruction des forêts. Mais il sera certainement utile d'**éduquer** et de **surveiller** les chasseurs, les pêcheurs, les agriculteurs et les industriels.

e) La lutte contre la déforestation nécessite des **décisions politiques saines** de la part des gouvernements des pays concernés. Il faudra rétablir l'équilibre entre les **feuillus** trop rares et les **résineux** trop abondants.

f) La réduction de la superficie des déserts est corrélée à la **réimplantation des arbres** et à la diminution de la sécheresse, elle-même consécutive à **l'effet de serre**. Rappelons que les **aérosols**, particules de taille très faible provenant des fumées industrielles et des gaz d'échappement des véhicules, peuvent gagner les nuages et se fixer sur les gouttes d'eau qu'ils empêchent de grossir, diminuant ainsi la fréquence des pluies (TOON 2000). La reconquête des déserts demandera aussi une utilisation à un rendement maximal de quantités limitées d'eau, à l'imitation des **procédés d'irrigation** employés en Israël.

g) La reconstitution de la couche d'ozone passe par **l'abandon des CFC**. Un grand pas a été fait dans la bonne direction par un accord international réalisé à Montréal en 1987 (KERR 1996a). Dans les pays développés, seuls quelques vieux réfrigérateurs et quelques vieux climatiseurs émettent encore de faibles doses de chlorine. Le taux de chlorine ne monte plus dans la stratosphère et devrait redescendre lentement pour arriver en 2050 au taux de 1979, à partir duquel la couche d'ozone peut se reformer. Il reste à persuader les pays en cours de développement d'adhérer au même protocole pour accélérer cette amélioration.

Hélas, on s'est aperçu que la **bromine** persiste et que cette substance, bien moins abondante que la chlorine, est 40 fois plus active pour détruire l'ozone. La bromine vient des halons, employés dans la lutte contre les incendies, et du méthylbromide, une souillure des grains conservés. Ce problème devra être réglé.

h) La maîtrise de l'effet de serre devient une **nécessité vitale pour l'humanité**. Dans ce but, les spécialistes des pays sur développés se sont réunis récemment à Kyoto (BOLIN 1998). Des engagements ont été pris à l'échéance 2010 pour **réduire les émissions de $CO_2$** :
- De 8 % pour l'Union Européenne.
- De 7 % pour les États-Unis.
- De 6 % pour l'ensemble des autres pays riches.
- De 1 % pour l'ensemble des pays de l'Est.

Là encore, la véritable solution est la **création d'industries et de véhicules n'utilisant pas les dérivés du charbon et du pétrole**.

Il reste que les pays en cours de développement n'ont pas signé les accords de Kyoto, alors qu'ils sont responsables de 43 % de l'effet de serre et en pleine expansion dans ce domaine (PARRY et coll. 1998). Il est donc essentiel d'obtenir leur collaboration.

i) Enfin de solides études devront être effectuées afin de **déterminer**, dans notre environnement électromagnétique, **si certaines radiations sont dangereuses**. Si c'était le cas, des moyens de protection devront être trouvés.

Toutes les mesures que je viens d'énoncer ne font que traiter les conséquences de l'augmentation exagérée du nombre des humains. **La démographie galopante est la cause première de la plupart de nos maux**. C'est à cause d'elle qu'il faut toujours plus d'usines, plus de voitures, plus d'agriculture, plus d'élevage, plus de pêche, plus de chasse, plus de coupes d'arbres et plus d'appareils émetteurs de radiations électromagnétiques. C'est à cause d'elle que les gouvernants se contentent de parer au plus pressé, privilégiant le rendement quantitatif au détriment de la qualité et de l'écologie.

Il me paraît souhaitable, non seulement de stabiliser, mais même de **diminuer nettement la population terrestre**, pour revenir à un chiffre idéal se situant autour de 1 à 2 milliards. Ceci est réalisable par un contrôle rigoureux des naissances, s'appuyant sur la **contraception**. Ceci suppose une **éducation** des hommes et surtout des femmes. La famille, l'école, les médias devraient être mobilisés dans ce sens. Ce premier objectif est à mon avis essentiel.

Un point encourageant est l'usage de plus en plus répandu de la **contraception** en Extrême-Orient, en Afrique et en Amérique Latine. La moyenne de 6 enfants par famille observée sur Terre, il y a quelques décennies, est tombée à 2,9. Sachant que la mortalité infantile a fortement décru, **il faudrait descendre à 2,1 pour arrêter l'essor démographique** (POTTS 2000). Les gens qui vivent dans des contrées pauvres doivent comprendre que la richesse des habitants d'un pays est directement liée au contrôle de la démographie.

Un second objectif sera d'**employer avec discernement nos moyens scientifiques**. La nature n'est pas parfaite et mérite d'être améliorée. Mais il faut tenir compte de nombreux paramètres et développer une **vision des conséquences à long terme**. Toute décision politique d'employer tel ou tel procédé scientifique nouveau devra recevoir **l'approbation de savants éclairés**, ayant étudié les résultats lointains à attendre de l'application du procédé. Une **surveillance stricte**, exercée au fil du temps, permettra de découvrir certains effets imprévus et d'apporter les corrections nécessaires.

Ce programme paraît **utopique à l'heure actuelle. Il faudra pourtant y venir** dans 50 ans, dans 100 ans ou dans 200 ans, sous peine de désastre, et plus l'on y viendra tard, plus le travail de redressement sera grand. La réalisation des deux objectifs que j'ai définis suppose l'existence d'un **gouvernement mondial**, ou du moins d'une **association de certains pays forts**, capables d'imposer une action de **sauvetage de l'humanité**, en dépit de la bêtise, de l'égoïsme, de la corruption ou du fanatisme de certains. La **raison de planète** devra se substituer à la raison d'état.

Lorsque l'espèce humaine aura cessé de proliférer de façon désordonnée à la manière d'un cancer, lorsqu'on aura donné à la petite minorité compétente, c'est-à-dire les vrais savants, la place qui leur revient auprès des gouvernants, l'œuvre de **restauration de la Terre** pourra commencer. Ce **travail de longue haleine** demandera la participation de tous, grâce à une culture et une discipline inculquées par une éducation bien faite. Tous les hommes devront se transformer en **écologistes intelligents**.

**L'alimentation est une des branches de l'écologie.** Si l'on parvient un jour à dépolluer au moins en grande partie notre monde et à réparer les dégâts les plus graves, **la nutrition sera de type ancestral, reposant sur un élevage et une agriculture biologiques**.

### C. QUELQUES MOTS POUR FINIR

Si ce livre a pour but essentiel de montrer **l'intérêt majeur d'une alimentation saine dans la prévention et le traitement de nombreuses maladies**, bien d'autres éléments ont été évoqués, de la chimie à la physiologie, de la génétique à l'immunologie, des origines de l'homme à son devenir dans les temps futurs. Je crois en effet que **la nutrition et la médecine sont liées plus ou moins étroitement à plusieurs autres secteurs de la science**. À la manière de Grovenor, le savant nexialiste du roman de Van Vogt, j'ai puisé dans ces divers domaines pour proposer une conception théorique globale et en tirer les applications pratiques.

Dans ma façon de raisonner, j'ai systématiquement essayé de **privilégier les éléments majeurs** et de **prendre le chemin le plus court**. D'énormes efforts sont aujourd'hui gaspillés dans des recherches sur des points de détail situés sur des chemins de dérive. Tout ceci coûte fort cher et n'a que peu d'intérêt, à court comme à long terme.

**Si l'on peut distinguer trois variétés de médecine (classique, non conventionnelle et diététique), il ne faut pas les opposer**. Un bon praticien doit faire appel à la méthode qui lui paraît la meilleure pour traiter une maladie précise chez un malade précis. Parfois plusieurs méthodes devront être associées.

Si l'ambition de cet ouvrage est grande, les imperfections y sont sans doute nombreuses, car ma compétence est limitée dans certaines spécialités. J'espère cependant avoir intéressé certains lecteurs et surtout avoir été utile à certains médecins et à certains malades.

# BIBLIOGRAPHIE

AARON L.A., BURKE M.M. et BUCHWALD D. – *Overlapping conditions among patients with chronic fatigue syndrome, fibromyalgia and temporo mandibular disorder*. **Arch. Intern. Med.**, 2000, 160, 221-227.

ABI-HANNA D. et WAKEFIELD D. – *Differential enhancement of HLA-B27 by interferon*. **Hum. Immunol.**, 1990, 27, 33-39.

ACQUAVIVA C., SALVAT C., PIECHACZYK M. et JARIEL-ENCONTRE I. – *Catabolisme protéique intracellulaire*. **Hématologie**, 1999, 5, 206-215.

ADAMS R.B., PLANCHON S.M. et ROCHE J.K. – *IFN-γ modulation of epithelial barrier function : time course, reversibility, and site of cytokine binding*. **J. Immunol.**, 1993, 150, 2356-2363.

ADVENIER C., MACQUIN-MAVIER I. et DEVILLIER Ph. – *Physiopathologie de l'asthme*. **La Lettre du Pharmacologue**, 1993, 7, 24-28.

AGID Y. – *Le vieillissement, la maladie et la mort des cellules nerveuses*. **Bull. Acad. Natl. Med.**, 1995, 179, 1193-1207.

ALAMARTINE E. – *La glomérulonéphrite primaire à dépôts mésangiaux d'IgA : quoi de neuf pour une ancienne maladie ?* **Néphrologie**, 1999, 20, 315-318.

ALBERTS B., BRAY D., LEWIS J. et coll. – **Biologie moléculaire de la cellule**. 1 vol., 1986, Flammarion édit. Paris, 1146 pages.

ALEXANDRE C. – *Définition de l'ostéoporose*. **Rev. Rhum**, 1997, 64, 7SP-9SP.

ALLANNIC H. – *Les inhibiteurs des α glucosidases : leurs places dans la thérapeutique actuelle du diabète*. **Sang Thromb. Vaiss.**, 1997, 10, 601-608.

ALLEY R. et BENDER M. – *Le climat dans les glaces*. **Pour la Science**, 1998, n° 246, 80-86.

ALZONA M., JACK H.M., FISHER R.I. et coll. – *CD30 defines a subset of activated human T cells that produce IFN-γ and IL-5 and exhibit enhanced B cell helper activity*. **J. Immunol.**, 1994, 153, 2861-2867.

AMIRANOFF B. – *pS2, le peptide « en feuille de trèfle » protecteur de l'intestin agressé*. **Médecine/Sciences**, 1996, 12, 846-847.

AMMANN K. – *Les OGM entre mensonges et hystérie*. **La Recherche**, 1999, n° 325, 104-107.

ANDERSON R.M., DONNELLY C.A., FERGUSON N.M. et coll. – *Transmission dynamics and epidemiology of BSE in British cattle*. **Nature**, 1996, 382, 779-788.

ANDERSON R.P., DEGANO P., GODKIN A.J. et coll. – *In vivo antigen challenge in celiac disease identifies a single transglutaminase-modified peptide as the dominant A-gliadin T-cell epitope*. **Nature** Med., 2000, 6, 337-342.

ANDRE G. – *Diététique de l'enfant*. 1 vol., 1983, **Masson édit. Paris**, 276 pages.

ANGGARD E. – *Nitric oxyde : mediator, murderer and medicine*. **Lancet**, 1994, 343, 1199-1206.

ANGLADETTE A. – *Le riz*. 1 vol., 1966, **Maisonneuve et Larose édit. Paris**, 12-35.

ANTON R. et WICHTL M. – *Plantes thérapeutiques. Tradition, pratique officinale, science et thérapeutique*, 1 vol., 1999, **Tec & Doc édit**. Paris, 636 pages.

APPELBOOM T. et DUREZ P. – *Effet d'un régime sans produit lacté sur la symptomatologie des spondylarthritiques*. **Rev. Rhum**., 1994, 661.

ARANEO B.A., DOWELL T., DIEGEL M. et coll. – *Dihydrotestostérone exerts a depressive influence or the production of IL-4, IL-5 and γ interferon but not IL-2 by activated murine T cells*. **Blood**, 1991, 78, 688-699.

ARICO M. et EGELER R.M. – *Clinical aspects of Langerhans cell histiocytosis*. **Hematol. Oncol. Clin. North. Am**., 1998, 12, 247-258.

ASHCROFT F.M. – *Ion channels : exciting times for PIP2*. **Science**, 1998, 282, 1059-1060.

ASSOCIATION GREENPEACE – *Le soja transgénique aux portes de l'Europe*. **Biocontact**, 1997, n° 59, 5-10.

ASSOCIATION MEDICALE KOUSMINE – *La méthode Kousmine*. 1 vol., 1989, **Jouvence édit. Onex/Genève**, 208 pages.

ATKINSON M.A. et MAC LAREN N.K. – *Islet cell autoantigens in insulin-dependent diabetes*. **J. Clin. Invest**., 1993, 92, 1608-1616.

AUBERT J.P., DUBERT J.M., GROS F. et coll. – *Introduction à la biochimie*. 1 vol., 1974, **Ediscience édit. Paris**, 421 pages.

AUBIER M. et MARTHAN R. – *Études expérimentales des polluants*. **Rev. Mal. Respir**., 1997, 14, 6S15-6S21.

BABBITT B.P., ALLEN P.M., MATSUEDA G. et coll. – *Binding of immunogenic peptides to Ia histocompatibility molecules*. **Nature**, 1985, 317, 359-361.

BACH J.F. – *L'origine immunitaire du diabète*. **La Recherche**, 1989, 214, 1206-1215.

BACH J.F. – *L'immunothérapie du diabète insulino-dépendant ; acquis, limites actuelles et perspectives*. **Encycl. Med. Chir**., 1991, n° 6, 3-5.

BACH J.F. – *Traité d'immunologie*. 1 vol., 1993, **Flammarion édit. Paris**, 1205 pages.

BAHN R.S. et HEUFELDER A.E. – *Mechanisms of disease : pathogenesis of Graves' ophtalmology*. **N. Engl. J. Med**., 1993, 329, 1468-1475.

BALDEYROU P. – *Dilatation des bronches : clinique et thérapeutique actuelles*. **Gazette Médicale**, 1995, 102, n° 23, 8-13.

BALLARA S.C., SIRAJ Q.H., MAINI R.N. et VENABLES P.J.W. – *Sustained response to doxycycline in two patients with SAPHO syndrome*. **Arthritis. Rhum**., 1999, 42, 819-821.

BARINAGA M. – *New Alzheimer's gene found*. **Science**, 1995, 268, 1845-1846.

BARKER J.N.W.N. – *The pathophysiology of psoriasis*. **Lancet**, 1991, 338, 227-230.

BARNES P.J. – *Asthma : what is there left to find out ?* **Br. Med. J**., 1993, 307, 814-815.

BARROIN G. – *Les phosphates, ou comment manipuler la science*. **La Recherche**, 1995, n° 281, 56-60.

BASTARD J.P., JARDEL C., GUERRE-MILLO M. et HAINQUE B. – *Les transporteurs d'hexose chez l'homme : leur rôle dans l'insulinosensibilité des tissus périphériques*. **Rev. Med. Interne**, 1998, 19, 108-118.

BAYRAKTAR Y., OZASLAN E. et VAN THIEL D.H. – *Gastrointestinal manifestations of Behçet's disease*. **J. Clin. Gastrœnterol**., 2000, 30, 144-154.

BAYROU O. – *Urticaire chronique*. **Gazette Médicale**, 1995, 102, n° 33, 38-40.

BEAUVAIS P. – *La maladie de Creutzfeldt-Jakob, la plus importante des maladies à prion*. **Presse Med**., 1997, 26, 378-382.

BELL I.R., BALDWIN C.M. et SCHWARTZ G.E. – *Illness from low levels of environmental chemicals : relevance to chronic fatigue syndrome and fibromyalgia*. **Am. J. Med**., 1998, 105, 3A, 74S-82S.

BELL P.M. et HADDEN D.R. – *Metformin. Endocrinol. Metab*. **Clin. North Am**., 1997, 26, 523-537.

BELLANGER J. et GENDRE J.P. – *Manifestations cliniques et diagnostic de la maladie de Crohn.* **Médecine Thérapeutique**, 1996, 2, 753-761.

BENJAMIN R. et PARHAM P. – *Guilt by association : HLA-B27 and ankylosing spondylitis.* **Immunol. Today**, 1990, 11, 137-142.

BENNETT J.C. – *The infectious etiology of rheumatoid arthritis.* **Arthritis Rheum.**, 1978, 25, 531-538.

BENSON K. et HARTZ A.J. – *A comparison of observational studies and randomized controlled trials.* **N. Engl. J. Med.**, 2000, 342, 1878-1886.

BÉRAUD V., KONE-PAUT I., SEBAHOUN G. et BERBIS Ph. – *Syndrome d'activation des macrophages. Manifestations cutanées.* **Ann. Dermatol. Venereol.**, 1995, 122, 632-636.

BERGAOUI N. – *Les manifestations rhumatologiques de la maladie de Behçet.* **Rhumatologie**, 1997, 49, 275-278.

BERGER E. et RUMBACH L. – *Les nouvelles stratégies thérapeutiques au cours de la sclérose en plaques.* **Rev. Med. Interne**, 1999, 20, 346s-350s.

BÉRI D., MALAVIYA A.N., SHANDILYA R. et coll. – *Effect of dietary restrictions on disease activity in rheumatoid arthritis.* **Ann. Rheum. Dis.**, 1988, 47, 69-72.

BERLOW E.L. – *Strong effects of weak interactions in ecological communities.* **Nature**, 1999, 398, 330-334.

BERTIN P.H., TREVES R. et MAZIÈRES B. – *Le traitement médical de l'arthrose.* **Presse Med.**, 1996, 25, 653-656.

BERTHOUX F. – *La maladie de Berger ou glomérulonéphrite intercapillaire à dépôts d'IgA primaire.* **Gazette Médicale**, 1995, 102, n° 12, 20-22.

BESSON P.G. – *Acide-base. Une dynamique vitale*, 1 vol., 1991, **Trois Fontaines édit. Les Tattes-Filinges**, 124 pages.

BESSON P.G. – *Le point sur... alimentation et cancer.* **Bulletin AMKI**, 1991, n° 1, 2-9.

BESSON P.G., BONDIL A., DENJEAN A. et KEROS P. – *Les 5 piliers de la santé*, 1 vol., 1993, **Jouvence édit. Onex/Genève**, 302 pages.

BESSON P.G. – *Je me sens mal, mais je ne sais pas pourquoi... ! La candidose chronique, une maladie méconnue.* 1 vol., 1994a, **Trois Fontaines édit. Les Tattes-Fillinges**, 154 pages.

BESSON P.G. – *Régime alimentaire et suppléments nutritionnels dans le traitement de la sclérose en plaques (1ʳᵉ partie).* **Bulletin AMKI**, 1994b, n° 8, 2-7.

BIECHE I. et LIDEREAU R. – *Biologie des cancers solides : l'exemple du cancer du sein. Première partie : systèmes géniques impliqués dans la cancérogénèse.* **J. Gynécol. Obstét. Biol. Reprod.**, 1996, 25, 131-141.

BIECHE I. et LIDEREAU R. – *Biologie des cancers solides : l'exemple du cancer du sein. Deuxième partie : Gènes dérégulés dans le cancer du sein.* **J. Gynécol. Obstét. Biol. Reprod.**, 1996, 25, 142-152.

BIGNON J. – *Nature et source des polluants.* **Rev. Mal. Respir.**, 1997, 14, 6S11-6S14.

BILLIARD M. et DAUVILLIERS Y. – *Narcolepsie : un rôle-clé des hypocrétines.* **Médecine/Sciences**, 2000, 16, 108-110.

BIRABEN J.N. – *Démographie historique et génétique. Génétique des populations humaines.* **Colloque Inserm**, 1986, 142, 29-40.

BIRMAN S. – *L'α-synucléine et la maladie de Parkinson : le grand méchant petit chaperon.* **Médecine/Sciences**, 2000, 16, 956-957.

BJARNASON I., MACPHERSON A. et HOLLANDER D. – *Intestinal permeability : an overview.* **Gastroentérol.**, 1995, 108, 1566-1581.

BJORKMAN P.J., SAPER M.A., SAMRAOUI B. et coll. – *Structure of the human class I histocompatibility antigen, HLA-A2.* **Nature**, 1987, 329, 506-512.

BLAAUW I. (de), DEUTZ N.E.P., VAN DER HULST R.R.W.W. et VON MEYENFELDT M.F. – *Glutamine depletion and increased gut permeability in non anorectic, non weight losing tumor bearing rats.* **Gastroenterol.**, 1997, 112, 118-126.

BLACHE D. et PROST M. – *Free radical attack : biological test for human resistance capability. In Proceedings of the IX College Park Colloquium on Chemical Evolution : A lunar based Chemical Analysis Laboratory (LBCAL). C.*, 1 vol., 1992, **C. Ponnamperuma & C.W. Gehrke édit. (NASA Washington)**, 82-98.

BLACK D.W., DOEBBELING B.N., VOELKER M.D. et coll. – *Multiple chemical sensitivity syndrome : symptom prevalence and risk factors in a military population.* **Arch. Intern. Med.**, 2000, 160, 1169-1176.

BLAIS J.M., SCHLINDLER D.W. et MUIR D.C.G. – *Accumulation of persistent organochlorine compounds in mountains of Western Canada.* **Nature**, 1998, 395, 585-588.

BLALOCK J.E. – *The syntax of immune-neurœndocrine communication.* **Immunol. Today**, 1994, 15, 504-511.

BLAU J.N. – *Migraine : theories of pathogenesis.* **Lancet**, 1992, 339, 1202-1207.

BLOCH-JANIN F. – *Les acides gras w3 agissent sur le développement cérébral.* **Le quotidien du médecin**, 1998, n° 6272.

BLOSTIN R. – *Diététique et pathologies subaiguës ou chroniques chez le chien.* **Aesculape**, 1999, suppl. n° 21, 64-68.

BOEHM T., FOLKMAN J., BROWDER T. et coll. – *Antiangiogenic therapy of experimental cancer does not induce acquired drug resistance.* **Nature**, 1997, 390, 404-407.

BOGOMOLETZ W.V. – *Les colites microscopiques (colite collagène, colite lymphocytaire et autres formes) : un concept nosologique unitaire.* **Gastroentérol. Clin. Biol.**, 1996, 20, 835-837

BOISSAVY-VINAU M. – *L'ozone des villes et l'ozone des champs.* **La Recherche**, 1995, 26, 86-87.

BOISSEL J.P. – *Essais cliniques. Avant-propos.* **Rev. Prat.**, 2000, 50, 827-828.

BOISSON M. et AROCK M. – *Mastocytes et mastocytoses.* **Hématologie**, 1999, 5, 348-360.

BOKAERT J. – *Les récepteurs membranaires.* **La Recherche**, 1986, 17, 892-900.

BOLIN B. – *The Kyoto negotiations on climate change : A science perspective.* **Science**, 1998, 279, 330-331.

BOLLI G.B. et FANELLI C.G. – *Physiology of glucose counterregulation to hypoglycemia.* **Endocrinol. Metab. Clin. North Am.**, 1999, 28, 467-493.

BONDIL A. – *L'alimentation actuelle et ses conséquences. In* La méthode Kousmine. 1 vol., 1989, **Jouvence édit. Onex/Genève**, 23-45.

BONDIL A. – *Propriétés de l'huile d'onagre.* **Les Infos de l'A.F.M.O.**, 1997, n° 13, 1-6.

BONJEAN A. et PICARD E. – *Les céréales à paille. Origine, histoire, économie, sélection.* 1 vol., 1990, **Softword/ITM édit. Poitiers**, 205 pages.

BONNET J. et MODIGLIANI P. – *Traitement médical de la maladie de Crohn.* **Médecine Thérapeutique**, 1996, 2, 762-767.

BORALEVI F. et TAIEB A. – *Physiopathologie de l'histiocytose langerhansienne.* **Ann. Dermatol. Vénéréol.**, 1998, 125, 856-859.

BORCH-JOHNSEN K., JONER G., MANDRUP-POULSEN T. et coll. – *Relation between breast-feeding and incidence rates of insulin-dependent diabetes mellitus. A hypothesis.* **Lancet**, 1984, 2, 1083-1086.

BOREL J.P., MONBOISSE J.C. et BELLON G. – *Inflammation, collagène et radicaux libres oxygénés.* **Médecine/Sciences**, 1988, 5, 304-310.

BOROTTO E., NAVEAU S. et CHAPUT J.C. – *Les colopathies fonctionnelles : profil du colopathe et thérapeutique.* **Gazette Médicale**, 1995, 102, n° 37, 8-12.

BOTTAZZO G.F., PUJOL-BORRELL R., HANAFUSA T. et coll. – *Role of aberrant HLA-DR expression and antigen presentation in induction of endocrine auto-immunity.* **Lancet**, 1983, 2, 1115-1118.

BOTTAZZO G.F., TODD I., MIRAKIAN R. et coll. – *Organ-specific auto-immunity : A 1986 overview.* **Immunol. Rev.**, 1986, 94, 137-169.

BOUDET M. – *Le lait maternel : production et constitution.* **Bulletin AMKI**, 1993a, n° 5, 3-8.
BOUDET M. – *Le lait animal et les produits laitiers. Pour quelle santé ?* **Bulletin AMKI**, 1993b, n° 6, 14-19.
BOUDET M. – *AGPI w3/w6 – grossesse, accouchement, allaitement.* **Bulletin AMKI**, 1997, n° 18, 13-20.
BOUGEROL T. et SCOTTO J.C. – *Le déprimé : rémission ou guérison.* **L'Encéphale**, 1994, 20, 231-236.
BOUGUERRA M.L. – *Pesticides : un débat chasse l'autre.* **La Recherche**, 1995, 26, 882-883.
BOURRE J.M. – *La diététique du cerveau, de l'intelligence et du plaisir*, 1 vol., 1990, **Odile Jacob édit. Paris**, 302 pages.
BOUSQUET J., DEMOLY P., VIGNOLA M. et coll. – *Comprendre la maladie asthmatique.* **Médecine/Sciences**, 1999, 15, 823-832.
BOUTRON C. – *La mémoire des glaces.* **Pour la Science**, 1996, n° 228, 34-41.
BOYE J.P. – *Vies et morts des antibiotiques. Espoirs de renaissance.* 1 vol., 2000, **Médicis Entrelacs édit. (Orsay)**, 170 pages.
BRANTUS J.F. et DELMAS P.D. – *Ostéoporose.* **Rev. Prat.**, 1997, 47, 917-922.
BRESSLER R.B. – *Pathophysiology of chronic urticaria.* **Immunol. Allerg. Clin. North Am.**, 1995, 15, 659-677.
BRESSLER R. et JOHNSON D.G. – *Pharmacological regulation of blood glucose levels in non insulin dependent diabetes mellitus.* **Arch. Intern. Med.**, 1997, 157, 836-848.
BRESSY J. – *Étude de la coproflore anaérobie facultative de sujets atteints de polyarthrite rhumatoïde soumis ou non à un régime alimentaire.* **Thèse Pharmacie, Montpellier**, 1993, 130 pages.
BROGARD J.M., BLICKLE J.F. et ROBILLART I. – *Heurs et malheurs des biguanides.* **Rev. Prat.** Med. Gener., 1996, 10, n° 333, 19-26.
BROUCKER T. (de) – *La classification des céphalées de l'International Headache Society (IHS).* **Rev. Neurol.**, 2000, 156, 187-191.
BROWN J.C. – *An overview of gastrointestinal endocrine physiology.* **Endocr. Metab. Clin. North Am.**, 1993, 22, 719-729.
BROWN J.H., JARDETZKY T.S., GORGA J.C. et coll. – *Three dimensional structure of the human class II histocompatibility antigen HLA-DR1.* **Nature**, 1993, 364, 33-39.
BRUNE W. – *Ozone depletion. There's safety in numbers.* **Nature**, 1996, 379, 486-487.
BUCHSBAUM M.S. – *Schizophrenia : charting the circuits.* **Nature**, 1995, 378, 128-129.
BURGER G.C. – *La guerre du cru.* 1 vol., 1985, **Faloci Roger édit. Paris**, 221 pages.
BURGER G.C. – *La guerre du cru.* 1 vol., 1988, **Orkos édit. Soisy-Bouy**, 284 pages.
BURNEY P. – *Air pollution and asthma : the dog that doesn't always bark.* **Lancet**, 1999, 353, 859-860.
BURSAUX E. – *Oui, le tabac est encore plus mauvais pour la santé que vous ne le pensiez !* **Médecine/Sciences**, 1994, 10, 1318-1320.
BUTLER D. – *BSE now a « European problem ».* **Nature**, 1996, 382, 4.
BUUS S., SETTE A., COLON S.M. et coll. – *The relation between major histocompatibility complex (MHC) restriction and the capacity of Ia tobind immunogenic peptides.* **Science**, 1987, 235, 1353-1358.
CAMBIER J. – *Inventaire des dystonies.* **Presse Med.**, 1999, 28, 293-297.
CAMBON-THOMSEN A. et CHAYON E. – *Étude générale. Provinces françaises. II. Analyse globale de l'ensemble des données.* **J. Genet. Hum.**, 1986, 34, 93-94.
CAPERTON E.M., HEIM-DUTHOY K.L., MATZKE G.R. et coll. – *Ceftriaxone therapy of chronic inflammatory arthritis. A double blind placebo controlled trial.* **Arch. Intern. Med.**, 1990, 150, 1677-1682.

CAPRON L. – *La régression de l'athérosclérose est-elle possible ?* **Presse Med.**, 1991, 20, 1021-1022.

CARILLO S., PARIAT M., JARIEL-ENCONTRE I. et coll. – *Le catabolisme protéique intracellulaire : une fonction biologique majeure. Partie 1 : les mécanismes de dégradation.* **Médecine/Sciences**, 1995, 11, 723-734.

CASTILLO M.J., SCHEEN A.J. et LEFEBVRE P.J. – *Amylin/islet amyloid polypeptide : biochemistry, physiology, physiopathology.* **Diabetes Metab.**, 1995, 21, 3-26.

CATASSI C., GUERRIERI A., BARTOLOTTA E. et coll. – *Antigliadin antibodies at onset of diabetes in children.* **Lancet**, 1987, 2, 158.

CAVENEE W. et WHITE R. – *Anomalies génétiques et cancers.* **Pour la Science**, 1995, n° 211, 60-68.

CERF M. – *Microécologie intestinale.* **Encycl. Med. Chir. Estomac Intestin**, 1991, 9000 B20, 8.

CERF M. – *Diarrhées aiguës bactériennes. Aspects physiopathologiques.* **Sem. Hop. Paris**, 1993, 69, 1454-1464.

CERF-BENSUSSAN N., JARRY A., BROUSSE N. et coll. – *Système immunitaire associé à l'intestin.* **Encycl. Med. Chir. Estomac Intestin**, 1991, 9000 B30, 10.

CHAMBOLLE M. – *Additifs alimentaires. Dans Alimentation et nutrition humaines. (H. Dupin et JL Cuq)*, 1 vol., 1992, **ESF édit. Paris**, 1377-1391.

CHAPPUIS P. – *Coord. Les oligoéléments en médecine et biologie*, 1 vol., 1991, **Tec & Doc édit.** Paris, 653 pages.

CHARLESWORTH E.N. – *The spectrum of urticaria : all that urticates may not be urticaria.* **Immunol. Allerg. Clin. North. Am.**, 1995, 15, 641-657.

CHEESEMAN K.H. et SLATER T.F. – *An introduction to free radical biochemistry.* **Br. Med. Bull.**, 1993, 49, 481-493.

CHEVALIER X. – *Le cartilage arthrosique.* **Presse Med.**, 1998, 27, 81-87.

CHIVOT M. – *L'acné : physiopathologie et clinique.* **Rev. Prat.**, 1993, 43, 2329-2336.

CLAVERIE J.M. – *Immunologie 1989 : la révolution peptidique.* **Médecine/Sciences**, 1990, 6, 367-376.

CLIFFORD C. et KRAMER B. – *Diet as risk and therapy for cancer.* **Med. Clin. North Am.**, 1993, 77, 725-744.

COHEN J.J. – *Apoptosis.* **Immunol. Today**, 1993, 14, 126-130.

COHEN-SOLAL M. et DE VERNEJOUL M.C. – *Cytokines et ostéoporose.* **Rev. Rhum.**, 1996, 63, 89-92.

COLGAN S.P., RESNICK M.B., PARKOS C.A. et coll. – *IL-4 directly modulates function of a model human intestinal epithelium.* **J. Immunol.**, 1994, 153, 2122-2129.

COLOMBANI J. – *HLA. Le complexe majeur de présentation et d'histocompatibilité humain. Fonctions immunitaires et applications médicales.* 1 vol., 1993, **John Libbey Eurotext édit Paris**, 285 pages.

COLOMBEL J.F. et GOWER-ROUSSEAU C. – *Étiologie de la maladie de Crohn. Données actuelles*, **Presse Med.**, 1994, 23, 558-560.

COMBY B. – *Nature contre SIDA.* 1 vol., 1989, **Éditions du Soleil édit. Chêne-Bourg/Genève**, 278 pages.

CONCATO J., SHAH N. et HORWITZ R.I. – *Randomized, controlled trials, observational studies, and the hierarchy of research designs.* **N. Engl. J. Med.**, 2000, 342, 1887-1992.

CONFRAVEUX C. – *Sclérose en plaques : épidémiologie, diagnostic, évolution, pronostic.* **Rev. Prat.**, 1993, 43, 2269-2277.

COOK P.J. et LIP G.Y.H. – *Infectious agents and atherosclerotic vascular disease.* **Q.J.Med.**, 1996, 89, 727-735.

CORDESSE R. – *Les méthodes utilisées pour l'élevage des animaux.* **Communication personnelle**, 1994.

CORDIER J.F. – *La sarcoïdose : pour la pratique.* **Rev. Prat.**, 1994, 44, 2064-2066.
COREY L. et HOLMES K.K. – *Therapy for human immunodeficiency virus infection. What have we learned ?* **N. Engl. J. Med.**, 1996, 335, 1142-1144.
COSSA D. – *Poissons au mercure : une spécialité redoutable.* **La Recherche**, 1995, 26, 688-689.
COSTA D.C., TANNOCK C. et BROSTOFF J. – *Brainstem perfusion is impaired in chronic fatigue syndrome.* **Q.J.Med.**, 1995, 88, 767-774.
COUZIN J. – *Aging research : low-calorie diets may slow monkeys' aging.* **Science**, 1998, 282, 1018.
COUZY F. et MARESCHI J.P. – *Implications nutritionnelles des interactions entre les éléments minéraux.* **Cah. Nut. Diet.**, 1988, 22, 154-162.
CROSSMAN D.C. – *More problems with the endothelium.* **Q.J.Med.**, 1997, 90, 157-160.
CRYER P.E. – *Symptoms of hypoglycemia, thresholds for their occurrence, and hypoglycemia unawareness.* **Endocrinol. Metab. Clin. North Am.**, 1999, 28, 495-500.
CSILLAG C. – *Fibromyalgia : the Copenhagen declaration.* **Lancet**, 1992, 340, 663-664.
CUQ J.L. et LORIENT D. – *Influence de traitements technologiques sur la valeur nutritionnelle des protéines alimentaires. In Aspects nutritionnels des constituants des aliments. Influence des technologies.* 1 vol., 1992, **Lavoisier Tec et Doc édit. Paris**, 41 pages.
CURTAY J.-P. et SOUCCAR T. – *Le programme de longue vie*, 1 vol., 1999, **Seuil édit. Paris**, 309 pages.
DANCHIN A. – *L'étrange monotonie des récepteurs membranaires.* **La Recherche**, 1987, 18, 262-264.
DANESH J., COLLINS R. et PETO R. – *Chronic infections and coronary heat disease : Is there a link ?* **Lancet**, 1997, 350, 430-436.
DANG P. – *Quels sont les vrais agents cancérogènes ?* **Presse Med.**, 1990, 19, 1922.
DAPOIGNY M. – *Troubles fonctionnels intestinaux.* **Rev. Prat.**, 46, 1265-1270.
DARLINGTON L.G., RAMSEY N.W. et MANSFIELD J. – *Placebo controlled, blind study of dietary manipulation therapy in rheumatoid arthritis.* **Lancet**, 1986, 1, 236-238.
DARLINGTON L.G. – *Dietary therapy for arthritis.* **Rheum. Dis. Clin. North. Amer.**, 1991, 17, 273-285.
DARLINGTON L.G. et RAMSEY N.W. – *Diets for rheumatoid arthritis.* **Lancet**, 1991, 338, 1209.
DARMAUN D. – *Intestin et métabolisme de la glutamine.* **Médecine/Sciences**, 1993, 9, 884-890.
DA SILVA J.A.P., LARBRE J.P., SPECTOR T.D. et coll. – *Protective effect of androgens against inflammation induced cartilage degradation in male rodents.* **Ann. Rheum. Dis.**, 1993, 52, 285-291.
DAUSSET J. et PLA M. – *HLA. Complexe majeur d'histocompatibilité de l'homme.* 1 vol., 1985, **Flammarion édit. Paris**, 414 pages.
DAVIES J.L., KAWAGUCHI Y., BENNETT S.T. et coll. – *A genome with search for human type 1 diabetes susceptibility genes.* **Nature**, 1994, 371, 130-136.
DAVIES T.F. – *Editorial : the thyrotropin receptors spread themselves around.* **J. Clin. Endocr. Metab.**, 1994, 79, 1232-1233.
DEARNALEY D.P. et MELIA J. – *Early prostate cancer : to treat or not to treat.* **Lancet**, 1997, 349, 892-893.
DEBRY G. – *Effets des micro-ondes sur la santé des consommateurs et sur la valeur nutritionnelle des aliments.* **Rev. Prat.** Med. Gener., 1992, 6, 63-66.
DEGOS L., CHOMIENNE C., ABITA J.P. et coll. – *Une cellule maligne peut-elle devenir normale ?* **Médecine/Sciences**, 1985, 1, 42-46.

DEGOS L. – *Un concept nouveau : le traitement par différenciation de la cellule maligne de l'homme.* **Bull. Acad. Natl. Med.**, 1995, 179, 1689-1700.
DEIGHTON C.M., WALKER D.J., GRIFFITHS I.D. et coll. – *The contribution of HLA to rheumatoid arthritis.* **Clin. Genet.**, 1989, 36, 178-182.
DEIGHTON C.M., WENTZEL J., CAVANATH G. et coll. – *Contribution of inherited factors to rheumatoid arthritis.* **Ann. Rheum. Dis.**, 1992a, 51, 182-185.
DEIGHTON C.M., GRAY J.W., BINI A.J. et coll. – *Anti proteus antibodies in rheumatoid arthritis same-sexed sibships.* **Br. J. Rheum.**, 1992b, 31, 241-245.
DELANOE P. et DE PROST Y. – *Traitement de l'acné.* **Arch. Pediatr.**, 1997, 4, 1139-1143.
DELARUE J. – *Physiopathologie du diabète non insulino dépendant. Amer. Assoc. Diabetology (Congrès de Sydney).* 1 vol., 1991, **Laboratoire Servier édit. Neuilly-sur-Seine**, 133-149.
DEMOTZ S., GREY H.M. et SETTE A. – *The minimal number of class II MHC antigen complexes needed for T cell activation.* **Science**, 1990, 249, 1028-1030.
DENJEAN A. – *Les bases d'une alimentation saine. In La méthode Kousmine.* 1 vol., 1989, **Jouvence édit. Onex/Genève**, 47-60.
DENMAN A.M., MITCHELL B. et ANSELL B.M. – *Joint complaints and food allergic disorders.* **Ann. Allergy**, 1983, 51, 260-263.
DENNELL R.W. – *L'origine de l'agriculture en Europe.* **La Recherche**, 1986, 17, 480-488.
DHARANCY S., TALBODEC N., ASSELAH T. et coll. – *La synovite-acné-pustulose-hyperostose-ostéïte (SAPHO), une manifestation extradigestive rare de la maladie de Crohn. Présentation d'un cas et revue de la littérature.* **Gastroentérol. Clin. Biol.**, 1998, 22, 240-243.
DI MAI H.P., PORTA S., WIRNSBERGER G. et coll. – *Daily oral magnesium supplementation suppress bone turnover in young adult males.* **J. Clin. Endocrinol. Metab.**, 1998, 83, 2742-2748.
DOHAN F.C. – *Schizophrenia and neuroactive peptides from food.* **Lancet**, 1979, 1, 1031.
DOHOLLOU N. – *Les cancers les plus fréquents en 1995.* **Gazette Médicale**, 1995, 102, n° 21, 8-12.
DONOHUE J.O. et WILLIAMS R. – *Primary biliary cirrhosis.* **Q.J.Med.**, 1996, 89, 5-13.
DONOVAN J.M. – *Physical and metabolic factors in gallstone pathogenesis.* **Gastroentérol. Clin. North Amer**, 1999, 28, 75-97.
DORDAIN G. – *Quels sont les mécanismes de la migraine et les modes d'action des antimigraineux ?* **Concours Médical**, 1999, 121, 1217-1218.
DORMONT D. – *Les agents transmissibles non conventionnels ou prions.* **Rev. Prat.**, 1994, 44, 882-887.
DORMONT D. et BURSAUX E. – *L'encéphalopathie spongiforme bovine : commentaires sur un cyclone.* **Médecine/Sciences**, 1996, 12, 673-675.
DREVETS W.C. – *Functional neuroimaging studies of depression : the anatomy of melancholia.* **Annu. Rev. Med.**, 1998, 49, 341-361.
DRUEKE T., GAIRARD A., GUEGUEN L. et coll. – *Minéraux en alimentation humaine : état des apports nutritionnels recommandés pour divers groupes d'individus bien portants.* **Cah. Nut. Diet.**, 1996, 21, 339-356.
DUBOIS B. et DEWEER B. – *Maladie d'Alzheimer : les égarements progressifs de la pensée.* **La Recherche**, 1997, n° 303, 62-67.
DUCHE A. – *Les mastocytoses systémiques.* **Presse Med.**, 1999, 28, 1955-1958.
DUCHÊNE F., BERTHIER S., DE WAZIÈRES B. et coll. – *Maladie de Behçet avec manifestations cardiaques et pulmonaires.* **Presse Med.**, 1998, 27, 1674-1676.
DUCLUZEAU R. – *Quoi de neuf dans l'écosystème bactérien du tube digestif ?* **Euromédecine 93**, Montpellier le Corum du 10 au 13 novembre 1993, 27-28.

DUNNETT S.B. et BJORKLUND A. – *Prospects for new restorative and neuroprotective treatments in Parkinson's disease.* **Nature**, 1999, 399, A32-A39.
DUPIN H., ABRAHAM J. et GIACHETTI I. – *Apports nutritionnels conseillés pour la population française*, 1 vol., 1992, **Tec & Doc édit.** Paris, 146 pages.
DUPIN H. et HERCBERG S. – *Les déficiences minérales ou vitaminiques dans les situations d'abondance.* Dans Alimentation et Nutrition humaines. (H. Dupin et J.-L. Cuq), 1 vol., 1992, **ESF édit. Paris**, 51-65.
DUPIN H. et LEYNAUD-ROUAUD C. – *Évolution de la consommation des divers aliments en France au cours des dernières décennies. Comparaison avec d'autres pays.* Dans Alimentation et Nutrition humaines. (H. Dupin et J.-L. Cuq), 1 vol., 1992, **ESF édit. Paris**, 51-65.
EASTERLING D.R., MEEHL G.A., PARMESAN C. et coll. – *Climate extremes : observations, modeling and impacts.* **Science**, 2000, 289, 2068-2074.
EATON S.B. et KONNER M. – *Paleolithic nutrition. A consideration of its nature and current implications.* **N. Engl. J. Med.**, 1985, 312, 283-289.
EBRINGER R. – *Possible mechanisms : the clinical evidence for klebsiella infection. Immunogenetics in* Rheumatology. International Congress Series 602, 1982, **Excerpta Médica édit.**, 207-209.
EBRINGER R. – *The cross tolerance hypothesis, HLA-B27 and ankylosing spondylitis.* **Br. J. Rheum.**, 1983, 22, 53-66.
EBRINGER A., PTASZYNSKA T., CORBETT M. et coll. – *Antibodies to proteus in rheumatoid arthritis.* **Lancet**, 1985, 2, 305-307.
EGGER J., CARTER C.M., WILSON J. et coll. – *Is migraine food allergy ?* **Lancet**, 1983, 2, 865-868.
EISINGER J. et DUPOND J.L. – *Faut-il doper les fibromyalgiques ?* **Rev. Med. Interne**, 1996, 17, 977-978.
ERLINGER S. et BENHAMOU J.-P.- *La cirrhose biliaire primitive.* **Médecine/Sciences**, 1994, 10, 528-535.
EVAN G.I., BROWN L., WHITE M. et coll. – *Apoptosis and the cell cycle.* **Curr. Op. Cell. Biol.**, 1995, 7, 825-834.
EVENGARD B., SHACTERLE R.S. et KOMAROFF A.L. – *Chronic fatigue syndrome : new insights and old ignorance.* **J. Intern. Med.**, 1999, 246, 455-469.
EYMARD B. et CHILLET P. – *Myasthénie auto-immune : données physiopathologiques récentes.* **Presse Méd.**, 1997, 26, 872-879.
FAGIOLO U., PAGANELLI R., OSSI E. et coll. – *Intestinal permeability and antigen absorption in rheumatoid arthritis. Effects of acetylsalicylic acid and sodium chromoglycate.* **Int. Arch. Allergy Appl. Immunol.**, 1989, 89, 98-102.
FAIRCLOUGH P.D., HEGARTY J.E., SILK D.B. et coll. – *Comparisons of the absorption of two protein hydrolysates and their effects on water and electrolyte movements in the human jejunum.* **Gut**, 1980, 21, 829-834.
FAURE H. et FAVIER A. – *Rôle biochimique et intérêt physiopathologique des oligoéléments.* **Rev. Fr. Lab.**, 1988, n° 177, 74-82.
FAURE M. – *Acné. Étiologie, physiopathologie, diagnostic, traitement.* **Rev. Prat.**; 1993, 43, 1301-1305.
FAVROT M.-C. – *La cellule cancéreuse.* **Rev. Prat.**, 1997, 47, 1029-1036.
FEIGHERY C. – *Coeliac disease.* **Br. Med. J.**, 1999, 319, 236-239.
FELIX B. et GENIAUX M. – *Urticaire et œdème de Quincke.* **Rev. Prat.**, 1996, 46, 615-622.
FENELON G. – *Maladie de Parkinson.* **Rev. Prat.**, 1996, 46, 2137-2144.
FLOCH M.H. et MOUSSA K. – *Probiotics and dietary fiber. The clinical coming of age of intestinal microecology.* **J. Clin. Gastroenterol.**, 1998, 27, 99-100.
FOLLEZOU J.Y., EMERIT J. et BRICAIRE F. – *Maladies neurodégénératives : rôle des espèces activées de l'oxygène et de l'apoptose.* **Presse Méd.**, 1999, 28, 1661-1666.

FONTANA L., CHAMOUX A. et ACHARD D. – *Le syndrome d'intolérance aux odeurs chimiques : 5 observations.* **Presse Méd.**, 1999, 28, 1816-1818.
FOSTER J. – *Shrimp and salmon farming.* **Science**, 1999, 283, 639-640.
FOUCARD T., BENNICH H., JOHANSSON S.G.O. et coll. – *Human antibodies to bovine γ-globulin. Occurrence in immunological disorders and influence on allergy radio-immunoassays.* **Int. Arch. Allergy Appl. Immun.**, 1975, 48, 812-823.
FOURNIE B. – *Le territoire enthésique, une approche élargie du concept d'enthèse.* **Presse Med.**, 1993, 22, 1767-1769.
FRADIN J. – *L'alimentation hypotoxique.* **Énergie Santé**, 1991, n° 13, 7-19.
FRADIN J. – *Détoxication : les risques de l'amaigrissement.* **Énergie Santé**, 1991, n° 14, 7-17.
FRANCOU B., RIBSTEIN P. et POUYAUD B. – *La fonte des glaciers tropicaux.* **La Recherche**, 1997, n° 302, 34-37.
FRENCH-CONSTANT C. – *Pathogenesis of multiple sclerosis.* **Lancet**, 1994, 343, 271-275.
FREXINOS J. – *Troubles fonctionnels intestinaux. Diagnostic, traitement.* **Rev. Prat.**, 1993, 43, 493-496.
FREZAL J., REY J. et REY F. – *Contrôle génétique des enzymes.* **Ann. Biol. Clin.**, 1974, 32, 379-383.
FRITH C.D. – *Vers une géographie de la schizophrénie.* **La Recherche**, 1996, n° 289, 108-113.
FULBERT J.C. et CALS M.J. – *Les radicaux libres en biologie clinique : origine, rôle pathogène et moyens de défense.* **Path. Biol.**, 1992, 40, 66-77.
GAJDOS Ph., CHILLET P., CLAIR B. et coll. – *Traitement de la myasthénie.* **Rev. Neurol.**, 1997, 153, 91-105.
GALOCHA B., LAMAS J.R., VILLADANGOS J.A. et coll. – *Binding of peptides naturally presented by HLA-B27 to the differentially disease-associated B*2704 and B*2706 subtypes, and to mutants mimicking their polymorphism.* **Tissue Antigens**, 1996, 48, 509-518.
GANZ T. – *Paneth cells. guardians of the gut cell hatchery.* **Nature Immunol.**, 2000, 1, 99-100.
GARGOT D. et CHAUSSADE S. – *Retentissements et effets indésirables des antiinflammatoires non stéroïdiens sur l'intestin. Première partie : données expérimentales et effets physiopathologiques.* **Gastroentérol. Clin. Biol.**, 1993, 17, 485-491.
GARRIC P. – *L'acidification source méconnue de nombreuses affections.* **Les Infos de l'A.F.M.O.**, 1985, n° 18, 1-4.
GASTER B. et HIRCH I.B. – *The effects of improved glycemic control on complications in type 2 diabetes.* **Arch. Intern. Med.**, 1998, 158, 134-140.
GAY J.-P. – *Le maïs.* **La Recherche**, 1987, 18, 459-466.
GECZY A.F., ALEXANDER K., BASHIR H.V. et coll. – *HLA-B27, klebsiella and ankylosing spondylitis : biological and chemical studies.* **Immunol. Rev.**, 1983, 70, 23-50.
GENDRE J.-P., LUBOINSKI J., PRIER A. et coll. – *Anomalies de la muqueuse jéjunale et polyarthrite rhumatoïde : 30 cas.* **Gastroentérol. Clin. Biol.**, 1982, 6, 772-775.
GERSHWIN M.E. et MACKAY I.R. – *New knowledge in primary biliary cirrhosis.* **Hosp. Practice**, 1995, 30, n° 8, 29-36.
GIBSON P.R. – *Anomalies cellulaires de l'épithélium au cours des maladies inflammatoires de l'intestin.* **Médecine/Sciences**, 1993, 9, 860-861.
GIRARD J. – *Insulinorésistance : quel rôle dans le diabète de type 2 ?* **Diabètes Métab.**, 1994, 20, 330-336.
GJERTSEN H.A., LUNDIN K.E.A., SOLLID L.M. et coll. – *T cells recognize a peptide derived from a a-gliadin presented by the celiac disease-associated HLA-DQ (a 1*0501, β1*0201) heterodimer.* **Hum. Immunol.**, 1994, 39, 243-252.

GLAICHENHAUS N. – *Coopération entre oncogènes : fonctions des oncogènes immortalisants.* **Path. Biol.**, 1986, 34, 819-821.
GLASS R.M. – *Treating depression as a recurrent or chronic disease.* **JAMA**, 1999, 281, 83-84.
GODARD Ph., REDIER H., CHANEZ P. et coll. – *L'asthme est une maladie inflammatoire.* **Rev. Fr. Allergol.**, 1993, 33, 132-135.
GOGGINS M., WHELAN A. et KELLEHER D. – *The immunology of cœliac disease.* **Ann. Med. Interne**, 1996, 147, 40-48.
GONZALES-ROCES S., ALVAREZ M.V., GONZALEZ S. et coll. – *HLA-B27 polymorphism and worldwide susceptibility to ankylosing spondylitis.* **Tissue Antigens**, 1997, 49, 116-123.
GOODWIN C.S. – *Gastric cancer and helicobacter pylori : the whispering killer ?* **Lancet**, 1993, 342, 507-508.
GORARD D.A., HUNT J.B., PAYNE-JAMES J.J. et coll. – *Initial response and subsequent course of Crohn's disease treated with elemental diet or prednisolone.* **Gut**, 1993, 34, 1198-1202.
GOROCHOV G. et KARMOCHKINE M. – *Apoptose.* **Rev. Med. Interne**, 1995, 16, 465-466.
GOTTESFELD J.M., NEELY L., TRAUGER J.W. et coll. – *Regulation of gene expression by small molecules.* **Nature**, 1997, 387, 202-205.
GOWER-ROUSSEAU C., COLOMBEL J.-F. et CORTOT A. – *Épidémiologie et génétique de la maladie de Crohn.* **Médecine Thérapeutique**, 1996, 2, 739-744.
GRAHAM J. – *L'huile d'onagre.* 1 vol., 1985, **Desclée de Brouwer édit. Paris**, 123 pages.
GRANFORS K., JALKANEN S., VON ESSEN R. et coll. – *Yersinia antigens in synovial-fluid cells from patients with reactive arthritis.* **N. Engl. J. Med.**, 1989, 320, 216-221.
GRANFORS K., KALKANEN S., LINDBERG A..A. et coll. – *Salmonella lipopolysaccharide in synovial cells from patients with reactive arthritis.* **Lancet**, 1990, 335, 685-688.
GRANGER B. – *Schizophrénie et développement cérébral.* **Médecine Thérapeutique**, 1996, 2, 595-599.
GRANT S.F.A. et RALSTON H. – *Genes and osteoporosis.* **Trends Endocrinol. Metab.**, 1997, 8, 232-2336.
GRASSO G. et MUSCETTOLA M. – *The influence of beta-estradiol and progesterone on interferon gamma production in vitro.* **Intern. J. Neurosci.**, 1990, 51, 317.
GREIDER C. et BLACKBURN E. – *Télomères, télomérase et cancer.* **Pour la Science**, 1996, n° 222, 72-77.
GROSSHANS E. – *La peau de l'allergique.* **Rev. Prat.**, 1996, 46, 968-973.
GUÉRIN J.C. – *Bronchite chronique et asthme : ressemblances et différences.* **Rev. Fr. Allergol.**, 1995, 35, 570-574.
GUILHOU J.-J. – *Pathogénie du psoriasis.* **Médecine/Sciences**, 1993, 9, 412-416.
GUILLAUSSEAU P.-J. – *Anomalies de l'insulinosécrétion et diabète de type 2 : données récentes.* **Diabètes Métab.**, 1994, 20, 325-329.
GUILLAUSSEAU P.-J. – *La mortalité chez les diabétiques est liée à l'équilibre glycémique au long cours.* **Sang Thromb. Vaiss.**, 1996, 8, 67.
GUILLET J.G., LAI M.Z., BRINER J. et coll. – *Interaction of peptide antigens and class II major histocompatibility complex antigens.* **Nature**, 1986, 324, 260-262.
GUINNEPAIN M.T. – *Place de l'allergie dans l'urticaire chronique.* **Rev. Fr. Allergol.**, 1996, 36, 247-252.
GUIOT Y. et RAHIER J. – *Apport de l'anatomopathologie à la compréhension des différents types de diabète.* **Rev. Franç. Endocrinol. Clin.**, 1993, 34, 261-271.
GULLBERG R. – *Possible role of alterations of the intestinal flora in rheumatoid arthritis.* **Br. J. Rheum.**, 1978, 17, 5-10.

GUM J.R., BYRD J.C., HICKS J.W. et coll. – *Molecular cloning of human intestinal mucine cDNAs*. **J. Biol. Chem.**, 1990, 264, 6480-6487.
GUPTA S., LEATHAM E.W., CARRINGON D. et coll. – *Elevated Chlamydia pneumoniae antibodies, cardiovascular events, and Azithromycin in male survivors of myocardial infarction*. **Circulation**, 1997, 96, 404-407.
HABER D.A. – *Telomeres, cancer and immortality*. **N. Engl. J. Med.**, 1995, 332, 955-956.
HAFFEN K., KEDINGER M. et SIMON-ASSMANN P. – *Mécanisme du renouvellement et de la différentiation cellulaires de l'intestin*. **Encycl. Med. Chir**. **Estomac Intestin**, 1990, 9000 B35, 4.
HAFNER H. – *Épidemiologie de la schizophrénie*. **Triangle**, 1994, 34, 11-34.
HALL A.E., CANNELL G.H. et LAWTON H.W. – *Agriculture in semi-acid environments*. 1 vol., 1979, **Springer Verlag édit. New-York**, 340 pages.
HALPHEN M., LEMANN M. et BITOUN A. – *Traitement de la maladie de Crohn*. **Rev. Prat.**, 1993, 43, 1688-1694.
HAMBURGER J. – *Existe-t-il un système tueur endogène assurant la mort dite naturelle ?* **Médecine/Sciences**, 1985, 85, 203-205.
HAMILTON E., BLACK M., FARQUHARSON M.A. et coll. – *Spatial correlation between thyroid epithelial cells expressing class II MHC molecules and interferon gamma containing lymphocytes in human thyroid auto-immune disease*. **Clin. Exp. Immunol.**, 1991, 83, 64-68.
HANNUN Y.A. – *Apoptosis and the dilemna of cancer chemotherapy*. **Blood**, 1997, 89, 1845-1853.
HARDING C.V. et UNANUE E.R. – *Quantitation of antigen presenting cell class II/ peptide complexes necessary for T cell stimulation*. **Nature**, 1990, 346, 574-576.
HARRINGTON C.R. et COLACO C.A.L.S. – *Alzheimer's disease : a glycation connection*. **Nature**, 1994, 370, 247-248.
HART B.A., VAN MEURS M., BROK H.P.M. et coll. – *A new primate model for multiple sclerosis in the common marmoset*. **Immunol. Today**, 2000, 21, 290-297.-
HEINECKE J.W. – *Eosinophil dependent bromination in the pathogenesis of asthma*. **J. Clin. Invest.**, 2000, 105, 1331-1332
HELLMAN S. et VOKES E – *Les progrès des traitements actuels contre le cancer*. **Pour la Science**, 1996, n° 229, 86-92.
HENDERSON C.J. et LOVELL D. – *Nutritional aspects of juvenile rheumatoid arthritis*. **Rheum. Dis. Clin. North. Am.**, 1991, 17, 403-413.
HENQUIN J.C. – *Cinquante ans de sulfamides hypoglycémiants*. **Rev. Franç. Endocrinol. Clin.**, 1993, 34, 255-259.
HENRY R.R. – *Thiazolidinediones*. **Endocrinol. Metab. Clin. North Am.**, 1997, 26, 553-573.
HERESBACH D., LE GALL R., BRETAGNE J.F. et coll. – *Étude de la perméabilité intestinale chez l'homme*. **Gastroentérol. Clin. Biol.**, 1994, 18, 638-648.
HERMANN E., YU D.T.Y. et MEYER K.H. – *HLA B27 restricted CD8 T cells derived from synovial fluids of patients with reactive arthritis and ankylosing spondylitis*. **Lancet**, 1993, 342, 646-650.
HERVIEUX L. – *La pratique de l'immunothérapie à doses infinitésimales*. 2 vol., 1996 et 1998, **Jollois édit. Limoges**, 365 et 255 pages.
HIBBEIN J.R. – *Fish consomption and major depression*. **Lancet**, 1998, 351, 1213.
HICKLIN J.A., MC EWEN L.M. et MORGAN J.F. – *The effect of diet in rheumatoid arthritis*. **Clin. Allergy**, 1980, 10, 463-470.
HIGHAM C.F.W. – *La civilisation du riz en Asie du Sud Est*. **La Recherche**, 1989, 20, 178-186.
HILL C.H. et MATRONE G. – *Chemical parameters in the study of in vivo and in vitro interactions of transition elements*. **Fed. Proc.**, 1970, 29, 1474-1488.

HILLON P., FAIVRE J., BEDENNE L. et coll. – *Alimentation et cancérogénèse digestive en France et dans le Monde.* **Encycl. Med. Chir. Estomac Intestin**, 1985, 9118 A10, 8.

HIRAYAMA K., MATSUSHITA S., KIKUCHI I. et coll. – *HLA-DQ is epistatic to HLA-DR in controlling the immune response to schistosomal antigen in humans.* **Nature**, 1987, 327, 426-430.

HOCHBERG M.C. – *Adult and juvenile rheumatoid arthritis : Current epidemiologic concepts.* **Epidemiol. Rev.**, 1981, 3, 27-44.

HOPE J. – *Mice and beef and brain diseases.* **Nature**, 1995, 378, 761-762.

HOUVENAGEL E. – *La fibromyalgie : concepts pathogéniques.* **Rev. Rhum.**, 1993, 60, 223-228.

HOWARD R. – *Schizophrenia and the gut, again.* **Lancet**, 1993, 342, 1128-1129.

HUSBY S., JENSENIUS J.C. et SVEHAG S.E. – *Passage of undegraded dietary antigen into the blood of healthy adults. Quantification, estimation of size distribution, and relation to uptake to levels of specific antibodies.* **Scand. J. Immunol.**, 1985, 22, 83-92.

IANNONE F., LAPADULA G., DE BARI C. et coll. – *Antibacterial antibodies in Behçet's disease.* **Clin. Exp. Rheumatol.**, 1997, 15, 451-452.

IGNATOWICZ L., REES W., PACHOLCZYK R. et coll. – *T-cells can be activated by peptides that are unrelated in sequence to their selecting peptide.* **Immunity**, 1997, 7, 179-186.

INDERST R., RANSBERGER K. et MAEHDER K. – *Les enzymes, la base d'une thérapeutique naturelle.* **Asclépios**, 1992, 1, 47-51.

INGRAM J.M. et HEYMANN P.W. – *Environmental controls in the management of asthma.* **Immunol. Allergy Clin. North Am.**, 1993, 13, 785-801.

INMAN R.D. – *Antigens, the gastrointestinal tract and arthritis.* **Rheum. Dis. Clin. North Am.**, 1991, 17, 309-321.

ISAKOV N. – *Cell activation and signal initiation.* **Immunol. Today**, 1988, 9, 251-252.

JADOT G. – *Les superoxyde dismutases*, 1 vol., 1988, **Masson édit. Paris**, 212 pages.

JADOT G. – *Antioxydants et vieillissement*, 1 vol., 1994, **John Libbey édit. Paris**, 300 pages.

JAFFE I.A. – *Wegener's granulomatosis and ANCA syndromes.* **Neurol. Clin.**, 1997, 4, 887-891.

JAHN B., BURMESTER G.R., SCHMID H. et coll. – *Changes in cell surface antigen expression on human articular chondrocytes induced by gamma interferon. Induction of Ia antigens.* **Arthritis Rheum.**, 1987, 30, 64-74.

JANECEK H. – *Communication personnelle*, 1997.

JANEWAY C.A. Jr. – *A tale of two T cells.* **Immunity**, 1998, 8, 391-394.

JANIN N. – *Prédisposition génétique au cancer.* **Rev. Méd. Interne**, 1995, 16, 500-517.

JEAMBRUN P. – *Régime du diabète sucré.* **Concours Médical**, 1996, 118, 2096-2099.

JEHEL L., MIOCQUE D., LECRUBIER Y. et coll. – *Traitement de la dépression en médecine générale.* **Thérapeutiques**, 1996, n° 16, 33-38

JENKINS A. – *End of the acid reign ?* **Nature**, 1999, 401, 537-538.

JENSEN G.E., GISSEL-NIELSEN G. et CLAUSEN J. – *Leukocyte glutathione peroxydase activity and selenium level in multiple sclerosis.* **J. Neurol. Sci.**, 1980, 48, 61-67.

JERNE N.K. – *Towards a network theory of the immune system.* **Ann. Immunol.**, 1974, 125c, 373.

JERSILD C., KURTZKE J.F., RIISOM K. et coll. – *Multiple sclerosis in the Farœ Islands. VI. Studies of HLA markers.* **Tissue Antigens**, 1993, 42, 105-110.

JONES D.E.J. – *T cell auto-immunity in primary biliary cirrhosis.* **Clin. Sci.**, 1996, 91, 551-558.

JONES D.E.J. et BASSENDINE M.F. – *Primary biliary cirrhosis.* **J. Intern. Med.**, 1997, 241, 345-348.

JONES P.M. et PERSAUD S.J. – *Protein kinases, protein phosphorylation and the regulation of insulin secretion from pancreatic β cells.* **Endocr. Rev.**, 1998, 19, 429-461.

JOUDRIER P. – *Contribution à l'étude génétique de la β amylase du grain du blé tendre.* **Thèse Paris-Sud, Centre d'Orsay**, 1983, 127 pages.

JOYCE J., HOTOPF M. et WESSELY S. – *The prognosis of chronic fatigue and chronic fatigue syndrome : a systematic review.* **Q.J. Med.**, 1997, 90, 223-233.

JOYEUX H. – *Changez d'alimentation.* 1 vol., 1994, **F.X. de Guibert édit. Paris**, 298 pages.

JOYEUX H. – *Prévenir les cancers du sein. Ensemble relever le défi. Une économie pour la santé.* 1 vol., 1997, **F.X. de Guibert édit Paris**, 394 pages.

JULIEN J.P. – *Rôle des neurofilaments dans la sclérose latérale amyotrophique.* **Médecine/Sciences**, 1997, 13, 549-556.

KAHALY G., HANSEN G., FELKE B. et coll. – *Immunohistochemical staining of retrobulbar adipose tissue in Graves' ophtalmology.* **Clin. Immunol. Immunopathol.**, 1994, 73, 53-62.

KAHAN A. et MENKES C.J. – *Sclérodermie systémique.* **Encycl. Med. Chir**. Éditions Techniques, Paris (Appareil leucomoteur), 1995, 14-245-1-10, 8 pages.

KAHN A. et KELLY P. – *Présentation de l'antigène : le ligand « conditionne « le présentoir.* **Médecine/Sciences**, 1989, 5, 604-605.

KAHN A. – *Les gènes du vieillissement.* **Médecine/Sciences**, 1990, 6, 393.

KAHN A. – *Mitochondries, pores, Bcl-2... une image apparaît dans le puzzle de l'apoptose.* **Médecine/Sciences**, 1997, 13, 738-739.

KAHN A. – *Les aliments transgéniques, nourritures contre nature ?* **Concours Médical**, 1998, 120, 548-550.

KAHN M.F. et CHAMOT A.M. – *SAPHO syndrome.* **Rheum. Dis. Clin. North Am**, 1992, 18, 225-246.

KAHN M.F. – *Épidémiologie de la polyarthrite rhumatoïde.* **Rev. Rhum.**, 1993, 60, 56S-60S.

KAHN M.F. – *Fibromyalgie ou syndrome polyalgique idiopathique diffus.* **Gazette Médicale**, 1995, n° 5, 8-12.

KAHN M.F. – *Le syndrome de fatigue chronique. Nouveaux développements.* **Rev. Rhum.**, 2000, 67, 483-485.

KANIS J.A. – *Stratégies thérapeutiques dans l'ostéoporose.* **Médecine Thérapeutique**, 1997, 3, 35-43.

KAPASI K. et INMAN R.D. – *ME1 epitope of HLA-B27 confers class I mediated modulation of gram-negative bacterial invasion.* **J. Immunol.**, 1994, 153, 833-840.

KARJALAINEN J., MARTIN J.M., KNIP M. et coll. – *A bovine albumin peptide as a possible trigger of insulin dependent diabetes mellitus.* **N. Engl. J. Med.**, 1992, 327, 302-307.

KARL T., NICHOLLS N. et GREGORY J. – *Le climat de demain.* **Pour la Science**, 1997, n° 237, 38-43.

KARL T. et TRENBERTH K. – *Modifions-nous le climat ?* **Pour la Science**, 2000, n° 267, 64-69.

KARRAS A. et CAILLAT-ZUCMAN S. – *Transglutaminase tissulaire : un autoantigène clé dans la maladie coëliaque ?* **Médecine Thérapeutique**, 1999, 5, 73-76.

KAVELAARS A., KUIS W., KNOOK L. et coll. – *Disturbed neurœndocrine-immune interactions in chronic fatigue syndrome.* **J. Clin. Endocrinol. Metab.**, 2000, 85, 692-696.

KEROS P. – *Comment restructurer le terrain avec les minéraux et oligoéléments.* **Les Infos de l'A.F.M.O.**, 1998, n° 14, 1-8.
KERR R.A. – *Ozone-destroying chlorine tops out.* **Science**, 1996a, 271, 32.
KERR R.A. – *1995 the Warmest Year ? Yes and no.* **Science**, 1996b, 271, 137-138.
KERR R.A. – *Will the Arctic Ocean lose all its ice ?* **Science**, 1999, 286, 1828.
KHALIL I., D'AURIOL L., GOBET M. et coll. – *A combination of HLA-DQß Asp-57-negative and HLA-DQa Arg 52 confers susceptibility to insulin dependent diabetes mellitus.* **J. Clin. Invest.**, 1990, 85, 1315-1319.
KIEFFER D. – *L'homme empoisonné*, 1 vol., 1993, **Grancher édit. Paris**, 302 pages.
KING T.S., WOOLNER J.T. et HUNTER J.O. – *Diet is the best treatment of active Crohn's disease.* **Br. Med. J.**, 1997, 314, 1827-1828.
KJELDSEN-KRAGH J., HAUGEN M., BORCHGREVINK C.F. et coll. – *Controlled trial of fasting and one-year vegetarian diet in rheumatoid arthritis.* **Lancet**, 1991, 338, 899-902.
KLEIN R., KLEIN B.E.K. et MOSS S.E. – *Relation of glycemic control to diabetic microvascular complications in diabetes mellitus.* **Ann. Intern. Med.**, 1996, 124, 90-96.
KLOPPENBURG M., BREEDVELD F.C., TERWIEL J.P. et coll. – *Minocycline in active rheumatoid arthritis.* **Arthritis Rheum.**, 1994, 37, 629-636.
KOMAROFF A. – **The biology of chronic fatigue syndrome.** **Am. J. Med.**, 2000, 108, 169-171.
KOSTRABA J.N., CRUICKSHANKS K.J., LAWLER-HEAVNER J. et coll. – *Early exposure to cow's milk and solid foods in infancy, genetic predisposition, and risk of IDDM.* **Diabetes**, 1993, 42, 288.
KOUBI D. – *La santé dans votre bouche*, 1 vol., 1983, **Grancher édit. Paris**.
KOUSMINE C. – *Soyez bien dans votre assiette jusqu'à 80 ans et plus.* 1 vol., 1980, **Tchou édit. Paris**, 334 pages.
KOUSMINE C. – *La sclérose en plaques est guérissable.* 1 vol., 1983, **Delachaux et Niestle édit. Lausanne**, 240 pages.
KOUSMINE C. – *Sauvez votre corps.* 1 vol., 1987, **J'ai Lu édit. Paris**, 103 pages.
KREBS J.R., WILSON J.D., BRADBURY R.B. et coll. – *The second silent spring ?* **Nature**, 1999, 400, 611-612.
KROEMER G. – *The proto-oncogene Bcl-2 and its role in regulating apoptosis.* **Nature** Med., 1997, 387, 614-620.
KROKER G.P., STROUD R.M., MARSHALL R.T. et coll. – *Fasting and rheumatoid arthritis. A multicenter study.* **Clin. Ecol.**, 1984, 2, 137-144.
KRONFOL Z. – *Stress and immunity.* **Lancet**, 1993, 341, 881-882.
KRONTIRIS T.G. – *Oncogènes.* **N. Engl. J. Med.**, 1995, 333, 303-306.
KUNG A.W.C. – *Life events, daily stresses and coping in patients with Grave's disease.* **Clin. Endocr.**, 1995, 42, 303-308.
LABLANCHY J.P. et PAILLARD P. – *L'équilibre du pH urinaire.* In La méthode Kousmine. 1 vol., 1989, **Jouvence édit. Onex/Genève**, 113-120.
LA DU B.N. – *Structural and functional diversity of paraoxonases.* **Nature Med.**, 1996, 2, 1186-1187.
LAGARDE C. – *Radicaux libres et oligoéléments.* **Les Infos de l'A.F.M.O.**, 1991, n° 1, 1-7.
LAHESMAA-RANTALA R., MAGNUSSON K.E., GRANFORS K. et coll. – *Intestinal permeability in patients with Yersinia trigerred reactive arthritis.* **Ann. Rheum. Dis.**, 1991, 50, 91-94.
LAMOUR Y. – *Physiopathologie de la maladie d'Alzheimer.* **Rev. Med. Interne**, 1994, 15, 41S-44S.
LANGE L.S. et SHINER M. – *Small bowel abnormalities in multiple sclerosis.* **Lancet**, 1976, 2, 1319-1322.

LAPLANCHE J.-L. – *Agents transmissibles non conventionnels et protéine prion : manque-t-il encore quelque chose ?* **Ann. Biol. Clin.**, 1997, 55, 396-407.
LAROCHE-WALTER A. – *Le lait de vache, un aliment non spécifique à l'homme.* **Biocontact**, 1997, n° 59, 19-28.
LARSEN C.S. – *Le déclin des Indiens.* **Pour la Science**, 2000, n° 274, 42-48.
LAUGIER P., BERGER G. et DE VERNEJOUL M.C. – *Remodelage osseux : méthodes d'évaluation.* **Rev. Prat.**, 1998, 48, 1185-1190.
LEAN M. – *Alimentation du diabétique. Quels hydrates de carbone ? Dans quelles quantités ?* **Gazette Médicale**, 1995, 102, n° 11, 5-7.
LEBOVITZ H.E. – *Alpha glucosidase inhibitors.* **Endocrinol. Metab. Clin. North Am.**, 1997, 26, 539-551.
LEHNER T. – *Immunopathogenesis of Behçet's disease.* **Ann. Méd. Interne**, 1999, 150, 483-487.
LEMAIRE V. – *Cheveux blancs, fausses dents et ostéoporose.* **Concours Médical**, 1996, 118, 1382.
LESSER M. – *La thérapie des vitamines et de l'alimentation pour retrouver son équilibre*, 1 vol., 1987, **Terre Vivante édit. Paris**, 222 pages.
LEVADE T., JAFFREZOU J.-P., ANDRIEU N. et coll. – *La voie sphingomyéline-céramide dans la réponse cellulaire aux effecteurs antitumoraux.* **Médecine/Sciences**, 1996, 12, 1219-1227.
LEVEY D.L. et SRIVASTAVA P.K. – *Alterations in T cells of cancer-bearers : whence specificity ?* **Immunol. Today**, 1996, 17, 365-368.
LEVINE P.H. – *What me know about chronic fatigue syndrome and its relevance to the practicing physician.* **Am. J. Med.**, 1998, 105, 3A, 100S-103S.
LÉVY Y. – *Généralités sur la réponse immunitaire.* **Rev. Prat.**, 1994, 44, 1689-1694.
LÉVY Y. – *Voies alternatives dans le traitement du cancer*, 1 vol., 1988, **E.S. Roches édit. Paris**, 175 pages.
L'HIRONDEL J.-L., VASNIER P. et LOYAU G. – *Polyarthrite rhumatoïde (PR) et régime excluant gluten et produits laitiers. Étude prospective chez 25 patients.* **Rev. Rhum.**, 1991, 58, 660.
L'HIRONDEL J. et L'HIRONDEL J.-L. – *Les nitrates et l'homme. Le mythe de leur toxicité.* 1 vol., 1996, **L'Institut de l'Environnement édit., Liffré**, 142 pages.
LINDAHL G. HEDFORS E., KLARESKOG L. et coll. – *Epithelial HLA-DR expression and T lymphocyte subsets in salivary glands in Sjogren's syndrome.* **Clin. Exp. Immunol.**, 1985, 61, 475-482.
LINDOR K.D. – *Primary biliary cirrhosis : questions and promises.* **Ann. Intern. Med.**, 1997, 126, 733-735.
LONGSTRETH G.F. – *Irritable bowel syndrome : a multibillion dollar problem.* **Gastroentérol.**, 1995, 109, 2029-2031.
LORENZ K. – *Cereals and schizophrenia.* Advances in Cereal Science and Technology, 1990, 10, **Pomeranz édit. Saint-Paul (USA)**, 435-469.
LOSER CH., EISEL A., HARMS D. et coll. – *Dietary polyamines are essential luminal growth factors for small intestinal and colonic mucosal growth and development.* **Gut**, 1999, 44, 12-16.
LOTZ M., CARSON D.A. et VAUGHAN J.H. – *Substance P activation of rheumatoid synoviocytes : neural pathway in pathogenesis of arthritis.* **Science**, 1987, 235, 893-895.
LOUISOT P. – *Biochimie générale et médicale.* 1 vol., 1983, **Simep édit. Villeurbanne**, 1008 pages.
LOUVARD D. – *Mécanismes moléculaires ou trafic intracellulaire : sécrétion et endocytose par récepteur.* **Médecine/Sciences**, 1988, 4, suppl. 10, 6-20.
LOWENTHAL R.M. et EATON K. – *Toxicity of chemotherapy.* **Hematol. Oncol. Clin. North Am.**, 1996, 10, 967-990.

Lucas A. Morley R., Cole T.J. et coll. – *Breast milk and subsequent intelligence quotient in children born preterm.* **Lancet**, 1992, 339, 261-264.
Luo G. Fan J.L., Seetharamaiah G.S. et coll. – *Immunization of mice with Yersinia enterocolitica leads to the induction of antithyrotropin receptor antibodies.* **J. Immunol.**, 1993, 151, 922-928.
Ma T.Y. et Krugliak P. – *Viewpoints in intestinal permeability.* **Gastroentérol.**, 1996, 110, 967-968.
Mac Dermott R.P., Lichtenstein G.R., Izutani R. et coll. – *Anomalies du système immunitaire de la muqueuse au cours des maladies inflammatoires de l'intestin.* **Médecine/Sciences**, 1993, 9, 853-859.
Mac Gregor E.A. – *Menstruation, sex hormones and migraines.* **Neurol. Clin.**, 1997, 15, 125-141.
Mahlman J.D. – *Uncertainties in projections of human-caused climate warming.* **Science**, 1997, 278, 1416-1417.
Male D., Champion B. et Cooke A. – *Le système immunitaire et sa régulation.* Immunologie, 1 vol., 1988, **Medsi/McGraw-Hill édit. Londres**, 112 pages.
malewiak M.I. et Pequignot G. – *La digestion.* In Alimentation et Nutrition humaines (H. Dupin et J.-L. Cuq), 1 vol., 1992, **ESF édit. Paris**, 193-244.
Manivet P., Soliman H.R., Callebert J. et coll. – *Mécanismes biochimiques dans la physiopathologie migraineuse.* **Path. Biol.**, 2000, 48, 630-641.
Mann C.C. – *Future food : crop scientists seek a new revolution.* **Science**, 1999, 283, 310-314.
Mann G.V. – *Metabolic consequences of dietary trans fatty acids.* **Lancet**, 1994, 343, 1268-1271.
Margulis L. et Sagan D. – *L'univers bactériel.* 1 vol., 1989, **Albin Michel édit.** Paris, 333 pages.
Marrack P. et Kappler J. – *The staphylococcal enterotoxins and their relatives.* **Science**, 1990, 248, 705-711.
Martienssen R. – *Evolutionary biology : the origin of maize branches out.* **Nature**, 1997, 386, 440-443.
Marx J. – *Testing of auto-immune therapy begins.* **Science**, 1991, 252, 27-28.
Mascart F. et Locht C. – *Les muqueuses, sources d'immunité.* **Pour la Science**, 2000, n° 273, 52-59.
MAson D. – *A very high level of crossreactivity is an essential feature of the T-cell receptor.* **Immunol. Today**, 1998, 19, 395-404.
Massol M. – *L'oligothérapie : un des piliers de la nutrithérapie.* **Cah. Biothérapie**, 1994, n° 126, 69-74.
Massol M. – *Nutrithérapie : utilisation des macro et micro-nutriments dans la prévention et le traitement des maladies et du vieillissement.*, 1 vol., 1995, **A.R.P.M.N. édit. Toulouse**, 199 pages.
Massol M. – *La nutriprévention.* 1 vol., 1997, **Presses Universitaires de France édit. Vendôme**, 124 pages.
Massol M. – *La nutrithérapie.* 1 vol., 1998, **Presses Universitaires de France édit. Vendôme**, 127 pages.
Massol M. – *La nutrimédecine.* 1 vol., 1998, **Presses Universitaires de France édit. Vendôme**, 128 pages.
Masson C. – *Oubliée des médias : « la céphalée dite de tension ».* **Presse Med.**, 1999, 28, 1240-1241.
Mattson M.P., Carney J.W. et Butterfield D.A. – *A tombstone in Alzheimer's ?* **Nature**, 1995, 373, 481.
Maxwell P.R., Mendall M.A. et Kumar D. – *Irritable bowel syndrome.* **Lancet**, 1997, 350, 1691-1695.
May G.R., Sutherland L.R. et Meddings J.B. – *Is small intestinal permeability*

really increased in relatives of patients with Crohn's disease ? **Gastroentérol.**, 1993, 104, 1627-1632.

MAY P. et MAY E. – *p53 et cancers.* **Path. Biol.**, 1995, 43, 165-173.

MC CORD J.M. – *The evolution of free radicals and oxydative stress.* **Am. J. Med.**, 2000, 108, 652-659.

MC PHADEN M.J. – *El Nino : the child prodigy of 1997-98.* **Nature**, 1999, 398, 559-562.

MEGRAUD F. – *Helicobacter pylori, chef de file des bactéries du mucus.* **La Lettre de l'Infectiologue**, 1993, 8, 151-159.

MENAT E. – *Dictionnaire pratique de la diététique*, 1 vol., 1998, **Grancher édit. Paris**, 521 pages.

MENDY F. – *Corps gras, acides gras. Nouvelles données, produits nouveaux.* **Information Diététique**, 1986, 1, 13-28.

MENETRIER J. – *Les diathèses. Symptômes, diagnostic et thérapeutique catalytique.* 1 vol., 1958, **Le François édit. Paris**, 194 pages.

MENOZZI P., PIAZZA A. et CAVALLI-SFORZA L. – *Synthetic maps of human gene frequencies in Europeans. These maps indicate that early farmers of the Near East spread to all of Europe of the Neolithic.* **Science**, 1978, 201, 786-792.

MESNIL M. et YAMASAKI H. – *Le cancer, un problème de communication ?* **La Recherche**, 1993, 25, 76-78

MEYER O. – *Lupus érythémateux disséminé.* **Encycl. Med. Chir** (Éditions Techniques, Paris) Appareil leucomoteur, 1994, 14-244-A-10, 11 pages.

MIDTVEDT T. – *Intestinal bacteria and rheumatic disease.* **Scand. J. Rheumatol.**, 1987, suppl. 64, 49-54.

MIELANTS H., DE VOS M., GOEMAERE S. et coll. – *Intestinal mucosal permeability in inflammatory rheumatic diseases. II. Role of disease.* **J. Rheumatol.**, 1991, 18, 394-400.

MIKKELSEN T.R., HAUSER T.P. et JORGENSEN R.B. – *Les gènes prennent la clef des champs.* **La Recherche**, 1997, n° 295, 37-39.

MINAIRE Y., FORICHON J. et MEUNIER P. – *Digestion et absorption dans l'intestin grêle.* **Encycl. Med. Chir. Estomac-Intestin**, 1990, 9000 B10, 16 pages.

MIOSSEC P. – *Conceptions actuelles de la synovite rhumatoïde. Sixième cours d'immunorhumatologie & Séminaire international d'immunopathologie articulaire.* 1 vol., 1987, **Sany J., Brochier J. et Clot J. édit. Montpellier**, 5-19.

MITCHELL J.D. et coll. – *Cu/Zn superoxide dismutase free radicals and motoneuron disease.* **Lancet**, 1993, 342, 1051-1052.

MIZUKI N. et OHNO S. – *Immunogénétique de la maladie de Behçet.* **Rev. Rhum.**, 1996, 63, 607-614.

MOFFAT A.S. – *Ecology : global nitrogen overload problem grows critical.* **Science**, 1998, 279, 988-989.

MOLBERG O., MCADAM S.N., KORNER R. et coll. – *Tissue transglutaminase selectively modifies gliadin peptides that are recognized by gut-derived T cells in celiac disease.* **Nature** Med., 1998, 4, 713-717.

MOLINA C. – *Pollution des sols et santé de l'homme.* **Bull. Acad. Natl. Méd.**, 1997, 181, 17-19.

MONIER R. – *La transformation cellulaire.* **Rev. Prat.**, 1995, 45, 1867-1871.

MONNIER L., AVIGNON A., COLETTE C. et LAPINSKI H. – *Alimentation et athérosclérose. I. Les résultats des études d'interventions nutritionnelles.* **Sang Thromb. Vaiss.**, 1997, 9, 417-427.

MONRO J., CARINI C. et BROSTOFF J. – *Migraine is a food allergic disease.* **Lancet**, 1984, 2, 719-721.

MONTAIN B. – *L'Europe et les amalgames dentaires.* Le bonnet d'âne français. **Aesculape**, 1999, n° 17, 19-24.

MOUDON L. – *Le rôle des vitamines et des oligoéléments dans l'organisme. In* La Méthode Kousmine, 1 vol., 1989, **Jouvence édit. Onex/Genève**, 61-64.
MOULIN P. – *Diététique et exercice physique. Amer. Assoc. Diabetology,* Congrès de Sydney, 1 vol., 1989, **Laboratoire Servier édit. Neuilly-sur-Seine**, 272-281.
MOWAT A. Mcl. – *Dietary modifications : food dependent auto-immunity in cœliac disease.* **Gut**, 1998, 43, 599-600.
MUELLER T.I., KELLER M.B., LEON A.C. et coll. – *Recovery after 5 years of unremitting major depressive disorder.* **Arch. Gen. Psychiatry**, 1996, 53, 794-799.
MUIR J.-F. – *Bronchopneumopathies chroniques obstructives et leurs complications.* **Rev. Prat.**, 1995, 45, 2085-2097.
MURPHY E.A., MOWAT L. et STURROCK R.D. – *Antibodies to proteus in rheumatoid arthritis.* **Br. J. Rheum.**, 1991, 30, 390-396.
MURRAY J.A. et VIMY J. – *Le risque d'intoxication mercurielle à partir des obturations en amalgame.* **Autredent**, 1998, n° 21, 15-21.
MURRAY J.A. – *The widening spectrum of celiac disease.* **Am. J. Clin. Nutr.**, 1999, 69, 354-365.
NANDA R., JAMES R., SMITH H. et coll. – *Food intolerance and the irritable bowel syndrome.* **Gut**, 1989, 30, 1099-1104.
NAPARSTEK Y. et PLOTZ P.H. – *The role of autoantibodies in auto-immune disease.* **Ann. Rev. Immunol.**, 1993, 11, 79-104.
NAVEAU S., AUBERT A., POYNARD T. et CHAPUT J.C. – *Troubles fonctionnels intestinaux.* **Encycl. Med. Chir. Estomac-Intestin**, 1986, 9058- A-10, 8 pages.
NAYLOR R.L., GOLBURG R.J., MOONEY H. et coll. – *Ecology : nature's subsidies to shrimp and salmon farming.* **Science**, 1998, 282, 883-884.
NEU S. et RANSBERGER K. – *Les enzymes santé*, 1 vol., 1995, **Jouvence édit. Genève**, 231 pages.
NEUBERGER J. – *Primary biliary cirrhosis.* **Lancet**, 1997, 350, 875-879.
NEWMAN-TAYLOR A. – *Environmental determinants of asthma.* **Lancet**, 1995, 345, 296-299.
NEWMARK P. – *Multiple sclerosis and viruses.* **Nature**, 1985, 318, 101.
NICOLAS P., MOR A. et DELFOUR A. – *Les peptides de la défense antimicrobienne des vertébrés.* **Médecine/Sciences**, 1992, 8, 423-431.
NORDAU C.G. et BELJANSKI M. – *Beljanski, un novateur en biomédecine. Concepts, théories, applications*, 1 vol., 1996, **EVI Liberty Corp édit. New York**, 118 pages.
NORSTEDT C., LANNFELT L. et WINBLAD B. – *Alzheimer's disease : a molecular perspective.* **J. Intern. Med.**, 1994, 235, 195-198.
NOSEWORTHY J.H. – *Progress in determining the causes and treatment of multiple sclerosis.* **Nature**, 1999, 399, A40-A47.
O'FARRELLY C., MARTEN D., MELCHER D. et coll. – *Association between villous atrophy in rheumatoid arthritis and a rheumatoid factor and gliadin-specific IgG.* **Lancet**, 1988, 2, 819-822.
OGOREK C.P. et FISHER R.S. – *Differenciation between Crohn's disease and ulcerative colitis.* **Med. Clin. North Am.**, 1994, 78, 1249-1258.
OLSON R.A. et FREY K.J. – *Nutritional quality of cereal grains. Genetic and agronomic improvement.* dans les séries **Agronomy Madison (USA)**, 1 vol., 1987, n° 28, 511 pages.
OTT P., LAIRON D. et VOGTMANN H. – *Quel avenir pour l'agriculture biologique ?* **La Recherche**, 1990, suppl. n° 227, 28-31.
OWEN R.L. – *M cells. Entryways of opportunity for enteropathogens.* **J. Exp. Med.**, 1994, 180, 7-9.
PAGANELLI R., LEVINSKY R.J., BROSTOFF J. et coll. – *Immune complexes containing*

*food proteins in normal and atopic subjects after oral challenge and effect of sodium cromoglycate on antigen absorption*. **Lancet**, 1979, 1, 1270-1272.

PALMBLAD J., HAFSTROM I. et RINGERTZ B. – *Antirheumatic effects of fasting*. **Rheum. Dis. Clin. North Am.**, 1991, 17, 351-362.

PAMIES R.J. et CRAWFORD D.R. – *Tumor markers : an update*. **Med. Clin. North Am.**, 1996, 80, 185-199.

PANITCH H.S., HIRSCH R.L., HALEY A.S. et coll. – *Exacerbations of multiple sclerosis in patients treated with gamma interferon*. **Lancet**, 1987, 1, 893-894.

PANUSH R.S., CARTER R.L., KATZ P. et coll. – *Diet therapy for rheumatoid arthritis*. **Arthritis. Rheum.**, 1983, 26, 462-471.

PANUSH R.S., STROUD R.M. et WEBSTER E.M. – *Food induced (allergic) arthritis. Inflammatory arthritis exacerbated by milk*. **Arthritis. Rheum.**, 1986, 29, 220-226.

PARIENTE R. – *Traitement des bronchopneumopathies chroniques destructives*. **Rev. Mal. Respir.**, 1993, 10, 69-70.

PARKES A.L. et HUGHES G.R.V. – *Rheumatoid arthritis and food : a case study*. **Br. Med. J.**, 1981, 282, 2027-2029.

PARRY M., ARNELL N., HULME M. et coll. – *Adapting to the inevitable*. **Nature**, 1998, 395, 741.

PAUTHE C. et OZANNE J.M. – *L'alimentation crue en 400 recettes*. 1 vol., 1999, **F.X. de Guibert édit. Paris**, 518 pages.

PELMONT J. – *Enzymes, catalyseurs du monde vivant*, 1 vol., 1995, **Pug édit. Grenoble**, 1039 pages.

PELTIER A.-P. – *Le complément en rhumatologie. In ImmunoRhumatologie à l'usage du praticien*. 1 vol. (J. Sany et J. Clot), 1980, **Specia édit. Paris**, 87-95.

PESCHANSKI M. – *Les jonctions communicantes (gap-junctions) peuvent être mono-directionnelles*. **Médecine/Sciences**, 1994, 10, 218-219.

PETTERSSON E. – *IgA nephropathy : 30 years on*. **J. Intern. Med.**, 1997, 242, 349-353.

PETRIE J., SMALL M. et CONNELL J. – *Glitazones, a prospect for non insulin dependent diabetes*. **Lancet**, 1997, 349, 70-71.

PFEIFER J.D., WICK M.J., ROBERTS R.L. et coll. – *Phagocytic processing of bacterial antigens for class I MHC presentation to T cells*. **Nature**, 1993, 361, 359-362.

PFEIFFER C. et GONTHIER P. – *Equilibre psychobiologique et oligoaliments*, 1 vol., 1988, **Équilibres édit. Paris**, 515 pages.

PHILIP T., PHILIP I., FAVROT M. et coll. – *Une théorie génétique globale pour la cancérogénèse ?* **J. Genet. Hum.**, 1984, 32, 313-333.

PHILLIPS P.E. – *How do bacteria cause chronic arthritis ?* **J. Rheumatol.**, 1989, 16, 1017-1019.

PICARD S. – *Lipoprotéines de basse densité oxydées et athérosclérose : certitudes et incertitudes*. **Sang. Throm. Vaiss.**, 1996, 8, 245-250.

PICLET G. – *Le poisson. In Alimentation et Nutrition humaines*, 1 vol., 1992, **ESF édit. (Paris)**, 811-832.

PIESEN Y. – *Pollution des sols : risques pour la santé*. **Concours Médical**, 1997, 119, 1582.

PIN I., PILENKO M.C., GUIGAN C. et coll. – *Épidémiologie de l'allergie respiratoire de l'enfant*. **Arch. Pediatr.**, 1999, 6, Suppl. 1, 6-13.

PINCUS T. et CALLAHAN L.F. – *What is the natural history of rheumatoid arthritis ?* **Rheum. Dis. Clin. North Am.**, 1993, 19, 123-151.

PIPERNO-NEUMANN – *Les marqueurs tumoraux en 1996*. **Gazette Médicale**, 1996, 103, n° 17, 17-20.

PIRONI L., MIGLIOLI M., VALPIANI D. et coll. – *Effect of non steroidal antiinflammatory drugs (NSAIDS) on intestinal permeability in first degree relatives of patients with Crohn's disease*. **Gut**, 1992, 33, S47.

PISACANE A., IMPAGLIAZZO N., RUSSO M. et coll. – *Breast feeding and multiple sclerosis.* **Br. Med. J.**, 1994, 308, 1411-1412.
PLOIN M. – *Colopathie : une gène permanente.* **Gazette Médicale**, 1996, 103, n° 15, 37-38.
POITOUT V. et ROBERTSON R.P. – *An integrated view of b cell dysfunction in type II diabetes.* **Annu. Rev. Med.**, 1996, 47, 69-83.
PONCET E. – *Carences en AGPI et pathologies chez l'enfant.* **Les Infos de l'A.F.M.O.**, 1999, n° 15, 1-4.
PORCELLI S.A. et MODLIN R.L. – *The CD1 system : antigen presenting molecules for T cell recognition of lipids and glycolipids.* Annu. Rev. Immunol., 1999, 17, 297-329.
PORCHET N., DUFOSSE J., DEGAND P. et coll. – *Les mucines humaines : pourquoi une telle hétérogénéité peptidique ?* **Médecine/Sciences**, 1991, 7, 1024-1030.
POTTS M. – *Six milliards d'hommes sur terre.* **Pour la Science**, 2000, n° 269, 44-50.
POULTER L.W., DUKE O., HOBBS S. et coll. – *Histochemical discrimination of HLA-DR positive cell populations in the normal and arthritic synovial lining.* **Clin. Exp. Immunol.**, 1982, 48, 381-388.
PRADALIER A. et LAUNAY J.M. – *Immunological aspects of migraine.* **Biomed. & Pharmacother.**, 1996, 50, 64-70.
PRATHER M., MIDGLEY P., ROWLAND F.S. et coll. – *The ozone layer : the road not taken.* **Nature**, 1996, 381, 551-554.
PRIER A. – *Effets des manipulations diététiques sur l'évolution de la polyarthrite rhumatoïde.* **Presse Med.**, 1988, 17, 1181-1183.
PRIEUR A.M. et JOB-DESLANDRE C. – *Les arthrites juvéniles idiopathiques. Aspects nosologiques actuels.* **Presse Med.**, 2000, 29, 499-501.
PROUST J.J., QUADRI R.A., ARBOGAST A. et coll. – *Mécanismes moléculaires du dysfonctionnement lymphocytaire lié à l'âge.* **Path. Biol.**, 1996, 44, 729-736.
PRUSINER S. – *Les maladies à prions.* **Pour la Science**, 1995, n° 209, 42-50.
RADMAN M., TADDEI F. et HALLIDAY J. – *Correction des erreurs dans l'ADN : de la génétique bactérienne aux mécanismes de prédisposition héréditaire aux cancers chez l'homme.* **Médecine/Sciences**, 1994, 10, 1024-1030.
RAJPUT A.H. – *Environmental causation of Parkinson's disease.* **Arch. Neurol.**, 1993, 50, 651-652.
RANSOHOFF R.M. et ESTES M.L. – *Astrocyte expression of major histocompatibility complex gene products in multiple sclerosis brain tissue obtained by stereotactic biopsy.* **Arch. Neurol.**, 1991, 48, 1244-1246.
RAVAUD P. et AULELEY G.R. – *Causes et profils évolutifs des arthroses.* **Rev. Prat.**, 1996, 46, 2173-2177.
REICHLIN S. – *Mechanisms of disease : neuroendocrine immune interactions.* **N. Engl. J. Med.**, 1993, 329, 1246-1253.
REID A.J.C., HARRISON B.D.W., WATTS R.A. et coll. – *Churg-Strauss syndrome in a district hospital.* **Q.J.Med.**, 1998, 91, 219-229.
REID S., CHALDER T., CLEARE A. et coll. – *Extracts from « clinical evidence » : chronic fatigue syndrome.* **Br. Med. J.**, 2000, 320, 292-296.
RENAUD S. et DE LORGERIL M. – *Wine, alcohol, platelets, and the French paradox for coronary heart disease.* **Lancet**, 1992, 339, 1523-1526.
RICE R., GULLISON R. et REID J. – *Peut-on sauver les forêts tropicales ?* **Pour la Science**, 1997, n° 236, 58-62.
RIORDAN A.M., HUNTER J.O., COWAN R.E. et coll. – *Treatment of active Crohn's disease by exclusion diet : East Anglian Multicentre Controlled Trial.* **Lancet**, 1993, 342, 1131-1134.
RIVALS-JONQUET F. – *Diététique thérapeutique de la polyarthrite rhumatoïde.* Mémoire, **Université de Nancy**, septembre 1992, 57 pages.

ROBBANA-BARNAT S., RIALLAND E., RABACHE M. et coll. – *Les amines hétérocycliques dans les aliments : de la formation à la prévention.* **Publication de l'IME et du CNAM**, 1994, 23 pages.

ROBERT B. et ROBERT L. – *Le vieillissement du tissu conjonctif.* **Triangle**, 1974, 14, 163-171.

ROBERT J.M. – *Génétique.* 1 vol., 1983, **Flammarion édit. Paris**, 433 pages.

ROBERT M. – *Dégradation de la qualité des sols : risques pour la santé et l'environnement.* **Bull. Acad. Nat. Méd.**, 1997, 181, 21-42.

ROGERS P., HASSAN J., BRESNIHAN B. et coll. – *Antibodies to proteus in rheumatoid arthritis.* **Br. J. Rheum.**, 1988, 27 (suppl. 11), 90-94.

ROHART C. et BENHAMOU C.L. – *Ostéoporose.* **Rev. Prat.**, 2000, 50, 85-92.

ROSBO N.K. (de), MILO R., LEES M.B. et coll. – *Reactivity to myelin antigens in multiple sclerosis. Peripheral blood lymphocytes respond predominantly to myelin oligodendrocyte glycoprotein.* **J. Clin. Invest.**, 1993, 92, 2602-2608.

ROSCH P.J. – *Stressful life events and Graves' disease.* **Lancet**, 1993, 342, 566-567.

ROSTOKER G., DELPRATO S., PETIT-PHAR M. et coll. – *IgA antigliadin antibodies as a possible marker adults with primary glomerulonephritis.* **N. Engl. J. Med.**, 1989, 320, 1283-1284.

ROTHSCHILD B.M. et WOODS R.J. – *La polyarthrite rhumatoïde vient-elle du nouveau monde ?* **Rev. Rhum.**, 1990, 57, 271-274.

ROUGEMONT D. – *Régression de la plaque d'athérome : mythe ou réalité ?* **Encycl. Med. Chir.** (Instantanés Médicaux), 1992, 3, 7-8.

ROUIS M., NIGON F. et CHAPMAN M.J. – *Rôle des macrophages dans l'athérogénèse.* **Presse Med.**, 1991, 20, 401-403.

ROUSH W. – *Protein studies try to puzzle out Alzheimer's tangles.* **Science**, 1995, 267, 793-794.

ROUSSAT J., LEMAIRE V. et VITALE C. – *Polyarthrite rhumatoïde et régime alimentaire.* **Actualités rhumatologiques Lariboisière-Viggo Petersen**, 1987, 25-32.

ROUX C. – *Le calcium dans la prévention et le traitement de l'ostéoporose.* **Rev. Rhum.**, 1995, 62, 783-786.

ROUX H. et FERSKO I. – *La maladie de Behçet en quête de son étiologie.* **Rev. Rhum.**, 1995, 62, 357-360.

RUDICK R.A. – *Betaseron for multiple sclerosis : implications for therapeutics.* **Arch. Neurol.**, 1994, 51, 125-129.

RUOSLAHTI E. – *Cancer et métastases.* **Pour la Science**, 1996, n° 229, 44-49.

RUSCH H.P. – *La fécondité du sol.* 1 vol., 1972, **Le Courrier du Livre édit. Paris**, 311 pages.

RUSSELL I.J., ORR M.D., LITTMAN B. et coll. – *Elevated cerebrospinal fluid levels in substance P in patients with the fibromyalgia syndrome.* **Arthritis Rheum.**, 1994, 37, 1593-1601.

RUSSO-MARIE F. – *Mécanisme de la réaction inflammatoire. Dans Immuno-Rhumatologie (J. Sany et J. Clot)*, 1 vol., 1989, **Flammarion édit. Paris**, 63-82.

RUSTING R. – *Les causes du vieillissement.* **Pour la Science**, 1993, n° 184, 54-62.

SABRAN-GUILLIN V. – *Maladie maniaco-dépressive. Aspects cliniques et nosographiques.* **Médecine Thérapeutique**, 1997, 3, 257-262.

SADOVNICK A.D., PATY D.W. et YANNAKOULIAS G. – *Concurrence of multiple sclerosis and inflammatory bowel disease.* **N. Engl. J. Med.**, 1989, 321, 762.

SAFINA C. – *Les excès de la pêche en mer.* **Pour la Science**, 1996, n° 219, 28-36.

SAILOR W.C., BODANSKY D., BRAUN C. et coll. – *Nuclear power : A nuclear solution to climate change ?* **Science**, 2000, 288, 1177-1178.

SAMSON J. et KUFFER R. – *Aphtes et aphtoses. Éditions Techniques.* **Encycl. Med. Chir. Dermatologie**, 1992, 12850 A10 Paris, 14 pages.

SANDBORN W.J. – *Cyclosporine therapy for inflammatory bowel disease : definitive answers and remaining questions.* **Gastroentérol.**, 1995, 109, 1001-1003.

SANDS B.E. et PODOLSKY D.K. – *The trefoil peptide family.* **Annu. Rev. Physiol.**, 1996, 58, 253-273.

SANTIS A. (de), ADDOLORATO G., ROMITO A. et coll. – *Schizophrenic symptoms and SPECT abnormalities in a cœliac patient : regression after a gluten free diet.* **J. Intern. Med.**, 1997, 242, 421-423.

SANY J. – *Polyarthrite rhumatoïde. In ImmunoRhumatologie à l'usage du praticien (J. Sany et J. Clot)*, 1 vol., 1980, **Specia édit. Paris**, 174-201.

SANY J. – *Les traitements de fond de la polyarthrite rhumatoïde.* **Presse Med.**, 1990, 19, 1479-1481.

SARKER S.A. et GYR K. – *Non immunological defence mechanisms of the gut.* **Gut**, 1992, 33, 987-993.

SATO M., KOJUNA H., TAKAYAMA K. et coll. – *Glomerular deposition of food antigens in IgA nephropathy.* **Clin. Exp. Immunol.**, 1988, 73, 295-299.

SAVARY S. et TENG P.S. – *Les protections des cultures dans une agriculture durable.* **La Recherche**, 1994, 25, 1322-1329.

SAXELIN M. – *Lactobacillus GG, a human probiotic strain with thorough clinical documentation.* **Food Rev. Int.**, 1997, 13, 293-313.

SCHATZKIN A., GREENWALD P., BYAR D.P. et coll. – *Cancer du sein : l'hypothèse des graisses alimentaires toujours d'actualités.* **JAMA**, 1989, 14, 901-906.

SCHWARTZ L. – *Le cancer résiste à la science.* **La Recherche**, 1996, n° 284, 54-60.

SCHEIMAN J.M. – *NSAIDs, gastrointestinal injury and cytoprotection.* **Gastroentérol. Clin. North Am**, 1996, 25, 279-298.

SCHLIENGER J.L., GRUNENBERGER F. et PRADIGNAC A. – *Insulino résistance : du concept aux conséquences cliniques.* **Rev. Franç. Endocrinol. Clin.**, 1993, 34, 635-643.

SCHMIDT K. – *Coming to grips with the World's greenhouse gases.* **Science**, 1998, 281, 504-506.

SCHUBBERT R., RENZ D., SCHMITZ B. et coll. – *Foreign (M13) DNA ingested by mice reaches peripheral leukocytes, spleen and liver via the intestinal wall mucosa and can be covalently linked to mouse DNA.* **Proc. Natl. Acad. Sci. USA**, 1997, 94, 961-966.

SCOTT D.L., SYMMONS D.P.M., COULTON B.L. et coll. – *Long-term outcome of treating rheumatoid arthritis : results after 20 years.* **Lancet**, 1987, 1, 1108-1111.

SCOTT-BURDEN T. – *Extracellular matrix : the cellular environment.* **News Physiol. Sci.**, 1994, 9, 110-115.

SCTRICK L. – *L'oligothérapie exactement*, 1 vol., 1991, **Roger Jollois édit. Limoges**, 312 pages.

SEGAL B.M., KLINMAN D.M. et SHEVACH E.M. – *Microbial products induce autoimmune disease by an IL-12-dependent pathway.* **J. Immunol.** 1997, 158, 5087-5090.

SEIGNALET J. – *Le groupage HLA en rhumatologie.* 1 vol., 1986, **Masson édit. Paris**, 193 pages.

SEIGNALET J. – *Les associations entre HLA et polyarthrite rhumatoïde. II. Une théorie sur la pathogénie de la polyarthrite rhumatoïde.* **Rev. Internat. Rhum.**, 1989a, 19, 155-170.

SEIGNALET J. – *HLA et maladies. Dans Immuno-Rhumatologie (J. Sany et J. Clot)*, 1 vol., 1989b, **Flammarion édit. Paris**, 99-116.

SEIGNALET J. – *Diet, fasting, and rheumatoid arthritis.* **Lancet**, 1992a, 339, 68-69.

SEIGNALET J. – *Résultats d'un régime riche en aliments crus, excluant céréales et produits laitiers dans la polyarthrite rhumatoïde.* **Lyon Méditerranée Méd.**, 1992b, 28, 825-832.

SEIGNALET J. – *Maladies auto-immunes et régime alimentaire.* **Vous et votre santé**, 1994, n° 16, 8-11.
SEIGNALET J. – *Intérêt majeur d'un régime alimentaire dans la spondylarthrite ankylosante (Première partie).* **Bulletin AMKI**, 1995a, n° 10, 2-6.
SEIGNALET J. – *Intérêt majeur d'un régime alimentaire dans la spondylarthrite ankylosante (Deuxième partie).* **Bulletin AMKI**, 1995b, n° 11, 2-5.
SEIGNALET J. – *Un régime contre l'encrassage.* **Vous et votre santé**, 1996a, n° 31, 14-17.
SEIGNALET J. – *Mieux manger pour mieux éliminer.* **Vous et votre santé,** 1996b, n° 32, 15-18.
SEIGNALET J. – *La maladie de Crohn est souvent curable par un régime alimentaire bien choisi.* **Aesculape**, 1998, n° 13, 11-14.
SEIGNALET J. – *Le diabète de la maturité est souvent curable par un régime alimentaire de type ancestral (1$^{re}$ partie).* **Bulletin AMKI**, 1999a, n° 24, 3-10.
SEIGNALET J. – *Le diabète de la maturité est souvent curable par un régime alimentaire de type ancestral (2$^e$ partie).* **Bulletin AMKI**, 1999b, n° 25, 3-10.
SEIGNALET J. – *Un régime alimentaire peut guérir la dépression nerveuse unipolaire endogène.* **Vous et les libertés**, 1999c, n° 3, 10-13.
SEIGNALET J. – *Nutrithérapie et maladies auto-immunes.* **Aesculape**, 1999d, suppl. n° 21, 30-63.
SEIGNALET J. – *La maladie de Behçet n'est pas incurable.* **Aesculape**, 2000, n° 26, 27-37.
SEIGNALET J. et ASSENS C. – *Les associations entre HLA et polyarthrite rhumatoïde. I. Analyse des associations.* **Rev. Internat. Rhum**., 1989, 19, 139-152.
SEIGNALET J., PAUTHE C., REYNIER J. et coll. – *Résultats préliminaires d'un régime sans blé et sans lait dans la polyarthrite rhumatoïde.* **Presse Med**., 1989, 18, 1931-1932.
SEILER N. – *Le tractus gastrointestinal comme source de polyamines dans la croissance tumorale.* Dans Les polyamines : chimie, biologie clinique, 1 vol., 1991, **Médecine/Sciences, Flammarion édit. Paris**, 222-236.
SEILER N. et MOULINOUX J.P. – *Les polyamines présentent-elles un intérêt dans le traitement du cancer ?* **Médecine/Sciences**, 1996, 12, 745-755.
SERRATRICE G. – *Le syndrome de Guillain-Barré : évolution des idées.* **Rev. Neurol**. Paris, 1996, 152, 333-338.
SEVERIJNEN A.J., KOOL J., SWAAK A.J.G. et coll. – *Intestinal flora of patients with rheumatoid arthritis : induction of chronic arthritis in rats by cell wall fragments from isolated eubacterium aerofaciens strains.* **Br. J. Rheum**., 1990, 29, 433-439.
SHICHIKAWA K., TAKENAKA Y., YUKIOKA M. et coll. – *Polyenthesitis.* **Rheum. Dis. Clin. North Am**., 1992, 18, 203-213.
SHUKLA V.K.S., JENSEN G.E. et CLAUSEN J. – *Erythrocytes glutathione peroxydase deficiency in multiple sclerosis.* **Acta Neurol. Scand**., 1977, 56, 542-550.
SIEPER J., BRAUN J., DORING E. et coll. – *Aetiological role of bacteria associated with reactive arthritis in pauciarticular juvenile chronic arthritis.* **Ann. Rheum. Dis**., 1992, 51, 1208-1214.
SILVERMAN E.K. et SPEIZER E. – *Risk factors for the development of chronic obstructive pulmonary disease.* **Med. Clin. North Am**., 1996, 80, 501-522.
SIMMONDS N.W. – *Principes d'amélioration génétique des végétaux.* 1 vol., 1988, **Les Presses de l'Université Laval édit. Québec**, 406 pages.
SIMON A. – *Dépistage et prévention de l'athérosclérose.* **Concours Médical**, 1996, 118, 1264-1266.
SKOLDSTAM L., LARSSON L. et LINDSTROM F.D. – *Effects of fasting and lactovegetarian diet on rheumatoid arthritis.* **Scand. J. Rheumatol**., 1979, 8, 249-255.

SKOLDSTAM L. – *Vegetarian diets and rheumatoid arthritis.* **Nord. Med.**, 1989, 104, 124.
SKOLDSTAM L. et MAGNUSSON K.E. – *Fasting, intestinal permeability and rheumatoid arthritis.* **Rheum. Dis. Clin. North Am.**, 1991, 17, 363-371.
SKUSE G.R. et LUDLOW J.W. – *Tumour suppressor genes in disease and therapy.* **Lancet**, 1995, 345, 902-906.
SKYLER J.S. – *Diabetic complications. The importance of glucose control.* **Endocr. Metab. Clin. North. Am.**, 1996, 25, 243-254.
SLAMA G. – *Hypoglycémie.* **Rev. Prat.**, 1998, 48, 1821-1826.
SLOAN-LANCASTER J. et ALLEN P.M. – *Altered peptide ligand induced partial T cell activation.* **Annu. Rev. Immunol.**, 1996, 14, 1-27.
SMITH A.D., JOHNSTON C., SIM E. et coll. – *Protective effect of apoe2 in Alzheimer's disease.* **Lancet**, 1994, 344, 473-474.
SOBOL H. – *Aspects génétiques des cancers. De la clinique à la génétique moléculaire.* **Path. Biol.**, 1994, 42, 92-93.
SOFAER G. – *Crohn's disease : the genetic contribution.* **Gut**, 1993, 34, 869-871.
SOLLID L.M. – *Molecular basis of celiac disease.* **Annu. Rev. Immunol.**, 2000, 18, 53-81.
SOULIER C., BARON D. SARAUX A. et coll. – *Quatre nouveaux cas de colite collagène associée à des manifestations articulaires.* **Rev. Rhum.**, 1996, 63, 697-704.
SOUTHWOOD S., SIDNEY J., KONDO A. et coll. – *Several common HLA-DR types share largely overlapping peptide binding repertoires.* **J. Immunol.**, 1998, 160, 3363-3373.
SPEICH M. et BOUSQUET B. – *Magnésium en biologie clinique.* **Feuillets de Biologie**, 1992, 33, 31-37.
SPENGLER U., PAPE G.R., HOFFMANN R.M. et coll. – *Differential expression of MHC class II subregion products on bile duct epithelial cells and hepatocytes in patients with primary biliary cirrhosis.* **Hepatology**, 1988, 8, 459-462.
STEENLAND K. – *Chronic neurological effects of organophosphate pesticides.* **Br. Med. J.**, 1996, 312, 1312-1313.
STEFANSON K., DIEPERINK M.E., RICHMAN D.P. et coll. – *Sharing of antigenic determinants between the nicotinic acetylcholine receptor and proteins in Escherichia coli, Proteus vulgaris and Klebsiella pneumoniae. Possible role in pathogenesis of myasthenia gravis.* **N. Engl. J. Med.**, 1985, 312, 221-225.
STEPHAN J.L. et GALAMBRUN C. – *Syndrome d'activation lymphohistiocytaire chez l'enfant.* **Arch. Pédiatr.**, 2000, 7, 278-286.
STOCK R. – *Spasmophilia.* **Aesculape**, 1998, 15, 19-25.
STOCKLEY R.A. – *The pathogenesis of chronic obstructive lung diseases : implications for therapy.* **Q. J. Med.**, 1995, 88, 141-146.
STREETEN D.H.P. – *The nature of chronic fatigue.* **JAMA**, 1998, 280, 1094-1095.
SWANK R.L., LERSTAD O. et STROM A. – *Multiple sclerosis in rural Norway : its geographic distribution and occupational incidence in relation to nutrition.* **N. Engl. J. Méd.**, 1952, 246, 721-728.
SWANK R.L. – *Multiple sclerosis fat-oil relationship.* **Nutrition**, 1991, 7, 368-376.
TAKENO M., KARIYONE A., YAMASHITA N. et coll. – *Excessive function of peripheral blood neutrophils from patients with Behçet's disease and from HLA-B51 transgenic mice.* **Arthritis Rheum.**, 1995, 38, 426-432.
TAN G.H. et NELSON R.L. – *Pharmacologic treatment options for non insulin dependent diabetes mellitus.* **Mayo Clin. Proc.**, 1996, 71, 763-768.
TANDON N., METCALFE R.A., BARNETT D. et coll. – *Expression of the costimulatory molecule B7/BB1 in auto-immune thyroid disease.* **Q. J. Med.**, 1994, 87, 231-236.
TAUBES G. – *New study says low-fat diet can lower blood pressure.* **Science**, 1997, 276, 350.

TAYLOR M. et KERR D. – *Diabetes control and complications : a coming of AGE.* **Lancet**, 1996, 347, 485.

TAZI A., SOLER P. et HANCE J. – *Pathogénie de la sarcoïdose.* **Rev. Prat.**, 1994, 44, 2017-2023.

TEDGUI A. et LEVY B. – *Biologie de la paroi artérielle. Aspects nouveaux et pathologiques.* 1 vol., 1994, **Masson édit. Paris**, 87 pages.

TEMIN H.M. – *L'origine des rétrovirus.* **La Recherche**, 1984, 15, 192-203.

THIERY J.P. et SASTRE-GARAU X. – *Processus métastatique.* **Rev. Prat.**, 1995, 45, 1909-1919.

THIVOLET J. – *Dermatite herpétiforme.* **Rev. Prat.**, 1994, 44, 2001-2003.

THOMAS J., TOMB E. et THOMAS E. – *La migraine. Sa guérison.* **Aesculape**, 2000, n° 23, 17-22.

THOME A., EL KHOURY I. et GUAYAD E. – *La maladie de Behçet. Facteurs génétiques, aspects immunologiques et nouveautés thérapeutiques.* **Presse Med.**, 1999, 28, 1080-1084.

TILLEY B.C., ALARCON G.S., HEYSE S.P. et coll. – *Minocycline in rheumatoid arthritis. A 48 weeks, double blind, placebo controlled trial.* **Ann. Intern. Med.**, 1995, 122, 81-89.

TIMMERMAN A., OBERHUBER J., BACHER A. et coll. – *Increased El Nino frequency in climate model forced by future greenhouse warming.* **Nature**, 1999, 398, 694-697.

TIRELLI U., CHIERICHETTI F., TAVIO M. et coll. – *Brain position emission tomography (PET) in chronic fatigue syndrome : preliminary date.* **Am. J. Med.**, 1998, 105, 3A, 54S-58S.

TIWARI J.L. et TERASAKI P.I. – *HLA and disease associations.* 1 vol., 1985, **Springer Verlag édit. New York**, 472 pages.

TODD J.A., BELL J.I. et MC DEVITT H.O. – *HLA-DQ$\beta$ gene contributes to susceptibility and resistance to insulin-dependent diabetes mellitus.* **Nature**, 1987, 329, 599-604.

TOME D. – *Les protéines alimentaires : fonctions nutritionnelle et physiologique.* **Cah. Nutr. Diet.**, 1990, 25, 373-381.

TOON O.B. – *How pollution suppresses rain.* **Science**, 2000, 287, 1763-1765.

TOYKA K.V. – *Eighty three years of the Guillain-Barré syndrome : clinical and immunopathologic aspects, current and future treatments.* **Rev. Neurol.**, 1999, 155, 849-856.

TRULL A., EBRINGER A., PANAYI G. et coll. – *HLA-B27 and the immune response to enterobacterial antigens in ankylosing spondylitis.* **Clin. Exp. Immunol.**, 1984, 55, 74-80.

TUCKER K.L., HANNAN M.T., CHEN H. et coll. – *Potassium, magnesium and fruit and vegetable intakes are associated with greater bone mineral density in elderly men and women.* **Am. J. Clin. Nutr.**, 1999, 69, 727-736.

VALLAT J.M., JAUBERTEAU M.O. et COURATIER P. – *Syndrome de Guillain-Barré.* **Médecine Thérapeutique**, 1999, 5, 195-200.

VALLAT J.M. et VALLAT-DECOUVELAERE A.V. – *Histologie et pathologie élémentaire du nerf périphérique.* **Rev. Prat.**, 2000, 50, 713-718.

VAN ARSDEL Jr P.P. – *Autoimmune endocrinopathies.* **Imm. Allergy Clin. North Am.**, 1993, 13, 371-394.

VAN DEN BROEK M.F., VAN BRUGGEN M.C.J., KOOPMAN J.P. et coll. – *Gut flora induces and maintains resistance against streptoccal cell wall-induced arthritis in F344 rats.* **Clin. Exp. Immunol.**, 1992, 88, 313-317.

VAN DER BOOG P.J.M., DE FIJTER J.W., BRUIJN J.A. et VAN ES L.A. – *Recurrence of IgA nephrophaty after renal transplantation.* **Ann. Med. Interne**, 1999, 150, 137-142.

VAN NOESEL C.J.M., LANKESTER A.C. et VAN LIER A.W. – *Dual antigen recognition by B cells.* **Immunol. Today**, 1993, 14, 8-11.
VASEY C. – *L'équilibre acido-basique*, 1 vol., 1991, **Jouvence édit. Onex/Genève**, 134 pages.
VAUX D.L. et STRASSER A. – *The molecular biology of apoptosis.* **Proc. Natl. Acad. Sci. USA**, 1996, 93, 2239-2244.
VEISSEYRE R. et LENOIR J. – *Le lait, les fromages, le beurre et les produits gras à base de matière grasse laitière.* Dans Alimentation et Nutrition humaines (H. Dupin et JL Cuq),. 1 vol., 1992, **ESF édit. Paris**, 847-885.
VENZOR J., BAER S.C. et HUSTON D.P. – *Urticarial vasculitis.* **Immunol. Allerg. Clin. North Am.**, 1995, 15, 761-774.
VERNEJOUL M.C. (de) – *Prévention de l'ostéoporose post ménopausique.* **Gazette Médicale**, 1994, 101, n° 38, 37-39.
VEYS E.M. et MIELANTS H. – *The role of the bowel in arthritis.* **Clin. Exp. Immunol.**, 1993, 11, 226.
VEYSSIER-BELOT C. et CALLOT V. – *Histiocytoses.* **Rev. Med. Interne**, 1996, 17, 911-923.
VINCENT D. et PRADALIER A. – *L'asthme : maladie inflammatoire.* **Rev. Med. Interne**, 1994, 15, 245S-251S.
VIOLA A. et LANZAVECCHIA A. – *T cell activation determined by T cell receptor number and tunable thresholds.* **Science**, 1996, 273, 104-106.
VIRALLY M.L. et GUILLAUSSEAU P.J. – *Hypoglycemia in adults.* **Diabetes Metab.**, 1999, 25, 477-490.
VOGEL G. – *Why the rise in asthma cases ?* **Science**, 1997, 276, 1645.
VOUSDEN K.H. et FARRELL P.J. – *Viruses and human cancer.* **Br. Med. Bull.**, 1994, 50, 560-581.
WALKER W.A. et ISSELBAKER K.J. – *Uptake and transport of macromolecules by the intestine : possible role in clinical disorders.* **Gastroentérology**, 1974, 67, 531-550.
WALLACH D.W. – *Apoptosis : placing death under control.* **Nature**, 1997, 388, 123-126.
WAREHAM N.J. et O'RAHILLY S. – *The changing classification and diagnosis of diabetes.* **Br. Med. J.**, 1998, 317, 359-360.
WATSON J.D. et CRICK F.H.C. – *A structure for déoxyribose nucleic acid.* **Nature**, 1953, 171, 737-738.
WAUTHIER J.L. – *Produits avancés de glycation AGE et complications vasculaires dans le diabète.* **Médecine/Sciences**, 1994, 10, 1165-1166.
WAUTHIER J.L. – *Récepteurs des produits de glycation avancée et diabète sucré.* **Sang Thromb.Vaiss.**, 1997, 10, 637-641.
WAZIÈRES B. (de), GIL H., MAGY N. et coll. – *Traitement de l'aphtose récurrente par thalidomide à faible dose. Étude pilote chez 17 patients.* **Rev. Med. Interne**, 1999, 20, 567-570.
WECHSLER B., LE THI HUONG DU et GODEAU P. – *La maladie de Behçet et son traitement.* **Ann. Med. Interne**, 1992, 143, 426-427.
WECHSLER B. et DU BOUTIN L.T.H. – *Maladie de Behçet.* **Rev. Prat.**, 1996, 46, 1316-1322.
WECHSLER B. et DU BOUTIN L.T.H – *Maladie de Behçet.* **Médecine Thérapeutique**, 1999, 5, 762-776.
WEINDRUCH R. – *Régime et vieillissement.* **Pour la Science**, 1996, n° 221, 42-48.
WENDLING D., BIDET A. et GUIDET M. – *Intestinal permeability in ankylosing spondylitis.* **J. Rheumatol.**, 1990, 17, 114-115.
WILDER R.L., CALANDRA G.B., GARVIN A.J. et coll. – *Strain and sex variation in the susceptibility to streptococcal cell wall-induced polyarthritis in the rat.* **Arthritis Rheum.**, 1982, 25, 1064-1072.

WILLIAMS R. – Rheumatoid arthritis and food. A case study. **Br. Med. J.**, 1981, 283, 563.
WINROW V.R., WINYARD P.G., MORRIS C.J. et BLAKE D.R. – *Free radicals in inflammation : second messengers and mediators of tissue destruction.* **Br. Med. Bull.**, 1993, 49, 506-522.
WISNIESKI J.J., BAER A.N., CHRISTENSEN J. et coll. – *Hypocomplementaremic urticarial vasculitis syndrome. Clinical and serological findings in 18 patients.* **Médicine**, 1995, 74, 24-41.
WOKKE J. – *Riluzole.* **Lancet**, 1996, 348, 795-799.
WOLF R.C., SMITH A.D. et FORMAN D. – *Metabolic polymorphisms in carcinogen metabolising enzymes and cancer susceptibility.* **Br. Med. Bull.**, 1994, 50, 718-731.
WOLFE F. – *When to diagnose fibromyalgia.* **Rheum. Dis. Clin. North Am.**, 1994, 20, 485-501.
WOLFE F., MITCHELL D.M., SIBLEY J.T. et coll. – *The mortality of rheumatoid arthritis.* **Arthritis Rheum.**, 1994, 37, 481-494.
WOLPERT L. – *Mental health : malignant sadness the anatomy of depression.* **Science**, 1999, 284, 1474.
WUCHERPFENNIG K.W. – *Autoimmunity in the central nervous system : mechanisms of antigen presentation and recognition.* **Clin. Immunol. Immunopathol.**, 1994, 72, 293-306.
WURTMAN R. et coll. – *Precursor control of neurotransmitter synthesis.* **Pharmac. Rev.**, 1981, 32, 315-335.
WYATT J., VOGELSANG H., HUBL W. et coll. – *Intestinal permeability and the prediction of relapse in Crohn's disease.* **Lancet**, 1993, 341, 1437-1439.
YASUI K., OHTA K., KOBAYASHI M. et coll. – *Successful treatment of Behçet disease with pentoxyfylline.* **Ann. Intern. Med.**, 1996, 124, 891-893.
YEATMAN N., SACHS J. et BOTTAZZO G.F. – *Autoimmunity towards the year 2001.* **Immunol. Today**, 1992, 13, 239-240.
YOUBICIER-SIMO B.J., BOUDARD F., CABANER C. et BASTIDE M. – *Biological effects of continuous exposure of embryos and young chickens to electromagnetic fields emitted by video display units.* **Bioelectromagnetics**, 1998, 18, 514-523.
YOUDIM M. et RIEDERER P. – *La maladie de Parkinson.* **Pour la Science**, 1997, n° 233, 60-67.
YOUINOU P. – *Bases physiopathologiques du traitement immunologique de la polyarthrite rhumatoïde.* **Immunologie Médicale**, 1992, 9, 167-172.
ZHANG Z.G., WALL J.R. et BERNARD N.F. – *Tissue distribution and quantitation of a gene expressing a 64-kDa antigen associated with thyroid associated ophtalmolpathy.* **Clin. Immunol. Immunopathol.**, 1996, 80, 236-244.
ZIMMERMAN B.R. – *Sulfonylureas.* **Endocrinol. Metab. Clin. North Am.**, 1997, 26, 511-522.
ZINKERNAGEL R.M. et DOHERTY P.C. – *Restriction of in vitro T cell mediated cytotoxicity in lymphocytic choriomeningitis within a syngeneic or semiallogeneic system.* **Nature**, 1974, 248, 701-702.

Achevé d'imprimer en février 2001
sur les presses de la Nouvelle Imprimerie Laballery
58500 Clamecy
Dépôt légal : février 2001
Numéro d'impression : 101045

*Imprimé en France*